FOREWORD

책을 시작하기에 앞서

HEALTH BEHAVIOR and HEALTH EDUCATION

사람들은 왜 지금 자신이 하고 있는 것 같은 행동을 할까? 사람들의 행동은 자신의 건강에 어떤 영향을 미칠까? 사람들은 어떤 이유에서 건강과 관련된 행동을 바꿀까? 이러한 질문들은 누구에게나 그리고 공중보건 전문가들에게는 특히 더 흥미를 유발할 만한 질문이 아닐 수 없다.

많은 연구들에 따르면, 전 세계적으로 중요한 건강관련 문제들에 있어서 인간의 행동이 핵심적인 역할을 한다는 것은 의심할 여지가 없는 것 같다. 또한 많은 연구들이 인간의 행동을 이해하고 변화시키는 것이 얼마나 어려운 것인지 그리고 행동을 유발하게 하는 복잡한 요인들을 고려한다는 것이 얼마나 경이로운 것인지를 말해주고 있다. 잠깐 시간을 내서 사람들이 흡연을 하게 되고, 건강에 해로운 식습관을 갖게 되고, 안전하지 않은 성행위를 하게 되는데 영향을 미치는 수많은 요인들에 대해서 한 번 생각해보자. 그리고 사람들로 하여금 그와 같은 행동을 중단하지 못하게 만드는 요인이나 지속하게 만드는 요인들에 대해서도 한 번 생각해보자. 자신의 행동으로 인해 건강이 나빠질 수 있다는 정보를 가지고 있다는 것, 그 자체는 행동 변화를 유발하기에 충분하지 않다. 흡연과 과식이 좋은 예가 될 수 있는데, 대부분의 흡연자와 비만한 사람들은 그들의 행동이 건강에 해롭다는 것을 잘 알고 있다. 행동을 변화시키는 것은 완전한 건강과 관련이 있는 매우 어려운 그러나 흥미로운 과정이다.

최근 DNA 관련 연구들이 활발하게 이루어지면서 많은 사람들이 유전자 과학이 조만간 다양한 건강 조건 각각의 원인이 되는 유전자를 밝혀낼 것이라고 기대하면서 행동 변화의 필요성에 대해서 관심을 기울이지 않는 경향이 있다. 그러나 그러한 기대가 말 그대로 기대에 지나지 않는다는 것을 가장 먼저 지적하고 있는 사람들이 다름 아닌 유전자 연구 분야의 과학자들이다. 물론 대부분의 질병이 유전자와 관련이 있다는 것은 의심의 여지가 없다. 그러나 유전자 전문가들과 행동 과학자들의 견해에 따르면 앞으로도 질병의 발생 및 진행과 관련된 변량 중 가장 많은 부분은 인간의 행동에 의해 설명될 수 있을 것이라고 한다.

건강상태의 증진에 관한 논의에 있어서 결코 빼놓을 수 없는 것이 개별적 행동과 집합적 행동 간의 상호 관련성이다. 집합적 건강행동이 개인에게 영향을 미치며 개별적인 행동들이 집합적 행동의 제 차원에 영향을 미친다는 사실은 많은 연구들에 의해서 뒷받침되고 있다. 따라서 복지를 증진시키기 위해서는 지역사회와 개인 모두를 중요시해야 하며, 둘 간의 상호작용에 대해서도 깊은 관심을 가져야 한다. 지난 4반세기에 걸쳐 흡연 인구가 급격하게 감소한 것은 개개인의 금연을 지원하기 위한 노력과 사회 차원의 새로운 행동 규범 및 기대감을 조성하기 위한 노력이 맞물려 이루어낸 성과라고 볼 수 있다. 특정 동류집단(예: 젊은 여성들)의 흡연율이 급격하게 증가하는 이유는 특정 하위집단을 구성하고 있는 개인들에 대한 접근이 부족했기 때문임과 동시에 그들의 준거 지역사회에 영향을 미치지 못했기 때문이기도 하다. 지역사회에 만연한 행동은 지역사회 내에 존재하는 자원과 사회 자본에 의해 그리고 지역사회 구성원들이 그러한 자원과 사회 자본에 대해서 갖는 접근성에 의해서 크게 영향을 받는다. 예를 들면 지역사회와 개인의 행동이 뉴욕시민들로 하여금 2001년에 있었던 테러리스트들의 공격을 이겨낼 수 있게 했다. 지역사회의 기반과 물질적 자원이 동기부여, 기술 및 개인들 간의 사회적 연계와 결합하여 가장 위험한 상황 하에서도 신속한 대응 행동을 이끌어 낼 수 있었다.

행동 및 행동변화에 관한 연구와 실천이 증가하고 발전함에 따라 원인적 요인들을 이해하고자 하는 노력 또한 점차 증가하였다. 인간의 행동을 예측할 수 있는 심리적, 사회적, 구조적 요인 및 기타 요인들을 설명하기 위한 다양한 모델들이 개발되었다. 보다 발전된

HEALTH BEHAVIOR AND HEALTH EDUCATION

Theory, Research, and Practice

3rd Edition

건강행동과 건강교육

건강행동과 건강교육

HEALTH BEHAVIOR AND HEALTH EDUCATION
Theory, Research, and Practice, 3rd Edition

첫째판 1쇄 인쇄 | 2009년 12월 15일
첫째판 1쇄 발행 | 2009년 12월 30일

지 은 이 Karen Glanz · Barbara K. Rimer · Frances Marcus Lewis
옮 긴 이 유태균 · 유혜라
발 행 인 장주연
편집디자인 김연정 · 박혜영
표지디자인 이지선
발 행 처 군자출판사
등 록 제 4-139호(1991. 6. 24)

본 사 (110-717) 서울특별시 종로구 인의동 112-1 동원회관 BD 3층
Tel. (02) 762-9194/5 Fax. (02) 764-0209
대 구 지 점 Tel. (053) 428-2748 Fax. (053) 428-2749
광 주 지 점 Tel. (062) 228-0252 Fax. (062) 228-0251
부 산 지 점 Tel. (051) 893-8989 Fax. (051) 893-8986

Published by Jossey-Bass
A Wiley Imprint
989 Market Street, San Francisco, CA 94103-1741 www.josseybass.com

This translation published under license.

ISBN 978-89-6278-206-6

정가 29,000원

분석기법들 덕분에 요인들 간의 미묘하고 복잡한 관계에 대한 분석도 가능해졌다. 그 어느 때보다 완벽한 모델에 대한 필요성이 유전 과학과 행동 과학의 발달로 인해 점점 더 높아가고 있다. 인간 유전자 지도는 한 개인의 DNA를 최소 2만개의 자료점으로 표현하는 것을 가능하게 만들었다. 어떻게 하면 이러한 자료를 행동 자료, 인구학적 정보 및 지역사회 특성과 연결하여 행동 또는 건강 상태를 예측할 수 있을까? 앞으로 다가올 10년 동안, 자료 분석 능력의 발전은 행동 연구자들로 하여금 건강교육 이론과 연구와 실천이 개인과 사회의 건강 향상에 기여하는 정도를 빛의 속도 만큼이나 빠르게 증진시킬 수 있게 할 것이라 예상된다.

성공적인 건강교육 연구자 및 실천가를 그렇지 못한 연구자 및 실천가와 구분할 수 있게 해주는 가장 중요한 특징은 이론 활용 능력, 즉 이론을 실천에 적용할 수 있는 능력이다. 이러한 능력의 중요성은 더 많은 이론 모델들이 개발되고 검증 과정을 거칠수록 높아진다. 이번에 발간하는 「건강행동과 건강교육: 이론, 연구 그리고 실천」의 3판은 이론이 연구와 실천에 어떻게 도움이 되며, 연구와 실천은 또 어떻게 이론의 발전에 도움을 주는지에 대한 연구자와 실천가들의 이해에 도움을 주고자 하는 목적을 가지고 준비하였으며 가장 최근에 이루어진 연구들을 반영할 수 있도록 책의 내용을 개정하였다. 저자들 모두는 각자가 가진 풍부한 연구 경험과 실천 경험을 바탕으로 이론 적용을 사정하였으며, 건강교육의 발전방향을 모색하였다. 이 책의 개정판이 건강행동과 건강교육 분야가 빠르게 성숙해가고 있는 시점에서 나오게 된 것은 특히 시의 적절한 일이라고 하지 않을 수 없다. 건강교육은 전 세계적으로 건강증진에 많은 기여를 해왔으며, 이 책은 바로 그러한 건강교육에 많은 도움을 줄 수 있을 것이라 생각한다.

2002년
미시건 주 앤 아버에서

PREFACE

역자서문

HEALTH
BEHAVIOR
and
HEALTH
EDUCATION

새 천년의 첫 시작인 21세기의 특징 가운데 하나는 '인간'이 다시 주된 관심의 대상으로 떠오르기 시작했다는 것이다. 이러한 현상은 20세기 후반부터 전 세계적인 문제로 등장하기 시작한 인구감소와 인구노화라는 두 가지 커다란 위협이 인간의 가치와 삶의 질이라는 가장 본질적인 것임에도 불구하고 언제부터인지 우리의 사고 속에서 사라졌던 두 가지 것의 중요성을 우리로 하여금 다시금 깨닫게 만들어주었기 때문에 나타난 것 같다. 이러한 현상을 지켜보면서 우리 인간은 어려움에 직면해서야 비로소 자신이 가진 것이 얼마나 소중한지를 깨닫게 되는 참으로 어리석은 존재라는 현자들의 말이 틀린 말이 아님을 절실히 느끼게 된다. 사실 그뿐만 아니라 우리는 늘 더 중요한 것은 나중으로 미루어 둔 채 덜 중요한 것들에 연연하면서 살고, 더 소중한 것 보다는 덜 소중한 것들 때문에 더 많은 시간을 쏟으며, 분명히 닥칠 것이 너무도 자명한 미래를 위해 이성적인 계획을 세우고 그에 따라 살기보다는 매 순간마다 감정과 욕망에 휩쓸려 살아가고 있다. 결국 우리는 무엇이 더 바람직하고 무엇이 덜 바람직한지 잘 알면서도 항상 후회와 아쉬움을 떠안을 수 밖에 없게끔 행동하면서 살아가는 것이다. 평균 수명이 여든 살에 훨씬 못 미치는 그 옛날에 벌써 세 살 버릇 여든까지 간다는 속담이 만들어졌다는 것을 보면, 우리 스스로가 우리의 행동을 바꾸는 것이 얼마나 힘든 것인지를 잘 알 수 있다. 하여튼 21세기를 살아가고 있는 우리의 삶은 그러하다.

이 책 「Health Behavior and Health Education」을 번역하게 된 계기는 우리 두 옮긴이에게 개인적으로 늘 충고를 아끼지 않았던 어떤 사람으로부터 "21세기가 인간이 중심이 되는 새로운 르네상스기의 시작이라는 생각이 맞는다면 아마도 머지않아 어떻게 하면 인

간의 행동을 권위나 강제 같은 도구에 의존하지 않고 변화시킬 수 있는가라는 질문에 대한 답을 찾고자 하는 사람이 점점 많아질 것이다" 라는 말을 들었기 때문이다. 번역을 시작하고 나서 얼마 지나지 않아 알게 된 것은 이 책은 인간의 행동을 바꾸는 것이 아니라 인간의 마음을 바꾸는 것에 관한 많은 지식을 우리들에게 전해주는 책이라는 사실이다. 어떤 행동을 하고 하지 않고는 결국 우리 마음에 달려 있다는 것을 어렸을 때부터 수많은 동화책과 위인전과 먼저 인생을 살아본 사람들의 충고를 통해 전해 들으면서 자라왔건만 서구인들이 써 놓은 다분히 건조한 학문적인 글을 읽으면서 다시금 깨닫게 된 경험을 통해서 우리 옮긴이들은 한편으로는 우리가 참으로 한심하기 짝이 없는 존재라는 생각을 하게 되었지만, 또 한편으로는 이제서라도 이 책을 번역하여 보다 많은 사람들이 이 책을 쉽게 접할 수 있게 해줌으로써 동시대를 살고 있는 동료 학자들에게 그리고 앞으로 더 많은 역할을 하게 될 후세대 학자들(그들 가운데 혹시라도 우리 역자들과 같은 사람들이 또 있다면)에게 조금이나마 도움을 줄 수 있게 되어서 다행이라는 생각을 하게 된다.

이 책의 번역을 마치고 나서, 이 책을 교재로 쓰고자 생각하는 동료 학자들에게 한 가지 꼭 일러두고 싶은 말을 마음속에 갖게 되었다. 건강과 관련된 학문 분야 뿐만 아니라 인간과 인간의 삶을 다루는 모든 학문 분야의 경우 이 책을 교재로 사용하는 것이 적절하다고 판단되는 과목이라면 그 과목을 수강하는 학생들에게 언제가 되든 간에 인간학(humanity)이라는 과목을 통해서 인간에 대한 이해를 높일 수 있는 기회를 제공해주는 것이 반드시 필요하다는 것이 그것이다. 물론 요즘 같이 대학 교육의 의미가 혼란스러운 때에 그런 과목을 개설한다는 것 자체가 가능할지에 대해서는 무어라 할 말이 없는 것이 사실이기는 하지만 말이다. 이 책은 시쳇말로 모든 것을 간략하게 정리하여 한 눈에 들어오게 정리해 놓은 수험서 같은 책이 아니기 때문에, 이 책의 가치를 인정해줄 독자는 그다지 많을 것 같지 않다. 그러나 교육의 목적이 아직도 우리가 생각하는 것과 동일하다면 이런 책은 누군가에 의해서 쓰여져야 하고, 또 쉽게 접할 수 있도록 번역되어야 한다. 그렇기 때문에 마지막으로 이 책의 출판을 선뜻 맡아준 군자출판사에게 진심으로 깊은 감사의 뜻을 표하지 않을 수 없다.

2009년 12월
옮긴이 일동

TRANSLATOR

역자소개

HEALTH
BEHAVIOR
and
HEALTH
EDUCATION

유 태 균

숭실대학교 사회복지학과 교수

캘리포니아 주립대학교 버클리캠퍼스(University of California at Berkeley) 사회복지학 박사

유 혜 라

아주대학교 간호대학 교수

펜실바니아 와이드너 대학교(Widener University) 간호학 박사

CONTENTS

차례

HEALTH BEHAVIOR and HEALTH EDUCATION

Part 1 _ 건강교육과 건강행동-기반

Part 2 _ 개인의 건강행위모델

Part 3 _ 개인 간 건강행위모델

Part 4 _ 건강행동 변화의 지역사회모델과 집단모델

PART 1 건강교육과 건강행동 -기반

HEALTH
BEHAVIOR
and
HEALTH
EDUCATION

01 건강행동과 건강교육

HEALTH BEHAVIOR and HEALTH EDUCATION

오늘날의 건강교육과 건강행동 변화전략은 끝이 어딘지 모를 정도로 그 범위가 넓다. 건강 전문가와 건강교육 전문가들은 AIDS와 관련된 위험에 처해 있는 사람들을 대상으로 안전한 성생활에 대한 상담을 제공하고, 아동들을 대상으로 담배, 술 또는 마약에 관한 교육을 제공하기도 하며, 성인들을 위해서는 금연 교육을 실시하고, 환자들을 위해서는 질병을 관리하고 대처하는데 필요한 도움을 제공하며, 건강증진을 위해 지역사회를 조직하거나 정책 변화를 이끌어내기도 한다. 전 세계적으로 볼 때, 건강교육 전문가는 학교, 작업장, 자발적 건강 조직, 병원, 지역사회 등을 포함한 매우 다양한 환경에서 활동하고 있다. 이들은 낯설고 새로운 상황에 처할 때마다 항상 자신들이 알고 있는 최선의 것을 널리 보급하는데 힘쓰고 있다. 건강교육 전문가들은 또한 공중보건, 건강교육, 의료(health care) 분야의 연구와 실천을 주도하는 기본적인 이론들을 만들고 검증하는데 참여하고 있다. 건강행동과 건강교육의 전제 가운데 하나는 이론과 연구와 실천 간의 역동적 상호교환이야말로 효과적인 건강교육을 이끌어 내는 가장 좋은 방법이라는 것이다.

오늘날, 건강행동 및 건강교육 분야에 종사하는 사람들은 그 어느 때 보다 많은 도전과 기회에 직면해있다. 캔퍼Kanfer와 쉐프트Scheft(1988)는 '과학과 기술이 진보함에 따라 우주의 가장 큰 미스터리이면서 동시에 가장 정복하기 힘든 자연의 힘은 다름아닌 인간, 인간의 행동 그리고 인간의 경험이라는 것' 을 관찰했다. 지난 20년 간 건강행동과 건강교육에 관한 연구들이 빠르게 증가했으며 건강교육은 공중보건의 목표를 달성하고 공중보건과 의료적 개입의 성공을 증진시킬 수 있는 방법으로 점점 더 인식되어 왔다. 이러한 연구의 증가는 한편으로는 건강행동과 건강교육의 과학적 기반을 향상시켰지만 또 한편으로는 이 분야에 종사하는 전문가들에게 엄청난 양의 지식을 습득해야 하고 자유자재로 사용할 수 있게 되어야 한다는 부담을 안겨주었다.

과학으로서 그리고, 예술로서의 건강행동과 건강교육은 광범위하고 빠르게 발전하고 있을 뿐만 아니라 사회과학과 건강과학의 접근방식, 방법 및 전략들을 종합하여 사용한다. 과학으로서의 건강행동과 건강교육은 심리학, 사회학, 인류학, 커뮤니케이션, 간호학, 마케팅과 같은 다양한 학문 분야의 이론적 관점, 연구, 실천방법 등을 활용한다. 건강교육은 또한 의생태학, 통계학, 의학 분야의 지식을 필요로 한다. 최근 들어서는 증거 기반 개입의 중요성 및 확산이 점점 더 강조되고 있으며(Rimer, Glanz, Rasband, 2001) 이러한 추세 속에서 건강교육 및 건강행동 전문가들은 전 보다 훨씬 더 많은 그리고 다양한 문헌들을 통해 지식을 습득하고 종합할 것을 요구받고 있다.

다양한 분야의 전문가들이 건강교육 및 건강행동(HEHB)에 관련된 프로그램과 연구에 참여하고 있다 건강교육 실천은 여러 학문분야의 전문가들 간의 긴밀한 협력관계를 통해 발전하고 있다. 각 학문분야의 전문가들은 공통적으로 행동적 개입과 사회적 개입에 관심을 가지면서도 다른 한편으로는 저마다의 독특한 시각을 통해 건강교육과 건강행동의 발전에 기여하고 있다. 예를 들자면 심리학은 개인 간의 차이, 동기, 학습, 신념, 태도와 행동 변화에 관한, 백년이 넘는 기간에 걸쳐 축적한 연구와 실천을 바탕으로 건강교육의 발전에 기여하고 있다(Matarazzo, Weiss, Herd, Miller, Weiss, 1984). 의사들은 더 없이 중요한 협력자임과 동시에 건강행동의 변화에 영향을 미치는 핵심적인 위치에 있다. 마찬가지로 간호사와 사회복지사는 환자와 환자 가족들의 학습, 적응, 행동변화를 지원하고 그들의 삶의 질을 향상시키는 것과 관련하여 그들만이 가진 특별한 전문적 지식을 통해 건강교육과 건강행동의 발전에 기여하고 있다. 그 밖에도 건강, 교육, 대인 서비스 분야의 전문가들도 그들이 가진 전문지식을 통해 발전에 기여하고 있다. 아울러 건강교육과 건강행동 분야에 있어서 유전학 전문가(genetic counselor)와 기타 전문가들 간의 파트너쉽 또한 점점 더 증가할 것으로 기대된다.

건강, 질병 그리고 건강행동: 변화하는 맥락

오늘날 미국을 비롯한 선진국들의 경우 가장 주된 사망 원인으로는 심장질환, 암, 뇌졸중과 같은 만성 질환을 꼽을 수 있다(National Center for Health Statistics, 2000). 인간의 행동과 관련된 요인들 특히 흡연, 식이 및 활동 유형, 음주, 성행동, 예방 가능한 부상이 사망에 가장 주된 영향을 미치는 요인으로 작용하고 있다(McGinnis & Foege, 1993). 음식물을 통한 감염 및 결핵을 포함한 감염성 질병의 주기적 발생이라든지 항생제에 대한 저항력을 가진 감염균, HIV/AIDS, C형 간염, 인간 유두종성 바이러스(HPV)와 같은 새로운 감염성 질병의 출현 또한 인간의 행동에 의해서 상당히 좌우된다(Lederberg, Shope, Oakes, 1992; Glanz & Yang, 1996). 고통, 조기 사망, 의료비용의 증가와 같은 문제의 상당 부분을 긍정적인 행동 변화만으로도 예방할 수 있다. 최근 들어 테러로 인한 탄저균 노출의 결과로서 공중보건(public health)에 대한 관심이 새로워졌다.

지난 20년 동안 생활방식의 변화와 조기 검사 프로그램 참여를 통해서 장애와 사망을 예방하는 것에 대한 공적, 사적 및 전문적 관심이 상당히 증가해 왔다. 질병예방과 조기 검사에 대한 이러한 관심의 증가는 사망의 가장 주된 원인이 감염성 질병에서 만성 질병으로 옮겨 간 역학적 변화, 인구 노령화, 의료비의 급격한 증가, 자료를 통해 밝혀진 개인의 행동과 이환율 및 사망률 간의 관계 등에서 비롯되었으며, 최근에 이루어진 AIDS 역학을 비롯한 많은 발전 또한 한 몫을 담당하였다. 식이, 생활방식, 유전적 소인, 환경적 요인 및 질병 간의 연관성을 더욱 구체화하려는 의생태학자들의 노력이 과학적 한계를 넘어설 때마다 그러한 노력은 항상 신문의 제일 면에 대서특필 되었으며(Taubes, 1995) 공공정책에 영향을 주었다(Marshall, 1995).

1970년대와 1980년대 캐나다와 미국의 획기적인 보고서들은 건강교육 및 증진에 대한 정부의 역할을 선도했다(Lalonde, 1975; Department of Health, Education & Welfare, 1979; Epp, 1986). 미국에서는 공공건강교육과 전국민 차원의 행동 유형 모니터링을 위한 연방정부의 움직임이 건강증진과 질병예방: 국가 차원의 건강목표(Promoting Health & Preventing Disease: Health Objectives for the Nation)(US Department of Health & Human Services, 1980)라는 보고서와 그에 앞서 출간된 건강한 국민 2000: 국민 건강증진과 질병예방 목표(Healthy People 2000: National Health Promotion & Disease Prevention Objectives) 및 건강한 국민 2010(Healthy People 2010)(US Department of Health & Human Services, 1991 & 2000)에 제시된 바 있는 건강목표가 구체적으로 발달하면서 본격화되었다. 건강행동 변화의 행동적 및 사회적 결정 요인에 대한 관심의 증가는 다양한 훈련 프로그램과 공공서비스 프로그램 그리고 상업서비스 프로그램으로 이어졌다.

오늘날의 데이터 시스템은 위험요인, 건강행동, 건강한 환경 및 미국의 정책에 있어서의 변화를 추적 및 분석하고 경우에 따라서는 그러한 변화와 질병 발생 및 사망률과의 관계를 이해하는 것을 가능하게 해준다. 실제로 많은 분야에서 긍정적인 변화가 있었다. 심혈관 질환과 암으로 인한 사망을 줄이려는 노력은 목표 이상의 성과를 거두었다(National Center for Health Statistics, 2001). 혈압 조절이 향상되었으며 평균 혈중콜레스테롤 수치는 감소했다. 음주 관련 교통사고 사망과 차량 충돌 및 익사로 인한 사망은 지속적으로 감소하였다. 흡연을 하는 성인의 수가 감소하는 반면 적절한 운동을 하는 사람의 수는 증가하였다. 과일, 야채, 곡물류의 섭취를 권장하고 총 칼로리에서 식이 지방을 통해 얻는 칼로리를 줄이는 식이 지침을 따르는 성인의 수가 증가하였다(National Center for Health Statistics, 2001). HIV/AIDS 발생률이 안정적인 수준에 머물게 되었고, 수혈로 인한 HIV 감염이 크게 감소했다. 유방 검사와 유방 엑스선 검사를 받은 50세 이상 여성의 비율이 47개 주에서 목표인 60%를 초과했다. 미국은 건강한 사람들 2000(National Center for Health Statistics, 2001)에 제시된 목표 가운데 절반 이상에서 건강 불일치(health disparities)를 감소시키는데 큰 성과를 거두었다. 담배 회사들을 상대로 한 법적 소송과 여러 주에서 담배 회사들이 주정부에 배상금을 지급해야 했던 사건들은 담배 광고에 더 큰 제한을 가하게 되었으며, 미성년자에게 담배 판매를 금지하는 법률의 제정으로 이어졌다. 건강교육 및 공중보건 분야에 종사하는 사람들의 집합적 노력이 변화를 이루어내기 시작했다. 이러한 발전은 매우 고무적이지만, 이 분야에는 아직도 해야 할 일들이 너무 많이 남아 있다.

물론 좋은 소식만 있는 것은 아니다. 비만인 성인과 아동의 수는 전에 비해 증가했으며, 당뇨는 거의 전염병에 가깝게 증가하고 있다. 청소년의 성행동 역시 증가했으며, 1990년대 초에 안전벨트 착용이 상당히 증가했으나, 그 이후 비율이 조금씩 감소해서 오늘날에는 목표 비율인 85%보다 훨씬 낮은 67% 수준에 머물고 있다(National Center for Health Statistics, 2001). 3세 미만 아동 가운데 1/5 정도가 소아마비, 홍역, 디프테리아 및 기타 질병에 대한 기본적인 예방접종을 받지 못한 상태에 있다. 65세 이하 성인의 16%는 건강보험이 없으며, 50세 이상 성인의 70%는 대장암 검사를 받아본 적이 없다(National Center for Health Statistics, 2001). 소수계와 빈곤한 사람들은 예방 가능한 질병과 장애에 있어서 여전히 불균형적으로 높은 위험에 노출되어 있으며, 그 밖의 여러 건강상태에서 빈곤층과 부유층 간의 격차는 점점 더 커져가고 있다(House & Williams, 2000).

보건의료 시스템의 변화는 건강교육을 위한 새로운 지원과 기회를 제공한다. 환자의 권리를 존중하는 것은 오늘날에는 의료 행동의 기본으로 인식되고 있다(Levinsky, 1996). 공동 의사결정과 관련된 쟁점들에 대한 관심 또한 증가하고 있다(Edwards & Elwy, 1999). 반면에 보건의료기관과 의료서비스 제공자에 관한 정보에 대한 환자의 접근성은 여전히 제한적인 수준에 머물러 있다. 보험자와 관리의료 시스템은 치료 결정을 내리는 과정에서 환자들이 자신의 권리를 행사하는 것을 어렵게 만들 수도 있다(Weston & Lauria, 1996; Levinsky, 1996). 보건의료비 상승을 억제하려는 노력이 전체 보건의료 시스템에 영향을 미치면서 관리의료의 등장과 보건의료재정 개혁은 여러 가지 새로운 문제점들을 만들어 내고 있다. 책임성 증가가 비용 절감과 불필요한 서비스의 감소를 가져오기는 하지만, 그러한 변화가 환자의 건강과 전체적인 보건의료 서비스의 질에 어떤 영향을 미치는지는 알려진 바가 거의 없다(Iglehart, 1996). 의학적 예방과 행동적 개입은 그와 관련된 비용-효과성이 제시됨에 따라 관리의료 시스템 하에서 점차 중요성을 인정받아 왔다(Center for the Advancement of Health, 2000; Rimer, Glanz & Rasband, 2001). 그러나 하루라도 빨리 보건의료비 상승을 억제해야 한다는 분위기 때문에 단기적으로 효과적인 행동 변화 전략이 채택될 것 같아 보이지는 않는다.

새로운 커뮤니케이션 기술과 전화와 같은 기존 기술을 새롭게 활용하는 방법의 출현은 새로운 기회와 딜레마를 제공한다. 새로운 커뮤니케이션 기술의 중요성을 반영하기 위해서 건강행동과 건강교육에 새로운 장을 하나 추가하였다(22장 참조). 양방향 건강 커뮤니케이션을 위한 다양한 전자매체(예: 인터넷, CD-ROM, 개인 디지털 보조장치 등)는 건강행동 변화를 위한 일반적 및 개별적 건강정보, 조언, 사회적 지지의 역할을 담당할 수 있다.

이 책의 이전 판이 발간되고 난 다음부터 인터넷의 사용이 급격하게 증가했다. 건강교육과 건강행동에 분야에 종사하는 사람들에게는 E-건강전략이 필수전략 가운데 하나가 되어 가고 있다. 인터넷과 개인용 컴퓨터를 기반으로 한 활용은 이 책에 제시된 이론들로부터 자연스럽게 이끌어 낼 수 있는 대부분의 전략들을 지원한다. 새로운 기술은 건강행동 이론에 기반을 두어야 하고, 건강행동 이론에 근거하여 평가되어야 한다. 그렇게 하지 않을 때 우리는 자칫 결과 중심이 아니라 기술 중심적이 되어 버리게 되는 위험에 빠질 수 있다.

새로운 기술은 그릇된 정보, 부적절한 자기관리, 환자-제공자 관계 방해 등의 문제를 일으킴으로써 해를 초래할 수 있는 가능성을 내포하고 있다(Science Panel on Interactive Communcation & Health, 1999). 오늘날 양방향 건강커뮤니케이션은 행동의학과 예방의학에 새로운 선택을 제시하고 있으며(Noell & Glasow, 1999; Fotheringham, Owies, Leslie & Owen, 2000) 발전해 나아갈수록 그리고 효과에 관한 더 많은 연구들이 진행될수록 건강행동과 건강교육의 맥락을 빠르게 변화시키고 있다.

건강교육과 건강행동

건강교육의 범위와 발달과정

건강교육과 건강행동 분야에서 1970년대와 1980년대에 일어났던, 건강상태의 결정요인으로서의 개인의 행동에 대한 강조는 더 넓은 사회적 결정요인에 대해서는 상대적으로 관심을 기울이지 못하는 결과를 가져왔다. 건강증진을 위한 시스템 차원의 변화를 주장했던 사람들은 건강교육과 증진에 대한 폭 넓은 시각을 가져야 한다고 주장했다(Minkler, 1989; 22장 참조). 건강교육이 사회적 행동으로 변해야 한다는 이러한 주장은 새로운 세계관에 의해서가 아니라 총제적 접근법에 대한 새로운 열정에 의해서 선도되었다. 그러한 주장은 전통적인 건강교육과 일치하는 것이며, 건강교육이 오래전부터 가져왔던 사회적, 경제적 및 정치적 권력이 건강에 미치는 영향에 대한 관심과도 맥을 같이 하는 것이다.

지난 50여년 동안 건강교육 분야의 지도자들은 건강의 결정요인으로서의 정치적, 경제적, 사회적 요인들의 중요성을 거듭하여 강조해 왔다. 메이휴 데리베리Mayhew Derryberry(1960)는 '건강교육은 … 현재의 지식, 태도, 목표, 인식, 사회적 지위, 권력 구조, 문화적 전통 그리고 일반 대중이 제기하는 모든 것들에 대해서 주의를 기울이고 심사숙고해야 한다' 고 주장한 바 있다. 1966년 도로시 니스완더는Dorothy Nyswander 사회정의와 개인이 갖는 자기 통제감 및 자기결정감의 중요성을 지적했다(Nyswander, 1966). 이러한 생각들은 이후 윌리엄 그리피스William Griffiths(1972)가 '건강교육은 개인과 가족뿐만 아니라 개인이 최상의 건강 상태에 도달하는 것을 방해 또는 촉진하는 조직 및 사회적 조건과도 관련이 있다' 는 것을 강조하면서 다시금 강조되었다.

건강교육을 사회변화의 도구로 보는 시각은 지난 10년 동안 다시 한 번 사람들의 관심을 얻게 되었다. 정책, 옹호, 조직 변화가 공중보건과 건강교육의 중심적인 활동으로 채택되어 왔다. 최근 들어서 전문가들은 건강과 관련된 사회적 요인과 행동적 요인에 관한 개입은 개인, 개인 간, 제도, 지역사회, 정책과 같은 여러 차원에서 긴밀한 연관성을 가져야 한다는 것을 분명하게 강조해 왔다(Smedley & Syme, 2000). 이 책에는 지역사회와 사회정책에 변화를 가져오기 위한 전략과 건강행동에 영향을 미치는 지역사회 및 사회적 영향에 관한 몇 개의 장들이 의도적으로 포함되어 있다. 이러한 맥락에서 볼 때, 건강교육과 건강증진의 정의는 중복적이고 긴밀하게 연결되어 있다는 것을 알 수 있다.

건강교육의 정의

그리피스Griffiths(1972)는 건강교육을 '최적의 건강실천(health practice)이라고 알려진 것과 실제 이루어지고 있는 실천 간의 격차를 없애려는 시도' 라고 정의했다. 사이몬스Simonds(1976)는 건강교육을 '개인, 집단 및 더 큰 규모의 인구집단으로 하여금 건강에 나쁘다고 생각되는 행동으로부터 현재와 미래의 건강에 도움이 되는 행동으로 행동을 변화하게 하는 것' 을 목표하는 것으로 정의한 바 있다.

더 나중에 소개된 건강교육에 관한 정의들은 자발적인 행동 변화를 강조했다. 그린Green은 건강교육을 '건강에 유익한 행동에 대한 자발적 선택을 촉진하기 위해 고안된 모든 학습 경험' 이라고 정의했다(Green, Kreuter, Patridge & Deeds, 1980). 역할 열거 프로젝트(Role Delineation Project)는 건강교육을 '개인이 개별적 또는 집합적으로 자신과 다른 사람들의 건강에 영향을 주는 사안과 관련해서 충분한 정보를 바탕으로 결정을 내릴 수 있도록 돕는 과정' 으로 정의했다(National Task Force on the Preparation & Practice of Health Educators, 1985).

건강교육은 지역사회, 학교, 진료소라는 세 가지 세팅으로부터 발달되었다. 커트 레빈Kurt Lewin에 의해 1930년대와 1940년대에 이루어진 집단과정에 관한 선구적인 연구와 그가 개발한 발달분야 이론은 오늘날의 거의 모든 건강교육 실천의 지적 기반을 이루고 있다. 건강행동을 설명하기 위해서 만들어진 초기 모델들 가운데 하나인 건강신념모델(Health Belief Model)은 결핵 검사와 관련된 행동을 설명하기 위해서 1950년대에 만들어졌다(Hochbaum, 1958).

건강교육에는 개인의 건강행동을 바꾸기 위한 교육활동 및 관련 전략만을 말하는 것이 아니라 조직적 노력, 정책 방향, 경제적 지원, 환경 관련 활동, 매스미디어 및 지역사회 차원의 프로그램 또한 포함한다. 건강증진 및 건강개입에 있어서 매우 중요한 작용을 하는 개인적 및 환경적 요인을 이해하는데 도움이 되는 두 가지 핵심적인 아이디어를 생태학적 관점으로부터 찾을 수 있다(Glanz & Rimer, 1995). 첫째, 행동은 여러 차원의 영향력(multiple levels of influence)에 의해서 영향을 받고 또 영향을 준다. 다음과 같은 다섯 가지 차원의 요인들이 건강관련 행동 및 조건에 영향을 미친다. (1)개인 내적 및 개인적 요인, (2)개인 간의 요인, (3)기관 또는 조직적 요인, (4)지역사회 요인, (5)공공정책 요인(McLeroy, Bibeau, Steckler, Glanz, 1988). 둘째, 개인과 환경이 서로 간에 영향을 주고 받는 상호적 인과관계(reciprocal causation)의 가능성이 존재한다(Stokols, 1992).

건강교육은 질병예방 및 최적의 건강을 증진하는 것에서부터 시작해서 질병의 발견, 치료, 재활, 장기적 관리까지에 이르는 일련이 연속적인 과정이다. 건강교육은 우리가 생각할 수 있는 거의 모든 장소, 예를 들면 대학, 학교, 병원, 약국, 식료품점, 쇼핑센터, 레크리에이션 환경, 지역사회 조직, 건강과 관련된 자발적 기관, 직장, 교회, 교도소, 건강유지기구(health maintenance organization), 이주노동자 캠프, 광고 회사, 인터넷, 가정, 건강을 담당하는 모든 차원의 정부와 부서 등에서 이루어진다. 이러한 다양한 환경에 관해서는 이 장의 후반부에서 좀 더 자세하게 논의하기로 하겠다.

건강증진이라는 용어는 건강교육이라는 용어보다 더 나중에 생긴 용어이다. 그린Green에 따르면 건강증진이란 '건강교육 및 개인의 건강에 유익한 개인, 집단 혹은 지역사회의 행동에 대한 조직적, 경제적, 환경적 지원이 결합된 것' 을 말한다(Green & Kreuter, 1991). 오도넬O' Donnell (1989)은 이와 유사하지만 약간 다른 정의를 내리고 있는데, 오도넬은 '건강증진은 사람들이 최적의 건강상태를 이룰 수 있는 방향으로 생활방식을 바꾸도록 도와주는 과학이면서 동시에 예술이다.…생활방식의 변화는 자각의 수준을 높이고, 행동을 바꾸며, 바람직한 건강실천에 지지적인 환경을 만들려는 노력에 의해서 촉진된다' 라고 정의한다. 유럽과 캐나다에서 찾아 볼 수 있는 정의는 또 다른 것을 강조하는데(Kolbe, 1988: Hawe, Degeling & Hall, 1990) 예를 들면 오타와 건강증진 헌장(Ottawa Chart for Health Promotion)에서는 건강증진을 '사람들로 하여금 자신의 건강에 대해서 통제력을 갖고 건강을 향상시킬 수 있게 만드는 과정…불평등을 감소시키고 예방의 범위를 넓히며 사람들로 하여금 자신이 처한 환경에 대처하도록 돕는 문제를 다루는 것…사람들이 자신을 더 잘 돌볼 수 있는, 건강에 도움이 되는 환경을 만드는 것이다(Epp, 1986).'

건강교육과 건강증진 간의 차이를 분명하게 구분하는 것이 용어의 정확성을 높이는데 바람직하다는 주장이 있기도 하다. 그러나 그렇게 할 경우 자칫 건강교육과 건강교육이 가진 광범위한 사회적 사명이 오랫 동안 의미했던 일종의 교의(tenets)가 무시될 수 있다. 건강교육자들은 분명히 오래 전부터 '교육적' 전략 이상의 것을 사용해 왔다. 실제로 건강증진과 건강교육이라는 용어가 미국에서는 같은 뜻으로 혼용된다(Brekon, Harvey, Lancaster, 1994). 호주를 포함한 여러 나라들에서 건강교육은 건강증진보다 훨씬 더 좁은 의미로 사용되고 있다. 물론 건강증진이라는 용어가 건강행동과 관련된 더 넓은 사회적 맥락에 영향을 미치려는 노력을 강조하는 용어이기는 하지만, 이 두 용어는 서로 긴밀하게 연관되어 있고 중첩되는 부분을 가지고 있으며 동일한 역사적, 철학적 기반을 공유하고 있으며, 종종 함께 사용된다. 대부분의 경우, 우리는 이 두 용어가 의미를 구분하기에는 너무도 밀접한 관련성을 가지고 있다고 생각한다. 이 책에서 우리는 건강교육이라는 용어를 가장 많이 사용하고 있다. 역사적으로 볼 때, 이 말의 의미는 개인과 사회 환경에 영향을 미치고, 건강행동을 증진시키고, 건강과 삶의 질을 높이기 위한 다양하고 광범위한 전략으로 이해되는 것이 가장 적절하다고 하겠다.

건강행동

건강교육의 중심적 관심사는 건강행동(health behavior)이다. 건강행동은 건강교육에 대한 모든 정의에 포함되는(또는 제시되는) 개념이며, 건강교육 개입전략의 영향에 관한 모든 연구에서 종속변수로 사용되는 개념이다. 일반적으로 건강행동의 긍정적인 변화는 건강교육 프로그램의 궁극적인 목표이다. 건강행동의 변화에도 불구하고 건강이 향상되지 않는다면 그러한 모순된 결과는 행동과 건강상태 간의 연관성이나 행동과 건강을 측정하는 방식 등과 같은 문제들에 초점을 맞추고 해결하고자 접근해야 한다. 고지된 의사결정(informed decision making)은 의학적 불확실성 같은 문제들을 해결할 수 있는 최선책이라고 할 수 있으며, 많은 연구들이 공동 의사결정(shared decision making)이 환자의 만족도와 건강결과를 향상시킨다는 것을 제시하고 있다(Frosch & Kaplan, 1999). 마찬가지로 건강행동의 사회 환경적 결정요인들을 바꾸기 위한 환경적 혹은 구조적 개입은 행동 변화를 통해 건강을 향상시키기 위한 것이다. 따라서 환경이나 정책 등을 개선하려는 노력에 대한 평가는 그러한 노력이 건강행동에 궁극적으로 어떤 영향을 미치는지에 근거하여 이루어져야 한다. 따라서 예를 들어서 정책을 바꿨음에도 불구하고 그러한 변화가 측정 가능한 수준의 행동 변화를 이끌어내지 못한다면, 이는 정책이 그다지 중요하지 않거나, 단기적이거나 혹은 매우 제한적인 행동 결정요인임을 의미하는 것으로 해석될 수 있다.

넓은 의미에서 볼 때 건강행동은 개인, 집단 및 조직의 행동(actions) 뿐만 아니라 그러한 행동에 대한 결정요인, 관련요인 및 결과까지 일컫는 것으로서 사회 변화, 정책 개발 및 실행, 대처기술의 증진, 향상된 삶의 질 등을 포함하는 말이다(Pakerson 외, 1993). 이러한 정의는 건강행동에 대한 고취만[Gochman]의 정의와(물론 그의 정의는 주로 개인에 초점을 맞춘 것이지만) 유사한 개념으로서 관찰 가능한 외적 행동뿐만 아니라 측정 및 기록 가능한 정신적 사건 및 감정 상태까지 포함하는 개념이라고 할 수 있다. 고취만은 건강행동을 '신념, 기대, 동기, 가치관, 인식 및 그 밖의 인지적 요소와 같은 개인 특성, 정서적 및 감정적 상태와 특색을 포함한 성격 특성 그리고 건강유지, 건강회복 및 건강증진과 관련된 외적 행동유형, 행동 및 습관' 으로 정의하고 있다(Gochman, 1982; Gochman, 1997).

이러한 고취만[Gochman]의 정의는 카슬[Kasl]과 콥[Cobb]이 그들의 논문에서 제시한 외적 건강 행동의 구체적인 범주에 대한 정의와 맥을 같이 한다(1966a, 1966b). 카슬과 콥은 건강행동의 세 가지 범주를 다음과 같이 정의하고 있다.

> *예방적 건강행동(preventive health behavior)*: 자신이 건강하다고 생각하는 개인이 자각 증상이 없는 상태에서 질환을 예방하거나 발견하기 위한 목적에서 행하는 모든 행동
>
> *질환 행동(illness behavior)*: 자신이 아프다고 인지하는 개인이 자신의 건강상태를 정의하고 적절한 도움을 찾으려는 목적에서 행하는 모든 행동 [Kasl & Cobb, 1966a].
>
> *환자역할 행동(sick-role behavior)*: 자신이 아프다고 인지하는 개인이 건강해지려는 목적에서 행하는 모든 행동. 의료서비스 제공자로부터 치료를 받는 것, 모든 일반적인 의존 행동, 그리고 일반적인 개인 책임으로부터 어느 정도 면제되는 것을 포함 [Kasl & Cobb, 1966b].

건강교육의 세팅과 대상

지난 한 세기 동안, 더 구체적으로는 지난 수십 년 동안 건강교육의 범위와 방법은 놀라울 만큼 확대되고 다양해졌다. 여기서 간략하게나마 오늘날의 건강교육의 세팅과 대상의 범위에 대해서 살펴보기로 하자.

세팅: 건강교육이 이루어지는 곳은 어디인가?

오늘날 건강교육은 어디에서나 찾아볼 수 있다. 건강교육이 제공되는 세팅은, 그러한 세팅이 바로 프로그램을 전달하는데 필요한 통로를 제공하고, 특정 인구집단을 위한 접근 및 선별적 접근 기능을 제공하며, 프로그램의 확산을 가능하게 할 수 있는 기존 커뮤니케이션 체계를 가지고 있으며, 바람직한 건강 실천을 지원하는 정책 및 조직 차원의 변화를 촉진한다는 점에서 매우 중요하다(Mullen 외, 1995). 오늘날의 건강교육과 특히 관련이 깊은 세팅으로는 학교, 지역사회, 직장, 진료 세팅, 가정, 소비자 시장이라는 여섯 가지 세팅을 꼽을 수 있다.

학교. 학교에서 이루어지는 건강교육에는 수업, 교사 훈련, 건강행동에 도움이 되는 학교 환경의 변화가 포함된다(Luepker 외, 1996). 장기적인 건강증진을 도모하기 위해서 학교들로 하여금 포괄적인 금연 프로그램을 채택하게 하는데 조직변화이론(organizational change theory)이 사용되고 있다(15장 참조). 또한 네덜란드 학교들의 AIDS 예방 과목 채택과 관련이 있는 요인들을 분석하는데, 확산이론(Diffusion Theory)과 합리적 행동이론(Theory of Reasoned Action)이 사용된 바 있다(Paulussen, Kok, Schaalma & Parcel. 1995).

지역사회. 지역사회를 기반으로 한 건강교육은 미디어와 개인 간의 전략을 통해서 다수의 사람들에게 접근하기 위해 사회적 관계와 조직들에 주안점을 둔다. 지역사회 조직 모델을 활용할 때 프로그램 기획자는 적절한 건강 메시지와 전달 메커니즘을 고안하고, 그에 대한 지원을 얻어 낼 수 있다(13장 참조). 교회, 클럽, 레크리에이션 센터 및 이웃을 중심으로 이루어지는 지역사회 개입은 건강에 도움이 되는 식이습관을 권장하고 심혈관 질환의 위험을 감소시키며 동료 집단을 활용하여 소수계 여성들의 유방암 조기발견의 중요성에 대한 인식을 고취시키기도 한다(9, 10장 참조).

직장. 1970년대 중반부터 시작된 이래 직장에서의 건강증진은 꾸준히 증가해 왔으며 건강 교육자들이 활용할 수 있는 건강교육의 새로운 도구가 되어 왔다. 사람들은 직장에서 많은 시간을 보내기 때문에 직장은 스트레스의 근원이기도 하지만 동시에 사회적 지지의 근원이기도 하다(Israel & Schurman, 1990). 효과적인 직장 프로그램은 근로자의 건강과 건강 실천을 향상시키기 위한 목적에서 사회적 지지를 스트레스에 대한 완충제로 활용할 수 있다. 오늘날 많은 사업장, 특히 대기업들은 근로자를 위한 건강증진 프로그램을 제공한다(National Center for Health Statistics, 2001). 고위험 인구집단을 위한 전략과 일반 인구집단을 대상으로 한 전략이 암 발생 위험을 감소시키기 위한 프로그램(Tilley, Glanz 외, 1999; Tilley, Vernon 외, 1999; Sorenson 외, 1996)과 심혈관 질환을 감소시키기 위한 프로그램(Glasgow 외, 1995)에서 사용되어 왔다.

진료 세팅. 고위험 인구집단, 환자 및 그들의 가족을 위한 건강교육 그리고 주변 지역사회와 보건의료 서비스 제공자를 위한 훈련 모두가 오늘날의 보건의료 체계를 이루고 있다. 건강 서비스 전달이 가진 가변적 속성은 병원, 의원, 건강관리조직(health maintenance organization), 공중보건 진료소 등에서의 건강교육에 더 많은 관심을 집중시켰다(Walsh

& McPhee, 1992; King 외, 1993). 특히, 일차 진료 세팅은 많은 사람들을 접할 수 있는 기회를 제공한다(Campbell 외, 1993; Glanz 외, 1990). 이러한 세팅에서의 건강교육은 질병 예방 및 발견, 유전적 검사 등에 관해서 사람들이 결정을 내리는데 도움을 제공하며 급성 질환 및 만성 질환의 관리에 초점을 둔다.

가정. 건강행동 변화를 위한 개입은 전통적인 공중보건 수단(가정방문)과 인터넷, 전화, 우편 등과 같은 다양한 커뮤니케이션 채널과 미디어를 통해서 가정으로 전달된다(Science Panel on Interactive Communication & Health, 1999; McBride & Rimer, 1999). 우편으로 전달되는 맞춤 메시지(Skinner, Campbell, Rimer, Curry & Prochaska, 1999)와 전화를 이용한 동기부여 면접(Emmons & Rollnick, 2001)과 같은 전략은 다수의 사람들과 고위험 집단으로 하여금 손쉽게 동기부여적 메시지에 접근할 수 있게 해준다.

소비자 시장. 가정 건강과 자가관리(self-care) 제품의 등장 그리고 '건강'을 부각시키는 판매 전략은 건강교육에 새로운 기회를 제공할 뿐만 아니라 잘못된 지식을 가진 소비자들에게 자신이 구매한 상품이 가진 건강효과에 대해서 알 수 있는 기회를 제공한다(Glanz 외, 1995). 건강 교육자들은 건강 메시지의 중요성을 부각시키고, 그러한 메시지의 설득력을 높이기 위해서 소비자 행동이론에 근거한 사회적 마케팅을 점점 더 많이 사용하고 있다(19장 참조). 소비자 정보처리이론(Theories of Consumer Information Processing, CIP)은 사람들이 식료품 겉포장에 제시된 영양성분 라벨과 같은 소비자 건강정보를 이해하거나 활용하거나 주의를 기울이는지 혹은 기울이지 않는지를 이해하는데 도움이 되는 틀을 제공한다(Rudd & Glanz, 1990).

대상: 건강교육을 받는 사람은 누구인가?

건강교육이 효과적이기 위해서는 교육을 받는 사람들, 즉 표적대상의 건강 특성, 사회적 특성뿐만 아니라 그들이 가진 신념, 태도, 가치관, 기술, 과거의 행동에 대한 이해를 바탕으로 건강교육의 내용과 방식을 결정해야 한다. 건강교육의 대상은 어떤 조직체를 통해서 접할 수 있는 개인이나 집단이 될 수도 있고 지역사회 또는 사회·정치적 주체가 될 수도 있다. 물론 보건의료 전문가, 환자, 고위험 인구집단이 대상이 될 수도 있다. 여기서는 잠재적인 대상을 특징짓는 네 가지 차원인 인구·사회적 특성, 민족 혹은 인종, 생애주기단계, 질병 혹은 위험 직면 여부를 중심으로 건강교육의 대상에 대해서 살펴보기로 하겠다.

인구·사회적 특성과 민족/인종. 사회·경제적 특성은 건강상태와 건강행동 모두와 밀접하게 관련이 있으며 일반적으로 빈곤할수록 더 높은 질병 발생률과 사망률을 경험한다(Adler 외, 1994). 서로 다른 사회·경제적 특성을 가진 집단들 간에 그리고 서로 다른 민족 또는 인종 간에 질병 발생률과 사망률에 있어서 적지 않은 차이가 존재한다는 사실에 대한 인식을 바탕으로 건강 불평등을 없애거나 줄이기 위한 노력이 점증적으로 이루어져 왔다(U.S. Department of Health & Human Service, 2000). 예를 들면, 아프리카계 미국인들은 백인들보다 더 젊은 나이에 사망한다고 알려져 왔다. 1998년 현재, 아프리카계 남성 미국인의 평균 기대수명은 67.6세 였고, 백인 남성의 기대수명은 74.5세 였다. 아프리카께 미국인 여성과 백인 여성의 평균 기대수명은 각각 74.8세와 80세로서 남성의 경우에 비해 정도가 약간 덜하기는 하지만 여전히 심각한 수준의 차이를 보이고 있다(National Center for Health Statistics, 2000).

건강교육의 대상은 성별, 연령, 인종, 결혼 상태, 거주지역, 고용 등과 같은 다양한 사회·경제적 특성을 기준으로 구분할 수 있다. 물론 일반적으로 이러한 요인들이 건강교육 프로그램을 통해서 변화될 수 있는 것들은 아니지만, 그럼에도 불구하고 이러한 요인들은 건강교육의 전략과 내용을 결정하고 건강교육에 대한 소비자들을 접할 수 있는 통로를 찾는데 있어서 유용한 지침을 제공한다. 건강교육을 위한 교육자료는 특정 표적대상의 교육 수준 및 읽기 능력을 고려하여 만들어져야 하며, 그들의 인종 및 문화적 배경과도 맞아야 한다. 문화적으로 다양하고 독특한 인구집단의 건강행동 이론, 연구, 실천에 있어서의 역할에 대해서는 21장에서 자세하게 살펴보기로 하겠다.

생애주기 단계. 건강교육은 출산 교육으로부터 시작해서 고령자를 위한 자기돌봄(self-care) 및 재활 교육에 이르기까지 모든 생의 주기 단계에 있는 사람들에게 제공된다. 인간 발달에 관한 여러 관점들은 건강교육의 개입방법 및 연구방법을 선택하는데 도움을 준다. 아동들은 '질병이 나쁜 행동에 대한 벌'이라는 식의 건강과 질병에 대한 매우 잘못된 인식을 가질 수 있다(Armsden & Lewis, 1993). 아동의 인지발달에 관한 폭넓은 지식은 이러한 식의 잘못된 생각과 그러한 생각에 대한 반응방식을 이해하는데 도움이 되는 틀을 제공한다. 청소년들은 자신들이 사고나 만성 질환과는 무관한 존재라는 생각을 갖기도 한다. 건강신념모델(Health Belief Model)(3장 참조)은 젊은이들이 안전하지 않은 성생활을 하게 되는 데에 어떤 요인들이 영향을 미치는지를 이해할 수 있는 매우 유용한 틀을 제공한다. 장년층은 암을 노화라는 어쩔 수 없는 과정에서 나타나는 것으로 받아들이기도 한다. 건강과 관련된 이러한 신념들은 건강교육을 고안하고 실천하고 평가하는데 있어서 반드시 고려되어야 한다(Rimer 외, 1983; Keintz, Rimer, Fleisher & Engstrom, 1988).

질병과 위험상태. 특정 질병을 진단 받은 사람들은 종종 해당 질병의 증상뿐만 아니라 질병의 예후 및 치료 관련 결정을 내려야 하는 것에서 비롯되는 스트레스를 경험하게 된다(10장의 스트레스와 대처 부분 참조). 따라서 환자들이 새로운 정보를 받아들일 수 있는 능력은, 건강교육을 받는 것이 많은 도움이 됨에도 불구하고, 그들이 가진 질환 때문에 어떤 시점에 이르게 되면 어느 정도 한계를 보이게 된다. 이러한 이유 때문에 환자교육과 관련된 시기, 방식 및 대상을 결정할 때에는 신중을 기할 필요가 있다. 환자교육의 성공 여부는 환자가 가진 세계관에 대한 올바른 이해 여부에 있다(Glanz & Oldenburg, 2001). 가족력 또는 확인된 위험요인을 가지고 있는 고위험자들의 경우, 건강행동 변화 개입전략은 개인의 위험 수준을 낮추기 위한 전략과 관련지어 생각할 때 특히 중요하다(5장의 예방책 채택과정 모델(Precaution Adoption Process Model) 참조). 그러나 금연과 같은 초기 행동 변화를 이끌어 내기 위한 전략만으로는 고위험자들로 하여금 행동 변화를 장기적으로 유지하게 만들기 어려울 수 있다. 건강행동 모델과 이론은 고위험자들이 과거 행동방식으로 되돌아가는 것을 예방할 수 있는 전략을 제시해준다(Glanz & Oldenburg, 2001).

건강증진의 발전과 건강행동 연구

지난 20여년 동안 건강행동을 가장 효과적으로 변화시킬 수 있는 방법을 찾아내고 검증하기 위한 많은 연구 프로그램들이 진행되었다. 개인의 건강행동과 건강결과 향상을 보다 정확하게 수량화하려는 노력이 행동 건강을 연구하는 학자들과 생의학 전문가들 간의 협력을 통해서 이루어져 왔다. 이 기간 동안에 여러 가지 중요한 건강행동 연구결과들이 발표되었으며 건강교육 및 건강행동 분야에 통찰력을 제공했다.

1970년대 말과 1980년대 초에 캘리포니아, 미네소타, 로드아일랜드에서 세 개의 대규모 지역사회 심혈관 질환 개입연구가 시작되었다(Winkleby, 1994). 각각의 연구는 일반적인 위험요인으로 널리 알려진 흡연, 고혈압, 고지방 식이, 비만, 운동 부족의 영향에 주안점을 두었다. 이들 연구에서 연구된 다중위험요인감소 프로그램은 대중매체를 이용한 프로그램과 일반 대중, 전문가 및 고위험 집단을 대상으로 한 개인 간 교육 프로그램을 이용한 프로그램이었다. 이들 프로그램을 위한 제도적 및 환경적 지지체계를 만들어내기 위해서 지역사회 조직전략이 사용되었으며, 이론에 근거한 프로그램 계획전략은 지역사회의 참여에 중점을 두었다(Winkleby, 1994). 1990년대에 들어와 이들 세 연구 모두는 위험요인이 변했다는 연구결과를 보고했다. 각각의 연구는 통제 지역에서 바람직한 변화추세와 위험요인 감소에 대한 중간 정도의 통계적 유의성을 갖거나 통계적 유의성이 없는 개입효과를 발견했다(Farquhar 외, 1990; Luepker 외, 1994; Carleton 외, 1995). 두 곳의 대규모 직장에서 실시된 영양과 흡연 개입이라는 다중요인의 영향에 관한 실험연구에서도 유사한 결과가 발견되었다(Glasgow 외, 1995; Sorensen 외 1996).

이들 연구들은 건강행동에 관한 많은 새로운 지식을 생산해냈으며, 이들 연구에서 다루어진 많은 단기적 표적집단 개입들이 효과적인 것으로 밝혀졌다(Winkleby, 1994). 한편, 이들 연구들은 효과적일 것이라 기대되었던 전체 인구를 대상으로 한 장기적 개입들, 그 중에서도 특히 역동적이고 변화하는 환경을 전제로 한 개입들의 효과성에 대해 의문을 제기하지 않을 수 없는 연구결과들을 제시하였다. 그러나 그렇다고 해서 지역사회 전반에 걸친 이렇다할만한 영향이 부재하다는 연구결과가 전체 인구를 대상으로 한 장기적 개입방법의 이론적 근거를 부정하는 것은 결코 아니다. 다른 시각에서 보자면 이들 연구에서 사용되었던 개입방법들이 만성 질환 예방에 있어서의 상당한 수준의 일상적 변화를 가능하게 만든 요인일 수도 있다(Winkleby, 1994). 또한 종전의 메시지와 프로그램에 대해서 거부반응을 보였던 사람들에게 어떻게 접근해야 할 것인지에 대해서 더 많은 관심을 기울여야 한다.

무작위적 통제 실험이 건강행동 개입의 효과에 대한 가장 엄격한 검증방법인 것은 사실이나, 지난 10여년 동안 건강교육 분야에서는 양적 방법과 질적 방법을 결합한 평가연구가 상당히 증가했다. 최근에 발간된 지역사회기반 AIDS 예방 프로젝트에 대한 평가(Janz 외, 1996)와 음주, 흡연 및 기타 약물남용 예방연합(Butterfoss, Goodman & Wandersman, 1996)은 다양한 세팅에서 진행되는 다수의 프로그램들 간의 심도있는 과정정보를 제공해줄 수 있는 지역사회 연구방법론을 새롭게 적용한 좋은 예라고 할 수 있다.

전반적으로 볼 때, 많은 대규모 건강행동 개입 연구들이 연구결과를 보고함에 따라 일반적으로 증거에 기반한(evidence-based) 건강교육과 건강행동을 지향하는 추세가 증가했다(Romer, Glanz & Rasband, 2001). 많은 연구결과들이 문헌을 통해 알려지면서 더 많은 연구자와 실천가들이 증거 기반에 대한 접근성을 갖게 되었다는 사실은 큰 중요성을 갖는다.

오늘날 증거고찰이란 공식적인 방법을 통해서 수집되고 평가된 개입 연구의 결과를 고찰하는 것을 말한다. 지난 10년 동안 체계적인 고찰과 메타분석 과정을 발전시키기 위한 노력이 상당한 성과를 거두었다(Mulrow, Cook & Davidoff, 1997). 그러나 문헌고찰은 실제로는 증거를 선택하고 평가하고 보고하는 방법론과 관련된 과학적 엄격성이라는 하나의 연속선을 이분하는 식으로 갈렸다. 예를 들자면 방법론적으로 가장 엄격한 연구들만을 남기고, 나머지는 모두 제외하거나 정반대로 모든 것을 채택하거나, 방법론에 관한 자세한 정보를 제공하거나 단순히 결과만 제시하거나, 결론을 제시함에 있어서 지극히 양적으로 접근하거나 전문가의 판단에 전적으로 의존하는 식의 성향을 보이게 되었다(Rimer, Glanz & Rasband, 2001). 최근 미국에서 일어나고 있는 중요한 노력으로 인해 향후 수년 동안 HEHB(Health Education & Health Behaviors) 분야에 있어서 증거기반 연구 및 실천이 상당히 발전할 것으로 전망된다. 미국 지역사회 예방서비스 위원회(U.S. Task Force on Community Preventive Services)는 질병 예방 및 관리를 위한 인구기반 개입의 효과성에 관한 증거의 질을 정의하고 분류하고 요약하고 평가하는 것, 증거에 기반한 서비스 전달을 가능케 하기 위한 구체적인 인구기반 개입과 방법을 제시하는 것 그리고 연구결과들 간의 차이점을 요약 정리하는 것을 목표로 하고 있다(Briss 외, 2000; www.thecommunityguide.org).

건강행동을 이해하고 개선하는 문제는 현대 보건의료 정책의 중심 과제임과 동시에 '과학이 이제까지 직면했던 가장 어려운 문제 가운데 하나이다. 이 문제를 적절하게 해결하기 위해서는… 행동연구의 특정 핵심 분야에서 연구자들이 더 많은 노력을 더 열심히 하는 수밖에 없다(McGinnis, 1994).' 우리 사회가 직면한 많은 어려운 건강문제들을 해결하기 위해서는 올바른 계획과 방향성을 가진 노력이 필수적이다(Smedley & Syme, 2000). 앞으로 다가올 10년 동안 그러한 노력이 성과를 거둘 수 있기 위해서는 이론, 연구, 건강증진 및 건강교육 실천을 통해 얻을 수 있는 최고의 지식들을 통합하여 활용해야 할 것이다.

건강행동과 건강교육의 기반 그리고 이론, 연구, 실천의 중요성

이 장에서는 우리는 질병 유형의 변화라는 맥락과 건강관리, 건강교육 및 질병예방의 추세라는 맥락 속에서 건강교육과 건강행동의 역동적인 본질에 대해서 살펴보았다. 좀 더 구체적으로 말하자면 우리는 건강교육, 건강증진 및 건강행동에 대한 정의를 고찰했으며 이들 분야의 다양하고 광범위한 주제들에 대해서 살펴보았다. 건강행동에 관한 연구는 상당한 발전을 보였으나, 상반된 연구결과들은 새로운 질문과 함께 더 많은 방법론적인 문제, 이론적인 문제 그리고 본질적인 문제들을 제기하게 되었다. 건강교육 및 건강행동과 관련된 복잡하고 중요한 여러 가지 문제들이 날이 갈수록 증가하는 만큼 이론, 연구 그리고 실천 간의 연관성과 중요성에 대한 관심 또한 높아가고 있다.

참고문헌

Adler, N. E., and others. "Socioeconomic Status and Health: The Challenge of the Gradient." *American Psychologist,* 1994, *49*(1), 15–24.

Armsden, G., and Lewis, F. "The Child's Adaptation to Parental Medical Illness: Theory and Clinical Implications." *Patient Education and Counseling,* 1993, *22,* 153–165.

Breckon, D. J., Harvey, J. R., and Lancaster, R. B. *Community Health Education: Settings, Roles and Skills for the 21st Century.* Gaithersburg, Md.: Aspen Publishers, 1994.

Briss, P., and others. "Developing an Evidence-Based Guide to Community Preventive Services—Methods." *American Journal of Preventive Medicine,* 2000, *18*(1S), 35–43.

Butterfoss, F. D., Goodman, R., and Wandersman, A. "Community Coalitions for Prevention and Health Promotion: Factors Predicting Satisfaction, Participation, and Planning." *Health Education Quarterly,* 1996, *23*(1), 65–79.

Campbell, M., and others. "The Impact of Message Tailoring on Dietary Behavior Change for Disease Prevention in Primary Care Settings." *American Journal of Public Health,* 1993, *84*(5), 783–787.

Carleton, R., and others. "The Pawtucket Heart Health Program: Community Changes in Cardiovascular Risk Factors and Projected Disease Risk." *American Journal of Public Health,* 1995, *85*(6), 777–785.

Center for the Advancement of Health. *Health Behavior Change in Managed Care: A Status Report.* Washington, D.C.: Center for the Advancement of Health, 2000.

Derryberry, M. "Health Education: Its Objectives and Methods." *Health Education Monographs,* 1960, *8,* 5–11.

Edwards, A., and Elwyn, G. "How Should Effectiveness of Risk Communication to Aid Patients' Decisions Be Judged? A Review of the Literature." *Medical Decision Making,* 1999, *19,* 428–434.

Emmons, K. M., and Rollnick, S. "Motivational Interviewing in Health Care Settings: Opportunities and Limitations." *American Journal of Preventive Medicine,* 2001, *20,* 68–74.

Epp, L. *Achieving Health for All: A Framework for Health Promotion in Canada.* Toronto: Health and Welfare, Canada, 1986.

Farquhar, J. W., and others. "Effect of Communitywide Education on Cardiovascular Disease Risk Factors: The Stanford Five-City Project." *Journal of the American Medical Association,* 1990, *264,* 359–365.

Fotheringham, M. J., Owies, D., Leslie, E., and Owen, N. "Interactive Health Communication in Preventive Medicine: Internet-Based Strategies in Teaching and Research." *American Journal of Preventive Medicine,* 2000, *19,* 113–120.

Frosch, D. L., and Kaplan, R. M. "Shared Decision Making in Clinical Medicine: Past Research and Future Directions." *American Journal of Preventive Medicine,* 1999, *17,* 285–294.

Glanz, K., and Oldenburg, B. "Utilizing Theories and Constructs Across Models of Behavior Change." In R. Patterson (ed.), *Changing Patient Behavior: Improving Outcomes in Health and Disease Management.* San Francisco: Jossey-Bass, 2001.

Glanz, K., and Rimer, B. K. *Theory at a Glance: A Guide to Health Promotion Practice.* Bethesda, Md.: National Cancer Institute, 1995.

Glanz, K., and Yang, H. "Communicating About Risk of Infectious Diseases." *Journal of the American Medical Association,* 1996, *275*(3), 253–256.

Glanz, K., and others. "Patient Reactions to Nutrition Education for Cholesterol Reduction." *American Journal of Preventive Medicine,* 1990, *60*(6), 311–317.

Glanz, K., and others. "Environmental and Policy Approaches to Cardiovascular Disease Prevention Through Nutrition: Opportunities for State and Local Action." *Health Education Quarterly,* 1995, *22(4),* 512–527.

Glasgow, R., and others. "Take Heart: Results from the Initial Phase of a Work-Site Wellness Program." *American Journal of Public Health,* 1995, *85*(2), 209–216.

Gochman, D. S. "Labels, Systems, and Motives: Some Perspectives on Future Research." *Health Education Quarterly,* 1982, *9,* 167–174.

Gochman, D. S. "Health Behavior Research: Definitions and Diversity." In D. S. Gochman (ed.), *Handbook of Health Behavior Research, Vol. I. Personal and Social Determinants.* New York: Plenum Press, 1997.

Green, L. W., and Kreuter, M. W. *Health Promotion Planning: An Educational and Environmental Approach* (Second Edition). Mountain View, Calif.: Mayfield, 1991.

Green, L. W., Kreuter, M. W., Partridge, K., and Deeds, S. *Health Education Planning: A Diagnostic Approach.* Mountain View, Calif.: Mayfield, 1980.

Griffiths, W. "Health Education Definitions, Problems, and Philosophies." *Health Education Monographs,* 1972, *31,* 12–14.

Hawe, P., Degeling, D., and Hall, J. (1990). *Evaluating Health Promotion: A Health Worker's Guide.* Sydney: MacLennan and Petty.

Hochbaum, G. *Public Participation in Medical Screening Programs: A Sociopsychological Study.* Public Health Service Publication no. 572, 1958.

House, J. S., and Williams, D. R. "Understanding and Reducing Socioeconomic and Racial/Ethnic Disparities in Health." In B. D. Smedley and S. L. Syme (eds.), *Promoting Health: Intervention Strategies from Social and Behavioral Research.* Washington, D.C.: National Academy Press, 2000.

Iglehart, J. "Managed Care and Mental Health." *New England Journal of Medicine,* 1996, *334*(2), 131–135.

Israel, B., and Schurman, S. "Social Support, Control, and the Stress Process." In K. Glanz, F. M. Lewis, and B. K. Rimer (eds.), *Health Behavior and Health Education: Theory, Research, and Practice.* San Francisco: Jossey-Bass, 1990.

Janz, N. K., and others. "Evaluation of 37 AIDS Prevention Projects: Successful Approaches and Barriers to Program Effectiveness." *Health Education Quarterly,* 1996, *23*(1), 80–97.

Kanfer, F. H., and Schefft, B. *Guiding the Process of Therapeutic Change.* Champaign, Ill.: Research Press, 1988.

Kasl, S. V., and Cobb, S. "Health Behavior, Illness Behavior, and Sick-Role Behavior: I. Health and Illness Behavior." *Archives of Environmental Health,* 1966a, *12,* 246–266.

Kasl, S. V., and Cobb, S. "Health Behavior, Illness Behavior, and Sick-Role Behavior: II. Sick-Role Behavior." *Archives of Environmental Health,* 1966b, *12,* 531–541.

Keintz, M., Rimer, B., Fleisher, L., and Engstrom, P. "Educating Older Adults About Their Increased Cancer Risk." *Gerontologist,* 1988, *28,* 487–490.

King, E., and others. "Promoting Mammography Through Progressive Interventions." *American Journal of Public Health,* 1993, *84*(1), 1644–1656.

Kolbe, L. J. "The Application of Health Behavior Research: Health Education and Health Promotion." In D. S. Gochman (ed.), *Health Behavior: Emerging Research Perspectives.* New York: Plenum Press, 1988.

Lalonde, M. *A New Perspective on the Health of Canadians: A Working Document.* Toronto: Health and Welfare Canada, 1974.

Lederberg, J., Shope, R., and Oakes, S. (eds.). *Emerging Infections: Microbial Threats to Health in the United States.* Washington, D.C.: National Academy Press, 1992.

Levinsky, N. "Social, Institutional, and Economic Barriers to the Exercise of Patients' Rights." *New England Journal of Medicine,* 1996, *334*(8), 532–534.

Luepker, R. V., and others. "Community Education for Cardiovascular Disease Prevention: Risk Factor Changes in the Minnesota Heart Health Program." *American Journal of Public Health,* 1994, *84,* 1383–1393.

Luepker, R. V., and others. "Outcomes of a Trial to Improve Children's Dietary Patterns and Physical Activity: The Child and Adolescent Trial for Cardiovascular Health (CATCH)." *Journal of the American Medical Association,* 1996, *275,* 768–776.

Marshall, J. R. "Editorial: Improving Americans' Diet—Setting Public Policy with Limited Knowledge." *American Journal of Public Health,* 1995, *85*(12), 1609–1611.

Matarazzo, J. D., Weiss, S. M., Herd, J. A., Miller, N. E., and Weiss, S. M. (eds.). *Behavioral Health: A Handbook of Health Enhancement and Disease Prevention.* New York: Wiley, 1984.

McBride, C. M., and Rimer, B. K. "Using the Telephone to Improve Health Behavior and Health Service Delivery." *Patient Education and Counseling,* 1999, *37,* 3–18.

McGinnis, J. M. "The Role of Behavioral Research in National Health Policy." In Blumenthal, S., Matthews, K., and Weiss, S. (eds.), *New Research Frontiers in Behavioral Medicine: Proceedings of the National Conference.* Bethesda, Md.: NIH Health and Behavior Coordinating Committee, 1994, 217–222.

McGinnis, J. M., and Foege, W. H. "Actual Causes of Death in the United States." *Journal of the American Medical Association,* 1993, *270*(18), 2207–2212.

McLeroy, K. R., Bibeau, D., Steckler, A., and Glanz, K. "An Ecological Perspective on Health Promotion Programs." *Health Education Quarterly,* 1988, *15,* 351–377.

Minkler, M. "Health Education, Health Promotion, and the Open Society: A Historical Perspective." *Health Education Quarterly,* 1989, *16,* 17–30.

Mullen, P. D., and others. "Settings as an Important Dimension in Health Education/ Promotion Policy, Programs, and Research." *Health Education Quarterly,* 1995, *22,* 329–345.

Mulrow, C. D., Cook, D. J., and Davidoff, F. "Systematic Reviews: Critical Links in the Great Chain of Evidence." *Annals of Internal Medicine,* 1997, *126,* 389–391.

National Center for Health Statistics. *Health, United States, 2000. With Adolescent Chartbook.* Hyattsville, Md.: Public Health Service, 2000.

National Center for Health Statistics. *Healthy People 2000: Final Review.* Hyattsville, Maryland: Public Health Service, 2001. (DHHS Publication No. 01–0256)

National Task Force on the Preparation and Practice of Health Educators. *A Framework for the Development of Competency-Based Curricula.* New York: National Task Force, Inc., 1985.

Noell, J., and Glasgow, R. E. "Interactive Technology Applications for Behavioral Counseling: Issues and Opportunities for Health Care Settings." *American Journal of Preventive Medicine,* 1999, *17,* 269–274.

Nyswander, D. "The Open Society: Its Implications for Health Educators." *Health Education Monographs,* 1966, *1,* 3–13.

O'Donnell, M. P. "Definition of Health Promotion: Part III: Expanding the Definition." *American Journal of Health Promotion,* 1989, *3,* 5.

Parkerson, G., and others. "Disease-Specific Versus Generic Measurement of Health-Related Quality of Life in Insulin-Dependent Diabetic Patients." *Medical Care,* 1993, *31,* 629–637.

Paulussen, T. G., Kok, G., Schaalma, H. P., and Parcel, G. S. "Diffusion of AIDS Curricula Among Dutch Secondary School Teachers." *Health Education Quarterly,* 1995, *22,* 227–243.

Rimer, B., and others. "Planning a Cancer Control Program for Older Citizens." *Gerontologist,* 1983, *23,* 384–389.

Rimer, B. K., Glanz, K., and Rasband, G. "Searching for Evidence About Health Education and Health Behavior Interventions." *Health Education and Behavior,* 2001, *28,* 231–248.

Rudd, J., and Glanz, K. "How Individuals Use Information for Health Action: Consumer Information Processing." In K. Glanz, F. M. Lewis, and B. K. Rimer (eds.), *Health Behavior and Health Education: Theory, Research, and Practice.* San Francisco: Jossey-Bass, 1990.

Science Panel on Interactive Communication and Health. *Wired for Health and Well-Being: The Emergence of Interactive Health Communication.* Washington, D.C.: U.S. Department of Health and Human Services, U.S. Government Printing Office, April 1999.

Simonds, S. "Health Education in the Mid-1970s: State of the Art." In *Preventive Medicine USA.* New York: Prodist, 1976.

Skinner, C. S., Campbell, M. K., Rimer, B. K., Curry, S., and Prochaska, J. O. "How Effective Is Tailored Print Communication?" *Annals of Behavioral Medicine,* 1999, *21,* 290–298.

Smedley, B. D., and Syme, S. L. (eds.). *Promoting Health: Intervention Strategies from Social and Behavioral Research.* Washington, D.C.: National Academy Press, 2000.

Sorensen, G., and others. "Working Well: Results from a Worksite-Based Cancer Prevention Trial." *American Journal of Public Health,* 1996, *86,* 939–947.

Stokols, D. "Establishing and Maintaining Healthy Environments: Toward a Social Ecology of Health Promotion." *American Psychologist,* 1992, *47,* 6–22.

Taubes, G. "Epidemiology Faces Its Limits." *Science,* July 14, 1995, *269,* 164–169.

Tilley, B., Glanz, K., Kristal, A., Hirst, K., Li, S., Vernon, S., and Myers, R. "Nutrition Intervention for High-Risk Auto Workers: Results of the Next Step Trial." *Preventive Medicine,* 1999, *28,* 284–292.

Tilley, B., Vernon, S., Myers, R., Glanz, K., Lu, M., Hirst, K., and Kristal, A. "The Next Step Trial: Impact of a Worksite Colorectal Cancer Screening Promotion Program." *Preventive Medicine,* 1999, *28,* 276–283.

U.S. Department of Health, Education, and Welfare. *Healthy People: The Surgeon General's Report on Health Promotion and Disease Prevention.* Public Health Service Publication No. 79–55071, 1979.

U.S. Department of Health and Human Services. *Promoting Health and Preventing Disease: Health Objectives for the Nation.* Washington, D.C.: U.S. Government Printing Office, 1980.

U.S. Department of Health and Human Services. *Healthy People 2000: National Health Promotion and Disease Prevention Objectives.* Washington, D.C.: U.S. Government Printing Office, 1991. (DHHS Publ. No. PHS 91–50213)

U.S. Department of Health and Human Services. *Healthy People 2010: Understanding and Improving Health.* Washington, D.C.: U.S. Government Printing Office, 2000.

Walsh, J., and McPhee, S. "A Systems Model of Clinical Preventive Care: An Analysis of Factors Influencing Patient and Physician." *Health Education Quarterly,* 1992, *19,* 157–176.

Weston, B., and Lauria, M. "Patient Advocacy in the 1990s." *New England Journal of Medicine,* 1996, *334*(8), 543–544.

Winkleby, M. A. "The Future of Community-Based Cardiovascular Disease Intervention Studies." *American Journal of Public Health,* 1994, *84,* 1369–1372.

www.thecommunityguide.org. Web site for The Guide to Community Preventive Services: Systematic Reviews and Evidence Based Recommendations, 2001.

02 건강행동과 건강교육의 이론, 연구, 실행

HEALTH
BEHAVIOR
and
HEALTH
EDUCATION

이론, 연구 그리고 실천: 상호연관성

아리스토텔레스는 이론(theoria)과 실천(praxis)을 구별했다. 이론은 앎 그 자체를 위한 지식습득과 관련있는 과학과 행동을 의미하고, 실천은 현재 우리가 일반적으로 행위(action) 또는 ~하는 것(doing)이라고 말하는 방식과 관련이 있다. 이론과 실천 간의 이러한 대비(Bernstein, 1971)는 아리스토텔레스로부터 마르크스까지 그리고 듀이와 그 밖의 19세기 현대 철학자들로 이어지는 서양철학과 과학적 사고 속에 항상 존재해왔다. 듀이는 이론적 및 실제적 판단과 탐구 간의 유사성과 연속성에 초점을 둠으로써 이러한 이분법적 대립의 문제를 해결하고자 시도했다. 그는 '경험적 지식습득(experimental knowing)' 을 대상과 상황을 의식적이고 계획으로 조작하는 것과 관련된 일종의 예술이라고 정의했다. '장인은 자신의 작품을 이상적인 모델과 비교함으로써가 아니라 경험(시도되고 검증된 절차로부터 도움을 받지만 항상 위험과 새로움에 직면하는)이라는 축적된 결과를 이용하여 완성시킨다(Bernstein, 1971).' 따라서 듀이는 경험적 탐구, 즉 연구를 이론과 실천 간의 바탕으로 그리고 실천되고 있는 이론에 대한 검증이라고 보았다.

이론과 실천에 대한 이분법적 인식이 지적 사고 분야에 있어서 오래 전부터 이어져 내려온 전통이기는 하지만 우리는 듀이의 전통을 따라 차이 보다는 유사성과 연속성에 초점을 둔다. 이론과 연구와 실천은 숙련된 전문가라면 쉽게 오갈 수 있는 하나의 연속체이다. 이론과 연구와 실천은 상호 연관성을 가질 뿐만 아니라 건강교육과 건강행동 모두에 있어서 필수적이다. 실천이 실천가의 전유물이 아니듯이 이론과 연구 역시 연구자의 전유물이 결코 아니다. 연구자와 실천가는 각자가 가진 우선순위에 있어서 차이를 보일 수 있지만 연구와 연구결과의 활용 간의 관계는 서로가 서로에게 영향을 주고 받는 양방향적 관계이어야만 한다(D' Onofrio, 1992; Freudenberg 외, 1995). '진리를 얻게 되는 것 그리고 인간을 그들이 생각하고 느끼고 행동하는 방식대로 생각하고 느끼고 행동하게 만드는 힘을 궁극적으로 이해할 수 있게 되는 것이 장기적인 목표이다(Kanfer & Scheff, 1988).'

건강교육의 과제는 건강행동을 이해하고 행동에 관한 지식을 건강향상을 위한 효과적인 전략으로 전환하는 것이다. 건강교육과 건강행동(HEHB)에 관한 연구는 그것이 인간의 건강을 향상시키는데 얼마나 기여했는지에 의해 결국 평가될 것이다. 이론을 개발하는데 있어서 기본적인 행동연구가 중요한 것은 물론 사실이지만, 결국 우리는 이론을 현실세계에서 반복적으로 검증해야 한다(Rosenstock, 1990). 그렇게 할 때 이론과 연구와 실천은 하나로 수렴하기 시작할 것이다. 이 책에서 저자들은 이론들을 실천적 관점에서 고찰하고자 한다.

그렇다고 해서 이론과 연구와 실천 간의 관계가 단순하거나 직선적인 것은 결코 아니다. 건강증진과 질병감소라는 큰 그림은 기본적인 연구(방법론 개발과 결정요인 연구), 개입 연구(변화를 목표로 하는 연구), 감시 연구(변화 유지를 포함한 전국민 차원의 추세 감시) 그리고 활용 및 프로그램 전달 간의 상호작용적 순환관계로 이해하는 것이 바람직하다(Hiatt & Rimer, 1999; National Center for Chronic Disease Prevention & Health Promotion, 2000; Sallis, Owen & Fotheringham, 2000). 이러한 순환관계의 중심에는 지식의 종합이 있으며, 질병의 부담을 줄이기 위해 어떤 개입을 널리 보급해야 하는지를 파악하기 위해서는 이용 가능한 문헌들을 지속적으로 고찰하고 평가하는 노력이 필수적으로 이루어져야 한다(Rimer, Glanz & Rasband, 2001). 건강행동과 건강교육의 목표는 교육자들을 -그들이 가진 학문적 배경이 무엇이든 간에- 지원하고, 건강교육과 건강행동과 관련된 가장 중요한 이론적 핵심을 이해하고, 연구와 실천을 지원하기 위해서 이론을 사용하는 것이다. '분명한 것은 잘 정의되고 세심하게 검증된 이론들을 프로그램 개발과정에 활용하는 것은 개입의 일관성, 효과, 평가 면에서 건강교육자에게 상당한 도움을 준다는 것이다(van Ryn & Heaney, 1992, p. 328).'

「건강행동과 건강교육」의 저자들은 '좋은 이론보다 더 유용한 것은 없다(Lewin, 1935)' 고 믿고 있다. 이 책의 각 장에서 저자들은 이론의 실질적인 가치를 보여주고 있으며, 개념적 기반을 갖춘 연구와 실천을 통해서 배운 것들을 종합하고 있으며, 이론과 연구와 실천 간의 연관성을 이끌어 내고 있다.

대부분의 경우, 건강교육과 건강행동에 대한 책임을 맡게 되는 사람들은 개입 실천가들이다. 이들은 행동 지향적이며 지식을 이용해서 건강증진을 위한 프로그램을 디자인하고 실행으로 옮긴다. 이러한 역할은 긍정적인 행동변화를 개인 차원에서 이끌어 낼 때나 지역사회 차원에서 이끌어 낼 때를 막론하고 공통적이며, 건강교육 및 건강행동 연구에서도 마찬가지이다. 그러한 연구는 현실로부터 분리된 실험실이 아니라 현실 세계에서 행해진다. 한 마디로 말해서 연구자들은 행동이나 정책을 바꾸려고 할 때 실천가들의 역할, 즉 개입방법을 개발하고 전달하는 역할을 해야 한다.

어느 수준에 다다르면 연구자와 실천가 모두는 결과에 대한 책임성을 갖게 된다. 물론 결과가 프로그램에 대한 참여자들의 만족도로 측정되든 아니면 인식, 지식, 태도, 신념, 건강행동의 변화, 올바른 의사결정, 조직 내의 규범, 지역사회 통합, 질병 발생률, 사망률 또는 삶의 질과 같은 좀 더 구체적인 결과로 측정되든 상관이 없다. 건강교육자는 이러한 결과들을 하나의 일화(逸話)처럼 여길 수도 있고, 결과에 대해서 좀 더 엄격한 평가를 시도해볼 수도 있다.

바람직한 결과를 가져올 수 있는 개입을 계획하기 위해서는 행동변화 이론들을 이해하고, 그러한 이론들을 실천에 적절히 사용할 수 있는 능력을 갖추어야 한다. 대부분의 경우, 건강교육자들은 제한된 자원을 가지고 활동하게 되는데 이러한 제약조건 때문에 어떤 개입을 선택할 것인지를 결정할 때에는 신중을 기해야만 한다. 왜냐하면 일단 한 번 설정한 표적집단을 다시 설정할 수 있는 기회를 갖는다는 것은 매우 어렵기 때문이다.

이론과 연구와 실천을 하나로 종합할 때 건강행동에 관한 지식의 발전을 기대할 수 있다. 이론이 없는 건강교육자는 정비사나 단순 기술자와 다를 바가 없는 반면, 이론과 연구 모두를 이해하는 전문가는 왜? 라는 질문을 이해할 수 있으며 효과적인 개입을 기획할 수 있다. 그러한 전문가는 정해진 방법을 맹목적으로 따르는 것이 아니라 상황에 맞게 새로운 방법을 개발해 낸다. 건강교육에 있어서 그러한 상황이란 표적집단의 특성, 환경, 자원, 목표, 제약 조건 등을 말한다(Prochaska, DiClemente & Norcross, 1992; Green 외, 1994).

이론에 대한 이해는 이론을 사용하는 사람들로 하여금 개입의 영향을 평가하기 위해서 보다 더 정확하고 올바른 측정을 할 수 있도록 도와준다. 성공적인 개입과 발표된 증거를 통한 학습은 건강 전문가 개개인의 지적 기반을 넓히며, 그러한 축적된 학습은 시간이 지남에 따라 모두의 지적 기반을 넓히는 결과를 가져온다. 이론, 연구, 실천의 연속선 상에서 각각은 서로를 발전시키고 서로에 의해서 발전된다.

범이론모델(The Transtheoretical Model, TTM)이나 사회인식이론(Social Cognitive Theory, SCT)의 적절성을 이해하는 건강유지조직(HMO)에서 일하는 건강교육자는 더 나은 개입으로서, 환자들로 하여금 효과적으로 체중을 감량하거나 금연할 수 있게 할 수 있는 개입방법을 디자인할 수 있을 것이다. 사회 마케팅과 미디어 커뮤니케이션의 원리를 이해하는 지역사회 건강교육자는 그렇지 못한 교육자 보다 대중매체를 훨씬 더 잘 활용할 수 있을 것이다. 학습에 있어서 모델링이 중요하다는 것을 아는 간호사는 SCT에서 말하는 것처럼 당뇨환자에게 주사 놓는 방법을 더 잘 가르칠 수 있다. 지역사회조직을 위한 실제적인 지식은 교육자가 건강증진 프로그램을 개발하고 유지하기 위해서 핵심 개인과 집단이 누구인지 파악하고, 그들을 움직이게 하는데 도움이 된다. 개인들 간의 영향을 이해하는 의사는 환자와 더 효과적으로 대화할 수 있다. 변화에 관한 범이론모델을 이해하는 건강심리학자는 더 나은 금연방법과 운동 개입방법을 디자인할 수 있고, 더 나아가서 그러한 개입을 환자의 필요에 맞게 변형할 수 있다.

이론이란 무엇인가?

이론이란 사건이나 상황을 설명하고 예측하기 위해서 변수들 간의 관계를 구체화함으로써 사건이나 상황에 관한 체계적인 시각을 제시하는 상호 관련성을 가진 일군의 개념, 정의 및 명제이다(Kerlinger, 1986). 일반성(generality) 혹은 폭넓은 적용이라는 개념은 검증가능성(testability) 못지 않게 중요하다(van Ryn & Heaney, 1992). 이론은 본질적으로 추상적이다. 즉, 이론은 구체적인 내용이나 주된 분야를 가지고 있지 않다(Glanz & Rimer, 1995). 이론은 마치 빈 컵처럼 형태와 경계를 가지고 있을 뿐 구체적인 내용은 가지고 있지 않다. 이론은 실질적인 주제, 목표 그리고 문제로 채워졌을 때만 생명력을 갖게 된다.

완전히 공식화된 이론은(실제라기보다는 이상이라고 할 수 있는) 개념들 간의 관계를 밝히는, 완벽하게 폐쇄된 연역적 명제 체계이며, 현상에 대한 체계적인 시각이다(Kerlinger, 1986; Blalock, 1969). 실제로 사회과학이나 건강증진과 건강교육에는 그와 같은 체계가 존재하지 않기 때문에 대략적으로 그려 볼 수 있을 뿐이다(Blalock, 1969). 이론은 다양한 방식으로 정의 내려져 왔으며, 모두 컬링거[Kerlinger]의 정의와 맥을 같이 한다. 표 2-1은 이론에 대한 정의를 요약한 것이다. 1970년대와 1980년대에 소개된 이들 정의들은 시간이라는 검증과정을 거쳐 최근의 문헌에서도 크게 달리지지 않고 그대로 사용되고 있다(Isaac

& Michael, 1995; Sussman, 2001).

이론은 개입을 기획하고 이행하고 평가하는 다양한 단계에 도움을 제공한다. 프로그램 기획자는 '왜', '무엇을', '어떻게' 라는 질문에 대한 대답을 찾는 과정에서 이론을 사용한다. 즉, 이론은 왜 사람들이 공중보건과 의학이 제시하는 충고를 따르지 않는지 그리고 왜 자신의 건강을 바람직한 방향으로 돌보지 않는지에 대한 답을 찾는데 지침을 제공한다. 이론은 또한 개입 프로그램을 만들기에 앞서 무엇을 알아야 하는지를 정확하게 이해하는데 도움을 준다. 이론은 프로그램 전략을 어떻게 만들어야 개인과 조직에 접근할 수 있고 그들에게 영향을 줄 수 있는지에 관한 통찰력을 제공한다. 또한 이론은 무엇을 모니터링하고, 측정하고, 프로그램 평가시 비교해야 하는지를 파악하는데 도움을 준다(Glanz, Lewis & Rimer, 1996; Glanz & Rimer, 1995).

한 마디로 말해서 이론과 모델은 행동을 설명하고 행동 변화를 이끌어낼 수 있는 방법을 제시한다. 문제에 관한 이론이라고 불리는 설명적 이론(explanatory theories)은 문제가 왜 존재하는지를 파악하고 기술하는데 도움을 준다. 이러한 설명적 이론들은 지식, 태도, 자기효능, 사회적 지지, 자원의 부족 등과 같은 변화 가능한 요인을 파악하는데 지침을 제공한다. 변화이론(change theory) 또는 행동에 관한 이론은 개입 프로그램을 개발하는데 도움을 준다. 변화이론은 또한 평가의 기초를 제공하는데, 평가자로 하여금 개입 프로그램이 어떻게 작동해야 하는지에 관한 분명한 가정을 갖게 만든다. 이 두 종류의 이론들은 매우 상이하면서도 동시에 상호보완적인 초점을 갖는다.

표 2-1. 이론에 대한 정의

정의	출처
현상을 설명하고 예측하기 위한 목적에서 변수들 간의 관계를 구체화함으로써 현상에 대한 체계적인 시각을 제시하는, 상호 관련 상호성을 가진 일군의 개념구성체, 정의 및 명제	Kerlinger, 1986, p. 9
삶의 특정 측면과 관련된 관찰된 사실과 법칙에 관한 체계적인 설명	Babbie, 1989, p. 46
실재의 선택된 한 측면에 관한 공식적이고 추상적인 진술	Kar, 1986, pp. 157~158
폭 넓은 경험에 적용될 수 있는 일반화된 추상개념 형태로 강조된 지식	McGuire, 1983, p. 2
경험적 세계의 어떤 측면에 대한 설명을 집합적인 목적으로 하는 상대적으로 추상적이고 일반적인 일군의 진술	Chafetz, 1978, p. 2
실재라고 인식되는 것에 대한 추상적이고 상징적인 표현, 즉 실제 세계의 일부에 맞도록 디자인된 일군의 추상적 진술	Zimbardo, Ebbesen & Maslach, 1977, p. 53

건강행동에 관한 여러 이론적 모델들이 동일한 어떤 일반적인 생각을 반영하기는 하지만(Cummings, Becker & Maile, 1980; Weinstein, 1993; Mullen, Hersey & Iverson, 1987) 각각의 이론은 저마다 중요하다고 생각하는 특정 요인들을 제시하고 있다. 왜? 라는 이유는 우리에게 표적변수에 있어서 변화가 생기는 과정을 말해준다. 이론들은 개념적으로 발전되어지고 경험적으로 검증된 정도에 있어서 차이를 보인다. 반두라[Bandura](1986)에 따르면 '이론들은 연구 분야의 발전 단계에 따라 다른 방식으로 해석된다. 발전한 학문 분야에서는 이론들이 법칙을 통합한다. 덜 발전한 학문 분야에서는 이론들이 관심 현상을 지배하는 결정요인을 구체화한다.' 건강행동과 건강교육이라는 분야가 시작된 지 얼마되지 않은 분야임을 고려해볼 때 건강행동과 건강교육에서 이론이라는 용어는 후자 의미로 사용되어야 할 것이다.

개념, 개념구성체, 변수

개념(concept)은 이론의 주된 구성 요소이다. 개념은 이론을 이루고 있는 기본 요소이다. 개념은 의미의 정도나 특정 이론이라는 맥락 밖에서 이해될 수 있는 정도에 있어서 차이를 보인다. 개념들이 만들어지거나 특정 이론에서 사용되기 위해 채택될 때, 그러한 개념들을 가리켜 개념구성체(constructs)라고 한다(Kerlinger, 1986). 예를 들자면 주관적 규범신념(subjective normative belief)은 아자엔[Ajzaen]과 피시바인[Fishbein]의 합리적 행동이론(Theory of Reasoned Action, 1980)의 개념구성체 가운데 하나이다(4장 참조). 특정 개념구성체는 해당 이론이라는 맥락 내에서만 이해된다. 개념구성체의 또 다른 예로는 건강신념모델(Health Belief Model)에서 말하는 취약성 인식(perceived susceptiblity)을 꼽을 수 있다(3장 참조).

변수(variables)란 개념구성체의 경험적 상대물 또는 조작적 형태를 말한다. 변수는 개념구성체가 특정 상황에서 어떻게 측정되어야 하는지를 말해준다. 이론에 기반을 둔 프로그램을 평가할 때 무엇을 평가해야 하는지를 파악하기 위해서는 변수와 개념구성체가 일치해야 한다는 것을 반드시 염두에 두어야 한다.

원리

이론은 원리(principles) 이상의 것이다. 원리는 행동을 위한 일반적 지침이다. 원리는 광범위하고 구체적이지 않으며 실제로는 연구에 기초한 결과나 실재를 왜곡할 수도 있다. 원리는 선례나 역사에 기초를 둘 수도 있고 연구에 기초를 둘 수도 있다. 최악의 경우 원리는 너무 광범위해서 여러 가지로 해석될 수 있으며 그렇기 때문에 신뢰할만한 것이 못될 수도 있다. 빈약하기 짝이 없는 원리는 점을 치는 것과 같다. 즉, 아무나 원하는 의미를 도출할 수 있다. 가장 탄탄한 원리는 축적된 연구를 기반으로 하는 원리이다. 탄탄한 원리로부터 우리는 가설을 도출할 수 있으며, 표적집단으로부터 원하는 결과를 얻어내기 위해서 무엇을 어떻게 해야 하는지를 가장 정확하게 예측할 수 있게 해준다.

모델

건강행동과 건강행동에 영향을 미치는 개념들은 너무 복잡하기 때문에 하나의 통일된 이론으로 설명되지 않는다. 모델(model)은 다수의 이론들을 이용하여 특정 세팅이나 맥락 내의 구체적인 문제를 이해하는데 도움을 준다. 일반적으로 모델은 한 가지 이상의 이론과 경험적 연구결과를 기반으로 한다(Earp & Ennett, 1991). 건강증진과 건강교육 분야에서는 프로그램 계획과정을 지원하는 여러 가지 모델들이 널리 사용되는데, 대표적인 예로는 그린[Green]과 크루터[Kreuter]의 선행-진행모델(PRECEDE-PROCEED model; 1999; 18장 참조), 사회마케팅(social marketing, 19장 참조), 생태계획접근(ecological planning approaches; Green 외, 1994; McLeroy, Bibeau, Steckler & Glanz, 1988; 20장 참조)을 꼽을 수 있다. 또한 다양한 이론들을 하나로 종합하고 여러 차원의 영향을 통합하기 위한 새로운 틀들이 Stokols(1992), Winett(1995), Rothman(2000)에 의해서 제안되었다.

건강증진과 건강교육의 이론 및 연구 패러다임

패러다임(paradigm)은 어떤 것에 대해서 우리가 가진 다양한 관점을 조직화하는 기본적인 도식(schema)이다(Babbie, 1989). 패러다임은 지역사회 실천가와 연구자들에게 문제해결을 위한 접근 모델을 한시적으로 제공하는, 잘 알려진 과학적 성과물이다. 패러다임은 이론, 적용 그리고 도구화 및 과학적 연구라는 결속력을 가진 전통을 대표하는 구성 모델들로 이루어진다(Kuhn, 1962). 패러다임은 현안 문제를 해결하는데 있어서 경쟁적 위치에 있는 다른 것들 보다 더 효과적이며 그렇기 때문에 더 인정받는다(Kuhn, 1962).

패러다임은 문제에 대한 답을 찾기 위한 노력과 관련된 경계와 범위를 제시한다. 패러다임은 특정 질문에 대한 답을 제시하는 것이 아니라, 답을 찾기 위한 탐구 노력이 어디서 어떻게 이루어져야 할지를 제시한다(Babbie, 1989). 과학자의 집합적 판단이 과학의 본질을 구성하는 지배적인 패러다임을 정의한다(Wilson, 1952).

건강교육과 건강행동 분야(그리고 이 책)에서 대부분의 이론과 연구의 근거가 되는 지배적인 패러다임은 논리실증주의(logical positivism, logical empiricism)이다. 1924년부터 1936까지 기간 동안 비엔나 학파(Vienna Circle)에 의해서 만들어진 논리실증주의는 (1) 지식의 근원으로서 귀납법 혹은 감각적 경험, 감정, 개인적 판단을 강조하며 (2) 연역법이 이론을 증명하거나 확증하는 기준이므로 이론은 경험적 방법과 현상에 대한 체계적인 관찰을 통해서 검증되어야 한다는 두 가지 주된 관점을 가지고 있다(Runes, 1984). 논리실증주의는 연역적 사고라는 하나의 극단과 귀납적 사고라는 또 하나의 극단 간의 조화를 꾀한다. 논리실증주의에 따르면 연구자는 이론으로부터 연역적으로 가설을 도출한 다음, 도출한 가설을 실증적 검증에 의해 확증되지 않을 수 있는 위험을 거치게 함으로써 검증한다(McGuire, 1983).

건강증진과 건강교육의 또 다른 세계관은 귀납법에 더 많이 의존하면서 주로 구성주의적 패러다임이라고 불리는 세계관이다. 이 세계관에서는 사건의 구성 및 설명은 연구를 시작하기도 전에 미리 정해 놓은 개념적 범주로 규정되어서는 안 되며, 발견해 나아가는 과정 속에서 실체가 파악되어야 한다고 주장한다(Lewis, 1996). 따라서 표준화된 설문지나 미리 정해 놓은 응답범주를 통한 자료수집 방법은 제한적으로만 사용된다. 민족지학, 현상학, 근거이론 등은 이러한 구성주의 패러다임을 사용하는 대표적인 예이다(Strauss, 1987). 구성주의 패러다임에서 연구를 시작한 다음 논리실증주의 패러다임에 입각한 연구방법론을 사용하는 구체적인 연구질문에 답하는 추세가 건강증진과 건강교육 분야에서 점점 더 확대되고 있다.

레윈[Lewin]의 메타이론(metatheory)은 좋은 이론을 만들기 위해서 따라야 할 규칙을 제시하고 있다. 메타이론은 논리실증주의와 맥을 같이 하지만 사회심리학의 기능이 개인과 사회환경 간의 관계를 더 잘 이해하는 것이라는 레윈의 견해에 초점을 두고 있다(Gold, 1992). 이러한 메타이론은 레윈의 구체적인 분야 이론과는 구분되는 하나의 지향성 혹은 접근방법으로서(Gold, 1992) 공중보건 문제를 해결하는데 사회과학을 이용했던 초기 시도 이후부터 줄곧 건강행동 이론에 영향을 끼쳐왔다(Rosenstock, 1990). 레윈이 말하는 메타이론의 핵심 규칙에는 전체로서의 상황으로부터 출발하는 분석, 동시대성, 역동적 접근방법, 구성적 방법, 개념구성체와 변수에 대한 수학적 표현 그리고 행동자의 관점에서 내적 경험과 외적 행동 모두를 설명하는 심리적 접근방법이 포함된다(Lewin, [1942] 1951). 이 가운데 후자 규칙은 '닫힌이론(closed theory)' 를 필요로 하는 단일 수준의 분석을 의미하는 바, 오늘날의 건강증진 문제를 해결하는 데는 상당히 제한적이다. 후자 규칙은 현실적 적합성을 위해서라면 이론으로서의 품격을 포기해야만 한다는 문제(건강행동에 관심을 가진 사람들이 종종 해결해보려고 애쓰는)를 제기한다(Gold, 1992).

이상에서 언급한 패러다임들이 지식의 개발과 적용을 위한 기본적 도식에 초점을 맞춘 반면 건강교육과 건강행동은 사회문제를 해결하기 위한 접근방법, 즉 어떻게 변화를 이끌어낼 것인가에 주안점을 둔다. 행동을 변화시키는 기술을 개발하기 위해서 상당한 학문적 및 실천적 노력이 이루어져 왔다. 물론 그러한 기술들은 더 나은 세상을 만들려는 욕망에서 개발된 것들이지만 변화를 강요하는 기술들을 경험해본 사람들은 그러한 기술들이 사람들을 필요에 따라 조정하고, 선택의 자유를 축소시키며, '변화를 일으키려는 사람' 들에게 유리한 쪽으로 힘의 균형을 깨뜨린다는 느낌을 받았다(Kipnis, 1994). 패러다임의 변화로 인하여 오늘날 대부분의 행동 기술들(예: 사회적 지지, 역량 강화, 개인적 성장)은 사람들에게 변화를 강제하기보다는 변화에 장애가 되는 조건들을 없애고 고지된 의사결정을 권장하는 방향으로 바뀌었다. 그럼에도 불구하고 킵니스[Kipnis](1994)가 지적하듯이 설령 건강교육(또는 사회과학)이 이러한 기술들을 부정의(unjustice)를 없애려는 목적에서 사용한다고 하더라도 그러한 기술의 사용에 필연적으로 뒤따르게 되는 권력의 행사는 여전히 문제로 남게 된다.

인간행동에 관한 지식을 이해하고 연구하고 활용하기 위한 새로운 패러다임이 지속적으로 나타나고 있고, 그러한 패러다임들은 건강행동과 건강교육 분야의 응용 사회과학의 미래에 영향을 미칠 것이다. 스페리[Sperry](1993)는 의식적 행동을 주관적 정신 상태에 기초한 것으로 설명하는 '인지 혁명(cognitive revolution)' 이 자유 의지와 결정론을 점점 더 뒤섞어 놓고 있으며, 주관적 인간 가치를 세계 변화의 핵심으로 간주한다고 보았다. Barton(1994)은 혼돈, 비선형적 역동성, 자가 조직과 같은 개념들에 기초한 모델들이 체계와 체계 변화를 이해하기 위한 새로운 패러다임을 제공한다고 주장했다. 공중보건을 증진시키기 위한 사회과학 및 행동연구의 사용에 관한 의학위원회(the Institute of Medicine s Committee on Capitalizing Social Science & Behavioral Research to Improve the Public's Health)는 '사회적 및 행동적 요인에 대한 개입은 단일 혹은 제한된 수의 건강 결정요인에만 초점을 맞추는 것이 아니라 다양한 차원의 영향들을 연결시킬 수 있어야 한다' 고 강조했다(Smedley & Syme, 2000, p. 7).

건강행동 이론 및 모델 사용 추세

한 학문 분야에서 인정받는 이론들은 그 분야를 구성하고 실천의 범위를 규정하며, 그 분야의 전문가들을 훈련하고 사회화하는데 영향을 준다. 오늘날 건강증진과 건강교육 분야에는 모든 연구나 실천이 단 한 가지 이론 또는 개념적 틀에 의해서 전적으로 좌지우지 되지는 않는다. 연구자나 실천가는 여러 가지 이론들을 필요에 따라 선택할 수 있다. 이 책의 초판을 준비하면서 우리는 건강교육 분야의 대표적인 두 개의 학술지에 1986년부터 1988년까지 기간 동안 게재된 논문들 가운데 이론에 근거한 116편의 논문을 고찰한 결과, 우리는 51개의 서로 다른 이론을 발견할 수 있었다. 이 기간 동안 가장 많이 언급된 세 가지 이론은 사회학습이론(Social Learning Theory), 합리적 행동이론(Theory of Reasoned Action), 건강신념모델(Health Belief Model)이었다(Glanz, Lewis & Rimer, 1990).

이 책의 2판을 구상하기 위해서 우리는 1992년 중반부터 1994년 중반까지 출판된 건강교육, 의학, 행동과학 분야의 24개 학술지로부터 526편의 논문을 고찰하였다. 그 결과, 66개의 상이한 이론과 모델을 발견하였고, 그 가운데 21개는 8회 이상 언급되었다. 가장 자주 언급된 21개의 이론 또는 모델 가운데 한 개 이상을 사용한 497개의 논문에서 사용된 모든 이론들 중 2/3는 다음의 8개 이론 혹은 모델이었다: 건강신념모델, 사회인지이론(Social Cognitive Theory), 자기효능감(Self-Efficacy)(Bandura, 1997), 합리적 행동이론(Theory of Reasoned Action), 계획된 행동이론(Theory of Planned Behaviour), 지역사회조직, 변화단계모델(Stages of Change Model)이라고 알려져 있는 범이론모델(Transtheoretical Model), 사회마케팅, 사회적 지지와 사회적 네트워크(Glanz, Lewis & Rimer, 1996).

1990년대 중반까지 다양한 문헌들을 통해서 오늘날 건강행동과 건강교육 분야에서 사용되는 지배적인 이론적 모델에 대한 전문가들의 견해가 소개되었다. 많이 언급된 이론과 모델에는 건강신념모델, 사회인지이론, 범이론모델(변화단계모델), 합리적 행동이론, 확산이론, 생태모델 등이었다(Freudenberg 외, 1995; van Ryn & Heaney, 1992; Earp & Ennett, 1991; Glanz & Rimer, 1995; Weinstein, 1993). 글란즈Glanz와 올덴버그Oldenburg(2001)는 행동 및 행동변화를 이해하기 위한 모델들 가운데 자주 인용되는 모델들이 개인의 세계관, 다양한 차원의 영향, 과정으로서의 행동변화, 동기와 의도, 의도와 행동, 행동변화와 행동변화 유지라는 핵심적인 개념구성체를 공통적으로 가지고 있다는 것을 발견했다.

어떤 이론들이 사용되고 있는가에 관한 관심과 더불어 이론들이 연구와 실천에서 어떻게 사용되고(혹은 사용되지 않고) 있는가에 대한 관심 또한 높아졌다. 한 가지 공통적인 문제는 연구자들이 건강행동 이론들의 개념구성체들을 어떻게 측정하고 분석하는지를 이해하지 못할 수도 있다는 것이었다(Rejeski, Brawley, McAuley & Rapp, 2000; Marsh, Johnson & Carey, 2001). 아울러 연구자들과 실천가들 사이에 관련 이론들과 변수들 간의 관계에 관한 상당한 정도의 개념적 혼란이 존재한다는 것 또한 관찰되었다(Rosenstock, Strecher & Becker, 1988; Weinstein, 1993; Mullen, Hersey & Iverson, 1987). 분명한 것은 활용된 이론들을 명료화하고 예시해야 할 필요성은 앞으로도 매우 높을 것이라는 점이다.

이 책을 위해 선택한 이론들

이 책「건강행동과 건강교육」3판에서 우리는 이론과 모델은 선택함에 있어서 위에서 요약한 기존의 출판된 정보를 토대로 삼았으며, 건강행동 문헌에 대한 최근의 분석결과로 이를 보충하였다. 우리는 1990년대 중반에 우리가 사용했던 것과 유사한 방법을 사용하여 1999년과 2000년 사이에 출판된 건강교육, 건강행동, 예방의학 분야의 12개 학술지 모두를 고찰하였다. 그 결과, 10개 이론 또는 모델이 가장 자주 사용된 것으로 나타났다. 그 가운데 가장 지배적이 두 가지는 사회인지이론(종종 자기효능감의 핵심적인 개념구성체 [Bandura, 1997]라고 불리는)과 범이론모델이었다. 상위 10개 이론 또는 모델 가운데 나머지 8개는 건강신념모델, 사회적 지지 및 네트워크, 환자-제공자 커뮤니케이션, 합리적 행동이론과 계획된 행동이론, 스트레스와 대처, 지역사회조직, 생태모델 혹은 사회 생태학 그리고 확산이론이었다.

자주 사용되는 건강행동이론에 관한 추가적인 자료로는 최근에 발표된, 암 예방을 위한 식이행동변화 개입에 관한 결과 보고를 꼽을 수 있다(Ammerman 외, 2001). 이 보고서에는 최근에 나타나고 있는 추세라고 여겨지는 104개의 개입 연구에서 사용된 이론 또는 모델들이 증거표(evidence tables)로 제시되어 있다. 이 표에는 약 24개 정도의 이론들이 제시되어 있는데, 이들 가운데 3개 이상의 연구에서 사용된 이론 또는 모델은 사회인지이론, 범이론모델, 건강신념모델 뿐이었다(Ammerman 외, 2001).

제3판인 이 책의 각 장에서 우리는 가장 많이 언급된 각각의 이론 또는 모델들을 다루고 있다. 이들 이론들은 독자들에게 개입의 단위인 개인, 집단, 지역사회를 대표하는 다양한 이론들을 접하게 하기 위한 목적에서 선택되었다. 또한 이들 이론들은 사회인지이론,

범이론모델, 건강신념모델과 마찬가지로 건강행동과 건강교육 분야의 대표적인 이론들이기 때문에 선택되었다. 다른 이론들, 즉 사회마케팅, PRECEDE-PROCEED모델 그리고 지역사회조직은 건강행동변화 분야의 전문가들에게 도움이 되는 방향으로 이론적 기반을 적용하는데 있어서 이들 이론들이 가진 실질적인 가치를 고려하여 선택했다.

이론의 선택은 문헌고찰과 몇 가지 쉽지 않은 편집 관련 결정을 통해서 이루어졌다. 우리가 실시한 문헌고찰의 결과와 일관성을 가지며 동시에 문헌고찰 결과를 확증하는 세 가지 기준이 이 책의 내용을 정하는데 도움이 되었다. 이들 세 가지 기준은 다음과 같다. 첫째, 우리는 해당 이론이 연구 및 실천과 관련된 기본적인 기준을 충족함으로써 건강교육 실천가들이 효과적으로 사용할 수 있는 가능성을 가져야 한다고 결정했다. 두 번째 기준은 현재 건강행동과 건강교육 연구자들이 해당 이론을 사용하고 있어야 한다는 것이다(예를 들자면 우리는 이 기준에 근거하여 레윈[Lewin]의 분야이론(Field Theory) 대신에 건강신념모델을 선택했다). 세 번째 기준은 건강행동을 예측 또는 변화시키는데 있어서 해당 이론의 타당성을 뒷받침하는 구체적이고 확실한 증거가 아니라면 적어도 믿음이 갈 정도의 경험적 증거가 반드시 존재해야 한다는 것이다.

어떤 장(chapter)들은 이론보다는 목적을 중심으로 해당 장의 제목을 정했다. 예를 들자면 11장은 개인 간의 커뮤니케이션과 사회의 영향을 기술함과 동시에 그러한 것들의 건강교육에서의 활용을 예시하고 있다. 지역사회조직에 관한 13장은 지역사회조직 연구의 기초를 이루고 있는 이론들 보다 결과로서의 개입전략의 이름을 따서 제목을 정했다. 5부에서는 프로그램 계획을 위한 PRECEDE-PROCEED모델, 사회 마케팅, 생태모델을 다루고 있는데, 이들 각각은 건강행동을 이해하고 효과적인 개입 프로그램과 전략을 개발하는데 도움이 되는 다양한 이론들을 이끌어 낸다.

우리는 이론을 정의하고 분류하는데 있어서 통일성이 부재하다는 것을 느끼고 있다. 우리는 이론에 대해서 자유롭고 보편적인 입장을 취해왔다. 이 책에서 우리는 이론적 모델들이 가진 최소한의 공통적인 특징은 모든 이론은 개념적 혹은 이론적인 틀이거나 생각을 조직화하기 위한, 폭넓게 인식된 시각이라는데 동의하고 있다. 그럼에도 불구하고 우리는 이론이라는 용어가 이 책의 참뜻을 정확하게 나타내주고 건강교육 연구와 실천을 더욱 발전시킬 수 있는 체계와 도구를 개발하기 위해 달성해야 하는 목표가 무엇인지를 서술해주기 때문에 이론이라는 용어를 버리지 않고 사용했다.

연구와 실천에 이론을 맞추기: 연결고리 만들기

효과적인 건강교육은 주어진 상황에 가장 적합한 이론과 실천 전략을 활용하는 능력에 달려있다. 개인, 집단, 조직과 같이 실천 단위가 다르면 더 잘 맞는 이론도 달라진다. 예를 들어서 유방 엑스선 촬영에 대한 개인적 두려움을 극복하고자 하는 경우라면 건강신념모델이 유용할 것이다. 금연 개입의 경우에는 범이론모델이 특히 도움이 된다. 예방채택과정모델(Precaution Adoption Process Model)은 사람들이 위험 커뮤니케이션에 어떻게 반응하는지 설명하고자 하는 경우에 유용하다. 상기 체계(reminder system)를 갖춤으로써 의사의 유방 엑스선 검진 방식에 변화를 꾀하고자 하는 경우에는 조직변화이론이 더 적절하다. 적절한 이론의 선택은 어떤 이론틀이 흥미롭거나 친숙하거나 유행이기 때문에 선택하는 것이 아니라 문제, 목표 그리고 실천단위가 무엇인지 밝히는 것부터 출발해야 한다(van Ryn & Heaney, 1992; Sussman & Sussman, 2001).

이론의 적합성은 다음과 같은 세 가지 기준에 의해서 평가된다. (1) 이론의 논리, 즉 서로 모순되는 결론이 도출되지 않는 내적 일관성, (2) 이론이 인색하거나 적정 수의 개념을 사용하면서 폭넓은 연관성을 가진 정도, (3) 해당 분야에서 지배적인 이론과 맞을 수 있을 가능성(McGuire, 1983).

이론은 또한 실천가와 연구자들의 업무라는 맥락에서 평가된다. 실천가들은 이론에 대해서 유용성이라는 매우 실용적인 기준을 적용하며 이론이 일상적인 관찰과 일관성을 갖는지를 판단한다(Burdine & McLeroy, 1992; Glanz & Rimer, 1995). 연구자들은 이론의 생태학적 타당성, 즉 경험적으로 검증될 때 이론이 관찰 가능한 실재와 부합하는 정도를 기준으로 이론을 평가한다(McGuire, 1983). 우리는 이론을 현실 세계에서 반복적으로 검증해야 할 필요가 있다(Rosenstock, 1990). 그렇게 함으로써 우리는 이론과 연구와 실천을 하나로 통합할 수 있다.

건강교육과 건강행동 이론은 절충적이고 파생적이다. 건강행동과 건강교육이론을 도입하고 발전시키는 노력은 과학자와 실천가 모두의 필요에 의해서 이루어진다. 이론과 실천 사이에는 순환적 관계가 존재한다. 이미 30여년 전에 Roberts(1959)는 '우리 전문직의 이론적 기반은 실천기록에 대한 지속적이고 세심한 분석과 협력적 행동 연구로부터 나와야 한다.' 고 말한 바 있다.

건강교육 실천가들은 그들이 하는 일의 절충적이고 파생적인 특성 때문에 때로는 도움을 받을 때도 있지만 때로는 도전에 직면하게 된다. 건강교육 실천가들은 다양한 사회과학 이론체계와 모델을 활용할 수 있다. 그러나 최선의 선택과 직접적인 해석은 즉각적인 도움이 되지 않을 수도 있다. 이 책과 같은 책들이 가지고 있는 한 가지 위험요소는 사람들로 하여금 이론과 연구와 건강증진 실천 간의 연관성이 쉽게 날조될 수 있다는 생각을 하게 만든다는 것이다. 그러한 연관성은 날조될 수 있는 것이 아니다. 아직 준비되지 않은 사람들은 선택할 수 있는 이론의 종류와 범위에 압도될는지도 모른다. 반면에 건강행동 및 건강교육이론들이 가진 공통점과 차이점을 이해하는 사람들에게는 날로 확대되는 지식 기반이 발전을 위한 토대를 제공해줄 것이다. 우리는 이 책「건강행동과 건강교육」이 독자들에게 바로 그러한 토대를 제공해주기 바란다.

과학은 축적적인 것이다. 이는 혁신적이면서도 오랫동안 지속되어 온 건강행동 개입을 뒷받침하는 과학적 기반의 경우도 만찬가지이다. 연구라는 연속선 상의 모든 시점에서 우리는 언제나 더 많은 연구를 필요로 한다. 우리는 이론을 개발하고 검증하기 위한 더 많은 기초연구와 증거기반 개입을 개발하고 검증하기 위한 더 많은 개입연구를 필요로 하며, 증거기반 개입의 전파와 확대를 위해 더 구체적이고 집중적인 관심을 필요로 한다(Rimer, Glanz & Rasband, 2001). 아울러 HEHB 연구 분야와 실천 분야 모두는 이론을 개발하고 검증하는데(즉, 측정, 매개변수 사정, 이론적 구성요소 파악) 있어서 보다 높은 엄격성과 정확성을 필요로 한다(Rejeski, Brawley, McAuley & Rapp, 2000).

이론이 우리에게 가져다 준 선물은 이론이 잘 계획된 연구와 실천에 대해서 개념적 기반을 제공한다는 것이다. '과학자들은 연구가 논리적 사고구조라는, 아직 절반도 채 만들어지지 않았지만 이미 인류가 이루어 놓은 가장 영광된 업적에 얼마나 기여했는가를 기준으로 연구를 평가한다(Medawar, 1967).'

이 책에서 우리는 이론을 탈신비화하고 이론과 이론에 근거한 연구를 실천에 대한 함의와 함께 이해하는데 주안점을 두고 있다. 우리는 이론에 대해서 충분한 정보에 근거하여 비판할 것을 적극 권한다. 이론은 엄격한 검증을 통해서만 발전한다. 이러한 생각과 정보를 검증하는 궁극적인 방법은 시간을 두고 그것들을 실제로 사용해보는 것이다. 그러한 노력은 모든 장기적인 행동이 그러하듯이 사회의 지지, 지지적인 환경, 주기적 강화를 필요로 하며 그러한 노력의 주된 수혜자는 실천가, 연구자, 건강교육 프로그램 참여자가 될 것이다.

이번 장과 바로 앞장에서 제시한 바와 같이 건강교육과 건강행동은 날이 갈수록 증가하는, 전 인류의 복지와 관련된 문제이다. 학자, 연구자 그리고 실천가로서 우리 모두는 인간과 사회의 복잡성이라는 문제와 씨름하고 있다. 우리는 빠르게 변하고 있는 세상 속에서 지식을 축적하고자 애쓰는 한편, 우리가 가진 방법론의 한계 안에서 한 걸음 더 앞으로 나아가기 위해 노력하고 있다. 우리가 거둔 노력의 결과 가운데 어떤 것들은 실망스러운 것들이다. 그러나 그러한 사실은 우리를 좌절시키는 것이 아니라 우리로 하여금 더 나은 성과를 추구하게 하는 동기가 된다. 이론, 연구, 실천 간의 지속적인 대화는 타협, 창의성, 건전한 비판, 다른 사람들의 기술에 대한 인정, 배움과 보다 높은 기준을 설정하기 위해 협력하는 자세를 필요로 한다. '우리는 사회적으로 받아들여지는 모든 인간 행동의 고귀함, 그 행동이 아무리 보잘 것 없는 것일지라도 인정해야 한다는 것과 비천한 인간 행동은, 그 행동이 아무리 고상한 것일지라도, 경멸해야 한다는 것을 배워야 한다. 뛰어난 배관공은 무능한 철학자보다 훨씬 더 훌륭하다. 배관일이 보잘 것 없는 행동이기 때문에 배관일의 고귀함을 멸시하면서 철학은 고상한 행동이기 때문에 철학의 비천함을 너그럽게 봐주는 사회는 좋은 배관일과 좋은 철학 어느 것도 갖지 못한다. 그런 사회에서는 배관 파이프와 이론 어느 것도 물을 담지 못한다(Gardner, 1984).'

이 책의 한계

어떤 책도 모든 것을 담아낼 수는 없다. 이 책 「건강행동과 건강교육」도 마찬가지다. 이번 판에는 2판에는 제시되었던 소비자 정보처리(Consumer Information Processing) (Rudd & Glanz, 1990), 다중속성 효용이론(Multiattribute Utility Theory)(Carter, 1990), 귀속이론(Attribution Theory)(Lewis & Daltroy, 1990), 매체옹호론(Media Advocacy) (Wallack, 1990)과 같은 몇 가지 이론과 이론틀이 포함되어 있지 않다. 이들 이론과 이론틀은 아직도 분명히 중요한 것들이지만, 우리는 이들 이론과 이론틀이 이번 판에서 제시된 이론들 보다 사용 정도가 낮다는 것을 발견하였다. 관심이 있는 독자들은 이 책의 초판 및 다른 문헌들(Glanz & Rimer, 1995)을 참조하기 바란다.

이들 말고도 지면 제약으로 인해 몇 가지 중요한 이론과 개념틀을 포함시키지 못했다. 예를 들면 자기조절이론(Self-Regulation Theory)(Leventhal, Zimmerman & Gutmann, 1984), 보호동기부여이론(Protection Motivation Theory)(Rogers, 1975), 분야이론(Field Theory)(Lewin, 1935), 인식의 일관성(Cognitive Consistency)(Festinger, 1975)과 같은 친숙

한 고전 이론들이 제외되었다. 이들 가운데 일부는 이 책에서 논의하고 있는 여러 이론들의 역사적 기원의 일부로 소개했으며, 다른 것들은 종합과 관점에 관한 장들에서 다루었다.

이 책은 건강교육과 건강행동 분야의 프로그램 기획 및 발전을 위한 지침이나 매뉴얼이 아니다. 건강교육, 간호학, 의학, 심리학, 영양학 분야의 책들 가운데는 그러한 목적을 가지고 쓰인 책들이 많이 있으므로 실천에 관한 보다 구체적인 내용을 알고자 하는 독자들은 해당 학문 분야의 핵심 자료를 찾아보기 바란다. 아울러 이 책은 공식적인 전문 교육기관이나 평생 교육 중심의 교육기관에서 이루어지는 문제 중심의 학습 프로그램의 일부로 사용하는 것이 가장 유용하다는 것을 말해두고자 한다.

또한 이 책은 건강교육과 건강행동과 관련된 연구방법에 대한 심도 있는 논의를 목적으로 쓰인 책이 아니다. 대신 이 책에는 이론들을 어떻게 조작할 수 있는지를 보여주는 예들이 제시되어 있다. 건강행동과 건강교육 분야에서의 응용 연구에 관한 더 많은 내용을 원하는 독자들은 사회과학 연구방법론과 건강행동과 건강교육 측정에 관한 책들로부터 많은 것을 배울 수 있을 것이다.

우리는 독자들에게 이론에 대해서 비판적으로 평가해줄 것과 이 책에 제시된 이론들뿐만 아니라 다른 많은 이론들에 대해서도 알 수 있는 기회를 가져줄 것을 부탁하고자 한다. 이 책은 끝이 아니라 시작이 되어야 한다.

이론(또는 개념적 사고틀)은 건강증진과 건강교육을 위한 실용적인 기술을 발전시키고 알려주며, 보완해주기 때문에 유용할 수 있고 실제로 유용하다. 따라서 이 책의 독자는 '원인과 이론(Cause & Theory)의 험난한 바다를 건너 결과와 사실(Result and Fact)의 단단한 땅에 무사히 도착해야 한다(Churchill, 1989).' 바닷물이 해변에서 땅과 만나는 것처럼 우리는 여러분들이 건강증진과 건강교육의 이론과 연구와 실천이 뻗어 나가 하나의 지형을 이룬다는 것을 알게 되기 바란다.

참고문헌

Ajzen, I., and Fishbein, M. *Understanding Attitudes and Predicting Social Behavior.* Englewood Cliffs, N.J.: Prentice-Hall, 1980.

Ammerman, A., and others. "Efficacy of Interventions to Modify Dietary Behavior Related to Cancer Risk." Evidence Report/Technology Assessment No. 25 (Contract No. 290–97–0011 to the Research Triangle Institute-University of North Carolina at Chapel Hill Evidence-Based Practice Center), AHRQ Publication No. 01-E029, Rockville, Md.: Agency for Healthcare Research and Quality, February 2001.

Babbie, E. *The Practice of Social Research.* (5th ed.) Belmont, Calif.: Wadsworth, 1989.

Bandura, A. *Social Foundations of Thought and Action: A Social Cognitive Theory.* Englewood Cliffs, N.J.: Prentice Hall, 1986.
Bandura, A. *Self-Efficacy: The Exercise of Control.* New York: W.H. Freeman and Company, 1997.
Barton, S. "Chaos, Self-Organization, and Psychology." *American Psychologist,* 1994, *49*(1), 5–14.
Bernstein, R. *Praxis and Action.* Philadelphia: University of Pennsylvania Press, 1971.
Blalock, H. M., Jr. *Theory Construction, from Verbal to Mathematical Constructions.* Englewood Cliffs, N.J.: Prentice Hall, 1969.
Burdine, J. N., and McLeroy, K. R. "Practitioners' Use of Theory: Examples from a Workgroup." *Health Education Quarterly,* 1992, *19*(3), 315–330.
Carter, W. "Health Behavior as a Rational Process: Theory of Reasoned Action and Multiattribute Utility Theory." In K. Glanz, F. M. Lewis, and B. K. Rimer (eds.), *Health Behavior and Health Education: Theory, Research, and Practice.* San Francisco: Jossey-Bass, 1990.
Chafetz, J. *A Primer on the Construction of Theories in Sociology.* Itasca, Ill.: Peacock, 1978.
Churchill, W. *The Malakand Field Force.* 1898.
Cummings, K. M., Becker, M. H., and Maile, M. C. "Bringing the Models Together: An Empirical Approach to Combining Variables Used to Explain Health Actions." *Journal of Behavioral Medicine,* 1980, *3,* 123–145.
D'Onofrio, C. N. "Theory and the Empowerment of Health Education Practitioners." *Health Education Quarterly,* 1992, *19*(3), 385–403.
Earp, J. A., and Ennett, S. T. "Conceptual Models for Health Education Research and Practice." *Health Education Research,* 1991, *6*(2), 163–171.
Festinger, L. *A Theory of Cognitive Dissonance.* Stanford, Calif.: Stanford University Press, 1957.
Freudenberg, N., and others. "Strengthening Individual and Community Capacity to Prevent Disease and Promote Health: In Search of Relevant Theories and Principles." *Health Education Quarterly,* 1995, *22*(3), 290–306.
Gardner, J. *Excellence* (Revised Ed.). New York: W.W. Norton, 1984.
Glanz, K., Lewis, F. M., and Rimer, B. K. (eds.). *Health Behavior and Health Education: Theory, Research, and Practice.* San Francisco: Jossey-Bass, 1990.
Glanz, K., Lewis, F. M., and Rimer, B. K. (eds.). *Health Behavior and Health Education: Theory, Research, and Practice.* (2nd ed.) San Francisco: Jossey-Bass, 1996.
Glanz, K., and Oldenburg, B. "Utilizing Theories and Constructs Across Models of Behavior Change." In R. Patterson (ed.), *Changing Patient Behavior: Improving Outcomes in Health and Disease Management.* San Francisco: Jossey-Bass, 2001.
Glanz, K., and Rimer, B. K. *Theory at a Glance: A Guide for Health Promotion Practice.* (Monograph) Bethesda, Md.: National Cancer Institute, NIH Publication No. 95–3896, 1995.
Gold, M. "Metatheory and Field Theory in Social Psychology: Relevance or Elegance?" *Journal of Social Issues,* 1992, *48*(2), 67–78.
Green, L. W., and Kreuter, M. W. *Health Promotion Planning: An Educational and Ecological Approach.* (3rd ed.) Mountain View, Calif.: Mayfield, 1999.
Green, L. W., and others. "Can We Build On, or Must We Replace, the Theories and Models in Health Education?" *Health Education Research,* 1994, *9*(3), 397–404.
Hiatt, R. A., and Rimer, B. K. "A New Strategy for Cancer Control Research." *Cancer, Epidemiology, Biomarkers and Prevention,* 1999, *8,* 957–964.
Isaac, S., and Michael, W. B. *Handbook of Research and Evaluation.* (3rd ed.) San Diego: Educational and Industrial Testing Services, 1995.
Kanfer, F. H., and Schefft, B. *Guiding the Process of Therapeutic Change.* Champaign, Ill.: Research Press, 1988.
Kar, S. B. "Introduction: Theoretical Foundations of Health Education and Promotion." *Advances in Health Education and Promotion,* 1986, *1,* 157–163.
Kerlinger, F. N. *Foundations of Behavioral Research.* (3rd ed.) New York: Holt, Rinehart and Winston, 1986.

Kipnis, D. "Accounting for the Use of Behavior Technologies in Social Psychology." *American Psychologist,* 1994, *49*(3), 165–172.
Kuhn, T. S. *The Structure of Scientific Revolution.* Chicago: University of Chicago Press, 1962.
Leventhal, H., Zimmerman, R., and Gutmann, M. "Compliance: A Self-Regulation Perspective." In D. Gentry (ed.), *Handbook of Behavioral Medicine.* New York: Guilford Press, 1984.
Lewin, K. *A Dynamic Theory of Personality.* New York: McGraw Hill, 1935.
Lewin, K. "Field Theory and Learning." In D. Cartwright (ed.), *Field Theory in Social Science.* New York: Harper, 1951. (Originally published 1942.)
Lewis, F. "Whom and From What Paradigm Should Health Promotion Serve?" *Health Education Quarterly,* 1996, *23,* 448–452.
Lewis, F. M., and Daltroy, L. "How Causal Explanations Influence Health Behavior: Attribution Theory." In K. Glanz, F. M. Lewis, and B. K. Rimer (eds.), *Health Behavior and Health Education: Theory, Research, and Practice.* San Francisco: Jossey-Bass, 1990.
Marsh, K. L., Johnson, B. T., and Carey, M. P. "Conducting Meta-Analyses of HIV Prevention Literatures from a Theory-Testing Perspective." *Evaluation and the Health Professions,* 2001, *24,* 255–276.
McGuire, W. J. "A Contextualist Theory of Knowledge: Its Implications for Innovation and Reform in Psychological Research." *Advances in Experimental Social Psychology,* 1983, *16,* 1–47.
McLeroy, K. R., Bibeau, D., Steckler, A., and Glanz, K. "An Ecological Perspective on Health Promotion Programs." *Health Education Quarterly,* 1988, *15,* 351–377.
Medawar, P. B. *The Art of the Soluble.* New York: Methuen, 1967.
Mullen, P. D., Hersey, J. C., and Iverson, D. C. "Health Behavior Models Compared." *Social Science and Medicine,* 1987, *24,* 973–981.
National Center for Chronic Disease Prevention and Health Promotion. "Setting the Agenda, CDC Research in Chronic Disease Prevention and Health Promotion." Atlanta: Centers for Disease Control and Prevention, September 2000.
Prochaska, J. O., DiClemente, C. C., and Norcross, J. C. "In Search of How People Change: Applications to Addictive Behaviors." *American Psychologist,* 1992, *47*(9), 1102–1114.
Rejeski, W. J., Brawley, L. R., McAuley, E., and Rapp, S. "An Examination of Theory and Behavior Change in Randomized Clinical Trials." *Controlled Clinical Trials,* 2000, *21*(5 Supplement), 164S-170S.
Rimer, B. K., Glanz, K., and Rasband, G. "Searching for Evidence About Health Education and Health Behavior Interventions." *Health Education and Behavior,* 2001, *28,* 231–248.
Roberts, B. J. "Decision Making: An Illustration of Theory Building." Presidential address, 10th annual meeting of the Society of Public Health Educators, Atlantic City, N.J., Oct. 18, 1959.
Rogers, R. "A Protection Motivation Theory of Fear Appeals and Attitude Change." *Journal of Psychology,* 1975, *91,* 93–114.
Rosenstock, I. M. "The Past, Present, and Future of Health Education." In K. Glanz, F. M. Lewis, and B. K. Rimer, (eds.), *Health Behavior and Health Education: Theory, Research, and Practice.* San Francisco: Jossey-Bass, 1990.
Rosenstock, I. M., Strecher, V. J., and Becker, M. H. "Social Learning Theory and the Health Belief Model." *Health Education Quarterly,* 1988, *15*(2), 175–183.
Rothman, A. J. "Toward a Theory-Based Analysis of Behavioral Maintenance." *Health Psychology,* 2000, *29*(1 Supplement), 64–69.
Rudd, J., and Glanz, K. "How Individuals Use Information for Health Action: Consumer Information Processing." In K. Glanz, F. M. Lewis, and B. K. Rimer, (eds.), *Health Behavior and Health Education: Theory, Research, and Practice.* San Francisco: Jossey-Bass, 1990.
Runes, D. *Dictionary of Philosophy.* Totawa, N.J.: Rowman and Allanheld, 1984.

Sallis, J. F., Owen, N., and Fotheringham, M. J. "Behavioral Epidemiology: A Systematic Framework to Classify Phases of Research on Health Promotion and Disease Prevention." *Annals of Behavioral Medicine,* 2000, *22,* 294–298.

Smedley, B. D., and Syme, S. L. (eds.). *Promoting Health: Intervention Strategies from Social and Behavioral Research.* Washington, D.C.: National Academy Press, 2000.

Sperry, R. W. "The Impact and Promise of the Cognitive Revolution." *American Psychologist,* 1993, *48*(8), 878–885.

Stokols, D. "Establishing and Maintaining Healthy Environments: Toward a Social Ecology of Health Promotion." *American Psychologist,* 1992, *47*(1), 6–22.

Strauss, A. L. *Qualitative Analysis for Social Scientists.* Cambridge, England: Cambridge University Press, 1987.

Sussman, S. (ed.). *Handbook of Program Development for Health Behavior Research and Practice.* Thousand Oaks, Calif.: Sage, 2001.

Sussman, S., and Sussman, A. N. "Praxis in Health Behavior Program Development." In S. Sussman (ed.), *Handbook of Program Development for Health Behavior Research and Practice.* Thousand Oaks, Calif.: Sage, 2001.

van Ryn, M., and Heaney, C. A. "What's the Use of Theory?" *Health Education Quarterly,* 1992, *19*(3), 315–330.

Wallack, L. "Media Advocacy: Promoting Health Through Mass Communication." In K. Glanz, F. M. Lewis, and B. K. Rimer (eds.), *Health Behavior and Health Education: Theory, Research, and Practice.* San Francisco: Jossey-Bass, 1990.

Weinstein, N. D. "Testing Four Competing Theories of Health-Protective Behavior." *Health Psychology,* 1993, *12*(4), 324–333.

Wilson, E. B. *An Introduction to Scientific Research.* New York: McGraw-Hill, 1952.

Winett, R. A. "A Framework for Health Promotion and Disease Prevention Programs." *American Psychologist,* 1995, *50*(5), 341–350.

Zimbardo, P. G., Ebbesen. E. B., and Maslach, C. *Influencing Attitudes and Changing Behavior.* (2nd ed.) Reading, Mass.: Addison-Wesley, 1977.

PART 2 개인의 건강행위모델

HEALTH BEHAVIOR and HEALTH EDUCATION

개인은 건강교육과 건강행동이론, 연구, 실천의 가장 핵심적인 단위들 가운데 하나이다. 물론 그렇다고 해서 개인이 반드시 가장 중요한 혹은 유일한 개입 단위라는 것은 아니다. 다만 다른 모든 개입 단위들 예를 들자면 집단, 조직, 직장, 지역사회 혹은 더 큰 모든 단위들은 모두 개인들로 이루어져 있다.

건강교육자, 의사, 심리학자, 영양사, 간호사 등을 포함한 많은 건강 전문가들은 그들 노력의 대부분을 개인의 건강행동을 바꾸는데 쏟는다. 건강 전문가는 효과적인 개입을 위해서 그리고 충분한 정보를 바탕으로 개입의 성공을 어떻게 측정할 것인가에 관한 결정을 내리기 위해서 개인의 건강행동에 있어서의 역할을 반드시 이해해야만 한다. 이 책의 제3부는 개인의 건강행동에 관한 이론들에 대한 독자들의 이해를 돕기 위한 부분이다.

레윈[Lewin]의 분야이론(Field Theory)은 가장 초기의 그리고 가장 광범위한 행동이론들 가운데 하나로서 오늘날의 건강행동이론들 대부분은 레윈의 이론으로부터 상당한 영향을 받았다. 행동변화의 장애요인과 촉진요인에 관한 이론들 그리고 행동변화 단계의 존재에 관한 이론들은 레윈의 이론적 전통에 뿌리를 두고 있다. 1940년대와 1950년대에 연구자들은 개인이 어떻게 건강에 관한 결정을 내리고 무엇이 건강행동을 결정하는지에 대해서 알게 되기 시작했다. 1950년대에는 미국 공중보건서비스(U.S. Public Health Service)의 로젠스톡[Rosenstock], 호크바움[Hochbaum] 등은 어떤 이유에서 개인들이 결핵검사 프로그램에 참여하고 참여하지 않는지를 이해하기 위한 선구적인 연구를 시작했으며, 이들의 연구와 다른 관련 연구를 토대로 건강신념모델(Health Belief Model, HBM)이 탄생하게 되었다. 지난 20년 동안 개인의 건강관련 행동의 결정요인을 이해하고 긍정적인 행동변화를 촉진하는 방법을 찾는데 있어서 괄목할만한 발전이 이루어졌다. HBM, 합리적 행동이론(Theory of Reasoned Action, TRA) 그리고 TRA과 한 짝이라고 볼 수 있는 계획된 행동이론(Theory of Planned Behavior, TPB) 등을 비롯한 많은 가치-기대이론(value expectancy theories)들이 바로 이 시기에 개발되었다.

프로차스카[Prochaska], 디클레멘트[DiClemente]와 동료들의 연구로부터 처음 개발되었으며, 변화단계모델(Stages of Change Model, SOC)이라고도 널리 알려져 있는 범이론모델(Trans-theoretical Model, TTM)은 1970년대 후반부터 1980년대를 거쳐 1990년대에 완성되었다. 이 책의 3판에서는 와인스타인[Weinstein]의 예방수용과정모델(Precaution Adoption Process Model, PAPM)을 하나의 독립된 장으로 다루고 있다. 이 책의 2판을 준비할 당시 PAPM은 중요성이 막 부각되기 시작하는 이론이었는데, 이제는 하나의 장을 할애하여 논의할 만큼 성숙한 이론으로 발전했다.

3장에서는 낸시 얀즈[Nancy Janz], 빅토리아 챔피온[Victoria Champion], 빅터 스트레처[Victor Strecher]가 건강신념모델의 발달과정과 이 모델의 현재와 같은 구조의 일부인 개념구성체들을 고찰하였다. 이들은 사람들이 왜 예방적 건강서비스를 받는지를 이해하는 데 그리고 다른 종류의 건강관리법에 집착하거나 집착하지 않는지 이해하는데 HBM을 이용할 수 있다는 것을 말하고 있다. HBM은 처음 개발된 이래 수많은 건강교육 및 건강행동 연구의 시발점이 되어 왔으며, 여러 건강 개입에 개념적 기초를 제공해왔다. 이 이론은 질병예방, 질병 조기발견, 질환 및 환자역할 행동 등의 건강과 관련된 다양한 분야에서 널리 사용되었다(Becker & Maiman, 1975; Janz & Becker, 1984). 이 이론은 또한 건강행동변화에 관한 연구에서 가장 널리 사용되는 이론적 기반이기도 하다. HBM은 행동변화와 관련된 다양한 분야의 전문가들 사이에서 매우 유용하게 사용되는데 의사, 치과의사, 간호사, 심리학자, 건강교육자 모두가 건강행동변화를 위한 개입 전략을 기획하고 평가하는데, HBM을 사용한다. HBM은 건강행동을 이해하기 위해 대규모 자료를 분석하는데 있어서 지침으로 사용되기도 한다. 3장에서 저자들은 두 가지 예를 통해서 HBM이 어떻게 사용되어 왔는지를 보여주고 있다. 그 가운데 하나는 AIDS 예방에 관한 예이고, 다른 하나는 유방암 검사에 관한 예이다.

4장에서 다니엘 몬타리오[Daniel Montaño]와 다누타 캐스프리직[Danuta Kasprzyk]는 두 가지 가치기대이론(value expectancy theory)인 합리적 행동이론과 계획된 행동이론에 관하여 논하였다. 이들 이론들은 건강행동 및 건강교육 연구와 실천에 큰 영향을 주었다. 피쉬바인[Fishbein]과 아젠[Ajzen](1975)이 개발한 TRA와 아젠[Ajzen]이 TRA를 발전시켜 만든 TPB는 행동의도와 행동이 의사결정의 합리적 과정으로부터 결과한다고 보고 있다. 이들 이론이 가진 핵심적 개념구성체는 구체적인 행동과 관련된 주관적 규범과 의도이다. TPB는 또한 인지된 행동통제(perceived behavioral control)라는 개념구성체를 포함하고 있다. 이들 이론들은 유방암 검사, 금연, 체중조절, 가족계획, AIDS 예방을 위한 콘돔 사용 등과 같은 다양한 건강행동 개입에서 사용되었다(Jaccard & Davidson, 1972; Ajzen & Fishbein, 1980; McCarty, 1981; Lowe & Frey, 1983). 최근 AIDS 연구자들은 고위험군의 감염 위험을 낮추기 위한 개입방법을 개발하는데 이들 이론들을 사용하였다. 몬타리오[Daniel Montaño]와 캐스프리직[Danuta Kasprzyk]은 백인, 흑인, 남미계 여성의 건강행동에 초점을 둔 연구에서 HIV 예방에 관한 의학적 논의를 이해하는데 TRA가 어떻게 사용되었는지를 보여주었다.

5장에서 제임스 프로차스카[James Prochaska], 콜린[Colleen], 레딩[Redding], 케리 에버스[Kerry Evers]는 프로차스카[Prochaska]와 디클레멘트[DiClemente] 및 그의 동료들이 개발한 범이론모델, 즉 변화단계모델을 검토하였다(Prochaska, DiClemente, Velicer & Rossi, 1993). 이 이론은 비교적 단기간 내에 건강교육 및 건강행동 연구자들과 실천가들에 의해서 폭넓게 받아들여졌다. 5장의 저자들은 단계의 개념과 균형적 결정의 개념, 장점과 단점, 각 단계를 특징짓는 변화 과정 등과 같은 이론의 핵심 구성요소들을 제시하였다. 저자들은 실천가들이 공중보건에 영향을 미치기 위해서는 사람들과의 궁극적인 접촉이 매우 제한적인 수동적(reactive) 전략에 의존하기보다는 사람들에게 다가가는 적극적(proactive) 전략을 사용하는 것이 필요하다고 주장하였다. TTM은 이러한 적극적 개입을 개발하는데 있어서 특히 유용하다. 프로차스카[Prochaska], 레딩[Redding], 에버스[Evers]는 그들이 제시한 예에서 청소년들을 위한 금연 개입과 다중위험요인 개입을 개발하는데 TTM이 어떻게 사용되었는지를 제시해주었다.

예방수용과정모델에 관한 내용의 6장은 PAPM을 개발한 닐 와인스타인[Neil Weinstein]과 그의 동료인 피터 샌드만[Peter Sandman]이 맡았다. 「건강행동과 건강교육」의 2판이 발간된 이후 PAPM은 특히 연구자들에 의해서 꾸준히 발전되었기 때문에 3판에서는 별도의 장으로 다루는 것이 타당하다고 판단되었다. PAPM은 TTM과 마찬가지로 단계모델이다. 이 책의 첫 장에서 논의된 바와 같이 이들 이론들 간에는 중요하고도 분명한 차이가 있다. PAPM의 핵심 구성요소는 예방에 관한 인식(예: AIDS 예방을 위해서 콘돔을 사용해야 한다)의 부재에서부터 출발하여 의사결정에 이르는, 그리고 어떤 경우에는 예방의 필요성을 받아들이고 구체적인 예방 방법을 사용하기 시작하고, 그러한 예방 노력을 지속적으로 유지하는 일련의 단계들이다. 이들 과정은 와인스타인[Weinstein]과 샌드만[Sandman]이 지적한 바와 같이,

항상 분명하게 구분되는 것은 아니다. 저자들은 PAPM모델을 사용하여 환경적 유해 요소인 라돈 검사에 관한 사람들의 결정을 평가한 매우 흥미로운 예를 제시해주고 있다.

2부의 4개의 장들은 널리 사용되고 있는 건강교육 및 건강행동 관련 이론들을 연구자와 실천가들에게 개괄적으로 소개하고 있다. 서로 다른 문제와 서로 다른 인구집단에게는 서로 다른 이론이 더 적합할 수 있다. 어떤 이론은 다른 이론보다 더 잘 만들어진 이론일 뿐만 아니라 사용하기에도 더 용이할 수 있다. 그러나 각각의 이론들은 건강행동에 관한 우리들의 이해를 증진시키는데 있어서 저마다 중요한 역할을 담당하고 있다. 따라서 모든 이론들은 이해하고 연구하고 사용할 만한 가치가 있다. 연구와 실천에서 이론들을 사용할 때 이론들은 더욱 발전한다. 여러 훌륭한 저자들에 의해서 쓰인 이들 4개의 장들은 다양한 건강 전문가들이 꼭 한 번 접해 볼만한 장들이다.

7장에서는 개별 장들의 내용을 검토하고 개별 장들 간의 유사점과 차이점을 강조함과 동시에 향후 직면하게 될 몇 가지 중요한 문제들에 대해서 논하였다.

참고문헌

Ajzen, I., and Fishbein, M. *Understanding Attitudes and Predicting Social Behavior.* Englewood Cliffs, N.J.: Prentice Hall, 1980.

Becker, M. H., and Maiman, L. A. "Sociobehavioral Determinants of Compliance with Health and Medical Care Recommendations." *Medical Care,* 1975, *13,* 10–24.

Fishbein, M., and Ajzen, I. *Belief, Attitude, Intention and Behavior: An Introduction to Theory and Research.* Reading, Mass.: Addison-Wesley, 1975.

Jaccard, J. J., and Davidson, A. R. "Toward an Understanding of Family Planning Behaviors: An Initial Investigation." *Journal of Applied Social Psychology,* 1972, *2,* 228–235.

Janz, N. K., and Becker, M. H. "The Health Belief Model: A Decade Later." *Health Education Quarterly,* 1984, *11,* 1–47.

Lewin, K. *A Dynamic Theory of Personality.* New York: McGraw-Hill, 1935.

Lowe, R. H., and Frey, J. D. "Predicting Lamaze Childbirth Intentions and Outcomes: An Extension of the Theory of Reasoned Action to a Joint Outcome." *Basic and Applied Social Psychology,* 1983, *4,* 353–372.

McCarty, D. "Changing Contraceptive Usage Intention: A Test of the Fishbein Model of Intention." *Journal of Applied Social Psychology,* 1981, *11,* 192–211.

Prochaska, J. O., DiClemente, C. C., Velicer, W. F., and Rossi, J. S. "Standardized, Individualized, Interactive, and Personalized Self-Help Programs for Smoking Cessation." *Health Psychology,* 1993, *12,* 399–405.

03 건강신념모델

HEALTH
BEHAVIOR
and
HEALTH
EDUCATION

건강신념모델(Health Belief Model, HBM)은 지난 50년 동안 건강행동과 관련해서 가장 많이 사용된 개념적 틀 가운데 하나였다. HBM은 건강행동의 변화와 유지를 설명하기 위해서 사용되었으며, 건강행동에 대한 개입의 지침으로서도 사용되었다. HBM은 확대되고 세분화되고 다른 여러 이론적 틀들과 비교되었으며 다양한 다변량 분석기법을 통해 분석되었다. 지난 20여년 동안 건강신념과 건강신념들 간의 관계에 대한 척도를 구체화하기 위한 연구들이 이루어져왔다.

이 장에서 우리는 HBM의 핵심적인 구성요소들을 살펴볼 것이며, HBM 내의 관계들을 보다 잘 설명해 줄 수 있는 다른 심리사회적 개념구성체들 또한 고찰할 것이다. HBM와 관련된 초기 연구들을 고찰함으로써 우리는 HBM의 역사적 맥락을 이해하고자 시도했다(Becker, 1974; Janz & Becker, 1984). 개인의 건강신념은 최근의 HBM 연구에서도 여전히 중요하게 다루어지고 있는데, 예를 들자면 건강신념을 다변량분석에 포함시켜 건강신념이 가진 설명력을 알아보는 연구들이 주로 이루어지고 있다. 이런 종류의 분석은 건강신념을 측정하거나 건강신념들 간의 관계를 구체화하는데 거의 도움이 되지 않는다. 고찰해볼만한 새로운 그리고 흥미로운 연구결과들이 많이 있기는 하지만 우리는 그 중에서 HBM의 구성요소, HBM 구성요소들 간의 관계 그리고 공중보건 증진을 위해 건강행동을 이해하고 변화시키기 위해 HBM을 어떻게 사용할 수 있는지를 살펴보기로 하겠다.

먼저 HBM의 기원과 심리사회 이론에서 HBM이 차지하는 위치를 살펴보는 것으로써 논의를 시작한 다음, 이어서 이제까지 좀처럼 관심이 기울여지지 않았던 HBM의 측정 및 HBM의 개념구성체들 간의 관계와 관련된 쟁점들에 대해서 자세하게 논의하기로 하겠다. 그 다음으로는 암 검사 행동과 AIDS 관련 행동을 설명하고 개입하는데 HBM이 어떻게 사용될 수 있는지에 대해서 살펴보기로 하겠다. 이러한 두 가지 예는 우리 사회가 직면한, 개인의 행동에 기초한 매우 다른 공중보건 문제들이기 때문에 선택하였다. 물론 HBM의 적용 예는 이러한 두 가지 예 이외에도 매우 많다. 이와 함께 우리는 다문화 환경에서의 HBM의 사용에 관해서도 살펴볼 것이며, 끝으로는 향후 연구들을 위해 몇 가지 것을 제안해보기로 하겠다.

모델의 기원

건강신념모델은 1950년대에 미국 공중보건서비스(U.S. Public Health Service)에 소속된 사회심리학자들이 암을 예방하고 조기발견하기 위한 프로그램에 사람들이 왜 참여하지 않는지를 설명하기 위해서 처음 개발했다(Hochbaum, 1958; Rosenstock, 1960, 1974). 이후 건강신념모델은 증상에 대한 사람들의 반응(Kirscht, 1974), 진단받은 질환에 대한 사람들의 반응적 행동, 특히 의학적 식이요법을 따르는 행동(Becker, 1974) 등으로 확대되었다. 이처럼 건강신념모델은 특정 프로그램에 관한 지극히 실용적인 고민에서부터 출발하여 점진적으로 발달하였으나 우리는 이 모델의 근거와 장점과 단점을 좀 더 잘 이해하기 위해서 이 모델의 기반을 심리학 이론으로 요약해 보기로 하겠다.

1950년대 초반 사회심리학은 인간행동을 이해하기 위한 한 가지 접근방법을 개발하는데 주목하였는데, 그 접근방법은 자극-반응이론(Stimulus Response(S-R) Theory)(Thorndike, 1898; Watson, 1925; Hull, 1943)과 인식이론(Cognitive Theory)(Tolman, 1932; Lewin, 1935; Lewin, Dembo, Festinger & Sears, 1944)이라는 두 가지 이론의 통합을 출발점으로 하는 접근방법이었다. 간단히 말하자면 S-R 이론가들은 행동을 활성화하는 심리적 충동을 감소시키는 사건(강화(reinforcement)라고 명명되는)으로부터 학습이 시작된다고 생각한다. 스키너[Skinner](1983)는 행동의 빈도가 행동의 결과(또는 강화)에 의해서 결정된다는, 매우 일반적으로 받아들여지는 가설을 만들어 냈다. 스키너는 행동과 즉각적인 보상 간의 단순한 일시적 결합이 특정 행동을 반복할 확률을 높이기에 충분하다고 생각하였다. 그러한 행동은 조작적 행동(operants)이라고 명명되는데 조작적 행동은 환경에 작용해서 보상 또는 강화를 가져오는 변화를 초래한다. 이러한 관점에서 보자면 인간 행동을 설명하는데 있어서 추론(reasoning)이나 사고(thinking)와 같은 의식적 개념은 전혀 필요하지 않다.

이와 달리 인지 이론가들은 행동의 주체가 가지고 있는 주관적인 가설과 기대감의 역할을 강조한다(Lewin, Dembo, Festinger & Sears, 1944). 이러한 관점에서 볼 때 행동이란 결과에 대한 주관적 가치와 특정 행동이 그러한 결과를 초래할 것이라는 주관적 확률 또는 기대(expectation)의 함수로 이해된다.

그런 이론을 일반적으로 가치-기대(value-expectancy)이론이라고 한다. 사고, 추론, 가정, 기대와 같은 정신적 과정들은 모든 인식 이론의 중요한 구성요소들이다. 행동주의자와 마찬가지로 인지 이론가들은 보상 혹은 행동의 결과가 중요하다고 생각한다. 인식 이론가들은 보상이 행동에 직접적인 영향을 줌으로써가 아니라 그러한 상황에 관한 기대(또는 가설)에 영향을 줌으로써 작용한다고 생각한다(Bandura, 1977a).

HBM은 가치-기대이론이다. 가치-기대 개념이 건강행동이라는 맥락에서 재구성될 때 다음과 같이 해석된다: (1) 질환을 피하려는 욕망 또는 나으려는 욕망(가치), (2) 개인이 취할 수 있는 특정 건강행동이 질환을 예방하거나 낫게 한다는 신념(기대). 개인의 기대는 또한 질환에 대한 개인의 취약성, 질환의 심각성 그리고 개인의 행동을 통해서 그러한 위험을 감소시킬 수 있는 가능성에 대한 개인 판단의 경우에 대해서도 구체적으로 적용할 수 있다. HBM은 1950년대에 미국 공중보건서비스(U.S. Public Health Service)가 시도한 여러 가지 프로그램들이 성공을 거두지 못한 원인을 찾으려는 노력의 일환으로 개발되었다. 대표적인 예를 꼽자면 주민들의 이용 편의를 도모하기 위해 여러 동네에 비치한 이동식 엑스레이 검사팀이 무료로 결핵검사 프로그램을 제공했으나, 지역사회 주민들이 이 프로그램을 거의 이용하지 않았던 적이 있었다. 프로그램 운영자는 지역사회 주민들로부터 긍정적인 반응을 불러일으키는 요인과 프로그램 이용을 저해하는 요인들을 밝힘으로써 사람들이 보여준 행동을 설명하였다.

호크바움[Hochbaum](1958)은 1952년부터 1,200명의 확률표본 성인에 대해서 사람들이 엑스선 검사를 받을 준비가 되어 있는지를 연구하였다. 이 연구에서 호크바움은 자신이 쉽게 결핵에 걸릴 수 있다는 사람들의 생각과 결핵을 조기에 발견하는 것이 자신에게 이롭다는 사람들의 생각을 연구했다. 자신이 결핵에 걸리기 쉽다는 생각과 조기 발견이 자신에게 이롭다는 생각을 가진 사람들 가운데 82%는 면접을 실시하기 이전 특정기간 동안 흉부 엑스선 검사를 적어도 1회 이상 자발적으로 받았다. 반면에 그런 생각을 전혀 갖고 있지 않았던 사람들 가운데서는 21%만이 동일 기간 동안 엑스선 검사를 자발적으로 받은 것으로 나타났다.

HBM의 구성요소

호크바움[Hochbaum]의 연구 이후 많은 연구들이 진행되었으며 기대-가치모델을 검사행동 뿐만 아니라 예방행동, 질환행동, 환자역할행동 등으로까지 확대 발전시켰다(Rosenstock, 1974; Kirscht, 1974; Becker, 1974; Janz & Becker, 1984). 이제까지 알려진 바에 따르면 일반적으로 사람들은 자신이 어떤 조건에 대해서 취약하다고 생각하거나, 그러한 조건이 심각한 결과를 초래할 수 있는 가능성이 있다고 생각할 때, 자신이 취할 수 있는 일련의 행동이 그러한 조건에 대한 자신의 취약성 또는 조건의 심각성을 줄이는데 도움이 된다고 생각할 때, 필요한 행동을 취하는데 있어서 예상되는 어려움(혹은 비용)보다 그러한 행동이 가져다 줄 이익이 더 크다고 생각할 때, 건강에 좋지 않은 조건들을 예방하고, 검사하고, 통제하기 위한 행동을 취한다. 표 3-1에는 핵심 변수들에 대한 보다 자세한 정의와 해설이 제시되어 있다.

취약성 인식

이 개념구성체는 건강 조건을 접하게 될 위험에 대한 개인의 주관적 인식을 말한다. 의학적으로 확인된 질환의 경우, 이 개념구성체의 차원은 진단의 수용, 다시 걸릴 가능성에 대한 개인의 판단, 질환에 대한 일반적인 취약성 등을 포함할 수 있게 재조정된다.

심각성 인식

질환에 걸리거나 치료되지 않고 방치되는 것의 심각성에 대한 우려감에는 의학적, 임상적 결과(예: 사망, 장애, 고통)에 대한 개인의 평가와 예상되는 사회적 결과(직장 환경, 가족생활, 사회관계의 평가와 같은)에 대한 개인의 평가가 모두 포함된다. 취약성과 심각성을 함께 가리켜 위협 인식(perceived threat)이라고 한다.

이익성 인식

심각하다고 생각되는 조건에 대한 개인의 취약성을 인식하는 것이 행동을 이끌어내는 원동력인 반면, 개인이 취할 수 있는 일련의 행동은 질병의 위협을 줄이기 위한 여러 가지 가능한 행동의 효과에 대한 신념, 즉 건강행동을 취하는 것에서 오는 인식된 이익성(perceived benefit)에 따라 좌우된다. 그 밖의 요인에는 비건강 관련 이익성(예: 금전적 절약을 위한 금연, 가족구성원들을 기쁘게 하기 위해서 유방 엑스선 검사를 받는 것)이 있다. 따라서 취약성과 심각성에 관한 최적 수준의 신념을 갖는 사람은 어떤 행동이 효과적

표 3-1. 건강신념모델의 핵심 개념과 정의

개념	정의	적용
취약성 인식	특정 조건을 갖게 될 가능성에 대한 신념	위험 집단 및 위험 수준을 정의한다. 개인의 특성이나 행동에 기초한 위험을 개인에 대해서 구체화한다. 인식된 취약성을 개인의 실제 위험과 더 부합하게 만든다.
심각성 인식	특정 조건과 그것의 결과가 얼마나 심각한지에 관한 신념	위험과 조건이 초래할 결과를 상술한다.
이익성 인식	제안된 행동이 갖는 위험 및 위험 결과의 심각성 감소 효과에 관한 신념	취해야 할 행동을 규정한다: 어떻게, 어디서, 언제; 예상되는 긍정적인 효과를 명시한다.
장애 인식	제안된 행동과 관련된 가시적 및 심리적 비용에 관한 신념	재확인, 잘못된 정보 수정, 유인가치, 지원을 통해 인식된 장애를 확인하고 줄인다.
행동의 계기	행동을 취할 '준비'를 실천으로 옮기기 위한 전략	방법에 관한 정보를 제공하고, 인식을 증진시키고 상기 시스템을 이용한다.
자기효능감	행동을 취할 수 있는 능력에 대한 확신	행동을 취하는데 필요한 훈련 및 지원을 제공한다. 목표를 점진적으로 설정한다. 구두로 보상을 제공한다. 바람직한 행동의 시범을 보인다. 불안감을 감소시킨다.

일 것이라 인식되지 않는다면 어떤 건강행동도 받아들이지 않을 것으로 예상된다.

장애 인식

특정 건강행동이 가질 수 있는 부정적인 측면, 즉 인식된 장애(barriers)는 사람들이 적절한 건강행동을 취하는 것을 어렵게 만든다. 사람들은 어떤 행동으로부터 기대되는 긍정적인 효과와 그러한 행동에 따르는 비용, 위험(부작용, 의원병), 불쾌함(고통, 어려움, 기분 나쁨), 불편, 시간 낭비 등을 비교하는 비용-편익 분석을 무의식적으로 한다. '취약성과 심각성에 대한 인식 수준은 행동을 위한 에너지 또는 힘을 [제공하고] 이익성에 대한(장애요인이 적다는) 인식은 올바른 방향성을 가진 행동을 제공한다(Rosenstock, 1974, p. 332).'

행동의 계기

HBM의 초기 형성 과정에서 행동을 유발하는 계기라는 개념이 논의되었다. 예를 들자면 호크바움[Hochbaum](1958)은 행동을 취할 준비에 관한 생각은 다른 요인들, 특히 신체적 사건이나 대중매체 등의 환경적 사건과 같은, 행동을 촉발하는 계기를 통해서만 실천으로 옮겨진다고 주장하였다. 그러나 호크바움은 계기의 역할을 경험적으로 연구하지는 않았다. 행동의 계기가 중요하다는 것은 궁극적으로는 분명하지만 체계적으로 연구된 적은 없다. 촉발기제로서의 계기의 개념은 매우 흥미로운 개념이지만 설명적 조사를 통해 이 개념을 연구한다는 것은 매우 어렵다. 행동의 계기는 마치 너무도 빨리 지나가버리는 재채기나 거의 의식적으로 인식하지 않는 포스터와 같다고 할 수 있다.

그 밖의 변수들

다양한 인구학적, 사회심리학적, 구조적 변수들이 개인의 인식에 영향을 줄 수 있으며, 그 결과 건강관련 행동에 간접적인 영향을 미칠 수 있다. 보다 구체적으로 말하자면 사회인구학적 요인, 특히 교육 수준은 취약성, 심각성 그리고 장애에 대한 인식에 영향을 미침으로써 간접적으로 행동에 영향을 미치는 것으로 알려져 있다.

자기효능감

반두라[Bandura]는 효능 기대와 결과 기대를 구별하면서 효능 기대를 어떤 행동이 특정 결과를 가져올 것이라는 개인의 판단이라고 정의하였다. 결과 기대는 HBM '이익성 인식' 개념과 비슷하지만 두 개념 간에는 차이점이 존재한다(Bandura, 1977a; 1977b; 1986). 자기효능감은 '결과를 이끌어 내기 위해 필요한 행동을 성공적으로 이행할 수 있다' 는 확신이라고 정의된다(Bandura, 1977b). 로젠스톡[Rosenstock], 스트레체[Strecher], 벡커[Becker](1988)는 자기효능을 HBM의 원래 개념인 취약성, 심각성, 이익성, 장애와 구별되는 새로운 개념구성체로 HBM에 추가할 것을 제안하였다.

자기효능감이 왜 초기 HBM에 포함되지 않았는지를 이해하는 것은 그다지 어려운 일이 아니다. 원래 HBM모델의 초점은 제한된 범위의 예방적 행동, 예를 들자면 건강검진을 받거나 예방주사를 맞는 것과 같이 일반적으로 대부분의 사람들이 쉽게 할 수 있는 단순한 일회성 행동에 맞춰져 있었다. 따라서 그러한 프로그램이 표적집단으로 삼았던 사람들 가운데 거의 대부분은 그러한 단순한 행동을 함에 있어서 높은 자기효능감을 가지고 있었기 때문에 자기효능감이라는 개념은 인식조차 되지 않았다.

그러나 초점이 장기간에 걸친 변화를 요구하는 생활방식 행동으로 옮겨 가게 되면서 상황이 급격하게 변하였다. 오랜 기간에 걸쳐 고착된 습관, 예를 들자면 고지방 음식 섭취, 운동을 충분히 하지 않거나 아예 하지 않는 생활습관, 흡연, 안전하지 않은 성생활 등과 같은 습관을 바꾸는데 따르는 문제들은 예방주사나 건강검사를 한 번 받을 때 발생하는 문제보다 훨씬 극복하기 어렵다. 전자의 경우, 성공적 변화를 위해서는 그러한 생활방식을 실제로 바꿀 수 있다는 확신이 요구된다. 따라서 성공적인 행동 변화를 위해서 사람들은 (원래 HBM이론이 말하는 바와 같이) 현재의 행동 유형에 의해서 자신들이 위험에 처해 있다는 것을 느끼고(취약성과 심각성에 대한 인식), 특정 행동 변화를 위한 적절한 대가를 요구하는 노력이 궁극적으로는 값진 결과를 가져다 줄 것이라고 확신해야 한다. 또한 사람들은 자신이 인식한 장애를 극복하고 필요한 행동을 취할 수 있는 능력(자기효능감)이 있다고 느껴야 한다. 시간이 갈수록 점점 더 많은 연구문헌들이 행동 변화를 시작하고 유지하는데 자기효능감이 중요하다는 것을 보여주고 있다(Bandura, 1995, 1997).

원래 HBM은 건강관련 행동을 설명하기 위해 개발되었기 때문에 인지 변수들(cognitive variables)에 초점을 두었다. 건강과 관련된 인지 변화를 이끌어내기 위한 방법에는 감정 유발, 특히 위협적인 메시지를 통해 공포심을 느끼게 하는 방법이 종종 사용된다(Leventhal, 1970). 보호동기이론(Protection Motivation Theory)(Rogers & Prentice-Dunn, 1997)에 따르면, 가장 설득력 있는 커뮤니케이션은 공포심을 유발하면서 동시에

그림 3-1. 건강신념모델의 구성요소와 결합방식

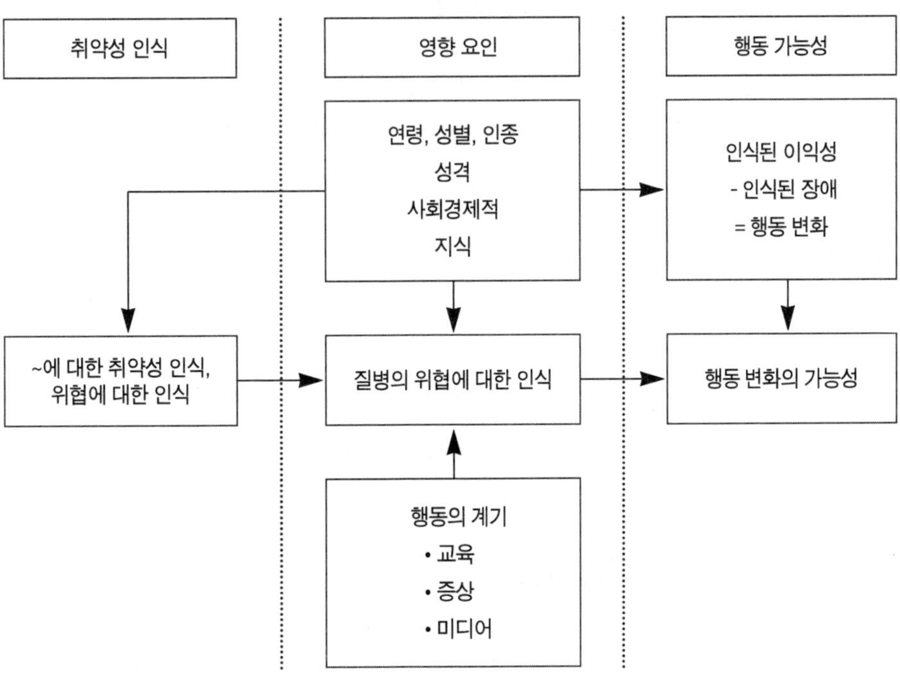

사안의 심각성, 그것에 노출될 가능성, 그러한 위협에 대한 반응의 효과와 같은 HBM의 핵심 개념에 대한 인식을 높이는 것이다. 자기효능감 또한 보호동기이론에 포함된다. 이처럼 설득력 있는 커뮤니케이션을 위해서 공포감과 재확신이 결합되어야 한다는 견해는 일반적으로 받아들여지고 있는 견해이다.

건강신념모델의 구성요소는 그림 3-1에 요약되어 있다.

모델에 관한 찬반 증거

1974년 발간된 「건강교육 연구논문」은 전권에 걸쳐 건강신념모델과 개인의 건강행동을 다루었다(Becker, 1974). 그 해에 발간된 학술지에는 왜 사람들이 다양한 건강관련 행동에 참여하거나 참여하지 않는지를 이해하기 위한 HBM 연구의 결과가 제시되었으며, 예방과 관련된 행동과 증상이나 진단받은 질병에 대한 반응으로서의 행동을 설명하는데 있어서 HBM모델을 지지하는 내용들이 수록되었다.

그 해에 학술지가 발간된 다음 10년 동안 HBM은 건강 및 의료관련 권고사항에 대한 수용을 설명하고 예측하는 주된 이론틀로 사용되었다. 그후, 1974년부터 1984년까지 기간 동안 이루어진 새로운 HBM 연구들에 대한 검토가 이루어졌으며, 그러한 검토를 통해서 새로운 연구결과와 기존 연구결과를 토대로 HBM모델의 성과에 대한 전반적인 재사정이 이루어졌다(Janz & Becker, 1984).

검토 결과, HBM모델에 대해서 지지적인 상당한 수의 경험적 연구결과들이 발견되었으며, 회고연구(retrospective research) 만큼 지지적인 예측연구(prospective research)들이 발견되었다. 모든 연구와 행동에서 장애 인식이 가장 중요한 단일 지표로 나타났다. 전반적으로 볼 때, 취약성 인식과 이익성 인식 모두 중요한 것으로 나타났으나 취약성 인식의 경우, 환자역할 행동보다는 예방적 건강행동에 대한 설명력이 높은 반면 이익성 인식은 정반대인 것으로 나타났다. 일반적으로 심각성 인식은 설명력이 가장 약한 변수였으나 환자역할 행동에 대해서 만큼은 가장 설명력이 높은 것으로 나타났다.

HBM 개념구성체 측정

HBM 연구에 있어서 가장 부족한 부분 가운데 하나는 기술적 연구와 개입 연구에서 HBM

개념에 대한 측정이 일관적이지 못하다는 점이다. HBM을 사용하는 대부분의 연구들은 모델 검증에 앞서 측정의 타당성과 신뢰성을 입증하지 못하는 문제를 안고 있다. 이론 검증과 척도 개발은 상호의존적인 것이다. 새로운 측정도구를 개발하기에 앞서 연구자들은 이미 개발된 측정도구들 가운데 타당성과 신뢰성을 인정받은 측정도구가 있는지를 찾아봐야 한다. 새로운 척도 개발은 그러한 측정도구가 존재하지 않을 때에만 의미가 있다.

새로운 HBM 측정도구를 개발할 때에는 몇 가지 중요한 원리와 과정이 반드시 고려되어야 한다. 첫째, 연구자는 HBM 이론과 일치하는 개념구성체 정의를 사용하여야 한다. 둘째, 개념구성체 측정은 반드시 대상 행동에 대해서 구체적이어야 한다. 예를 들자면 유방 엑스선 검사의 장애요인은 장내시경 검사의 장애요인과 매우 다르다. 표적집단으로 포커스 집단을 만들어 보는 것은 특정 행동에 관한 장애요인이 무엇인지를 알아볼 수 있는 전략 가운데 하나가 될 수 있다. 셋째, 측정오차를 줄이기 위해서 모든 척도는 여러 개의 항목으로 구성되어야 한다. 마지막으로, 각각의 연구에 대해서 척도의 타당성과 신뢰성을 재검토해야 한다. 문화 및 인구학적 차이를 고려해본다면 그러한 검토과정을 거치지 않은 척도를 그대로 사용하는 것은 위험하다.

연구자들이 우려해야 할 또 한가지 것은 HBM 개념구성체들 간의 관계이다. 이론적 개념구성체들 간의 관계의 모호성은 개념구성 타당성에 대한 검증을 더욱 어렵게 만든다. 비록 HBM이 결과 행동을 이끌어내는 개념구성체를 분명하게 제시하고 있지만, 개념구성체들 간의 관계는 매우 불분명하다. 어떤 연구들은 HBM의 각각의 주된 차원을 독립적인 것으로 보고자 시도한 반면, 어떤 연구들은 상호관련성에 주안점을 두었다. 가장 성공적인 경우는 연구자들이 변수들이 행동에 미치는 조건부 효과와 직접 효과 모두를 측정하는 모델을 설정한 경우였다(Rosenstock, strecher & Becker, 1994). 또 한 가지 문제는 관계의 한시성(temporality)이다. 건강신념과 건강행동을 동시에 측정하는 경우, 신념-행동 간의 관계가 허구적 관계로 나타나기 쉽다. 마지막으로, 이론적 개념들(모델들)이 결합되는 경우 연구가들은 개념구성체의 독립성을 고려하여야 한다. 예를 들면, 반두라Bandura의 사회인지이론(Social Cognitive Theory)에서 말하는 결과 기대는 HBM의 이익성 인식과 중복되는 부분을 가지고 있다.

지난 10년 동안 암 검사 행동 분야에서 HBM 척도 개발에 관한 많은 좋은 예들이 만들어 졌다(Rawl 외, 2000을 참조하기 바람). 유방암 검사와 관련해서 챔피온Champion과 동료들은 인식된 위험, 이익성, 검사에 대한 장애요인 등의 개념구성체를 측정할 수 있는 척도를 개발하였다(Champion, 1999; Champion & Scott, 1997). 원래 처음 개발된 척도는 유방암 자가검사에 관한 척도였으나, 나중에 유방 엑스선 검사의 이익성과 장애를 측정하기 위해서 그리고 더 나아가서 아프리카계 미국인 표본에 대한 측정을 위해서 척도가 개정되었다. 챔피온[Champion]과 스콧[Scott](1997)은 아프리카계 미국인 여성들을 위해 척도를 개정한 결과, 유방 엑스선 검사를 위해 일정을 잡는 것 그리고 검사과정을 이해하는 것과 관련된 문제들을 발견할 수 있었다. 아프리카계 미국인들의 문화에 맞게 개정된 척도는 백인 표본을 측정할 때와 유사한 수준의 타당성과 신뢰성을 보였다.

공중보건 문제 해결을 위한 HBM 사용

HBM은 사회적으로 쟁점이 되는 행동과 개념구성체 간의 관계를 결정하고 개입에 관한 정보를 제공하기 위해서 폭넓게 사용되어 왔다. 건강행동 문제를 해결하기 위해 HBM을 사용한 모든 연구들을 포괄적으로 검토하는 것은 이번 장에서 하고자 하는 논의의 범위에 포함되지 않는다. 대신 우리는 이번 장에서 HBM이 사용된 두 가지 중요한 분야인 유방 엑스선 검사와 AIDS 관련 행동에서 논의할 것이며, HBM의 핵심 구성요소들이 이러한 행동들과 어떻게 관련이 있는지를 살펴보고자 한다.

HBM과 유방 엑스선 검사 행동

많은 기술적 연구들이 유방 엑스선 검사에 있어서 HBM의 예측력, 특히 유방암에 대한 취약성 인식과 행동에 대한 이익성 및 장애 인식이라는 개념구성체의 예측력에 대해서 논의하고 있다(Champion & Menon, 1997; Friedman, Neff, Webb & Latham, 1998; Phillips 외, 1998). 저소득 소수계 여성의 유방 엑스선 검사 행동의 결정요인은 두려움, 당혹감, 비용 등과 같은 장애와 취약성 인식인 것으로 알려져 있다(Thompson 외, 1997). 연구자들은 또한 유방 엑스선 검사를 받아 보라는 권고를 수용하는 여성(adherence)과 수용하지 않는 여성(non-adherence)들 간에 취약성 인식과 장애인식에 있어서 차이가 있다는 것을 보여주고 있다. 챔피온[Champion]과 동료들은 유방 엑스선 검사 권고를 수용한 여성들이 다른 집단보다 취약성 인식 점수가 더 높았고, 장애 인식 점수는 낮다는 연구결과를 발표하였다. 유방 엑스선 검사를 받을 의사가 없는 여성들의 경우 유방 엑스선 검사의 이익성 인식이 더 낮았다(Champion, Skinner & Foster, 2000).

유방 엑스선 검사 이용을 높이기 위한 많은 개입 연구에서 HBM 변수들이 사용되었다. 그러한 개입은 여성에 관한 정보에 기초하여 여성 개인의 유방 엑스선 검사 이용을 증진시키기 위한 개입들이다. 이러한 연구결과에 따르면 HBM 개념구성에 근거하여 상담과 의사의 편지를 병행하여 사용할 때 유방 엑스선 검사 권고 수용률을 증가시킬 수 있는 것으로 나타났다. 킹[King]과 그의 동료들(1994)은 의사로부터의 편지와 전화가 유방 엑스선 검사 권고 수용률을 높이는데 효과적이라는 것을 제시한 바 있다. 얀즈[Janz]와 그의 동료들(1997)은 460명의 여성 표본을 대상으로 한 연구에서 의사의 편지와 동료 상담을 포함한 2단계 개입이 통제집단의 유방 엑스선 검사 이용률 16%와는 확연히 다른 38%의 이용률을 이끌어 냈다는 연구결과를 보고하였다. 아울러 전화를 사용한 개입에 관한 연구들은 유방 엑스선 검사의 이익성 및 응답자가 답한 장애요인을 중점적으로 다루었다.

유방 엑스선 검사 권고 수용률을 높일 수 있는 가장 효과적인 전략들은 주로 엑스선 검사에 대한 HBM 신념에 기초한, 개개인의 특성에 맞게 고안된 메시지로부터 발전되어 나왔다. 취약성, 이익성 그리고 장애와 같은 개념구성체들이 개개인의 신념에 맞게 조작화하였다. 스트레쳐[Strecher]와 홉스퍼스[Hospers](1994)는 HBM 개념구성체들을 개개인의 특성에 맞게 조작화함으로써 낮은 사회경제적 계층의 여성들의 유방 엑스선 검사 권고 수용률을 증진시킬 수 있다는 것을 발견하였다. 지난 2년의 기간 중에 가정의를 방문한 경험이 있는 여성 가운데 435명을 무작위 표본으로 추출하여 유방 엑스선 검사를 받아볼 것을 권하는 개별적으로 맞춤 제작된 내용 또는 표준화된 내용의 편지를 의사로부터 받아보게 했다. 편지 내용에는 HBM 변수인 위험 및 장애에 대한 인식을 개개인의 특성에 맞게 조작화하여 포함시켰으며, 저소득층 여성과 아프리카계 미국인 여성들로 하여금 유방 엑스선 검사를 받아 보게 만드는 상당한 개입효과를 거두었다.

빈곤선의 150% 또는 미만에 해당하는 300명 이상의 아프리카계 미국인 여성들을 대상으로 인식된 취약성, 이익성, 장애의 HBM 변수들을 사용하는 개입 연구를 실시하였다. 상담가가 각 여성이 유방암에 대한 취약성, 유방 엑스선 검사가 줄 수 있는 이익성과 장애요인에 관하여 갖고 있는 기본적인 신념을 파악한 다음, 잘못된 지식을 바로잡기 위해 필요한 정보를 제공하고 이론적으로 유방 엑스선 검사를 받는 것이 좋다는 생각을 갖게끔 연구대상들의 인식을 바꿨다. 가장 많이 언급되는 장애요인은 검사결과가 좋지 않게 나오는 것에 대한 두려움, 고통에 대한 두려움, 방사선에 대한 두려움이었다. 유방 엑스선 검사를 받은 적이 없는 여성들의 경우, 실험집단 가운데 유방 엑스선 검사에 관한 권고 사항을 따른 여성이(50%) 통제집단보다(18%) 훨씬 높았다(Champion, Ray, Heilman & Springston, 2000).

전화 상담을 통해 HBM을 사용한 유방 엑스선 검사 개입 시도는 상당한 효과를 보였다. 듀안Duan, 팍스Fox, 데로즈Derose, 카슨Carson(2000)은 교회를 기반으로 한 유방 엑스선 검사 증진 개입에서 전화 상담의 효과를 평가하였다. 각각의 교회는 전화상담과 통제조건에 무작위로 배정되었으며, 50~80세까지의 연령대에 속하는 총 1,443명의 여성들을 표본으로 추출하였다. 개입은 인지된 위험, 인지된 장애요인, 행동의 계기 등의 HBM 변수들을 사용하여 이루어졌다. 개입 후 1년이 경과한 시점에서 유방 엑스선 검사를 받았는지를 조사하였다. HBM 개입 결과, 개입 당시 이미 유방 엑스선 검사 유경험자가 전체 가운데 차지했던 비중은 개입 후에도 그대로 유지할 수 있었으며, 개입 당시 전체의 23%를 차지했던 미경험자의 비중을 16%로 줄일 수 있었다.

장기적인 개입 연구에서 연구자들은 두 종류의 여성들에게 유방 엑스선 검사 메시지를 전달하는데 HBM을 사용하였다: 건강관리조직(HMO)으로부터 의료서비스를 받는 중산층 여성과 일반 의료기관에서 의료서비스를 받는 빈곤층 여성. 무작위 6집단 설계를 이용하여 HBM 개념구성체에 근거한 메시지를 면접상담과 전화상담을 통해 전달하는 경우를 비교하였다. 이와 함께 각 여성의 담당 의사가 보낸, 유방 엑스선 검사를 권장하는 편지의 효과를 단독으로도 검증하고 표적 상담과 병행하여 검증하였다. 연구자들은 표본을 다음과 같은 6개 집단으로 무작위 배정하였다: (1) 일반적인 의료 서비스를 받는 집단, (2) 표적 전화상담, (3) 표적 면접상담, (4) 의사의 편지, (5) 의사의 편지와 표적 전화상담, (6) 표적 면접상담과 의사의 편지. 연령대가 50~85세까지인 총 808명의 여성들이 6개 집단 가운데 하나로 무작위 배정되었다. 과거에 유방암에 걸렸던 적이 없고 지난 15개월 동안 유방 엑스선 검사를 받은 적이 없는 두 가지 조건 모두를 만족하는 여성만을 표본으로 추출했다. 개입이 이루어진 후 2, 4, 6개월이 경과한 시점에서 전자의료기록을 통해 유방 엑스선 검사 결과를 얻었다.

연구 결과, HBM 신념과 그에 따른 행동에서 상당한 개입효과가 있는 것으로 나타났다. 유방 엑스선 검사 권고를 수용한 여성들의 대부분은 2개월 내에 검사를 받았다. 2개월이 경과한 다음부터는 결과가 시간과 선형관계를 보였으며, 그러한 관계는 6개 집단 모두에서 유사하게 나타났다. 의사의 편지만을 받은 집단을 제외한 나머지 모든 집단은 표준적인 의료서비스를 받은 집단과 상당한 차이를 보였는데, 특히 면접상담도 받고 의사의 편지도 받은 집단이 가장 큰 차이를 보였다. 개입효과는 의료서비스를 받는 기관에 따라서도 차이를 보였는데 건강관리조직(HMO)에 가입한 여성들이 일반 의료기관에서 의료서비스를 받는 여성들에 비해 개입의 영향을 더 많이 받은 것으로 나타났다(Champion 외, 근간, a).

가장 최근의 연구에서 챔피온[Champion]과 그의 동료들(근간, b)은 개개인의 특성을 고려한 맞춤 편지와 맞춤 상담의 효과를 비교하였는데 전화면접과 우편을 병행하는 경우가 가장 높은 권고 수용률을 보였고(40%), 전화만 사용한 경우(36%)와 맞춤 우편(37%)의 경우도 일반적인 권고를 받은 집단에 비해서는 권고 수용률이 상당히 높게 나타났다. 전반적으로 볼 때 취약성, 이익성, 장애의 HBM 개념구성체를 사용하여 만든 유방 엑스선 검사 권고 메시지는 검사 권고 수용률을 증가시키는 것으로 밝혀졌다.

HBM과 AIDS 보호 행동

건강신념모델에 따르면 고위험 행동을 보이는 사람들의 경우, 그러한 위험 행동을 바꾸려는 결심을 하기에 앞서 취약성에 인식이 필요하다고 한다. 스티어[Steers] 외(1996)는 400명 이상의 젊은 남성 및 여성을 대상으로 한 연구에서 HIV/AIDS에 대한 취약성 인식이 콘돔 사용의 증가, 성관계 파트너 수의 감소, 성관계 수의 감소와 같은 행동 변화와 연관이 있다는 것을 발견하였다. 취약성-행동 간의 높은 연관성은 다른 횡단 연구들(Ford & Norris, 1995; Liau & Zimet, 2000; Maguen, Armistead & Kalichman, 2000)에서도 발견되었다. 반면에 이러다할만한 취약성-행동 간의 연관성을 발견하지 못한 횡단연구들도 있다(Flack, Siegal, Wang & Carlson, 1995; Lollis, Johnson, Antoni & Chitwood, 1995; Mahoney, Thombs & Ford, 1995).

연구결과에 있어서의 이러한 차이는 취약성을 측정하는데 사용된 척도에서 비롯된 것으로 판단된다. 우리가 검토한 연구들 가운데 다수는 예를 들자면 '당신이 AIDS 바이러스에 감염될 가능성이 얼마나 된다고 생각하십니까?' 라는 질문이 아니라 '당신이 안전한 성생활을 하지 않으면 AIDS 바이러스에 감염될 가능성은 얼마나 된다고 생각하십니까?' 라고 물음으로써 취약성을 측정함에 있어서 특정 행동을 설정하였다. Ronis(1992)는 그의 연구에서 취약성에 관한 질문은 특정 행동과 분명하게 결부되어야 한다는 것을 제시하였다. 아무런 행동설정(behavior anchor)이 없는 상태에서 취약성을 측정하는 것은 자칫 특정 유형의 해석(예: 감염 위험이 높다고 답한 응답자들에 대해서 그들이 안전한 성생활을 하지 않기 때문에 감염 위험이 높다고 답했을 것이라는 식의)으로 이어질 수 있다.

부스[Booth], 장[Zhang], 키앗코브스키[Kwiatkowski](1999)는 HBM의 원리에 근거하여 가출 노숙

청소년을 위한 동료기반 개입(peer-based intervention)의 효과를 평가하였다. 이 개입은 일차적인 목표를 리더 역할을 하는 청소년들의 약물 및 성 관련 HIV 위험 행동을 감소시키는 것에 두었으며, 그 다음으로는 리더들로 하여금 HIV에 대한 개개인의 취약성 인식에 대한 논의, 성관계 파트너에게 안전한 성행동을 요구하는 기술, 성관계가 있을 것 같은 상황을 피하는 방법, 약물복용을 거절하는 기술 연습 등을 통해 동료들을 훈련하게 했다. 연구 결과, 감염 확률이 매우 높은 청소년일수록 지난 3개월 동안 약물을 투여한 경험이 있고 성관계 파트너의 수가 많다는 것을 발견했다. 앞서 언급한 바와 같이, 연구자들은 구체적인 행동을 설정하지 않은 채 관찰된 관계가 연구대상의 위험 증가에 대한 정확한 평가가 될 수 있을 것이라고 막연히 생각하였다. HBM의 경우와 마찬가지로 가출 청소년들이 보인 HIV 감염에 대한 낮은 우려감은 헤로인 및 코카인의 사용뿐만 아니라 가출 노숙 청소년들이 투여하는 약물의 수와도 각각 연관이 있었다. HIV에 대한 우려감과 성적 위험행동 간에는 이렇다할만한 연관성이 없었다. 그러나 약물을 남용하는 가출 청소년들은 성관계 파트너의 수가 거의 두 배인 것으로 나타났다. HBM에 근거한 개입은 HIV 감염에 대한 우려감, 약물관련 위험행동, 성적 위험행동 간의 상호관계에 대해서 보다 많은 관심을 기울여야 할 필요가 있다.

AIDS의 심각성에 대한 인식은 HIV 양성반응이라는 사실 및 AIDS 보유자라는 사실과 관련된 비용에 대한 인식을 반드시 포함해야 한다. 그 경우, 심각성 인식이란 HIV에 감염되었고 AIDS를 가지고 있음으로 인해 발생할 수 있는 생의학적, 재정적 및 사회적 결과에 대한 개인적인 평가를 일컫는 것이 된다. 어떤 사람들은 AIDS의 심각성에 대해 질문하는 것은 응답자의 시간을 낭비하는 것이라고 말하는 사람도 있는데, 왜냐하면 AIDS가 매우 심각한 질병이라는 것은 모든 사람이 잘 알고 있다고 생각하기 때문이다. 안타깝게도 문헌을 통해 발표된 연구들 가운데 대부분은 HIV/AIDS의 심각성이 얼마나 중요한지를 측정하고 있지 못한다(Rosenstock, Strecher & Becker, 1994).

AIDS의 위협에 대한 인식이 높은 경우, HBM은 AIDS 예방행동에 관한 결정이 주로 이익성 인식 빼기 행동 변화에 대한 장애 인식이라는 함수라고 가정한다. AIDS 위협에 대한 인식이 높지 않은 경우에도 AIDS 보호행동의 이익성에 대한 인식은 여전히 행동 변화에 영향을 미친다. 예를 들자면 성관계 파트너가 선호하기 때문에 콘돔을 사용하는 사람은 AIDS 위협에 대한 자신의 인식과는 상관없이 콘돔 사용이라는 행동을 수용하고 유지한다. 이 예에서 이익성 인식은 존재하지만 그러한 인식은 AIDS 예방행동과 직접적으로 관련이 있는 것이 아니라 자신의 파트너를 기쁘게 하고자 하는 이익성과 관련이 있다. 마찬가지로, 할렘가의 젊은이들이 보고한 콘돔 사용은 HIV/AIDS뿐만 아니라 임신을 예방할 수 있다는 콘돔의 가치에 대한 인식에서 비롯된 것이며, 그 중에서도 특히 임심 방지가 더 중요한 동기로 작용했다(Laraque 외, 1997). AIDS 위협과 이익성에 대한 인식이 높지 않은 경우, 장애 인식이 반드시 AIDS 예방행동에 영향을 주지는 않는다.

이익성 인식 가운데 반응효능(response efficacy), 즉 AIDS 예방행동을 수용하고 유지하는 것이 AIDS 위험을 줄일 것이라는 인식은 가장 많이 연구된 주제 가운데 하나이다. 이익성 인식 또한 HIV 검사 참여 여부를 예측할 수 있게 하는 것으로 밝혀졌다. 칼리치만Kalichman, 커레이Carey, 존슨Johnson(1996)의 연구에 따르면 HIV 검사를 받은 사람들은 그렇게 하는 것이 자신의 건강에 대해 안심하는데 도움이 된다고 생각하는 것으로 나타났다.

장애 인식과 AIDS 예방행동 간의 관계는 종단연구와 횡단연구 모두에서 함께 사용되었다. 부정적인 결과를 제시한 연구들 가운데는 장애요인 측정을 위해 사용한 도구에 문제가 있는 경우가 종종 있었던 반면, 적절한 측정도구를 사용한 연구들은 주로 기대되는 방향의 연구결과를 제시했다. 매구엔Maguen, 아미스티드Armistead, 칼리치만Kalichman(2000)은 11개 항목의 장애요인 척도와 게이, 레즈비언, 양성 젊은이들의 HIV 검사 여부 간에 기대했던 것과 동일한 방향의 높은 연관성이 존재하는 것을 발견했다. 울퍼트Wulfert, 완Wan, 백커스Backus(1996)는 게이 남성들의 안전한 성행동에 관한 연구에서 대부분의 남성들이 콘돔 사용의 장점에 대해서는 확신하지만, 그러한 이익성 인식은 행동과 관련이 없다는 것을 보여주었다. 그러나 만족감 감소(pleasure reduction, 콘돔 사용은 성적 흥분을 줄이고 자연스러움에 방해가 된다)와 파트너 관련 우려감(partner-related concerns, 콘돔은 성관계에 있어서 불신을 낳고 당혹스러운 상황을 유발한다)은 위험행동의 증가와 연관이 있었다. 연구자들은 콘돔 사용과 성적 흥분 및 만족감 감소와 더 강하게 연관짓는 응답자일수록 파트너의 부정적인 반응에 대해서 더 많이 우려할 뿐만 아니라 위험행동(즉, 안전하지 않은 항문 성교)의 정도 또한 더 높다는 것을 발견했다. 한 선행연구에 따르면 콘돔이 성행동의 만족감을 감소시킨다는 신념과 자기효능감 간에 매우 강하고 일관된 관련성이 존재하는 것으로 밝혀졌다(Wulfert & Wan, 1995).

HIV/AIDS의 위협에 대한 개인의 인식이 장애 인식보다 더 높고 중요하게 인식된다면 HBM은 행동 계기가 개인의 AIDS 예방행동을 유발할 것이라고 본다. 또한, 행동 계기는 신념-행동 연결고리를 자극할 것이라 예상된다. 계기-행동 영역은 위협 인식과 병행하여 분석하는 것이 가장 바람직하다. 행동의 계기는 AIDS 위협에 대한 인식이 높은 사람들의 AIDS 예방행동과 더 강한 관련성을 갖는다. 안타깝게도 개념구성체로서의 행동 계기는 최근의 AIDS 관련 연구들에서 다루어지지 않고 있다.

다문화 환경에서의 HBM 사용

HBM과 같은 이론이 상이한 문화에 적용될 수 있다고 가정하는 것이 합리적이기는 하지만 필요하다면 염두에 두고 있는 특정 문화에 잘 맞게끔 개념구성체를 변형해야 한다는 것을 이해하는 것이 중요하다. 지난 10년 동안 다문화 환경에서의 HBM 사용을 살펴본 연구들이 많이 진행되었다. 여러 문화의 건강행동을 이해하는데 있어서의 HBM 개념구성체의 상대적 중요성을 비교한 연구들이 있는가 하면, 특정 문화 내에서 HBM 개념구성체의 재규정과 측정에 초점을 둔 연구들도 있었으며, 몇몇 연구들은 다문화 환경에서의 개입에 관한 정보를 제공하기 위해서 HBM을 사용했다.

유방암 검사에 대한 아프리카계 미국 여성과 백인 여성 간의 HBM 개념구성체의 차이를 비교하는 많은 연구들에 따르면 아프리카계 여성이 백인 여성과는 다른 장애요인을 인식한다는 사실과 암 운명론을 더 많이 경험하는 것으로 나타났다(Miller & Champion, 1997). 풀턴[Fulton], 라코브스키[Rakowski], 존스[Jones](1995)는 HBM을 사용하여 남미계 여성, 비남미계 흑인 여성 및 비남미계 백인 여성 각각을 대상으로 유방암 검사 여부를 예측할 수 있는 요인을 파악했다. 그 결과, 남미계 여성들은 자신이 유방암에 잘 걸린다고 인식하는 정도와 유방암을 치유될 수 있는 것으로 인식하는 정도가 다른 인종 여성들보다 낮다는 것을 발견했다.

비르드[Byrd], 뮬런[Mullen], 셀윈[Selwyn], 로리모[Rorimor](1996)는 일부 남미계 여성들이 왜 임신 후기에서야 출생 전 관리를 시작하는지를 이해하기 위해 HBM을 사용한 연구에서 신체검사에서 오는 창피함, 의사와 환자와의 면담시간 부족, 진료를 받기까지의 긴 대기시간 등이 남미계 여성들에게 있어서 주된 장애요인으로 작용한다는 것을 발견했다. 또한 인식한 장애요인의 수가 적을수록 그리고 태아에 대한 출생 전 관리가 중요하다는 신념이 강할수록 출생 전 관리를 시작하는 시기가 더 빠른 것으로 나타났다. 리[Lee](2000)는 창피함이 한국계 미국인 여성들의 자궁 경부암 검사에 중요한 장애요인이라는 점을 발견했다.

탕[Tang]과 동료들(Tang, solomon, Yeh & Worden, 1999; Tang, Solomon & McCracken,

2000)은 중국계와 아시아계 미국 여성들의 암 검사 행동을 이해하는데 있어서 위험과 장애에 대한 인식의 중요성을 연구했다. 이들의 주된 관심사는 일반적 장애척도(common barrier measure)와는 다른 문화적 장애척도(cultural barrier measure)를 개발하는데 있었다. 임상적 유방검사, 유방 자가검사, 유방 엑스선 검사, 자궁 경부암 검사, 대장암 검사 등에 관한 다양한 연구들에서 문화적 요인이 검사행동에서 중요한 역할을 하는 것으로 나타났다. 그러나 문화적 이슈의 구체적인 역할은 서로 다른 문화 간에 그리고 동일 문화권 내의 서로 다른 인종들 간에 차이가 있을 뿐만 아니라 연령별로도 달랐다. 예를 들자면 서구적 건강관리에 친숙한 정도와 접근의 어려움 정도가 나이 많은 여성들의 검사행동을 예측하는데 더 효과적인데 비해 젊은 여성들의 경우는 조심성과 건강관리 지향성이 더 효과적인 예측변수로 나타났다.

디그낸[Dignan] 외(1994)는 미국 인디언 여성을 위한 자궁 경관암 검사 교육 프로그램을 부분적으로 HBM에 근거하여 개발했다. 이 과정에서 인디언 여성들이 개인의 건강에 관해서 공개적으로 이야기하는 것을 꺼린다는 사실과 보건의료 서비스를 받기 위해 필요한 교통편이 연구대상자들에 의해서 장애요인으로 가장 많이 언급되었다. 미국 인디언의 문화에서 의사의 충고는 그다지 중요한 것으로 인정되지 않았으며 따라서 프로젝트 가이드(project guide)라고 불리는 건강 교육자들을 고용하여 이들로 하여금 지역사회 여성들에게 검사 교육 프로그램을 소개하게 했다.

간단히 요약해서 말하자면, HBM의 여러 차원들은 다문화 환경에서 건강행동을 이해하는데 도움이 된다. HBM의 내재된, 건강과 질환의 가치에 관한 기본적인 가정이 표적집단의 문화적 신념과 일치하는지 여부를 고려하는 것이 매우 중요하다. 조사연구에 앞서 질문 항목들이 문화적 특성과 이해를 반영하는지 여부에 대한 확인작업이 반드시 이루어져야 한다. HBM 개념구성체의 상대적 중요성은 문화 간에, 문화 내에서 그리고 연구하고자 하는 건강행동에 따라 다른 것으로 밝혀졌다. 상이한 문화 환경에서 척도를 사용할 경우 반드시 척도의 신뢰성과 타당성을 재검사해야 한다.

건강신념모델에 관한 후속 연구를 위한 제언

다음은 건강신념모델을 사용한 연구의 목표와 원리에 관한 구체적인 사항들이다.

1. 건강신념모델을 동일한 비중을 가지고 동시에 작용하는 변수들의 집합으로서가 아니라, 하나의 모델로서 또는 최소한 개념구성체들의 조합으로 검증해야 한다. 건강신념모델의 개념구성체를 보다 주의 깊게 검증한 대표적인 예로는 로니스[Ronis](1992)와 위티[Witte](1994)의 연구가 있다. 다음 가정들은 건강신념모델을 하나의 모델로 보고 검증하는데 있어서 좋은 출발점이 된다.

- 위협 인식은 심각성 인식과 취약성 인식의 순차적 함수이다. 취약성 인식이 높은 예측력을 갖게 되기 위해서는 먼저 심각성이 고조되어야 한다. 심각성이 고조된 상태에서 취약성 인식은 건강관련 행동을 실제로 취하는지 여부 보다는 건강관련 행동을 취하려는 의도에 대한 좋은 예측변수가 된다.
- 인식된 위협(심각성 인식과 취약성 인식의 곱)이 낮은 경우보다 높은 경우에 이익성과 장애에 대한 인식이 변화에 대한 좋은 지표가 된다. 인식된 위협이 낮은 상태에서는 건강관련 행동과 관련된 이익성과 장애가 일반적으로 뚜렷하게 나타나지 않는다. 예외가 있다면 바람직한 행동과 관련된 이익성에 대한 인식은 높은 반면(예: 파트너가 안전한 섹스를 권장하는 것) 위협에 대한 인식은 낮은 경우를 꼽을 수 있다. 위협이 반드시 높을 필요가 없는 또 다른 예는 인식된 장애가 매우 낮은 경우이다(예: 독감예방주사를 식료품 가게처럼 매우 편리한 곳에서 맞을 수 있는 것 같은).
- 최근들어 건강신념모델에 포함된 요인인 자기효능감은 많은 건강관련 행동에 대한 예측을 가능하게 해주는 좋은 지표이다. 자기효능감은 실제로 행하는데 상당한 기술을 요하는 행동에 대한 좋은 예측지표이다.
- 행동의 계기는 위협 인식이 높은 상황에서 행동에 큰 영향을 미칠 수 있다. 행동의 계기나 그것이 갖는 상대적인 영향에 대해서는 아직 알려진 바가 많지 않은 바, 이에 관한 더 많은 연구가 이루어져야 한다.

2. 신념의 개념구성을 연구하기 위해 어떤 척도를 사용했는지를 문헌에 분명하게 밝혀야 한다. 연구들 간의 결과 차이를 설명할 수 있는 중요한 원인 가운데 하나는 사용한 척도가 다르다는 것이다. 연구논문에 질문 문항들이 제시되어 있거나, 그밖의 다른 방법을 통해서 실제로 사용된 문항을 알게 될 때 상당 수의 문항들이 HBM 개념구성체에 대한 지표로서 적절하지 못한 것으로 나타났다.

3. 연구자들은 이익성과 장애를 측정하는 문항들을 한데 모아 척도로 만드는 것과 관련해서 상당히 조심스러울 필요가 있다. 구체적으로 말해서 장애에 관한 항목들 간의 내적

상관이 그다지 높지 않을 수 있다. 각각의 장애요인에 대해서 과연 그것이 연구의 대상이 되는 행동에 대한 예측 지표인지 그리고 개입을 통해서 다루고자 하는 부분에 대한 가장 적절한 지표인지 여부를 확인해 봐야 한다.

4. 취약성 인식을 측정할 때는 반드시 구체적으로 행동을 설정해야 한다(이 장의 내용 가운데 HBM과 AIDS 예방행동에 관한 부분을 참고하라). 로니스[Ronis](1992)의 연구를 참고하여 어떤 행동을 취하거나 취하지 않는다는 조건하에서 취약성을 묻는 것이 얼마나 중요한지를 이해하기 바란다.

5. HBM에 관한 연구들이 공통적으로 가지고 있는 연구 방향은 다른 모델이나 이론틀과 결합할 때 HBM이 얼마나 유용한지를 결정하는 것이다. 이번 장에서 우리는 몇 가지 예들을 제시했다. 연구자들은 이러한 접근방법이 건강관련 행동을 이해하는데 있어서 매우 유용하다는 것을 이해하는 한편, 개념구성체들 간의 관계와 독립성 그리고 다양한 모델 개념구성체 각각의 중요성을 평가하는데 요구되는 추가적인 복잡성을 함께 고려하는 것이 중요하다. 건강행동 변화의 모델들 간에는 차이점이 존재하는 반면, 서로 다른 많은 구성요소들은(예: 자기효능감 등), 특히 그러한 요소들이 어떻게 결합되고 행동 결과를 예측하는데 사용되는지에 관해서는 상당한 정도의 중복성과 상호보완성을 갖는다(Weinstein, 1993). 따라서 핵심 쟁점은 어떤 모델이 다른 모델보다 더 우수하다거나 어떤 변수가 더 중요한지가 아니라, 상이한 행동과 상황의 상대적인 효용에 있어서 시간이 지나면서 어떤 상대적 효용과 변화가 나타나는가 하는 것이다(Maddux, Brawley & Boykin, 1995).

건강교육과 건강증진 실천을 위한 제언

아마도 이제는 건강관련 행동에 영향을 미치는 전문가들이 프로그램 계획, 욕구사정, 프로그램 전략에 있어서 자기효능감을 포함한 다양한 건강신념 변수들을 포함시켜야 할 때인 것 같다. 건강문제를 해결하기 위한 프로그램은 표적집단 가운데 얼마나 많은, 그리고 어떤 구성원들이 특정 건강관련 결과에 대해서 취약하다고 느끼고 있으며, 그러한 건강관련 결과가 심각한 건강문제를 유발한다고 믿고 있으며, 자신들의 행동을 수용 가능한 수준의 대가를 치르면서 변화시킴으로써 건강관련 위협을 줄일 수 있다고 믿는지에 관한 지식에 기초해야 한다. 또한 건강 전문가는 이따금 클라이언트들이 처방된 행동(들)을 이행하는데 필요한 자기효능감을 어느 정도나 가지고 있는지를, 필요하다면 장기간에 걸쳐 평가해야 한다.

건강신념에 관한 자료를 집단이나 지역사회 환경에 관한 다른 자료와 함께 수집하는 것은 효과적인 프로그램 계획을 가능하게 한다. 그렇게 할 경우, 개입은 그러한 평가를 통해서 확인된 특정한 욕구를 목표로 삼아 이루어질 수 있다. 이는, 해결하려는 문제가 환자 개개인의 문제인지, 환자 집단의 문제인지 아니면 지역사회 전체의 문제인지에 상관없이 항상 그렇다. 장기간에 걸쳐서 대규모 인구집단의 행동에 영향을 주기 위한 프로그램을 계획하는데 있어서(자기효능감을 포함한), HBM의 역할은 반드시 맥락 속에서 고려되어야 한다. 건강신념에 대한 직접적인 공략을 통해서 영구적인 행동 변화를 만들어낼 수는 없다. 더 나아가서 만일 대규모 집단의 행동이 목표라면 사회 차원(예: 사회적 네트워크, 직장 단체, 물리적 환경, 여가시간)의 개입과 개인 차원의 개입을 병행하는 것이 단일 차원의 개입보다 훨씬 더 효과적일 것이다.

결론

이 장에서는 오늘날의 HBM이 가진 강점과 한계에 대해서 살펴보았다. 향후 이론을 정립하고 검증하는 연구들은 이미 정립되어 있는 내용들을 다시 반복하기 보다는 HBM이 가진 취약점을 보완하는데 주력해야 할 것이다. 또한 건강신념과 건강행동을 수정하기 위한 경험적 개입 노력이 더 많이 이루어져야 할 것이다. 아울러 또한 예측력을 높이기 위해서 HBM에 추가되어야 할 요인들을 구체화하고 측정하기 위한 더 많은 노력이 필요하다. 기존의 HBM에 자기효능감이라는 요소가 더해짐에 따라 기존의 HBM이 가진 설명력과 예측력은 특히 생활방식 실천 영역에 있어서 향상되었다.

우리는 보다 나은 건강으로 나아가는 길에서 거쳐가야 할 가장 중요한 중간역은 다름 아닌 개개인의 신념과 행동에 있다는 사실을 결코 잊지 말아야 할 것이다.

참고문헌

Bandura, A. *Social Learning Theory.* Englewood Cliffs, N.J.: Prentice Hall, 1977a.

Bandura, A. "Self-Efficacy: Toward a Unifying Theory of Behavioral Change." *Psychological Review,* 1977b, *84,* 191–215.

Bandura, A. *Social Foundations of Thought and Action.* Englewood Cliffs, N.J.: Prentice Hall, 1986.

Bandura, A. *Self-Efficacy in Changing Societies.* New York: Cambridge University Press, 1995.

Bandura, A. *Self-Efficacy: The Exercise of Control.* New York: W. H. Freeman and Company, 1997.

Becker, M. H. (ed). "The Health Belief Model and Personal Health Behavior." *Health Education Monographs,* 1974, *2,* entire issue.

Booth, R. E., Zhang, Y., and Kwiatkowski, C. F. "The Challenge of Changing Drug and Sex Risk Behaviors of Runaway and Homeless Adolescents." *Child Abuse and Neglect,* 1999, *23*(12), 1295–1306.

Byrd, T. L., Mullen, P. D., Selwyn, B. J., and Lorimor, R. "Initiation of Prenatal Care by Low-Income Hispanic Women in Houston." *Public Health Reports,* 1996, *111*(6), 536–540.

Champion, V., and Menon, U. "Predicting Mammography and Breast Self-Examination in African-American Women." *Cancer Nursing,* 1997, *20*(5), 315–322.

Champion, V. L. "Revised Susceptibility, Benefits, and Barriers Scale for Mammography Screening." *Research in Nursing and Health,* 1999, *22*(4), 341–348.

Champion, V. L., and Scott, C. R. "Reliability and Validity of Breast Cancer Screening Belief Scales in African American Women." *Nursing Research,* 1997, *46*(6), 331–337.

Champion, V. L., Skinner, C., and Foster, J. "The Effects of Standard Care Counseling or Telephone/In-Person Counseling on Beliefs, Knowledge and Behavior related to Mammography Screening." *Oncology Nursing Forum,* 2000, *27*(10), 1565–1571.

Champion, V. L., Ray, D., Heilman, D., and Springston, J. "A Tailored Intervention for Mammography Among Low-Income African-American Women." *Journal of Psychosocial Oncology,* 2000, *18*(4), 1–13.

Champion, V. L., and others. "Comparison of Tailored Interventions to Increase Mammography Screening in Nonadherent Older Women." *Preventive Medicine,* forthcoming (a).

Champion, V. L., and others. "Comparison of Tailored Mammography Interventions at Two Months Post Intervention." *Annals of Behavioral Medicine,* forthcoming (b).

Dignan, M., and others. "Development of a Cervical Cancer Education Program for Native American Women in North Carolina." *Journal of Cancer Education,* 1994, *9*(4), 235–242.

Duan, N., Fox, S. A., Derose, K. P., and Carson, S. "Maintaining Mammography Adherence through Telephone Counseling in a Church-Based Trial." *American Journal of Public Health,* 2000, *90*(9), 1468–1471.

Falck, R. S., Siegal, H. A., Wang, J., and Carlson, R. G. "Usefulness of the Health Belief Model in Predicting HIV Needle Risk Practices Among Injection Drug Users." *AIDS Education and Prevention,* 1995, *7*(6), 523–533.

Ford, K., and Norris, A. E. "Factors Related to Condom Use with Casual Partners Among Urban African-American and Hispanic Males." *AIDS Education and Prevention,* 1995, *7*(6), 494–503.

Friedman, L. C., Neff, N. E., Webb, J. A., and Latham, C. K. "Age-Related Differences in Mammography Use and in Breast Cancer Knowledge, Attitudes, and Behaviors." *Journal of Cancer Education,* 1998, *13*(1), 26–30.

Fulton, J. P., Rakowski, W., and Jones, A. C. "Determinants of Breast Cancer Screening Among Inner-City Hispanic Women in Comparison with Other Inner-City Women." *Public Health Reports,* 1995, *110*(4), 476–482.

Hochbaum, G. M. *Public Participation in Medical Screening Programs: A Sociopsychological Study.* PHS publication no. 572. Washington, D.C.: Government Printing Office, 1958.

Hull, C. L. *Principles of Behavior.* New York: Appleton-Century-Crofts, 1943.

Janz, N. K., and Becker, M. H. "The Health Belief Model: A Decade Later." *Health Education Quarterly,* 1984, *11*(1), 1–47.

Janz, N. K., and others. "A Two-Step Intervention to Increase Mammography Among Women 65 and Older." *American Journal of Public Health,* 1997, *87*(10), 1683–1686.
Kalichman, S. C., Carey, M. P., and Johnson, B. T. "Prevention of Sexually Transmitted HIV Infection: A Meta-Analytic Review of the Behavioral Outcome Literature." *Annals of Behavioral Medicine,* 1996, *18*(1), 6–15.
King, E. S., and others. "Promoting Mammography Use Through Progressive Interventions: Is It Effective?" *American Journal of Public Health,* 1994, *84*(1), 104–106.
Kirscht, J. P. "The Health Belief Model and Illness Behavior." *Health Education Monographs,* 1974, *2,* 2387–2408.
Laraque, D., and others. "Predictors of Reported Condom Use in Central Harlem Youth as Conceptualized by the Health Belief Model." *Journal of Adolescent Health,* 1997, *21*(5), 318–327.
Lee, M. C. "Knowledge, Barriers, and Motivators Related to Cervical Cancer Screening Among Korean-American Women: A Focus Group Approach." *Cancer Nursing,* 2000, *23*(3), 168–175.
Leventhal, H. "Findings and Theory in the Study of Fear Communications." In L. Berkowitz (ed.), *Advances in Experimental Social Psychology.* New York: Academic Press, 1970.
Lewin, K. *A Dynamic Theory of Personality.* New York: McGraw-Hill, 1935.
Lewin, K. "The Nature of Field Theory." In M. H. Marx (ed.), *Psychological Theory.* New York: Macmillan, 1951.
Lewin, K., Dembo, T., Festinger, L., and Sears, P. S. "Level of Aspiration." In J. Hunt (ed.), *Personality and Behavior Disorders.* New York: The Ronald Press, 1944.
Liau, A., and Zimet, G. D. "Undergraduates' Perception of HIV Immunization: Attitudes and Behaviors as Determining Factors." *International Journal of STD and AIDS,* 2000, *11*(7), 445–450.
Lollis, C. M., Johnson, E. H., Antoni, M. H., and Chitwood, D. D. "The Predictive Utility of the Health Belief Model for Explaining Condom Usage and Risky Sexual Behavior in Injection Drug User and University Women." Proceedings of the HIV Infected Women's Conference, February 22–24, 1995, p. P130.
Maddux, J. E., Brawley, L., and Boykin, A. "Self-Efficacy and Health Behavior: Prevention, Promotion and Detection." In J. E. Maddux (ed.), *Self-Efficacy, Adaptation, and Adjustment: Theory, Research, and Application.* New York: Plenum Press, 1995.
Maguen, S., Armistead, L. P., and Kalichman, S. "Predictors of HIV Antibody Testing among Gay, Lesbian, and Bisexual Youth." *Journal of Adolescent Health,* 2000, *26*(4), 252–257.
Mahoney, C. A., Thombs, D. L., and Ford, O. J. "Health Belief and Self-Efficacy Models: Their Utility in Explaining College Student Condom Use." *AIDS Education and Prevention,* 1995, *7*(1), 32–49.
Miller, A. M., and Champion, V. L. "Attitudes About Breast Cancer and Mammography: Racial, Income, and Educational Differences." *Women and Health,* 1997, *26*(1), 41–63.
Phillips, K. A., and others. "Factors Associated with Women's Adherence to Mammography Screening Guidelines." *Health Services Research,* 1998, *33*(1), 29–53.
Rawl, S. M., and others. "Colorectal Cancer Screening Beliefs: Focus Groups with First-Degree Relatives." *Cancer Practice,* 2000, *8*(1), 32–37.
Rogers, R. W., and Prentice-Dunn, S. "Protection Motivation Theory." In D. S. Gochman (ed.), *Handbook of Health Behavior Research I: Personal and Social Determinants.* New York: Plenum Press, 1997.
Ronis, D. L., "Conditional Health Threats: Health Beliefs, Decisions, and Behaviors Among Adults." *Health Psychology,* 1992, *11*(2), 127–134.
Rosenstock, I. M. "What Research in Motivation Suggests for Public Health." *American Journal of Public Health,* 1960, *50,* 295–301.
Rosenstock, I. M. "Historical Origins of the Health Belief Model." *Health Education Monographs,* 1974, *2,* 328–335.

Rosenstock, I. M., Strecher, V. J., and Becker, M. H. "Social Learning Theory and the Health Belief Model." *Health Education Quarterly,* 1988, *15*(2), 175–183.

Rosenstock, I. M., Strecher V. J., and Becker M. H. "The Health Belief Model and HIV Risk Behavior Change." In J. Peterson and R. DiClemente (eds.), *Preventing AIDS: Theory and Practice of Behavioral Interventions.* New York: Plenum Press, 1994.

Skinner, B. F. *The Behavior of Organisms.* Englewood Cliffs, N.J.: Appleton-Century-Crofts, 1938.

Steers, W. N., and others. "Health Beliefs as Predictors of HIV-Preventive Behavior and Ethnic Differences in Prediction." *Journal of Social Psychology,* 1996, *136*(1), 99–110.

Strecher, V. J., and Hospers, H. "Physicians' Recommendations for Mammography: Do Tailored Messages Make a Difference?" *American Journal of Public Health,* 1994, *84*(1), 43–49.

Tang, T. S., Solomon, L. J., and McCracken, L. M. "Cultural Barriers to Mammography, Clinical Breast Exam, and Breast Self-Exam Among Chinese-American Women 60 and Older." *Preventive Medicine,* 2000, *31*(5), 575–583.

Tang, T. S., Solomon, L. J., Yeh, C. J., and Worden, J. K. "The Role of Cultural Variables in Breast Self-Examination and Cervical Cancer Screening Behavior in Young Asian Women Living in the United States." *Journal of Behavioral Medicine,* 1999, *22*(5), 419–436.

Thompson, B., and others. "Attitudes and Beliefs Toward Mammography Among Women Using an Urban Public Hospital." *Journal of Health Care for the Poor and Underserved,* 1997, *8*(2), 186–201.

Thorndike, E. L. "Animal Intelligence: An Experimental Study of the Associative Processes in Animals." *Psychological Monographs,* 1898, *2*(8), entire issue.

Tolman, E. C. *Purposive Behavior in Animals and Men.* New York: Appleton-Century-Crofts, 1932.

Watson, J. B. *Behaviorism.* New York: Norton, 1925.

Weinstein, N. D. "Testing Four Competing Theories of Health-Protective Behavior." *Health Psychology,* 1993, *12*(4), 324–333.

Witte, K. "Fear Control and Danger Control: A Test of the Extended Parallel Process Model (EPPM)." *Communication Monographs,* 1994, *61*(2), 113–134.

Wulfert, E., and Wan, C. K. "Safer Sex Intentions and Condom Use Viewed from a Health Belief, Reasoned Action, and Social Cognitive Perspective." *The Journal of Sex Research,* 1995, *32*(4), 299–311.

Wulfert, E., Wan, C. K., and Backus, C. A. "Gay Men's Safer Sex Behavior: An Integration of Three Models." *Journal of Behavioral Medicine,* 1996, *19*(4), 345–366.

04 합리적 행동이론과 계획된 행동이론

HEALTH
BEHAVIOR
and
HEALTH
EDUCATION

이번 장에서는 합리적 행동이론(Theory of Reasoned Action, TRA)과 계획된 행동이론(Theory of Planned Behavior, TPB)에 대해서 살펴보기로 하겠다. 이 두 이론은 특정 행동을 행할 가능성에 대한 결정요인인, 개인의 동기부여 요인(individual motivational factor)에 관한 이론적 개념구성체에 초점을 두고 있다. 그림 4-1은 이러한 이론적 개념구성체를 그림으로 나타낸 것이고, 표 4-1에는 각 개념구성체에 대한 정의가 제시되어 있다. TRA는 행동의지(behavior intention)를 결정하는 태도와 사회규범 인식에 대한 측정을 포함한다. 행동의지는 다시 개인의 행동에 영향을 미친다. TPB는 하나의 독립된 이론이라기보다는 TRA를 확장한 것이다. TPB에는 TRA와 달리 행동 이행에 대한 인식된 통제에 관한 개념구성체가 추가된다. 이들 두 이론은 인구통계와 환경 등과 같은 다른 모든 요인들이 이들 모형 개념구성체를 통해서만 작용하며 행동이행 가능성을 설명하는데 독립적으로 기여하지 않는다고 가정한다.

1967년에 처음 소개된 TRA는 신념(행동신념과 규범신념), 태도, 의지 그리고 행동 간의 관계에 관한 것이었다. 피시바인[Fishbein](1967)은 태도와 행동 간의 관계를 이해하려는 노력을 통해서 TRA를 개발하였다. 이 관계에 관한 종전의 많은 연구들은 태도와 행동 간에 상대적으로 낮은 상호작용을 발견했고, 일부 이론가들은 행동에 영향을 주는 요인에서 태도를 제외하자는 제안을 하기도 했다(Fishbein, 1993; Abelson, 1972 참조; Wicker, 1969). 피시바인은 TRA의 개발을 가능하게 했던 그의 연구에서 태도를 대상에 대한 태도와 그 대상에 관한 행동에 대한 태도로 구별하였다. 건강에 관한 예를 들면 유방암이라는 대상에 대한 태도와 유방암 엑스선 검사를 받으려는 행동에 대한 태도를 생각해볼 수 있다. 대부분의 종전 연구들은 대상(예: 유방암)에 대한 태도와 그 대상에 관한 행동(예: 유

그림 4-1. 합리적 행동이론과 계획된 행동이론

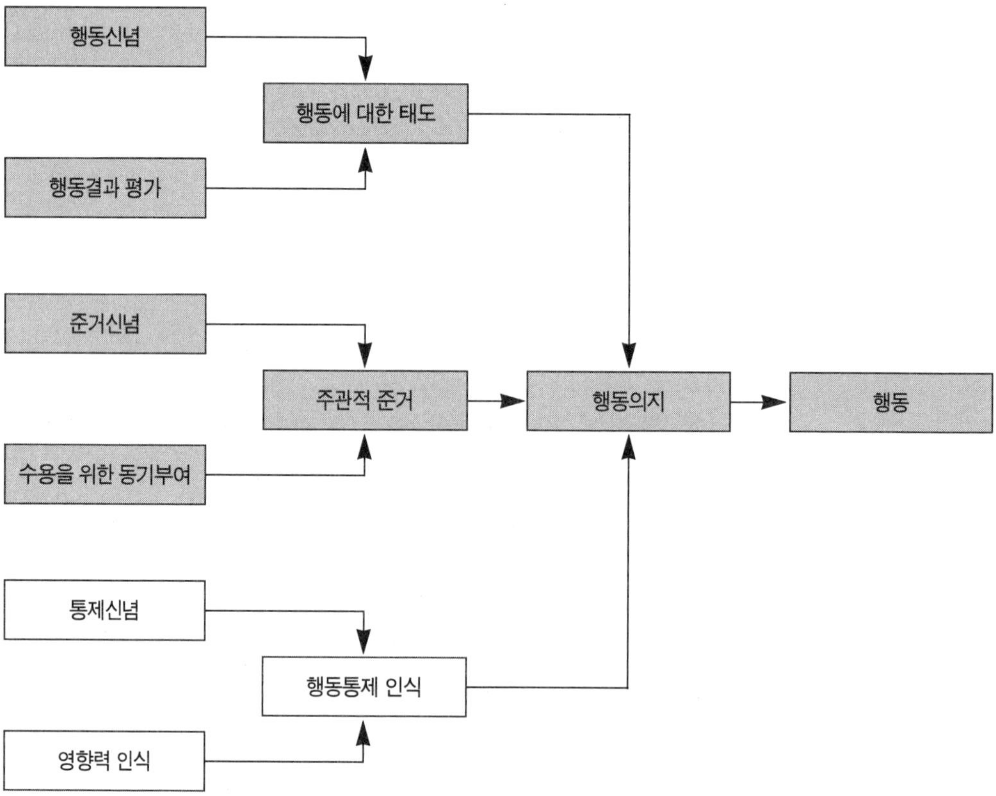

주: 윗 그림에서 음영부분은 합리적 행동이론을 나타내고 전체 그림은 계획된 행동이론을 나타낸다.

방 엑스선 검사) 간의 관계를 검증하려고 했다. 피시바인은 어떤 행동에 대한 태도가 그 행동이 지향하는 목표에 대한 태도보다 그 행동에 대한 더 나은 예측지표가 된다는 것을 보여주었다. 행동에 대한 태도가 그 행동에 대한 더 좋은 예측지표라는 것을 보여주었다 (Fishbein & Ajzen, 1975). 따라서 유방암 검사 예의 경우, 유방암에 대한 태도는 유방 엑스선 검사의 좋은 예측지표가 아닌 반면 유방 엑스선 검사를 받으려는 태도는 좋은 예측지표가 된다.

피시바인은 신념, 태도, 의지 및 행동에 대한 정의와 측정을 분명하게 구별하였다. 그는 태도, 의지 및 행동의 척도들 간에 행동, 목표, 환경, 시간에 대해서 강도 높은 상응성(correspondence)을 갖는 것이 중요하다고 주장했다. TRA 개념구성체에 대한 조작화는 (대상 혹은 행동에 대한) 태도가 그 대상이나 행동의 태도의 속성에 관한 기대나 신념에 의해서 결정된다는 생각에 기초를 둔, 오랜 역사를 가진 태도 측정이론으로부터 발전되었다.

표 4-1. TRA와 TPB 개념구성체 및 정의

개념구성체	정의	측정
행동의지	행동이행 가능성 인식	~일 것 같다-~일 것 같지 않다의 양극 척도
태도		
직접 측정	행동에 대한 전반적인 평가	어의차이(sementic difference) 척도: 예: 좋다-나쁘다.
간접 측정		
행동신념	행동이행이 특정 속성 및 결과와 관련 있다는 신념	있다-없다의 양극 척도; -3~+3의 값을 가짐
평가	행동결과 또는 속성을 나타내는 값	좋다-나쁘다의 양극 척도; -3~+3의 값을 가짐
주관적 준거		
직접 측정	대부분의 사람들이 그 행동에 찬성할 것인가, 반대할 것인가에 관한 신념	동의 안 한다-동의한다의 양극 척도
간접 측정		
준거신념	각각의 지시대상자가 그 행동에 찬성할 것인가, 안 할 것인가에 관한 신념	동의 안 한다-동의한다의 양극 척도; -3~+3의 값을 가짐
기대부응 동기부여	각 준거자의 기대에 부응하려는 동기부여	~일 것 같다-일 것 같지 않다의 양극척도; 1~7의 값을 가짐
행동통제 인식		
직접 측정	행동통제 인식에 대한 전반적인 측정	어의차이 척도; 예: 내게 달려있다-내게 달려있지 않다.
간접 측정		
통제신념	각각의 촉진환경이나 방해 환경의 발생 가능성에 대한 인식	~할 것 같다-~할 것 같지 않다의 양극 척도; -3~+3 또는 1~7의 값을 가짐
영향력 인식	행동이행을 쉽거나 어렵게 만드는 조건 각각의 효과에 대한 인식	쉽다-어렵다의 양극 척도; -3~+3의 값을 가짐

그러한 기대-가치 개념화는 학습이론, 태도이론, 의사결정 등과 같은 심리학의 여러 분야에 적용되었다(예: Rotter, 1954; Rosenberg, 1956; Edwards, 1954 참조).

이 장의 이하 부분에서 우리는 이러한 이론들의 주요 개념구성체들에 대해서 자세하게 살펴볼 것이며, 이와 더불어서 개념구성체에 대한 측정과 그러한 이론들을 뒷받침하는 경험적 연구결과들에 대해서도 살펴볼 것이다. 또한 이들 이론들의 핵심 개념구성체와 다른 행동이론들의 개념구성체 간의 유사성을 소개할 것이다. 이제까지 이론들 간의 차이점에 대해서는 지나치게 많은 관심을 기울인 반면, 이론들 간의 유사성에 대해서는 거의 아무런 관심이 기울여지지 않았다(Weinstein, 1993). 맨 마지막으로는 이들 이론들을 건강행동을 이해하기 위해서 적용한 두 가지 예를 살펴보기로 하겠다.

합리적 행동이론

그림 4-1의 위쪽 부분에 제시된 TRA는 행동의 가장 중요한 결정인자가 사람의 행동 의지라고 주장한다. 개인의 행동의지의 직접적인 결정인자는 행동이행에 대한 태도와 그 행동과 관련된 주관적 준거(norm)이다. 태도는 행동이행의 결과 또는 속성에 관한 개인의 신념(행동신념)에 의해서 결정되며, 그러한 결정은 행동이행 결과 또는 속성에 대한 평가에 의해서 영향을 받는다. 따라서 긍정적인 결과가 그 행동을 이행함으로써 나온다는 강한 신념을 가진 사람은 그 행동에 대하여 긍정적인 태도를 갖는다. 이와 반대로, 부정적인 결과가 그 행동으로부터 초래한다는 강한 신념을 가진 사람은 그 행동에 대하여 부정적인 태도를 갖는다. 마찬가지로 개인의 주관적 준거는 각자의 준거신념(즉, 자신과 관련이 있는 어떤 중요한 준거자(referents)가 그러한 행동 이행을 인정하는가 아니면 인정하지 않는가)에 의해 결정되며, 그러한 준거자의 생각에 부응하고자 하는 동기부여가 되어 있는지가 그러한 결정에 영향을 미친다.

따라서 어떤 사람이, 특정 준거자가 자신이 어떤 행동을 이행해야 한다고 생각하고 있다고 믿는다면 그리고 그 준거자의 기대에 부응해야 한다고 생각한다면 그 사람은 긍정적인 주관적 준거를 갖게 된다. 이와 반대로 준거자가 자신이 그 행동을 이행해서는 안 된다고 생각하고 있다고 믿는 사람은 부정적인 주관적 준거를 가지게 되며, 준거자의 생각을 따라야 한다는 동기부여가 덜 된 사람은 상대적으로 중립적인 주관적 준거를 갖는다.

TRA에서는 행동신념과 준거신념을 태도와 주관적 준거를 통해서 행동의지와 행동에 연결시키는 인과관계를 가정한다. 모형의 구성요소와 구성요소들 간의 인과관계에 대한 측정은 명확하게 제시된 바 있다(Ajzen & Fishbein, 1980). 모든 측정은 일반적으로 5점 또는 7점 척도를 사용한다. 이 장에서 우리가 예로 들 척도들은 대부분 7점 척도를 사용하는 척도들이다. 어떤 행동 이행이 특정 결과를 초래할 가능성에 대한 개인의 행동신념은 '그럴 것 같다' - '그럴 것 같지 않다' 또는 '동의한다' - '동의하지 않는다' 의 양극 척도로 측정되며, 각 결과에 대한 평가는 '좋다' - '나쁘다' 의 양극 척도로 측정된다. 예를 들어서 금연의 결과 가운데 하나로서 '체중이 늘 것이다' 를 생각해보기로 하자. 이 결과에 관한 개인의 행동신념은 그 사람에게 '금연으로 인해 체중이 늘어날 것이다' 라는 가능성이 어느 정도나 되는지를 평가하게 함으로써 측정한다. 또한 이 결과에 대한 개인의 평가는 그 사람으로 하여금 '체중이 느는 것' 이 좋은 것이지 아니면 나쁜 것인지를 점수 매기게 함으로써 파악한다. 이러한 행동신념과 평가는 일반적으로 -3에서 +3까지의 값을 가짐으로써 어떤 행동이 부정적인 결과를 초래하지 않을 것이라는 신념이 그 사람의 태도에 긍정적으로 작용한다는 이중부정 심리학을 반영한다.

행동이행에 대한 개인의 태도를 간접적으로 측정하는 방법은 우선 어떤 행동의 한 가지 결과에 대한 개인의 행동신념과 해당 결과에 대해서 그 사람이 매긴 평가 점수를 곱해 점수를 구한 다음, 그 행동의 모든 결과에 대해서 같은 방식으로 점수를 구해서 그 점수들을 모두 더 하는 것이다. 앞의 예에서 만일 개인이 금연은 '체중 증가' 를 초래할 가능성이 거의 없다고 생각하고(신념점수 -3), 체중이 느는 것을 매우 나쁘다고 평가한다면(평가점수 -3) 신념-평가의 곱은 +9가 된다. 따라서 이 행동을 이행하는 것이 부정적으로 평가되는 결과를 초래하지 않을(피하게 될) 것이라는 강한 신념은 그 행동이(+3) 긍정적으로 평가되는(+3) 결과(두 점수의 곱=+9)를 초래할 것이라는 강한 신념만큼 그 사람의 태도에 긍정적으로 기여한다. 이와 반대로 그 행동이 긍정적으로 평가된 결과(+3)를 초래하지 않을(-3) 것이라는 강한 신념은 그 행동의 이행이 긍정적으로 평가되는 결과를 초래하지 않을 것이기 때문에 그 사람의 태도에 부정적으로 기여한다(두 점수의 곱=-9). '금연' 의 예에서 어떤 행동의 모든 결과에 대한 신념과 평가는 그 사람의 태도에 대한 간접 측정치를 계산하는데 사용된다.

이와 마찬가지로 준거자가 자신이 행동을 이행해야 한다고 생각하는지에 대한 개인의 준거신념은 -3에서 +3까지의 양극 척도로 측정되는 반면, 각 준거자의 생각을 따르려는 개인의 동기부여는 1부터 7까지의 단극 척도로 측정된다. 예를 들면 '금연' 의 경우 의사가 준거자가 될 수 있다. 의사에 관한 개인의 준거신념은 그 사람에게, 자신이 금연해야 한다고(혹은 하지 않아야 한다고) 의사가 생각하고 있다고 믿는 정도를 평가하게 함으로써 측정할 수 있다. 준거자의 생각을 따르려는 동기부여는 개인으로 하여금 자신이 '일반적으로 나는 내 의사가 내가 해야 한다고 생각하는 것을 하고자 한다' 라는 말에 동의하는지 여부를 평가하게 함으로써 측정한다. 개인의 주관적 준거를 간접적으로 측정하는 방법은 각각의 준거자에 관한 개인의 준거신념과 그 준거자의 생각을 따르려는 동기부여를 곱해 얻은 값들을 모두 더하는 것이다. TRA 구성요소모델의 측정과 계산은 아젠Ajzen과 피쉬바인Fishbein(1980)에 의해서 매우 자세하게 소개된 바 있다.

행동신념과 준거신념으로부터 계산된 간접 측정값뿐만 아니라 각 모델 구성요소의 직접 측정값을 얻는 것 또한 중요하다. 표 4-1은 태도와 주관적 준거의 직접 및 간접 측정값을 요약한 것이다. 행동 이행에 관한 태도의 직접 측정값은 '좋다' 또는 '나쁘다'와 '기분 좋다' 또는 '기분 나쁘다'와 같은 어의차이(semantic difference) 항목을 사용하여 측정한 값들을 합하여 얻는다. 주관적 준거의 직접 측정값은 개인에게 다음의 문장을 평가하게 하는 단일 항목 측정을 통해 얻는다: '내게 중요한 사람들 가운데 대부분이 내가 그 행동을 해야 한다고 생각한다.' 또한 직접 측정값은 '그럴 것 같다'-'그럴 것 같지 않다' 또는 '동의한다'-'동의하지 않는다'의 양극 척도로도 측정할 수 있다. 이러한 직접 측정값들은 두 가지 이유 때문에 중요하다. 첫째, 일반적으로 직접 측정값은 간접 측정값보다 의도 및 행동과 더 강한 관련성을 갖는다. 따라서 간접 측정값을 분석하기에 앞서 반드시 그러한 관련성을 보여줄 필요가 있다. 둘째, 적절한 신념이 측정되었고, 그 신념의 복합체(행동신념과 준거신념)가 TRA 개념구성체에 대한 적절한 척도라는 것을 확신할 수 있도록 간접 측정값과 직접 측정값이 상당한 관련성을 가지고 있다는 것을 제시해야 한다. 일단 그러한 내용을 제시하고 나면 간접 측정값이 가장 중요해진다. 왜냐하면 행동신념과 준거신념은 우리가 무엇이 행동을 유발하는지 이해하는데 도움을 주며 개입이 어디에 초점을 맞춰야 하는지를 제시해주기 때문이다(von Haeften, Fishbein, Kasprzyk & Montaño, 2001).

개념구성체들 간의 관계, 태도, 주관적 준거 및 특정 시점에서 측정된 의도와 일정 시간이 경과한 후에 측정된 행동 간의 관계를 구별하기 위해서는 진행적(progressive) 연구설계를 사용하는 것이 바람직하다. 연구대상의 동기부여가 행동 이행 후에 변한다면 횡단연구는 이전 행동을 예측하고 이해하는데 적절하지 못하다. 일반적으로 다중회귀분석은 TRA 내의 관계를 검증하기 위해서 사용되는데, 태도와 주관적 준거가 특정 시점에서의 의도와 후속 행동을 얼마나 잘 설명할 수 있는지 분석한다. 태도와 주관적 준거의 상대적 중요성은 행동의 내용과 연구대상이 어떤 인구집단인가에 따라 좌우된다. 어떤 행동은 전적으로 태도에 의해서 좌우되기도 하고, 어떤 행동은 전적으로 준거에 의해서 좌우되기도 한다. 동일한 행동이 태도에 의해서 좌우되는 사람이 있는가하면 준거에 의해서 좌우되는 사람도 있는 것으로 알려져 있다(Fishbein, 1990; Fishbein, von Haeften & Appleyard, 2001). 연구의 대상이 되는 행동과 사람의 상대적 중요성은 경험적으로 결정된다. 그러한 정보는 태도나 주관적 준거가 행동변화를 이끌어내려는 노력에 있어서 가장 중요한 요소인지를 알 수 있게 해준다. 상관분석과 분산분석은 어떤 행동신념 또는 준거신념이 의도 및 행동과 가장 높은 관련성을 갖는지를 분석하고 개입 노력에 대해서 경험적인 목표를 설정하는데 사용할 수 있다.

TRA의 명칭 때문에 종종 TRA를 '합리적 행동' 모형인 것처럼 이해하기도 하는데, 이는 잘못된 것이다. TRA는 사람을 '합리적 행위자(rational actor)' 로 본다. 즉, 모든 사람은 정보를 처리하고 그 결과에 따라 행동하도록 동기부여 된다고 가정한다. TRA는 행동을 이행하려는 동기부여를 결정하는 내적인 이유들이 존재한다고 가정한다. 개인의 행동신념과 준거신념을 구성하는 그러한 이유들은 그 신념이 객관적 준거에서 볼 때 합리적인지, 논리적인지 또는 옳은지 여부에 상관없이 개인의 태도와 주관적 준거를 결정한다. TRA의 장점은 이 이론이 그러한 이유들을 구별할 수 있는 사고틀을 제공한다는 것이다. TRA는 개인 또는 집단과 관련된 신념들(우리로 하여금 행동을 유발하게 하는, 개인이나 집단이 가진 이유를 사정할 수 있게 함으로써)을 파악하고, 측정하고 결합함으로써 개인의 행동을 이해할 수 있는 사고틀을 제공한다. TRA는 행동결과(behavior outcomes)나 측정되어야 할 준거자에 대한 구체적인 신념을 제시하지 않는다. 행동결과와 준거자는 행동이 달라지면 당연히 달라진다. 마찬가지로 행동은 동일하지만 사람이 다른 경우, 행동의 결과와 준거자는 달라질 수 있다. 예를 들면 유방 엑스선 검사 이용에 영향을 주는 결과는 중산층 여성들보다 저소득층 여성들의 사이에서 훨씬 더 다른 것으로 나타났다 (Thompson 외, 1996).

TRA를 적용하는데 있어서 가장 중요한 단계는 연구하고자 하는 각각의 행동과 사람에 관련된 행동결과와 준거자를 파악하기 위해서 정보수집을 위한 개방형 사전면접(open-ended elicitation interview)을 실시하는 것이다. 이 면접은 연구대상으로부터 최소 15명 내지 20명 정도의 표본을 뽑되 표본 가운데 약 절반은 연구대상 행동을 이행하였거나 이행할 의지가 있는 사람들이고, 나머지 절반은 행동을 이행하지 않는 사람들을 뽑아 이들을 대상으로 실시한다. 모든 표본구성원으로부터 두 종류의 정보를 얻어야 한다. 첫째, 행동 이행의 모든 긍정적 혹은 부정적 속성이나 결과를 기술하게 한다. 둘째, 표본구성원에게 그들이 귀 기울일 개인이나 집단(행동이행에 대해서 찬성이나 반대 입장을 갖는)을 기술하게 한다. 그런 다음 면접 결과 내용을 분석하여 특정 행동의 결과나 속성 또는 특정 행동과 관련된 사회적 준거자를 파악한다. 이렇게 얻어진 정보를 바탕으로 설문지 내용 및 TRA 척도를 만든다. 정보수집을 위한 사전 면접이 적절히 이루어지지 못할 경우, 행동결과와 준거자를 파악하지 못하는 결과가 발생하며, 더 나아가서는 TRA 척도 및 행동 예측이 제대로 이루어지지 못하게 됨에 따라 효과적인 개입을 개발하는데 필요한 정보를 얻지 못하게 된다.

TRA는 행동에 영향을 주는 핵심적인 행동신념과 준거신념을 파악할 수 있는 사고틀을 제공한다. 따라서 TRA를 이용하여 파악된 신념이나 그러한 신념에 부여된 가치를 변화시키기 위한 개입을 기획함으로써 그러한 개입을 통해 태도와 주관적 준거에 영향을 줄 수 있고, 궁극적으로는 행동과 의도의 변화를 이끌어낼 수 있다. TRA는 흡연, 음주, 피임도구 사용, 유방 엑스선 검사 이용, 건강관리 서비스 이용, 운동, 안전벨트 착용, 안전모 착용, 자외선 차단, 모유 수유, 약물남용, HIV나 성병(sexually transmitted disease, STD) 예방행동 등과 같은 폭넓은 건강행동을 성공적으로 예측하고 설명하는데 사용되어 왔으며 많은 연구결과들이 행동변화개입을 개발하는데 활용되었다(Albarracin, Fishbein & Goldestein de Muchinik, 1997; Albarracin, Johnson, Fishbein & Muellerleile, 2001; Bandawa & Foster, 1996; Bogart, Cecil & Pinkerton, 2000; Bosompra, 2001; Fishbein, 1993; Fisher, Fisher & Rye, 1995; Gastil, 2000; Jemmott, Jemmott & Fong, 1998; Steen, Peay & Owen, 1998; Trafimow, 1996).

계획된 행동이론

TRA는 행동의 직접적인 결정요인 가운데 가장 중요한 것이 행동의지(behavioral intention)라고 가정한다. 따라서 TRA가 행동을 성공적으로 설명할 수 있는지는 그 행동이 얼마나 개인의 자발적 통제(volitational control) 하에 있는가(즉, 개인이 그 행동에 대해서 상당 정도의 통제력을 행사할 수 있는 상황)에 따라 좌우된다. 높은 자발적 통제력 하에서는 의지 및 의지의 태도 결정요인과 준거 결정요인에 의해서 측정된 동기부여가 행동의 주된 결정요인이 된다. 그러나 TRA 구성요소가 자발적 통제가 감소되는 행동을 예측하기에 충분한지 여부는 분명하지 않다. 예를 들면 행동을 이행하려는 동기부여가 높은 사람도 환경적 조건으로 인해 행동을 실제로 이행하지 않을 수 있다. 그래서 아젠[Ajzen]과 그의 동료들은 사람들이 완전한 자발적 통제를 갖지 못하는 행동을 예측해 보고자 그림 4-1에 요약되어 있는 계획된 행동이론(Theory of Planned Behavior(TPB))를 제안했다. 아젠[Ajzen]과 그의 동료들(Ajzen, 1991; Ajzen & Driver, 1991; Ajzen & Madden, 1986)은 개인의 의지와 행동에 영향을 주는, 개인이 통제할 수 없는 요인들을 설명하려고 TRA에 행동통제

인식(perceived behavioral control)을 추가하였다. 이러한 이론 확장은 행동이행이 동기부여(의지)와 능력(행동통제)에 의해 결정된다는 생각에 부분적으로 기초하고 있다. 아젠Ajzen은 행동통제 인식이 높은 개인은 행동이행을 위해 더 많은 노력을 기울인다고 주장했다. 행동이행에 대한 개인의 통제 인식은, 특히 인식된 행동통제가 실제 행동통제에 대한 정확한 지표일 때 그리고 자발적 통제가 높지 않을 때, 의지와 더불어 행동에 직접적인 영향을 미칠 것으로 기대된다. 행동에 대한 자발적 통제가 강한 상황에서는 통제 인식의 영향은 감소하고, 의지는 행동을 예측할 수 있는 적절한 지표가 된다(Madden, Ellen & Ajzen, 1992).

또한 TPB는 통제 인식을 행동 및 주관적 준거에 대한 태도와 함께 행동의지에 대한 독립적인 결정요인이라고 가정한다. 태도와 주관적 준거를 일정 수준으로 고정시킬 경우, 행동이행에 대해서 쉽다고 느끼거나 어렵다고 느끼는 개인의 인식은 그 사람의 행동의지에 영향을 준다. 이들 세 가지 결정요인이 의지를 설명하는데 있어서 갖는 상대적 비중은 행동과 사람에 따라서 달라진다.

TPB에 따르면 통제 인식은 행동이행을 촉진하거나 방해하는 어떤 요인이 존재 또는 부재에 관한 통제신념(control beliefs)에 의해 결정되며, 그러한 결정은 인식된 영향력(perceived power), 즉 행동을 촉진하거나 방해하는 각 요인의 영향력에 의해서 좌우된다. 따라서 어떤 행동을 촉진하는 요인이 존재한다는 강한 통제신념을 가진 사람은 그 행동에 대해서 높은 통제인식을 갖게 된다. 이와 정반대로 그 행동을 방해하는 요인이 존재한다는 강한 통제신념을 가진 사람은 그 행동에 대해서 낮은 통제인식을 갖게 된다. 통제신념과 영향력 인식에 대한 측정을 통해 통제인식을 조작화한 연구는 매우 드물다.

TRA의 경우와 마찬가지로 측정해야 할 촉진요인과 장애요인이 무엇인지는 TPB에 제시되어 있지 않으므로 이러한 요인은 연구하고자 하는 행동과 대상에 대해서 개념도출 및 조사도구개발을 위한 면접(elicitation interview, 이하 도출 면접)을 실시하여 파악해야 한다. 이러한 요인들이 파악되면 각 요인에 대한 개인의 통제신념과 인식된 영향력이 측정된다. 아젠Ajzen은 통제신념이 어떻게 측정되는지를 자세하게 설명하지는 않았으나, TPB를 적용해보면 각 요인에 대한 통제신념이 -3으로부터 +3까지의 양극 척도로 측정되어야 한다는 것을 알 수 있다. 각 요인에 대한 인식된 영향력은 '쉽다-어렵다'의 양극 척도로 측정된다(Terry, Gallois & McCamish, 1993; Ajzen, 1991). 예를 들면 사전 면접은 '음식점 내 흡연 제한'을 금연에 대한 개인의 행동통제 인식에 영향을 주는 요인으로 볼 수 있다.

이 요인에 대한 개인의 통제신념은 그 사람으로 하여금 '음식점 내 흡연 제한을 맞닥뜨리게 될 가능성을 평가하게 함으로써 측정하고, 인식된 영향력(힘)은 음식점내 흡연 제한'이 금연을 쉽게 혹은 어렵게 만들 정도에 대한 그 사람의 인식을 평가하게 함으로써 측정하는데, 해당 행동을 촉진하거나 방해하는 것으로 파악된 모든 요인에 대해서 동일한 측정을 실시한다. 개인의 행동통제 인식에 대한 간접 측정값(indirect measure)은 각각의 통제신념에 해당 영향력 인식을 곱한 값을 모든 통제요인들에 대해서 구한 다음, 그 값들을 합함으로써 구한다(Ajzen & Driver, 1991). 통제행동 인식에 대한 직접 측정값은 앞서 TRA에서와 마찬가지 방식으로 구함으로써 간접 측정값(통제신념에 근거한)이 직접 측정값과 관련이 있으며, 직접 측정값이 의지 및 행동과 관련이 있음을 보여준다. 행동통제 인식에 대한 직접 측정값은 일반적으로 '나에게 달려있다' 혹은 '나에게 달려있지 않다' 와 '어렵다' 혹은 '쉽다' 와 같은 어의차이 척도 항목을 사용하여 측정한다. 이러한 척도들은 표 4-1에 요약되어 있다.

아젠^Ajzen^의 행동통제 인식 개념구성체는 반두라^Bandura^(1991)의 자기효능감 개념구성체와 유사한데, 이 두 가지 개념구성체 모두는 여러 가지 방해 조건 하에서 어떤 행동을 얼마나 잘 이행할 수 있는가에 대한 개인의 판단에 관한 것이다. 그러나 이 개념구성체에 대한 조작화는 Bandura의 이론과 비교하면 TPB에서는 약간 다르다. 통제 인식은 트라이안디스^Triandis^(1980)의 촉진 조건(facilitating conditions) 개념화와 매우 유사한 것으로서 개인의 특징(예: 지식이나 능력 같은)과 관련이 있거나 개인의 행동의지와는 별개로 개인의 행동이행을 쉽거나 어렵게 만드는 환경과 관련이 있다. 촉진 조건은 행동 의지의 영향을 완화시킨다고 여겨진다. 그러나 트리안디스는 통제 인식의 경우와 마찬가지로 촉진 조건을 측정하는 방법을 기술하지 않았다. 아젠과 트리안디스는 각각 의지가 행동으로 바뀌는지에 영향을 주는 요인들과 관련이 있는 하나의 동일한 개념구성체의 서로 다른 차원을 서술하고 있다. 트리안디스와 아젠 모두는 그 개념구성체가 행동에 미치는 의지의 영향을 완화시킨다고 본다. 행동통제 인식이 높으면 의지는 행동이행에 상당한 영향을 미치고 의지가 강하면 행동통제 인식이 행동 이행에 큰 영향을 미친다. 그러나 이러한 상호관계 가정을 지지하는 경험적 연구결과는 많지 않다(Ajzen, 1991).

최근에는 TPB가 운동행동, 흡연과 약물남용, HIV/성병 예방행동, 유방 엑스선 검사 이용, 의사가 제공하는 예방서비스, 구강위생행동 등 다양한 건강행동을 설명하는 연구에서 점점 더 활발하게 사용되고 있다. 이러한 연구들은 일반적으로 통제 인식이 의지와 행동에 대한 직접적인 예측 지표임을 뒷받침해 준다(Ajzen, 1991; Albarracin, Johnson, Fishbein & Muellerleile, 2001; Blue, 1995; Vraig, Goldberg & Dietz, 1996; Godin & Kok, 1996; Millstein, 1996; Montaño, Phillips & Kasprzyk, 2000; Montaño, Thompson, Taylor & Mahloch, 1997). 그러나 이러한 연구들 가운데 대부분은 특정 촉진요인과 방해요인에 관한 영향력 인식과 통제신념을 측정함으로써 통제 인식을 계산하기 보다는 통제 인식에 대한 직접적인 척도를 사용했다. 통제신념을 측정한(간접 측정치) 몇 몇 연구들은 그러한 척도들이 의지와 행동을 예측할 수 있게 해주는 중요한 지표라는 것을 보여주었다(Ajzen & Driver, 1991; Kasprzyk, Montaño & Fishbein, 1998). 행동통제 인식이 의지나 행동에 대한 중요한 결정요인이라면 촉진요인이나 억제요인에 관한 통제신념의 효과를 아는 것이 개입전략을 개발하는데 도움이 될 것이다. 그렇게 함으로써 우리는 통제신념이 의지나 행동과 가장 강한 관련성을 보이는 어떤 구체적인 환경요인을 개입의 우선적인 표적으로 삼을 수 있게 된다.

TRA와 TPB 사용의 예

여기서는 TRA와 TPB를 활용한 두 가지 연구를 예로 제시하고자 한다. 첫 번째 예는 1차 진료자 행동(예: HIV 예방 서비스)에 관한 설문지 개발을 위한 사전 정보수집 면접에 관한 것이다. 두 번째 예는 HIV 감염 위험에 노출된 사람들의 콘돔 사용 행동을 설명하기 위한 연구로서 행동변화 개입의 주안점을 찾기 위한 분석이 기술되어 있다. 이 두 가지 예는 TRA와 TPB의 활용 단계, 도출 면접, 각 모델의 구성요소 측정에 대한 기술 및 행동을 설명하기 위한 분석 등을 보여준다.

의사가 제공하는 HIV 예방 논의 및 조언에 대한 이해

미국에서는 HIV가 종전의 예상보다 더 빠르게 확산되고 있는데, 특히 고위험 집단이라고 여겨지지 않았던 인구집단 사이에서 빠르게 확산되고 있다. 미국의 STD, 즉 성병 발생비율도 전 세계에서 매우 높은 편에 속한다(Cates and American Social Health Association Panel, 1999). 카타니아[Catania](1992)에 따르면 전국적으로 이성애자의 15~31% 정도가 최소한 한 가지 STD/HIV 위험요인을 보고하는 것으로 나타나고 있다. 대다수의 미국인들은 정기적인 검사를 받기 위해 병원에 가는데, 91% 이상이 지난 5년 동안에 병원을 방문한

적이 있는 것으로 알려져 있다(Center for Disease Control and Prevention, 2000). 따라서 1차 진료기관의 의사들은 환자에게 STD/HIV에 감염 위험이 있는 행동에 대해서 설명하고 예방과 관련된 조언을 제공함으로써 STD/HIV 전염에 영향을 미칠 수 있는 위치에 있다. 미국 예방서비스 위원회(U.S. Preventive Service Task Force)(1996)는 1차 진료기관의 의료인이 모든 청소년 및 성인 환자의 성생활력과 약물사용력(sexual and drug history)을 철저하게 파악하고 성적으로 활발한 환자들에게 STD/HIV 예방을 위한 조언을 제공할 것을 권고했다. 오늘날까지 실시된 STD 관련 연구의 대부분은 공중보건 부분이었기 때문에 실제로 거의 대부분의 STD 발견, 치료, 검사가 이루어지고 있는 사적 의료부문에서의 STD 통제에 관한 연구는 턱없이 부족하다. 이 분야에 관한 기존의 자료들이 제시하는 바에 따르면 1차 진료기관에서는 환자들에게 STD/HIV 위험 정도를 파악하기 위한 질문을 거의 하지 않고 있으며, 내원 환자의 1% 미만에게 HIV 예방에 관한 조언을 제공하는 것으로 나타났다(Makadon & Silin, 1995; Wenrich 외 1996). 이에, 의료연구원(Institute of Medicine, Ruiz 외, 2001)은 환자의 성생활력과 약물사용력 기록 및 예방상담 제공 등을 포함한 STD/HIV 예방활동을 1차 진료기관의 역할에 포함시키는 것이 시급하다는 것을 확인하였다.

우리가 실시한 연구는 TPB를 사용하여 1차 진료기관의 환자에 대한 STD/HIV 위험 사정 및 예방상담 제공에 영향을 미치는 결정요인을 확인하기 위한 연구이다. 이하의 내용은 이 연구에서 도출 면접을 통해 알게 된 내용이며, 이를 토대로 의사들의, 앞서 언급한 서비스 제공을 설명하는 심리사회적 요인을 측정하기 위한 설문지를 개발했다.

연구방법. 개방형 도출 면접을 위한 조사도구는 다음과 같은 두 가지 서비스를 제공하는 의사의 행동에 영향을 미칠 수 있는 요인이 무엇인지를 의사들을 통해 파악하기 위해 개발되었다: (1) STD/HIV에 대한 환자의 위험 정도를 파악하기 위해서 구체적인 질문을 하는 것, (2) 환자에게 STD/HIV 예방에 관한 조언을 하는 것. 도출 면접의 기본틀은 TPB였다. 각각의 서비스 혹은 행동에 관한 논의는 의사에게 그들이 환자에게 STD/HIV 위험을 사정하기 위해 질문하고 예방을 위한 조언을 하는지 여부와 어떻게, 어떤 상황에서 그렇게 하는지를 묻는 것에서부터 시작했다. 각각의 서비스 제공 행동에 관한 행동신념을 도출해내기 위해서 우선 의사들에게 각각의 행동을 취함으로써 초래되는 모든 이익, 장점, 긍정적인 결과를 기술하게 했으며, 그들 자신과 환자의 시각에서 그 내용을 고려하게 했다. 그런 다음, 각각의 행동을 취함으로써 발생하는 모든 손해, 단점, 부정적인 결과를 기술하게 했다. 의사들이 각각의 서비스를 제공하는 것을 지지하거나 방해하는 모든 사람, 집단, 단체를 기술하도록 함으로써 각각의 행동에 대한 준거신념을 도출했다. 마지막으로 통제신념을 이끌어 내기 위해서 각각의 서비스 제공을 쉽게 만들거나 어렵게 만드는 모든 환경요인, 기타 요인 또는 상황을 기술하게 했다.

도출 면접은 방금 기술한 각각의 요인들에 관한 의사들의 논의와 생각을 묻기 위해서 고안되었다. 논의를 활발하게 하기 위해서 면접 내내 심층 규명을 위한 질문과 후속 질문이 사용되었다. 워싱턴 주에서 무작위로 뽑은 54명(가정의 13명, 일반 개업의 12명, 산부인과의 12명, 간호사 17명)의 1차 진료기관의 의사들을 대상으로 반구조화된 개방형 면접을 실시했다. 면접 내용은 모두 녹음되었고 축어록으로 만들어졌다. 그런 다음 질적연구를 위한 소프트웨어 패키지(NUD*IST)를 이용한 내용분석을 실시하여 TPB 구성요소 각각과 관련이 있는 모든 문장들을 뽑아내고 코딩했다. 두 가지 행동 각각에 대해서 축어록의 문장들을 다음과 같은 목록으로 구분하기 위해서 요약분석을 실시했다: (1) 행동의 결과나 속성에 대한 긍정적인 행동신념과 부정적인 행동신념, (2) 행동이행을 권하거나 말리는 개인 혹은 집단, (3) 행동이행을 쉽거나 어렵게 만드는 요인이나 상황. 연구자들 간의 논의와 합의를 통해서 각 목록에 해당하는 문장들을 주제별로 구분하고 의사들이 실제로 한 말을 이용하여 각 주제에 해당하는 문장들을 만들어냈다(Montaño Kasprzyk, Phillips & Fisher-Allison, 1998).

결과. 표 4-2는 내용분석을 통해 파악한 각 행동의 결과 또는 속성이다. 면접 내용을 내용분석한 결과, '환자의 성생활력과 STD/HIV과 관련된 행동 위험에 관한 구체적인 질문을 환자에게 하는 것' 에 관한 28가지 행동신념을 파악했다. 그 가운데 22가지는 '성병/HIV 예방에 관한 조언을 환자에게 제공하는 것' 에 해당하는 행동신념이기도 한 것으로 확인되었다. 두 번째 행동에만 해당되는 행동신념은 단 한 가지였다. 이들 행동신념들은 다양한 쟁점들에 관한 것들로서 표 4-2에 제시된 바와 같이 의사에 대한 환자의 확신, 환자의 불편함, 가치 있는 환자 진료, 시간과 재정에 미치는 영향, 전문가 보호, 의사의 역량이라는 6가지 주요 범주 또는 주제로 구분된다.

준거 영향의 출처에 대해서 의사들이 언급한 내용을 내용분석한 결과, 두 행동 모두 12가지 준거 영향 범주를 갖는 것으로 나타났다(표 4-3 참조). 이들 12가지 범주에는 환자, 동료, 의료행정, 공식적인 건강 단체, 입법자, 대중적이고 전문적인 미디어 등이 포함된다. 두 서비스 각각의 제공을 쉽거나 어렵게 만드는 8가지 조건이 중요한 통제신념으로 확인

표 4-2. 의사의 행동신념에 관한 도출 면접 결과

내가 환자에게 성생활력과 STD/HIV와 관련된 행동위험에 관한 구체적인 질문을 하는 것은...	r	내가 STD/HIV 예방과 관련된 조언이나 상담을 제공하는 것은...	r
환자의 확신		**환자의 확신**	
환자가 HIV 감염 위험에 관한 근심과 걱정거리를 제기하는데 도움이 된다.	.36	환자가 HIV 감염 위험에 관한 근심과 걱정거리를 제기하는데 도움이 된다.	.31
환자가 STD 감염 위험에 관한 근심과 걱정거리를 제기하는데 도움이 된다.	.28	환자가 STD 감염 위험에 관한 근심과 걱정거리를 제기하는데 도움이 된다.	.27
환자에게 신뢰할 만한 정보를 제공하고 교육할 수 있는 기회이다.	.33	나로 하여금 환자교육을 위한 신뢰할 만한 정보제공 출처로서의 역할을 하게 한다.	.32
환자의 행동을 변화시키고 감염 위험을 줄일 수 있는 기회를 제공한다.	.28	환자의 행동을 변화시키고 감염 위험을 줄이는데 효과적이다.	.21
그들의 관계에 관한 환자의 근심과 감정을 다루는 것을 포함한다.	.15	그들의 관계에 관한 환자의 근심과 감정을 다루는 것을 포함한다.	.05
그러한 문제를 제기하고 싶어 하는 환자들이 느끼는 불편함을 감소시킨다.	.32		
환자들이 나를 그들의 성관련 문제와 그 밖의 걱정거리를 안심하고 이야기할 수 있는 사람이라고 느끼게 만든다.	.38		
환자의 불편함		**환자의 불편함**	
환자로 하여금 당혹감이나 불편함을 느끼게 한다.	-.30	환자로 하여금 당혹감이나 불편함을 느끼게 한다.	-.22
환자로 하여금 사생활 침해라고 생각하게 만든다.	-.27	환자로 하여금 사생활 침해라고 생각하게 만든다.	-.22
환자가 솔직하게 말하고 싶지 않은 주제이다.	-.26	환자가 생각하거나 듣고 싶지 않아하는 주제이다.	-.17
환자를 불안해하고 걱정하게 만든다.	-.17	환자를 불안해하고 걱정하게 만든다.	-.11
환자를 소외시키고 다시 오고 싶지 않게 만든다.	-.29	환자를 소외시키고 다시 오고 싶지 않게 만든다.	-.27
환자로 하여금 따돌림 당하고, 비판받고, 낙인 받는다고 느끼게 만든다.	-.27	환자로 하여금 따돌림 당하고, 비판받고, 낙인 받는다고 느끼게 만든다.	-.27
비밀보장(예: 진료기록, 보험, 파트너 등에 관한)에 대해 걱정하게 만든다.	-.08		

표 4-2. 의사의 행동신념에 관한 도출 면접 결과 (계속)

내가 환자에게 성생활력과 STD/HIV와 관련된 행동위험에 관한 구체적인 질문을 하는 것은...	r	내가 STD/HIV 예방과 관련된 조언이나 상담을 제공하는 것은...	r
유의한 환자진료		**유의한 환자진료**	
내가 속한 지역사회에서는 일반적으로 행해지는 일이다.	.41	내가 속한 지역사회에서 일반적으로 행해지는 일이다.	.35
나로 하여금 포괄적인 진료를 제공하고 있다고 느끼게 한다.	.48	나로 하여금 포괄적인 진료를 제공하고 있다고 느끼게 한다.	.41
환자가 보기에 자신이 STD나 HIV 위험에 처해 있지 않다고 느끼기 때문에 불필요하다고 여긴다.	-.32	환자가 보기에 자신이 STD나 HIV 위험이 처해있지 않다고 느끼기 때문에 불필요하다고 여긴다.	-.28
환자와의 라포 형성에 도움을 줌으로써 어떤 문제에 대해서든 대화하도록 장려한다.	.41	환자와의 라포 형성에 도움을 줌으로써 어떤 문제에 대해서든 대화하도록 장려한다.	.35
STD 확산을 예방함으로써 공중보건을 보호한다.	.29	STD 확산을 예방함으로써 공중보건을 보호한다.	.29
내가 STD나 HIV 검사로부터 이익을 얻는 환자를 파악하는데 도움이 된다.	.30	환자가 이미 들은 적이 있기 때문에 논의하고 싶어하는 주제가 아니다.	-.19
시간과 돈		**시간과 돈**	
다른 환자들이 필요로 하는 시간과 자원을 빼앗는다.	-.40	다른 환자들이 필요로 하는 시간과 자원을 빼앗는다.	-.30
내 경우에는 위험에 처해 있는 환자가 거의 없기 때문에 시간 낭비이다.	-.45	내 경우에는 위험에 처해 있는 환자가 거의 없기 때문에 시간 낭비이다.	-.40
보상 또는 비용을 지불받지 못하는 서비스이다.	-.09	보상 또는 비용을 지불받지 못하는 서비스이다.	-.16
나로 하여금 HIV 검사에 더 많은 시간을 쓰게 하고 고민하는 환자와 검사결과에 대해서 논의하게 만들 것이다.	-.08		
전문직 보호		**전문직 보호**	
나를 전문가 책임(liability)으로부터 보호한다.	.21	나를 전문가 책임으로부터 보호한다.	.20
나와 직원들을 감염 및 노출로부터 보호한다.	.08		
역량		**역량**	
내가 그럴 능력과 충분한 지식을 가지고 있다고 생각하는 일이다.	.42	내가 그럴 능력과 충분한 지식을 가지고 있다고 생각하는 일이다.	.32
나로 하여금 불편함이나 어색함을 느끼게 만든다.	-.32	나로 하여금 불편함이나 어색함을 느끼게 만든다.	-.21

표 4-3. 의사의 준거신념의 출처와 의사의 통제신념

영향의 출처	행동과의 상관	
	위험사정	예방조언
환자	.38	.37
미성년 환자의 부모	.10	.12
나의 동료들	.36	.31
내가 속한 전문의료조직	.32	.32
전문 학술지	.29	.27
건강보험회사	.12	.17
입법가와 정부관료	.16	.18
옹호집단	.15	.15
인기 있는 미디어(TV, 라디오, 잡지)	.15	.19
내가 속한 의료기관의 의료책임자	.12	.10
내가 속한 의료기관의 행정가	.09	.07
전국 또는 지방 건강조직(예: CDC, NIH, 공중보건국)	.29	.26
통제신념		
일반적으로 정립되어 있는 의사 - 환자 관계를 갖는 것	.11	.15
STD와 HIV가 갖는 낙인	.11	.09
내가 진료하고 있는 지역사회	.20	.20
환자가 남성인 경우	-.03	-.01
환자가 여성인 경우	.17	.25
나와 환자 간의 심한 문화적, 종교적, 언어적 차이	.03	.07
환자의 가족이나 친구가 함께 하지 않은 상태에서 환자를 볼 수 있는 기회 갖기	.15	.16
해당 환자가 위험한 행동을 하고 있다는 지식이나 직관	.08	-.01

되었다(표 4-3). 환자의 성별, 환자와 의사 간의 관계, 환자를 대하는 동안의 상황 등이 이에 포함된다.

내용분석을 통해 파악한 각각의 요인이나 쟁점을 측정하기 위해서 두 가지 서비스 행동 각각에 관한 양적 설문지를 고안했다. 행동을 측정하기 위해서 의사들에게 그들이 얼마나 자주 각각의 서비스 행동을 행하는지 물었다. 각각의 서비스 행동에 대한 행동신념 척도는 의사들이 표 4-2에 제시된 각각의 결과가 해당 행동을 이행한 결과라는 것에 얼마나 동의하거나 동의하지 않는지를 평가하도록 고안했다. 준거신념은 표 4-3에 있는 각각의 준거자가 의사들에게 두 가지 서비스 행동의 이행을 얼마나 권장하거나 말렸는지를 평가하게 함으로써 측정했다. 통제신념 척도는 의사들이 표 4-3에 제시된 각각의 통제요인을 얼마나 자주 접하는지 평가하도록 고안되었다. 각 통제요인의 인식된 영향력은 의사들로 하여금 각 요인이 각각의 서비스 행동이행을 쉽거나 어렵게 만드는 정도를 평가하게 함으로써 측정했다. 조사에 걸리는 시간이 의사들의 응답에 영향을 줄 수 있기 때문에 각각의 서비스 행동 결과나 각 준거대상의 기대에 부응하려는 동기부여에 대한 평가는 생략하기로 결정했다. 대신 모든 행동결과가 동일한 비중을 갖는다고 가정하고 긍정적인 행동결과에는 양의 단위를 부여하고, 부정적인 행동결과에는 음의 단위를 부여했다. 마찬가지로 각 준거자의 기대에 부응하려는 동기부여의 비중 또한 모두 동일하다고 가정했다.

이상에서 언급한 진료 행동과 더불어 'STD/HIV 검사 제안' 과 '환자의 약물 사용에 관하여 질문하기' 라는 두 가지 행동을 추가로 연구하기 위해 도출 면접과 설문 문항 고안 과정을 거쳤다. 또한 동일한 두 가지 행동의 결정인자를 태아 검진 환자에게 묻기 위해 필요한 설문지를 개발했다. 설문지는 워싱턴 주에서 무작위로 선정한 900개 1차 진료기관의 의사들에게 발송되었고 응답률은 80%였다. 행동에 관한 의사의 자가보고 내용과 더불어서 환자를 대상으로 한 조사를 통해서 의사들이 그러한 서비스를 제공하는 비율을 파악했다. TPB 척도가 의사들이 STD/HIV 위험 사정 및 예방 상담을 제공하는 비율을 얼마나 잘 예측하는지 알아보기 위해서 얻어진 자료에 대한 분석을 실시했다.

논의 및 함의. TRA-TPB를 적용함에 있어서 연구하고자 하는 행동 및 인구집단과 관련된 행동신념, 준거신념 및 통제신념을 포괄적으로 파악하고 측정하기 위해서는 도출 면접 과정이 무엇보다 중요하다. 이 과정이 적절하게 이루어지지 못할 경우 행동예측은 매우 어려워진다. 개발된 설문지에 대한 사전 조사에 참여했던 사람들의 의견에 따르면 설문지가 중요한 쟁점들 모두를 적절히 다루고 있는 것으로 나타났다. 또한 여러 가지 업무때문에 바쁜 의사들로부터 24쪽에 달하는 설문지를 발송하여 80%의 응답률을 얻었다는 것은 조사에서 다루고 있는 문제에 대해서 의사들이 관심을 가지고 있음을 시사했다.

이 글을 쓰는 시점에서 자료수집은 완료된 상태였으나, TPB 구성요소로부터 의사들의 행동에 대한 예측을 결정하는 분석은 아직 완전히 끝나지 않은 상태였다. 의사의 위험 사정 및 예방 조언과 관련된 행동신념, 준거신념 및 통제신념 간의 상관을 계산하기 위한 예비분석은 끝난 상태였다. 상관분석 결과는 표 4-2와 표 4-3에 제시되어 있다. 두 가지 행동신념을 제외한 나머지 모든 신념들이 의료서비스 행동과 높은 상관을 가졌으며 대부분의 경우 상관의 강도는 .20 이상으로 나타났다. 이와 유사하게 준거신념은 한 가지 경우를 제외한 나머지 모든 경우가 .15 이상의 높은 상관을 보인 반면, 준거신념의 경우는 절반 가량만이 .15 이상의 상관을 보였다. 이러한 예비분석 결과는 행동에 대한 설명과 가장 관련성이 높은 행동결과, 준거자, 촉진요인 및 방해요인을 파악하기 위한 도출 면접과 내용분석이 성공적이었음을 시사했다.

아프리카계, 남미계 및 백인 여성의 콘돔 사용 예측

이 예는 행동 의지를 가장 잘 예측하는 TRA-TPB 척도를 파악하기 위해 조사자료에 대한 분석이 제시되어 있다. 분석결과를 바탕으로 우리는 어떤 요인이 개입 내용 개발과 가장 관련이 있는지 결정할 수 있다.

성병 감염 위험이 있는 개인의 콘돔 사용. HIV를 포함한 성병 감염(sexually transmitted infection, STI)은 라텍스 콘돔을 꾸준한 사용함으로써 예방할 수 있다. 지난 10년 동안 성병 감염 위험이 있는 사람들의 콘돔 사용을 높이기 위해 이론에 기초한 행동개입을 개발해야 한다는 필요성과 함께 콘돔 사용에 영향을 미치는 요인을 이해하기 위한 많은 연구들이 이루어졌다(National Institute of Health, 1997). 역학적 접근방법(epidemiological approach)과 사회학적 접근방법은 나이, 성별, 사회경제적 요인과 같은 행동을 설명할 수 있는 거시적인 요인에 초점을 두며, 제한된 자원 하에서 이루어지는 개입에서 누구를 표적집단으로 삼아야 하는지를 확인하는데 도움이 된다. 그러나 이러한 연구들은 개입 내용을 개발하는데 있어서는 유용성이 그다지 높지 않다. 행동에 영향을 미칠 수 있는 개입을 개발하기 위해서는 행동의 이면에 깔려 있는 변화 가능한 준거 인식이나 태도와 같은 요인들에 연구의 초점을 맞추는 것이 중요하다(Kasprzyk, Montaño & Fishbein, 1998). 그러한 연구를 통해 얻어진 결과는 개입 및 건강교육 내용을 개발하는데 직접적으로 도움이 된다. 만일 기술통계분석을 통해서 상이한 인구집단 간에 변화 가능한 요인이 다르게 나타난다면 인구학적 요인을 바탕으로 개입 대상을 구분하는 것이 도움이 된다.

성병 감염 위험이 있는 사람들의 콘돔 사용에 영향을 주는 요인들을 조사한 대부분의 연구들은 회고적이거나 횡단적인 연구들이다. 이러한 연구설계는 예측요인에 대한 파악을 어렵게 만든다. 미래의 행동을 예측하는 요인은 횡단적으로 측정된 행동에 대한 예측요인과 다를 수 있다. 따라서 HIV 감염 위험이 높은 사람들의 콘돔 사용 확률에 영향을 미치는 요인을 파악하고 이해하기 위한, 이론에 근거한 예측적 연구(prospective study)가 필요했다. 우리는 그러한 연구가 더 효과적인 HIV 예방프로그램을 개발하는데 필요한 통찰력을 제공할 것이라 기대했다. 1990년과 1994년 사이에 우리는 몇 가지 행동이론들의 구성요소를 포함한 통합된 행동모델을 사용하여 그러한 연구를 진행했다. 우리가 사용했던 모델에 대한 자세한 논의는 이 책이 아닌 다른 문헌을 참조하기 바란다(Fishbein 외, 1992; Kasprzyk, Montaño & Fishbein, 1998; Montaño Kasprzyk, von Haeften & Fishbein, 2001). 우리가 사용했던 모델은 TPB를 뒷받침하는 모델로서 콘돔 사용 의지에 대한 결정인자로서 태도, 준거, 통제인식의 상대적인 중요성이 성별, 성관계 파트너, 위험 집단의 유형에 따라 다르다는 것을 보여주었다. 이 단원에서 우리는 TPB를 사용하여 여성의 콘돔 사용 의지를 설명하고, 그 결정인자가 인종이나 종족 집단에 따라서 다르다는 것을 보여준 연구를 소개하고자 한다.

연구방법. 씨애틀 지역에서 수행되었던 이 연구는 HIV 감염 위험이 높은 다음과 같은 네 집단을 표적집단으로 삼았다: 주사약물중독자, 남성과 성관계를 갖는 남성, 여성 매춘부, 다수의 성관계 파트너를 가진 이성애자. 의도적 표본추출방법을 사용하여 각각의 위험 집단으로부터 대략 동일한 크기의 표본으로 뽑은 다음, 각 표본집단에 동일한 수의 백인, 아프리카계, 남미계가 포함되도록 각 표본집단들을 층화하였다. 주사약물중독자와 다수의 파트너를 가진 이성애자 집단도 성별을 기준으로 층화하여 동일한 수의 남성과 여성을 갖게 했다. 다문화 다인종으로 이루어진 팀이 사전 민족지학 조사를 통해 파악한 지역들로부터 지역사회를 기반으로 한 연구대상 모집을 실시했다. 연구대상을 모집하는 과정에서 지역사회를 기반으로 하는 다른 단체들로부터 지지와 협력을 받았다.

두 번의 면접조사를 위해 모집한 연구참여자들을 위해 진행형 연구설계를 사용했다. 기준선 면접에서는 자가보고한 콘돔 사용을 포함한 모든 모델 구성요소를 측정하기 위한 설문지를 사용하여 연구참여자들을 면접했다. 3개월 후, 동일한 연구참여자들에 대한 또 한 번의 면접을 실시했으며, 모든 모델 구성요소와 지난 3개월 동안의 콘돔 사용을 자가보고하게 했다. 총 935명의 표본이 시점1 면접을 마쳤으며, 그들 모두에게 후속 면접에 참여해줄 것을 요청했으나 그들 가운데 686명이 시점2 면접에 참여했다(73% 복귀율).

이 연구에서 사용된 설문지는 장기간에 걸친 형성-조사(formative research) 과정을 통해 개발되었다. 4개 표적집단으로부터 추출한 171명의 표본에 대해서 조사도구를 개발하기 위한 반구조화된 개방형 도출 면접을 실시했다. 면접에서는 참여자들에게 콘돔 사용 및 성관계 파트너의 종류(예: 정기적, 일시적, 고객)와 성관계 유형(예: 질, 항문, 구강)별로 콘돔을 사용하거나 사용하지 않은 결과에 대한 참여자의 생각을 물었다. 아울러 연구참여자의 콘돔 사용을 쉽거나 어렵게 만드는 요인과 그들의 콘돔 사용을 지지하거나 반대하는 개인이나 집단을 기술하게 했다. 이러한 질문에 대한 참여자의 응답의 내용을 분석하여 연구참여자의 태도, 주관적 준거, 통제인식을 각각 측정했다. 또한 성관계 유형 및 파트너 종류별로 콘돔 사용에 대한 별도의 모델 개념구성체 척도를 개발했다. 민족지학 면접을 통해서 성관계 유형 및 파트너 종류별 콘돔 사용이 분명하게 구분되는 서로 다른 행동임을 알 수 있었으며, 연구참여자들이 언급한 각각의 행동에 영향을 주는 요인 또한 서로 달랐다. 설문지 개발에 관한 내용은 별도의 문헌에 자세하게 제시되어 있다(Montaño, Kasprzyk, von Haeften & Fishbein, 2001).

모델 구성요소에 대한 척도와 계산은 다음과 같다.

행동. 시점2에서 연구참여자는 지난 3개월 동안 각 유형의 파트너와 각 유형의 성관계를 얼마나 자주 가졌는지를 10점 척도로 평가했으며 성관계시 얼마나 콘돔을 자주 사용했는지를 '한 번도 사용하지 않았다' 와 '항상 사용했다' 를 양극단으로 하는 7점 척도로 평가했다. 이렇게 얻은 측정값의 타당성을 검증하기 위해 이 측정값과 지난 30일에 대한 회고적 측정값 간의 상관을 구했으며 상관계수는 0.81~0.94였다.

의지. 각 파트너별 유형별 성관계에서 콘돔을 사용할 의지는 '전혀 그럴 것 같지 않다' 와 '매우 그럴 것 같다' 를 양끝으로 하는 7점 양극 척도로 측정했다.

태도. 각 파트너별 유형별 성관계에서 콘돔 사용에 대한 직접적인 태도를 '좋다' - '나쁘다', '현명하다' - '어리석다', '건강하다' - '건강하지 않다' 를 양극단으로 갖는 9개 문항으로 이루어진 어의차이 7점 척도로 측정했으며, 양극단점은 질적분석을 통해서 파악했다. 태도 점수는 이들 9개 문항을 모두 합해 구했다. 이들 9개 문항은 크론바하 알파(Cronbach α) .83~.90 수준의 내적 일관성을 보였다.

각 유형의 파트너와 각 유형의 성관계에서의 콘돔 사용 태도에 대한 간접 척도(가중행동신념)는 신념 항목과 평가 항목으로부터 이루어졌다. 도출 면접 결과에 대한 내용분석을 통해 각각의 콘돔 사용 행동에 관한 30~32개 정도의 행동결과와 속성을 발견했다. 또한 각각의 행동을 '전혀 그럴 것 같지 않다' 와 '매우 그럴 것 같다' 를 양극단으로 하는 7점 양극 척도로 측정하는 행동신념 척도를 개발했다. '앞으로 3개월 동안 이제까지 성관계를 갖던 파트너와 질 성관계를 할 때마다 콘돔을 사용하는 것은 당신의 성감을 떨어뜨릴 것이다' 또는 '… 당신이 파트너를 신뢰하지 않는다는 것을 의미한다' 와 같은 항목이 척도에 포함되었다. 각 행동결과는 '매우 나쁘다' 와 '매우 좋다' 를 양극단으로 갖는 7점 양극 척도로 평가되었다. 신념과 평가 등급은 -3에서 +3까지의 점수로 코딩되었으며, 태도 점수는 신념과 평가의 점수를 곱해서 구했다. 사용한 척도의 내적 일관성은 크론바하 알파값 .83~.89 수준이었다.

주관적 준거. 각 유형의 파트너와의 각 유형의 성관계에 대한 주관적 준거를 직접 측정하기 위해서 연구참여자들로 하여금 '내게 매우 중요한 사람들 대부분이 내가 성관계를 할 때마다 콘돔을 사용해야 한다고 생각하는지' 여부를 '전혀 그럴 것 같지 않다' 와 '매우 그럴 것 같다' 를 양극단으로 갖는 7점 척도로 평가하게 했다.

주관적 준거 점수에 대한 간접 측정(가중 준거신념)은 15개의 상이한 준거자가 콘돔을 사용해야 한다고 생각하는지 여부에 관한 준거신념과 해당 준거자의 기대를 따르려는 연구참여자의 동기부여를 평가하여 실시했다. 도출 면접을 통해서 파악된 준거자에는 친구, 어머니, 상담가, 성관계 파트너와 같은 개인과 집단이 포함되었다. 각 준거자에 대한 준거신념은 '전혀 그럴 것 같지 않다' 와 '매우 그럴 것 같다' 를 양극단으로 갖는 7점 양극 척도로 평가했으며, -3에서 +3까지의 값으로 코딩되었다. 각 준거자의 기대에 따르려는 동기부여는 '동의하지 않는다' 와 '동의한다' 를 양극단으로 하는 7점 척도로 평가했으며 1에서 7까지 값으로 코딩되었다. 주관적 준거 점수는 준거신념의 평균값과 동기부여 점수를 곱하여 구했다. 준거신념의 평균값을 사용한 이유는 준거자 가운데 모든 연구참여자에게 해당되지 않는 준거자가 존재했기 때문이다. 척도의 내적 일관성은 크론바하 알파값 .90~.93 수준이었다.

인식된 행동 통제. 통제인식에 대한 직접 측정값은 '내게 달려있다' - '내게 달려있지 않다' 와 '내가 통제할 수 있다' - '내가 통제할 수 없다' 를 양극단으로 갖는 두 개의 어의차이 항목으로 이루어진 7점 척도로 측정하여 구했으며, 두 항목 간의 상관은 .67~.71였다.

통제인식에 대한 간접 척도(가중 통제신념)는 통제신념과 영향력 인식 항목을 토대로 개발되었다. 도출 면접 결과에 대한 내용분석을 통해서 콘돔 사용을 촉진하거나 방해하는 10가지 상황과 조건을 파악했다. 몇 가지를 소개하면 일반적인 장소에서 성관계 갖기, 약물 사용, 성관계를 가지려고 서두르기, 콘돔 사용에 대해서 개방적인 파트너 갖기 등이 포함된다. 통제인식에 대한 측정은 연구참여자들로 하여금 각 유형의 파트너와 성관계를 할 때 그 열 가지 상황이 각각 얼마나 자주 일어나는지(통제신념)와 각각의 조건이 콘돔 사용을 어느 정도로 쉽거나 어렵게 만드는지(인식된 힘)를 평가하게 하여 측정했다. 통제신념은 '열 번 가운데 0번' 에서 '열 번 가운데 열 번' 까지의 범위를 가진 11점 척도로 평가했다. 각 조건에 해당하는 영향력 인식은 '어렵다' 와 '쉽다' 를 양극단으로 가지면서 -3~+3으로 코딩된 7점 양극 척도로 평가했다. 통제인식 점수는 각 상황과 조건에 해당하는 통제신념과 영향력 인식 평가 등급을 곱해 모두 더함으로써 구했으며, 사용한 척도의 내적 일관성은 크론바하 알파값 .69에서 0.71 수준이었다.

분석. 여기에 제시된 분석 결과는 아프리카계(N=8), 남미계(N=57), 백인(N=167) 여성이 주된 파트너(main partner)와의 질 성관계 시 콘돔 사용 결정요인을 파악하기 위해 실시한 분석의 결과이다. 다른 연구참여자 소집단을 대상으로 실시한 분석 결과는 다른 문헌에 제시되어 있다(Johnson 외, 2001; Kenski 외, 2001; Levina 외, 2001; von Haeften & Kenski, 2001). 앞으로 3개월 동안 주된 파트너와의 질 성관계 시 콘돔을 사용하겠다는 의지와 3개월 후 자가보고한 행동 간의 상관관계는 매우 높았다(γ=0.55, ρ< 0.001). 따라서 주된 파트너와의 질 성관계 시 항상 콘돔을 사용하겠다는 의지의 변화는 콘돔 사용 행동 증가로 이어지는 것으로 나타났다. 따라서 주된 파트너와는 항상 콘돔을 사용하겠다는 의지에 영향을 주는 TRA-TPB 요인을 찾는데 분석의 초점이 맞춰졌다.

주된 파트너와의 질 성관계 시 콘돔 사용에 대한 태도의 간접 측정값(가중 행동신념)은 태도에 대한 직접 측정값과 높은 상관(γ=0.81)을 보였으며, 주관적 준거의 간접 측정값(가중 행동신념) 또한 주관적 준거의 직접 측정값과 높은 관련성(γ=0.51)을 갖는 것으로 나타남에 따라 이론에 근거한 기대와 일치하는 결과를 보였다. 그러나 통제인식에 대한 간접 측정값(가중 통제신념)과 통제인식에 대한 직접 측정값 간의 상관은 높지 않은 것으로 나타났는데, 이러한 결과는 두 측정값 각각이 의지를 예측하는데 서로 독립적으로 영향을 미치는 서로 다른 두 개의 심리적 개념구성체를 나타낸다는 것을 시사했다. 또한 이 연구와 선행연구들의 연구결과는 콘돔 사용 행동 영역에서 파트너 준거 인식이 의지를 예측하는데 주관적 준거 이상의 영향을 미치므로 파트너 준거 인식을 독립적인 예측요인으로 간주함으로써 행동에 대한 예측 수준을 높일 수 있다. 따라서 우리는 분석에서 태도, 주관적 준거, 통제인식, 가중 통제신념, 파트너 준거를 행동의지에 대한 직접적인 예측요인으로 간주했다.

분석은 두 단계로 나뉘어 진행되었다. 첫째, 태도의 직접 측정값, 주관적 준거의 직접 측정값, 통제인식, 파트너 준거 및 가중 통제신념이 의지를 예측하는데 기여하는 정도를 사정하기 위해서 상관분석(correlation)과 다중회귀분석을 실시했다. 둘째, 어떤 행동신념, 준거신념, 통제신념이 의지와 가장 높은 관련성을 갖는지 결정하기 위해서 상관분석과 다중회귀분석을 실시했다.

결과. 표 4-4에 제시된 바와 같이 5가지 직접적인 심리사회적 결정요인 모두가 아프리카계, 남미계, 백인 여성의 주된 파트너와의 질 성관계 시 항상 콘돔을 사용하겠다는 의지와 관련이 있는 것으로 나타났다. 따라서 의지를 종속변수로 하고 아프리카계, 남미계, 백인 여성의 경우에는 태도, 주관적 준거, 파트너 준거, 통제인식, 가중 통제신념을 독립변수로 하는 순차적 회귀분석(stepwise regression)을 실시했다. 회귀분석 결과, 5가지 심리사회적 구성요소 모두가 아프리카계 여성의 콘돔 사용 행동을 예측하는데 기여하는 것으로 나타났다. 이 가운데 태도(β=.28)와 파트너 준거(β=.30)가 가장 중요한 예측요인이었고, 다음으로는 통제인식(β=.17), 주관적 준거(β=.15), 통제신념(R=.77) 순서였다. 남미계 여성의 경우에는 태도(β=.53)와 파트너 준거(β=.39) 만이 콘돔 사용 의지를 예측하는데 독립적으로 기여했으며, 이 두 심리사회적 변수가 남미계 여성의 의지의 변량 가운데 약 71%를 설명하는 것으로 나타났다(R=.84). 백인 여성의 경우, 태도(β=.44)가 가장 중요한 예측변수였고, 그 다음으로는 파트너 준거(β=.30)와 통제인식(β=.14) 순서인 것으로 나타났으며, 이들 세 변수가 콘돔 사용 의지의 변량 가운데 약 54%를 설명했다(R=.74). 따라서 세 여성 집단의 경우 모두에서 TPB 모델이 콘돔 사용 의지에 대한 매우 정확한 예측을 가능하게 했다. 태도와 파트너 준거는 세 집단 모두에서 중요한 예측변수였으며, 통제

표 4-4. TPB 변수와 콘돔을 항상 사용하려는 여성의 의지 간의 관계

	아프리카계		남미계		백인	
	r	β	r	β	r	β
모형 개념구성체						
태도	.67	.28	.79	.53	.69	.44
주관적 준거	.49	.15	.58	해당 없음	.51	해당 없음
통제인식	.47	.17	.44	해당 없음	.40	.14
통제신념	.43	.12	.57	해당 없음	.48	해당 없음
파트너 준거	.64	.30	.75	.39	.62	.30
다중 R		.77		.84		.74

표 4-5. 신념과 콘돔을 항상 사용하겠다는 의지 간의 상관

행동신념	상관		
	아프리카계	남미계	백인
콘돔 사용은 . . .			
당신을 긴장하지 않게 해준다.	.46	.73*	.71*
파트너를 긴장하지 않게 해준다.	.53*	.58	.56
당신의 성감을 감소시킨다.	.21	.38	.37
파트너의 성감을 감소시킨다.	.16	해당 없음	.30
성관계를 덜 친밀하게 만든다.	.31	.31	.33
더 깨끗하다고 느끼게 만든다.	.44*	.32	.39
성관계를 덜 지저분하게 만든다.	해당 없음	해당 없음	.22
감염을 예방한다.	해당 없음	해당 없음	.23
AIDS로부터 당신의 파트너를 보호한다.	.17	해당 없음	.26
AIDS로부터 당신 자신을 보호한다.	.16	.29	.29
STD로부터 당신의 파트너를 보호한다	해당 없음	해당 없음	.31
STD로부터 당신 자신을 보호한다.	.17	.35	.27
임신을 예방한다.	.28	.31	.43
파트너를 화나게 한다.	.39	.34*	.35
파트너가 당신이 자신을 신뢰하지 않는다고 생각하게 만든다.	.32*	.29	.37
성관계를 길어지게 만든다.	.24	해당 없음	.26
성관계를 덜 즉흥적이게 만든다.	해당 없음	해당 없음	해당 없음
비용이 든다.	해당 없음	해당 없음	해당 없음
당신의 무드를 방해한다.	.31	해당 없음	.36
파트너의 무드를 방해한다.	.42*	해당 없음	.38
당신을 어색하게 만든다.	.26	해당 없음	.50*
당신이 배려하고 있다는 것을 파트너에게 보여준다.	.45	.58	.30
책임있는 행동이다.	.33	.43	.49
삽입을 더 쉽게 만든다.	.36*	.43	.36
콘돔이 찢어질까 걱정하게 만든다.	해당 없음	해당 없음	.24
당신이 성병을 가지고 있다고 파트너가 생각하게 만든다.	.29	해당 없음	.35
파트너로 하여금 당신이 파트너가 성병을 가지고 있다고 생각한다고 생각하게 만든다.	.36	해당 없음	.38
파트너가 발기상태를 유지하지 못하게 만든다.	.19	해당 없음	.20
성관계를 신체적으로 불편하도록 만든다.	.25	해당 없음	.30
당신이 성관계를 너무 무미건조하다고 느끼게 만든다.	.30	.34	.34
그가 당신 안에서 사정하지 않을 것임을 의미한다	해당 없음	.36*	.31

표 4-5. 신념과 콘돔을 항상 사용하겠다는 의지 간의 상관 (계속)

행동신념	상관		
	아프리카계	남미계	백인
준거신념			
사회복지사	해당 없음	0.33	0.33
어머니나 할머니	0.20	해당 없음	0.23
가족	0.20	해당 없음	0.35
가장 친한 친구	0.30	0.38	0.41
그 밖의 친구	0.22	0.41	0.31
HIV를 가진 사람	해당 없음	해당 없음	0.25
의사나 간호사	0.16	0.30	0.31
나 같은 사람	0.31*	0.45	0.42
유명한 사람	해당 없음	해당 없음	0.24
지역사회	해당 없음	해당 없음	0.23
교회	해당 없음	해당 없음	해당 없음
영적 치료자	해당 없음	해당 없음	해당 없음
미디어	해당 없음	해당 없음	해당 없음
주된 파트너	0.62*	0.73*	0.61*
통제신념	아프리카계	남미계	백인
음주	해당 없음	해당 없음	해당 없음
약물복용	해당 없음	해당 없음	해당 없음
이용 가능한 콘돔	.38*	.45	.36
콘돔 사용에 대해서 개방적인 파트너	.59*	.58	.60
성관계하려고 서두르는 것	.18	해당 없음	.16
다른 피임방법	.22	해당 없음	.25
파트너의 제안	.61	.64	.49
일반적인 장소에서의 성관계	해당 없음	해당 없음	.29

* = 의지에 대한 예측력이 통계적으로 유의한 수준인 신념

인식은 아프리카계와 백인 여성의 경우 중요한 예측변수로 나타났다. 또한 아프리카계 여성의 의지는 주관적 준거에 의해서 파트너 준거 이상으로 영향을 받았으며, 통제신념에 의해서 행동통제 인식 이상으로 영향을 받는 것으로 나타났다.

행동변화 개입에 있어서의 잠재적 표적을 찾기 위해 태도와 관련이 있는 가중신념, 주관적 준거, 통제인식 각각과 의지를 상관분석했다(표 4-5 참조). 태도는 세 여성 집단 모두

에서 의지에 대한 중요한 예측지표였기 때문에 태도의 내면에 깔려 있는 각각의 가중 행동신념과 의지 간에는 상당한 관련성이 존재했다. 아프리카계와 백인 여성의 경우, 대부분의 가중 행동신념은 의지와 상당히 밀접한 관련성을 갖는 것으로 나타났으며, 남미계 여성의 경우에는 가중 행동신념 가운데 절반만이 의지와 관련이 있었다. 주관적 준거와 통제신념 또한 아프리카계 여성의 의지를 결정하는 중요한 요인이었기 때문에, 가중 준거신념과 통제신념 각각과 의지 간의 관계를 상관분석했다. 파트너 준거 이외에 6가지 준거신념이 주된 파트너와의 성관계 시 콘돔을 사용하려는 아프리카계 여성의 의지와 높은 관련성이 존재했다. 5가지 가중 통제신념도 아프리카계 미국인 여성의 의지와 높은 상관을 보였다. 사전 회귀분석 결과에 의하면 전반적으로 볼 때 주관적 준거와 통제신념은 의지를 예측함에 있어서 서로 독립이 아닌 것으로 밝혀졌다. 따라서 남미계 여성과 백인 여성의 경우에 해당하는 가중 준거신념과 의지, 그리고 통제신념과 의지 간의 상관이 표 4-5에는 제시되어 있으나(그 가운데 대부분이 높은 상관을 보이고 있다), 이들 상관계수 값들은 이후에 실시된 다른 분석에서는 제외되었다(표 4-4).

의지를 예측하는데 독립적으로 기여하는 가중 신념을 파악하기 위해서 의지와 상당히 관련이 있는 심리사회적 변수들의 내면에 깔려 있는 모든 가중 신념들을 회귀분석의 독립변수에 포함시켰다. 즉, 세 여성 집단 모두에 대해서 의지를 종속변수로 하고, 가중 행동신념을 독립변수로 하는 순차적 회귀분석을 실시했다. 아울러 아프리카계 여성에 대해서는 의지를 종속변수로 하고 가중 준거신념과 가중 통제신념 각각을 독립변수로 갖는 회귀분석을 실시했다.

상관분석에서는 아프리카계 여성의 24가지 가중 행동신념이 의지와 상당한 관련성을 갖는 것으로 나타났으나, 회귀분석 결과에 따르면 그 가운데 5가지만이 의지를 예측하는데 기여하는 것으로 밝혀졌다. 그 5가지 가중 행동신념은 주된 파트너와의 질 성관계 시 항상 콘돔을 사용하는 것이 '그를 긴장하지 않게 해준다'(β=.23), '더 깨끗하다고 느끼게 만든다'(β=.25), '그의 무드를 방해한다'(β=.21), '삽입을 더 쉽게 만든다'(β=.17), '파트너로 하여금 당신이 자신을 신뢰하지 않는다고 생각하게 만든다'(β=.17)였다. 남미계 여성의 경우에는 15가지 가중 행동신념이 의지와 관련이 있었으나, 그 가운데 3가지만이 의지를 예측할 수 있게 하는 것으로 나타났다: '당신을 긴장하지 않게 해 준다'(β=.63), '그를 화나게 만든다'(β=.29), '그가 당신 안에서 사정하지 않을 것이라는 것을 의미한다'(β=.27). 백인 여성의 경우는 29가지 가중 행동신념이 의지와 관련이 있었으나, 그 가운데

2가지만이 의지를 예측하는데 기여하는 것으로 나타났다: '당신을 긴장하지 않게 해준다'(β=.61)와 '당신을 어색하게 느끼게 만든다'(β=.23).

아프리카계 여성의 경우, 7가지 가중 준거신념이 의지와 관련이 있었지만 '내 주된 파트너는 내가 그렇게 해야 한다고 생각한다'(β=.56)와 '나 같은 사람들은 내가 그렇게 해야 한다고 생각한다'(β=.16)의 2가지만이 의지를 예측할 수 있게 해주는 것으로 나타났다. 또한 아프리카계 여성의 의지와 상당한 관련성을 가졌던 5가지 가중 통제신념 가운데 2가지, '콘돔 사용에 대해서 개방적인 생각을 가진 파트너'(β=.52)와 '당신이 콘돔을 가지고 있고 언제든 사용할 수 있다'(β=.16) 만이 의지를 예측할 수 있게 하는 것으로 밝혀졌다.

행동개입의 잠재적 표적을 찾기 위해서 마지막으로 앞서 실시한 분석에서 파악된 주요 다변량 예측변수들을 독립변수로 하는 회귀분석을 실시했다. 아프리카계 여성의 경우는 5가지 가중 행동신념, 1가지 가중 준거신념, 2가지 가중 통제신념, 파트너 준거 및 행동통제 인식이 의지를 예측하는데 사용되었다. 그 결과, 파트너 준거(β=.36), '콘돔 사용에 대해서 개방적인 생각을 가진 파트너' 라는 가중 통제신념(β=.30), 행동통제 인식(β=.23), 콘돔 사용이 '더 깨끗하다고 느끼게 만든다' 라는 가중 행동신념(β=.19)이 의지를 예측하는데 기여하는 것으로 나타났으며, 이들 4가지 변수는 종속변수인 의지의 총 변량 가운데 59%를 설명했다(R=.77). 남미계 여성의 경우, 3가지 가중 행동신념과 파트너 준거가 순차적 회귀분석의 독립변수로 투여됐다. 파트너 준거(β=.46)와 콘돔 사용이 '당신을 긴장하지 않게 해준다' 는 가중 행동신념(β=.42)이 의지를 예측하는데 독립적으로 기여했고 종속변수의 변량 가운데 64%를 설명했다(R=.81). 백인 여성의 경우는 2가지 가중 행동신념, 파트너 준거, 행동통제 인식이 순차적 회귀분석에 독립변수로 투입되었다. 두 극단적인 행동신념인 '당신을 긴장하지 않게 해준다' 와 '어색하게 느끼게 만든다' (각각, β=.45와 .18)와 행동통제 인식(β=.17)이 의지를 예측하는데 기여했으며 종속변수의 변량 가운데 64%를 설명했다(R=.80).

논의 및 함의. TPB는 콘돔 사용을 연구하고 설명하는데 이론적 사고틀을 제공했다. 이 사고틀은 연구하고자 하는 인구집단과 행동에 관한 행동신념, 준거신념, 통제신념을 파악하기 위한 도출 면접의 기본틀을 제공해주었다. 전체 표본을 대상으로 한 도출 면접을 통해서 3가지 TPB 구성요소 이외에 파트너 준거와 가중 통제신념을 이론의 구성요소에 추가하는 것이 바람직하다는 점을 발견했다. 표본 여성들로부터 얻어진 자료를 분석한 결과, TPB를 뒷받침하는 여러 가지 중요한 결과를 얻었다. TPB의 3가지 구성요소 모두와 파트너 준거 그리고 가중 통제신념은 아프리카계, 남미계, 백인 여성들이 주된 파트너와의 질 성관계 시 항상 콘돔을 사용하겠다는 의지와 밀접한 관련이 있는 것으로 나타났다. 이들 5가지 구성요소 모두는 아프리카계 여성의 의지를 예측하는데에도 독립적으로 기여하는 것으로 밝혀졌다. 남미계 여성의 경우에는 태도와 파트너 준거만이 의지를 예측할 수 있게 해주는 변수였으나, 백인 여성의 경우는 태도, 파트너 준거, 행동통제 인식이 의지를 예측하는데 독립적으로 기여했다. 세 여성 집단 모두에서 태도와 파트너 준거가 의지에 대한 가장 중요한 예측변수인 것으로 일관되게 나타났다. 전반적으로 볼 때, TPB 구성요소는 여성의 콘돔사용 의지의 변량 가운데 상당 부분을 설명했다(54~71%).

태도, 주관적 준거 및 행동통제 인식의 내면에 깔려 있는 여러 가지 신념들을 독립변수로 하는 회귀분석을 통해서 각각의 여성 집단을 위한 개입이 무엇을 표적으로 삼아야 하는지를 이해할 수 있었다. 아프리카계 여성을 위한 효과적인 개입은 (1) 그들의 파트너가 '콘돔을 사용해야 한다' 고 생각하고 있다는 것에 대한 그들의 준거신념을 증진시키고, (2) 파트너가 그러한 생각에 대해서 개방적이라는 통제신념을 증진시키며, (3) 콘돔 사용이 '그들이 통제하에 있다' 와 '그들에게 달려있다' 는 신념을 증진시킴으로써 행동통제 인식을 증진시키고, (4) 콘돔 사용이 그들을 '더 깨끗하다고 느끼게 만든다' 는 행동신념을 증진시키는데 초점을 맞춰야 한다. 남미계 여성의 경우, 효과적인 개입은 (1) 그들의 주된 파트너가 '콘돔을 사용하여야 한다' 고 생각한다는 준거신념을 증진시키고, (2) 콘돔 사용이 그들의 긴장을 완하시킬 것이라는 행동신념을 증가시키는데 주력해야 한다. 마지막으로 백인 여성의 경우는 효과적인 개입의 초점은 (1) 주된 파트너가 '콘돔을 사용하여야 한다' 고 생각한다는 준거신념을 증진시키고, (2) 콘돔 사용이 '그들의 통제 하에 있다' 와 '그들에게 달려있다' 는 신념을 증진시켜 행동통제 인식을 높이고, (3) 콘돔 사용이 그들을 긴장하지 않게 만들어준다는 행동신념을 증진시키고, (4) 콘돔 사용이 어색함을 느끼게 만들 것이라는 행동신념을 감소시키는데 맞춰져야 한다.

분명한 것은 다른 것들 보다는 이러한 핵심적인 표적을 염두에 둔 개입 내용을 개발하는 것이 훨씬 용이하다는 점이다. 따라서 본 헤프튼[von Haeften], 피쉬바인[Fishbein], 캐스프리직[Kasprzyk] & 몬타노[Montaño](2001)이 지적하는 바와 같이, 개입전략을 개발하는 사람은 적절한 신념이나 내면에 깔려있는 주제(underlying themes)를 표적으로 삼을 수 있다. 그러한 신념이나 주제는, 의지와 높은 관련성을 가진 신념들을 고찰하고(표 4-4), 그러한 신념들 가운데 어떤 것이 위의 분석을 통해 발견한 주된 표적과 관련이 있는지를 결정함으로써 파악할 수 있다. 다른 하위집단의 콘돔 사용 의지에 대한 예측요인 파악을 위한, 보다 포괄적인 TPB 분석 및 행동변화 개입 내용 개발에 관한 구체적인 함의는 학술지 Psychology, Health & Medcine에 수록된 SAFER 연구 부분을 참조하기 바란다(von Haeften, Fishbein, Kasprzyk & Montaño 2001; Fishbein, von Haeften & Appleyard, 2001). 많은 심리사회적 척도들이 의지와 관련되어 있기 때문에 아프리카계, 남미계 그리고 백인 집단의 의지에 대한 주된 예측변수는 서로 차이를 보였으나, 파악된 예측변수들은 세 인종 집단 모두에서 의지의 변량 가운데 상당 부분을 설명하는 것으로 나타났다. 이러한 결과는 이 연구를 위해 실시한 도출 면접이 세 인종 집단 모두에게 적합한 척도를 찾는데 효과적이었음을 말해준다. 이러한 결과를 통해서 우리는 행동을 설명하기 위해서 반드시 인종, 종족 혹은 문화별로 각기 다른 모델이 필요하지는 않다는 것을 알 수 있다.

결론

이론적 사고틀은 조사연구, 개입 및 분석을 위한 사고와 계획을 체계화하는데 도움을 준다. 합리적 행동이론과 계획된 행동이론은 행동을 결정하는 요인을 개념화하고, 측정하고 파악하는 유용한 사고틀을 제공한다. TRA는 동기부여(행동의지)를 결정하는 인지요인(신념과 가치)에 초점을 두며 행동, 특히 자발적 통제(volitional control) 하에 있는 행동을 설명하는데 매우 유용하다. TRA는 행동신념과 준거신념을 파악하고 측정하는데, 그리고 그러한 신념들과 의지 및 행동 간의 관련성을 검증하는데 매우 정확한 근거를 제공한다. 행동이론을 활용하는데 있어서 행동이론을 지속적으로 재사정하고 이론의 설명력을 높일 수 있는, 이론에 근거한 다른 개념구성체들을 고려하는 것이 중요하다. TPB는 의지와 행동에 영향을 미치는 촉진조건이나 방해조건에 관한 행동통제 인식을 TRA에 추가함으로써 TRA를 확장시켰다. TPB는 행동 가운데서도 자발적 통제가 약한 행동의 경우에 특히 중요하다. 이 구성요소는 아직 폭넓은 검증과정을 거치지 않은 상태이며 최근에서야 비로소 아젠[Ajzen]이 통제신념을 행동통제의 근저를 이루는 결정요인 가운데 하나로 기술했다. 우리가 실시한 콘돔 사용 연구는 행동통제 인식이 행동에 대한 결정요인임을 분명하게 뒷받침했다.

연구 및 측정의 대상이 되는 행동과 인구집단에 관한 행동신념, 준거신념, 통제신념을 도출하기 위해 실시하는 개방적이고 심층적인 도출 면접의 중요성은 아무리 강조해도 지나치지 않다. 도출 면접은 척도를 경험적으로 개발할 수 있게 해줄 뿐만 아니라 추후에 행동개입 내용을 고안하는 과정에서 사용하게 될 유용한 정보를 제공해준다.

개입 추진을 위한 이론의 경우, 행동과 관련이 있는 많은 요인 가운데 우리가 영향을 미칠 수 있는 주된 요인을 어떻게 선택할 것인가에 초점을 맞춰야 한다. 이러한 맥락에서 볼 때, TRA와 TPB 내용 중에서 TRA를 확장시킨 부분은 특히 유용하다고 하겠다. 특정 행동을 이해하기 위해서 이들 모델을 이용하는 것은 개인의 태도, 주관적 준거, 행동통제 인식을 결정하는, 근저를 이루고 있는 신념들을 파악하는 것이며 그렇게 함으로써 행동 이행 가능성에 영향을 미치는 것이다. 행동에 영향을 미치는 주된 신념은 종종 행동이나 인구집단에 따라 다르다. 우리가 실시했던 콘돔 사용 연구의 경우가 바로 그러한 경우에 해당된다.

TRA와 TPB는 개입이 초점을 맞춰야 할 요인들을 경험적으로 파악하는데 필요한 이론적 사고틀을 제공한다. 그러나 건강교육 개입을 통해서 바꾸고자 하는 구체적인 신념을 선택할 때에는 주의를 기울일 필요가 있다. 의지에 영향을 주는 전체 신념들 가운데 일부에 해당하는 신념들만을 개입의 표적으로 삼는 것은 효과적이지 않다. 이와 마찬가지로, 회귀분석 설명력이 높지 않은 모델 구성요소를 이루고 있는 신념들을 개입의 표적으로 삼는 것 또한 효과적이지 않다. 행동의 근저를 이루고 있는 모든 신념에 대한 개입 메세지의 효과를 고려하는 것이 중요하다. 개입 커뮤니케이션이 하나의 표적 신념을 원하는 방향으로 변화시킬 수 있지만 그러한 변화가 다른 중요한 표적 신념에 부정적인 영향을 미쳐서 표적 신념의 효과를 없애버릴 수도 있다. 따라서 개입을 개발할 때는 모든 모델 구성요소에 동시에 주의를 기울여야 한다. 예를 들어서 개인의 행동 이행을 촉진하는 요인에 관한 통제신념을 바꾸려는 노력은 일단 그 개인이 행동 이행에 관한 동기부여가 되지 않았다면 결코 효과적일 수 없다. 이와 반대로 만일 개인이 행동 이행을 방해하는 조건에 대해서 강한 통제신념을 가지고 있다면 태도와 의지를 바꾸려는 시도는 행동변화로 이어지지 않을 수 있다.

따라서 표적이 되는 신념에 대한 개입과 이들 모델의 다른 구성요소에 대한 개입의 효과를 사정하는 것이 중요하다. TRA와 TPB는 행동변화 개입에 대한 평가를 위한 기초를 제공하는데, 왜냐하면 TRA와 TPB는 표적 신념들에 대한 개입이 그러한 신념들이 구성하고 있는 모형의 구성요소(예: 태도)에 어떻게 영향을 미쳐 의지와 행동에 영향을 주는지에 관한 가설을 제공하기 때문이다.

중간 결과로서, 준거선과 중재 후가 이행된 후에, TRA와 TPB 구성요소가 개입에 의해서 어떻게 영향을 받는지를 사정하기 위해서 그것들의 측정치를 포함하는 평가 디자인을 사용하는 것이 중요하다. TRA와 TPB 구성요소에 대한 기초선 및 개입 이후 시점에서의 측정을 중간결과(inter-mediate outcomes)로 하여 그러한 측정값이 개입에 의해서 어떻게 변하는지를 사정할 수 있는 연구설계를 갖는 것이 필요하다. TRA와 TPB를 다른 이론들과 병행해서 행동변화 개입을 개발하고 실행에 옮기는데 활용할 수 있다. 예를 들면 현재 우리는 짐바브웨에서 HIV 예방 개입을 고안하고 실행하기 위해서 TPB를 확산이론(Diffusion Theory)과 함께 사용하고 있다. TPB는 개입내용을 파악하기 위해 사용되고 있으며 확산이론은 지역 내의 지역사회 오피니언 리더를 통한 개입전달 방법을 고안하기 위해 사용되고 있다. 평가도구는 개입내용 전달, 개입내용에서 표적으로 설정된 신념들(행동신념, 준거신념, 통제신념)이 시간이 지남에 따라 변하는지 여부 및 개입이 행동변화에 이어지는지 여부를 사정할 것이다. TRA와 TPB는 이러한 방식으로 다른 변화이론들을 보완할 수 있으며, 그렇게 함으로써 궁극적으로는 건강행동 연구와 실천을 발전시킬 수 있다.

참고문헌

Abelson, R. P. "Are Attitudes Necessary?" In B. T. King and E. McGinnies (eds.), *Attitudes, Conflict, and Social Change.* New York: Academic Press, 1972.

Ajzen, I. "The Theory of Planned Behavior." *Organizational Behavior and Human Decision Processes,* 1991, *50,* 179–211.

Ajzen, I., and Driver, B. L. "Prediction of Leisure Participation from Behavioral, Normative, and Control Beliefs: An Application of the Theory of Planned Behavior." *Leisure Sciences,* 1991, *13,* 185–204.

Ajzen, I., and Fishbein, M. *Understanding Attitudes and Predicting Social Behavior.* Englewood Cliffs, N.J.: Prentice Hall, 1980.

Ajzen I., and Madden, T. J. "Prediction of Goal-Directed Behavior: Attitudes, Intentions, and Perceived Behavioral Control." *Journal of Experimental Social Psychology,* 1986, *22,* 453–474.

Albarracin, D., Fishbein, M., and Goldestein de Muchinik, E. "Seeking Social Support in Old Age as Reasoned Action: Structural and Volitional Determinants in a Middle-aged Sample of Argentinean women." *Journal of Applied Social Psychology,* 1997, *27*(6), 463–476.

Albarracin, D., Johnson, B. T., Fishbein, M., and Muellerleile, P. A. "Theories of Reasoned Action and Planned Behavior as Models of Condom Use: A Meta-analysis." *Psychological Bulletin,* 2001, *127*(1), 142–161.

Bandawe, C. R., and Foster, D. "AIDS-Related Beliefs, Attitudes and Intentions Among Malawian Students in Three Secondary Schools." *AIDS Care,* 1996, *8*(2), 223–232.

Bandura, A. "Social Cognitive Theory of Self Regulation." *Organizational Behavior and Human Decision Processes,* 1991, *50,* 248–285.

Blue, C. L. "The Predictive Capacity of the Theory of Reasoned Action and the Theory of Planned Behavior in Exercise Research: An Integrated Literature Review." *Research in Nursing and Health,* 1995, *18*(2), 105–121.

Bogart, L. M., Cecil, H., and Pinkerton, S. D. "Intentions to Use the Female Condom Among African American Adults." *Journal of Applied Social Psychology,* 2000, *30*(9), 1923–1953.

Bosompra, K. "Determinants of Condom Use Intentions of University Students in Ghana: An Application of the Theory of Reasoned Action." *Social Science and Medicine,* 2001, *52,* 1057–1069.

Catania, J. A., and others. "Prevalence of AIDS-Related Risk Factors and Condom Use in the United States." *Science,* 1992, *258,* 1101–1106.

Cates, W., and the American Social Health Associate Panel. "Estimates of the Incidence and Prevalence of Sexually Transmitted Diseases in the United States." *Sexually Transmitted Diseases,* 1999, *26*(Supplement), S2–S7.

Centers for Disease Control and Prevention. "Behavioral Risk Factor Surveillance System." [http://apps.nccd.cdc.gov/brfss]. 2000.

Craig, S., Goldberg, J., and Dietz, W. H. "Psychosocial Correlates of Physical Activity Among Fifth and Eighth Graders." *Preventive Medicine,* 1996, *25*(5), 506–513.

Edwards, W. "The Theory of Decision Making." *Psychological Bulletin,* 1954, *51,* 380–417.

Fishbein, M. (ed.). *Readings in Attitude Theory and Measurement.* New York: Wiley, 1967.

Fishbein, M. "AIDS and Behavior Change: An Analysis Based on the Theory of Reasoned Action." *Interamerican Journal of Psychology,* 1990, *24,* 37–56.

Fishbein, M. "Introduction." In D. J. Terry, C. Gallois, and M. McCamish (eds.), *The Theory of Reasoned Action: Its Application to AIDS Preventive Behaviour.* Oxford, U.K.: Pergamon Press, 1993.

Fishbein, M., and Ajzen I. *Belief, Attitude, Intention, and Behavior: An Introduction to Theory and Research.* Reading, Mass.: Addison-Wesley, 1975.

Fishbein, M., von Haeften, I., and Appleyard, J. "The Role of Theory in Developing Effective Interventions: Implications from Project SAFER." *Psychology, Health & Medicine,* 2001, *6*(2), 223–238.

Fishbein, M., and others. *Factors Influencing Behavior and Behavior Change.* Final Report, Theorists Workshop. Bethesda, Md.: National Institute of Mental Health, 1992.

Fisher, W. A., Fisher, J. D., and Rye, B. J. "Understanding and Promoting AIDS Preventive Behavior: Insights from the Theory of Reasoned Action." *Health Psychology,* 1995, *14,* 255–264.

Gastil, J. "Thinking, Drinking, and Driving: Application of the Theory of Reasoned Action to DWI Prevention." *Journal of Applied Social Psychology,* 2000, *30*(11), 2217–2232.

Gerbert, B., MaGuire, B. T., and Coates, T. J. "Are Patients Talking to Their Physicians About AIDS?" *American Journal of Public Health,* 1990, *80,* 467–468.

Godin, G., and Kok, G. "The Theory of Planned Behavior: A Review of Its Applications to Health-Related Behaviors." *American Journal of Public Health,* 1996, *11*(2), 87–98.

Jemmott, J. B., Jemmott, L. S., and Fong, G. T. "Reductions in HIV Risk—Associated Sexual Behaviors Among Black Male Adolescents: Effects of an AIDS Prevention Intervention." *American Journal of Public Health,* 1992, *82*(3), 372–377.

Johnson, B. L., and others. "Factors Influencing IDU and Non-IDU Female Commercial Sex Workers' Intentions to Always Use Condoms for Vaginal Sex With Their Regular Partner." *Psychology, Health & Medicine,* 2001, *6*(2), 207–222.

Kasprzyk, D., Montaño, D. E., and Fishbein, M. "Application of an Integrated Behavioral Model to Predict Condom Use: A Prospective Study Among High HIV Risk Groups." *Journal of Applied Social Psychology,* 1998, *28*(17), 1557–1583.

Kenski, K., and others. "Theoretical Determinants of Condom Use Intentions for Vaginal Sex With a Regular Partner Among Male and Female Injecting Drug Users." *Psychology, Health & Medicine,* 2001, *6*(2), 179–190.

Levina, M., and others. "Factors Influencing MSM's Intentions to Always Use Condoms for Vaginal, Anal and Oral Sex with Their Regular Partners." *Psychology, Health & Medicine,* 2001, *6*(2), 191–206.

Madden, T. J., Ellen, P. S., and Ajzen, I. "A Comparison of the Theory of Planned Behavior and the Theory of Reasoned Action." *Personality and Social Psychology Bulletin,* 1992, *18,* 3–9.

Makadon, H. J., and Silin, J. G. "Prevention of HIV Infection in Primary Care: Current Practices, Future Possibilities." *Annals of Internal Medicine,* 1995, *123,* 715–719.

Millstein, S. G. "Utility of the Theories of Reasoned Action and Planned Behavior for Predicting Physician Behavior: A Prospective Analysis." *Health Psychology,* 1996, *15*(5), 398–402.

Montaño, D., Kasprzyk, D., Phillips, W., and Fisher-Allison, N. "Factors Affecting Provision of Sexual Risk Assessment and HIV/STD Preventive Counseling by Primary Care Clinicians." Paper presented at the 12th World AIDS Conference, Geneva, Switzerland, June 1998.

Montaño, D., Kasprzyk, D., von Haeften, I., and Fishbein, M. "Toward an Understanding of Condom Use Behaviors: A Theoretical and Methodological Overview of Project SAFER." *Psychology, Health & Medicine,* 2001, *6*(2), 139–150.

Montaño, D., Phillips, W., and Kasprzyk, D. "Explaining Physician Rates of Providing Flexible Sigmoidoscopy." *Cancer Epidemiology, Biomarkers & Prevention,* 2000, *9,* 665–669.

Montaño, D., and Taplin, S. "A Test of an Expanded Theory of Reasoned Action to Predict Mammography Participation." *Social Science and Medicine,* 1991, *32,* 733–741.

Montaño, D., Thompson, B., Taylor, V. M., and Mahloch, J. "Understanding Mammography Intention and Utilization among Women in an Inner City Public Hospital Clinic." *Preventive Medicine,* 1997, *26,* 817–824.

Morrison, D. M., Spencer, M. S., and Gillmore, M. R. "Beliefs about Substance Use Among Pregnant and Parenting Adolescents." *Journal of Research on Adolescence,* 1998, *8,* 69–95.

National Institutes of Health. *Consensus Development Conference Statement. Interventions to Prevent HIV Risk Behavior.* Bethesda, Md.: National Institutes of Health, 1997.

Rosenberg, M. J. "Cognitive Structure and Attitudinal Affect." *Journal of Abnormal and Social Psychology,* 1956, *53,* 367–372.

Rotter, J. B. *Social Learning and Clinical Psychology.* Englewood Cliffs, N.J.: Prentice Hall, 1954.

Ruiz, M. S., and others (eds.). *No Time to Lose: Getting More from HIV Prevention.* Committee on HIV Prevention Strategies in the United States, Division of Health Promotion and Disease Prevention, Institute of Medicine. Washington, D.C.: National Academy Press, 2001.

Steen, D. M., Peay, M. Y., and Owen, N. "Predicting Australian Adolescents' Intentions to Minimize Sun Exposure." *Psychology and Health,* 1998, *13*(1), 111–119.

Terry, D., Gallois, C., and McCamish, M. "The Theory of Reasoned Action and Health Care Behaviour." In D. J. Terry, C. Gallois, and M. McCamish (eds.), *The Theory of Reasoned Action: Its Application to AIDS Preventive Behaviour.* Oxford, U.K.: Pergamon Press, 1993.

Thompson, B., and others. "The Use of Qualitative Methodology to Identify Attitudes and Beliefs Toward Mammography Among Women Utilizing an Urban Public Hospital." *Journal of Health Care for the Poor and Underserved,* 1996, *8,* 186–201.

Trafimow, D. "The Importance of Attitudes in the Prediction of College Students' Intentions to Drink." *Journal of Applied Social Psychology,* 1996, *26*(24), 2167–2188.

Triandis, H. C. "Values, Attitudes and Interpersonal Behavior." In H. E. Howe Jr. (ed.), *Nebraska Symposium on Motivation,* 1980, *27,* 195–259.

U.S. Preventive Services Task Force. *Guide to Clinical Preventive Services.* (2nd ed.) Baltimore, Md.: Williams & Wilkins, 1996.

von Haeften, I., Fishbein, M., Kasprzyk, D., and Montaño, D. "Analyzing Data to Obtain Information to Design Targeted Interventions." *Psychology, Health & Medicine,* 2001, *6*(2), 151–164.

von Haeften, I., and Kenski, K. "Multi-Partnered Heterosexual's Condom Use for Vaginal Sex with Their Main Partner as a Function of Attitude, Subjective Norm, Partner Norm, Perceived Behavioural Control, and Weighted Control Beliefs." *Psychology, Health & Medicine,* 2001, *6*(2), 165–178.

Weinstein, N. D. "Testing Four Competing Theories of Health-Protective Behavior." *Health Psychology,* 1993, *12*(4), 324–333.

Wenrich, M. D., and others. "Patient Report of HIV Risk Screening by Primary Care Physicians." *American Journal of Preventive Medicine,* 1996, *12*(2), 116–122.

Wicker, A. W. "Attitudes Vs. Actions: the Relationship of Verbal and Overt Behavioral Responses to Attitude Objects." *Journal of Social Issues,* 1969, *25,* 41–78.

05 범이론모델과 변화의 단계

HEALTH
BEHAVIOR
and
HEALTH
EDUCATION

범이론모델(Transtheoretical Model, TTM)은 다양한 주요 개입이론들이 제시하고 있는 변화의 과정과 원리를 통합하기 위해 변화단계(stages of change)를 이용하며, 그렇기 때문에 범이론이라는 명칭을 갖게 되었다. 이 모델은 심리치료와 행위변화에 관한 많은 이론들에 대한 광범위하고도 철저한 비교분석을 통해 개발된 모델이다. 이 모델을 개발하게 된 가장 주된 목적은 300개 이상의 심리치료이론으로 분할되어 버린 하나의 학문을 체계적으로 통합하기 위해서였다(Prochaska, 1979). 모델 개발하는 동안 비교분석을 통해서 프로이드Freud 학파에서 말하는 의식고양(consciousness raising), 스키너Skinner 학파의 조건부강화방식 관리(contingency management), 로저Roger 학파의 지원관계(helping relationship)와 같은, 변화의 여러 단계에 있어서의 사람들의 특성을 기술하는 10개의 변화과정을 파악하였다.

우리는 자발적 금연자와 전문적인 치료를 받고 있는 흡연자에 대한 경험적 분석을 통해서 각 집단이 10개의 변화과정 각각을 얼마나 자주 이용하는지 살펴보았다(DiClemente & Prochaska, 1982). 연구대상자들은 자신들이 흡연과 싸움을 벌이는 과정에서 상이한 시기에 상이한 과정을 사용했다고 말했다. 이들 연구대상자들은 연구자들에게 어떤 치료이론에도 분명하게 제시되어 있지 않은 현상들, 즉 행위변화가 일련의 단계를 거쳐 나타난다는 것을 가르쳐주었다(Prochaska & DiClemente, 1983). 단계모델은 초기 흡연 연구로부터 다양한 건강 및 정신건강 행위에 관한 연구 및 활용으로 이론의 범위를 빠르게 넓혔다. 대표적인 예로는 알코올과 약물 남용, 불안과 공황장애, 비행, 섭식장애와 비만, 고지방 식습관, HIV/AIDS 예방, 유방 엑스선 검사, 약물치료 채택, 계획하지 않은 임신 예방, 임신과 흡연, 앉아서 일하는 생활방식, 자외선 노출, 예방의학을 실천하는 의사 등에 관한 연구를 꼽을 수 있다. 시간이 지나면서 이러한 연구들은 범이론모델의 핵심 개념구성체의 범위를 확대하고 입증했으며, 적용하기도 하고 또 의문을 제기하기도 했다.

핵심 개념구성체

표 5-1은 범이론모델의 핵심 개념구성체를 간단하게 기술한 것이다.

변화의 단계

단계라는 개념구성체(stage construct)는 시간적 차원을 나타내기 때문에 중요하며, 변화란 시간의 흐름에 따라 생기는 현상을 의미한다. 놀랍게도 주된 심리치료이론들 중 시간을 나타내는 핵심 개념구성체를 포함하는 것이 없다. 과거에는 행동변화가 금연, 금주, 과식과 같은 유한한(finite) 사건으로 해석되었다. 범이론모델은 변화를 6가지 일련의 단계를 거치면서 일어나는 과정을 포함하는 발전(progress)으로 해석한다.

*무관심단계(precontemplation)*는 사람들이 예측할 수 있는 가까운 미래(일반적으로 향후 6개월로 측정되는)에 어떤 행동을 취하지 않을 단계이다. 이 단계에 있는 사람들은 자신들의 행동이 가져올 결과에 대해서 전혀 혹은 충분한 정보를 가지고 있지 못할 수도 있고, 과거 여러 차례에 걸쳐 변화를 시도했으나 그 과정에서 자신들의 변화능력에 대한 자신감을 잃었을 수도 있다. 두 경우 모두 사람들은 고위험 행동에 대해서 읽거나 말하거나 생각하는 것을 회피하는 경향을 보인다. 다른 이론들에서는 이들을 저항하는 사람, 동기부여가 되지 않은 사람 또는 치료나 건강증진 프로그램을 받을 준비가 되지 않은 사람들이라고 표현하며, 종종 이들을 다가가기 어려운 사람들이라고 부른다.

*관심단계(contemplation)*는 사람들이 향후 6개월 이내에 변할 마음이 있는 단계이다. 이 단계에 있는 사람들은 변화의 장점을 더 잘 알고 있기는 하지만 변화의 단점도 분명하게 알고 있다. 변화의 비용과 이익 간의 어려운 균형은 사람들을 상당히 망설이게 만들며, 그 결과 사람들을 오랫동안 이 단계에 머물게 만든다. 이러한 현상을 종종 만성고민이나 행동지연이라고 특징짓는다. 이 단계에 있는 사람들은 즉각적인 행동이행을 기대하는 전통적인 행동지향 프로그램을 받을 준비가 되어있지 않다.

*준비단계(preparation)*는 사람들이 일반적으로 다음 달로 측정되는 가까운 미래에 어떤 행동을 취하려는 단계이다. 이 단계에 있는 사람들은 일반적으로 지난 한 해 동안 몇

표 5-1. 범이론모델 개념구성체

개념구성체	내용
변화의 단계	
사전 숙고	다음 6개월 이내에 행동을 취할 의도가 없다.
숙고	다음 6개월 이내에 행동을 취하려고 한다.
준비	다음 30일 이내에 행동을 취하려고 하고 그 방향으로 약간의 행동을 취하였다.
행동	6개월 이하 명백한 행위를 바꾸었다.
유지	6개월 이상 명백한 행위를 바꾸었다.
결정 균형	
장점	변화의 이득
단점	변화의 비용
자기 효력	
확신	다른 도전적인 모든 상황에서 건강한 행위를 할 수 있다는 확신
유혹	다른 도전적인 모든 상황에서 건강하지 않은 행위를 하려는 유혹
변화의 과정	
의식 고양	건강한 행위 변화를 지지하는 새로운 사실, 생각, 조언을 찾고 배우기
극적인 경감	건강하지 않은 행위 리스크를 따르는 부정적인 감정(두려움, 불안, 걱정)을 경험하기
자기 재평가	행위 변화가 한 사람으로서의 주체성의 중요한 부분이라는 것을 깨닫기
환경 재평가	가까운 사회 환경과 신체 환경에 대한 건강하지 않은 행위의 부정적인 영향이나 건강한 행위의 긍정적인 영향을 깨닫기
자기 해방	변화에 견고하게 헌신하기
관계를 돕기	건강한 행위 변화를 위해서 사회의 지원을 구하고 이용하기
반대 조건부여	더 건강한 대체 행위와 건강하지 않은 행위에 대한 인식으로 바꾸기
강화 관리	긍정적인 행위 변화에 대한 보상을 늘리고 건강하지 않은 행위에 대한 보상을 줄이기
자극 통제	건강하지 않은 행위를 하도록 하는 요건을 제거하고 건강한 행위를 하게 하는 요건을 더하기
사회적 해방	사회 기준이 건강한 행위 변화를 지지하는 방향으로 바뀌고 있다는 것을 깨닫기

가지 중요한 행동을 취한 경험이 있다. 이들은 건강교육 참여하기, 상담가와 상담하기, 의사에게 말하기, 자조(self-help)관련 서적 구입하기, 자가변화 접근 시도하기 등과 같은 행동계획을 가지고 있다. 이 단계에 있는 사람들은 금연이나 비만 클리닉 같은 전통적인 행동지향적 프로그램에서 모집해야 할 사람들이다.

*행위단계(action)*는 사람들이 지난 6개월 이내에 자신의 생활방식을 구체적이고 분명하게 수정한 단계이다. 행위는 관찰할 수 있는 것이기 때문에, 종종 행동변화(behavior change)와 동일시되어 왔다. 그러나 범이론모델에서 행위는 6가지 단계 가운데 하나일 뿐이다. 범이론모델에서는 모든 행동수정이 행위로 간주되지 않는다. 어떤 행동수정이 행위

로 간주되려면 해당 행동수정이 질병 위험을 감소하기에 충분하다는, 예를 들면 자가변화 프로그램에 참여했던 흡연자가 금연하게 되는 것과 같은, 과학자와 전문가가 인정하는 기준이 있어야 한다

*유지단계(maintenance)*는 사람들이 원래의 행동을 다시 보이지 않으려고 노력하지만 행위단계에서 만큼 변화과정을 자주 적용하지는 않는 단계이다. 이 단계에서 사람들은 원래 상태로 돌아가고자 하는 유혹은 점점 줄어드는 반면, 변화된 상태를 지속적으로 유지할 수 있다는 자신감을 점점 더 갖게 된다. 유혹과 자기효능감에 관한 자료에 의하면 금연은 짧게는 6개월에서부터 길게는 약 5년까지 지속되는 것으로 알려져 있다. 이러한 추정이 다소 비관적으로 보일지도 모르지만 1990년에 발표된 보건부장관 보고서(Surgeon General s Report)는 이러한 추정을 뒷받침했다(U.S. Department of Health & Human Service, 1990). 이 보고서에 따르면 12개월 동안 금연 상태를 유지했던 사람들 가운데 43%가 다시 흡연자로 돌아갔다. 다시 흡연자가 될 위험이 7%로 떨어지기까지는 5년 동안 지속적으로 금연 상태를 유지해야 했다.

*종료단계(termination)*는 사람들이 더 이상 유혹에 빠지지 않고 완전한 자기효능감을 갖게 된 단계이다. 이 단계에서 사람들은 우울하거나 불안하거나 지루하거나 외롭거나 화가 나거나 스트레스를 받더라도 그러한 상황에 대처하기 위한 방법으로서 자신들의 과거에 가졌었던 건강하지 못한 습관으로 되돌아가지 않을 것이라는 확신을 갖는다. 이는 마치 그러한 습관이 처음부터 아예 존재하지 않았던 것 같은 상태를 말한다. 과거 흡연했던 사람과 알콜중독자였던 사람들에 대한 한 연구에 따르면, 각 집단의 20% 미만이 유혹을 전혀 느끼지 않는 완전한 자기효능감을 갖는 단계에 도달했다(Snow, Prochaska & Rossi, 1992). 이 기준은 너무 엄격하다고 생각되거나, 대부분의 사람들에게는 이상에 불과한 기준이라고 생각되어질지도 모른다. 그러나 운동, 지속적인 콘돔 사용, 체중 조절과 같은 다른 분야에서는 어느 누구도 완벽할 수는 없다는 인식과 함께 평생 동안의 유지가 현실적인 목표가 될 수도 있다. 대부분의 사람들에게는 종료가 실현 가능한 현실이 아닐 수도 있기 때문에 TTM 연구에서는 종료단계가 그다지 중요하게 강조되지는 않아 왔다.

결정 균형

결정 균형(decisional balance)은 개인이 변화에 따르는 장점과 단점을 상대적으로 비교하는 것을 말한다. 본래 TTM은 4가지 범주의 장점(자신과 다른 사람들을 위한 도구적 이익

과 자신과 다른 사람들로부터의 인정)과 4가지 범주의 단점(자신과 다른 사람들에 대한 도구적 비용과 자신과 다른 사람들로부터의 반대)을 포함한 야니스Janis와 맨Mann(1977)의 의사결정모델에 기초하고 있다. 이러한 8가지 요인들로 이루어진 구조를 만들기 위해 많은 연구들이 이루어졌으며, 그 때마다 훨씬 더 단순한 변화의 장점과 단점 이라는 구조가 항상 발견되었다.

자기효능감

자기효능감(self-efficacy)은 자신이 건강하지 않거나 위험성이 높은 행위로 다시 돌아가지 않으면서 위험 상황에 대처할 수 있다는, 구체적인 상황에 관한 확신이다. 이 개념구성체는 반두라Bandura(1982)의 자기효능감이론으로부터 나온 것이다.

유혹은 어려운 상황에 처해 있을 때 특정 습관을 보이고자 하는 마음의 강도를 나타낸다. 일반적으로는 부정적인 영향이나 감정적 고민, 긍정적인 사회 상황, 갈망(craving)의 3가지 요인을 가장 흔한 유혹상황(temptation situation)으로 꼽는다.

변화의 과정

*변화의 과정(processes of change)*은 사람들이 단계를 거치면서 나아가면서 사용하는 드러나거나 드러나지 않는 활동이다. 변화의 과정은 개입 프로그램을 위한 중요한 지침을 제공한다. 다음의 10가지 과정이 경험적으로 가장 많이 뒷받침되는 과정들이다.

*의식고양(consciousness raising)*은 특정 문제행동의 원인, 결과, 치료에 관한 의식 증가를 말한다. 의식을 증가시킬 수 있는 개입에는 피드백, 대면, 해석, 독서요법, 미디어 캠페인 등이 있다.

*극적인 해소(dramatic relief)*는 적절한 행위가 취해질 경우, 처음에는 감정적 경험을 증가시키다가 뒤이어서 영향(affection)을 감소시킨다. 심리극, 역할극, 애도, 개인적 고백, 미디어 캠페인 등이 사람들을 감정적으로 움직이게 할 수 있는 대표적인 기법들이다.

*자기 재평가(self-reevaluation)*는 건강하지 못한 어떤 습관을 가지고 있는 자신과 가지고 있지 않는 자신의 이미지(예: 소파에 파묻혀 TV만 보는 사람으로서의 이미지와 활동적인 사람으로서의 이미지와 같은)에 대한 인지적 사정과 감정적 사정을 결합한다. 가치 명료화, 건강한 역할모델, 심상(imagery) 등이 사람들을 평가적으로 움직일 수 있는 기법이다.

환경 재평가(environmental reevaluation)는 개인적 습관의 존재나 부재가 그 사람의 사회환경에 어떻게 영향을 주는가(예: 흡연이 다른 사람들에 대해서 미치는 영향)에 대한 감정적 사정과 인지적 사정을 결합시킨다. 한 사람이 다른 사람들에게 긍정적 혹은 부정적인 역할모델이 될 수 있다는 인식을 포함하기도 한다. 감정이입 훈련, 다큐멘터리, 가족개입이 그러한 재평가를 이끌어 낼 수 있다.

자기해방(self-liberation)은 자신이 변화할 수 있다는 신념과 그러한 신념을 행동으로 옮기는 것에 대한 몰입과 재몰입이다. 새해 결심, 여러 사람에게 자기 계획 말하기, 한 가지 것 보다는 선택 가능한 다수의 것을 갖는 것이 소위 말하는 의지를 증강시킬 수 있다.

지원관계(helping relationships)는 건강한 행위변화에 대한 지지와 관심, 신뢰, 개방됨 및 수용을 결합한다. 라포형성, 치료적 협력, 상담가의 전화, 버디체계(buddy system) 등이 사회적 지지의 원천이 될 수 있다.

역조건 부여(counterconditioning)는 문제행위를 대체할 수 있는 더 건강한 행위에 대한 학습을 필요로 한다. 긴장완화, 주장, 둔감화, 니코틴 대체물, 긍정적 자기진술 등이 더 안전한 대체전략들이다.

조건부강화 관리(contingency management)는 특정 방향으로 나아가는 것에 대한 결과를 제공한다. 조건부강화 관리에는 처벌이 포함될 수 있는데, 우리는 자기 변화자(self-changer)들이 처벌보다 포상에 훨씬 더 많이 의존한다는 것을 발견했다. TTM은 사람들이 자연스럽게 변화하는 것과 조화를 이루는 것을 목표로 하며, 따라서 강화가 강조된다. 조건부 계약, 드러난 것과 드러나지 않은 강화, 집단의 인정 등이 강화를 증가시키고 건강한 반응이 반복될 확률을 높이는 과정이다.

자극통제(stimulus control)는 건강하지 않은 습관을 유발하는 원인은 제거하고 보다 건강한 대안을 택할 수 있는 계기를 제공하는 것이다. 회피, 환경 재조정, 자조집단이 변화를 지지하고 회귀 위험을 줄일 수 있는 자극을 제공할 수 있다.

사회적 해방(social liberation)은 특히 박탈되거나 억압된 사람들을 위한 사회적 기회나 대안의 확대를 요구하는 것이다. 옹호, 역량강화 또는 권한부여 과정, 적절한 정책 등은 소수인종의 건강증진, 동성애자의 건강증진, 빈곤층의 건강증진 기회를 증가시킬 수 있다. 동일한 과정이 사람들의 변화를 돕는데도 사용될 수 있다. 과거에 사용되었던 방법들에는 금연구역 설정, 학교 급식에 샐러드 바 포함하기, 콘돔에 대한 접근성 등이 있다. 범

이론모델은 변화의 5단계, 변화의 10과정, 변화의 장점과 단점, 자기효능감, 유혹 등에 초점을 맞춰왔다. 범이론모델은 행동변화의 본질과 그러한 변화를 가장 효과적으로 촉진할 수 있는 개입에 관한 핵심적 가정들을 기초로 하고 있다.

핵심적 가정

다음은 TTM이론, 연구, 실천의 기본이 되는 가정들이다.

1. 행동변화의 복잡성은 어느 한 가지 이론에 의해서 설명될 수 없다. 따라서, 주요 이론들을 통합할 때 포괄적인 모델을 얻을 수 있다.
2. 행동변화는 일련의 단계를 거치면서 시간을 두고 전개되는 과정이다.
3. 만성적 행위위험요인이 변화에 대해서 안정적이고 개방적인 것처럼, 변화의 단계들은 변화에 대해서 안정적이고 개방적이다.
4. 고위험군에 속하는 대부분의 사람들은 행동을 취할 준비가 되어 있지 않고 전통적인 행동 지향적 예방 프로그램 서비스를 받지 않을 것이다.
5. 단계별 발전이 이루어지지 않으면 변화를 위한 구체적인 과정과 원리가 특정 단계에 적용되어야 한다.

경험적 지원과 도전

각각의 핵심 개념구성체들이 다양한 행동과 인구집단에 대해서 연구되었다. 여기서는 그러한 연구들 가운데 극히 일부만을 고찰해보기로 하겠다.

단계 분포. 개입이 모든 사람들의 욕구를 충족시켜야 한다면, 특정 고위험 행동에 해당하는 단계별 분포를 알아야 할 필요가 있다. 미국에서 실시된 흡연에 관한 일련의 연구들은 대부분의 인구집단에서 흡연자 가운데 20% 미만 정도만이 준비단계에 있다는 것을 제시했다(Velicer 외 1995). 약 40%의 흡연자가 관심단계에 있고, 나머지 40%는 무관심단계에 있다. 행동 지향적 개입 프로그램은 절대 다수 흡연자의 욕구를 충족시키지 못한다. 20,000명의 HMO 가입자 표본을 15가지 고위험 행동들에 대해서 조사한 결과에 따르면 행동을 취할 준비가 되어 있는 표본은 전체 가운데 극소수에 불과했다(Rossi, 1992년 3월). 단계별 분포는 건강관련 행동의 종류에 따라 다르다.

12가지 행동의 장점과 단점. 12가지 서로 다른 행동(금연, 마약사용 중지, 체중 조절, 지방 섭취량 감소, 안전한 성생활, 콘돔사용, 운동, 자외선 차단 크림 사용, 라돈 검사, 비행 감소, 유방 엑스선 검사, 의사의 예방약 처방)에 관한 연구들에서 장점과 단점이라는 두 개 요인으로 이루어진 구조가 매우 안정적으로 나타났다.

장점과 단점의 통합 및 12가지 행동의 변화단계. 변화단계는 이론이 아니라 개념구성체이다. 이론은 개념구성체들 간에 체계적인 관계를 필요로 하며, 그러한 관계는 이상적으로는 하나의 수학적 관계로 표현되어야 한다. 바로 위에서 열거한 12가지 건강행위 각각에서 변화의 단계와 변화의 장·단점 간의 체계적 관계가 발견되었다.

12개 연구 모두에서 무관심 단계에 있는 사람들의 경우는 변화의 단점이 변화의 장점에 비해 높았다(Prochaska 외, 1994). 또한 변화의 장점은 무관심단계와 관심단계 사이에서 높아졌다. 12개 행동 모두에서 관심단계가 행동단계로 옮겨가면서 변화의 단점은 낮아졌다. 12개 연구 가운데 11개에서 행동단계에 있는 사람들의 경우 변화의 장점이 단점보다 많은 것으로 나타났다. 이러한 연구결과들은 변화가 무관심단계에서 더 발전되려면 변화의 장점이 많아져야 하고, 관심단계에서 더 앞으로 나아가려면 단점이 줄어 들어야 하며, 행동단계에서 더 나아가려면 장점이 단점보다 많아져야 한다는 것을 말해준다.

발전의 강한 원리와 약한 원리. 이들 12개 연구 모두에서 변화의 장 단점과 단계별 발전 간의 수학적 관계가 발견되었다(Prochaska, 1994).

먼저, 강한 원리는

$$\mathrm{PC} \rightarrow \mathrm{A} \cong 1\ \mathrm{SD} \uparrow \mathrm{PROS}$$

이다. 무관심단계로부터 행동단계로 발전할 때는 변화의 장점이 약 1 SD(표준편차) 증가한다. 지능검사에서 1 표준편차 증가란 15점에 해당하는 매우 큰 폭의 증가이다.

약한 원리는

$$\mathrm{PC} \rightarrow \mathrm{A} \cong 1\ \mathrm{SD} \downarrow \mathrm{CONS}$$

이다. 무관심단계로부터 행동단계로 발전할 때는 변화의 단점이 약 0.5 SD 감소한다. 이러한 원리들의 실제적인 의미는 단점이 감소하는 정도의 두 배만큼 장점이 증가해야 한다는 것이다. 즉, 이익의 증가를 비용이나 방해요인의 감소보다 두 배 더 강조해야 한다는 것이다. 예를 들면 무관심단계에서 소파에 앉아 TV만 보는 사람은 운동의 장점을 5가지밖에 제시하지 못하며 너무 바쁘다는 것이 변화에 대한 큰 방해요인이 된다. 그러나 만일 프로그램 참여자가 한 주에 60분에 해당하는 운동이 50가지 이상의 이익을 가져다준다는 것을 깨닫게 된다면 너무 바쁘다는 것은 상대적으로 보잘것없는 방해요인이 된다.

변화과정. 범이론모델의 가정 가운데 하나는 사람들이 모든 행위변화에 적용할 수 있는 공통된 변화과정이 존재한다는 것이다. 모든 문제행동에 있어서 어떤 특정 과정보다는 높은 순서에 해당하는 구조(경험구조와 행동구조)가 더 잘 반복되었다(Rossi, 1992년 8월). 흡연, 식습관, 마약 복용, 운동, 콘돔 사용 및 자외선 노출 행동에서 표준적인 10가지 과정이 발견되었다. 그러나 서로 다른 연구들에 의해서 제시되는 변화과정의 구조는 변화단계의 구조나 변화의 장 단점의 구조에 비해 일관성이 떨어진다. 어떤 연구에서는 더 적은 수의 과정이 제시되는가 하면 어떤 연구에서는 한 두 개의 과정이 추가로 제시되기도 한다. 어떤 행동은 훨씬 적은 수의 과정을 가정할 수도 있다. 예를 들면 유방 엑스선 검사와 같이 1년에 1번 실시하는 행동의 경우는 장기적 유지단계에 이르기까지 거쳐야 하는 과정의 수가 더 적을 수 있다(Rakowski 외, 1996; 1998).

변화단계와 변화과정 간의 관계. 초기의 경험적 연구 가운데 하나는 사람들이 위치한 단계와 그들이 적용하고 있는 과정 간의 체계적인 관계를 찾는 것이었다. 그러한 관계에 대한 발견은 서로 대립대고 맞지 않아 보이는 이론들이 제시하는 과정을 통합할 수 있게 했다. 예를 들면 변화를 위해 의식고양에 거의 전적으로 의존하는 프로이드 학파의 이론과 행동변화를 위해 조건부강화방식 관리에 전적으로 의존하는 스키너 학파의 이론은 양립할 수 없다고 여겨져 왔다. 그러나 자기변화자들(self-changers)은 그러한 과정들이 이론적으로 양립하지 않는다는 것을 알지 못했으며, 서로 다른 변화단계에서는 서로 다른 이론들로부터 나온 과정들이 강조된다는 것을 보여주었다. 표 5-2에는 요즘의 경험적 통합이 제시되어 있다(Prochaska, DiClemente & Norcross, 1992). 이러한 통합은 초기단계에서는 사람들이 그 다음 단계로 나아가기 위해서 인지과정, 감정과정 및 평가과정을 적용한다는 것을 시사해준다. 나중단계로 갈수록 사람들은 몰입, 조건부여, 조건부강화, 환경통제 및 유지단계 또는 종료단계로 나아가기 위한 지원에 더 많이 의존한다.

사람들이 무관심단계에서 관심단계로 나아가는 것을 돕기 위해서 의식고양과 극적인 해소와 같은 과정이 적용되어야 한다(표 5-2 참조). 조건부강화방식 관리, 역조건 부여, 자극 통제 등을 무관심단계의 사람들에게 권하는 것은 이론적, 경험적으로 그리고 실천적으로 잘못된 것이다. 반면에 행동단계에 있는 사람들에게는 그러한 전략들이 최적의 결합이 된다.

변화과정의 구조에서와 마찬가지로, 변화의 과정과 단계의 통합은 변화의 단계와 장·단점의 통합만큼의 일관성을 갖지 못한다. 이러한 문제는 부분적으로는 5가지 단계와

표 5-2. 변화단계 간의 발전을 매개하는 변화과정

	변화의 단계				
	무관심단계	관심단계	준비단계	행동단계	유지단계
과정	의식고양				
	극적인 해소				
	환경재평가				
		자기재평가			
			자기해방		
				역조건부여	
				지원관계	
				조건부강화방식 관리	
				자극통제	

주: 사회적 해방은 변화단계와의 불확실한 관계 때문에 생략되었다.

10가지 과정을 통합해야 하는 복잡성 때문에 발생하기도 하지만, 더 중요한 것은 변화과정에 대한 더 많은 기본적인 연구들이 발전되어야 한다는 것이다.

TTM을 뒷받침하지 않는 연구들. 어떤 모델이든 그러하듯이 모든 연구가 특정 모델을 지지하는 것은 아니다. 파카스Farkas와 동료들(1996) 그리고 이후에 아브람스Abrams, 허어조그Herzog, 에먼스Emmons, 린낸Linnan(2000)은 12개월 이상 24개월까지 실시한 개입의 예측지표로서의 TTM 변수들을 중독변수들과 비교하였다. 연구결과, 피웠던 담배의 개수, 가장 최근에 금연했던 기간(예: 100일 이상)과 같은 중독변수가 TTM 변수보다 개입 효과를 더 잘 예측했으며, 따라서 TTM보다 중독모델이 더 낫다는 것을 의미했다.

이러한 비교연구들에 대한 반응 가운데는 파카스와 그의 동료들이 14개의 중독변수를 단 한 개의 TTM 변수하고만 비교했다는 지적이 포함되어 있었다(Prochaska & Velicer, 1996). 또한 아브람스와 그의 동료들은 그들의 연구에서 TTM에 해당되는 자기효능감과 고민 사다리 척도를 중독모델의 일부로 사용했다.

일련의 연구보고서 가운데 첫 번째 보고서에서 허어조그 외(1999)는 6가지 변화과정이 12개월 이상의 단계 발전에 대한 적절한 예측지표가 아니라는 것을 발표했다. 두 번째 보고서에서 6가지 변화과정은 단계 발전을 예측했지만, 고민 사다리 척도가 사용된 경우에만 그러했다(Herzog, Abrams, Emmons & Linnan, 2000). 세 번째 보고서에서는 TTM

측정이 12개월 결과를 예측했지만 자기효능감과 고민 사다리 척도는 이 연구에서 TTM 변수로 사용되지 않았다(Abrams, Herzog, Emmons & Linnan, 2000). 다른 연구들에서는 변화과정과 다른 TTM 변수들이 단계 발전을 예측하는 것으로 나타났다(Prochaska 외, 1985; 1991; DiClemente 외 1991; Johnson 외, 2000 참조). 존슨[Johnson] 외(2000)는 선행연구들의 연구결과가 일관되지 않은(예: 6개월 이상에 대한 예측과 12개월 이상에 대한 예측, 10가지 변화과정 가운데 일부만 사용하는 것과 모두 사용하는 것) 이유를 부분적으로 설명하고자 시도했다.

TTM을 응용한 연구. TTM을 응용한 많은 연구들은 몇 가지 종류로 구분된다. 가장 흔히 볼 수 있는 경우는 개입 메시지를 개인의 욕구에 맞추는 맞춤 커뮤니케이션이다(Kreuter, Strecher & Glassman, 1999; Skinner 외, 1999 참조). 예를 들면 무관심단계의 있는 사람들에게 그들을 관심단계로 나아가게 하기 위해 변화의 장점을 북돋우고자 고안된 피드백을 제공하는 것이다.

TTM 관련 개입 연구들 가운데 가장 많은 것은 흡연(Aveyard 외, 1999; Curry 외, 1995; Dijkstra, DeVries & Roijackers, 1999; O' neill, Gillespie & Slobin, 2000); Pallonen 외, 1994, 1998; Prochaska, DiClemente, Velicer & Rossi, 1993; Prochaska 외, 2001a, 2001b; Strecher 외, 1998; Velicer 외, 1999), 식습관(Beresford 외 1997; Brug 외, 1998; Campbell 외, 1994; Glanz 외, 1998; Horwath, 1999), 운동(Cardinal & Sachs, 1996; Marcus 외, 1998)에 관한 연구들이다. 최근에는 유방 엑스선 검사(Rakowski 외, 1998), 알코올남용(CDC AIDS Community Demonstration Project Research Group, 1999; Schneider Jammer, Wolitski & Corby, 19970, 장기기증(Robbins 외, 2001), 다수행동변화(Gold, Anderson & Serxner, 2000; Kreuter & Strecher, 1995; Steptoe, Kerry, Rink & Hilton, 2001) 등으로 TTM의 응용 범위가 넓어지고 있다. 또한 가정(Curry 외, 1995; Gold, Anderson & Serxner, 2000), 교회(Voorhees 외, 1996), 학교(Aveyard 외. 1999) 및 지역사회(CDC AIDS Community Demonstration Project Research Group, 1999)에서의 1차 진료(Goldstein 외, 1999)에도 TTM이 폭넓게 응용되고 있다. 대부분의 경우, TTM 응용은 효과적이지만 그렇지 않은 경우도 있다(Aveyard 외, 1999를 참조). 앞으로의 응용연구들은 어떤 유형의 TTM 개입이 어떤 개입환경에서 어떤 행동과 인구대상에게 효과적인지를 이해하는데 주안점을 두어야 할 것이다.

응용: 금연을 위한 인구집단별 접근방법

흡연은 흡연자 개인과 사회에게 많은 비용을 유발한다. 2000년 미국의 흡연자는 약 4천 4백만 명이었다(National Cancer institute, 2000). 흡연 때문에 연간 40만 명 이상이 예방 가능한 죽음을 맞이했다. 전 세계적으로 볼 때 흡연은 재앙이라고 할 수 있다. 오늘날 이 세상에 살아있는 사람들 가운데 5억 명이 흡연이라는 하나의 행동 때문에 사망할 것으로 예상되는데, 이는 약 50억 년의 수명이 흡연으로 인해 사라지는 셈이다(Peto & Lopes, 1990). 모든 사람들에게 효과적인 금연법을 제공함으로써 수백만 건의 조기사망을 예방하고 수십억 년의 수명을 보존하는데 도움을 줄 수 있다.

연구참여자 모집 및 유지

전체 인구의 금연을 위해서는 높은 비율의 흡연자를 모집하고 유지해야 한다. 가정을 기반으로 하는(home-bsed) 두 개의 프로그램을 각각에 대해서 전화만 사용하거나 필요에 따라 전화와 편지를 병행하는 방법을 사용하여 약 5,000명씩의 흡연자를 모집했다. 흡연자를 대상으로 5가지 단계별로 차별화된 개입이 이루어졌으며 자조 매뉴얼, 장 단점 사정에 기초한 개별화된 컴퓨터 피드백 보고서, 자기효능감과 유혹, 컴퓨터 보고서에 기초한 상담 프로토콜 등이 개입 내용에 포함되었다. 이러한 적극적인 모집방법과 단계별로 차별화된 개입을 이용하여 프로그램 참여율을 80%에서 85% 수준까지 높였다(Prochaska 외, 2001a; 2001b). 이와 같이 높은 모집률은 흡연 인구 전체에 관한 전례 없는 연구결과를 도출할 수 있는 가능성을 높여 주었다.

전체 인구에 미치는 영향력은 참여율과 효력(efficacy) 혹은 행동을 취한 비율의 곱으로 정의된다(Velicer & DiClemente, 1993; 24장 참조). 만일 어떤 프로그램이 30%의 효력(예: 장기간에 걸친 금연)을 갖는다면 역사적으로 볼 때 그것은 25% 절제를 이끌어 낸 프로그램 보다 낫다고 판단되었다. 그러나 30%의 효력을 가지면서 참여율은 5%인 프로그램은 영향력이 1.5%(30%×5%)에 불과하다. 이에 비해서 25%의 효력을 가지면서 참여율이 60%인 프로그램은 15%의 영향력을 갖는다. 건강증진 프로그램의 경우, 이는 전체 인구에 대한 후자의 영향력이 전자 보다 10배나 크다는 것을 의미한다.

TTM 프로그램은 결과를 효력에서만 영향력으로 전환한다. 따라서 높은 영향력을 얻기 위해서는 모집방법과 프로그램을 광고하고 알린 다음, 사람들이 그에 대한 반응으로 접촉해올 때 모집하는 수동적인 방법에서 잠재적인 모든 참여자와 대화할 수 있도록 접촉을 시도하는 능동적인 방법으로 바꿔야 한다(Lichtenstein & Hollis, 1992 참조). 또한 프로그램의 내용은 사람들이 위치한 각각의 단계에 맞게 설계되어야 한다.

참여유지를 증진시킬 수 있는 최선의 전략은 개입을 변화의 단계에 맞추는 것이다. 이러한 맞춤전략을 사용한 3편의 금연 연구에서 관심단계에 있는 흡연자들의 참여율을 준비단계에서 시작한 참여자들의 수준만큼 높게 유지할 수 있었다(Prochaska, DiClemente, Velicer & Rossi, 1993; Prochaska 외, 2001a, 2001b).

발전

건강증진 프로그램에 참여한 참여자들이 거두는 발전의 정도는 개입 시작 당시 참여자들이 어떤 단계에 있었는가와 직접적으로 관련이 있다. 6, 12, 18개월이 지난 시점에서 실시한 추적 측정 결과, 66개의 상이한 발전 예측 모두에서 관심단계에서 시작한 흡연자가 무관심단계에서 시작한 흡연자 보다 약 2/3 정도 더 성공적이었다. 이와 유사하게, 동일한 추적에서 준비단계에 있는 사람은 숙고단계에 있는 사람보다 약 2/3 더 성공적이었다(Prochaska 외, 2001b).

이러한 결과들은 임상적으로 사용될 수 있다. 흡연자를 대상으로 한 모든 치료 개입의 합리적인 목표는 흡연자들이 한 단계 더 발전할 수 있게 돕는 것이다. 만일 간단한 치료과정을 거친 후 흡연자들이 두 단계 발전을 거둔다면 장기간에 걸친 추적연구를 실시할 경우 이들은 약 2.66배 더 성공적인 것으로 나타날 것이다(Prochaska 외, 2001b).

이 전략을 영국의 국민보건체계(National Health System)에 소속되어 있는 6천명 이상의 1차 진료의사, 간호사, 의사 보조사들에게 가르쳤다. 이 전략의 목표는 각 변화단계에 맞게 개발된 간단한 상담을 제공한 후에 모든 환자들이 한 단계 발전할 수 있게 하는 것이다. 초기 보고서들 가운데 하나에는 흡연, 약물남용, 건강하지 못한 식습관을 가진 환자들을 대하는 건강증진 전문가들의 사기가 현저하게 향상되었다고 기술되어 있다. 건강증진 전문가들은 이제 행동을 취할 준비가 되어 있는 소수의 환자들만이 아니라 모든 환자들의 욕구를 충족시킬 수 있는 전략을 갖게 되었다. 더 나아가서 건강증진 전문가들은 이제 대부분의 환자에 대해서 단계별 발전을 사정할 수 있게 되었는데, 특정 행동을 취하는지의 여부가 유일한 척도였던 과거에는 그들 가운데 대부분은 실패를 경험했었다(Kerry, Rink & Hilton, 2001).

과정

행위변화 발전의 기본원리 가운데 하나는 상이한 변화단계에 있는 사람들에게는 상이한 변화과정을 적용해야 한다는 것이다. 역조건 부여, 자극 통제, 조건부 강화방식 관리와 같은 고전적인 조건부여 과정은 실제로 행동을 취하는 참여자들에게는 매우 성공적이지만, 무관심단계에 있는 사람들에게는 저항을 유발할 수 있다. 무관심단계에 있는 사람들에게는 의식고양이나 극적인 해소와 같은 좀 더 경험적인 과정이 사람들을 인지적으로 그리고 감정적으로 움직일 수 있고, 사람들을 관심단계로 나아가도록 도울 수 있는 방법이다(Prochaska, Norcross & DiClemente, 1994).

15년 간의 연구 끝에 첫 5가지 변화단계에서의 발전을 가속화하기 위해 개입할 수 있는 14개 변수가 확인되었다(Prochaska, Norcross & DiClemente, 1994). 어느 단계에서든지 최대 6개 변수까지에 대한 개입이 가능하다. 각 변화단계에 있는 사람들의 변화를 돕기 위해서 해당 인구집단 모두에게 개별화되고, 대화식(interactive)의 맞춤 개입을 제공할 수 있는 컴퓨터를 이용한 전문가 시스템이 개발되었다(Velicer 외, 1993; Redding 외, 1999). 이러한 컴퓨터 프로그램들은 단독으로 사용할 수도 있고, 상담 서비스와 병행하여 사용할 수 있다.

결과

첫 번째 대규모 임상실험에서 우리는 다음과 같은 4가지 치료: (1) 가정을 기반으로 하는 가장 효과적인 행동지향적 금연 프로그램(표준화된) 가운데 하나, (2) (개별화된) 단계별 맞춤 매뉴얼, (3) (대화식)전문가 시스템 컴퓨터 보고서와 매뉴얼, (4) 상담, 컴퓨터 그리고 매뉴얼(개별화된)을 비교하였다. 우리는 739명의 흡연자를 4가지 치료 가운데 하나로 무작위 배정하였다(Prochaska, DiClemente, Velicer & Rossi, 1993).

컴퓨터를 이용한 치료개입에서 참여자들은 전문가 시스템의 컴퓨터 피드백 보고서를 만들기 위해 필요한 40개의 질문에 대해서 우편이나 전화로 답하였다. 피드백 보고서는 참여자들에게 그들의 변화단계, 변화의 장점과 단점, 그들이 있는 단계에 맞는 변화과정에 대한 정보를 제공하였다. 기준선 시점에서 모든 참여자들은 그들이 올바르게 하고 있는 것에 대한 긍정적인 피드백과 더 발전하기 위해서 그들이 적용해야 할 원리와 과정에 관한 지침을 제공받았다. 그 후 6개월 간에 걸쳐 전달된 두 개의 발전 보고서를 통해서 참여자들은 발전과 관련된 변수들 가운데 어떤 것에 대해서든 그들이 진전을 보인 부분에 대해서 긍정적인 피드백을 받았다. 의욕이 없고 방어적인 자세를 가진 흡연자들에게는 반드시 담배를 끊거나 열심히 노력할 것을 요구하지 않으면서 발전을 시작할 수 있게 했다. 고민단계에 있는 흡연자들은 아침에 첫 담배를 피우는 시간을 30분 늦추는 것과 같은 작은 것부터 시작할 수 있었다. 그들은 자기효능감을 증진시키고 금연을 준비하는데 도움을 줄 수 있는 작은 것들을 선택할 수 있었다. 개별화된 치료개입에서 모든 흡연자들은 6개월간의 개입기간 동안 상담가로부터 4차례의 전화상담을 받았다.

두 개의 자조 매뉴얼을 이용한 치료개입의 결과는 12개월까지는 거의 유사했다. 18개월이 되면서부터는 단계별 맞춤 매뉴얼을 받은 참여자들이 더 많은 발전을 보였다. 이러한 현상은 지연된 행동효과(delayed action effect)의 좋은 예라고 할 수 있는데, 지연된 행동효과는 구체적으로는 단계별 맞춤 프로그램에서 그리고 일반적으로는 자조 프로그램에서 자주 관찰된다(Glynn, Anderson & Schwarz, 1992). 참여자가 초기단계에서 행동단계로까지 발전하는 데는 적지 않은 시간이 걸린다.

컴퓨터만 사용하는 치료개입과 컴퓨터와 상담을 병행하는 치료개입의 효과 역시 12개월까지는 큰 차이를 보이지 않았다. 그러다가 어느 시점부터는 컴퓨터의 효과는 지속적으로 증가한 반면, 상담의 효과는 더 이상 증가하지 않기 시작했다. 개별적인 상담을 받는 참여자들은 상담가가 제공하는 사회적 지원과 통제에 다소 의존적인 태도를 갖게 되었다. 참여자들에게 마지막으로 전화상담 서비스를 제공한 것은 6개월이 되는 시점이었고, 개입의 효과는 12개월이 되는 시점에서 관찰하였다. 상담 종료는 사회적 지원과 통제의 상실을 의미하며 그렇기 때문에 참여자들로부터 더 이상의 발전을 기대하지 못할 수 있다. 금연 클리닉의 전형적인 패턴은 치료가 종료되자마자 급속하게 퇴행하기 시작하는 것이다. 이러한 급속한 퇴행은 당연히 참여자가 상담가와 클리닉의 다른 참가자들이 제공하던 사회적 지지나 통제를 갑작스럽게 상실하는데서 비롯된다.

우리가 실시한 임상 연구에서 우리는 광고, 안내, 기사를 통해서 참여자를 모집했다. 만일 참여자들을 능동적인 모집방법을 통해서 모집했다면 연구결과는 어떻게 달라졌을까? 대부분의 사람들은 스스로 도움을 요청한 흡연자가 도움을 받도록 요청받은 흡연자보다 더 많이 성공할 것이라고 예측할 것이다. 그림 5-1은 우리에게 연락해온(수동적 모집) 흡연자(Prochaska, DiClemente, Velicer & Rossi, 1993)와 우리가 연락한(능동적 모집) 흡연자(Prochaska 외, 2001a)를 비교한 인상적인 결과를 보여주고 있다. 두 집단 모두 6개월 이상 동안 동일한 가정기반 전문가 시스템 컴퓨터 보고서를 받았다. 수동적 모집방법을

그림 5-1. 수동적 전략과 능동적 전략을 통해 모집된 흡연자의 금연율 비교

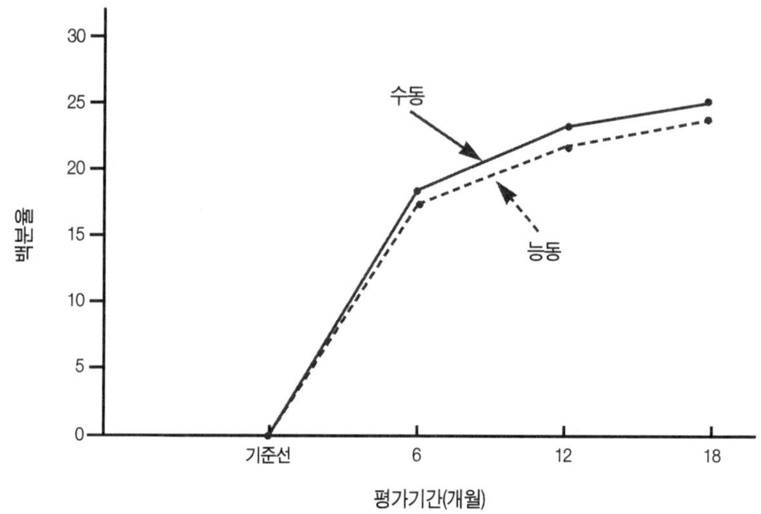

통해 모집한 참여자는 모든 후속 측정에서 능동적 모집방법을 통해서 모집한 참여자 보다 약간 더 성공적인 것으로 나타나기는 했으나 결과는 거의 비슷하다. 이러한 프로그램을 보급하고 반복하는 것은 모든 사람들에게 상당한 영향을 줄 수 있다. 그러나 다음과 같은 과학적이고 전문적인 전환이 요구된다.

1. 행동 패러다임에서 단계 패러다임으로의 전환
2. 수동적 모집방법에서 능동적 모집방법으로의 전환
3. 참여자가 프로그램의 욕구를 충족시키는 것에서 참여자의 욕구를 맞추는 프로그램으로의 전환
4. 진료소를 기반으로 하는 개입에서 해당 분야에서 가장 효과적인, 개별화된 대화식 전략을 사용하는 지역사회 기반 행동 건강 프로그램으로의 전환

응용: 유방 엑스선 검사

미국에서는 매년 약 18만명의 여성이 유방암 진단을 받으며, 매년 4만 3천명 이상이 유방암으로 사망한다(Parkerm Tong, Bolden & Wingo, 1997). 암으로 인해 사망한 여성 가운

데 유방암으로 사망한 여성이 두 번째로 많다. 유방암을 예방하고 유방암으로 인한 사망률을 감소시킬 수 있는 가장 효과적인 방법은 유방 엑스선 검사이다. 1980년대 중반부터 유방 엑스선 검사를 받는 여성의 수는 증가했지만 , 앞으로도 더 많아져야 한다. 많은 연구들이 여성의 유방 엑스선 검사 참여를 높이기 위해서 범이론모델을 다양한 여성 집단, 예를 들면 직장여성 표본(Rakowski 외, 1992), 인구조사지역 중 일부 지역에서 뽑은 여성 표본(Rakowski, Fulton & Feldman, 1993), 뉴잉글랜드 동남부 지역의 HMO로부터 무작위 추출한 여성표본(Rakowski 외, 1996), 미국 전역에 걸친 연구(Rakowski 외, 1997a) 등에 적용하였다.

이들 연구 가운데 대부분은 변화단계와 결정균형 척도(decision balance measures)에 초점을 두었다(Rakowski, Fulton & Feldman, 1993; Rakowski 외, 1996). 많은 연구들이 개인의 채택단계(stages of adoption)를 사정하는 대안적 방법을 찾으면서 변화단계 개념 구성체를 유방 엑스선 검사 행동에 적용하였다(Rakowski 외, 1996). 전통적인 TTM 무관심단계, 고민단계, 준비단계, 행동단계 및 유지단계에 대한 새로운 정의와 함께 몇 가지 단계들이 추가되었다. 무관심단계는 유방 엑스선 검사를 한 번도 받아 본 적이 없고, 향후 2년 내에 받을 계획이 없는 경우로 정의되었다. 관심단계는 유방 엑스선 검사를 받아 본 적은 없지만 앞으로 2년 내에 받을 계획이 있는 경우 또는 지난 번 유방 엑스선 검사를 받은 이후로는 검사예정을 잡은 적이 없으나 2년 내에 다시 받으려고 하는 경우로 정의했다. 행동단계는 예정대로 유방 엑스선 검사를 한 번 받았고, 예정대로 또 한 번 받으려고 하거나 이미 검사 일정을 잡은 상태로 정의했다. 마지막으로 유지단계는 최소 2회의 유방 엑스선 검사를 예정대로 받았고, 제때에 또 한 번을 받으려고 하는 상태로 정의했다. 이와 함께, 유방 엑스선 검사를 받았지만 앞으로 2년 내에 또 받으려고는 하지 않는 '퇴행(relapse)' 과 정기적으로 유방 엑스선 검사를 받았지만 예정된 기간 내에 또 받으려고 계획하지 않는 퇴행 위험(risk for relapse)이라는 두 단계가 추가되었다. 이 두 단계에 있는 여성은 앞으로 2년 내에 유방 엑스선 검사를 받고자 하는 의지가 없기 때문에 고민단계에 있다고 간주될 수 있다.

많은 연구들이 유방 엑스선 검사 이용에 관한 결정균형 척도 개발 및 타당성 검정에 초점을 두었으며, 그러한 연구들을 통해서 결정균형 점수가 유방 엑스선 검사 채택 단계에 따라 변한다는 것이 밝혀졌다(Rakowski 외, 1992, 1997b).

라코브스키Rakowski와 그의 동료들은 각각의 단계에 맞게 개발된 맞춤 개입을 우편을 통해서 받은 여성들이 아무런 자료를 받지 않거나 기존의 표준자료만 받은 여성들보다 유방 엑스선 검사를 더 많이 받는지 여부를 조사하였다(Rakowski 외, 1998). 이 연구에서 여성들은 21개월에 걸쳐 4번의 전화 설문조사(기준선, 3~5개월, 12개월, 19~21개월)에 참여했다. 아무런 자료도 받지 않는 집단에 무작위로 배정된 여성들은 전화설문조사에는 참여했으나 우편을 통한 개입은 전혀 받지 않았다. 표준자료만을 받는 집단에 배정된 여성들은 기준선 시점과 첫 번째 추적 조사 직후에 질의응답지, 유방건강 안내서, 도움말 소책자, 유방 자가검사 샤워 카드가 들어 있는 우편 개입 소포를 받았다. 단계별 맞춤 자료를 받는 집단에 배정된 여성들도 기준선 시점과 첫 번째 추적 조사 직후에 우편 개입 소포를 받았는데 소포에는 각각의 채택단계, 결정균형단계, 변화발전단계에 있는 개인들이 보이는 반응에 맞게 전문가 시스템 컴퓨터가 맞춤 제작한 편지가 들어 있었다. 이 집단에 속하는 여성들은 전문가 시스템 편지와 더불어서 유방 엑스선 검사에 관한 질의응답서, 단계별 종양 크기가 그려진 안내서, 도움말 소책자, 유방 자가진단 샤워 카드 등으로 이루어진, 그들이 위치한 채택단계에 맞는 정보가 담긴 소포를 함께 받았다. 마지막으로 세 집단 모두에게 건강관리서비스 제공자가 되기 위한 교육 안내서와 유방 엑스선 검사 이용 증진을 위한 훈련세션이 포함되어 있는 서비스 제공자 훈련 구성요소가 제공되었다.

이 연구를 위해서 40세에서 74세 사이의 여성들을 직원-모델(staff-model) HMO를 통해서 모집하였으며 응답률은 73.5%였다. 총 1,397명의 여성들을 분석한 결과, 단계별 맞춤 자료를 받은 여성집단의 64%가 유방 엑스선 검사를 받은 반면, 아무런 자료도 받지 않은 여성집단과 표준자료만 받은 여성집단은 각각 55%와 59%가 유방 엑스선 검사를 받은 것으로 나타났다(OR=1.43) (Rakowski 외, 1998). 이러한 결과는 최소한의 단계별 맞춤 제작된 자료를 여성들에게 제공하는 것만으로도 유방 엑스선 검사와 같은 중요한 건강행위에 대한 효과적인 개입이 가능하다는 것을 보여주었다.

결론

전체 국민의 건강에 미치는 영향을 높이는 것은 건강행위 연구의 최우선 관심사 가운데 하나이다. 한 가지 효과적인 접근법은 다수의 행위에 대해서 개입하는 것이다. 흡연과 그 밖의 단일 행위들에 대해서 효과적임이 입증된 단계별 맞춤 개입과 동일한 개입방법을 이용하여 다수의 행위에 초점을 맞춘 연구들이 점점 더 많이 진행되고 있다. 그 가운데 한 연구에서 학교에 다니는 청소년들과 가정에 있는 그들의 부모들에 대해서 흡연, 고지방 식습관, 자외선 노출행동을 바꾸기 위한 전문가 시스템 개입을 제공하였다. 이 인구집단에 대한 개입 결과는 아직 출판되지는 않았지만, 매우 고무적인 것으로 나타났다(Prochaska 외, 2001c).

이 인구집단에 대한 연구를 확대하여 알코올 남용, 운동, 스트레스 관리를 대상행동에 포함시켰다. 혁신적인 접근방법은 가족 수준에서의 개입과 부모와 함께하는 개인 수준의 개입을 포함한다. 다수 행동의 단계에 관한 원리와 과정을 십대 청소년들에게 가르치기 위해서 통합적 접근방법이 개발되고 있다. 청소년들이 그러한 원리를 자신들이 선택한 행위에 적용할 수 있게 하기 위해서는 자기변화 관리를 보다 핵심적인 능력으로 만드는 것이 목표가 되어야 한다.

행동 패러다임에 따르면 다수의 행위를 한꺼번에 다루는 것은 너무 많은 것을 요구하는 사람들을 질리게 만들 수 있다고 한다. 단계의 관점에서 볼 때, 우리가 가진 자료 가운데 아직 발표되지 않은 자료에 따르면 4가지 행동위험요인(예: 흡연, 식습관, 운동, 자외선 노출)을 가진 사람들 가운데 10% 미만의 사람들이 2개 이상의 행동을 동시에 취할 준비가 되어 있다는 것을 알 수 있다. 사람들은 한 가지 행동에 대해서 행동을 취하면서 동시에 다른 행동들에 있어서 발전해 나아갈 수 있다. 그럼에도 불구하고 동시에 다룰 수 있는 행동의 최적 개수를 결정하기 위해서는 더 많은 연구가 이루어져야 할 것이다.

이제까지의 연구결과가 고무적이기는 하지만 범이론모델을 발전시키기 위해서는 아직도 많은 것들이 연구되어야 한다. TTM 변수와 이미 체계화된 다른 건강행위이론들의 개념구성체들(예: 위험인식, 주관적 준거, 문제의 심각성) 간의 관계를 이해하는 기본적인 연구들이 이루어져야 하며, 그러한 개념구성체들이 변화단계들과 체계적으로 관련이 있는지 그리고 그러한 개념구성체들이 모든 단계에 있어서 발전을 예측하는지를 결정하는 데 연구의 초점이 맞춰져야 할 것이다. 운동과 같은 습득해야 할 행동(aquisition behavior)과 흡연과 같은 소멸되어야 할 행동(extinction behavior)을 포함한 다양한 행동들에 관한 변화단계와 과정의 통합 또는 구조에 관한 더 많은 연구가 이루어져야 한다(Rosen, 2000). 그러한 연구들이 필요한 이유들 가운데 하나를 꼽는다면 특정 행동에 대해서는 어떤 수정(예: 유방 엑스선 검사와 같이 빈도가 낮은 행동의 경우에는 단계의 수가 적은 것이 더 나은지)이 필요한지를 결정해야 하기 때문이다.

TTM을 다수의 사람들에게 적용하기 위한 가장 효과적인 전략은 맞춤 커뮤니케이션이라는 것을 고려해볼 때, 대체기술의 효과 및 비용효과와 영향을 비교하는 더 많은 연구들이 이루어져야 한다. 인터넷은 저가의 개별화된 개입에는 매우 적합하지만 전화를 통한 일대일 접촉이나 1차 진료자들을 통해서 이끌어낼 수 있는 높은 참여율은 얻을 수 없다.

단계별 맞춤 개입과 하이테크 시스템에 대해서 다양한 인구집단들은 어떻게 반응할 것인가? 다양한 인구집단의 욕구를 충족시키기 위해서 프로그램을 어떻게 해야 가장 잘 맞춤 개발할 수 있을까? 대체 개입 양식의 메뉴(예: 전화, 인터넷, 지역 혹은 교회 지도자, 일대일 또는 지역사회 프로그램)가 다양한 인구집단으로 하여금 건강증진 프로그램을 그들이 가진 독특한 욕구에 가장 잘 맞게 만들 수 있는 권한을 부여하는가?

범이론모델은 역동적인 변화이론이다. 더 많은 학생, 과학자, 실천가들이 단계 패러다임을 점점 더 다양한 이론적 쟁점, 공중보건문제, 고위험 집단에 적용하고 있으며 그렇기 때문에 범이론모델은 수정과 발전에 대해서 항상 개방적이어야만 한다.

참고문헌

Abrams, D. B., Herzog, T. A., Emmons, K. M., and Linnan, L. "Stages of Change Versus Addiction: A Replication and Extension." *Nicotine and Tobacco Research,* 2000, *2,* 223–229.

Aveyard, P., and others. "Cluster Randomised Controlled Trial of Expert System Based on the Transtheoretical ("Stages of Change") Model for Smoking Prevention and Cessation in Schools." *British Medical Journal,* 1999, *319,* 948–953.

Bandura, A. "Self-Efficacy Mechanism in Human Agency." *American Psychologist,* 1982, *37,* 122–147.

Beresford, S.A.A., and others. "A Dietary Intervention in Primary Care Practice: The Eating Patterns Study." *American Journal of Public Health,* 1997, *87,* 610–616.

Brug, J., and others. "The Impact of Computer-Tailored Feedback and Iterative Feedback on Fat, Fruit, and Vegetable Intake." *Health Education and Behavior,* 1998, *25,* 517–531.

Campbell, M. K., and others. "Improving Dietary Behavior: The Effectiveness of Tailored Messages in Primary Care Settings." *American Journal of Public Health,* 1994, *84,* 783–787.

Carbonari, J. P., and DiClemente, C. C. "Using Transtheoretical Model Profiles to Differentiate Levels of Alcohol Abstinence Success." *Journal of Consulting and Clinical Psychology,* 2000, *68,* 810–817.

Cardinal, B. J., and Sachs, M. L. "Effects of Mail-Mediated, Stage-Matched Exercise Behavior Change Strategies on Female Adults' Leisure-Time Exercise Behavior." *Journal of Sports Medicine and Physical Fitness,* 1996, *36,* 100–107.

CDC AIDS Community Demonstration Projects Research Group. "Community-Level HIV Intervention in 5 Cities: Final Outcome Data from the CDC AIDS Community Demonstration Projects." *American Journal of Public Health,* 1999, *89*(3), 336–345.

Curry, S. J., and others. "A Randomized Trial of Self-Help Materials, Personalized Feedback, and Telephone Counseling with Nonvolunteer Smokers." *Journal of Consulting and Clinical Psychology,* 1995, *63,* 175–180.

DiClemente, C. C., and Prochaska, J. O. "Self Change and Therapy Change of Smoking Behavior: A Comparison of Processes of Change in Cessation and Maintenance." *Addictive Behavior,* 1982, *7,* 133–142.

DiClemente, C. C., and others. "The Processes of Smoking Cessation: An Analysis of Precontemplation, Contemplation, and Preparation Stages of Change." *Journal of Consulting and Clinical Psychology,* 1991, *59,* 295–304.

Dijkstra, A., DeVries, H., and Roijackers, J. "Targeting Smokers with Low Readiness to Change with Tailored and Non-Tailored Self-Help Materials." *Preventive Medicine,* 1999, *28,* 203–211.

Farkas, A. J., and others. "Addiction Versus Stages of Change Models in Predicting Smoking Cessation." *Addiction,* 1996, *91,* 1271–1280.

Glanz, K., and others. "Impact of Work Site Health Promotion on Stages of Dietary Change: The Working Well Trial." *Health Education and Behavior,* 1998, *25,* 448–463.

Glynn, T. J., Anderson, D. M., and Schwarz, L. "Tobacco Use Reduction Among High Risk Youth: Recommendations of a National Cancer Institute Expert Advisory Panel." *Preventive Medicine,* 1992, *24,* 354–362.

Gold, D. B., Anderson, D. R., and Serxner, S. A. "Impact of Telephone-Based Intervention on the Reduction of Health Risks." *American Journal of Health Promotion,* 2000, *15*(2), 97–106.

Goldstein, M. G., and others. "Physician-Based Physical Activity Counseling for Middle-Aged and Older Adults: A Randomized Trial." *Annals of Behavioral Medicine,* 1999, *21,* 40–47.

Herzog, T. A., Abrams, D. B., Emmons, K. A., and Linnan, L. "Predicting Increases in Readiness to Quit Smoking: A Prospective Analysis Using the Contemplation Ladder." *Psychology and Health,* 2000, *15,* 369–381.

Herzog, T. A., and others. "Do Processes of Change Predict Stage Movements? A Prospective Analysis of the Transtheoretical Model." *Health Psychology,* 1999, *18,* 369–375.

Horwath, C. C. "Applying the Transtheoretical Model to Eating Behaviour Change: Challenges and Opportunities." *Nutrition Research Review,* 1999, *12,* 281–317.

Janis, I. L., and Mann, L. *Decision Making: A Psychological Analysis of Conflict, Chance and Commitment.* London: Cassil and Collier Macmillen, 1977.

Johnson, J. L., and others. "What Predicts Stage of Change for Smoking Cessation?" *Annals of Behavioral Medicine,* 2000, *22,* S173.

Kreuter, M., and Strecher, V. J. "Do Tailored Behavior Change Messages Enhance the Effectiveness of Health Risk Appraisal? Results from a Randomized Trial." *Health Education Research,* 1996, *11,* 97–105.

Kreuter, M. W., Strecher, V. J., and Glassman, B. "One Size Does Not Fit All: The Case for Tailoring Print Materials." *Annals of Behavioral Medicine,* 1999, *21*(4), 276–283.

Lichtenstein, E., and Hollis, J. "Patient Referral to Smoking Cessation Programs: Who Follows Through?" *The Journal of Family Practice,* 1992, *34,* 739–744.

Marcus, B. H., and others. "Efficacy of an Individualized, Motivationally Tailored Physical Activity Intervention." *Annals of Behavioral Medicine,* 1998, *20,* 174–180.

National Cancer Institute. *Population Based Smoking Cessation: Proceedings of a Conference on What Works to Influence Cessation in the General Population.* Smoking and Tobacco Control Monograph No. 12. Bethesda, Md.: U.S. Department of Health and Human Services, National Institutes of Health, National Cancer Institute, NIH Pub. No. 00–4892, November 2000.

O'Neill, H. K., Gillespie, M. A., and Slobin, K. "Stages of Change and Smoking Cessation: A Computer-Administered Intervention Program for Young Adults." *American Journal of Health Promotion,* 2000, *15*(2), 93–96.

Pallonen, U. E., and others. "A 2-Year Self-Help Smoking Cessation Manual Intervention Among Middle-Aged Finnish Men: An Application of the Transtheoretical Model." *Preventive Medicine,* 1994, *23,* 507–514.

Pallonen, U. E., and others. "Computer-Based Smoking Cessation Interventions in Adolescents: Description, Feasibility, and Six-Month Follow-up Findings." *Substance Use and Misuse,* 1998, *33,* 935–965.

Parker, S. L., Tong, T., Bolden, S., and Wingo, P. A. "Cancer Statistics, 1997." *CA—A Cancer Journal for Clinicians,* 1997, *47,* 5–27.

Peto, R., and Lopez, A. "World-Wide Mortality from Current Smoking Patterns." In B. Durstone and K. Jamrogik (eds.), *The Global War: Proceedings of the Seventh World Conference on Tobacco and Health.* East Perth, Western Australia: Organizing Committee of Seventh World Conference on Tobacco and Health, 1990.

Prochaska, J. O. *Systems of Psychotherapy: A Transtheoretical Analysis.* Pacific Grove, Calif.: Brooks-Cole, 1979.

Prochaska, J. O. "Strong and Weak Principles for Progressing from Precontemplation to Action Based on Twelve Problem Behaviors." *Health Psychology,* 1994, *13,* 47–5l.

Prochaska, J. O., and DiClemente, C. C. "Stages and Processes of Self-Change of Smoking: Toward an Integrative Model of Change." *Journal of Consulting and Clinical Psychology,* 1983, *51,* 390–395.

Prochaska, J. O., DiClemente, C. C., and Norcross, J. C. "In Search of How People Change: Applications to the Addictive Behaviors." *American Psychologist,* 1992, *47,* 1102–1114.

Prochaska, J. O., DiClemente, C. C., Velicer, W. F., and Rossi, J. S. "Standardized, Individualized, Interactive, and Personalized Self-Help Programs for Smoking Cessation." *Health Psychology,* 1993, *12,* 399–405.

Prochaska, J. O., Norcross, J. C., and DiClemente, C. C. *Changing for Good.* New York: William Morrow, 1994.

Prochaska, J. O., and Velicer, W. F. "On Models, Methods and Premature Conclusions." *Addictions,* 1996, *91,* 1281–1283.

Prochaska, J. O., and others. "Predicting Change in Smoking Status for Self-Changers." *Addictive Behaviors,* 1985, *10,* 395–406.

Prochaska, J. O., and others. "Patterns of Change: Dynamic Typology Applied to Smoking Cessation." *Multivariate Behavioral Research,* 1991, *26,* 83–107.

Prochaska, J. O., and others. "Stages of Change and Decisional Balance for Twelve Problem Behaviors." *Health Psychology,* 1994, *13,* 39–46.

Prochaska, J. O., and others. "Evaluating a Population-Based Recruitment Approach and a Stage-Based Expert System Intervention for Smoking." *Addictive Behaviors,* 2001a, *26,* 583–602.

Prochaska, J. O., and others. "Counselor and Stimulus Control Enhancements of a Stage-Matched Expert System Intervention for Smokers in a Managed Care Setting." *Preventive Medicine,* 2001b, *32,* 23–32.

Prochaska, J. O., and others. (Unpublished raw data), 2001c.

Project Match Research Group. "Matching Alcoholism Treatments to Client Heterogeneity: Project MATCH Post Treatment Drinking Outcomes." *Journal of Studies on Alcohol,* 1997, *58,* 7–29.

Rakowski, W., Fulton, J. P., and Feldman, J. P. "Women's Decisions About Mammography: A Replication of the Relationship Between Stages of Adoption and Decisional Balance." *Health Psychology,* 1993, *12,* 209–214.

Rakowski, W., and others. "Assessing Elements of Women's Decisions About Mammography." *Health Psychology,* 1992, *11,* 111–118.

Rakowski, W., and others. "Screening Mammography and Constructs from the Transtheoretical Model: Associations Using Two Definitions of the Stages-of-Adoption." *Annals of Behavioral Medicine,* 1996, *18,* 91–100.

Rakowski, W., and others. "Confirmatory Analysis of Opinions Regarding the Pros and Cons of Mammography." *Health Psychology,* 1997a, *16,* 433–441.

Rakowski, W., and others. Integrating Pros and Cons for Mammography and Pap Testing: Extending the Construct of Decisional Balance to Two Behaviors. *Preventive Medicine,* 1997b, *26,* 664–673.

Rakowski, W. R., and others. "Increasing Mammography Among Women Aged 40–74 by Use of a Stage-Matched, Tailored Intervention." *Preventive Medicine,* 1998, *27,* 748–756.

Redding, C. A., and others. "Transtheoretical Individualized Multimedia Expert Systems Targeting Adolescents' Health Behaviors." *Cognitive and Behavioral Practice,* 1999, *6*(2), 144–153.

Robbins, M. L., and others. "Assessing Family Members' Motivational Readiness and Decision Making for Consenting to Cadaveric Organ Donation." *Journal of Health Psychology,* 2001, *6,* 523–536.

Rosen, C. S. "Is the Sequencing of Change Processes by Stage Consistent Across Health Problems? A Meta-Analysis." *Health Psychology,* 2000, *19,* 593–604.

Rossi, J. S. "Stages of Change for 15 Health Risk Behaviors in an HMO Population." Paper presented at the 13th Meeting of the Society for Behavioral Medicine, New York, March 1992.

Rossi, J. S. "Common Processes of Change Across Nine Problem Behaviors." Paper presented at the 100th meeting of the American Psychological Association, Washington, D.C., August 1992.

Schneider Jamner, M., Wolitski, R. J., and Corby, N. H. "Impact of a Longitudinal Community HIV Intervention Targeting Injecting Drug Users' Stage of Change for Condom Use and Bleach Use." *American Journal of Health Promotion,* 1997, *12,* 15–24.

Skinner, C. S., and others. "How Effective Is Tailored Print Communication?" *Annals of Behavioral Medicine,* 1999, *21*(4), 290–298.

Snow, M. G., Prochaska, J. O., and Rossi, J. S. "Stages of Change for Smoking Cessation Among Former Problem Drinkers: A Cross-Sectional Analysis." *Journal of Substance Abuse,* 1992, *4,* 107–116.

Steptoe, A., Kerry, S., Rink, E., and Hilton, S. "The Impact of Behavioral Counseling on Stages of Change in Fat Intake, Physical Activity, and Cigarette Smoking in Adults at Increased Risk of Coronary Heart Disease." *American Journal of Public Health,* 2001, *91*(2), 26.

Strecher, V. J., and others. "The Effects of Computer Tailored Smoking Cessation Messages in Family Practice Settings." *The Journal of Family Practice,* 1994, *39,* 262–270.

U.S. Department of Health and Human Services. *The Health Benefits of Smoking Cessation: A Report of the Surgeon General.* U.S. Department of Health and Human Services Publication no. CDC 90-8416. Washington, D.C.: U.S. Government Printing Office, 1990.

Velicer, W. F., and DiClemente, C. C. "Understanding and Intervening with the Total Population of Smokers." *Tobacco Control,* 1993, *2,* 95–96.

Velicer, W. F., and others. "An Expert System Intervention for Smoking Cessation." *Addictive Behaviors,* 1993, *18,* 269–290.

Velicer, W. F., and others. "Distribution of Smokers by Stage in Three Representative Samples." *Preventive Medicine,* 1995, *24,* 401–411.

Velicer, W. F., and others. "Interactive Versus Noninteractive Interventions and Dose-Response Relationships for Stage-Matched Smoking Cessation Programs in a Managed Care Setting." *Health Psychology,* 1999, *18,* 21–28.

Voorhees, C. C., and others. "Heart, Body, and Soul: Impact of Church-Based Smoking Cessation Interventions on Readiness to Quit." *Preventive Medicine,* 1996, *25,* 277–285.

06 예방채택과정모델[1]

HEALTH BEHAVIOR and HEALTH EDUCATION

우리가 건강교육자로서, 왜 젊은 성인들이 스스로를 AIDS의 위험으로 몰아 넣는 행위를 하는지를 이해하려고 한다고 가정해보자. 아마도 우리는 설문지를 만들어서 젊은 성인들이 HIV 양성인 사람과 접촉할 가능성, 그 사람에 의해서 감염될 확률, 여러 가지 예방책의 효과, 그 예방책들을 채택함으로써 나타나는 사회적 결과, AIDS 위험과 AIDS 예방책에 관한 다른 사람들의 생각, 잘 알려진 건강행위이론들로부터 나온 여러 가지 주제에 대해서 조사하고자 시도해볼 것이다. 그러한 신념들을 이해하는 것은 왜 어떤 사람이 위험 행동을 하거나 하지 않는지를 이해하는데 분명히 도움이 된다.

이와 같은 접근방법이 오늘날에는 당연한 것으로 이해되지만 사람들이 AIDS에 대해서 처음으로 알게 되었던 1987년에는 어땠을까? 그 당시에는 젊은 성인들이 AIDS가 치명적인 진행성 질병이라는 것은 알았지만 그 이상은 알지 못했다. 따라서 그 당시였다면 우리가 하는 대부분의 질문에 대해서 어떻게 답해야 할지를 아는 사람이 거의 없었을 것이고, 젊은 성인들의 행동은 사람에 따라 큰 차이를 보였을 것이다. 어떤 사람들은 성관계 파트너가 많은 반면 어떤 사람은 성관계 파트너가 소수이거나 전혀 없었을 수도 있다. 어떤 사람은 콘돔을 사용한 반면, 어떤 사람은 사용하지 않았을 것이다. 그럼에도 불구하고 사람들의 행동이나 그러한 행동을 바꿀 확률은 HIV에 대한 사람들의 신념에 의해서 설명

---

1) 이 장은 원래 D. Rutter와 L. Quine(eds.), '건강행위의 변화: 사회 인지모델의 개입과 연구(Changing Health Behavior: Intervention and Research with Social Cognition Models. Buckingham, U.K.: Open University Press, 2001)에 게재되었던 글을 수정한 것이며 저자와 출판사의 허락하에 이 책의 일부로 사용했다.

저자들은 단계이론 특징의 설명과 검사를 도와준 Alexander Rothman과 Stephen Sutton, 우리의 라돈 연구에 기여한 Cara Cuite, May Lou Klotz, Judith Lyon, Paul Miller, Nancy Roberts로부터 큰 도움을 받았다. New Jersey Department of environmental Protection, New Jersey Agricultural Experiment Station, National Cancer Institute로부터의 라돈 연구를 위한 재정 지원에 대해서 깊이 감사한다.

되거나 예측될 수 없을 것이다. 왜냐하면 그 당시에는 그러한 신념이 아직 형성되지 않았기 때문이다.

이러한 예가 보여주듯이, 1987년에는 AIDS와 AIDS 전염에 관한 신념을 이용하여 HIV 위험 행위를 설명하지 못했을 것이다. 일반적으로 행위의 비용과 이익에 대한 인식에 초점을 맞추고 행동을 설명하려는 이론은 이미 누군가가 어떤 위협에 노출되어서 가능한 반응에 관한 신념을 형성한 다음에야 비로소 적용할 수 있기 때문이다. 앞의 예가 제시하는 바와 같이, 사람들이 예방책을 채택하는 데는 여러 가지 상이한 단계가 있다. 따라서 우리는 그러한 단계들에서 어떤 일들이 일어나는지에 대한 상이한 설명을 필요로 한다.

단계이론은 어떻게 행동을 설명하고 변화시키는가

행동 비용과 행동 이익에 대한 인식에 기초한 대부분의 건강행동이론은 하나의 행동을 예측하기 위해 하나의 함수식을 설정한다. 이러한 이론들은 행위 가능성과 그러한 가능성에 영향을 미치는 변수들에 있어서 사람들 간에 양적 차이가 존재한다는 것을 인정한다. 그러나 사람들이 특정 행위로 나아가기 위해서 극복해야 하는 장애요인에 있어서의 차이는 인정하지 않는다. 이러한 이론들에 있어서 개입의 목적은 예측함수의 값을 증가시키는 변수들을 극대화하는 것이다.

예방채택과정모델(Precaution Adoption Process Model, PAPM)과 같은 단계이론을 옹호하는 사람들은 건강관련 행위의 변화를 단 한 개의 예측함수로 설명할 수 있는지에 대해서 의문을 제기한다. 실제로 PAPM 옹호자들은 각각의 변화 이행 단계에서 관련 변수들과 그러한 변수들이 결합하는 방식을 파악함으로써 변화의 전 과정을 이해해야 한다는 것을 강조한다. 이러한 접근은 단 한 개의 예측 규칙을 찾는 것보다 훨씬 더 복잡하지만, 그렇게 할 때 개입의 효과성과 효율성을 증진시킬 수 있는 가능성을 높일 수 있다.

단계이론의 필수요소

단계이론은 4가지 중요한 요소를 가지고 있다(Weinstein, Rothman, Sutton, 1998). 이들 4가지 필수요소들은 PAPM 뿐만 아니라 다른 단계이론들에도 적용된다.

1. *단계 정의를 위한 범주체계.* 단계는 이론적 개념구성체이다. 각각의 단계에 대한 '원형(prototype)' 이 정의되지만, 이들 원형에 정확하게 부합하는 사람은 거의 없다. 단계들

간의 실제 경계는 이론과 측정 상의 경계만큼 분명하지 않을 수 있다.

2. *단계의 순서.* 단계이론은 사람들이 어떤 행동 또는 행동유지의 맨 마지막 지점에 다다르기 위해서는 일반적으로 모든 단계들을 거쳐야 한다고 가정한다. 그러나 단계별 진행이 불가피하거나 역행될 수 없는 것은 결코 아니다(Bandura, 1995와 비교). 특정 단계에서 사람들이 최소한 어느 정도의 시간을 보내야 한다는 것도 정해져 있지 않다. 어떤 경우 사람들은 매우 빠르게 움직이며(예: 어떤 사람이 전에는 전혀 생각해 본 적이 없는 행동을 의사가 권유하는 경우), 어떤 사람들은 실제적인 이유에서 단계를 건너뛰라는 말을 듣기도 한다. 또한 어떤 단계는 행동으로 가는 길이 아닌 갓길일 수도 있고, 사람들은 그런 단계들을 반드시 통과하지 않아도 되는 경우도 있다.
3. *동일한 단계에 있는 사람들이 직면하는 변화에 대한 공통적인 장애요인.* 만일 사람들이 어떤 한 단계에 다음 단계로 나아가기 위해서 유사한 문제들을 해결해야만 한다면 단계 개념은 사람들로 하여금 행동을 향해 나아갈 수 있게 하는 프로그램을 고안하는 데 도움이 된다.
4. *상이한 단계에 있는 사람들이 직면하는 변화에 대한 상이한 장애요인.* 행동을 향해 나아가게 하는 요인이 모든 변화단계에서 동일하다면, 동일한 개입을 모든 사람에 대해서 사용할 수 있을 것이며 단계 개념은 허구적인 것이 될 것이다.

완벽하게 기술된 단계이론은 단계를 정의하는 기준과 단계들 간의 장애요인을 나타내는 이슈들에 대한 논의를 반드시 포함하고 있어야 한다. 단계에 대한 정의는 모든 행동들에 대해서 적용되지만, 단계 간 이행을 어렵게 하는 장애요인들은 행동에 따라 달라진다.

사람들이 체중 감량을 결정하게 하는 요인과 콘돔 사용을 결정하게 하는 요인은, 각각의 결정을 하기까지의 과정은 동일하더라도, 전혀 다를 수 있다. 변화과정에서 단계들 간의 순서를 구체적으로 제시하는 모델들은 각 단계에 해당하는 모든 장애요인들을 구체적으로 제시하지는 않더라도 단계들에 대해서 만큼은 옳을 수 있다. 따라서 우리는 PAPM 변화를 관심의 대상이 되는 각각의 행동에 대해서 단계 간 이행이 어떻게 일어나는지를 분석하고, 그러한 분석을 통해 얻은 결과들을 가지고 채워야 하는 이론틀이라고 생각해야 할 것이다.

PAPM과 같은 단계이론을 어떻게 검증할 수 있는가

특정 행동변화가 단계이론에서 제시하는 일련의 단계 순서대로 이루어지는지 알아보기 위해서 다양한 접근방법들이 사용되었다(Weinstein, Rothman & Sutton, 1998). 그러한 접근방법들 가운데 대다수는 한계를 가지고 있다. 예를 들면 서로 다른 단계에 있다고 생각되는 사람들 간의 차이를 찾기 위해 면접을 통해서 얻은 횡단 자료를 사용하는 것은 일반적이기는 하지만 그다지 좋은 접근방법은 아니다. 보다 나은 접근방법은 사람들이 현재 있는 단계를 측정한 다음, 그들이 행동을 취하는지 여부를 후속 측정하는 진행적(prospective) 접근방법이다. 단순히 단계들 간의 차이를 찾는 것은 의미가 없다. 왜냐하면 단계를 가정하지 않는 과정에서도 그런 차이는 있을 수 있기 때문이다. 설명적이고 분석적인 연구는 연구의 범위를 알고자 하는 변수에 대해서 아는 것으로 국한한다.

개입 연구는 이론에 대한 보다 철저한 검증에 주안점을 둔다. 잘 맞는 개입과 잘 맞지 않는 개입을 이용한 실험 연구는 단계이론을 검정하기에 가장 적합한 전략 가운데 하나이다. 만일 서로 다른 단계에서의 움직임에는 서로 다른 변수들이 영향을 미치는 것이 사실이라면, 특정 변수에 영향을 미치기 위해 개발된 치료는 사람들이 해당 변수가 영향을 미치는 바로 그 단계에 있을 때 가장 효과적이 될 것이다. 따라서 특정 단계에 있는 사람들은 그들이 현재 있는 단계와 제공된 개입이 '잘 맞는' 경우 '잘 맞지 않는' 경우 보다(즉, 다른 단계와 맞는) 개입에 더 잘 반응한다.

단계모델에서는 치료의 순서를 정하는 것을 매우 중요하게 생각한다. 개입효과를 극대화하기 위해서는 개입의 순서를 이론에서 제시하고 있는 순서대로 맞춰야 한다. 따라서 순서 효과는 단계과정을 더욱 뒷받침하는 증거를 제공한다. 안타깝게도 순서 효과를 검증하기 위해서는 개입 또한 순차적으로 이루어져야 하기 때문에 실제로 그러한 검증을 한다는 것은 매우 어려운 일이 아닐 수 없다.

예방채택과정모델

모델의 개요

위험행동에 대한 새로운 예방책을 채택하거나 위험행동을 그만두는 것은 의도적인 행동을 필요로 한다. 예방채택모델은 운동이나 식이 같은 습관적인 행동유형을 점진적으로 개발하는 것 보다는 이러한 종류의 행위에 더 잘 적용된다. PAPM은 또한 사람들이 왜 그리고 어떻게 그들의 습관유형을 의도적으로 변화시키는지를 설명하는데 사용될 수 있다.

PAPM의 목표는 어떻게 사람들이 어떤 행동을 취하려는 결정에 이르게 되고, 어떻게 그러한 결정을 행동으로 옮기는지 설명하는 것이다. 따라서 예방채택모델은 개인의 심리적 과정에 초점을 둔다. 그 결과, 행동 이전의 단계들은 개인의 외적 요인 보다는 개인의 중요한 정신적 상태, 예를 들면 현재의 행동, 과거의 행동 또는 그러한 행동과 개인의 정신적 상태의 조합 등으로 정의된다. 단계는 건강 전문가들에게만 의미 있는 기준들(예: 식단에서 지방이 차지하는 비율 같은)을 가지고 정의되어서는 안 된다. 왜냐하면 그러한 기준들은 일반인들의 행위를 설명할 수 없기 때문이다.

PAPM의 몇 가지 측면들이 1988년에 논의되었지만(Weinstein, 1988), 현재와 같은 PAPM은 1992년에 발표되었다(Weinstein & Sandman, 1992). PAPM은 인식부족으로부터 행동에 이르기까지 이르는 7가지 단계를 확인하였다(그림 6-1). 초기단계에서 사람들은 건강과 관련된 문제를 인식하지 못한다(단계 1). 사람들이 건강문제에 대해서 처음 알게 되면 이제 건강문제를 인식하기는 하지만 건강문제에 관여하지는 않는다(단계 2). 의사결정단계(단계 3)에 이르게 되면 사람들은 건강문제에 관여하고 그들의 반응을 고려한다. 의사결정 과정은 두 가지 결과 가운데 하나를 초래한다. 만일 아무런 행동을 취하지 않겠다고 결정하면 예방채택과정은 적어도 당분간은 종료된다(단계 4). 이와 달리, 만일 사람들이 예방책을 채택하기로 결정하면(단계 5), 그 다음 단계는 행동을 시작하는 것이다(단계 6). 일곱 번째 단계는 만일 해당 사항이 있다면, 그 채택한 행동을 한 동안 유지하는 것이다(단계 7).

이들 7가지 단계 각각은 숫자로 구분되어 있지만, 이들 숫자는 단순히 순서를 나타내는 것일 뿐 순서 이상의 의미는 전혀 가지고 있지 않다(게다가 단계 4의 경우는 행동으로까지의 단계 가운데 하나도 아니기 때문에 그나마 순서를 의미하는 것도 아니다). 따라서

그림 6-1. 예방채택과정모델의 단계

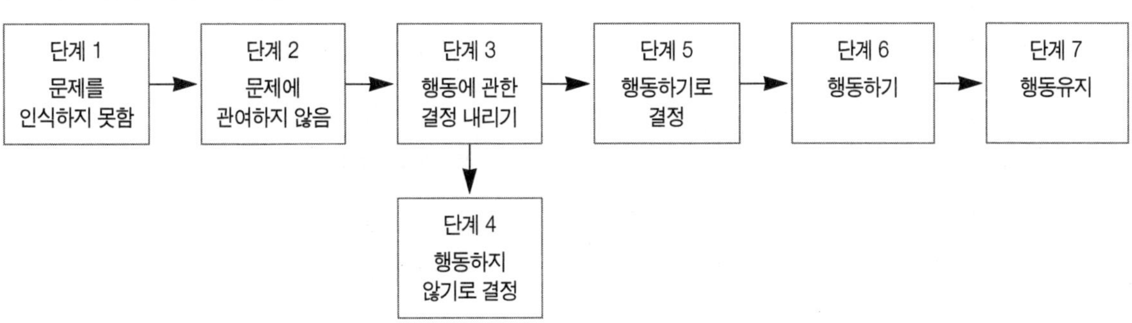

이러한 숫자를 상관계수를 계산하거나 표본의 평균 단계를 계산하는데 사용해서는 안된다. 상관계수나 평균은 모두 이들 7가지 단계 각각이 단일 차원의 속성을 등간격으로 나타내고 있다는 가정을 전제로 하기 때문이다.

PAPM은 상대적으로 새로운 이론이며 건강행위 분야에서의 응용범위는 골다공증 예방, 유방암 검사, B형 간염 백신, 주택 방사성 라돈 가스 검사 정도로 제한되어 왔다 (Balock 외, 1996; Clemow 외, 2000; Hammer, 1997; Rimer 외, 2001; Weinstein & Sandman, 1992; Weinstein, Lyon, Sandman & Cuite, 1998). 이 가운데 두 가지 구체적인 예인 라돈 검사와 골다공증 예방을 위한 칼슘 복용이 그림 6-2에 제시되어 있다.

PAPM은 일반적으로 사람들이 이들 7가지 단계를 건너뛰지 않고 차례대로 거친다고 본다. 그림 6-1에 제시되어 있지는 않지만 이전 단계로의 이동도 일어날 수 있으며, 그 경우 반드시 모든 중간 단계들을 통해서 되돌아가야 하는 것은 아니다. 물론, 후반 단계에서 단계 1이나 단계 2로 되돌아가는 것은 분명히 불가능하다. PAPM은 프로차스카Prochaska, 디

그림 6-2. 예방채택과정모델의 단계: 두가지 예

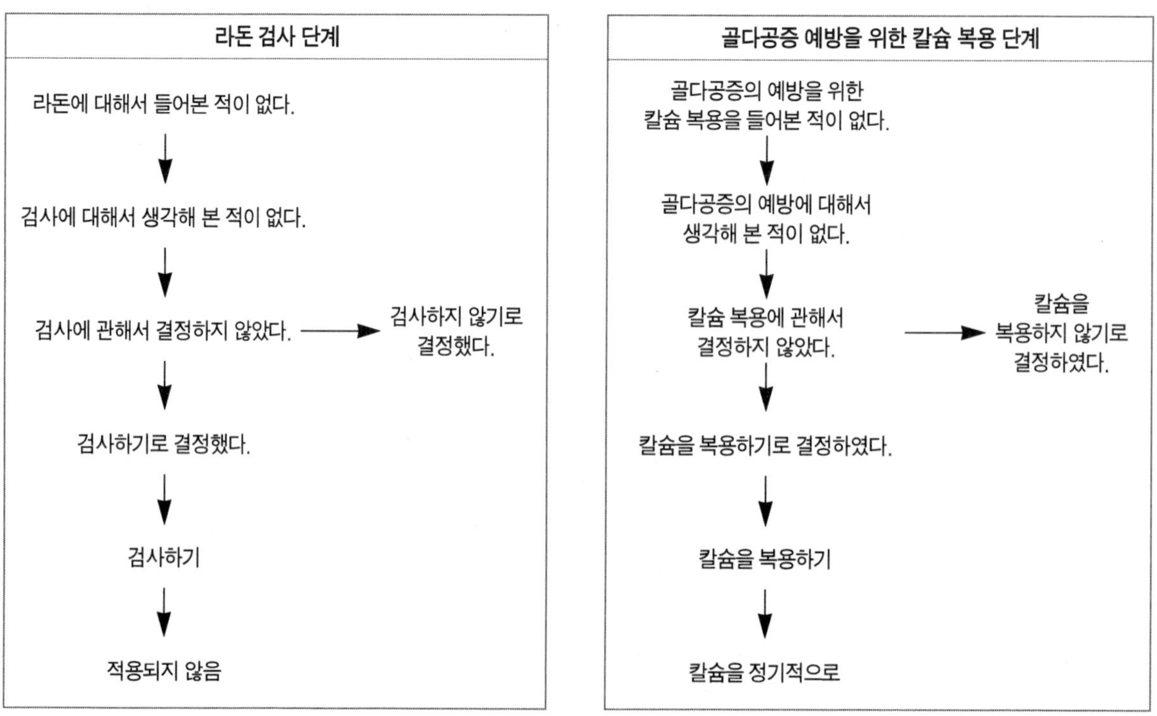

클레멘트DiClemente, 벨리서Velicer와 그들의 동료들이 개발한 또 하나의 단계이론인 범이론모델(5장 참조)과 유사한 것처럼 보인다. 그러나 두 모델 간의 유사성은 단계에 붙여진 명칭이 전부이다. 두 모델은 서로 다른 수의 단계를 제시하고 있으며, 유사한 명칭을 갖는 단계들도 명칭만 유사할 뿐 매우 다르게 정의되어 있다.

PAPM 단계의 타당성

어떤 단계모델이든 단계모델은 서로 다른 일련의 단계가 존재한다고 주장할 수 있는 근거를 제시할 수 있어야 한다. PAPM이 제시하는 7가지 단계의 타당성은 어떻게 확인할 수 있을까?

단계 1(인식하지 못함). 흡연, AIDS, 고지방 식습관 등과 같은 잘 알려진 위험요소들은 많은 건강연구에서 자주 다루어지는 주제들이다. 이처럼 우리에게 잘 알련진 위험요소들의 경우, 많은 사람들은 이러한 위험요소들이 그들의 삶에 미치는 위협에 대해서 생각해본 적이 있기 때문에 사람들에게 이러한 위험요소들과 관련된 신념과 계획에 대해서 질문하는 것은 크게 무리될 것이 없다. 그러나 사람들에게 한 번도 들어본 적이 없는 위험요소에 관한 질문을 던진다면 사람들은 어떤 의견을 줄 수 없을 수도 있다. 응답자들이 잘 모르는 문제에 관한 조사 문항에 답하기를 꺼려한다는 사실을 고려할 때, 연구자는 사람들에게 그들의 의견을 밝힐 것을 강요하는 것이 아니라 '모르겠다' 또는 '의견 없다' 라고 말할 수 있도록 해야 한다. 많은 연구에서 건강행위연구에 참여한 사람들에게는 그런 기회가 주어지지 않는다. 설령 기회가 주어진다고 하더라도 '모르겠다' 또는 '의견 없다' 와 같은 응답항목은 일반적으로 제시되지 않거나 다른 응답범주에 포함되어 버린다. 더 중요한 것은 '모르겠다' 또는 '의견 없다' 와 같은 응답은 실제로 중요한 것, 다시 말해서 결코 무시되어서는 안 되는 실제 자료라는 점이다. PAPM의 경우, 사람들을 단계 1에서 단계 2로 그리고 단계 2에서 단계 3으로 가게 하는 요인에 미디어가 주된 영향을 미치고, 그 이후 단계부터는 미칠 수 있는 영향의 정도가 줄어든다.

단계 2(관여하지 않음)와 단계 3(행동에 관해서 결정하기). 일단 사람들이 위험요소에 관해서 듣게 되고 의견을 만들기 시작하면 이제 사람들은 더 이상 단계 1에 있는 것이 아니다. 그러나 너무도 많은 문제들이 존재하기 때문에 사람들은 특정 위험요소와 관련해서 어떤 행동을 취해야 할 필요가 있는지에 대해서 전혀 생각해보지 않으면서도 위험요소들에 대해서 그냥 알게 된다. 이는 대중매체 효과(mass media effect)라는 잘 알려진 사실과 매우 유사하다고 할 수 있는데, 대중매체 효과란 대중매체는 어떤 이슈에 관한 사람들의 의견 그 자체에 영향을 미치기 보다는 의제설정(agenda-setting), 즉 사람들에게 어떤 이슈에 대해서 생각하고 의견을 갖도록 설득하는데 더 적합하다는 것을 말한다(16장의 커뮤니케이션이론 참조).

이와 같은, 개인적 관여가 없는 상태에서의 인식은 흔히 볼 수 있는 현상이다. 예를 들면, 1986년에 실시된 라돈 검사 연구(Weinstein, Sandman & Klotz, 1987)에서는 고위험 지역에 거주하는 응답자의 50%가 자기 집에 대해서 라돈 검사를 해볼 생각을 한 적이 없다고 답했다. 이들 모두는 라돈이 무엇인지 이미 알고 있다고 말했었고, 지식의 양을 알아보기 위한 조사에서 절반 이상의 질문에 대해서 올바른 답을 제시했다.

PAPM은 또한 행동에 관해서 생각해 본 적이 없는 사람들과 행동에 관해서 어느 정도 생각은 해보았으나 어떻게 할 지 결정하지 못한 사람들을 구분하는 것이 필요하다고 강조한다. 이 두 집단을 구분해야 하는 몇 가지 이유가 있다. 첫째, 행동에 관해서 생각해 본 사람들은 더 많이 알고 있는 경향이 있다. 그리고 문제와 관련된 경험에 기초한 태도는 경험 없이 그냥 즉흥적으로 형성된 태도보다 미래의 행위를 더 잘 예측한다(Fazio & Zanna, 1981). 또한 사람들로 하여금 특정 문제에 대해 생각하게 만들기 위해서는 사람들로 하여금 특정 결론을 채택하게 만드는데 필요한 커뮤니케이션과는 다른 종류의 커뮤니케이션(극복해야 할 장애요인의 종류도 다르다)이 요구된다. 따라서 어떤 사람이 행동을 취할 것인지에 대해서 생각을 해보았는지 아니면 해본 적이 없는지를 구분하는 것은 매우 중요하다.

단계 3(행동에 관해 결정하기)과 단계 4(행동하지 않기로 결정함)와 단계 5(행동하기로 결정함). 여러 연구에 따르면 아직 의견이 형성되지 않은 사람들과 결정을 내린 사람들 간에는 중요한 차이가 존재한다고 한다. 사람들이 어떤 문제(특히, 자신의 행위와 관련된 문제)에 대한 입장을 정할 때 사람들은 정보에 대해서 다르게 반응하고 아직 의견이 만들어지지 않은 사람들보다 설득에 대해서 더 저항적이 된다(Anderson, 1983; Brockner & Rubin, 1985; Cialdini, 1988; Ditto & Lopez, 1992; Jelalian & Miller, 1984; Nisbett & Ross, 1980, 8장 참조). 이처럼 자신의 입장에 집착하는 경향을 가리켜 '확증편향(confirmation bias)', '고집스런 신념(perseverance of beliefs)', '가정 보전(hypothesis preservation)' 이라고 한다. 이러한 경향은 여러 가지 형태로 나타난다. 클레이맨[Klayman](1995)에 따르면, 자신의 신념에 대한 지나친 확신, 자신의 신념을 지지하는 편향된 새로운 증거 찾기, 새로운 자료에 대한 편향된 해석, 자신의 신념을 새로운 증거에 맞게 충분히 바꾸지 못하는 태도 등이 이에 해당한다. 이와 같은 이유 때문에 PAPM은 사람들이 행동하기로 또는 행동하지 않기로 결정했다고 하는 것을 매우 중요하게 여기며, 아울러 어떤 사람이 행동하기로 결정했다고 말하는 것은 행동할 가능성이 '매우 높다' 고 말하는 것과 의미가 다르다고 본다.

우리는 건강신념모델(Health Belief Model), 합리적 행동이론(Theory of Reasoned Action), 계획된 행동이론(Theory of Planned Behavior), 보호동기이론(Protection motivation Theory), 주관적 기대효용이론(Subjective Expected Utility Theory) 등과 같은 건강행동 비용-이익 이론들이 주로 단계 3에 다다른 사람들이 무엇을 할지를 어떻게 결정하는지에 영향을 미치는 요인들을 다루는 이론이라고 생각한다. 이러한 이론들에 의해서 파악된 문제들은 중요하지만 그러한 문제들은 예방채택과정 가운데 이 한 가지 부분에만 관련된 것들이다.

취약성(달리 표현하면 개인이 위험을 접할 가능성)에 대한 인식은 사람들이 어떤 결정을 내릴지에 영향을 주는 요인들 가운데 하나이다. 대부분의 건강행위이론은 이 요인을 포함하고 있다(Connor & Norman, 1995). 사람들은 다른 사람들이 직면한 위험은 인정하면서도 위험에 대한 자신의 취약성을 인정하는 것은 매우 꺼린다(Weinstein, 1987). 이러한 저항을 극복하는 것은 사람들로 하여금 행동을 취하는 결정을 내리게 하는데 있어서 주된 장애요인이 된다.

단계 5(행동하기로 결정함)와 단계 6(행동하기). 결정과 행동을 구별하는 것은 다른 연구자들에 의해서도 시도된 바 있다. 예를 들면 아젠[Ajzen](Ajzen, 1985; Ajzen & Madden, 1986)의 계획된 행동이론은 의지와 행동을 구별하고 있다. 마찬가지로 슈와르저[Schwarzer]의 건강행동과정 접근방법(Health Action Process Approach)(Schwarzer, 1992; Schwarzer & Fuchs, 1996) 또한 이들 두 단계를 구별한다. 초기 동기부여단계에서 사람들은 위험, 결과, 자기효능감에 관한 각자의 신념에 기초하여 행동에 대한 의지를 형성한다. 이 동기부여단계에서 목표가 정해진 다음 사람들은 결정단계로 들어가는데, 결정 단계에서 사람들은 행동의 구체적인 내용을 계획하고, 행동을 개시하고, 행동의 성공적 이행과 관련된 어려움들에 직면하고 대처해 나간다.

보호동기이론은 단계이론은 아니지만, 이 이론을 개발한 사람들은 개입을 단계별로 나열해야 할 필요성을 암묵적으로 인지하였다. 로저[Rogers]와 프랜티스 던[Prentice-Dunn]에 따르면 'PMT 실험은 항상 동일한 순서에 따라서 정보를 제공한다. 즉, 위협정보가 먼저 제공되고 대처정보가 뒤따른다' (Rogers& Prentice-Dunn, 1997, p. 116). 이들은 또한 동기부여가 먼저이고 대처기술이 그 다음이라고 주장한다.

많은 연구들이(Gollwitzer, 1999) 행동하려는 것과 그러한 의지를 행동으로 옮기는 것 간에는 매우 중요한 차이가 있으며 사람들이 특정 이행 계획을 만들게 도움으로써 그러한 장애요인들을 줄일 수 있다는 것을 제시하고 있다. PAPM에 따르면 구체적인 이행 정보는 초기단계에 있거나 심지어 무엇을 할지를 결정하려는 사람들에게도 그다지 중요하지 않은 반면 결정을 행동으로 전환할 수 있게 돕는 데는 필수적이다. 선택 가능한 여러 가지 해결책이 있는 문제들의 경우, 행동을 취하겠다는 결정과 어떤 행동을 취할 것이라는 결정은 서로 구별되어야 한다.

단계 6(행동하기)과 단계 7(유지). 일회성 행동이 아닌 대부분의 건강행동의 경우, 어떤 행동을 처음으로 채택하는 것과 그 행동을 일정 기간마다 반복하거나 어떤 습관적 행동을 오랜 기간에 걸쳐 지속하는 것은 다른 것이다. 따라서 유방 엑스선 검사나 대장암 검사를 처음 받아보는 사람들은 정기적으로 재검사를 받을 것인지를 결정하는데 부분적으로 영향을 미치는 더 많은 정보와 과거 경험(부정적인 것뿐만 아니라 긍정적인 것)을 갖게 된다. 마찬가지로 담배를 끊거나 체중을 감량한 사람들은 행동 이행의 초기단계에서는 금단현상과 성공의 기쁨을 경험하지만, 유지단계가 되면 전혀 다른 종류의 도전에 대처해야 한다. 행동과 유지를 구분해야 할 필요성은 많은 연구자들의 사이에서 폭넓게 인식되고 있다(예: Dishman, 1988; Marlatt & Gordon, 1985; Meichenbaum & Turk, 1987).

무행동 단계 (stage of inaction). PAPM의 장점 가운데 하나는 행동하지 않는 것과 행동에 관해서 생각조차 하지 않는 것의 간의 차이의 중요성을 인식한다는 것이다. 단계 1(인식하지 못함), 단계 2(관여하지 않음), 단계 4(행동하지 않기로 결정함)에 있는 사람들 모두가 이 범주에 해당된다. 단계 1의 사람들은 분명히 위협요인 및 그에 대한 예방책에 관한 기본적인 정보를 필요로 한다. 단계 2의 사람들은 그 위협요인과 행동이 각자와 관련이 있음을 보여줄 수 있는 어떤 것을 필요로 한다. 행동에 관해서 생각해본 적인 있는 친구나 이웃이 주는 개별화된 메시지나 그런 사람들과의 접촉은 사람들을 그 다음 단계로 나아가게 하는데 도움이 된다. 단계 2에서 단계 3으로 넘어가는데 큰 영향을 미치는 또 한 가지 요인은 다른 사람들이 결정을 내리고 있다는 것에 대한 인식, 즉 현안 문제에 대해서 반드시 어떤 의견을 가져야만 한다는 인식이다.

앞서 언급한 바와 같이, 행동에 관해서 생각해본 다음 행동을 거부한 사람들, 즉 단계

표 6-1. 단계 간 이동에 영향을 미칠 것으로 기대되는 쟁점들

단계 이동	주요 쟁점들
단계 1에서 단계 2로	위험요소와 예방책에 관한 대중매체의 메시지
단계 2에서 단계 3으로	자신에게 있어서 중요한 사람들과 커뮤니케이션 위험요인과 관련된 개인적 경험
단계 3에서 단계 4나 단계 5로	위험요인의 가능성 및 심각성에 관한 신념 개인적 취약성에 관한 신념 예방책의 효과와 어려움에 관한 신념 다른 사람들의 행동과 권유 사회적 준거에 대한 인식 두려움과 걱정
단계 5에서 단계 6으로	행동에 필요한 시간, 노력, 자원 '방법' 에 관한 상세한 정보 행동을 상기시키는 것과 행동의 계기 행동을 이행하는데 있어서의 지원

4의 사람들은 특히 어려운 집단이다. 연구결과에 따르면 이들은 충분한 정보를 제공받은 사람들이며(Blalock 외, 1996; Weistein과 sandman, 1992), 앞서 언급한 바와 같이, 이들은 행동이 불필요하다는 그들의 결정에 반하는 정보를 반박하거나 무시하는 경향이 있다.

단계 간 이동에 영향을 줄 수 있는 중요한 요인들의 예는 표 6-1과 웨이스테인Weistein (1988)에 제시되어 있다.

주택 라돈 검사에의 응용 사례

라돈 검사에 초점을 둔 한 현장 연구(weistein, Lyon, sandman & Cuite, 1998)가 PAPM의 여러 측면을 고찰하기 위해서 고안되었다. 여기서 우리는 이 연구에 대해서 자세하게 살펴봄으로써 단계이론을 응용한 실험을 어떻게 구성하고 분석하는지 또 연구결과가 우리에게 모델의 타당성에 관해서 무엇을 말해주는지를 설명하고자 한다.

라돈은 토양에서 자연적으로 생기는 소량의 우라늄이 자연붕괴해서 만들어진, 방사능이 있는 무색무취의 가스이다. 라돈은 지표면의 균열이나 그 밖의 열린 구멍들을 통해서 집으로 들어간다. 라돈이 자연붕괴할 때 발생하는 방사선은 허파세포에 피해를 준다. 라돈은 흡연 다음으로 폐암을 일으키는 주된 원인으로 알려져 있다(National Academy of

Science, 1988; U.S. Environmental Protection Agency, 1992). 라돈 검사는 집을 소유한 사람이 약간의 노력만 들이면 쉽게 할 수 있다. 일반적으로 개인이 직접 검사를 할 경우, 10~50달러 정도의 비용이 들며 개별 업체들이 하는 검사는 이 보다는 비용이 좀 더 든다. 검사 결과 라돈 문제가 나타나면 라돈 감소전략이 효과적인 해결책이 되지만 다소 비용이 든다.

이 연구에서 우리는 다음의 두 단계 간 이전에 초점을 맞추었다: 라돈 검사에 대한 결정을 하지 않은 상태(단계 3)에서 검사하기로 결정하는 것(단계 5)으로의 이전과 검사하기로 결정하기(단계 5)에서부터 실제로 검사를 요청하기(단계 6)로의 이전. 단순히 라돈 연구에 참여하기로 동의하는 것과 검사에 관한 질문에 응답하는 것, 그 자체만으로도 단계 간 이전이 발생할 수 있기 때문에 이 연구에서 우리는 라돈 문제를 인식하지 못함(단계 1)으로부터 인식하지만 관여하지 않음(단계 2)이나, 관여하지 않음(단계 2)으로부터 검사에 관해서 생각하기(단계 3)로의 이전에 대해서는 관심을 갖지 않았다. 검사를 하지 않기로 이미 결정한(단계 4) 사람들은 간단한 개입만으로는 그러한 결정을 뒤집을 수 없을 것으로 예상되었기 때문에 연구에서 제외시켰다. 따라서 이 예에서는 PAPM의 모든 단계들을 연구할 수 없었다. 그럼에도 불구하고, 이 연구는 PAPM의 주된 단계들과 단계 간 이동이 어떻게 연구될 수 있는지를 보여주는 실제 예이다.

연구된 각각의 두 가지 이전(transition)이 PAPM이 주장하는 대로 서로 다른 장애요인을 가지고 있는지 여부를 결정하기 위해서 각각의 이전에 맞게 고안된 두 가지 개입이 사용되었다. 선행 연구들은(Sandman & Weinstein, 1993; Weinstein, Sandman & Roberts, 1990) 잠재적 장애요인들에 대한 통찰력을 제공해주었다. 선행 연구들은 집을 소유한 사람들의 위험 인식 증가, 즉 자신의 집에 건강을 해칠 수준의 라돈이 있을 가능성에 대한 인식이 증가하는 것이 라돈 검사에 대해서 결정을 내리지 못한 사람들을 검사하기로 결정하게 만드는데 있어서 중요하다는 것을 제시하였다. 따라서 해당 지역의 위험에 관한 정보와 라돈의 위험에 대해서 취약하지 않다고 믿는 생각에 대한 반박에 개입의 주안점을 두었다. 개입의 목표는 사람들을 단계 3으로부터 단계 5로 움직이게 돕는 것이었다.

그러나 위험에 주안점을 둔 개입은 사람들로 하여금 라돈 검사를 실제로 신청하게 하는 데는 효과적이지 않은 것으로 나타났다(Weinstein, Sandman & Roberts, 1990, 1991). 많은 연구들에 따르면 라돈 검사 신청을 증가시키기 위해서는 검사의 용이성을 높이는 것이 중요한 것으로 밝혀졌다(Doyle, McClelland & Schulze, 1991; Weinstein, Sandman &

Roberts, 1990, 1991). 따라서 이미 검사를 받기로 결정한 사람들에게는 자가검사기구에 관한 정보와 검사 신청양식을 제공함으로써 두 번째 개입이 행동에 대한 장애를 낮출 수 있게 했다. 이러한 시도의 목표는 사람들을 단계 5로부터 단계 6으로 이동시키는 것이었다.

연구방법

연구설계. 연구가 실시된 장소는 라돈 수준이 높은 도시인 오하이오 주 콜럼부스였다. 지난 수년 간 라돈 문제는 지역사회로부터 관심을 거의 받지 못했기 때문에 집을 소유하고 있는 사람들이 라돈 검사에 대해서 생각해보지 않았다. 우리는 변화단계에 대한 사정이 안정적이지 않을 수 있다고 생각했으며 그렇기 때문에 실험 개입을 하기에 앞서, 모든 참여자들에게 라돈에 관한 일반적인 안내 비디오를 보여 주었으며, 비디오를 보여준 후에 참여자들의 라돈 검사의 단계에 대한 사정을 시작하였다(사전 측정).

설문지를 돌려받고 참여자 각각에 대한 참여지속 적격성 여부를 확인한 다음, 실험 개입용 비디오들을 참여자들에게 배달했다. 그 가운데 하나(위험성 인식증진)는 자신이 살고 있는 주택에 라돈 문제가 있을 수 있다는 가능성에 대한 인식을 높이는데 초점을 둔 것이었다. 두 번째 비디오(용이성 인식증진)는 라돈 검사를 받기 위해 들여야 하는 실제 노력과 인식된 노력의 정도를 낮추는데 초점을 두었다. 두 가지 개입을 결합하여 통제(개입 없음), 위험성 인식증진, 용이성 인식증진, 두 가지의 조합(위험성 인식증진과 용이성 인식증진을 합한 것)이라는 4가지 조건을 만들었다. 실험 개입이 있은 직후와 개입 후 몇 개월이 경과한 시점에서 검사단계를 사정하였다.

개입 비디오. 실험을 위해서 3 종류의 비디오를 제작했다. 모든 참여자들은 라돈에 관한 개괄적인 정보를 제공하되 라돈의 위험과 검사 과정에 관한 일반적인 정보만을 제공하는 라돈에 관한 기본적인 사실(Basic Facts About Radon)이라는 제목의 6분짜리 개입 전 비디오를 보았다.

위험성 인식증진 개입은 5분짜리 비디오인 '콜럼부스 지역 주택의 라돈 위험(Radon Risk in Columbus Area Homes)' 과 비디오 설명서(cover letter)로 이루어졌다. 비디오의 목표는 사람들이 자신의 집에서 건강에 유해한 수준의 라돈이 검출될 가능성이 중간에서부터 높음까지 될 수 있다는 인식을 높이는 것이었다. 콜럼부스 지역의 라돈 수준이 높음을 보여주는 라돈 연구결과들, 라돈 수준이 높은 주택의 실제 사진 그리고 해당 지역의 주택 소유자와 시 보건담당 공무원의 증언 모두가 문제에 대한 증거로 제시되었다. 또한 과거 연구들이 제시했던 라돈 수준에 관한 잘못된 사실들이 제시되었고 반박되었다. 라돈 자가검사를 위한 기구를 미국 폐협회(American Lung Association, ALA)에 주문할 수 있다는 정보를 표지 편지에 제시했으나 주문 양식은 포함시키지 않았다.

용이성 인식증진 집단에 속하는 참여자들은 5분짜리 비디오인 당신 주택의 라돈을 검사하는 방법(How to Test Your Home for Radon), 설명서 그리고 ALA에 검사도구를 주문할 수 있는 양식을 받았다. 이 비디오에는 자신에게 맞는 검사도구를 선택하는 방법(불확실성을 줄이기 위해서 이를 분명하게 밝혔다), 검사도구를 구입하는 방법 그리고 실제로 검사하는 방법이 제시되었으며, 이 모든 과정이 매우 단순하며 비용이 적게 든다는 것을 설명하였다.

두 조건을 조합한 집단에 속한 참여자들에게는 앞서 설명한 두 가지 개입방법을 단순히 결합한 10분짜리 비디오를 제공했다. 그들에게는 저조한 노력 집단의 참여자들이 받은 것과 동일한 편지와 주문 양식을 보냈고, 통제집단의 참여자들에게는 두 번째 비디오를 보는데 그들의 도움이 필요하지 않다는 내용의 편지를 보냈다(그들은 이미 라돈에 관한 기본적인 사실 비디오를 보았다).

과정과 검사단계 사정. 연구참여자들에 대한 접촉은 전화를 이용하여 이루어졌다. 적어도 라돈에 관해서 들어 본 적이 있고, 라돈 검사를 한 적이 없으면서 연구참여에 동의한 주택 소유자들에게(N=4,706) 라돈에 관한 기본적인 사실 비디오와 그들의 반응을 묻는 설문지를 우편으로 보냈다. 검사단계를 사정하기 위해 만든 구체적인 질문은 '당신 집에 라돈 검사를 실시하는 것에 대해서 어떻게 생각하십니까?' 이었다. 선택 가능한 응답범주는 '이미 검사를 완료했거나, 현재 검사 중이거나, 검사를 신청했다'(단계 6), '내 집을 검사하는 것에 대해서 생각해 본 적이 없다'(단계 2), '결정하지 않았다'(단계 3), '검사하지 않기로 결정했다'(단계 4), '검사하기로 결정했다'(단계 5). (라돈검사에 대해서 들어본 적이 없는 단계 1의 사람들은 연구에서 제외되었다.)

라돈 검사를 사정하는 논리식은 표 6-2에 제시되어 있다. 다른 예방행동의 단계를 사정하기 위해서 이 논리식을 바꾸고자 할 때는 괄호 안의 내용을 해당 행동의 내용으로 바꾸면 쉽게 바꿀 수 있다.

'라돈에 관한 기본적인 사실' 비디오를 본 후 '미결정' 단계나 '검사하기로 결정함' 단계에 있는 사람들은 4가지 집단 가운데 어느 하나로 무작위로 배정되었고, 해당 집단에 맞는 개입자료와 피드백 설문지를 우편으로 전달 받았다. 두 번째 비디오에 대한 응답률은

표 6-2. PAPM 단계 구분 논리식

1. 귀하는 {주택 라돈 검사}에 대해서 들어본 적이 있습니까?	
아니오	단계 1
예	[문항 2로 가십시오]
2. 귀하는 {귀하의 주택에 대해서 라돈 검사를}한 적이 있습니까?	
예	단계 6
아니오	[문항 3으로 가십시오]
3. {귀하의 주택에 대한 라돈 검사}에 관한 귀하의 생각을 가장 잘 기술한 것은 어느 것입니까?	
{검사}에 관해서 생각해 본 적이 없다.	단계 2
{검사}에 관해서 결정하지 않았다.	단계 3
{검사}하지 않기로 결정했다.	단계 4
{검사}하기로 결정했다.	단계 5

주: { } 괄호 안의 내용은 다른 예방책의 단계 사정을 위한 논리식을 만들기 위해 바꿀 수 있다.

73%였으며 집단들 간의 차이는 없었다.

응답자들이 두 번째 비디오 설문지를 반송한 후, 9주 내지 10주가 지난 다음 추적조사를 위한 전화면접(조사율=95%)을 실시했다. 전화면접에서는 라돈 검사 도구를 구입하였는지 여부를 물었으며 구입하지 않은 사람들에 대해서는 그들의 최종 단계를 결정했다(검사 도구를 구입하는 것과 검사를 하는 것은 물론 다른 것이다. 검사행동의 전체 과정은 검사 도구를 구입하고 검사한 다음, 분석을 위해서 검사도구를 실험실에 보내는 것까지로 이루어진다. 그러나 경우에 따라서는 검사도구가 분석될 차례를 기다리면서 길게는 1년까지도 실험실에 머물러 있을 수 있기 때문에 추적조사 기간이 너무 길어지는 것을 막기 위해서 우리는 검사도구 구입을 주된 결과로 간주하였다).

결과

최종 표본은 1,897명의 주택 소유자로 구성되었다. '라돈에 관한 기본적인 사실' 비디오를 본 후, 표본의 단계별 분포는 29%가 '미결정' 이었고, 71%가 '검사하기로 결정' 이었다.

행동을 향한 발전 예측하기. 표 6-3은 각각의 사전개입단계에 있었던 사람들 가운데 검사를 하는 방향으로 한 단계 또는 두 단계를 나아간 사람들의 비율이 제시되어 있다. 이러한 기준(한 단계 발전 여부만을 기준으로 하지 않고)을 사용한 이유는 한 단계만 발전하는데서 그친 사람들이 다음 단계로 가기 위해 필요한 조건들을 가지고 있지 못하다고 가정할

표 6-3. 검사하는 방향으로 한 단계 이상 발전한 참여자(%)

사전개입단계	집단			
	통제	위험성 인식증진	용이성 인식증진	조합
미결정	18.8 (138)	41.7 (144)	36.4 (130)	54.5 (139)
검사하기로 결정함	8.0 (339)	10.4 (338)	32.5 (329)	35.8 (345)

주: 괄호 안의 수치는 각 셀에 해당하는 집단의 크기이다.

수는 있으나 그렇다고 해서 그들이 나중에 장애요인을 극복하는데 필요한 정보나 기술을 가지고 있지 않다고 미리부터 가정할 수 있는 근거가 없기 때문이었다. 표 6-3의 상단에 제시된 수치는 추적조사 결과, 미결정 단계에서 검사하기로 결정한 단계나 검사하는 단계 가운데 하나로 이동한 참여자의 비율이다. 표의 하단에는 검사하기로 결정한 단계에서 검사하는 단계로 발전한 사람들의 비율이 제시되어 있다.

분석결과, 검사하기로 결정한 단계에서 발전한 사람들보다 미결정 단계에서 발전한 사람들이 더 많은 것으로 나타났다[$F(1, 1886) = 61.6$, $p < .0001$]. 또한 위험성 인식증진 개입을 받은 사람들이 받지 않는 사람들 보다 더 발전한 것으로 나타났다[$F(1, 1886) = 31.5$, $p < .0001$]. 가장 중요한 분석결과는 위험성 인식증진 개입과 강도 높은 상호작용을 보이는 단계[$F(1, 1886) = 18.5$, $p < .0001$]가 존재한다는 것으로서, 이는 결정한 참여자들보다 결정하지 않은 참여자들에게 위험성 인식증진 개입이 더 효과적이라는 것을 의미한다. 이러한 결과는 잘 맞는 개입과 잘 맞지 않는 개입으로부터 예측해 볼 수 있는 결과이다. 물론 제공된 개입이 참여자들의 기준선 단계와 잘 맞는지 여부에 따라서 연구설계가 체계적으로 바뀌는 것은 아니지만, 분석결과 이상에서 언급한 것과 같은 중요한 결과를 얻게 되었다.

아울러 용이성 인식증진 개입의 주효과가 매우 큰 것으로 나타났다[$F(1, 1886) = 89.4$, $p < .0001$]. 용이성 인식증진 개입과 각 단계를 살펴보면 [$F(1, 1886) = 5.9$, $p < .02$], 예상했던 바대로, 용이성 인식증진과 위험성 인식증진을 조합한 개입에서 용이성 인식증진 개입은 결정하지 않은 사람들 보다 이미 검사하기로 계획한 사람들에게 상대적으로 더 큰 효과가 있다는 것을 알 수 있다. 용이성 인식증진과 위험성 인식증진 간의 상호작용이나 용이성 인식증진, 위험성 인식증진 그리고 단계 간의 상호작용은 중요하지 않았다.

검사 신청 예측하기. 추적조사 결과, 표본의 18%인 342명의 참여자들이 라돈 검사를 신청한 것으로 나타났다(표 6-4 참조). PAPM에 따르면 처음부터 검사를 계획한 사람들의 경우는 '발전' 과 라돈 검사하기는 같은 것이므로 표 6-4의 하단에 제시된 자료와 표 6-3의 상단에 제시된 자료는 동일한 자료이다. 예측한 바와 같이, 미결정 단계의 사람들보다 검사하기로 결정한 단계의 사람들이 더 많이 검사를 신청했다[$F(1, 1887) = 42.3, p < .0001$]. 또한 용이성 인식증진 개입을 받지 않은 사람들 보다 받은 사람들이 검사를 더 많이 신청했다[$F(1, 1887 = 87.9, p < .0001$]. 위험성 인식증진 개입의 효과와 용이성 인식증진과 위험성 인식증진을 조합한 개입의 효과는 유의하지 않은 것으로 나타났다[$p's > .1$]. 가장 중요한 것은 단계와 용이성 인식증진 개입 간의 상호작용이었다[$F(1, 1887) = 18.2$, $p < .0001$]. 다른 상호작용(위험성 인식증진과 단계 그리고 위험성 인식증진과 용이성 인식증진과 단계)은 유의하지 않았다($p's > .1$).

보다 구체적인 검증을 위해서 예측 내용을 각각의 셀과 비교했다. 아래의 단락에서 예측 내용은 괄호로 묶어 제시했고 실험집단은 표 6-4의 각 셀에 해당하는 알파벳으로 표기했다. 미결정 참여자들과 검사하기로 결정한 참여자들의 검사 신청률은 두 집단 모두 행동으로 발전하는데 필요한 정보가 부족하다고 판단되었기 때문에 매우 낮을 것이라 예측되었다[(a) ≅ (e), 둘 다 낮다]. 검사하기로 결정한 사람들이 직면하는 주된 문제는 라돈 검사도구를 선택하고 구입하고 사용하는 것과 관련된 어려움일 것이라고 가정했다. 따라서 이 단계에 있는 사람들이 검사를 신청하는 것에 대해서는 용이성 인식증진 개입이 위험성 인식증진 개입보다 훨씬 더 효과적일 것이라고 예측했다[(g)>(f)]. 실제로 한 선행연구(Weinstein, Sandman & Roberts, 1990, 1991)에 따르면 위험성 인식증진 개입은 검사를 계획하고 있는 사람들로부터 검사행동을 이끌어내는데 효과적이지 않으며[(f) ≅ (e)], 미결정자들로부터 검사 신청을 이끌어내는 것은 더 어려운 것으로 나타났다[(b) ≅ (a)]. 또한 검사하기로 결정한 단계에 있는 사람들은 위험에 관한 정보를 더 이상 필요로 하지 않았기 때문에, 우리는 조합형 개입을 받은 사람들 가운데 검사를 받은 사람들이 용이성 인식증진 개입을 받은 사람들 가운데 검사를 받은 사람들 보다 그리 많지 않을 것으로 예상

표 6-4. 라돈검사 신청 (%)

사전개입단계	집단 통제	위험성 인식증진	용이성 인식증진	조합
미결정	(a) 5.1	(b) 3.5	(c) 10.1	(d) 18.7
검사하기로 결정함	(e) 8.0	(f) 10.4	(g) 32.5	(h) 35.8

했다[(h) ≅ (g)].

PAPM에 따르면 결정을 내리지 못한 사람들은 행동에 앞서 검사를 받을 것인지 여부를 결정해야만 한다. 따라서 용이성 인식증진 개입만으로는 특정 집단으로부터 검사 신청을 이끌어낼 수 없다[(c) ≅ (a)]. 그러나 미결정 참여자 가운데 조합형 개입을 받은 사람들에게는 위험성 인식증진에 관한 정보(검사를 결정하는데 있어서 중요하다고 여겨지는)와 용이성 인식증진에 관한 정보(행동 의지를 이행하는데 있어서 중요하다고 여겨지는) 모두가 제공되었다. 이들 가운데 일부는 두 단계 발전도 가능하겠지만[(d) > (c)], 조합형 개입을 받았고 검사를 받기로 결정한 사람들만큼(이들은 한 단계만 발전하면 된다) 많지는 않았다[(d) < (h)].

이상의 8가지 가설에서 언급된 셀들의 평균을 비교하기 위해 t-검증을 실시한 결과, 거의 같을 것이라고 예상했던 쌍(pairs)들 가운데 어느 것도 크게 다르지 않았으나(*p's* >.3), 다를 것이라 예상했던 쌍들은 모두 큰 차이를 보였다((d) > (c), *p*=.03이라는 가설을 제외한 나머지는 모두 *p's* < .0001).

이론 및 실천적 함의

이론적 함의

이상에서 소개한 연구는 다음과 같은 이론적 함의를 갖는다. 첫째, 이 연구의 결과는 행동에 관해서 생각해 본 적이 없는 것, 결정하지 않은 것, 행동하기로 결정한 것 각각이 분명하게 구분되는 서로 다른 단계라는 주장을 뒷받침한다. 둘째, 이 연구의 결과는 위험에 관한 정보가 비록 그러한 정보가 이미 행동하기로 결정한 사람들에게는 그다지 영향을 미치지는 않지만 사람들로 하여금 행동을 취하겠다는 결정을 내리도록 하는데 도움이 된다는 것을 보여주었다. 셋째, 행동을 취하는 것이 어렵지 않다는 인식 및 실제 행동의 용이성을 높이는 정보는 행동하기로 결정한 사람들에게는 큰 도움이 되지만 아직 결정을 내리지 않은 사람들에게는 그다지 중요하지 않은 것으로 나타났다. 동일한 요인들이 다른 건강행위의 동일한 단계에서도 중요한 요인으로 작용하는지를 알아보기 위해서는 더 많은 연구가 이루어져야 한다. 또한 개입이 의도적으로 기준선 단계에 맞춰지는 경우나 개입이 순차적으로 제공되는 경우, 그리고 참여자들이 PAPM의 7가지 단계 모두에 위치하는 경우에는 어떤 일들이 벌어질지를 이해하기 위해서도 많은 후속 연구들이 이루어져야 할 것이다.

단계의 존재에 대한 이해는 우리에게 이론 개발과 관련된 함의를 제공한다. 행동으로의 발전을 촉진하는 요인들이 단계마다 다르다면, 모든 단계에서 공통적으로 중요한 요인이 설령 있다고 하더라도 극소수에 불과할 것이다. 따라서 행동을 한 사람들과 행동하지 않은 사람들을 비교하는 정형화된 접근방법은 예방책 채택에 있어서 중요한 변수를 찾기 위한 좋은 방법이라고 볼 수 없다.

예를 들면 우리가 라돈 검사를 한 사람들과 하지 않은 사람들을 비교했다면 우리는 신념과 경험에서 많은 차이를 발견했을 것이고, 그러한 차이를 개입의 근거로 삼았을 것이다. 그러나 우리가 이미 검사를 한 사람들과 바로 그 이전 단계에 있다고 가정된 사람들, 즉 검사하기로 결정했지만 아직 행동으로 옮기지 않은 사람들과 비교했을 때, 우리는 그러한 변수들에 있어서 아무런 차이를 발견하지 못했다. 그러한 결과는 우리로 하여금 개인 외적인 요인들이(특히 기회나 노력과 같은 것들) 사람들을 의지에서 행동으로 나아가게 하는데 결정적인 역할을 하는지를 연구하게 했다. 사람들로 하여금 검사를 신청하게 하는데 있어서 우리가 거둔 성공의 대부분은 바로 이러한 생각에서 비롯된 것이다.

어떤 변수가 초기 단계에서 매우 중요한 결정요인이라고 하더라도, 그 변수의 역할이 검사를 한 사람들과 그렇지 않은 나머지 사람들과 비교하는 것뿐이라면 그 변수의 중요성은 낮아진다. 만일 행동하지 않은 모든 사람들을 하나의 범주로 취급한다면 일부 단계들은 없어지거나 거의 나타나지 않을 수도 있다. 그렇게 될 경우, 없어지거나 나타나지 않게 된 단계로 옮겨 오거나 그 단계에서 다른 단계로 옮겨가는 사람들에게 있어서 매우 중요한 어떤 변수를 발견하는 것이 불가능해지며, 더 나아가서는 예방 과정에 있어서 중요한 변수를 찾는 것 또한 불가능해진다. 단계이론은 우리에게 서로 인접한 단계에 있는 사람들을 비교할 때 중요한 장애요인을 더 잘 찾을 수 있다는 것을 말해준다.

실천적 함의

라돈 검사 연구의 효과는 실천적 의미를 갖기에 충분할 정도로 컸다. 교차비(odds ratio)를 놓고 보자면 용이성 인식증진 개입의 경우는 미결정 단계와 검사하기로 결정한 단계 간에 검사 신청에 있어서의 3배의 차이를 유발했으며, 검사하기로 한 사람의 비율 가운데 가장 낮은 비율에 해당하는 셀과 가장 높은 비율에 해당하는 셀 간에 무려 10배의 차이를 만들어냈다.

단계별 커뮤니케이션이 라돈 검사 증진을 위한 실제 노력에서 사용된 적은 한 번도 없었으며 비교적 최근까지도 다른 어떤 건강행동에도 사용된 적이 없었다. 가장 널리 보급된 라돈 커뮤니케이션인 전국 차원의 TV 공익광고는 일반인들이 실제로 라돈의 위험에 노출되어 있다는 것을 시청자들에게 설득력 있게 전달하는데 초점을 두었다. 이 TV 광고가 표적으로 삼은 시청자들이 어느 단계에 있는지를 알고 있었다는 전제하에서 이 TV 광고는 라돈 문제를 인식하지 못하고 있거나(단계 1) 자신의 반응에 관해서 생각해 본 적이 없는(단계 2) 시청자들을 주된 표적으로 삼았다고 볼 수 있다. 문제가 새로운 것이거나 사용된 매체(전국 TV)가 산발적일 때 이러한 개입은 어쩔 수 없는 선택이었다. 그러나 라돈이 처음으로 일반대중의 관심을 끌게 된지도 벌써 15년이 지났으나 아직까지도 대부분의 라돈 커뮤니케이션 캠페인은 대부분의 청중들이 이미 단계 1과 단계 2를 넘어 섰음을 보여주는 많은 증거들에도 불구하고, 동일한 초점을 그대로 유지하고 있다.

단계기반 개입의 응용에 관한 기준

위의 문단이 암시하고 있는 바와 같이, 예방채택과정모델이나 그 밖의 단계이론이 가진 실제적인 가치를 결정하기 위해서는 다양한 이슈들이 고려되어야 한다.

단계를 고려하지 않은 메시지 보다 우수함. 단계모델의 실제적 가치를 평가하는 한 가지 기준은 단계모델이 일반적인 메시지보다 더 효과적인 개입을 가능하게 하는 정도이다. 위에서 기술한 라돈 검사 연구의 경우, 우리는 서로 다른 두 가지 개입을 개발해야 했다. 우리가 선택한 개입은 라돈 검사에 관한 수년간의 연구와 표적으로 삼은 지역사회에 대한 대규모 실험적 연구에 기초한 것이었다. 그렇기 때문에 특정 단계들 간의 장애요인을 찾기 위해서는 상당한 노력이 필요하다. 그러한 노력은 다른 예방행동에 관한 선행 연구들로부터 도움을 받을 수 있으며 심지어는 단계 개념에 기초하지 않은 접근방법들도 어떤 문제들을 다루어야 하며 그렇게 하기 위해서 어떤 개입을 개발해야 하는지를 결정하는데 도움이 된다. 그렇지만 실험설계에서는 개입을 배정할 때 참여자들의 개입이전 단계에 따라 미리 배정하지 않는다.

예상했던 바와 같이, 라돈 검사에 관한 결정을 하지 않은 단계에 있는 콜럼부스 지역의 주민들에게는 개인의 취약성이 특히 유용한 메시지가 되는 것으로 밝혀졌다. 우리는 개인의 취약성(질환의 심각성에 관한 정보와는 반대로)이 단계 3에서 단계 5로의 발전에 가장 핵심적인 사안이라고 생각하지만, 이러한 생각은 검증해볼 필요가 있다. 라돈 검사를 용이하게 하는 것은 이미 검사하기로 결정했으나 행동으로 옮기지 않은 콜롬부스 지역 거주자들에게 유용한 것으로 나타났다. 단계 5에서 단계6으로의 발전에 있어서 핵심은 예방행동을 이행하는데 필요한 구체적인 지침이라고 판단되며, 이러한 가정 역시 검증해볼 필요가 있다.

우리의 실험에서의 두 가지 개입을 조합한 개입이 미결정 참여자들과 검사하기로 결정한 참여자들로부터 가장 많은 단계 간 발전을 이끌어 냈기 때문에, 혹자는 PAPM이 개입에 관한 새로운 정보를 전혀 제공하지 못했다는 결론을 내려야 한다고 생각할지도 모르겠다. 또 어떤 사람은 '그냥 조합형 개입을 사용하라' 고 말할 수 있을 것이다. 그러나 그러한 추론들은 몇 가지 오류를 가지고 있다. 첫째, 조합형 개입은 그것을 이루고 있는 두 가지 구성요소 각각 보다 약 2배 정도 더 길다. 대중매체 이용료는 매우 비싸며, 강연자들의 발표 시간은 일반적으로 고정되어 있으며, 어떤 사람들은 교육에 참여하지 않을 것이고, 청중들이 집중을 지속 할 수 있는 시간은 제한되어 있다. 따라서 용이성 인식증진 개입이나 위험성 인식증진 개입을 조합형 개입으로 교체하는 데는 막대한 비용이 따른다.

둘째, 현재로서는 PAPM에 기초한 연구들로부터 구체적인 증거를 찾을 수는 없으나 사람들은 그들이 있는 단계와 잘 맞는 개입에 의해서 더 영향을 받으며 잘 맞지 않는 개입은 사람들이 나중에 잘 맞는 개입 프로그램에 참여하는 것을 어렵게 만든다. 예를 들면 연구에 참여하기로 동의한 사람들과 달리, 행동을 취할지 여부를 결정하지 않은 일반 사람들은 그들이 나중에 해당 예방행동을 취하고자 할 때 필요로 하게 될 구체적인 절차관련 정보에 대해서 주의를 기울이지 않는다. 더 나쁜 경우는 행동하기로 결정한 사람들이 위험에 관한 지나치게 많은 정보로 인해서 검사방법에 관한 더 중요한 정보에 주의를 기울이지 못하는 것이다. 그럼에도 불구하고 여러 단계에 흩어져 있는 대상들에게 단 한 가지 메시지만을 전달한다면 조합형 개입이 아마도 가장 적합한 개입이 될 것이다.

단계 사정. PAPM의 실제적 가치를 평가하는 두 번째 기준은 단계를 정확하고 효율적으로 파악하는 능력이다. PAPM은 단 한 가지 질문으로 개인의 단계를 사정하기 때문에 개인과 소집단을 대상으로 쉽게 사용할 수 있다. 의사들은 진료에 지장을 받지 않으면서 그러한 질문을 할 수 있다. 심지어 사람들이 많은 경우에도 사람들에게 질문을 하고 해당되는 사람들은 손을 들게 함으로써 사람들이 어느 단계에 있는지를 파악할 수 있다. 그러나 만일 사람들이 분산되어 있거나 예산이 넉넉지 않거나 시간이 부족하다면 단계 파악을 위한 노력이 불가능할 수도 있다.

또한 단 한 번의 사정이 단계를 파악하기에 충분하지 않을 수도 있다. 앞서 언급한 바와 같이, 단계모델은 개입의 순서가 중요하다고 본다. 개입이나 메시지가 사람들이 위치한 단계에 맞게 변할 수 있어야 하기 때문에 행동으로의 발전은 시간의 변화에 따라 모니터링 되어야 한다. 예를 들면 유방 엑스선 검사 이용을 증가시키기 위해서 라코브스키 Rakowski 외(1998)는 연구 과정 동안 두 차례의 전화면접을 통해 단계를 파악하였으며, 그 정보를 여성들이 받게 될 자료들을 파악된 단계에 맞추고, 여성들의 단계가 변할 때 자료를 바꾸기 위해서 활용하였다. 또한 단계 사정은 대부분 자기보고서에 기초하기 때문에 단계 사정의 정확도와 신뢰도를 점검해볼 필요가 있다(Kristal, Glanz, Curry & Patterson, 1999). 정확도와 신뢰도는 사람들이 건강 이슈에 대해서 얼마나 생각해본 적이 있는가 그리고 그러한 이슈가 얼마나 새로운 것인가에 따라 좌우되는 경향이 있다. 사람들에게 새로운 위험요소, 새로운 예방책 또는 오랫동안 생각해 보지 않은 것에 관해서 질문할 경우, 사람들의 응답 내용을 신뢰하기 어려우며, 그들의 행동이나 관심사에 관한 정보를 거의 얻을 수 없다.

단계기반 메시지 전달. 상이한 상황에서 단계별 맞춤 메시지 전달의 실현 가능성은 경우에 따라 큰 차이를 보인다. 의사의 진료실이나 상담세션처럼 커뮤니케이션이 일대일로 이루어진다면 각 개인에게 적합한 메시지를 전달하는 것이 상대적으로 용이하다. 대중 강연과 같은 집단적 환경에서는 개인이 아니라 전체 대상에게 적합한 메시지를 선택해야 한다. 대중매체의 경우, 방송매체 보다 인쇄매체에서 단계 접근방법이 더 현실적이다. 인쇄매체 내에서는 신문 보다 소책자와 잡지가 단계 접근 기회를 더 많이 제공하며, 방송매체에서는 네트워크보다 케이블이 더 많은 기회를 제공한다. 인터넷 같은 새로운 매체는 맞춤 메시지 전달을 위한 새로운 기회를 제공한다.

표적 메시지를 집단 구성원들에게 전달하는 능력은 해당 집단에 존재하는 단계의 범위에 따라 좌우된다. 단계의 범위가 넓을수록 한 가지 메시지만을 선택하는 것이 더 어려워진다. 다수의 사람들에게 새로운 건강보호행동을 권장하는 가장 효과적인 방법은 단계를 무시하거나 모든 사람들이 초기 단계에 있다고 가정하고 포괄적인 방송 메시지를 전달하는 것이다. 그러나 문제가 심화될수록 단계가 분명하게 구분되는 사람들에게는 단계별 맞춤 메시지가 더 효과적이며, 인쇄물이나 '유선 TV 방송' 같은 매체가 더 적합한 전달 매체가 된다. 따라서 단계별 메시지 접근은 새로 소개되는 건강문제 보다는 상대적으로 오래 거론되어 온 건강문제에 더 적합한 경향이 있다. 오늘날의 사회에서는 거의 모든 이슈에 있어서 사람들을 이질적이라고 보는 것이 현실이다.

행동변화의 어려움. PAPM의 중요성을 판단하는 마지막 기준은 행동의 어려움과 행동변화 권유에 대한 사람들의 저항이다. 행동이 용이하고 저항이 적다면 단계 개념은 거의 중요하지 않다고 볼 수 있다. 그러한 상황에서는 사람들이 단계 간 진행을 돕기 위해 필요한 개입과 메시지가 간결할 수 있고, 다수의 메시지를 조합하여 하나의 포괄적인 개입을 만들 수도 있다. 반면에 변화가 어렵고 저항이 큰 경우에는 각 단계마다 별개의 메시지를 제공해야 할 필요성이 높다.

우리의 라돈 검사 실험에서 일반적인 내용의 개입이전 비디오는 많은 참여자들을 '행동에 대해서 생각해 본 적이 없다' 로부터 '행동하기로 결정했다' 로 두 단계 발전시키는 결과를 가져왔다. 이와 유사하게, 용이성 인식 강조 개입은 미결정 단계에 있었던 많은 사람들을 두 단계 발전시켜 검사도구를 주문하게 만들었다. 후자의 경우, 검사를 꺼렸던 주택 소유자들은 많은 노력이 요구되지 않는 행동은 평가하는 것보다 그냥 이행하는 것이 더 쉬울 것이라는 생각에서 의사결정 과정을 사실상 건너뛰면서 '만일 그 행동이 그렇게 간단하고 저렴하다면 나도 할 수 있을 것 같다' 라고 스스로에게 말했을 수 있다. 위험에 관한 정보를 제공하고, 누가 취약한지 기술하고, 특정 반응을 권장하는 단 한 가지 메시지에 힘입어서 사람들이 다양한 예방행동(예: 불소성분이 함유된 치약 사용하기, 오염되었다고 보고된 식품 피하기, 우범 지역에 가지 않기 등과 같은)을 채택하는 것을 쉽게 머릿속으로 상상해 볼 수 있다.

많은 전문가들은 라돈 검사가 매우 쉬워 보이고 검사도구를 구하는 것도 매우 쉬워 보이기 때문에 용이성 인식을 강조하는 개입이 필요하다는 사실에 대해서 놀라워한다. 외견상 간단해 보이는 행동들이라도 사람들이 그 행동을 성공적으로 이행할 수 있다는 확신을 갖게 되기 전에 반드시 먼저 답해져야 하는 질문들을 가지고 있다. 그러한 행동들은 일반적으로 전문가들 보다 일반 대중에게 더 어려운 행동이다. 운동, 금연, 식습관 변화, 암 검사 등과 같은 몇 가지 생활방식을 변화해야 할 때 많은 사람들은 그러한 변화에 대해서 어려움과 두려움을 느낀다. 또한 그러한 행동이 필요하다는 것을 사람들에게 설득시키는 것도 어렵다. 이런 경우에는 개입을 단계에 맞추는 것이 효과적일 것으로 예상된다.

단계에 기반을 둔 개입은 복잡하기 때문에 표준화된 일반적 개입이나 심지어 단계별 맞춤 개입보다 비용이 더 든다. 따라서 단계기반 개입을 통해 이룬 발전이 단계기반 개입의 사용을 정당화할 수 있을 정도로 충분히 크지 않은 상황이 발생할 수도 있다. 그럼에도 불구하고 표준화된 건강증진 접근방법으로는 변화시키기 힘든 많은 행동들이 있다. 예를 들면 자동차 안전벨트 착용, 체중 감량, 흡연 예방, 꾸준한 약 복용 프로그램 참여, 콘돔 사용 등이 있다. 그러한 행동들에 대해서는 새로운 접근방법을 사용해볼 필요가 분명히 있으며 그에 따르는 비용은 더 큰 성공에 의해서 상쇄될 수 있다.

결론 및 향후 발전 방향

예방채택과정모델은 사람들이 행동을 향해 발전하면서 거치는 상이한 단계들을 파악하는 데 주안점을 둔다. 대부분의 다른(단계를 고려하지 않는) 건강행위이론들은 새로운 예방행동을 채택하게 되는 것을 행동하지 않는 상태에서 행동하는 상태(또는 행동하지 않는 상태에서 행동하려는 의지를 갖게 되는 상태)로 발전하는 단일 단계로 보며, 그러한 변화를 이끌어내는 것으로 알려진 변수들은 그러한 변화를 행동에 따른 상대적 비용과 이익에 관한 판단의 결과로 단순화한다. PAPM은 그러한 이론들에 의해서 확인된 변수들을 부정하지 않는다. PAPM은 단지 그러한 이론들이 행동변화과정의 한 가지 단계, 즉 사람들이 적극적으로 선택 가능한 대안을 비교하고 어떻게 할 것인지를 결정하는 단계를 기술하고 있다고 본다. PAPM은 사람들이 행동에 대해서 심각하게 생각하기 이전에 행동변화에 있어서 중요한 다른 문제들이 발생하며, 사람들이 이미 행동하기로 결정한 다음에도 여전히 여러 가지 문제들이 발생한다는 것을 강조한다.

앞서 언급한 바와 같이, PAPM은 상대적으로 새로운 이론이며 건강행동 연구에는 그다지 많이 응용되지 않았다. PAPM은 많은 변수들로 이루어져 있기 때문에 이 모델에 기초하여 개입방법을 개발하는 것은 그리 쉬운 과정이 아니다. 그러나 이 모델은 우리로 하여금 사람들이 건강에 위험이 되는 요인들을 어떻게 다루는지를 더 정확하게 기술할 수 있게 해주며, 이 모델이 갖는 통찰력은 우리로 하여금 하나의 단계로부터 다른 단계로의 발전을 가로 막는 장애요인들을 파악할 수 있게 해준다. 앞으로 많은 후속 연구들이 이루어질 때, 우리는 각각의 단계에서 발견된 장애요인들에 대해서 그리고 하나의 인구집단(혹은 한 개인)에서 확인된 단계들에 관한 정보를, 특정 개입이 필요하다는 결정을 내리는 데 사용할 수 있을 만큼 충분한 일관성이 다양한 행동들에 걸쳐서 존재하는지 여부에 대해서 더 많은 것들을 알게 될 것이다.

참고문헌

Ajzen, I. "From Intentions to Actions: A Theory of Planned Behavior." In J. Kuhl and J. Beckmann (eds.), *Action Control: From Cognition to Behavior.* Heidelberg: Springer-Verlag, 1985.

Ajzen, I., and Madden, T. J. "Prediction of Goal-Directed Behavior: Attitudes, Intentions, and Perceived Behavioral Control." *Journal of Experimental Social Psychology,* 1986, *22,* 453–474.

Anderson, C. A. "Abstract and Concrete Data in the Perseverance of Social Theories: When Weak Data Lead to Unshakable Beliefs." *Journal of Experimental Social Psychology,* 1983, *19,* 93–108.

Bandura, A. "Moving into Forward Gear in Health Promotion and Disease Prevention." Address presented at the annual meeting of the Society of Behavioral Medicine, San Diego, Calif., March 1995.

Blalock, S. J., and others. "Osteoporosis Prevention in Premenopausal Women: Using a Stage Model Approach to Examine the Predictors of Behavior." *Health Psychology,* 1996, *15,* 84–93.

Brockner, J., and Rubin, J. Z. *Entrapment in Escalating Conflicts: A Social Psychological Analysis.* New York: Springer-Verlag, 1985.

Cialdini, R. B. *Influence: Theory and Practice.* Glenview, Ill.: Scott, Foresman, 1988.

Clemow, L., and others. "Underutilizers of Mammography Screening Today: Characteristics of Women Planning, Undecided About, and Not Planning a Mammogram." *Annals of Behavioral Medicine,* 2000, *22*(1), 80–88.

Connor, M., and Norman, P. *Predicting Health Behavior.* Philadelphia: Open University Press, 1995.

Dishman, R. K. *Exercise Adherence: Its Impact on Public Health.* Champaign, Ill.: Human Kinetics, 1988.

Ditto, P. H., and Lopez, D. F. "Motivated Skepticism: Use of Differential Decision Criteria for Preferred and Nonpreferred Conclusions." *Journal of Personality and Social Psychology,* 1992, *63,* 568–584.

Doyle, J. K., McClelland, G. H., and Schulze, W. D. "Protective Responses to Household Risk: A Case Study of Radon Mitigation." *Risk Analysis,* 1991, *11,* 121–134.

Fazio, R. H., and Zanna, M. P. "Direct Experience and Attitude-Behavior Consistency." In L. Berkowitz (ed.), *Advances in Experimental Social Psychology.* Vol. 14. New York: Academic Press, 1981.

Gollwitzer, P. "Implementation Intentions: Strong Effects of Simple Plans." *American Psychologist,* 1999, *54,* 493–503.

Hammer, G. P. "Hepatitis B Vaccine Acceptance Among Nursing Home Workers." Unpublished doctoral dissertation, Department of Health Policy and Management, Johns Hopkins University, 1997.

Jelalian, E., and Miller, A. G. "The Perseverance of Beliefs: Conceptual Perspectives and Research Developments." *Journal of Social and Clinical Psychology,* 1984, *2,* 25–56.

Klayman, J. "Varieties of Confirmation Bias." *The Psychology of Learning and Motivation.* Vol. 32. New York: Academic Press, 1995.

Kristal, A. R., Glanz, K., Curry, S. J., and Patterson, R. E. "How Can Stages of Change Be Best Used in Dietary Interventions?" *Journal of the American Dietetic Association,* 1999, *99,* 679–684.

Marlatt, G. A., and Gordon, J. R. *Relapse Prevention: Maintenance Strategies in the Treatment of Addictive Behaviors.* New York: Guilford Press, 1985.

Meichenbaum, D., and Turk, D. C. *Facilitating Treatment Adherence: A Practitioner's Handbook.* New York: Plenum, 1987.

National Academy of Sciences. *Health Effects of Radon and Other Internally Deposited Alpha-Emitters: BEIR IV.* Washington, D.C.: National Academy Press, 1988.

Nisbett, R., and Ross, L. *Human Inference: Strategies and Shortcomings of Social Judgment.* Englewood Cliffs, N.J.: Prentice Hall, 1980.

Rakowski, W., and others. "Increasing Mammography Among Women Aged 40–74 by Use of a Stage-Matched, Tailored Intervention. *Preventive Medicine,* 1998, *27,* 748–756.

Rimer, B. K., and others. "The Short-Term Impact of Tailored Mammography Decision-Making Interventions." *Patient Education and Counseling,* 2001, *43,* 269–285.

Rogers, R. W., and Prentice-Dunn, S. "Protection Motivation Theory." In D. Gochman (ed.), *Handbook of Health Behavior Research.* Vol. 1. *Determinants of Health Behavior: Personal and Social.* New York: Plenum, 1997.

Sandman, P. M., and Weinstein, N. D. "Predictors of Home Radon Testing and Implications for Testing Promotion Programs." *Health Education Quarterly,* 1993, *20,* 1–17.

Schwarzer, R. "Self-Efficacy in the Adoption and Maintenance of Health Behaviors: Theoretical Approaches and a New Model." In R. Schwarzer (ed.), *Self-Efficacy: Thought Control of Action.* Washington, D.C.: Hemisphere, 1992.

Schwarzer, R., and Fuchs, R. "Self-Efficacy and Health Behaviors." In M. Conner and P. Norman (eds.), *Predicting Health Behavior: Research and Practice with Social Cognition Models.* Buckingham, England: Open University Press, 1996.

U.S. Environmental Protection Agency Office of Radiation Programs, and U.S. Department of Health and Human Services Centers for Disease Control. *A Citizen's Guide to Radon.* (2nd ed.) Washington, D.C.: Author, 1992.

Weinstein, N. D. "Unrealistic Optimism About Susceptibility to Health Problems: Conclusions From a Community-Wide Sample." *Journal of Behavioral Medicine,* 1987, *10,* 481–500.

Weinstein, N. D. "The Precaution Adoption Process." *Health Psychology,* 1988, *7,* 355–386.

Weinstein, N. D., Lyon, J. E., Sandman, P. M., and Cuite, C. L. "Experimental Evidence for Stages of Precaution Adoption." *Health Psychology,* 1998, *17,* 445–453.

Weinstein, N. D., Rothman A., and Sutton, S. "Stage Theories of Health Behavior." *Health Psychology,* 1998, *17,* 290–299.

Weinstein, N. D., and Sandman, P. M. "A Model of the Precaution Adoption Process: Evidence from Home Radon Testing." *Health Psychology,* 1992, *11,* 170–180.

Weinstein, N. D., Sandman, P. M., and Klotz, M. L. *Public Response to the Risk from Radon, 1986.* New Brunswick, N.J.: Environmental Communications Research Program, Rutgers University, 1987.

Weinstein, N. D., Sandman, P. M., and Roberts, N. E. "Determinants of Self-Protective Behavior: Home Radon Testing." *Journal of Applied Social Psychology,* 1990, *20,* 783–801.

Weinstein, N. D., Sandman, P. M., and Roberts, N. E. "Perceived Susceptibility and Self-Protective Behavior: A Field Experiment to Encourage Home Radon Testing." *Health Psychology,* 1991, *10,* 25–33.

07 건강행동 인간관계이론에 관한 관점들

HEALTH BEHAVIOR and HEALTH EDUCATION

개인의 행동에 초점을 둔 이론들은 건강교육과 건강행동의 지적 기반 가운데 중요한 한 부분을 구성하고 있다. 이 책의 2부에서는 건강신념모델(Health Belief Model, HBM), 합리적 행동이론(Theory of Reasoned Action, TRA) 및 합리적 행동이론과 단짝인 계획된 행동이론(Theory of Planned Behavior, TPB), 범이론모델(Transtheoretical Model, TTM) 그리고 3판에 새로이 추가된 예방채택과정모델(Precaution Adoption Process Model, PAPM)이라는 4가지 건강행동이론과 모델을 소개하고 있다. 이 책 건강행동과 건강교육(Health Behavior & Health Education)의 2판에서 PAPM은 개발되고 있는 모델이라고 소개됐었다. 그 후 이 이론은 상당히 발달했으며, 최근에는 이 모델을 건강개입 연구의 토대로 사용하는 연구자들이 점점 더 늘고 있는 추세이다.

여기에 소개되는 이론들과 모델들은 건강행동이론의 응용에 관한 최근의 문헌고찰에서 가장 널리 인용되는 것들이다(2장 참조). 이번 장에서는 이 책의 제2부에 제시된 4가지 이론 각각에 관한 관점들을 좀 더 살펴봄과 동시에 새로운 이론의 방향에 대해서 함께 생각해보기로 하겠다.

건강신념모델

1950년대에 만들어진 건강신념모델은 가장 오래되고 탄력성 있는 건강행동모델 가운데 하나이다. 건강신념모델은 오랫동안 매우 유용한 이론으로 여겨져 왔다. 얀즈Janz, 챔피온Champion, 스트레처Strecher가 3장에서 언급한 바와 같이 HBM은 '건강행동의 변화와 유지를 설명하기 위해서 그리고 건강행동 개입을 위한 이론적 사고틀로서' 사용되어 왔다.

HBM은 미국 공중보건국(U.S. Public Health Service) 사회심리학자들이 건강행동을 이해하기 위한 목적에서 개발한 이론이다. HBM의 발달은 사람들이 왜 결핵검사를 받지 않는가라는 구체적인 질문에 대한 답을 찾는 과정에서부터 시작되었다. 그 때부터 건강전문가들은 건강과 관련된 다양한 영역에서 이 모델과 밀접한 관계를 오늘날까지 맺어왔다.

HBM은 가치-기대이론이다. 가치-기대이론은 이번 장에서 설명하겠지만, 행동을 어떤 결과에 대한 주관적 가치와 어떤 행동이 그러한 결과를 얻을 수 있다는 기대감 내지는 주관적 확률로 본다. HBM의 주된 차원 가운데 하나인, 아무런 증상 없이도 병상(pathology)이 나타날 가능성에 대한 불신은 오늘날 암, AIDS, C형 간염 및 기타 질병을 연구할 때에도 이 개념이 과거 1950년대에 결핵 검사행동을 설명할 때 유용했던 것만큼이나 유용하게 사용되는 개념이다. 이러한 질병들은 모두 사람들이 증상을 자각하게 되기 이전에 진단되는 것이 가장 바람직한 질병들이다. 자각증상이 없을 수도 있다는 신념(이하, 자각증상부재 신념)은 암 검사 참여를 설명하는 중요한 변수가 된다. 예를 들어서 우리는 여성들이 건강하다고 느낄 때에는 유방 엑스선 검사가 여성 자신이나 의사가 다른 방법으로는 도저히 발견할 수 없는 것들까지도 발견해낼 수 있다는 사실을 알고 있으면서도 유방암 검사를 받는 것을 꺼려하는 것을 잘 알고 있다. 여성들이 유방암 검사를 받지 않는 이유 가운데 가장 주된 이유는 증상이 없는 상태에서는 그러한 검사를 받을 필요가 없다는 생각이다(Stoddard 외, 1998). 아마도 유방암 검사행동을 이행하기 위해서는 증상부재(asymptomatology)에 대한 신념, 즉 거의 믿음에 기초한 행동이 필요하다고해도 과언이 아니라고 하겠다.

HBM이 가진 가장 큰 매력 가운데 하나는 건강교육자와 건강심리학자뿐만 아니라 의사, 치과의사, 간호사, 영양사 및 기타 전문가들을 포함한 많은 건강전문가들이 이 모델을 받아들이고 있다는 것이다. 이 모델은 일종의 직관적 논리를 가지고 있으며, 핵심이 분명하게 표현되어 있을 뿐만 아니라, 임상면접에서부터 전체 인구집단을 대상으로 조사에 이르는 다양한 방법을 통해서 신념을 측정할 수 있다. 뮬런[Mullen], 허시[Hersey], 아이버슨[Iverson](1987)은 핵심 변수를 사정하는데 필요한 질문의 개수를 고려해볼 때, HBM이 매우 경제적인 모델임을 보여준 바 있다.

HBM은 오늘날까지 여러 연구자들에 의해서 평가되어 왔으며, 모델의 한계 또한 밝혀졌다. 일부 비판자들은 이론의 정의를 엄밀하게 적용하자면 HBM은 이론이 전혀 아니라고 주장하기도 한다. 분명히 이 이론은 피시바인[Fishbein]과 아젠[Ajzen](1975)이 합리적 행동이론에 대해서 했던 것 같은 엄격한 수량화 과정을 거친 적이 없다. 그러나 얀즈Janz와 베커Becker(1984) 그리고 뮬런Mullen, 허쉬Hersey, 아이버슨Iverson(1987)이 보여줬던 것처럼 이 모델의 내용 가운데 대부분은 경험적으로 상당히 뒷받침되었다.

HBM의 구성요소 중에는 아직도 잘 이해되지 않는 것들도 있고, 심각성(severity) 같은 개념들은 예측력이 낮은 것으로 알려져 있다. 행동의 계기라는 개념은 더 많은 연구와 실험을 필요로 한다. 얀즈Janz, 챔피언Champion, 스트레쳐Strecher는 우리가 두려움의 역할과 그것이 어떻게 인지변화와 행동변화를 촉진하는지에 대해서 좀 더 알아야 할 필요가 있음을 강조하였다. 그러한 지식을 얻기 위해서는 HBM과 다른 모델들, 예를 들면 보호동기이론(Protection Motivation Theory)(Prentice-Dunn & Rogers, 1986), 예방채택과정모델(Precaution Adoption Process Model) (Weinstein, 1988), 자기조절이론(Self-Regulation Theory)(Leventhal & Cameron, 1987) 등을 함께 사용하는 것이 도움이 될 수 있다. 또한 자기효능감을 HBM의 공식적인 한 부분으로 인정할지를 결정하기 위해서는 더 많은 연구가 진행되어야 할 것이다. HBM 부분을 집필한 저자들 역시 자기효능감이 HBM의 한 부분으로서 자주 포함된다고 말하고 있기는 하지만 그들이 제시한 HBM의 개략도에 자기효능감을 포함시키지는 않았다.

이 책 '건강행동과 건강교육'의 2판에서 스트레쳐Strecher와 로젠스톡Rosenstock(1996)은 HBM에 어떻게 측정되고 분석되는지를 연구자와 실무자 모두가 잘 알아두어야 한다고 지적하였다. 그러한 지적은 매우 좋은 충고라고 할 수 있다. 자칫 우리는 HBM의 구성요소들 가운데 몇 가지 것만 골라서는 그것들에 대해서만 관심을 기울이고자 하는 유혹에 빠질 수 있다. 그러나 어떤 이론을 맥락으로부터 분리시키면 그 결과는 설명하기 어려워지고 실망스러워진다. 또한 장애요인은 연구하고자 하는 대상 집단에 대해서 구체적으로 개발되어야 한다. 얀즈Janz, 챔피언Champion, 스트레쳐는 중요한 척도를 개발해야 하는 분야(예: 유방 엑스선 검사)를 발견하였다.

HBM은 건강교육과 건강행동을 기준으로 놓고 보자면, 성숙한 모델이지만 다른 이론들에 비하면 비교적 새로운 이론이다. 연구자와 실천가 모두 행동변화를 위한 개입을 개발하고 평가하는데 HBM을 보다 적극적으로 활용해야 할 것이다. Becker와 Maiman(1980)는 가장 중요한 HBM 연구 중 하나로 꼽히는 그들의 연구에서 유전 검사에 대한 특별한 관심을 가지고 태이색스병(Tay-Sachs)을 가진 사람들을 연구했다. 오늘날 과학이 진보하는 속도를 볼 때, 유전적 취약성 검사에 대한 사람들의 반응을 연구하기 위한 모델로서 HBM을 고려해보는 것이 시의적절할 것이다.

합리적 행동이론과 계획된 행동이론

합리적 행동이론(TRA)과 그 이론을 확장한 이론인 계획된 행동이론(TPB) 또한 다양한 건강행동을 연구하는데 널리 사용되는 유용한 모델들이다. 앞서 4장에서 논의했던 TRA와 TPB는 가치-기대이론들의 전통에 있어서 HBM과 동일한 뿌리를 가진 이론이다. 그러나 TRA와 TPB는 HBM 보다 더 나중인 1960년대 후반에 소개된 이론들이다. 몬타노Montaño와 캐스프리직Kasprzyk이 언급한 바와 같이, 이 두 이론들은 태도와 행동 간의 관계를 이해하기 위한 목적에서 개발되었다. TRA와 TPB는 태도와 주관적 준거를 통해서 행동신념과 준거신념을 행동과 연결시키는 인과적 경로를 가정한다. TPB는 TRA를 더 정교하게 한 이론으로서 행동통제 인식을 포함한다. TPB는 TRA를 한 단계 더 발전시킨 것이며, TRA가 지나치게 합리적이라는 비판으로부터 벗어날 수 있는 이론이다. TPB에 행동통제 인식을 추가하는 것은 제2부에서 논의한 모든 이론들에 건강교육과 건강행동 연구의 핵심적 구성개념체인 자기효능감과 유사한 하나의 변수를 추가하는 것을 의미한다. 행동을 예측할 수 있게 하는 가장 중요한 지표는 의지(intention)이다. 물론 2부에서 소개된 다른 이론들에서도 의지는 암묵적으로 혹은 명시적으로 인식되고 있지만, 의지가 가장 중심적인 위치를 차지하는 이론은 TRA와 TPB이다. 이 두 이론은 서로 다른 종류의 신념, 의지, 행동 간의 관계를 설명하며, 이 책에 기술된 다른 이론들과 개입을 개발하기 위해서 함께 사용될 수 있다.

피시바인Fishbein과 아젠Ajzen(1975; Ajzen & Fishbein, 1980)은 TRA의 개념구성체와 관계를 그리고 더 나중에는 TPB의 개념구성체와 관계를 기술하기 위한 연구에 몰입해 왔다. 제4장에서 저자들은 행동에 대한 태도, 주관적 준거, 행동신념과 준거신념, 행동의지와 같은 개념들이 각각 어떻게 조작화 될 수 있는지를 잘 보여주었다. 4장에서 저자들은 TPB의 구성요소들을 훌륭하게 부호화해 냈으며, 그 결과 TRA와 TPB는 2부에서 논의된 모든 이론들 중에서 커링거Kerlinger가 제시한, 이론에 대한 엄격한 정의를 가장 잘 충족시킬 수 있었다(Kerlinger, 1986; 2장 참조).

측정의 정확성이 높아짐에 따라 예측력 또한 향상되었다. 이론은 개념들이 구체적으로 정의되고 정교한 단위로 측정될 때 가장 높은 예측력을 갖는다. TRA와 TPB는 특정 행동을 이행할 것인지에 관한 개인의 결정에 있어서 가장 중요한 이슈들이 무엇인지를 파악하는 체계적인 방법을 제공한다. 그러한 방법을 통해서 우리는 행동 개입에서 사용할 수 있는 중요하고 변화 가능한 신념과 태도를 파악할 수 있다.

TRA와 TPB는 방법론적 관점에서 보자면 매우 매력적이지만 다른 모든 건강행동이론들과 마찬가지로 한계를 가지고 있다. 뮬런Mullen, 허쉬Hersey, 아이버슨Iverson(1987)은 TRA가 질병에 대한 취약성 인식과 같은 정서적인, 공포유발요소를 인식하지 못한다는 점을 비판하였다. 이러한 맥락에서 보자면 행동통제 인식이 추가된 것은 도움이 되지만 그렇게 하더라도 모든 우려감이 불식되는 것은 아니다. 행동개입을 개발하고자 할 경우, PAPM, 보호동기이론(Rogers & Mewborn, 1976), 자기조절이론(Leventhal & Cameron, 1987)과 같은 이론이나 HBM 또는 스트레스와 대처에 관한 이 책의 3부 10장에서 소개되는 이론들을 가지고 TRA와 TPB를 보완하는 것이 필요하다.

TRA와 TPB가 요구하는 측정은 예측력은 높지만 실제로 하는데 많은 어려움이 따른다. TRA와 TPB의 측정은 면접자에 의해서 행해지는 심층적인 면접에 상당부분 의존할 수밖에 없는데, 그러한 과정은 궁극적으로는 유용하지만 상당한 노력과 비용을 필요로 하는 과정이다. 사전조사 이상의 것을 실천가들에게 요구하는 것은 실천가들의 역량 이상의 것을 요구하는 것이며, 특히 프로그램을 빨리 개발해야 하는 경우에는 매우 힘들어진다. 이론들을 단순화하고 실천에 응용할 때 실천가들은 이론에 좀 더 쉽게 접근할 수 있으며 그렇게 될 때 실천가들은 건강행동을 설명하고 개입을 개발하고 평가하는데 TRA와 TPB의 구성개념들을 더 쉽게 사용할 수 있게 된다. 그럼에도 불구하고 의도된 행동의 구체성을 강조하는 것은 TRA와 TPB의 핵심이면서 동시에 가장 중요한 기여점 가운데 하나이다. 피시바인Fishbein(2000)이 지적한 바와 같이, 의미 있는 결과, 준거 및 효능감 신념을 이해하기 위해서는 결국 해당 인구집단의 구성원들을 관찰하지 않을 수 없다. 따라서 피시바인은 TRA와 TPB는 사용할 때마다 특정 인구집단에 관한 구체적인 자료에 근거하기 때문에 TRA와 TPB를 모든 문화와 인구집단에 대해서 쉽게 응용할 수 있다고 주장한다.

범이론모델

이 책의 초판에서는 개발되고 있는 이론이라고 분류되었다가 2판에서 하나의 독립된 이론으로 소개된(Prochaska, Redding & Evers, 1996) 범이론모델 또는 변화단계모델(5장 참조)은 발전되고 널리 확산되어서 이제는 가장 많이 사용되는 건강행동모델 가운데 하나로 꼽히고 있다. 이 이론은 건강교육자와 심리학자뿐만 아니라 간호사, 의사, 영양사, 기타 건강전문가들에 의해서 널리 사용되고 있다. TTM이 이처럼 폭넓게 받아들여지는 한 가지 이유는 두 말할 나위 없이 TTM이 가진 직관적 매력 때문이다. 모든 사람을 동일하게 보는 입장은 필연적으로 개입의 효과를 희석시킬 수 밖에 없다. TTM은 실천가들로 하여금 각각의 개인을 있는 그대로, 즉 건강행동을 바꾸는 것과 관련해서 각자가 서로 다른 준비 상태에 있다는 것을 인정할 수 있게 해준다. TTM은 행동과학의 일부 분야에서 더 많은 발전을 이루기 위해서(예: 흡연자의 수를 더 줄이고 공중보건 효과를 더 증진시키는 방법을 찾는 등의) 무관심단계와 관심단계에 있는 사람들, 즉 변화할 준비가 되어있지 않은 사람들과 변화에 대해서 생각하고 있는 사람들을 접촉할 필요가 있다(5장 참조). 프로차스카 Prochaska와 그의 동료들(Prochaska 외, 1982; Prochaska, DiClemente, Velicer & Rossi, 1993), 레만Lerman, 올린즈Orleans, 잉스트롬 Engstrom(1993), 아브람스Abrams, 말랏Marlatt, 소벨 Sobell(1995)이 설명한 바와 같이, 대다수(75%)의 흡연자는 바로 이 초기단계에 있다.

TTM은 가장 인기 있는 건강행동모델 가운데 하나이다. 이 모델은 변화의 과정에 있는 사람들은 행동 변화과정에서의 그들이 현재 위치하고 있는 단계를 출발점으로 하는 개입을 받아야 한다고 본다. 예를 들면 흡연자가 흡연이 자신에게 어떤 영향을 미치고 있는지에 관해서 전혀 생각을 하지 않는다면, 행동 대처과정에 관한 자세한 정보를 제공하는 것은 아무런 의미가 없다. 이 경우, 흡연의 해악과 금연에 따르는 이익에 관한 흡연자의 의식을 고양시키는 것이 훨씬 더 바람직할 것이다. 이는 밍클러Minkler와 월러스타인Wallerstein이 13장 지역사회조직에서 말하고 있는 건강교육원리인 '현재 상태 그대로에서 부터 시작하라' 와 유사하다. 일단 변화단계를 사정하고 나면 사람들에게 그들의 욕구를 충족시켜줄 수 있는 치료사에 의한 개입, 자기주도 개입 또는 그 밖의 다른 개입을 제공한다.

TTM에 관해서는 아직도 답해져야 할 몇 가지 중요한 질문들이 있다. 예를 들면 변화의 과정은 항상 측정되어야 하는가? 변화의 과정은 TTM에 있어서 얼마나 중요한가? 변화의 과정이 측정 부담을 가중시키는 것은 분명하다. 변화단계들은 정말로 분리되어 있는가? 몇 개의 단계가 필요한가? 변화단계는 얼마나 행동에 근거하는가? 5장의 저자들은 시간이 지남에 따라 단계의 구성이 바뀌었다는 것을 언급했다. TTM이 새로운 건강관리환경과 검사행동으로 확대됨에 따라 단계의 정의는 더 복잡해졌다. 예를 들면 라코브스키 Rakowski 외(1993)는 유방 엑스선 검사에 퇴보위험단계를 추가하는 것이 필요하다는 것을 알아냈다. 또한 고민단계는 하부단계를 가지고 있다고 여겨지는데 의사가 유방 엑스선 검사를 권유하면 검사를 받겠다(종종 의사의존적 사고라고 불리는)고 말하는 여성들이 바로 그 예이다. 또한 단계 관련 변화를 사정하기 위한 적절한 통계분석에 관해서도 생각해봐야 할 중요한 질문들이 있다(Hedeker, Mermelstein & Weeks, 1999 참조).

TTM을 다른 인구집단, 특히 저소득층과 소수계에게 확장시키는 것에 대해서 더 많은 관심을 기울여야 한다. 예를 들면 테사로[Tessaro] 외(1997)는 프로차스카[Prochaska]와 동료들이 개발한 흡연의 장·단점 척도(1982)가 북 캘리포니아 Durham의 저소득 아프리카계 미국인들에게는 잘 맞지 않는다는 것을 알아냈다. 그러나 단계별 맞춤 메시지와 기타 정보를 사용한 금연 개입은 매우 효과적이었다(Lipkus, Lyna & Rimer, 1999). 이와는 대조적으로 리머[Rimer] 외(1996)는 라코브스키[Rakowski] 외(1993)가 개발한 유방 엑스선 검사의 장 단점 척도는 아프리카계 미국인들에게도 적합한 척도라는 결론을 내렸다.

어떤 단계에 있는 사람들에게 어떤 종류의 개입이 가장 적합한지를 사정하고 단계별 맞춤 개입이 개인별 맞춤 개입만큼(또는 그 보다 더) 효과적인지를 이해하기 위해서는 더 많은 연구들이 이루어져야 한다. 이미 이들 분야에 관한 연구들이 어느 정도 이루어졌음에도 불구하고 얼마나 그리고 어떤 종류의 단계별 맞춤 노력이 필요한지에 관해서는 알려진 바가 극히 제한적이다(Marcus, Nigg, Riebe & Forsyth, 2000; Rakowski 외, 1998). 초기 연구들이 고무적인 결과들을 제시해주고 있는데, 예를 들면 라코브스키[Rakowski] 외(1998)는 단계별 맞춤 자료가 표준화된 자료보다 초기 유방 엑스선 검사율을 상당히 높이는 것을 발견하였다. 클라크[Clark] 외(근간)는 그러한 효과가 반복되는 유방 엑스선 검사에서 지속되는 것을 확인하였다.

TTM은 멋진 단순함을 가진 모델이기는 하지만 연구자와 실천가 모두는 이 모델을 현명하고 조심스럽게 그리고 포괄적이고 비판적으로 사용해야 한다. TTM의 강점과 약점을 이해하기 위해서 독자들에게 'British Journal of Addictions(Davidson, 1992)' 에 게재된 TTM에 관한 일련의 사설들을 읽어볼 것을 권한다.

예방채택과정모델

예방채택과정모델(Precaution Adoption Process Model, PAPM)은 사람들이 행동을 수정하는데 있어서 다음과 같은 7가지 단계를 거친다고 가정한다: (1) 해당 위험요인에 대해서

들어본 적이 있다는 것을 부인한다, (2) 그 위험요인이 다른 사람들에게 위협이 된다는 것을 안다, (3) 그 위험이 자신에게 위협이 된다는 것을 안다, (4) 행동하기로 결정한다, (5) 행동 변화를 채택한다, (6) 행동을 이행한다, (7) 행동을 유지한다. 만일 행동을 채택하거나 유지하지 않는다면 사람들은 이러한 7가지 단계 모두를 거치지 않을 수 있다. 또한 사람들은 퇴보할 수도 있다. 저자들이 강조한 바와 같이, 어떤 경우에는 이들 7가지 단계를 매우 빨리 거칠 수도 있지만 PAPM은 일반적으로 사람들이 모든 단계를 거친다고 가정한다. 각 단계의 주요 결정요인들은 다르지만 어떤 단계들 간에는 공통적인 것이 있다(Weinstein, 1988). 예를 들면 첫 3가지 단계에서는 위험요인과의 직 간접적인 경험 및 위험에 처한 사람들과의 커뮤니케이션이 단계 이동을 촉진시킨다. 개인적 위험을 받아들이고(즉, 심각한 결과가 발생할 수 있다는 것에 대한 이해), 예방이 효과적임을 인지하는 단계 3의 행위는 행동을 취할 결정을 시작하는데(단계 5) 필수적이다.

안타깝게도 사람들은 일반적으로 개인적 위험을 부정한다. 즉, 사람들은 낙천적으로 편향되어 있고(Weinstein, 1980, 1984, 1987; Perloff & Fetzer, 1986), 따라서 위험요인에 관해서 커뮤니케이션 하거나 주의를 기울이지 않는다(Weinstein, 1988). 또한 위험을 부정확하게 인식하게 만드는 문화적인 결정요인이 존재한다. 예를 들면 네덜란드 사람들은 지방 섭취를, 그 수준이 권장 수준을 훨씬 초과함에도 불구하고, 과소평가하는가 하면 미국인들은 자신의 식습관을 고지방 식습관이라고 인식하는 경향이 있다(Glanz, Brug & van Assema, 1997). 따라서 예방행동을 처방하는 건강개입에서는 명확하고, 신뢰할 수 있고, 문화적으로 적절하고, 분명하고, 개별화된 위험 정보를 제공함으로써(Weinstein & Klein, 1995) 커뮤니케이션 수용 정도에 영향을 미치는 편향성을 극복해야 한다(Lipkus & Hollands, 1999). PAPM은 위험인식의 중요한 역할을 강조하는, 행동변화에 관한 역동적 인지틀을 제공한다. PAPM은 건강신념모델(HBM)과 마찬가지로 위험인식을 강조한다. 이 모델은 다른 이론틀들이 간과하고 있는 과정들, 예를 들면 시간에 따른 비용-이익 판단이라든지 예방행동과 삶 속에서 갖게 되는 다른 욕구들 간의 경쟁과 같은 과정들을 강조한다. 이러한 특성은 HBM에서도 찾아 볼 수 있으나 PAPM의 경우 이러한 특성이 훨씬 더 강하게 나타난다. 또한 PAPM은 사람들이 위험이나 예방을 인식하지 못하는 단계를 분명하게 제시한다. 2001년 9월에서 10월까지 기간 동안에 관찰된, 탄저균이라는 위협에 대한 인식 증가는(탄저균 노출 검사를 받고 사이프로(Cipro)를 복용한 사람들처럼) 사람들이 무엇인가를 인식하지 못하는 상태에서부터 그것을 인식하고 행동하는 상태로 얼마나 빠르게 발전하는지를 보여주는 좋은 예라고 할 수 있다.

PAPM은 서로 다른 행동변화 단계에 있는 사람들을 분류할 수 있는 발견적 모델을 제공함과 동시에 개입 프로그램에서 사정을 가능하게 해주는 개입 변수들을 제시해준다. 제6장에서 바인스타인Weinstein과 샌드만Sandman은 그들이 오하이 주에서의 라돈 검사 이용을 증가시키기 위해서 PAPM을 어떻게 사용했는지 보여주는 매우 구체적이고 훌륭한 예를 제시하였다. 그 과정에서 그들은 그 모델이 단계에 근거한 개입을 개발하고 그러한 개입의 효과를 사정하는데 어떻게 사용되었는지를 분명하게 보여주었다.

PAPM은 바인스타인Weinstein과 그의 동료들에 의해서 가장 포괄적으로 연구되었다. 위험인식의 중요성을 고려해볼 때, PAPM은 더욱 폭넓게 사용되어야 한다. 단계에 주안점을 둔다는 점에서 PAPM과 TTM은 공통점을 가지고 있지만, PAPM은 사람들이 위험과 위험 관련 커뮤니케이션을 어떻게 처리하는지를 특별히 더 강조한다.

논평

이 책의 2부에 소개된 이론들은 많은 공통점을 가지고 있다. 자기효능감이라는 개념구성체가 3가지 이론(HBM, TTM, TRA-TPB)에 포함되어 있다. 준비 개념은 HBM과 TTM의 핵심 구성요소이다. 위험인식은 HBM과 PAPM에서 매우 중요하다. HBM과 TTM에서는 장애요인이 행동변화를 명시적으로 방해하는 반면, PAPM에서는 암묵적으로 방해한다.

PAPM과 TTM은 단계이론이다. 바인스타인Weinstein과 샌드만Sandman은 이 장의 앞부분에서 단계이론을 개략적으로 설명하고 있다. 이들 두 이론은 위험요인(hazard) 또는 위험(risk)에 대한 자각을 서로 다른 방식으로 다루고 있다. PAPM은 개인이 위험을 자각하지 못하는 상태를 분명하게 제시하는 유일한 모델이다. TTM에서는 일반적으로 자각하지 못하고 있는 사람들을 무관심단계로 분류한다. 그러나 라코브스키Rakowski(2001)가 지적한 바와 같이, 그렇게 할 경우 매우 다른 종류의 사람들을 예를 들면, 권장되는 행동에 대해서 강하게 반대하는 사람들과 단순히 그것에 대해서 들어본 적이 없는 사람들을 동일한 범주로 묶게 되는데, 이들 두 집단은 사실 매우 다른 집단이다.

반두라Bandura(2000)는 변화단계모델과 그 밖의 단계모델들에 대해서 강한 비판을 제기하였다. 그는 단계적 관점이 '인간의 적응에 관한 과정모델을 범주적 접근방법으로 대체한다' 고 주장하였다. 그가 지적한 바와 같이(그리고 이는 당연한 우려이다) 사람들이 가진 자신의 행동에 대한 개인적 통제력은 변하는 것이다. 따라서 분절된 단계들을 가지고 행동변화의 복잡성을 표현하는 것이 적절하지 않을 수 있다.

이 책의 2부에서 논의된 이론들은 다소 상이한 결과에 초점을 두고 있다. 예를 들면 TRA와 TPB는 의지의 행동 예측변수로서의 중요한 역할을 강조하는 반면, PAPM은 사람들이 하기로 결정한 것 혹은 하지 않기로 결정한 것에 초점을 둔다.

이들 각각의 이론들은 개입을 개발하는데 사용될 수 있다. TTM에 관한 장과 PAPM에 관한 장에서 우리는 사람들이 어느 단계에 위치하는가에 따라서 제공되는 정보가 어떻게 달라지는지에 관해서 고찰하였다. 바인스타인Weinstein과 샌드만Sandman은 단계에 따라서 대중매체의 선택이 어떻게 달라지는지에 대해서도 살펴보았다. 또한 몬타노Montaño와 캐스프리직Kasprzyk은 TRA와 TPB의 사용이 어떻게 개입의 초점이 되는 특정 신념을 선택하게 만들었는지를 설명하였다. 각각의 이론에 대해서 해당 모델에 맞는 요인들을 파악하는 것이 중요하다. 예를 들면 HBM 개입은 사람들이 가지고 있는 행동에 대한 구체적인 장애요인과 촉진요인을 다루는 방법을 제시해야 한다. TRA와 TPB는 모든 개념구성체들을 구체적으로 밝혀야 한다. 마찬가지로, TTM과 PAPM에서는 서로 다른 단계에 있은 사람들에게는 상이한 정보뿐만 아니라 상이한 교육전략이 요구된다.

단계기반 이론은 행동 연구에 있어서 오랜 전통을 가지고 있다. 현대 이론들은 적어도 어느 정도는 레윈Lewin의 단계모델(Lewin, 1935)에 기초하고 있다. 단계기반 모델들이 매력적이기는 하지만 단계별 맞춤 개입의 효과에 대해서 이견이 없는 것은 아니다. 흥미로운 한 연구에서 퀸랜Quinlan과 맥컬McCaul(2000)은 금연할 계획이 없는 흡연자들을 대상으로 행동개입을 하면서 일부러 단계와 개입을 맞추지 않았다. 그 결과, 행동개입을 받은 흡연자들의 금연 가능성이 단계와 상관없이 가장 높았다는 결론을 내렸다. 단계와 개입의 맞춤은 효과적이지 않았으며 금연 가능성을 증가시키지도 않았다.

어떤 이론은 다른 이론 보다 사용하기 용이하다. 쉐리 터클Sherry Turkle(1995)은 조작 가능하고, 전용 가능한(appropriable) 이론들의 장점에 대해서 언급한 바 있다. HBM, PAPM, TTM이 가진 매력 가운데 하나는 의심의 여지없이 이들 모두가 전용 가능한 이론들이라는 것이다. 아마도 다른 이론들에 비해 PAPM, TRA, TPB가 사용하기에 좀 더 어려운 이론들이라고 볼 수 있으나, 동시에 그만한 가치를 가지고 있다고 하겠다. 각 이론의 핵심 변수들을 측정하는 데는 이들 이론들을 사용하여 행동을 이해하고 개입을 개발하고자 하는 사람들의 진지한 관심이 요구된다. 이들 이론들의 종속변수와 독립변수에 대한 적절하고 일관된 척도뿐만 아니라 행동의 매개요인(mediator)에 대한 이해에 보다 많은 관심을 기울여야 한다(Baron & Kenny, 1986; Sussman, 2000). 수스만[Sussman]과 윌스[Wills](2000)가 지적한 바와 같이 많은 프로그램들이 건강행동에 직접적으로 작용하기 보다는 대처유형이나 태도와 같은 매개요인을 통해서 간접적으로 작용한다. 행동변화의 매개요인을 이해하는 것은 더 효과적인 개입을 개발하기 위해 중요한 과정이다(Baranowski, &erson & Carmack, 1998; Sallis, 2001). 2부에서 살펴본 이론들을 사용한 성공적인 개입의 예들이 날이 갈수록 점점 더 많이 보고되고 있다(Bock, Marcus, Pinto & Forsyth, 2001; Rimer 외, 2001; Legler 외, 근간). 그러나 많은 경우, 개입이 유방암에 관한 위험인식과 같은 매개변수를 변화시키기는 하지만 그러한 변화와 유방 엑스선 검사 이용에 있어서의 변화는 아무런 관련이 없었다. 바인스타인[Weinstein]과 샌드만[Sandman]은 그들이 담당한 장(chapter)에서 단계모델이 어떻게 평가되어야 하는지에 관한 매우 유용한 정보를 제공해 주었다.

TRA와 TPB는 설문지를 개발하기에 앞서 도출면접을 해야 하기 때문에 TRA와 TPB를 측정하는 것이 가장 복잡하다고 볼 수 있다. 그러나 정확도를 높이기 위한 노력은 결국 건강행동을 이해하는데 도움이 된다.

2부에서 소개한 모든 이론들과 모델들은 저소득층, 소수인족 또는 소수민족, 노인 등과 같은 다양한 인구집단을 대상으로 더 검증되어야 한다. 모든 장들에서 강조되고 있는 바 가운데 하나는 프로그램을 계획하는데 사용하기 위해 수집하는 자료는 특정 행동문제와 관심의 대상이 되는 인구집단에 대한 구체적 자료이어야 한다는 것이다. 그러한 자료를 바탕으로 할 때, 이제까지 소개한 모든 이론들이 다양한 인구집단에 적용 가능한 이론들이 될 수 있다. 물론, 우리가 살펴본 이론들 가운데 어느 것도 다양한 인구집단에 적용할 수 없는 이론이라고 봐야 할 이유는 없으나, 더 많은 연구들이 이루어져야 할 것이다.

이 장의 앞 부분에서 논의한 바와 같이, 이론들을 결합하거나 혼합하는 것을 이제는 연구자들과 실천가들 사이에서 흔히 찾아볼 수 있다. 적절하고 신중한 결합은 더 효과적인 개입의 가능성을 높여주지만 동시에 부정적인 측면도 가지고 있다. 모델들을 이루고 있는 개념구성체들이 적절히 측정되지 않으면 개입이 어떤 영향을 미치는지를 실제로 이해하는 것이 불가능할 수 있다. 이는 다양한 이론들을 결합할 수 있는 방법에 실제적인 한계가 있을 수 있음을 의미한다. 만일 이론들을 더 발전시켜야 한다면 누군가는 각각의 이론들을 신중하게 그리고 방법론적으로 엄격하게 검증하는데 지속적인 관심을 가져야만 한다.

과거 수년 간, 더 큰 환경에서 발생하는 행동에 대한 관심이 증가하였다. 일부 사람들은 개인의 건강행동에만 초점을 두는 것이 부적절하다고 비판하였다(Smedley & Syme, 2000 참조). 어떤 사람들은 건강행동에 관한 다양한 차원의 결정요인에 주안점을 두며 그렇기 때문에 다양한 차원의 개입을 강조하는 생태학적 모델에 더 많은 관심을 가질 것을 제안하였다(LcLeroy, Bibeau, Steckler & Glanz, 1988; Smedley & Syme, 2000). 어떤 이론이나 모델을 사용할지 그리고 선택한 이론을 어떤 이론이나 모델과 결합할지에 관한 결정을 내리기 위해서는 PRECEDE(18장 참조)와 같은 계획모델을 사용하여 행동문제를 진단적으로 이해하는 것이 필요하다. 금연하거나 유방암 엑스선 검사를 받는 것과 같은 개인의 행위가 요구되는 행동의 경우, 개인에게 초점을 둔 이론들이 일반적으로 적절하다. 그러나 그렇다고 해서 프로그램 개발자가 행동에 영향을 주는 더 큰 영향들을 무시해야 한다거나 개인의 행동에만 초점이 맞추어져야 한다는 것을 의미하는 것은 아니다. 예를 들면 레글러[Legler] 외(근간)는 유방 엑스선 검사와 관련해서 접근성을 높인 개인 중심의 개입들을 조합하는 것이 유방 엑스선 검사 이용을 27% 정도 증가시키는 가장 효과적인 유형의 전략이라는 것을 밝혀냈다.

모든 이론들에 있어서 행동변화 유지에 더 많은 관심이 기울여져야 한다. TTM과 PAPM은 행동변화 유지를 분명하게 포함하는 이론들인데 비해 다른 이론들은 행동변화 유지를 일부러 배제하지는 않는다. 그러나 행동변화 유지를 포함하기 위해서는 개념구성체와 척도를 정교화하는 노력이 필요하다. 쉬란[Sheeran], 코너[conner], 노만[Norman](2001)은 건강검사 참여를 예측하는데 있어서 TPB가 유용하다는 것을 보여준 바 있다. 그러나 TPB는 참여를 지연시키거나 처음에는 참여하다가 나중에 가서는 퇴보하는 사람들을 믿을만하게 구별해내지 못했다. 이러한 결과는 건강행동을 분류하고 서술하는데 있어서 뿐만 아니라 개입을 개발하는데 있어서도 매우 중요한 의미를 갖는다. 이러한 맥락에서 볼 때, 행동이행 의지를 측정하는 것은 TPB를 발전시키는데 도움이 될 수 있다(Sheeran, Conner & Norman, 2001).

어떤 이론 또는 모델에서도 감정은 적절하게 고려되고 있지 않다. 살로비[Salovey], 로스만[Rothman], 드와일러[Detweiler], 스튜워드[Steward](2000)와 슈나이더[chneider] 외(2001)는 유방 엑스선 검사와 그 밖의 주제에 관한 메시지에 여성들이 어떻게 반응하는지에 감정이 영향을 미친다는 것을 보여 주었다. 건강행동과 관련된 이익과 손실에 초점을 두도록 만들어진 메시지들은 순응(adherence)에 상이한 영향을 미친다. 사람들은 자신의 감정 상태로부터 행동의 계기를 얻으므로 감정은 정보가 사람들의 마음 속에 얼마나 쉽게 떠오르는지에 영향을 미침으로써 행동에 영향을 줄 수 있다(Salovey, Rothman, Detweiler & Steward, 2000). 분위기는 신념에 영향을 준다. 살로비Salovey, 로스만Rothman, 드와일러Detweiler, 스튜워드Steward(2000)가 관찰한 바와 같이, 감정은 향상시킴으로써 건강실천에 영향을 준다. 이들은 긍정적인 마음 가짐이 사람들로 하여금 자신의 마음에 들지 않는 정보까지도 고려할 수 있게 해준다고 주장하였다. 감정과 관련된 개념구성체들을 포함시키는 것이 우리가 여기서 소개한 이론들을 발전시키는데 도움이 될지 여부는 앞으로 연구되어야 할 좋은 연구주제가 될 것이다.

이 책의 2부에서 논의한 다양한 이론들 간에는 적지 않은 유사성이 존재한다. 피시바인Fishbein(2000)은 이러한 사실을 인식하고, 2부에서 살펴본 여러 이론들과 사회학습이론(Social Learning Theory, 그림 7-1 참조)의 핵심변수들로 이루어진 통합모델을 사용할 것을 제시하였다. 통합모델은 환경요인과 자기효능감 뿐만 아니라 개인의 내적요인까지 반영하기 때문에 상당히 매력적인 모델이다. 통합모델의 타당성을 검증하기 위해서는 보다 많은 연구가 필요하다.

이 책의 2부에서 살펴본 건강행동들 이외에도 다른 많은 개인내적 건강행동 이론들이 존재하지만 우리가 제일 먼저 살펴보았던 3가지 이론들만큼 잘 발달되고 자주 인용되는

그림 7-1. 통합모델

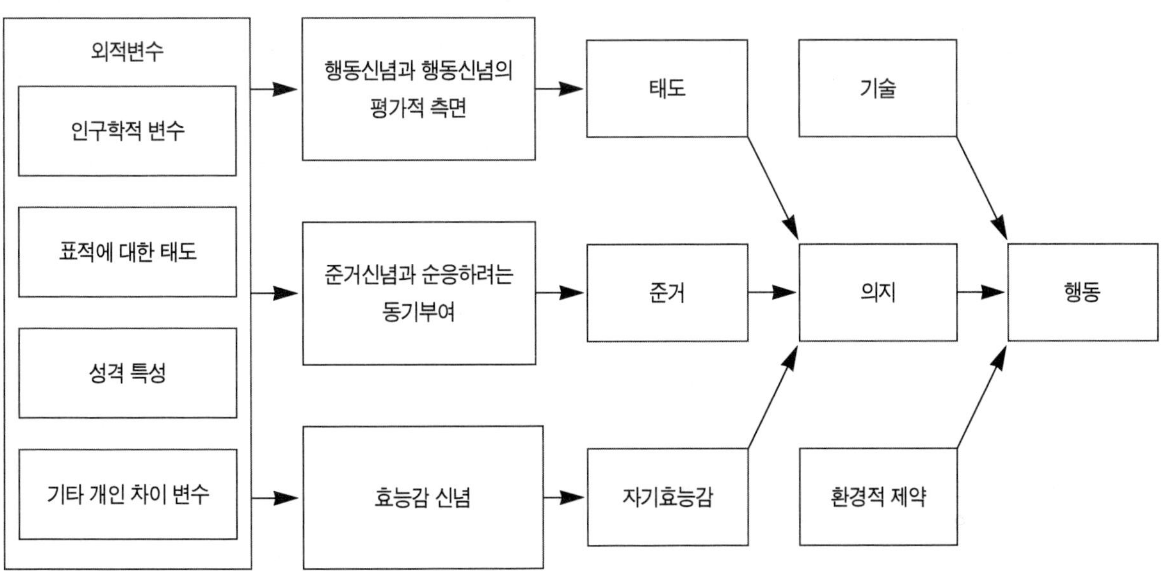

출처: Fishbein, 2000, p. 274

이론들은 없다. 그럼에도 불구하고 기대이론(Prospect Theory)과 자기조절이론(self-Regulation Theory)이라는 두 가지 이론을 추가로 살펴볼 필요가 있다. 이들 두 이론은 개입 개발을 위한 유용한 지침을 제공하며, 다양한 건강행동 주제를 연구하는 많은 연구자들에 의해서 널리 사용되고 있다.

카네만[Kahnemam]과 제버스키[Tversky](1982)의 연구에서부터 발달한 기대이론은 메시지의 틀(frame)을 만드는데 있어서 매우 유용하며 그렇기 때문에 특히 주목할 만하다(Salovey, Schneider & Apanovitch, 1999; Rothman & Salovey, 1997). 살로비[Salovey], 로스만[Rothman], 드웨일러[Detweiler], 스튜워드[Steward](2000)가 설명한 바와 같이, 메시지의 틀을 만든다는 것은 메시지에서 긍정적인 결과와 부정적인 결과 가운데 어느 것을 강조할 것인지를 결정하는 것을 말한다. 살로비는 손해를 기본틀로 하는 메시지가 여성들로 하여금 유방 엑스선 검사를 더 받게 만든다는 것을 알아냈다. 이익을 기본틀로 하는 메시지는 여성들로 하여금 자외선 차단제를 사용하게 하는데 더 효과적이었다.

자기조절이론은 레벤탈[Leventhal]과 그의 동료들에 의해서 지난 30년에 동안 개발된 이론이다(Leventhal, Kelly & Leventhal, 1999). 이들은 자기보호행동을 사람들이 여러 가지 평가에 대해서 부여하는 의미의 결과라고 본다. 레벤탈[Leventhal], 켈리[Kelly], 레벤탈[Leventhal](1999)에 따르면 동기부여의 기초가 되는 신념체계는 상호 관련성을 갖는 다음과 같은 4가지 신념체계로 이루어져 있다고 한다: 질병, 조건 또는 권장행동에 관한 표현이나 신념; 일정, 결과, 원인 및 통제 취약성에 관한 신념; 자아 표현; 특정 질병 및 자아 관련 신념. 행위는 또한 사용 가능한 자기보호전략에 관한 표현에 의해서도 영향을 받는다.

기대이론과 메시지의 구조를 만드는데 있어서 기대이론의 역할 그리고 자기조절이론은 2부에서 소개한 이론들을 보완한다. 메시지의 틀을 만드는 것은 메시지의 특정 부분을 강조하여 설득력을 향상시킬 수 있기 때문에 매우 효과적인 도구라고 할 수 있다. 자기조절이론은 심리내면적 요인들과 보다 거시적인 인간관계 및 거시환경 간의 상호작용을 강조한다. 이러한 자기조절이론의 강조점은 2부에서 살펴본 이론들과 3부에서 다루게 될 이론들을 이어주는 훌륭한 연결고리를 제공해준다.

결론

2부에서 살펴본 이론들은 모두 잘 발달된 이론들이지만 각각의 이론들과 관련해서 연구되어야 할 것들은 아직도 많이 남아 있다. 서로 다른 이론의 개념구성체들을 결합할 때 연구자와 실천가들은 신중을 기해야 한다. 반두라Bandura(2000)는 이론을 이용하는 사람들이 보일 수 있는, 이론적 개념구성체에 대해서 카페테리아 방식의 접근방법에 대해서 경고하였다. 언제 그리고 어떤 조건 하에서 서로 다른 이론들의 개념구성체들을 결합해야 하는지에 대해서는 아직도 알려지지 않은 것들이 너무도 많다.

이론은 신학이 아니다. 이론은 충실한 추종자가 아니라 의문을 제기하는 사람들을 필요로 한다. 2부의 저자들 간에도 개념구성체와 정의에 있어서 차이가 존재하며 이를 문제로 인식해서는 안 된다. 건전한 논쟁은 이론을 발전시킨다. 일부 단계이론을 이론이라고 할 수 있을지에 대해서 그리고 단계이론을 평가하는 가장 좋은 방법에 대해서 지금도 많은 논쟁이 이루어지고 있다(Weinstein, Rothman & Sutton, 1998). 그러한 논쟁은 올바른 형식과 지적 엄격성을 가지고 행해질 때 건전한 논쟁이 될 수 있다. 제2부에서 우리가 살펴본 모든 이론들은 그러한 이론들을 적극적으로 사용하고, 검증하고, 엄격하게 평가하는 사람들에 의해서 발전된다.

참고문헌

Abrams, D. B., Marlatt, G. A., and Sobell, M. G. "Overview of Section II: Treatment, Early Intervention, and Policy." In J. Fertig and R. Allen (eds.), *Alcohol and Tobacco: From Basic Science to Policy.* NIAAA Research Monograph, no. 19. Washington, D.C.: National Institute of Alcoholism and Alcohol Abuse, 1995.

Ajzen, I., and Fishbein, M. *Understanding Attitudes and Predicting Social Behavior.* Englewood Cliffs, N.J.: Prentice Hall, 1980.

Bandura, A. "Health Promotion from the Perspective of Social Cognitive Theory." In P. Norman, C. Abraham, and M. Connor (eds.), *Understanding and Changing Health and Behaviour.* Reading, U.K.: Harwood, 2000.

Baranowski, T., Anderson, C., and Carmack, C. "Mediating Variable Framework in Physical Activity Interventions: How Are We Doing?" *American Journal of Preventive Medicine,* 1998, *15,* 266–297.

Baron, R. M., and Kenny, D. A. "The Moderator-Mediator Variable Distinction in Social Psychological Research: Conceptual, Strategic, and Statistical Considerations." *Journal of Personality and Social Psychology,* 1986, *51,* 1173–1182.

Becker, M. H., and Maiman, L. A. "Strategies for Enhancing Patient Compliance." *Journal of Community Health,* 1980, *6,* 113–135.

Bock, B. C., Marcus, B. H., Pinto, B. M., and Forsyth, L. H. "Maintenance of Physical Activity Following an Individualized Motivationally Tailored Intervention." *Annals of Behavioral Medicine,* 2001, *23,* 79–87.

Clark, M. A., and others. "The Effect of a Stage-Matched and Tailored Intervention on Repeat Mammography." *American Journal of Preventive Medicine,* forthcoming.

Davidson, R. "Prochaska and DiClemente's Model of Change: A Case Study?" *British Journal of Addictions,* 1992, *87,* 821–822.

Fishbein, M. "The Role of Theory in HIV Prevention." *AIDS Care,* 2000, *12*(3), 273–278.
Fishbein, M., and Ajzen, I. *Belief, Attitude, Intention and Behavior: An Introduction to Theory and Research.* Reading, Mass.: Addison-Wesley, 1975.
Glanz, K., Brug, J., and van Assema, P. "Are Awareness of Dietary Fat Intake and Actual Fat Consumption Associated? A Dutch-American Comparison." *European Journal of Clinical Nutrition,* 1997, *51,* 542–547.
Hedeker, D., Mermelstein, R. J., and Weeks, K. "The Thresholds of Change Model: An Approach to Analyzing Stages of Change Data." *Annals of Behavioral Medicine,* 1999, *21,* 61–70.
Janz, N. K., and Becker, M. H. "The Health Belief Model: A Decade Later." *Health Education Quarterly,* 1984, *11,* 1–47.
Kahneman, D., and Tversky, A. "The Psychology of Preferences." *Scientific American,* 1982, *247,* 160–173.
Kerlinger, F. N. *Foundations of Behavioral Research.* (3rd ed.) New York: Holt, Rhinehart and Winston, 1986.
Legler, J., and others. "The Effectiveness of Interventions to Promote Mammography Among Women with Historically Lower Rates of Screening." *Cancer, Epidemiology, Biomarkers, and Prevention,* (forthcoming).
Lerman, C., Orleans, C. T., and Engstrom, P. F. "Biological Markers in Smoking Cessation Treatment." *Seminars in Oncology,* 1993, *20,* 359–367.
Leventhal, H., and Cameron, L. "Behavioral Theories and the Problem of Compliance." *Patient Education and Counseling,* 1987, *10,* 117–138.
Leventhal, H., Kelly, K., and Leventhal, E. A. "Population Risk, Actual Risk, Perceived Risk, and Cancer Control: a Discussion." *Journal of the National Cancer Institute Monograph,* 1999, *25,* 81–85.
Lewin, K. *A Dynamic Theory of Personality.* New York: McGraw Hill, 1935.
Lipkus, I. M., and Hollands, J. G. "The Visual Communication of Risk." *Journal of the National Cancer Institute Monographs,* 1999, *25,* 149–163.
Lipkus, I. M., Lyna, P. R., and Rimer, B. K. "Using Tailored Interventions to Enhance Smoking Cessation Among African-Americans at a Community Health Center." *Nicotine and Tobacco Research,* 1999, *1,* 77–85.
Marcus, B. H., Nigg, C. R., Riebe, D., and Forsyth, L. H. "Interactive Communication Strategies: Implications for Population-Based Physical-Activity Promotion." *American Journal of Preventive Medicine,* 2000, *19,* 121–126.
McLeroy, K. R., Bibeau, D., Steckler, A., and Glanz, K. "An Ecological Perspective on Health Promotion Programs." *Health Education,* 1988, *15,* 351–377.
Mullen, P. D., Hersey, J. C., and Iverson, D. C. "Health Behavior Models Compared." *Social Science and Medicine,* 1987, *24,* 973–981.
Perloff, L., and Fetzer, B. K. "Self-Other Judgments and Perceived Vulnerability to Victimization." *Journal of Personality and Social Psychology,* 1986, *2,* 502–510.
Prentice-Dunn, S., and Rogers, R. W. "Protection Motivation Theory and Preventive Health: Beyond the Health Belief Model." *Health Education Research,* 1986, *1,* 153–161.
Prochaska, J. O., DiClemente, C. C., Velicer, W. F., and Rossi, J. S. "Standardized, Individualized, Interactive, and Personalized Self-Help Programs for Smoking Cessation." *Health Psychology,* 1993, *12,* 399–405.
Prochaska, J. O., Redding, C., and Evers, K. "The Transtheoretical Model and Stages of Change." In K. Glanz, F. M. Lewis, and B. K. Rimer (eds.), *Health Behavior and Health Education.* (2nd ed.) San Francisco: Jossey-Bass, 1996.
Prochaska, J. O., and others. "Self-Change Processes, Self-Efficacy and Self-Concept in Relapse and Maintenance of Cessation of Smoking." *Psychological Reports,* 1982, *51,* 983–990.
Quinlan, K. B., and McCaul, K. D. "Matched and Mismatched Interventions with Young Adult Smokers: Testing a Stage Theory." *Health Psychology,* 2000, *19,* 165–171.

Rakowski, W. "Breast Cancer: Current Behavioral Research." Paper presented at the CDC 2001 Cancer Conference, 2001, Atlanta, Ga.
Rakowski, W., and others. "Women's Decision-Making About Mammography: An Application of the Relationship Between Stages of Adoption and Decisional Balance." *Health Psychology,* 1993, *12,* 209–241.
Rakowski, W., and others. "Increasing Mammography Among Women Aged 40–74 by Use of a Stage-Matched, Tailored Intervention." *Preventive Medicine,* 1998, *27,* 748–756.
Rimer, B. K., and others. "Cancer Screening Practices Among Women in a Community Health Center Population." *American Journal of Preventive Medicine,* 1996, *12,* 351–357.
Rimer, B. K., and others. "The Short-Term Impact of Tailored Mammography Decision-Making Interventions." *Patient Education and Counseling,* 2001, *43,* 271–287.
Rogers, R. W., and Mewborn, C. R. "Fear Appeals and Attitude Change: Effects of a Threat's Noxiousness, Probability of Occurrence, and the Efficacy of Coping Responses." *Journal of Personality and Social Psychology,* 1976, *34,* 54–61.
Rothman, A. J., and Salovey, P. "Shaping Perceptions to Motivate Healthy Behavior: The Role of Message Framing." *Psychology Bulletin,* 1997, *121,* 3–19.
Sallis, J. F. "Progress in Behavioral Research on Physical Activity." *Annals of Behavioral Medicine,* 2001, *23,* 77–78.
Salovey, P., Rothman, A. J., Detweiler, J. B., and Steward, W. T. "Emotional States and Physical Health." *American Psychologist,* 2000, *55,* 110–121.
Salovey, P., Schneider, T. R., and Apanovitch, A. M. "Persuasion for the Purpose of Cancer Risk Reduction: A Discussion." *Journal of the National Cancer Institute. Monographs,* 1999, *25,* 119–122.
Schneider, T. R., and others. "The Effects of Message Framing and Ethnic Targeting on Mammography Use Among Low-Income Women." *Health Psychology,* 2001, *20,* 256–266.
Sheeran, P., Conner, M., and Norman, P. "Can the Theory of Planned Behavior Explain Patterns of Health Behavior Change?" *Health Psychology,* 2001, *20,* 12–19.
Smedley, B. D., and Syme, S. L. (eds.). *Promoting Health: Intervention Strategies from Social and Behavioral Sciences.* Washington, D.C.: National Academy Press, 2000.
Stoddard, A. M., and others. "Underusers of Mammogram Screening: Stage of Adoption in Five Subpopulations." *Preventive Medicine* 1998, *27,* 478–487.
Strecher, V. J., and Rosenstock, I. M. "The Health Belief Model." In K. Glanz, F. M. Lewis, and B. K. Rimer (eds.), *Health Behavior and Health Education: Theory, Research, and Practice.* San Francisco: Jossey-Bass, 1996.
Sussman, S., and Wills, T. A. "Rationale for Program Development Needs." In S. Sussman and T. A. Wills (eds.), *Handbook of Program Development for Health Behavior Research and Practice.* Thousand Oaks, Calif.: Sage, 2000.
Tessaro, I., and others. "Readiness to Change Smoking Behavior in a Community Health Center Population." *Journal of Community Health,* 1997, *22,* 15–31.
Turkle, S. *Life on the Screen.* New York: Simon & Schuster, 1995.
Weinstein, N. D. "Unrealistic Optimism About Future Life Events." *Journal of Personality and Social Change,* 1980, *39,* 806–820.
Weinstein, N. D. "Why It Won't Happen to Me: Perceptions of Risk Factors and Susceptibility." *Health Psychology,* 1984, *3,* 431–457.
Weinstein, N. D. "Unrealistic Optimism About Susceptibility to Health Problems: Conclusions from a Community-Wide Sample." *Journal of Behavioral Medicine,* 1987, *10,* 481–500.
Weinstein, N. D. "The Precaution Adoption Process." *Health Psychology,* 1988, *7,* 355–386.
Weinstein, N. D., and Klein, W. M. "Resistance of Personal Risk Perceptions to Debiasing Interventions." *Health Psychology,* 1995, *14,* 132–140.
Weinstein, N. D., Rothman, A. J., and Sutton, S. R. "Stage Theories of Health Behavior: Conceptual and Methodological Issues." *Health Psychology,* 1998, *17,* 290–299.

PART 3 개인 간 건강행위모델

HEALTH BEHAVIOR and HEALTH EDUCATION

인간은 다른 사람들을 포함한 환경과의 상호작용에 의해서 유지되고 영향을 받는 사회적 동물이다. 3부의 모든 장들의 핵심 가정은 개인 간의 환경이 건강관련 행동과 건강상태에 대해서 가장 강력한 영향의 원천이라는 것이다.

3부의 장들은 한 가지 이론과 세 가지 이론적 틀을 분석하고 있다. 8장에서는 사회인식이론(Social Cognitive Theory)을 분석하였고, 9장에서는 사회적 지지와 사회적 관계망을 검토하였다. 10장에서는 스트레스와 대처에 대해서 썼고, 11장에서는 사회적 영향과 개인 간의 커뮤니케이션을 검토하였다.

각각의 장에서 개인 간의 환경과 관계가 어떻게 건강행동과 건강결과를 바꾸거나 향상시키는지에 관해서 무엇이 알려져 있는가와 건강관련 행동이 어떤 메커니즘에 의해서 향상되는가의 두 가지 질문에 답하려고 하였다. 각각의 장은 한 사람의 건강관련 행동이 향상되는 개인간 환경을 개념화하고 수정하는, 상이하고 종종 보완적인 방식을 제공하였다. 각각의 장이 예를 든 것처럼, 많은 연구들이 이론이나 이론적 틀의 개념들을 건강행동과 건강결과에 연결시켰다.

8장의 '사회인지이론' 에서 톰 바라노브스키Tom Baranowski, 세릴 페리Cheryl Perry, 기 파슬Guy Parcel은 그 이론의 역사적 발전과정과 그 이론이 조작적 조건화 패러다임에서 출발하여 오늘날과 같은 문제를 예측하고 해결방안을 처방할 수 있는 완전한 형태의 행동이론으로 발전하게 된 과정을 설명하였다. 최근의 문헌들을 검토한 결과, 사회인지이론이 가장 자주 적용되는 건강행동이론 중의 하나인 것으로 나타났다(2장 참조). 학령기에 다다른 아이들의 건강행동을 포함하는 두 가지 이론 적용이 분석되었다. 첫 번째는 Project Northland의 청소년의 음주 예방과 감소 프로그램이다. 두 번째 적용은 초등학교 아동의 식이개입인

'Gimme 5' 이다.

9장에서는 캐더린 히니Catherine Heaney와 바바라 이스라엘Barbara Israel이 건강관련 개념으로서의 사회적 관계망과 사회의 지원에 관한 내용을 설명하고 사회적 관계망과 사회 지원의 핵심 특징에 관해서 기술하였다. 9장에 있는 두 가지 적용은 개입 연구들이다. 첫 번째 적용은 'Big Brother, Big Sister' 청년 지도 프로그램에 대한 평가 연구이다. 두 번째 적용은 흑인여성의 유방 엑스선 검사를 늘리기 위해서 일반인 건강조언자를 이용하는 개입 연구이다.

10장에서는 라리 웬젤Lari Wenzel, 카렌 글란츠Karen Glanz, 캐리 레만Caryn Lerman이 스트레스 교류모델을 이용해서 스트레스, 대처, 건강결과 간의 연결을 설명하였다. 교류모델은 일차 사정, 이차 사정, 대처행동의 세 가지 주요 개념들로 구성되어 있다. 대처행동은 문제에 초점을 두거나 감정에 초점을 둘 수 있다. 두 유형 모두 핵심인물에 대한 스트레스의 영향을 조절하도록 디자인되어 있다. 장의 저자들은 사정과 대처행동을 연결하고 대처행동과 건강관련 결과를 연결하는 확장 문헌을 요약하였다. 그 장은 둘 다 개입 연구인, 두 가지 적용으로 끝을 맺었다. 첫 번째 개입은 스트레스 교류모델을 사용해서 유방암 환자의 친척을 위한 문제 해결 훈련을 디자인하고 평가하였고, 두 번째 적용은 BRCA+ 변종 보균자인 사람들의 삶의 질을 향상시키기 위한 개입이다.

메간 루이스Megan Lewis, 브렌다 드빌스Brenda DeVellis, 벳지 슬리스Betsy Sleath는 11장에서 사회의 영향과 개인간의 커뮤니케이션에 초점을 두었다. 상호의존이론(Interdependence Theory)은 장의 저자들에 의해서 사회 영향과정과 기타 개인간 커뮤니케이션모델이 효과적으로 구성될 수 있는 종합적인 사회심리모델으로 확인되었다. 사회의 영향과 개인간 커뮤니케이션에 관한 장은 '건강행동과 건강교육' 의 이번 판에서 새로운 것이다. 이전 판들에서는 환자-제공자 상호작용과 영향이 강조되었지만(Joos & Hickam, 1990; Roter & Hall, 1996), 이 새로운 장에서는 더 폭넓은 렌즈를 통해서 사회의 영향과 개인간 커뮤니케이션이 개념화되었다. 상호의존이론에서는 관계 상호의존, 상호의존, 결과들의 교신 등 세 가지 개념이 건강행동과 특히 관련이 있는 것으로 확인되었다. 그 장에 기술되어 있는 두 가지 적용은 개입 연구들이다. 첫 번째 적용은 흑인 교회에 출석하는 사람들의 과일과 야채 섭취를 증가시키기 위한 동기부여 인터뷰의 사용이다. 두 번째 적용은 십대들의 흡연과 음주 예방 프로그램인 'Family Matters' 에 대한 평가이다.

마지막으로, 12장에는 8부터 11장 각각에 대한 추가적인 시각과 미래 연구를 위한 추천이 제공되었다.

참고문헌

Joos, S. K., and Hickam, D. H. "How Health Professionals Influence Health Behavior: Patient-Provider Interaction and Health Care Outcomes." In K. Glanz, F. M. Lewis, and B. K. Rimer (eds.), *Health Behavior and Health Education: Theory, Research, and Practice.* San Francisco: Jossey-Bass, 1990.

Roter, D. L., and Hall, J. A. "Patient-Provider Communication." In K. Glanz, F. M. Lewis, and B. K. Rimer (eds.), *Health Behavior and Health Education: Theory, Research, and Practice.* (2nd ed.) San Francisco: Jossey-Bass, 1996.

08 개인, 환경, 건강행동 간의 상호작용[(2)]-사회인지이론

HEALTH
BEHAVIOR
and
HEALTH
EDUCATION

사회인지이론(Social Cognitive Theory, SCT)은 건강행동에 영향을 주는 심리사회적 역학과 건강변화를 증진시키는 방법에 관한 이론이다. SCT에서는 행동과 개인요인(인지를 포함한)과 환경이 서로 간에 영향을 주고 받는 역동적이고 상호작용적인 3자 관계(triadic)모델로써 인간행동을 설명한다. 주된 개인요인에는 행동을 상징화하고, 행동결과를 예측하고, 다른 사람들을 관찰함으로써 배우고, 행동 이행에 대한 자신감을 갖고(행동을 이행하는데 있어서 문제를 극복하는 것을 포함한), 행동을 스스로 결정하거나 조절하고, 경험을 반영하고 분석하는 개인의 역량이 포함된다(Bandura, 1997).

건강교육자와 행동과학자는 이러한 인지 변수들에 영향을 미칠 수 있고, 그렇게 함으로써 행동변화 가능성을 높일 수 있는 개입, 과정 또는 기술을 개발하는데 SCT를 창의적으로 사용하였다. 이 장에서 우리는 사회인지모델의 발달사를 간략하게 살펴보고 핵심 개념을 고찰한 다음, SCT가 건강교육 프로그램을 개발하는데 어떻게 사용되었는지에 관한 두 가지 최근의 예를 분석해보기로 하겠다.

사회인지이론의 발달사

표 8-1은 건강행동의 이해 및 변화에 관한 SCT 관련 문헌들 가운데 중요한 것들을 골라 요약한 것이다. 여기에 제시된 문헌들은 전체 문헌들 가운데 일부이다.

(2) 이 장에 수록된 저자들의 연구는 다음 연구비에 의해 부분적으로 지원된 연구임: HL 47618, CA 61596, AA 08596, HL 39927, CA 75614, HL 65160, CA 73503

표 8-1. 사회인지이론의 발달에 있어서 중요한 전환점이 되었던 문헌들

1962	Bandura	'모방을 통한 사회학습', Nebraska Symposium on Motivation
1963	Bandura & Walters	사회 학습과 개성 발달
1969	Bandura	행동 수정의 원리
1977	Bandura	사회학습이론
	Bandura	'자기효능감: 행동변화 통합이론' Psychological Review
	Farquhar 외	'지역사회 심혈관 건강교육', Lancet
1978	Bandura	'상호결정론의 자기시스템', American Psychologist
1981	Parcel & Baranowski	'사회학습이론과 건강교육', Health Education
1983	Abrams & Follick	'직장에서의 행동적 체중감소 개입: 가능성과 유지', Jounal of Consulting and Clinical Psychology
1986	Bandura	사고와 행동의 사회적 기초
	Abrams, Elder, Carleton Lasater & Artz	조직 건강증진의 사회학습 원리: 통합된 방법', Health and Industry: A Behavioral Medicine Approach
1995	Bandura	변화하는 사회에서의 자기효능감
1997	Bandura	자기효능감: 통제의 행사
2001	Bandura	'사회인식모델: 대리인의 시각', Annual Review of Psychlogy

주: 완전한 참고문헌 표기는 이 장의 맨 끝에 제시되어 있는 참고문헌 부분을 참조하기 바람

1962년 반두라Bandura는 사회학습(Social learning)과 모방(imitation)에 관한 논문을 발표하였다(Bandura, 1962). 학습이 일어나기 위해서는 보상(reward)이 직접적으로 적용되어야 한다고 주장하는 조작적 학습이론(operant learning theory)과는 대조적으로 반두라와 월터스Walters(1963)는 아동들이 다른 아동들을 관찰함으로써 새로운 행동을 배울 수 있으며 직접적인 보상이 필요하지 않다고 주장하였다. 즉, 이들은 아동이 다른 아동들의 행동을 보고 배우거나(모델링) 다른 아동들이 보상받는 것을 보고 배운다(대리강화, vicarious reinforcement)고 생각했다. 그로부터 6년 후, 반두라는 전통적 학습이론을 상당히 강조하는, 행동수정의 개념적 기초를 제공하였다(Bandura, 1969). 그러나 1977년 반두라는 전통적 학습이론의 원리가 학습을 이해하는데 적합하지 않다는 주장과 함께 그가 말하는 자기효능감(self-efficacy)이라는 인지적 개념에 대한 첫 번째 이론적 논의를 발표하였다(Bandura, 1977a, 1977b).

파쿠와Farquhar 외(1977)는 사회학습이론(social learning theory)에 기초한 심장질환예방을 위한 첫 번째 지역사회 차원에서의 개입에 관한 연구결과를 발표하였다. 반두라(1978)는 환경, 사람, 행동이 지속적으로 상호작용 하는 상호결정론이라는 조직화된 개념을 제시하였다. 파슬Parcel과 바라노브스키Baranowski(1981)는 SCT를 건강교육에 적용하였으며 행동변화과정의 단계를 서술하였다. 아브람스Abrams와 폴릭Follick(1983)은 사회학습 개념을 최초로 직장에서의 개입에 적용하였다. 1986년 반두라는 인간의 사회적 행동을 이해하기 위한 포괄적인 토대를 발표하고 사회학습이론을 사회인지이론이라고 명명하였다(Bandura, 1986). 반두라는 바로 뒤이어서 아브람스Abrams, 엘더Elder, 칼튼Carleton, 라세터Lasater, 아르츠Artz(1986)는 건강행동변화에 대한 조직 차원에서의 접근방법과 개인 차원에서의 접근방법을 이해하고 통합하기 위한 이론적 틀로서 SCT를 사용하였다.

반두라(1995)는 자기효능감을 사회변화의 여러 측면들을 뒷받침하는 개념구성체로 제시하였다. 반두라(1997, 2001)는 SCT를 인간행동에 관한 기계적 이론으로부터 개인을 자기 자신의 삶을 통제할 수 있는 능동적 행동자로 보는 관점으로 옮겨 놓았다. SCT의 발달에 기여한 문헌들은 표 8-1에 제시된 문헌들 이외에도 매우 많으나, 표 8-1에 제시된 문헌들은 SCT 발달의 역사적 뿌리와 공중보건 문헌에 대한 기여도를 고려하여 선정하였다.

SCT의 발달에 대한 개괄적 고찰을 통해서 우리는 다음과 같은 점들을 배울 수 있다. 첫째, SCT의 발달 과정에 대규모 변화(예: SCT의 토대가 행동학습이론에서 인지학습이론으로 변한 것)와 소규모 변화(개념구성체가 추가되고 정제된 것)가 있었다. 둘째, 우리가 대상 행동을 더 잘 이해하고자 노력하기 때문에 이론의 변화는 반드시 필요하다. 셋째, 이 장을 읽는 독자들은 SCT와 관련된 연구를 해볼 수 있는 기회와 SCT의 발전에 기여할 수 있는 기회를 얼마든지 가지고 있다.

다음과 같은 세 가지 이유 때문에 SCT는 특히 건강교육 및 건강행동 프로그램과 관련이 있다. 첫째, SCT는 행동변화에 대한 기존의 서로 다른 인식적, 감정적, 행동주의적 이해들을 종합하는 이론이다. 둘째, 이 장에 예시된 바와 같이, SCT에 의해서 파악된 개념구성체와 과정들은 행동연구와 건강교육실천을 위한 여러 가지 새로운 방법들을 제시해준다. 셋째, SCT는 건강행동에 대한 응용뿐만 아니라, 심리학과 같은 타 학문분야에서 개발된 행동변화에 관한 이론적 아이디어에 대한 응용 또한 가능함으로써 학문분야의 통찰력과 이해를 이용할 수 있게 해준다.

사회인지이론의 개념구성체

반두라Bandura(1977a, 1986)는 건강행동을 이해하고 개입하는데 있어서 중요한 여러 가지 SCT 개념구성체들을 만들어냈다. 표 8-2는 그러한 개념구성체들과 각각의 개념구성체들이 개입전략에 주는 함의를 요약한 것이다.

상호결정론

SCT에서는 행동을, 서로 간에 영향을 주고받는 환경과 개인의 양상에 따라 달라지는 역동적인 것으로 본다. 개인적 특성, 행동 그리고 행동이 일어나는 환경 간의 이러한 지속적인 상호작용을 가리켜 상호결정론(reciprocal determinism)이라고 부른다. 환경이 단순히 개

표 8-2. 사회인지이론의 주요 개념구성체와 개입에 대한 함의

개념	정의	함의
환경	물리적으로 그 사람의 외부 요인들	기회와 사회적 지지를 제공한다.
상황	환경에 대한 사람의 인식	오해를 바로잡고 건강에 유익한 기준을 향상시킨다.
행동능력	주어진 행동을 이행하는 지식과 기술	기술훈련을 통해서 완전습득 학습을 향상시킨다.
기대	예측되는 행동의 결과	건강한 행동의 긍정적인 결과를 본으로 삼는다.
기대값	주어진 결과에 대해서 개인이 부여 가치; 인센	기능적 의미를 가진 변화의 결과를 제시한다.
자기통제	목표지향적 행동이나 성과에 대한 개인의 통제	의사결정, 자기 모니터링, 목표설정, 문제해결, 자기포상의 기회를 제공한다.
관찰학습	타인의 행동과 행동결과를 관찰함으로써 얻는 행동습득	목표행동의 신뢰할 수 있는 역할모델을 포함한다.
강화	재발 가능성을 증가시키거나 감소시키는 개인의 행동에 대한반응	자기포상과 인센티브를 증가시킨다.
자기효능감	특정 행동을 이행하고, 그 행동에 대한 장애요인을 극복하는 것에 대한 개인의 확신	성공을 위해서 작은 것들에서부터 시작해서 행동변화에 접근함; 이루고자 하는 변화를 구체화한다.
감정적 대처반응	감정적 자극을 다루는 사람에 의해서 사용되는 전략이나 전술	문제해결과 스트레스 관리에 대한 훈련 (감정이 격해지는 상황에서 기술을 사용해 볼 수 있는 기회 포함)을 제공한다.
상호결정론	개인, 행동, 행동이 이행되는 환경간의 역동적 상호작용	행동변화를 이룰 수 있는 다양한 방법들 (환경, 기술, 개인 변화를 포함한)을 고려한다.

인과 행동의 결과가 아닌 것과 마찬가지로, 행동은 단순히 환경과 개인의 결과가 아니다. 이들 세 가지 구성요소들은 끊임없이 서로에게 영향을 준다. 한 구성요소에 있어서의 변화는 다른 구성요소에 있어서의 변화에 영향을 미친다(Bandura, 1978, 1986). SCT에서는 상호결정론이 하나의 원리 또는 가정으로 받아들여지고 있으며, 아직까지는 경험적으로 검증된 적이 없다.

환경과 상황

'환경(environment)' 이라는 용어는 개인의 행동에 영향을 미치면서 그 개인에 대해서 물리적으로 외적인 객관적 요인들을 뜻한다. 사회적 환경의 예로는 가족 구성원, 친구, 직장 동료, 학교 동료 등이 있다. 물리적 환경에는 방의 크기, 주위 온도, 특정 음식에 대한 접근성 등이 있다. 상황(situation)이라는 용어(실재적이거나, 왜곡되었거나, 상상된 요인들을 포함한)는 개인의 행동에 영향을 미치는 환경에 대한 인지적 또는 정신적 표현을 말한다. 상황은 장소, 시간, 물리적 특성, 활동, 참여자, 상황 속에서의 개인의 역할 등과 같은 환경에 대한 개인의 인식이다. 환경과 상황은 인간의 행동을 이해하는데 필요한 생태학적 틀을 제공한다(Parraga, 1990).

이러한 복잡성을 담아내기 위해서 가족상호결정론모델(family reciprocal determinism model)이 제시되었다(Taylor, Baranowski & Sallis, 1994; Baranowski, 1990). 가족 구성원 간의 상호작용의 습관적 유형은 새로운 가족특성(emergent family characteristics) (Baranowski, 1996)이라는, 환경의 또 한 가지 양상으로 이행된다. 예를 들어서 습관적 가족 상호작용이 갈등적일 때 가족 구성원들이 서로에게서 정보나 도움을 구하는지 여부 및 그러한 것들을 구하는 방법은 가족 상호작용이 지지적일 때와는 일관되게 다르다. 가족 상호작용모델에서 행동이란 다른 가족 구성원과 공유하는 환경, 그들의 행동 및 개인적 특성의 함수이다. 따라서 아동들이 특정 음식을 먹는 것은 그 음식에 대한 아동의 선호(Domel 외, 1993a), 그 가정에 구할 수 있는 음식의 종류, 그 음식을 먹게끔 하는 부모의 자극(prompt) 유형(Iannotti, O' Brien & Spillman, 1994), 연중 그 시기에 그 지역에서 구할 수 있는 음식의 종류 등이 복합적으로 만들어낸 결과이다(Sallis, 1986).

건강행동변화에 있어서 환경이 갖는 중요성은 지속적으로 증가해 왔다. 흡연 제한을 위한 주(state) 차원의 정책과 직장 차원의 정책은 흡연 예방과 금연을 효과적으로 증가시켰다(Biener, Abrams, Follick & Dean, 1989). 건강에 유익한 음식이 가정에 없는 경우, 그러한 음식을 섭취하는 것 자체가 불가능해진다(Kirby, Baranowski, Reynolds, Taylor & Binkley, 1995). 학교 급식의 음식 종류를 바꾸는 것은 학생들의 저지방 음식 섭취를 높이는 것으로 나타났다(Simons-Morton, Parcel, Baranowski, Forthofer & O'Hara, 1991).

관찰학습

SCT에서 환경이 중요한 이유 가운데 하나는 환경이 행동에 대한 모델을 제공하기 때문이다. 개인은 강화(reinforcement)를 통해서 뿐만 아니라 관찰을 통해서도 다른 사람들로부터 배울 수 있다. 관찰학습(observational learning)은 개인이 다른 사람의 행동과 그 사람이 받는 강화를 관찰함으로써 이루어진다. 이러한 과정을 가리켜 대리보상 또는 대리경험이라고 한다(Bandura, 1972, 1986, 1997).

관찰학습은 복잡한 행동을 배우는데 있어서 조작적 조건화(operant conditioning)보다 더 효과적이다. 조작적 접근방법에서 개인은 반드시 강화가 뒤따르는 행동을 행해야 하며 시행착오 과정을 통해서 바람직한 행동 이행에 근접해가는 행동을 지속적으로 행해야 한다. 그러나 시행착오는 비효율적인 과정이다. 관찰학습에서는 관찰자가 불확실한 상황에서 시간을 낭비하는 시행착오 과정을 거칠 필요가 없다. 그 대신 학습자는 다른 사람들의 행동과 그들이 받는 강화를 관찰함으로써 다른 사람들의 행동을 설명하는 규칙을 발견한다.

관찰학습을 통해서 학습할 수 있는 행동의 종류는 매우 많다(Bandura & Walters, 1963; Bandura, 1972, 1986). 관찰학습 과정은 동일 가정의 구성원들이 왜 공통적인 행동유형을 보이는지를 설명할 수 있다. 아동들은 부모가 음식을 먹고, 담배를 피우고, 술을 마시고, 안전벨트를 착용할 때 부모의 행동들을 관찰하고 그러한 행동으로 인해 부모가 받는 다양한 보상 또는 처벌을 관찰한다. 어떤 아동들은 학교에서 다른 아동들이 흡연하는 것을 관찰하고 담배를 피운 아이들이 받는 보상과 처벌을 인지한다. 만일 담배를 피운 아동들이 관찰자가 보상이라고 생각하는 강화(동료들이 받아들이거나 바람직한 이미지)를 받는다면, 그 관찰자는 나중에 그 행동을 하게 될 가능성이 높아진다.

행동능력

행동은 다양한 차원에서(예: 끼니를 먹는 것부터 특별한 음식을 먹는 것이나 입 안 가득한 음식을 삼키려면 몇 번을 씹어야 하는지까지) 관찰될 수 있다(Frederiken, Martin & Webster, 1979). 건강교육자와 건강행동 변화를 위해 노력하는 그 밖의 사람들은 그들이 표적으로 삼은 행동이 무엇인지를 분명하게 명시해야 한다. '행동능력(behavioral capability)' 이라는 개념은 특정 행동을 수행(perform)하고자 하는 개인은 그 행동이 무엇인지(행동에 관한 지식)와 어떻게 행하는지(기술)를 알아야 한다는 것을 전제로 한다. 행동능력 개념은 학습과 수행(performance)을 구별하는데, 왜냐하면 하나의 과업은 학습될 수는 있지만 수행될 수는 없다고 보기 때문이다. 수행은 학습이 전제되어야 가능하다.

강화

강화(reinforcement)는 학습이론을 조작화하는데 가장 핵심이 되는 개념구성체이다. 긍정적인 강화, 즉 보상은 개인의 행동에 대한, 행동의 반복 가능성을 증가시키는 반응이다. 전통적 조작이론에서는 강화가 알려지지 않은 기계적인 방식으로 행동에 영향을 미치는 것으로 알려져 있다. 예를 들어서 어떤 사람이 칭찬하는 사람의 의견을 특히 중요시 한다면, 칭찬은 그 사람으로 하여금 칭찬 받는 행동을 반복하게 할 가능성을 증가시킬 것이다. 부정적인 강화도 바람직한 행동이 수행되었을 때 부정적인 자극을 하지 않음으로써 특정 행동의 반복 가능성을 증가시킬 수 있다. 예를 들면 흡입한 니코틴이 부정적인 효과(우울증, 걱정, 분노 등), 금단증상, 욕구를 없애주기 때문에 흡연을 부정적으로 강화한다. 처벌은 단순히 개인이 처벌 받을 것이라고 예상되는 상황에서만 특정 행동이 수행될 가능성을 감소시킬 뿐이며, 다른 상황에서는 그와 같은 효과를 기대할 수 없다. 비만 아동에 대해서 활동적인 행동을 강화함과 동시에 앉아 있는 시간의 감소를 강화함으로써 운동량을 증가시켰다(Epstein, Saelens & O Brien, 1995). 그러나 보상을 없애자마자 그러한 행동은 원래의 형태나 수준으로 되돌아갔다.

SCT에는 세 종류의 강화가 있다: 직접강화(조작적 조건화에서와 같은), 대리강화(관찰학습에서와 같은), 자기강화(자기통제에서와 같은). SCT에서는 이러한 세 가지 종류의 강화를 외적강화(external)와 내적강화(internal)로 다시 구분한다(Lepper & Cordova, 1992). 외적강화는 예측 가능한 강화값(reinforcement value)을 가진 것으로 알려진 사건이나 행동이 발생하는 것을 말한다. 내적강화는 개인이 가지고 있는, 어떤 사건이 얼마 정도의 값을 가지고 있다는 인식 또는 경험을 말한다. 내적(intrinsic)인 강화 위주의 교육 프로그램이 더 많은 학습과 더 오랜 유지 그리고 주제에 대한 더 많은 관심을 이끌어내는 것으로 알려져 있다(Lepper & Cordova, 1992). 외적 동기부여보다 내적 동기부여가 더 높다고 보고한 참여자들이 금연할 가능성이 더 높았다(Curry, Wagner & Grothaus, 1990).

결과 기대

기대(expectations)란 행동의 예측적 측면으로서 반두라[Bandura](1977a, 1986)는 이를 행동의 선행 결정인자(antecedent determinants)라고 부른다. 개인은 특정 상황에서의 자신의 행동에 대한 한 반응으로서 특정 사건들이 일어난다는 것을 배우고 동일한 상황이 다시 발생할 때 그러한 사건들이 일어날 것이라고 예상한다. 습관적이지 않은 어떤 행동에 대해서 사람들은 그 행동이 수행될 수 있는 상황의 여러 측면들에 대해서 예측하고, 그 상황을 다루기 위한 전략을 만들고 검증하며, 그 상황에서 그들이 행한 행동의 결과로 인해서 어떤 일이 일어날지 예상한다. 이러한 방식으로 사람들은 실제로 어떤 상황이 벌어지기 전에도 그 상황과 그들의 행동의 결과를 예측한다. 대부분의 경우, 예상행동(anticipatory behavior)은 걱정을 감소시키고 상황을 다루는 능력을 증가시킨다. 기대는 다음과 같은 4가지 방법을 통해서 배울 수 있다: (1) 유사한 상황에서의 이전 경험으로부터(행동습득), (2) 유사한 상황에 있는 다른 사람들을 관찰함으로써(대리경험), (3) 다른 사람들이나 사회적 설득으로부터 그 상황에 관해서 들음으로써, (4) 행동에 대한 감정적 또는 물리적 반응으로부터(심리사회적 각성).

기대가 어떻게 만들어지고 변화되는지를 보여주는 하나의 예가 청소년 흡연 예방에 제시되어 있다. 일반적으로 청소년들은 광고, 나이 많은 동료 청소년, 성인 역할모델로부터 흡연이 재미있을 것 같다거나 흥분되는 경험이라거나 흡연을 통해서 다 자랐다거나 심지어는 섹시한 외모를 갖게 될 것이라고 기대하는 것을 '배우게' 된다. 건강교육과 건강행동 프로그램에서는 청소년들을 교육시켜 그들로 하여금 동료 청소년들에게 흡연의 부정적인 사회적 결과에 대해서 토론하고 동료들로부터의 흡연 압력에 어떻게 대처하는지를 가르치게 한다. 이러한 방법은 흡연을 예방하는데 있어서 성공적이었다(Flay, 1985). 엄밀하게 말해서, 이 방법이 성공적일 수 있었던 이유 가운데 하나는 그러한 청소년들에 있어서 부정적인 사회적 결과(부정적인 결과 기대)가 변했기 때문이었다.

결과 기대값

결과 기대값(반두라[Bandura]는 이를 인센티브(incentive)라고 부른다[1977a, 1986])은 개인이 특정 결과에 부여하는 값이라는 점에서 기대(expectation)와 다르다. 기대값은 크기를 갖는데 일반적으로 -1에서 +1까지의 양 또는 음의 수량적 값을 갖는다. 기대값은 쾌락설의 원리에 따라 행동에 영향을 미친다. 즉, 다른 모든 것들이 동일하다면 사람은 긍정적인 결과를 최대화하거나 부정적인 결과를 최소화하는 행동을 수행한다는 것이다. 흡연에 대한 긍정적 결과 기대값과 부정적 결과 기대값 모두가 금연 시도의 성공을 예측한 것과 달리 흡연에 대한 긍정적 결과 기대값은 금단현상의 심각성을 예측했다(Wetter 외, 1994). 음식에 대한 선호와 맛은 음식을 먹는 행동의 즉각적인 결과 기대값이라고 여겨진다. 선호는 아동의 과일 및 야채 섭취의 유일한 예측지표였고(Domel 외, 1996; Resnicow 외, 1997), 맛은 성인들의 음료 소비의 주된 예측지표였다(Kewis, sims & Shannon, 1989).

특정 건강행동의 변화를 증진시키기 위해 고안된 프로젝트의 경우, 개인의 긍정적 기대값은 해당 행동에 대한 동기유발요인을 파악하기 위해서 조기에 사정되어야 한다. 예를 들면 사람들은 장기적인 이익(예: 30년 내에 심장발작이 일어나는 것을 예방하기 위해서)보다는 단기적인 이익(예: 매력적인 외모를 갖게 되거나, 더 좋다는 느낌을 갖거나. 친구와 테니스를 겨루기 위해서)을 달성하기 위해서 운동을 하려고 한다는 사실이 많은 연구자들에 의해서 관찰되었다.

자기효능감

자기효능감(self-efficacy)은 개인이 특정 행동을 수행하는 것과 관련해서 느끼는 자신감으로써, 행동을 수행하는데 장애가 되는 요인을 극복하는데 있어서의 자신감 또한 포함한다. 반두라Bandura와 그의 동료들(Bandura, 1977, 1978, 1982, 1986, 1997)은 자기효능감이 주어진 과업을 달성하기 위해 얼마나 많은 노력을 기울일지 그리고 어떤 수준의 성과를 얻게 될지에 영향을 미치기 때문에 자기효능감을 행동변화의 가장 중요한 필요조건으로 보았다. 자기효능감은 8가지 건강한 식습관을 갖고자 하는 사무직 종사자의 의지(Sheeshka, Woolcott & MacKinnon, 1993)와 초등학교 3, 4학년 학생들의 건강한 먹거리 선택에 대한 중요한 예측지표였다(Parcel 외, 1995). 자기효능감은 또한 금연 성공과 그 밖의 여러 가지 건강행동변화에 대한 일관성 있는 예측지표였다.

관찰학습 기술과 적극적 학습(참여) 기술 모두는 표적 행동의 각 과정을 소개하고 향상시키는데 사용될 수 있다(Bandura, 1986). 개인은 점증적 과업의 반복적 성공을 통해서 자신이 그 과업을 성공적으로 달성할 수 있을 것이라는 기대를 강화하게 되며, 그러한 강화는 행동변화를 향상시키는 과업에 대한 일관성, 의욕적 시작 및 인내심에 영향을 준다. 따라서 당뇨 환자들에게 자신이 인슐린 주사를 놓는 방법을 가르치는 건강 전문가는 자가 주사과정을 여러 개의 작은 단계들로 나눈 다음 사람들로 하여금 각 단계를 반복하게 함으로써 전체 과정을 배울 수 있게 한다(예: 주사기에 적정량의 인슐린을 넣기, 모든 것을 소독하기, 주사기에 공기방울이 들어가지 않았는지 확인하기, 주사액을 표시된 주사기 눈금에 정확하게 맞추기). 각각의 단계를 단순화하고 따로 반복 실행하게 함으로써 사람들로 하여금 각 단계에 대한 자기효능감을 갖게 할 수 있다. 각 단계에 대해서 자신감을 갖게 되면 사람들은 모든 단계들을 점진적으로 통합하고 전체 과업에 대해서 자기효능감을 가질 수 있다. 자기효능감 측정은 표적 행동, 직면하게 될 장애요인 그리고 표적 인구집단에 대한 이해와 능력에 대해서 구체적이어야 한다(Maibach & Murphy, 1995).

실행에 대한 자기통제

'실행(performance)' 이란 특정 목표를 달성하기 위한 인간 행동을 말한다. 건강교육의 목표 가운데 하나는 건강행동의 실행을 개인이 통제할 수 있게 하는 것이다. 반두라Bandura(1991)는 자기통제 체계에는 다수의 구성요소 하위기능들이 존재한다고 보았다. 하위기능에는 자신의 행동과 행동 결정요인 및 행동 영향에 대한 모니터링, 행동과 행동의 결과를 개인적 기준, 특히 자신이 설정한 목표와 비교하기, 자기보상, 특히 감정적인 자기반응이 있다. 자기효능감은 자기통제에 있어서 변화하고자 하는 행동의 범위를 선택하고 자기관리에 대한 자신감을 확립하기 위한 연습을 선택하는 등의 중요한 역할을 한다. 실행 기준설정 혹은 목표 설정은 아마도 가장 중요한 요인들 가운데 하나일 것이다(Cullen, 2001). 자기통제 증진을 위한 노력의 초점은 반드시 구체적인 행동에 맞춰져야 한다.

감정 관리

반두라Bandura(1977a)는 지나친 감정적 각성(emotional arousal)이 학습과 실천을 방해한다는 것을 발견했다. 그는 어떤 자극들은 사람으로 하여금 무섭다는 생각을 갖게 만들며(자극-결과 기대값), 그러한 생각은 다시 감정을 각성시켜 방어적 행동을 취하게 한다고 주장하였다. 방어적 행동은 자극을 효과적으로 다루기 때문에 공포, 걱정, 적대감 및 감정의 고조를 감소시킨다.

무스Moos(1976)는 감정적 및 심리적 각성에 대한 행동관리의 범주들을 발견하였다. 한 가지 행동관리 범주는 심리적 방어(예: 부인, 억제, 순화)이다. 또 다른 범주는 문제 재구성 같은 인지 기술에 관한 것이다. 세 번째 범주는 감정적 고통의 증상을 다루는 스트레스 관리 기술(예: 점증적 긴장완화나 운동)이다. 마지막 범주에 해당하는 네 번째 범주는 효과적인 문제해결 방법(예: 문제를 명료화하고 감정적 각성의 원인에 대한 해결책을 파악하고, 선택하고 이행한다)이다. 일반적으로 SCT 개념구성체와 방법이 이러한 행동관리 기술을 배우는데 사용된다.

상호결정론 재고찰

앞서 언급했던 상호결정론(reciprocal determinism)을 방금 논의한 SCT 개념구성체의 관점에서 다시 한 번 고찰해보기로 하자. 사람, 환경 또는 행동의 특성에 변화가 있게 되면 상황이 변하게 되고 행동, 상황 및 사람이 재평가 된다. 예를 들어서 어떤 사람이 운동을 매우 싫어한다면 그 사람의 친구들은 그 사람이 가만히 앉아서 지내는 생활방식을 유지할 것이라고 기대한다. 그 사람은 운동을 하게 될 것이라 예상되는 모든 물리적 혹은 사회적 환경(예: 체육관이나 놀이터)을 피함으로써 운동에 관한 자신의 기대를 강화시킨다. 그러나 그 사람의 삶 가운데 어느 시점에서 그 사람으로 하여금 운동을 해야겠다는 결정을 하게 만드는 극적인 사건이 발생할 수 있다(예: 가족 구성원 가운데 누군가가 심장발작으로 인해 사망하고 심장발작의 원인 가운데 하나가 많은 시간을 앉아서 보내는 생활방식이라는 정보를 얻게 되는 것). 그 사람은 이제 운동하지 말라는 압력을 주는, 많은 시간을 앉아서 보내는 친구들의 기대에 직면하게 된다. 그러한 부정적 압력을 피하기 위해서 그 사람은 운동을 중요하게 여기고, 그 사람의 새로운 행동을 지지하는(상호효과) 새로운 친구들(새로운 사회적 환경)을 찾게 된다. 이러한 변화는 많은 시간을 앉아서 보내는 그 사람의 친구에게 운동에 관한 동기를 부여하고(그 친구에 대한 상호효과), 그 친구는 유사한 생활방식을 가진 다른 친구들이 가진 운동에 대한 기대를 바꾸거나 운동에 관심이 있는 새로운 친구들을 사귀게 된다.

이러한 종류의 행동변화는 건강전문가들에게 '한 쪽 방향으로의 변화' 라는 단순함을 피하는 것이 왜 중요한지를 잘 보여준다. 상호결정론은 행동에만 초점을 맞추는 것이 아니라 환경과 개인의 변화에도 초점을 두는 프로그램을 개발하는데 사용될 수 있다. 아동과 청소년의 심혈관 건강을 위한 프로그램(Child and Adolescent Trial for Cardiovascular Health, CATCH)은 최근에 개발된, 환경과 개인의 변화를 포함하는 사회인지이론에 기초한 건강증진 프로그램이다. 이 프로그램은 아동과 청소년의 영양과 신체활동 행동을 향상시키도록 고안되었다. 여러 학교에서 동시에 진행된 이 프로그램에서 초등학교 3학년에서 5학년까지의 학생들을 대상으로 이루어진 개입에 대한 검증이 이루어졌다. 개입의 내용은 교실 수업을 통해서 그리고 급식 프로그램과 체육교육 프로그램을 수정하여 환경적 변화를 통해서 인지요인의 변화에 영향을 주는 것이었다. 개입은 행동능력, 자기효능감, 교실에서의 규범 인식을 다룸으로써, 아동들에게 학교 식당과 체육시간에 새로운 행동을 연습할 기회를 제공함으로써 그리고 아동들의 환경에 있어서 중요한 사람들(예: 교사와 부모)이 강화를 제공하는 방식으로 상호결정론을 반영하였다. 평가 결과, 인지변수, 환경 조건, 영양 및 신체활동 행동에서 상당한 변화가 발견되었다(Luepker 외, 1996; Edmundson 외, 1996).

아래에 제시된 두 가지 예는 서로 다른 두 개의 건강교육 개입을 개발하는데, SCT 개념이 어떻게 사용되었는지를 보여준다. 첫 번째 예인 Project Northland는 청소년의 음주에 관한 것이다. 두 번째 예인 Gimme 5는 학령기 아동들의 과일 및 야채 섭취에 관한 것이다.

사례연구: 11학년 학생들을 위한 Project Northland 프로그램

지역사회 프로그램인 Project Northland는 6학년에서 12학년까지(11세부터 18세까지)의 청소년들의 음주를 예방하고 감소시키기 위해 개발된 프로그램이었다. 고등학생들의 음주를 감소하기 위해서 SCT 개념을 반영하여 학생들의 발달단계에 맞는 교육 프로그램과 환경 프로그램을 개발하였다.

Project Northland는 음주 문제가 많은 지역인 미네소타 주의 북동지역 24개 교육구와 지역사회를 개입 대상지역으로 설정하였다(Perry 외, 1993). 이 프로젝트는 1998년 졸업반, 즉 1998년에 고등학교를 졸업한 학생들에게 초점을 맞추었다. 개입 대상 지역사회의 1998년 졸업반 학생들은 학교에서 3년간에 걸쳐 제공된 행동 건강 교육과정, 부모참여 프로그램, 또래 리더십 및 6~8학년까지의 지역사회 태스크포스 활동에 참여하였다(Perry 외, 1996). 학생들은 9학년 때 추가로 제공된 단기 교육과정에도 참여하였고, 10학년 때에는 다른 프로그램 활동은 하지 않았다. 8학년이 끝날 무렵, 개입 지역사회의 학생들이 지연-프로그램 지역사회의 학생들에 비해 술을 마신다고 말한 경우가 훨씬 적었다(Perry 외, 1996). 개입에 대한 분석 결과가 보여준 바와 같이, Project Northland의 첫 번째 단계인 8학년 말에는 개입변수에서 동료들에 대한 관찰학습은 더 적었고, 음주에 대한 부정적인 기대는 더 많았으며, 부모와 대화하는 행동능력은 증가한 것으로 나타났다(Komro 외, 2001). 10학년 말(1996년)에는 치료 조건들 간의 차이 정도가 더 이상 유의하지 않은 것으로 나타났다.

11학년 프로그램의 목적은 학생들의 술에 대한 접근성을 감소시키고 고등학생들의 음주에 대한 지역사회의 규범을 바꾸는 것이었다(Perry 외, 2000). 그러한 목적을 달성하기 위해서 11학년에 대한 개입은 (1) 십대들의 음주와 관련된 정책과 실천을 다루는 성인 행동팀으로 구성된 행동하는 지역사회(direct-action community), (2) 술에 관한 부모-청소년 간의 대화를 권장하는 우편엽서 캠페인과 콘테스트(Sound OFF!) 등과 같은 부모교육, (3) 졸업파티와 재상봉 행사를 술 없는 행사로 만들기 위해 각 학교에 만들어진 청소년 행동팀, 각 지역사회의 음주환경에 관한 비디오 만들기, 어린 학생들 지도하기, 정책 프로젝트 등과 같은 청소년 발전을 위한 활동, (4) 젊은 성인들을 대상으로 하는 캠페인(Don' t Provide!), 술 판매자들을 위한 달력, 교회 게시판을 이용한 메시지 전달, 1998년의 축하 포스터 등 미디어 프로젝트, (5) 십대들의 음주를 포함한 사건에 대해서 학생들이 변호사 역할을 연기하는 모의 법정 프로그램을 골자로 하는 여섯 번의 수업으로 이루어진 교과과정으로 구성되었다(Perry 외, 2000). SCT를 이용하여 표 8-3에 요약된 바와 같이 11학년 프로그램 구성요소를 개발하였다.

1년간에 걸쳐 2단계 개입을 실시한 후, 개입 집단의 학생들이 술을 덜 마시는 것으로 나타났지만, 그 차이는 통계적으로 유의한 수준은 아니었다. 그러나 12학년 말이 되자, 2단계 개입 기간 동안의 음주 이용 및 폭음의 증가율에 있어서 조건들 간에 상당한 차이가 성장곡선분석을 통해서 나타났다. 그러한 차이는 11학년을 대상으로 한 개입의 장기적인 효과를 보여주는 것이었다. 연구가 끝날 무렵에는 청소년의 술에 대한 접근성이 감소했으며, 십대의 음주에 대한 부모들의 수용 정도 또한 낮아졌다. 이러한 결과는 SCT를 지역사회 차원에 적용한 것이 십대의 술에 대한 접근성을 줄이고, 기준을 변화시키고, 고등학생들의 음주를 감소시킴으로써 음주와 관련된 환경과 기대가 변화되었다는 것을 의미했다. 따라서 이러한 개념구성체들을 변화시키기 위한 지역사회 차원에서의 행동은 십대의 음주를 줄이는 결과를 가져왔다.

사례 연구: Gimme 5! - 재미와 건강을 위한 과일과 야채

4학년과 5학년 아동들이 과일, 100% 주스, 야채(fruit, Juice, vegetables, FJV)를 충분히 먹지 않는 이유(McLeroy 외, 1994)를 밝히기 위해서(Baronowski 외, 1993; Kirby, Baronowski, Reynolds, Taylor & Binkley, 1995) 그리고 그러한 요인들을 바로잡기 위한

표 8-3. Project Northland의 11학년 개입에서 사용된 사회인지 개념구성체의 예

SCT 개념구성체	개념구성체 사용례
환경	술에 대한 상업적인 접근이 성인 행동팀의 일차 목표였다. 학생들이 술이 없는 졸업 파티와 재상봉 행사를 계획하였다. 'Don' t Provide!' 인쇄 미디어 캠페인은 미성년자에게 술을 공급하는 것을 억제하였다. 부모의 엽서는 십대의 음주에 관한 가정의 기준을 목표로 하였다.
상황	지역사회의 관심을 불러 일으키기 위해서 1998년 졸업반 학생들에게 지역사회에 관한 학생들의 비디오가 상영되었다.
행동 능력	학생들이 십대의 음주에 대한 개인과 지역사회의 책임을 사정하는 기술을 개발하였다.
기대	학생들이 미성년자의 음주와 남용의 법적 결과를 배웠다.
기대값	졸업 파티와 재상봉 행사는 술이 없을 때 재미있고 근사하다고 묘사되었다.
자기통제	학생들이 어린 학생들에게 술이 없도록 하는 기술을 가르쳤다.
관찰학습	비디오로 녹음된 변호사가 Class Action에서 논증을 제공하였다. 동료 행동팀이 술이 없는 활동에 참여하는 것을 개발하였다. 모든 지역사회에서 술을 제공하는 사람의 훈련을 공표하였다.
강화	학생들이 청소년 발전 활동 참여에 대한 장학금을 받았다. 학생들이 졸업할 때 Project Northland 이수 증명서를 받았다.
자기효능감	반 배심원들 앞에서 그룹 발표로 그들의 '사례' 를 논의하였다.
상호결정론	상업 환경이 변하여 고등학교 학생들이 술을 접할 수 있는 기회가 줄었다. 부모들이 부모 엽서를 통해서 변화를 알았고, 가정에서 기준의 변화를 강화하였다. 개입 커뮤니티의 학생들이 술을 덜 마시기 시작했는데, 이는 동료들이 술을 마실 사회적 기회를 덜 제공하였다.

개입을 고안하기 위해서 SCT가 사용되었다(Domel 외, 1993b).

미국인들을 위한 많은 식이 지침들이 하루에 5 내지 9 그릇(servings)의 과일과 야채를 먹도록 권장하고 있음에도 불구하고(Domel 외, 1993c), 최근의 자료에 따르면 아동들이 하루에 섭취하는 과일과 야채는 1.8 내지 2.5 그릇에 불과한 것으로 나타났다(Domel 외, 1994). SCT에 기초한 포커스 집단 토론(Baranowski 외, 1993; Kirby, Baranowski, Reynolds, Taylor & Binkley, 1995)을 통해서 환경요인, 개인요인, 행동요인들로 인해서 아동들이 FJV를 먹지 않는 것으로 밝혀졌다. 환경요인의 경우, 저소득 가정에는 FJV가 없었으며, 모든 가정이 FJV를 손쉽게 구할 수 있는 것은 아니었다. 개인요인의 경우, 아동들이 FJV와 관련된 긍정적인 결과 기대, 특히 야채에 대한 선호나 야채가 맛있다는 생각을 가지고 있지 않았다. 행동요인의 경우는 아동들이 자신의 간식과 식사 가운데 일부를 준비해

야 했으나 그들이 좋아하는 FJV 음식을 만드는 방법을 모르고 있었다. FJV 섭취의 주된 예측지표는 FJV에 대한 선호였다(Domel 외, 1993a, Resnicow 외, 1997).

이러한 요인들을 개선함으로써 아동들의 FJV 섭취를 늘리기 위해서 Gimme 5!라고 불리는 교과과정이 개발되었다(Domel 외, 1993b). 이 개입은 '요구하는 기술(asking skill)'을 통해서 FJV에 대한 접근성을 높이려는 시도였다. 즉, 역할극을 포함한 기술훈련 활동을 통해서 아동들로 하여금 부모에게 식료품을 살 때 자신이 좋아하는 FJV를 사달라고 부탁하도록 하고, 간식과 식사에 자신이 좋아하는 FJV가 포함되게 하고, 다양한 FJV를 제공하는 패스트푸드 레스토랑을 선택하도록 고안되었다.

Gimme 5!는 FJV에 대한 아동들의 선호를 높이기 위해서 아동들이 좋아할 것 같은 빠르고, 간단하고, 안전하고, 맛있는(fast, simple, safe, tasty, FaSST) 조리법을 개발하고 미리 맛보게 하고 교실에서 그러한 조리법에 따라 준비된 음식을 맛보게 하여 아동들이 FJV를 접할 수 있는 기회를 높이고(Birch, 1987), FJV와 흥미위주의 활동(예: 랩송이나 역할극 같은)을 연계시켰다. 또한 아동들의 FJV 조리능력을 높이기 위해서 교실에서 FaSST 조리법을 준비해 보고 가정통신문을 통해서 조리법을 집으로 보내고 아동들에게 집에서 가족과 함께 요리를 직접해보게 하는 숙제를 내주었다. 아동들의 자기관리(self-regulation) 기술을 증진시키기 위해서 아동들로 하여금 자신의 FJV 섭취를 모니터링하고 특정 식사나 간식 때 FJV를 더 많이 먹는 것을 목표로 설정하고, 목표를 달성하지 못한 경우에는 문제를 해결하게 하고, 목표를 달성한 경우에는 보상을 받을 수 있게 했다. 목표를 달성한 아이들에게 교사와 동료 학생들이 축하와 박수를 보내고 조그만 장난감을 주는 방식으로 보상이 이루어졌다. Gimme 5!에 대한 사전 검증 결과, 아동들의 과일 소비가 50% 증가했고 가장 자주 먹는 야채가 감자튀김(지방 함량이 높아서 바람직하지 않은)에서 녹색 샐러드로 바뀐 것으로 나타났다(Baronowski 외, 2000). 추가 분석 결과, 이러한 모든 변화가 학교에서 일어났다는 것이 밝혀졌다. 다시 말해서 이러한 결과는 집에서보다 학교에서 급식으로 제공되는 FJV가 아동들에게 더 큰 도움이 된다는 것을 의미했다. Gimme 5!에 사용된 SCT 개념구성체의 예는 표 8-4에 제시되어 있다.

Gimme 5! 교과과정을 확실하게 실시하기 위해서 가정환경 변수인 가정에서의 FJV의 구입, 접근 및 섭취를 보다 효과적으로 표적화하였다(Havas 외, 1995). 동일한 개념 분석이 사용되기는 했지만 부모들에 대한 개입에서는 주간 뉴스레터를 통해서 아동들이 FJV 음식을 더 많이 먹게 하는데 도움이 되는 정보를 전달했으며, 지역의 프로농구선수를 VJ

표 8-4. Gimme 5!에서 사용한 사회인지 개념구성체의 예

SCT 개념구성체	개념구성체 사용례
환경	가정에서 FJV를 구하거나 접할 수 있는 정도
행동 능력	빠르고, 간단하고, 안전하고, 맛있는 요리를 만드는 기술 개발 가정과 패스트푸드 레스토랑에서 더 많은 FJV를 '요구하는' 기술 개발
결과 기대값	FJV를 더 많이 먹는 것은 학업 성적을 향상시키지만, 동료 학생들이 자신을 로부터 받아들이는 데는 아무런 영향을 미치지 않는다.
자기관리	표적으로 삼은 식사와 간식 때 FJV를 더 많이 먹는 것을 목표로 설정한다.
관찰학습	교사가 자신의 식이 변화 목표를 세우는 것을 관찰한다.
강화	식이 변화 목표를 모두 달성한 것에 대해서 축하 받기 모든 숙제를 다 끝낸 것에 대한 작은 포상(네온색 신발끈, FJV 냉장고 자석) 받기
자기효능감	학교 상황과 같은 역할극을 통해서 FJV를 요구하는 것에 대한 학생의 자신감을 증진시키기
상호결정론	아동들이 가정에서 자신들이 좋아하는 FJV를 더 많이 접하고 구할 수 있도록 요구한다; FJV를 더 많이 접하고 구할 수 있게 됨에 따라 FJV에 대한 아동들의 선호가 증가하고 그로 인해 FJV를 더 많이 먹는다; FJV와 접할 기회가 증가함으로써 FJV에 대한 선호가 증가한다.

로 하고 지역 학교의 아동들과 부모들을 연기자로 하여 바람직한 행동을 많이 모델링할 수 있게 하는 MTV 형식의 15분짜리 비디오를 1년에 3회 제작하여 내보냈다. 또한 부모들에게 가격이 저렴하면서 쉽게 먹을 수 있는 FJV를 고르는 방법을 알려주고, 시식 및 시음 기회를 제공하며, 식료품 가게에서 열리는 저녁 수업에 참가한 대가로 제공하는 쿠폰이나 상품권을 통해서 무료 샘플을 제공하는 구매시점(point-of-purchase) 교육을 지역 식료품점에서 실시하였다.

Gimme 5!를 성과를 분석한 결과, 4학년 말(야채 섭취를 강조하기 위한 활동을 펼친 직후)에는 야채 섭취가 0.2그릇 증가했으나 5학년 말에는 FJV에 있어서 차이가 없는 것으로 나타났다(Baranowski 외, 2000). 개입 변수들 가운데 일부에서만 변화가 나타났다. 교실에서의 관찰을 통해서 이루어진 과정평가 결과, 교사들이 Gimme 5! 교과과정이 요구하는 과업 가운데 약 59% 정도만을 이행하였으며, 교과과정 과업 가운데 22% 정도가 행동변화를 초래한 것으로 밝혀졌다(Davis 외, 2000). 따라서 Gimme 5! 교과과정을 충실히 이행하지 않는 것이 프로그램이 가진, 개입변수에 영향을 미치고 행동변화를 이끌어내는 능력을 저하시키는 것으로 나타났다.

사회인지이론의 한계

일부 건강교육자와 행동 과학자들은 사회인지이론이 형식에 있어서 지나치게 포괄적이라는 점을 지적하였다. 또한 개념구성체가 너무 많아서 한 개 또는 소수의 개념구성체를 사용해서 거의 모든 현상을 설명하려고 하는 경향이 존재하는 것이 몇몇 연구자들에 의해서 발견되었다. 따라서 SCT를 사용하는 연구자들과 실천가들은 SCT를 적용하는 현상의 범위를 구체적으로 기술하고, SCT가 적용되지 않는 상황들을 고찰해야 하며, 경험적 증거에 의해서 뒷받침되는 SCT 사용에 대해서도 그들의 주장을 제한해야 할 필요가 있다.

일부 SCT 개념구성체에 대한 측정은 이론적 비판을 받았으며(Maibach & Murphy, 1995), 상당 수의 SCT 개념구성체들이 중간 정도의 신뢰계수를 갖는 것으로 나타났다. 예측모델과 개입변수 분석에서 측정오차는 다른 변수들과의 상관관계를 감소시키는 것이 발견되었다(Traub, 1994). 따라서 측정 과정을 개선하는 것이 행동과 개입의 효과에 대한 SCT 개념구성체의 설명력을 향상시키는 방법이라고 하겠다. 사회인지이론 개념구성체가 건강관련 행동을 어느 정도 예측할 수 있는지 밝히기 위해서는 앞으로도 더 많은 연구가 이루어져야 할 것이다.

요약

이 장에서는 사회인지이론 및 건강교육 프로그램 개발과 사회인지이론과의 관련성에 대해서 살펴보았다. SCT는 개인행동의 활력을 제시하고 개입전략 개발을 위한 방향성을 제시해주기 때문에 건강교육과 건강행동 프로그램에 있어서 매우 중요하다. 환경, 사람, 행동을 모두 포함함으로써 SCT는 포괄적인 행동변화 프로그램을 개발하고 이행하고 평가할 수 있는 기반을 제공한다. 개입을 개발하는 사람은 바람직한 행동결과를 분명하게 기술하고, 각각의 행동에 영향을 줄 수 있는 SCT 변수를 파악하고, 표적이 되는 SCT 변수를 변화시킬 수 있는 개입방법을 개발하고 검증해야 한다. SCT에 기초한 프로그램을 평가하기 위해서는 SCT와 관련성을 가진, 타당성과 신뢰성을 확인받은 척도를 사용해야 한다.

참고문헌

Abrams, D. B., Elder, J. P., Carleton, R. A., Lasater, T. M., and Artz, L. M. "Social Learning Principles for Organizational Health Promotion: An Integrated Approach." In M. F. Cataldo and T. J. Coates (eds.), *Health and Industry: A Behavioral Medicine Perspective.* New York: Wiley, 1986.

Abrams, D. B., and Follick, M. J. "Behavioral Weight-Loss Intervention at the Worksite: Feasibility and Maintenance." *Journal of Consulting and Clinical Psychology,* 1983, *51,* 226–233.

Bandura, A. "Social Learning Through Imitation." In M. R. Jones (ed.), *Nebraska Symposium on Motivation,* Vol. 10. Lincoln, Nebr.: University of Nebraska Press, 1962.

Bandura, A. *Principles of Behavior Modification.* New York: Holt, Rinehart & Winston, 1969.

Bandura, A. *Psychological Modeling: Connecting Theories.* Chicago: Aldine/Atherton, 1972.

Bandura, A. *Social Learning Theory.* Englewood Cliffs, N.J.: Prentice Hall, 1977a.

Bandura, A. "Self-Efficacy: Toward a Unifying Theory of Behavioral Change." *Psychological Review,* 1977b, *84,* 191–215.

Bandura, A. "The Self System in Reciprocal Determinism." *American Psychologist,* 1978, *33,* 344–358.

Bandura, A. "Self-Efficacy Mechanism in Human Agency." *American Psychologist,* 1982, *37,* 121–147.

Bandura, A. *Social Foundations of Thought and Action.* Englewood Cliffs, N.J.: Prentice Hall, 1986.

Bandura, A. "Social Cognitive Theory of Self-Regulation." *Organizational Behavior and Human Decision Processes,* 1991, *50,* 248–287.

Bandura, A. *Self-Efficacy in Changing Societies.* New York: Cambridge University Press, 1995.

Bandura, A. *Self-Efficacy, The Exercise of Control.* New York: W. H. Freeman, 1997.

Bandura, A. "Social Cognitive Theory: An Agentic Perspective." *Annual Review of Psychology,* 2001, *52,* 1–26.

Bandura, A., and Walters, R. H. *Social Learning and Personality Development.* New York: Holt, Rinehart & Winston, 1963.

Baranowski, T. "Reciprocal Determinism at the Stages of Behavior Change: An Integration of Community, Personal and Behavioral Perspectives." *International Quarterly of Community Health Education,* 1990, *10,* 297–327.

Baranowski, T. "Families and Health Action." In D. Gochman (ed.), *Handbook of Health Behavior Research,* Vol. I. New York: Plenum, 1996.

Baranowski, T., and others. "Increasing Fruit and Vegetable Consumption Among 4th and 5th Grade Students: Results from Focus Groups Using Reciprocal Determinism." *Journal of Nutrition Education,* 1993, *25,* 114–120.

Baranowski, T., and others. "Gimme 5 Fruit, Juice and Vegetables for Fun and Health: Outcome Evaluation." *Health Education & Behavior,* 2000, *27,* 96–111.

Biener, L., Abrams, A. B., Follick, M. J., and Dean, L. A. "Comparative Evaluation of a Restrictive Smoking Policy in a General Hospital." *American Journal of Public Health,* 1989, *79,* 192–195.

Birch, L. L. "Children's Food Preferences: Developmental Patterns and Environmental Influences." *Annals of Child Development,* 1987, *4,* 171–208.

Cullen, K. W., Baranowski, T., and Smith, S. P. "Goal Setting for Dietary Behavior Change." *Journal of the American Dietetic Association,* 2001, *101,* 562–566.

Curry, S., Wagner, E. H., and Grothaus, L. C. "Intrinsic and Extrinsic Motivation for Smoking Cessation." *Journal of Consulting and Clinical Psychology,* 1990, *58,* 310–316.

Davis, M., and others. "Gimme 5 Fruit and Vegetables for Fun and Health: Process Evaluation." *Health Education and Behavior,* 2000, *27,* 167–176.

Domel, S., and others. "Measuring Fruit and Vegetable Preferences Among Fourth and Fifth Grade Students." *Preventive Medicine,* 1993a, *22,* 866–879.

Domel, S., and others. "Development and Evaluation of a School Intervention to Increase Fruit and Vegetable Consumption Among 4th and 5th Grade Students." *Journal of Nutrition Education,* 1993b, *25,* 345–9.

Domel, S., and others. "To Be or Not To Be . . . Fruits and Vegetables." *Journal of Nutrition Education,* 1993c, *25*(6), 352–358.

Domel, S., and others. "Fruit and Vegetable Food Frequencies by Fourth and Fifth Grade Students: Validity and Reliability." *Journal of the American College of Nutrition,* 1994, *13*(1), 1–7.

Domel, S., and others. "Psychosocial Predictors of Fruit and Vegetable Consumption Among Elementary-School Children." *Health Education Research: Theory & Practice,* 1996, *11,* 299–308.

Edmundson, E., and others. "The Effects of Child and Adolescent Trial for Cardiovascular Health upon Psychosocial Determinants of Diet and Physical Activity Behavior. *Preventive Medicine,* 1996, *25,* 442–454.

Epstein, L. H., Saelens, B. E., and O'Brien, J. G. "Effects of Reinforcing Increases in Active Behavior Versus Decreases in Sedentary Behavior for Obese Children." *International Journal of Behavioral Medicine,* 1995, *2,* 41–50.

Farquhar, J. W., and others. "Community Education for Cardiovascular Health." *Lancet,* 1977, *1,* 1192–1195.

Flay, B. R. "What We Know About the Social Influences Approach to Smoking Prevention: Review and Recommendations." In C. S. Bell and R. J. Battles (eds.), *Prevention Research: Deterring Drug Abuse Among Children and Adolescents.* National Institute for Drug Abuse Research Monograph no. 63, 1985.

Frederiksen, L. W., Martin, J. E., and Webster, J. S. "Assessment of Smoking Behavior." *Journal of Applied Behavior Analysis,* 1979, *12,* 653–664.

Havas, S., and others. "5-A-Day for Better Health." *Public Health Reports,* 1995, *110*(1), 68–79.

Iannotti, R. J., O'Brien, R. W., and Spillman, D. M. "Parental and Peer Influences on Food Consumption of Preschool African-American Children." *Perceptual and Motor Skills,* 1994, *79,* 747–752.

Kirby, S., Baranowski, T., Reynolds, K., Taylor, G., and Binkley, D. "Children's Fruit and Vegetable Intake: Socioeconomic, Adult Regional, and Urban-Rural Influences." *Journal of Nutrition Education,* 1995, *27,* 261–271.

Komro, K. A., and others. "How Did Project Northland Reduce Alcohol Use Among Young Adolescents? Analysis of Mediating Variables. *Health Education Research: Theory & Practice,* 2001, *16,* 59–70.

Lepper, M. R., and Cordova, D. I. "A Desire to Be Taught: Instructional Consequences of Intrinsic Motivation." *Motivation and Emotion,* 1992, *16,* 187–208.

Lewis, C. J., Sims, L. S., and Shannon, B. "Examination of Specific Nutrition/Health Behaviors Using a Social Cognitive Model." *Journal of the American Dietetic Association,* 1989, *89,* 194–202.

Luepker, R. V., and others. "Outcomes of a Trial to Improve Children's Dietary Patterns and Physical Activity: The Child and Adolescent Trial for Cardiovascular Health (CATCH)." *Journal of the American Medical Association,* 1996, *275,* 768–776.

Maibach, E., and Murphy, D. A. "Self-Efficacy in Health Promotion Research and Practice: Conceptualization and Measurement." *Health Education Research,* 1995, *10,* 37–50.

McLeroy, K. R., and others. "Social Science Theory in Health Education: Time for a New Model?" *Health Education Research,* 1994, *9,* 305–312.

Moos, R. H. *The Human Context: Environmental Determinants of Behavior.* New York: Wiley, 1976.

Parcel, G., and Baranowski, T. "Social Learning Theory and Health Education." *Health Education,* 1981, *12,* 14–18.

Parcel, G. S., and others. "Measurement of Self-Efficacy for Diet-Related Behaviors Among Elementary-School Children." *Journal of School Health,* 1995, *65,* 23–27.

Parraga, I. M. "Determinants of Food Consumption." *Journal of the American Dietetic Association,* 1990, *90,* 661–663.

Perry, C. L., and others. "Background, Conceptualization, and Design of a Community-Wide Research Program on Adolescent Alcohol Use: Project Northland." *Health Education Research,* 1993, *8,* 125–136.

Perry, C. L., and others. "Project Northland: Outcomes of a Community-Wide Alcohol Use Prevention Program During Early Adolescence." *American Journal of Public Health,* 1996, *86,* 956–965.

Perry, C. L., and others. "Project Northland High School Interventions: Community Action to Reduce Adolescent Alcohol Use." *Health Education & Behavior,* 2000, *27,* 29–49.

Resnicow, K., and others. "Psychosocial Correlates of Fruit and Vegetable Consumption." *Health Psychology,* 1997, *16,* 272–276.

Sallis, J. F., Nader, P. R., Rupp, J. W., Atkins, C. J., and Wilson, W. C. "San Diego Surveyed for Heart-Healthy Foods and Exercise Facilities." *Public Health Reports,* 1986, *101,* 216–219.

Sheeshka, J. D., Woolcott, J. D., and MacKinnon, N. J. "Social Cognitive Theory as a Framework to Explain Intentions to Practice Healthy Eating Behaviors." *Journal of Applied Social Psychology,* 1993, *23,* 1547–1573.

Simons-Morton, B. G., Parcel, G., Baranowski, T., Forthofer, R., and O'Hara, N. "Promoting Diet and Physical Activity Among Children: Results of a School-Based Intervention Study." *American Journal of Public Health,* 1991, *81,* 986–991.

Taylor, W., Baranowski, T., and Sallis, J. "Family Determinants of Childhood Physical Activity: A Social Cognitive Model." In R. K . Dishman (ed.), *Exercise Adherence: Its Impact on Public Health.* Champaign, Ill.: Human Kinetics Publishers, 1994.

Traub, R. E. *Reliability for the Social Sciences, Theory and Applications.* Thousand Oaks, Calif.: Sage, 1994.

Wetter, D. W., and others. "Smoking Outcome Expectancies: Factor Structure, Predictive Validity, and Discriminant Validity." *Journal of Abnormal Psychology,* 1994, *103,* 801–811.

09 사회적 관계망과 사회적 지지

HEALTH
BEHAVIOR
and
HEALTH
EDUCATION

사회적 관계(social relationship)가 건강에 미치는 엄청난 영향력에 대해서 건강교육 및 건강행동 연구자들과 실천가들은 오래 전부터 많은 관심을 가져왔다. 사회적 관계가 건강상태, 건강행동, 건강관련 결정에 미치는 영향을 이해하는 것은 건강증진을 위한 개입을 개발하는데 상당한 도움이 된다. 물론 어떤 이론도 사회적 관계와 건강 간의 연관성을 명확하게 제시해주지는 못하지만, 다양한 개념적 모델과 이론들이 이 주제에 관한 연구에 대해서 방향성을 제시해왔다. 이 장에서는 사회적 관계와 건강 간의 관련성을 개괄적으로 살펴보고, 둘 간의 관련성에 관한 경험적 증거들을 간략하게 고찰할 것이며, 개입을 위한 함의에 대해서 논의한 다음 두 가지 예를 통해서 사회적 관계의 건강증진 잠재력이 건강행동 및 건강교육 연구와 실천에서 어떻게 사용되어 왔는지를 살펴보기로 하겠다.

용어와 정의

다수의 중요한 용어들이 사회적 관계의 건강증진 구성요소에 관한 연구들에서 사용되어 왔다(Berkman, Glass, Brissette & Seeman, 2000). 사회적 통합(social integration)이라는 용어는 사회적 연결(social ties)의 존재를 의미하기 위해서 사용되어 왔다. 사회적 관계망(social network)이라는 용어는 개인을 둘러싸고 있는 사회적 망(social web)을 가리킨다. 사회적 지지를 제공하는 것은 사회적 관계의 중요한 역할 가운데 하나이다. 사회적 관계망은 사회적 지지를 제공할 수 있는 사람들과 지지 이외의 기능을 제공할 수 있는 사람들 간의 연계이다.

사회적 관계망의 구조는 2자관계(dyadic) 특성으로(다시 말해서 핵심 인물과 관계망 내의 다른 인물들 간의 구체적인 관계의 특성) 표현할 수도 있고, 관계망 전체의 특성으로도 표현할 수도 있다(Israel, 1982; House, Umberson & Landis, 1988). 2자관계 특성의 예로는 관계 내에서 자원과 지지를 주고 받는 정도(상호성), 관계를 감정적 밀접성으로 특징지워지는 정도(강도), 관계가 다양한 기능을 수행하는 정도(복잡성)를 꼽을 수 있다. 전체 관계망의 특성으로는 관계망 구성원들 간의 인구학적(나이, 인종) 및 사회경제적(동질성) 유사성 정도, 관계망 구성원들이 핵심 인물과 가깝게 살고 있는 정도(지역적 산포도) 그리고 관계망 구성원들이 서로를 알고 서로 간에 상호작용하는 정도 등이 있다.

사회적 지지는 이제까지 다양한 방법으로 정의되고 측정되어 왔다. 하우스[House](1981)에 따르면 사회적 지지는 다음과 같은 4가지 범주의 지지적 행동 또는 행위로 구분되는 관계의 기능적 내용이라고 한다.

- *정서적 지지(emotinal support)란* 공감, 애정, 신뢰 및 관심을 제공하는 것을 말한다.
- *도구적 지지(instrumental support)란* 도움이 필요한 사람을 직접적으로 도울 수 있는 실제적인 원조와 서비스를 말한다.
- *정보적 지지(informational support)란* 문제해결을 위해 사용할 수 있는 조언, 제안 및 정보를 제공하는 것을 말한다.
- *평가적 지지(appraisal support)란* 자기평가에 유용한 정보를 제공하는 것으로서 건설적 피드백, 확인 및 사회적 비교 등이 포함된다.

이들 4가지 종류의 지지는 개념적으로는 구분되지만, 어느 한 가지 종류의 지지를 제공하는 관계는 다른 종류의 지지들 또한 제공할 수 있기 때문에 이들 4가지 종류의 지지를 경험적으로 연구하는 것은 매우 어렵다(척도 및 방법 관련 이슈들에 대한 보다 포괄적인 논의는 Barrera, 2000; Cohen, Underwood & Gottlieb, 2000 참조). 표 9-1에는 주요 개념들에 대한 정의가 요약 제시되어 있다.

사회적 지지는 사회적 관계의 다른 기능들과 구분될 수 있다(Burg & Seeman, 1994). 사회적 지지는 항상 도움을 주려는 의도(주는 사람의)를 내포하고 있으며 그렇기 때문에 의도적인 부정적 상호작용(예: 분노어린 비판, 말다툼, 비난)과 구분할 수 있다. 의도적 지지가 받는 사람에 의해서 유용한 것으로 인식 또는 경험되는지 여부는 경험적인 문제로서, 실제로 좋은 의도를 가진 개인 간 교환의 부정적 인식 및 결과들이 확인된 바 있다(예: Wortman과 Lehman, 1985를 참조). 또한 사회적 지지는 주는 사람에 의해서 의식적으로

표 9-1. 사회적 관계망과 사회적 지지의 유형과 특성

개념	정의
사회적 관계망	인물 중심의 사회적 관계망
사회적 관계망의 특성:	
상호성	관계 속에서 자원과 지지를 주고 받는 정도
강도	사회적 관계가 정서적 친근감을 제공하는 정도
복잡성	관계 구성원들이 서로 알고 상호작용하는 정도
동질성	관계 구성원들이 인구학적으로 유사한 정도
지리적 인접성	관계 구성원들이 핵심 인물로부터 가깝게 살고 있는 정도
사회적 지지	
사회적 지지의 유형:	
정서적 지지	공감, 사랑, 신뢰 및 관심 표현
도구적 지지	직접적인 도움과 서비스
정보적 지지	충고, 제안 및 정보
평가적 지지	자기평가에 유용한 정보

출처: Israel, 1982; House, 1981.

제공되는 것이며, 이러한 속성이 사회적 지지를 타인의 행동에 대한 단순한 관찰을 통해서도 전달될 수 있는 사회적 영향(social influence)과 구별할 수 있게 해준다(Bandura, 1986). 마지막으로, 물론 사회적 지지, 특히 정보적 지지의 제공은 받는 사람의 생각과 행동에 영향을 미칠 수 있지만 그러한 정보적 지지는 관심, 신뢰 및 개인의 자기결정권에 대한 존중이라는 관계 맥락 안에서 제공된다. 이러한 속성이 사회적 지지를, 자원이나 인정을 제공하거나 제공하지 않을 수 있는 능력에 기초한 다른 사회적 영향과 구별할 수 있게 해 준다. 사회적 영향 과정에 관한 보다 자세한 논의는 11장을 참조하기 바란다.

사회적 관계가 건강에 미치는 영향에 관한 많은 연구들이 주로 사회적 지지 제공에 초점을 맞추고 있기는 하지만 보다 광범위한 사회적 관계망 접근방법을 선택할 경우 여러 가지 장점을 얻을 수 있다. 첫째, 사회적 관계망 접근방법은 사회적 지지뿐만 아니라 그 밖의 다른 사회적 관계의 기능이나 특성까지도 포함할 수 있다(Israel, 1982; Berkman & Glass, 2000). 예를 들면 불신, 말다툼, 비판, 과도한 요구, 지배 등과 같은 개인 간의 부정적 상호작용이 사회적 지지의 부족 보다 부정적 기분(Fleishman & others, 2000), 불행(Antonucci, Akiyama & Lansford, 1998), 흡연 같은 위험한 건강행동(Burg & Seeman, 1994), 전염성 질환에 대한 취약성(Cohen, Doyle, Skoner, Rabin & Gwaltney, 1997)과 더 밀접하게 관련이 있다는 것을 많은 연구들이 제시해주고 있다. 둘째, 사회적 지지 접근방법은 한 번에 단 한 개의 관계에만 초점을 맞추는 반면, 사회적 관계망 접근방법은 한 개의 사회적 관계에 있어서의 변화가 어떻게 다른 사회적 관계에 영향을 미치는지를 연구할 수 있게 해준다. 셋째, 사회적 관계망 접근방법은 관계망의 구조적 및 상호작용적 특성이 개인들 간에 교환되는 사회적 지지의 양과 질에 어떻게 영향을 미치는지를 연구할 수 있게 해 준다(McLeroy, Gottlieb & Heaney, 2001). 이러한 정보는 효과적인 지지 증진을 위한 개입을 개발하는데 매우 중요하게 활용될 수 있다.

개념의 배경

노르웨이의 한 마을을 대상으로 한 바네스Barnes(1954)의 선구적 연구에서 확대가족이나 직장집단 같은 보다 전통적인 사회적 단위로는 쉽게 설명할 수 없었던 사회적 관계의 유형을 설명하기 위해서 사회적 관계망이라는 개념이 처음으로 사용되었다. 사회적 관계망에 관한 초기 연구들은 대부분이 탐색적 혹은 서술적 연구들이었다. 이러한 연구들을 통해 얻어진 결과들은 관계망의 특성을 파악하는데 도움이 되는 지적 기반을 제공해 주었다. 전반적으로 볼 때, 관계 밀도가 높은 관계망의 구성원들이 더 친밀하고 도구적인 지지를 교환하며 관계망의 규범에 순응하게 하는 사회적 영향을 구성원들에게 더 많이 미치는 것으로 나타났다. 또한 동질적 관계망, 즉 상호적 연결이 더 많은 관계망과 지리적 인접성이 더 높은 관계망들이 친밀하고 도구적인 지지를 더 많이 제공하는 하는 것으로 나타났다(Israel, 1982; Berkman & Glass, 2000 참조).

사회적 지지에 관한 연구들은 사회역학자인 존 카셀John Cassel(1976)의 연구를 주된 출발점으로 삼고 있다. 동물과 인간에 대한 많은 연구들을 통해서 얻은 지식을 바탕으로 카셀은 사회적 지지가 핵심적인 심리사회적 '보호(protective)' 요인으로 작용하며, 스트레스가 건강에 미치는 유해한 영향에 대한 개인의 취약성을 감소시킨다고 주장했다. 그는 또한 사회적 지지와 같은 심리사회적 요인들이 질병의 원인에 있어서 구체적이지 않은 어떤 역할을 담당한다고 지적했다. 따라서 사회적 지지가 다양한 건강결과의 발생(incidence) 및 유행(prevalence)에 영향을 미칠 수 있다.

이상에서 논의한 분석을 통해서 사회적 관계망이라는 용어와 사회적 지지라는 용어는 이론 그 자체를 의미하는 것이 아니며 사회적 관계의 구조, 과정 및 기능에 관한 개념이라는 것을 알 수 있다. 사회적 관계와 건강 간의 관련성의 근거를 이루고 있는 기본적인 개인들 간의 과정을 설명하기 위해서 많은 사회학 및 사회심리학 이론들(예: 교환이론, 밀착이론, 상징적 상호주의)이 사용되었다(Berkman, Glass, Brissette & Seeman, 2000; Israel & Rounds, 1987).

건강에 관한 사회적 관계망과 사회적 지지 간의 관계에 대한 개념적 모델들

그림 9-1은 사회적 관계망과 사회적 지지가 신체적 정신적 및 사회적 건강에 긍정적인 영향을 미칠 수 있는 관계기제이다. 이 모델은 사회적 관계망과 사회적 지지가 건강결과를 향한 인과적 흐름의 출발점 내지는 촉발요인으로 보고 있다. 그림 9-1에 제시된 관계들 대부분은 실제로는 상호적 영향에 해당한다. 예를 들어서 건강상태는 개인이 사회적 관계망

그림 9-1. 사회적 관계망 및 사회적 지지와 건강 간의 관계

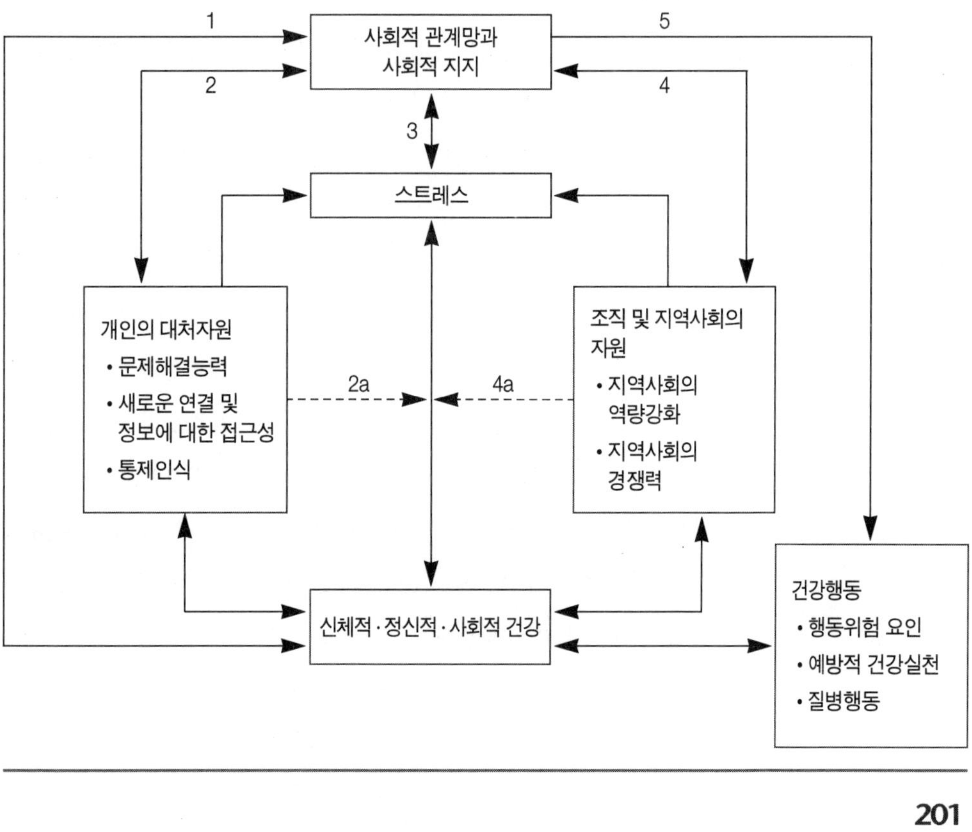

을 유지하거나 움직일 수 있는 능력에 영향을 준다.

그림 9-1에서 경로 1은 사회적 관계망과 사회적 지지가 건강에 직접적으로 미치는 가상적인 영향을 나타낸다. 지지적 연계(supportive ties)는 교제, 친밀감, 소속감 및 자신의 가치에 대한 재확인과 같은 인간의 기본적 욕구를 충족시킴으로써 스트레스 수준에 관계없이 개인의 안녕과 건강을 향상시킨다(Berkman & Glass, 2000). 경로 2와 경로 4는 각각 사회적 관계망과 사회적 지지가 개인의 대처자원 및 지역사회 자원에 미치는 영향을 나타낸다. 예를 들어서 사회적 관계망과 사회적 지지는 새로운 접촉과 정보에 대한 개인의 접근능력 및 문제를 파악하고 해결하는 능력을 향상시킨다. 만일 제공된 지지가 불확실성과 예측의 어려움을 감소시키거나 원하는 결과를 만들어내는데 도움이 된다면 구체적인 상황과 삶의 영역에 대한 개인적 통제감이 향상될 것이다. 또한 상징적 상호작용주의에 따르면 인간의 행동은 인간이 사건에 대해서 부여하는 의미에 기초한다고 한다. 이 때 인간이 부여하는 의미는 대부분 사회적 상호작용으로부터 나온다(Israel, 1982; Berkman, Glass, Brissette & Seeman, 2000). 따라서 사람들 간의 사회적 관계망이라는 연결고리는 사람들로 하여금 사건과 문제를 보다 긍정적이고 건설적인 시각에서 재해석할 수 있게 도와줄 수 있다(Thotis, 1995).

사회적 관계망과 사회적 지지가 조직과 지역사회의 역량에 미칠 수 있는 잠재적 효과에 대해서는 그다지 많은 연구가 이루어지지 않았다. 그러나 사회적 관계망을 강화하고 사회적 지지의 교환을 증진시키는 것은 지역사회가 자원을 동원하고 문제를 해결하는 능력을 향상시킬 수 있다. 지역사회 차원에서 시도된 많은 개입들이 지역사회 내에 의도적인 관계망을 형성하고 사회적 지지를 강화하는 것이 지역사회의 역량 및 통제력 증진과 어떻게 연관되어 있는지를 보여주었다(Minkler, 2001; Eng & Parker, 1994).

개인과 지역사회 차원의 자원들이 직접적으로 건강을 증진시킬 수 있으며 동시에 스트레스 요인이 건강에 미치는 부정적인 효과를 감소시킬 수 있다. 사람들이 스트레스를 경험하게 될 때, 개인이나 지역사회가 가질 수 있게 된 더 많은 자원은 건강결과에 대한 단기적 및 장기적인 악영향 모두를 감소시킬 수 있는 방향으로 스트레스에 대처할 수 있는 가능성을 높여준다. 완충효과(buffering effect)라고 불리는 이러한 효과는 그림 9-1의 경로 2a와 경로 4a에 해당한다. 중요 생애 사건(예: 배우자의 죽음, 아이의 탄생 등)을 경험하고 있는 사람들에 관한 많은 연구들이 사회적 관계망과 사회적 지지가 어떻게 대처과정에 영향을 미치고 스트레스 요인이 건강에 미치는 영향을 완화시키는지를 보여주고 있다

(Rhodes, Contreras & Mangelsdort, 1994; Hirsch & DuBois, 1992).

경로 3은 사회적 관계망과 사회적 지지가 스트레스 요인에 노출되는 빈도와 기간에 영향을 줄 수 있다는 것을 보여준다. 예를 들어서 지지적인 관리자는 직원들에게 시간 내에 마칠 수 없을 만큼의 일을 맡게 되지 않을 것임을 확신시켜줄 수 있다. 이와 유사하게, 새로운 일자리에 관한 정보를 제공해줄 수 있는 사회적 관계망은 장기간에 걸친 실직으로 인해 고생하게 될 가능성을 감소시킬 수 있다. 스트레스 요인에 노출될 가능성이 낮아지는 것은 다시 정신적 건강과 신체적 건강의 향상으로 이어진다.

경로 5는 사회적 관계망과 사회적 지지가 건강행동에 미칠 수 있는 잠재적 영향을 나타낸다. 사회적 관계망 내에서의 개인 간 교환을 통해서 사람들은 식이요법 준수하기(Catz, Kelly, Bogart, Benotsch & McAuliffe, 2000), 도움을 찾아나서는 행동(McKinlay, 1980; Srarrett, Bresler, Decker, Walters & Rogers, 1990), 금연(Palmer, Baucom & McBride, 2000) 및 체중 감량(Wing & Jeffery, 1999)과 같은 건강행동과 관련하여 지지와 영향을 받는다. 경로 5는 사회적 관계망과 사회적 지지가 예방적 건강행동, 질환행동 및 환자역할행동에 영향을 줌으로써 질병의 발생과 회복에 영향을 미칠 수 있다는 것을 보여준다.

사회적 관계의 영향에 관한 경험적 증거

많은 경험적 연구들이 사회적 관계가 건강에 미치는 영향을 연구주제로 다루어 왔다(예: Barrera, 2000; Berkman & Glass, 2000; Thoits, 1995). 물론 지금까지의 연구들이 항상 일관된 연구결과만을 제시하고 있지는 않으나, 오늘날 하우스[House]가 벌써 10여년 전에 했던 주장에 동의하지 않는 연구결과는 거의 찾아보기 힘들다. 개별 연구들의 연구결과에 대해서는 상이한 해석이 가능할지 모르나 거의 모든 연구들에서 찾아 볼 수 있는 공통적인 유형의 연구결과들이 제시하는 바에 따르면 사회적 관계, 사회적 관계망, 사회적 지지와 같은 다양한 용어로 일컬어지는 것들이 건강, 스트레스 및 스트레스와 건강 간의 관계에 매우 중요한 인과적 영향을 미친다는 것이다(House, 1987; p. 136).

사회통합 척도를 가장 자주 사용하는 예측역학연구들에 따르면 사회적 관계의 부족과 모든 종류의 사망률 간에 일관된 관계가 존재한다고 한다(Berkman & Glass, 2000). 보다 최근에는 많은 연구들이 친밀한 연계와 그러한 연계가 가져다 주는 정서적 지지가 심각한 심혈관 질환을 가진 사람들의 생존율을 높인다는 것을 제시하고 있다(Berkman & Glass, 2000). 완충효과에 관한 모든 연구결과들이 항상 일관된 것은 아니지만 많은 연구들에 따르면 개인이 특정 스트레스 요인에 대처하는데 도움을 주는 사회적 지지가 그 스트레스 요인이 건강에 미치는 부정적인 영향을 감소시킨다고 한다(Cohen & Wills, 1985; Thoits, 1995). 비록 사회적 관계망과 사회적 지지의 직접효과와 완충효과에 대한 초기 연구들은 '둘 중에 어느것이' 에 초점을 맞춘 연구들이었으나, 많은 연구결과들이 사회적 관계망과 사회적 지지가 두 가지 효과 모두를 가지고 있다는 것과 이들 두 가지 관계 가운데 어느 한 쪽이 다른 한 쪽에 비해 월등히 지배적인 것은, 연구하고자 하는 인구집단, 상황 및 사회적 관계라는 개념이 측정되는 방식에 따라 달라진다는 것을 제시하였다(Cohen & Wills, 1985; House, Umberson & Landis, 1988; Krause, 1995; Thoits, 1995).

사회적 관계가 모든 종류의 사망률에 영향을 미친다는 사실은 카셀Cassel(1976)에 의해서 처음 소개된, 사회적 관계가 건강에 미치는 영향은 특정 질병 과정에만 해당되는 것이 아니라는 가설을 뒷받침해준다. 이러한 사회적 관계의 일반적인 역할(nonspecific role)은 사회적 관계가 특정 사망률에 미치는 영향에 관한 많은 연구들이 왜 상이한 연구결과를 보여 왔는지를 설명해준다(House, Umberson, & Landis, 1988; Berkman & Glass, 2000). 사회적 관계망 및 사회적 지지와 특정 질병의 발생 간의 관련성에 관한 증거들이 일관성을 보이지 못하는 것과 달리, 심각한 질환에 대처하고 회복하는 과정에 있어서 정서적 지지가 어떤 역할을 하는지에 관해서는 많은 연구들이 매우 일관된 연구결과들을 제시해 왔다(Holahan, Moos, Holahan & Brennan, 1997; Spiegel & Diamon, 2001).

사회적 관계와 건강 간의 관계는 작용-반응 식의 선형관계가 아니다. 극히 낮은 수준의 사회적 통합이 가장 해로우며 높은 수준의 사회적 통합이라고 할지라도 일단 역치를 지나고 나면 유익성이 낮아지기 시작한다(House, 1981). 최소한 한 가지 긴밀한 정서적 관계가 있는지 여부가 개인의 건강상태에 대한 중요한 예측요인이 된다(Michael, Colditz, Coakley & Kawachi, 1999). 예를 들면 아프리카계 미국인 여성 노인에 관한 한 연구에서 심각한 수준의 사회적 고립(예: 지난 2주 동안 혼자 살거나 가족 또는 친구와 접촉이 없었던 상태)이 5년 동안의 추적조사 기간 동안 사망률을 3배나 증가시키는 것으로 나타났다(LaVeist, Sellers, Elliott, Brown & Nickerson, 1997).

사회적 관계망을 이루고 있는 구성원들이 주고 받는 여러 종류의 지지들 가운데 정서적 지지가 개인의 안녕 및 건강과 가장 일관되고 강한 관련성을 갖는 것으로 알려져 있다

(Israel & Rounds, 1987 참조). 그러나 어떤 연구들은 낮은 도구적 지지가 고혈압(Strogatz & others, 1997), 우울증상(Israel, Farquaha, Schulz, James & Parker, 근간)과 상당히 깊은 관련성을 가지고 있으며, 특히 저소득 소수인종들이 거주하는 지역사회에서 그러하다는 것을 제시해 주고 있다.

사회적 관계망 특성이 사회적 지지, 건강행동 및 건강상태에 미치는 영향에 관한 연구는 사회적 지지와 건강 간의 사회적 관계에 관한 연구에 비해 상대적으로 많은 관심을 받지 못했다(Berkman & Glass, 2000). 그러나 초기 문헌고찰 연구들에 따르면 사회적 관계망의 상호성과 강도가 긍정적인 정신건강과 어느 정도 일관된 연관성을 보이는 것으로 나타났다(Israel, 1982; House, Umberson & Landis, 1988). 또한 다수의 연결점, 강도 높은 관계, 높은 강도 및 지리적 근접성과 같은 특성을 가진 관계망들이 사회적 정체성과 정서적 지지 교환을 유지할 수 있었다. 따라서 사회적 관계망의 기능이 요구되는 상황에서는 그러한 관계망들의 건강증진 효과가 가장 컸다. 그러나 과도기나 변화기에는 규모가 크고 더 넓으면서 약한 연결점들로 이루어진 관계망이 사회적 아웃리치(outreach)를 촉진하거나 정보적 지지를 교환하는데 더 유리하기 때문에 더 빠르게 적응할 수 있다. 또한 보다 최근의 연구들은 위험 수용적 규범을 가진 사회적 관계망의 크기와 밀도는 마약주사와 같은 위험 수용적 행동의 수준과 관련이 있음을 보여주는 증거들을 제시해주고 있다(Berkman & Glass, 2000).

인구학적 기준에 따라 정의된 하위집단들은 질적으로 다른 사회적 관계망을 가지며, 그러한 관계망으로부터 건강과 관련된 이익을 경험한다(House, Umberson & Landis, 1988). 슈마커Shumaker와 힐Hill(1991)은 사회적 지지와 신체적 건강 간의 연결고리에 있어서의 남성과 여성 간의 차이(gender difference)를 고찰하였다. 그 결과, 그들은 사회적 관계가 사망률에 미치는 영향을 연구한 예측역학 연구들에 따르면 남성 보다 여성의 건강보호 효과가 낮다는 것을 발견하였다. 또한 특정 연령대의 여성들(일반적으로 50세 이상)이 높은 사회적 지지와 사망률 간의 긍정적인 관련성을 경험한 것으로 나타났다. 슈마커와와 힐(1991)은 여성은 남성에 비해 관계망의 폭이 더 넓고(즉, 강한 연계를 유지한다), 사회적 지지를 받기도 하고 주기도 하는 사람일 가능성이 높으며, 다른 사람들이 경험하는 주요 생애 사건에 대해서 더 반응적이라는 점을 지적하면서, 이러한 차이들이 여성 사회적 관계망의 건강보호 잠재성에 어떤 영향을 미치는지를 이해하기 위한 보다 많은 연구들이 필요하다는 것을 지적하였다.

이론과 연구로부터 실천적 함의 도출

많은 문헌들에 따르면 지지 증진을 위한 개입은 무엇보다 먼저 연구 대상 인구집단이 가지고 있는 사회적 관계망에 대한 사정으로부터 시작해야 한다고 한다. 그러한 사정은 핵심 개인들의 욕구를 충족시키지 못하는 기존 관계망의 여러 측면들을 진단할 수 있게 해주며 관계망의 장점을 발견할 수 있게 해준다. 관계망을 사정하고 그릴 수 있는 도구에는 여러 가지가 있다(Barrera, 2000; Berkman & Glass, 2000; Norbeck, Lindsey & Carrieri, 1983). 정서적 지지의 건강증진 효과를 뒷받침하는 증거들에 따르면 잠재적 지지자들과의 상호작용은 신뢰감, 친밀감 및 관심을 표현하는 것을 촉진한다는 것을 보여준다. 또한 지지적 관계는 상호의존성과 상호교환에 기초해야 한다는 것을 강조한다.

비록 많은 문헌들이 실천적 함의를 제시해주고는 있지만 사회적 관계망 증진 개입을 실천해야 하는 건강행동과 건강교육 연구자들은 여러 가지 결정을 내려야 하는 상황에 처하게 된다. 하우스House(1981)는 결정을 내려야 할 사안들을 다음과 같이 요약하고 있다: 사회적 관계망의 건강보호기능을 증진시키기 위해서 누가, 누구에게, 무엇을(그리고 언제) 제공해야 하는가? 이들 각각에 대해서 좀 더 구체적으로 살펴보기로 하자.

사회적 지지는 자연적 혹은 비공식적 관계망(예: 가족, 친구, 직장동료, 상사)이나 보다 공식적인 지지 관계망(예: 건강관리 전문가나 인간봉사 전문가)을 통해서 여러 유형의 사람들에게 제공될 수 있다. 서로 다른 관계망 구성원들은 서로 다른 양과 종류의 서비스를 제공한다(McLeroy, Gottlieb & Heaney, 2001). 또한 제공된 지지의 효과는 지지의 출처에 따라 달라진다(House, 1981). 의료서비스 세팅의 경우, 환자들은 종종 가족과 친구들로부터는 정서적 지지를, 건강관리 전문가들로부터는 정보적 지지를 필요로 한다(Blanchard & others, 1995).

토츠Thoits는 효과적인 지지의 출처를 정의할 수 있는 보다 포괄적인 접근방법을 제시하였다. 지지를 받을 사람들과 사회적으로 비슷한 사람들이나 유사한 스트레스나 상황에 처해본 경험이 있는 사람들이 지지를 제공할 때 효과적으로 지지를 제공할 수 있다(Thoits, 1995). 이러한 특성이 지지 제공자들의 '감정이입적 이해' 를 증진시킬 수 있으며, 지지를 받을 사람이 가진 욕구와 가치에 맞는 지지를 제공할 가능성을 높일 수 있다. 또한 지지를 필요로 하는 사람은 도움에 따른 낙인을 더 잘 극복할 수 있으며 사회적 관계망의 구성원들이 감정이입적이고 이해적이라고 인식될 때 지지를 얻고자 하기가 쉬워진다. 감정이입적 이해는 주로 정서적 지지 교환과 관련이 깊지만 도구적 지지와 정보적 지지의 경우에도 적용된다.

장기간에 걸쳐 지속된 친밀한 사회적 관계망을 통한 연계는 사회적 지지를 제공하는데 특별한 능력을 가지고 있다(Gottlieb & Wagner, 1991). 그러나 이러한 관계를 통해서 지지를 얻는 것에 따르는 단점도 존재하는데 특히 정보적 지지의 경우가 그러하다. 고틀리엡Gottlieb과 와그너Wagner(1991)에 따르면 매우 친밀한 관계에 있는 사람들은 동일한 스트레스 요인에 의해서 스트레스를 받기 쉽기 때문에 제공되는 지지의 질과 내용이 지지 제공자의 스트레스 수준에 따라 좌우될 수 있다. 또한 지지를 제공하는 사람이 받는 사람의 복리에 깊은 관심을 가지고 있기 때문에 지지를 잘 받아들이지 않거나 제공된 지지가 긍정적인 결과를 가져오지 못할 때 지지를 제공하는 사람이 부정적으로 반응할 수 있다. 이러한 경우는 주로 조언이나 정보를 제공할 때 발생하기 쉽다. 친밀한 관계는 정서적 지지를 제공할 때 가장 적합하고 정보적 지지를 제공할 때에는 다른 관계가 더 적합하다(Gottlieb, 2000).

전문가가 지지 제공자로서 더 나은지에 관해서는 아직도 많은 논쟁이 진행되고 있다. 건강교육 개입은 교육 참여자들을 주로 전문가와 연결시킴으로써 사회적 지지를 증진시키고자 한다. 전문적 도움을 제공할 수 있는 사회적 관계망에서는 찾을 수 없는 정보와 자원에 대한 접근성을 가지고 있다. 그러나 사람들에게 자신이 속한 사회적 관계망을 그리게 할 때 전문가를 사회적 관계망의 구성원에 포함시키는 경우는 그리 많지 않으며, (Veroff, Douvan & Kulka, 1981) 전문가들이 장기간에 걸쳐 사회적 지지를 제공하는 경우는 매우 드물다. 또한 전문가와 일반인 간의 관계가 상호적인 경우는 매우 드물며 현격한 권력 차이가 존재하거나 위에서 소개한 감정이입적 이해가 부족한 경우가 많다. 따라서 공식적 지지 제공자와 비공식적 지지 제공자를 적절히 혼합하는 것이 정보적 지지와 정서적 지지가 모두 필요한 상황에서는 더 효과적일 수 있다.

무엇을

지지를 받는 사람의 건강과 복리와 가장 밀접한 관련이 있는 것은 상호작용의 내용인 구체적인 행동이 아니라 지지를 받는 사람의 인식이다(Wethington & Kessler, 1986). 사회적 지지를 증진시키기 위한 개입을 고안할 때는 개입 행동을 지지적이라고 인식하는데 영향을 미치는 요인들을 파악하는 것이 반드시 필요하다. 이러한 요인으로는 수혜자가 제공자와 관련해서 가졌던 과거 경험, 관계의 사회적 맥락(예: 두 사람이 자원을 놓고 경쟁하는 관계인가? 두 사람 가운데 어느 한 사람이 다른 사람을 보상 또는 처벌할 수 있는 권한을 가지고 있는가?), 역할기대, 사회적 지지의 양과 종류에 대한 개인적 선호 등을 꼽을 수 있다.

사회적 상호작용을 어떻게 인식하는가에 영향을 미칠 수 있는 여러 가지 요인들이 존재한다는 사실을 고려해볼 때, 어떤 특정 행동이 사회적 지지에 대한 인식을 높이는지에 관한 사전적 가정은 자칫 그릇된 결과를 가져올 수도 있다. 사회적 관계망의 구성원들이 어떻게 하면 더 지지적일 수 있는지를 확인할 수 있는 방법은 표적집단에 참여해 보는 것이다. 관심을 가진 주체들과의 논의를 통해서 과거에 어떤 지지가 성공적이었고 어떤 지지가 그렇지 못했는지를 파악해볼 수 있다. 그러한 논의는 또한 특정 인구집단이 필요로 하는 구체적인 사회적 행동과 기술 및 해결해야 할 문제들을 알 수 있게 해준다. 예를 들면 직장동료와 상사의 지지를 증진시키기 위한 한 개입에서 다른 직원들의 효과적이고 지지적인 사회적 개입에 관한 사례들로부터 자신들의 행동을 수정하는 방법을 찾을 수 있게 하는 집단방식을 사용하였다(Heaney, 1991). 유사한 접근방법들이 금연 중인 사람과 가까운 사람들로 하여금 금연 중인 사람을 위해 더 많은 지지를 보내게 하는 금연 개입에서 많이 사용되고 있다(Palmer, Baucom & McBride, 2000).

언제

많은 연구들이 건강과 복지를 효과적으로 증진시키는 사회적 관계망과 사회적 지지의 종류는 지지를 받는 사람의 연령 또는 발달단계에 따라 다르다는 것을 지적하고 있다(Kahn & Antonucci, 1980). 또한 주요 생애 사건이나 스트레스를 경험하고 있는 사람들의 경우, 그들에게 도움이 되는 지지의 종류는 그들이 스트레스 요인에 대처해 나아가는 단계에 따라서 달라질 수 있다(Thoits, 1995). 예를 들면 배우자를 잃은 지 얼마 되지 않은 사람들에게는 아주 가깝고 밀접한 사회적 관계망이 강한 정서적 지지를 제공해줄 수 있다. 그러나 배우자를 잃은 사람들이 현실에 적응하기 위해서 자신의 삶을 바꾸고자 할 때는 새로운 사회적 연결고리와 다양한 정보적 지지를 제공할 수 있는 폭넓은 사회적 관계망이 더 도움이 될 수 있다.

사회적 관계망과 사회적 지지 개입

많은 연구자들이 사회적 관계망과 사회적 지지에 대한 유형화를 시도하였다(Israel, 1982;

표 9-2. 사회적 관계망 개입의 유형

개입의 종류	개입활동의 예	관련문헌
기존 사회적 관계망 연결 증진	• 관계망 구성원들에게 지지 기술 훈련 제공 • 중심 구성원들에게 관계망 동원 및 유지 훈련 제공 • 체계적 접근방법(예: 결혼상담이나 가족치료 등)	Heaney, 1991 Sandler & others, 1992 Wing & Jeffery, 1999
새로운 사회적 관계망 연결 개발	• 멘토와의 연결 • 버디(buddy)체계 개발 • 자조집단 조정	Heller & others, 1991 Helgeson & Gottlieb, 2000 Chesler & Chesney, 1995
자연적 내부 원조자를 통한 관계망 증진	• 지역사회 내의 자연적 원조자 발굴 • 자연적 원조자가 속한 기존의 사회적 관계망 분석 • 자연적 원조자에게 건강관련 쟁점들과 지역사회 문제해결 전략에 관한 훈련 제공	Eng & Hatch, 1991 Earp & others, 1997
지역사회 역량 육성 및 문제 해결을 통한 관계망 증진	• 지역사회 내에서 중첩되는 관계망 파악 • 표적으로 선정한 지역 또는 욕구를 가진 구성원들의 사회적 관계망의 특성 파악 • 지속적인 지역사회 문제파악 및 문제해결 촉진	Minkler, 2001 Boutilier, Cleverly & LaBonte, 2000

McLeroy, Gottlieb & Heaney, 2001). 표 9-2에 제시된 모델은 개입을 다음과 같은 네 가지 범주로 구분한다: 기존의 사회적 관계망 연결 증진, 새로운 사회적 관계망 개발, 자연적 내부 원조자를 이용한 관계망 증진, 참여적 지역사회 역량육성 및 문제해결 과정을 통한 지역사회 차원의 관계망 증진. 다섯 번째 범주는 이들 4가지 종류의 개입을 조합하는 것이다. 이들 다섯 가지 범주 각각이 가진 잠재적 장점과 단점들을 자세히 살펴보기로 하자. 사회적 관계망 개입의 효과성에 관한 연구의 질과 양은 개입의 종류에 따라서 큰 차이를 보인다. 다양한 개입의 효과를 파악하기 위해서 그리고 각각의 개입이 어떤 상황 하에서 가장 효과적인지를 파악하기 위해서 앞으로 많은 연구가 이루어져야 할 것이다.

기존의 관계망 연결 증진. 기존의 관계망 연결은 종종 잠재성을 제공해준다. 기존의 연계를 증진시키기 위한 개입은 지지를 받는 사람, 주는 사람 혹은 두 사람 모두의 태도와 행동을 변화시킨다. 사회적 교환의 상호적 속성은 두 사람 모두의 변화가 가장 효과적일 수 있음을 시사해주는데, 어떤 연구들은 실제로 이러한 주장과 부합한다(Heaney, 1991).

기존의 관계를 증진시키기 위한 개입은 종종 효과적으로 지원을 동원하고 제공하고 받는 기술을 발전시키는 활동을 포함한다. 구체적인 건강관련 문제들을 해결하거나 다양한 상황에서 지지를 제공하기 위해 사회적 연결 관계의 질을 향상시키는데 주안점을 둔다. 예를 들면 가족구성원은 도구적 지원(혈압 모니터링)과 고혈압이 있는 사람들에게 정서적 지지를 제공하는데 주로 활용된다(Morisky, DeMuth, Field-Fass, Green & Levine, 1985). 이와 유사하게 배우자나 가까운 사람들은 금연 프로그램(Palmer, Baucom, & McBride, 2000)이나 체중감량 프로그램(Wing & Jeffery, 1999)에 활용된다.

이러한 종류의 개입을 함에 있어서 쉽지 않은 점들을 꼽는다면 지지 제공에 헌신적이고 그러한 헌신적 자세를 유지할 수 있게 해줄만한 자원을 가진 기존 관계망의 구성원을 파악하는 것, 지지를 받는 사람이 가진 지지적 인식을 증진시킬 수 있는 행동 및 태도에 있어서의 변화를 파악하는 것, 이미 형성되어 있는 규범 및 상호작용 유형에 부합하는 방식으로 개입하기 등을 꼽을 수 있다.

새로운 사회적 관계망 개발. 새로운 사회적 관계망을 개발하기 위한 개입은 기존의 관계망이 소규모이고 과부하되었거나 효과적인 지지를 제공할 수 없을 때 가장 효과적이다. 때로는 노인들이 경험하고 것과 같은 만성적 사회적 고립을 감소시키기 위해서 새로운 연결고리가 소개된다(Heller, Thompson, Trueba, Hogg & Vlachos-Weber, 1991). 일반적으로 새로운 연계는 주요 생애 사건이나 구체적인 스트레스 요인에 대한 반응으로서 소개되는 경우가 가장 흔하다. 그러한 경우, 기존의 관계망에서는 구체적인 스트레스 요인에 관한 꼭 필요한 경험적 또는 전문적 지식을 찾지 못할 수도 있다.

어떤 개입은 멘토(mentor) 또는 조언자(advisers)를 제시하기도 하는데, 멘토는 지지를 필요로 하는 개인이 현재 경험하고 있는 상황에 이미 대처해본 경험이 있는 사람이다(Eckenrode & Hamilton, 2000). 또 어떤 경우에 개입이 버디(buddies), 즉 지지를 필요로 하는 개인과 동일한 스트레스 요인 또는 주요 생애 사건을 경험하고 있는 사람을 필요로 하기도 한다. 예를 들면 금연 프로그램과 체중감량 프로그램에서 참여자들은 다른 참여자와 버디를 맺음으로써 두 사람이 서로를 격려하고 지지하게 된다(Palmer, Baucom & McBride, 2000).

자조 또는 상호부조 집단은 새로운 관계망 연결을 제공한다. 일반적으로 사람들은 다른 사람들과 함께 자조집단에 오게 되는데, 왜냐하면 동일한 스트레스 요인을 경험하고 있거나 개인적 차원(개인적인 체중감량) 또는 지역사회 차원(지역사회의 의료서비스에 대한 접근성 증진)에서 유사한 변화를 이끌어내고자 하기 때문이다. 자조 집단이나 상호부조 집단에서 지지를 주는 사람과 받는 사람의 역할은 구성원들 사이에서 공유된다. 따라서 구성원들 간의 연결은 매우 높은 상호성을 갖는다. 그러한 집단은 다른 사회적 관계로부터 지지를 동원할 수 없는 참여자들에게 있어서 매우 효과적이다. 모든 자조 집단을 소개하는 것은 이 장의 범위를 벗어나는 일이지만 자조 집단을 폭넓게 고찰한 좋은 연구들은 많이 있다. 예를 들면 체슬러Chesler와 체스니Chensney(1995), 헬게슨Helgeson과 고틸리엡Gottlieb(2000)을 참조하기 바란다.

자연적 내부 원조자 활용. 자연적 원조자(natural helper)란 관계망 내에서 구성원들이 조언이나 지지 또는 그 밖의 다른 도움을 필요로 할 때 주로 찾는 구성원을 말한다(Israel, 1985). 자연적 원조자는 다른 구성원들에 의해서 존경받고 신뢰받으며 다른 구성원들이 필요로 할 때 도움을 제공한다. 또한 자연적 원조자는 관계망 구성원들에게 직접적인 도움을 제공할 뿐만 아니라 관계망 구성원들을 서로 연결시켜주며 관계망 외부에 존재하는 자원과 연결시켜 준다.

자연적 원조자 개입에 있어서 가장 먼저 해결해야 할 과제는 이러한 원조자로서의 역할을 담당하는 구성원이 누구인지 파악하는 것이다. 이와 관련해서 이제까지 소개된 접근방법은 여러 가지가 있으나(Eng & Young, 1992), 공통적인 것은 지역사회 사람들에게 자연적 원조자의 특성을 가진 사람이 누군인지를 묻는 것이다. 자연적 원조자를 찾는데 지역사회 구성원들이 참여하는 것은 매우 중요하다. 자주 이름이 거명되는 사람들에게 연락을 취하고 모을 수 있다. 일단 자연적 원조자를 찾고 나면 건강전문가는 자연적 원조자에게 구체적인 건강주제, 지역사회에 존재하는 이용 가능한 건강 및 인간봉사 자원, 지역사회가 가진 문제해결 전략에 관한 필요한 정보를 제공하고 자문을 주고 받는 관계를 형성할 수 있다.

자연적 원조자를 활용하는 개입은 도시 지역, 농어촌 지역, 노인 주거시설, 계절별 농장근로자, 교회 등을 포함한 다양한 지역사회에서 시도된 바 있다(Israel, 1985; Eng & Hatch, 1991). 예를 들면 Black Church Project(Eng & Hatch, 1991)에서는 북 캐롤라이나주의 아프리카계 미국인들의 교회에서 자연적 원조자를 찾아 그들에게 건강증진 개념 및 기술에 관한 훈련을 제공하였다. 이 프로젝트의 목표는 자연적 원조자로 하여금 정보, 정서적 지지, 조언 및 자원에 대한 접근성을 제공하게 함으로써 해당 지역의 교회 구성원들의 건강을 증진시키는 것이었다.

지역사회 역량강화 및 문제해결을 통한 관계망 증진. 지역사회의 문제를 규정하고 해결하는데 지역사회 구성원들을 참여시키는 개입은 해당 지역사회에 존재하는 관계망을 강화시킬 수 있다. 이러한 개입(예: Boutilier, Cleverly & Labonte, 2000; Rothman, Erlich & Tropmn, 2001 참조)은 지역사회 조직 기술을 사용하며 다음과 같은 목표를 갖는다: (1) 지역사회의 문제해결 역량을 강화한다. (2) 지역사회의 삶에 중요한 의미를 갖는 결정을 내리는데 지역사회의 역할을 증가시킨다. (3) 구체적인 문제를 해결한다. 집합적 문제해결 과정에 대한 참여를 통해서 지역사회 구성원들은 기존의 관계망을 강화하고 새로운 연결고리를 만든다. 예를 들면 Tenderloin Senior Outreach Project에서는 샌프란시스코 시 Tenderloin 지역에 거주하는 노인들이 안전과 건강 문제를 해결하기 위해서 협력체와 집단을 구성하였다. 집단 참여를 통해서 노인들은 사회적으로 전 보다 덜 소외되게 되었고 서로 간에 정보, 조언, 지지를 주고받기 시작했다(Minkler, 2001). 지역사회 조직 및 역량 육성에 관한 보다 자세한 분석은 13장을 참조하기 바란다.

지역사회 문제해결 개입이 사회적 관계망에 미치는 영향이 간접적이기는 하지만, 이러한 개입을 실행에 옮기고 사정하는데 사회적 관계망 접근방법을 활용할 수 있다(Israel, 1985). 지역사회에 대한 사정은 지역사회 구성원들이 어떻게 정보와 자원과 지지를 얻으며 지역사회가 가진 잠재적 문제영역이 무엇인지를 결정할 수 있게 해준다. 사람들의 관계망이 얼마나 중첩되는지를 알아보는 것은 지역사회 내에서 새로운 정보를 보급하는데 도움이 된다.

전략을 조합하기. 어떤 프로그램들은 프로그램의 효과를 극대화하기 위해서 이상에서 소개한 전략들을 조합하여 사용한다. 예를 들어서 어떤 프로그램이 기존 관계망을 강화하는 것과 새로운 연결고리를 만드는 것을 목표로 하고 있다면, 이미 형성되어 있는 사회적 관계와 새로운 사회적 자원의 유입 모두가 도움이 된다. Family Bereavement Program (Sandler & others, 1992)에서 가족 구성원의 죽음을 경험한 가족들이 가족 구성원 서로 간에 지지를 주고 받는 방법을 찾기 위해 마련된 워크샵에 참여하였다. 워크샵에 참여하는 동안 참여자들은 다른 가정과 지지적 상호작용을 할 수 있는 기회를 가졌다. 워크샵에 참여하고 난 다음, 각 가정에 대해서 한 명의 조언자가 배정되었다. 조언자는 지속적으로 정서적 지지와 정보적 지지를 제공했으며, 지친 가족들에게 지지를 제공하는 자원으로서의 역할을 담당했다.

자연적 원조자 개입과 지역사회 문제해결 개입을 조합하는 것은 또 한 가지 효과적인 전략이 될 수 있다(Eng & Hatch, 1991; Schulz & others, 근간). 자연적 원조자가 관계망 내의 개별 구성원의 욕구를 다루는데 비해 지역사회 문제해결 전략은 지역사회가 직면한 보다 광범위한 사회적, 법적, 경제적 문제들을 다룬다. 이러한 두 가지 전략을 조합함으로써 지역사회의 건강증진을 위한 보다 포괄적인 생태학적 접근이 가능해진다. 일반 건강조언자들은 지역사회 주민들을 지역사회의 삶 속에 그리고 좀 더 구체적으로 말하자면 협력적 문제해결 노력에 보다 깊이 관여시킴으로써 지역사회 차원의 문제해결의 효과를 향상시킬 수 있다. 많은 연구들을 통해서 이와 같은 사회적 관계망 전략들을 조합하는 개입의 효과에 대한 평가가 이루어져야 할 것이다.

건강교육 및 건강행동에의 응용사례

이하의 내용은 사회적 관계망과 사회적 지지 개념을 어떻게 실천에 응용할 수 있는지를 보여주는 두 가지 예이다. 첫 번째 예는 청소년을 성인 멘토와 맺어줌으로써 새로운 사회적 관계망 연결을 만들어 낸 개입이고, 두 번째 예는 자연적 원조자를 이용한 개입이다.

대리형제자매

1997년 4월, 미국의 미래를 위한 대통령 위원회는 미국 청소년들이 직면한 위험을 감소시키기 위한 멘토링 프로그램의 잠재력을 주장하였다. 많은 연구들이 청소년들을 그들의 건강에 심각한 악영향을 미치는 행동으로부터 보호하는데 사회적 연계가 중요한 요인이라는 것을 제시하였다(Resnick & others, 1997). 편부모 가정의 증가와 노동시간의 증가와 같은 인구학적 변화로 인해 미국 청소년들이 자신들을 돌봐주는 어른들과 상호작용을 할 수 있는 기회가 줄어들었기 때문에 그러한 기회를 증가시키기 위한 프로그램들의 필요성이 제기되었다(Resnick & others, 1997).

대리형제자매 프로그램(Big Brother, Big Sister, BBBS)은 대표적인 미국의 청소년 멘토링 프로그램이다(Furano, Roak, Styles & Branch, 1993). BBBS 프로그램은 지난 19년간 편부모 가정의 청소년들에게 형제나 자매와 같은 역할을 할 수 있는 멘토를 연결시켜주는 역할을 해왔다. BBBS 전국사무소는 프로그램의 기준과 지침을 지방사무소에 제공하며, 지방사무소들은 이러한 기준을 해당 지역사회의 욕구와 자원에 맞게 조정하여 적용한다. BBBS는 멘토로서의 역할에 관심을 가진 성인 지원자들을 모집하여 멘토를 필요로 하는 청소년들과 연결시켜준다. 지원자들은 최소한 1년 동안 한 달에 약 12시간을 반드시 자신의 멘티를 위해 할애해야 한다. 프로그램 직원들은 멘토와 청소년의 성별, 지리적 인접성, 가용성 등을 고려하여 멘토와 청소년을 연결한다. 어떤 프로그램들은 연령, 인종, 종교 및 관심사까지 고려하여 멘토와 청소년을 연결시켜주기도 한다. 일단 멘토와 청소년이 연결되면, 초기에는 BBBS 직원이 매달 멘토와 청소년 또는 청소년의 부모를 접촉한다. BBBS 기관들은 멘토 지원자들에게 교육을 제공하며, 그 과정을 통해 프로그램의 절차를 소개한다. 이따금씩 아동발달이나 관계형성과 같은 보다 구체적인 주제에 대한 훈련교육이 제공되기도 하지만 그러한 훈련이 필수요건은 아니다(Furano, Roak, Styles & Branch, 1993).

BBBS 멘토링 프로그램의 영향을 평가하기 위해 무작위 통제실험을 이용한 연구가 진행되었다(Tierney & Grossman with Resch, 1995). 이 연구는 8개 시에서 멘토를 요청한 959명의 청소년을 대상으로 진행되었는데 모집된 청소년들의 연령은 10세에서 16세까지였으며, 전체 가운데 60%가 남성이었고 50% 이상이 소수인종이었다. 청소년들은 무작위로 BBBS의 일반적인 절차에 따라 멘토와 연결되는 집단에 배정되거나 연구 기간에 해당하는 18개월 동안 멘토를 기다리는 대기자 집단에 배정되었다. 개입집단에 배정된 487명의 청소년들 가운데 378명(78%)이 멘토와 연결되었다.

18개월이 지난 다음, 개입집단의 청소년들(멘토와 연결되지 못한 청소년들을 포함한)과 통제집단의 청소년들을 비교한 결과, 프로그램의 여러 가지 긍정적인 효과가 관찰되었다. 개입집단의 청소년들이 학교에서의 태도와 출석 모두에서 통계적 유의성을 보일 만큼 더 나았고, 부모와 친구들과의 관계도 향상되었고, 구타와 같은 반사회적 행동을 보일 가능성이 더 낮았으며, 마약과 음주를 시작할 가능성 또한 더 낮게 나타났다. 개입집단이 통제집단에 비해서 마약을 복용할 가능성은 46% 낮았으며, 음주를 시작할 가능성은 27% 낮게 나타났다. BBBS 프로그램의 효과는 소수계 청소년들에게 있어서 더 분명하게 나타났다. 개입집단의 소수계 청소년들의 경우, 통제집단의 소수계 청소년들에 비해 마약을 시작할 가능성이 70% 낮게 나타났다. 흡연의 경우, 통계적으로 유의한 수준의 프로그램 효과는 발견되지 않았다(Tierney & Grossman, Resch, 1995). 프로그램의 효과는 약물남용 같은 특정 위험행동을 감소시키는 것뿐만 아니라 지지적인 사회적 관계를 유지하는 멘티의 능력도 향상시켰다. 예를 들면 개입집단의 남자 청소년들은 멘토와의 관계를 통해서 상당한 정서적 지지를 교환할 수 있었으며 부모에 대한 신뢰감과 부모와의 대화 또한 증가했다.

이러한 평가연구의 결과들이 매우 긍정적이기는 하지만 연구결과를 해석하는데 있어서는 상당한 주의를 기울일 필요가 있다. 이 연구를 통해 얻은 결과는 지원자들을 선정하는데 세심한 주의를 기울이지 않는 프로그램, 지원자들에게 훈련을 제공하지 않는 프로그램 그리고 멘토링 관계에 대한 모니터링을 실시하지 않는 프로그램에 대해서는 일반화할 수 없다(Tierney & Grossman, Resch, 1995). 다른 멘토링 프로그램들은 장기적인 멘토링 관계를 형성하는데 있어서 BBBS 프로그램만큼 성공적이지 못했다(Mecartney, Styles & Morrow, 1994). 또한 청소년들에게 긍정적인 결과를 이끌어 내는데 가장 중요한 것은 멘토링 관계의 질이라고 할 수 있음에도 불구하고 BBBS 평가연구는 멘토링 관계의 질에 대해서는 거의 아무것도 제시하지 못했다. 오늘날 멘토들이 효과적인 멘토 관계를 형성하고 유지하는데 도움을 받기 위해 활용할 수 있는 경험적 증거는 거의 찾아보기 힘들다. 82개의 BBBS 멘토링 관계들에 대한 한 질적 연구는 자신의 역할이 멘티의 성장과 발전을 지원하는 것이라고 답한 멘토들이 자신의 역할을 멘티를 '개혁' 하고 바꾸는 것이라고 답한 멘토들에 비해 더 성공적이었다는 결과를 제시하였다. 이 연구의 결과는 성공적인 멘토링 관계를 위한 지침을 개발하는데 활용되어 왔다(Jucovy, 2001).

BBBS 프로그램에 대한 평가는 청소년들을 위한 멘토링 프로그램이 가진 잠재적 효과를 뒷받침하는 경험적 증거를 제공한다. 그러나 그러한 프로그램을 어떻게 실행하는 것이 가장 바람직한지에 대해서는 아직도 많은 것들이 연구되어져야 한다. 멘토링 프로그램들을 고찰한 최근의 연구들(Barrera & Perlow, 2000; Eckenrode & Hamilton, 2000)은 멘토와 멘티를 찾아내 모집하고, 훈련하는 최적의 절차들이 무엇인지 알기 위해서는 앞으로 더 많은 연구들이 이루어져야 한다는 것을 강조한 바 있다. 멘토와 청소년을 연결하는 다양한 방법들 각각이 가진 장점과 단점에 대해서도 아직 알려진 바가 많지 않으며, 따라서 이 분야 또한 앞으로 많은 연구를 필요로 하는 분야이다. 아울러 멘토링 프로그램이 멘토에게 미치는 영향에 대해서도 많은 관심이 기울여져야 한다. 멘토들이 어떤 어려움을 겪고 무엇을 얻는가에 관한 지식은 향후 멘토를 모집하고 훈련하는데 유용하게 활용될 수 있다. 마지막으로, 그러한 프로그램들이 사회적 관계망과 사회적 지지를 강화하는지에 대해서도 많은 연구가 이루어져야 할 것이다.

북 캐롤라이나 주 유방암 검사 프로그램

오늘날 미국에서 아프리카계 여성들의 유방암 발생율이 백인 여성들의 유방암 발생율에 비해 더 높은 것은 아니지만, 발병 이후 5년 동안의 생존율에 있어서는 아프리카계 여성들이 백인 여성들에 비해서 낮은 것으로 나타나고 있다(Hunter, 2000). 이러한 차이의 부분적인 원인은 아프리카계 여성들의 경우 유방암을 너무 늦게 발견하기 때문이며, 이러한 차이 가운데 일부는 유방암 엑스선 검사와 관련된 인종 간의 차이를 가지고 설명할 수 있다(McCarthy & others, 1998). 아프리카계 중년 여성들에게서 나타나는 이러한 인종 간 차이를 줄이기 위한 노력의 일환으로서 북캐롤라이나 주 유방암 엑스선 검사 프로그램(North Carolina Breast Cancer Screening Program, NC-BCSP)은 자연적 원조자 개입을 통해 유방 엑스선 검사 이용률을 높이고자 시도하였다.

NC-BCSP은 북 캐롤라이나 주의 한 농촌 군지역(rural county)에서 실시된 Save Our Sisters(SOS) 프로그램을 확대한 것이다(Eng, 1993). SOS에서는 해당 군에 거주하는 아프리카계 여성들의 유방 엑스선 검사 이용행동에 관한 사전 질적 연구의 일부로서 14개 포커스집단을 구성하였다. 포커스집단 자료를 바탕으로 이 인구집단의 사회적 관계망과 관련이 있는 두 개의 중심 주제를 발견하였는데, 한 가지는 여성들이 건강과 관련된 문제에 직면하게 되면 지역사회 내의 다른 여성들에게서 도움을 구한다는 것이며, 다른 한 가지는 많은 여성들이 지역사회 활력의 중요한 측면이라고 할 수 있는 사회적 집단에 속해 있다는 사실이다(Tessaro, Eng & Smith, 1994). 이러한 두 가지 주제는 자연적 원조자를 일반인 건강 조언자(Lay Health Advisor, LHA)로 활용하여 이러한 사회적 관계망을 강화하는 것이 유방 엑스선 검사에 관한 정보, 정서 및 도구적 지지의 교환을 활성화하는 효과적인 전략이 될 수 있음을 시사했다(Eng & Young, 1992). 특히, 아프리카계 지역사회에서 여성 노인들로 하여금 유방암에 관한 공포심과 유방암에 대한 언급 자체를 꺼리는 성향을 극복하게 하는 역할을 담당하기에 가장 적합한 사람들은 표적 인구집단 보다 약간 젊고, 지역사회조직활동에 적극적이어서 모든 소득계층의 여성들과 접촉할 수 있으며, 판단력과 분별력이 뛰어나고 다른 사람들을 돕는데 앞장서는 사람들이었다. 곧 이어서 SOS 프로젝트는 LHA가 지역사회 내의 여성들이 유방 엑스선 검사에 대해서 배우고 접근성을 높이는데 필요한 지원을 효과적으로 제공할 수 있는 구조와 맥락을 마련하였다(Eng, 1993).

NC-BCSP는 SOS 프로젝트를 통해 얻은 교훈을 발판으로 하여 개발되었으며, LHA를 활용한 개입을 북캐롤라이나 주의 5개 빈곤 농촌 군들로 확대하였다(Earp & others, 1997; Earp & others, 근간). NC-BCSP는 다음과 같은 구성요소를 가지고 있었다: LHA을 발굴하고 모집하기, LHA에 대해서 유방암과 유방 엑스선 검사에 관한 지식과 대인관계 기술 및 집단과정 기술을 가르치는 훈련을 제공하기, LHA를 대상으로 지역사회 프로젝트를 통한 정보 및 정서적 지지 교환에 관한 지속적인 상담 제공하기, 평가하기. 모든 구성요소들은 지역사회 파트너쉽이라는 기본틀 내에서 실행에 옮겨졌다.

LHA를 모집하고 훈련하고 지원하기 위해서 5명의 지역사회 자원개발 전문가를 고용하였다. 이들은 표적으로 설정된 5개 군지역에서 오랫동안 거주해온 아프리카계 여성들이었다. 이들은 지방 보건국을 거점으로 활동했으며, 각각의 군지역에 지역사회 자문회(Community Advisory Groups, CAG)를 만들었다. CGA는 각자 자신이 속한 지역사회에서 '영향력을 행사할 수 있는' 아프리카계 남성과 여성들로 구성되었다. 각각의 CGA는 잠재적인 LHA의 명단을 만들어 전문가들로 하여금 접촉하게 했다. CGA는 또한 LHA를 발굴하고 모집하는 것뿐만 아니라 LHA 훈련세션을 준비하고, LHA와 건강관리 전문가들을 연계하고, 개별 군에 맞는 교육 내용과 행사를 개발하는 데에도 참여하였다.

LHA로서 참여를 원하는 모든 여성들은 10시간에서 12시간에 달하는 훈련교육과정을 이수해야 했다. 훈련과정 중에는 유방암, 유방 엑스선 검사 및 건강관리체계에 관한 교육과 LHA의 잠재적 역할에 대한 교육이 제공되었으며, 아울러 대인상담 기술 및 소집단 상담기술을 익힐 수 있는 기회가 제공되었다. 총 148명의 LHA가 훈련과정에 참여하였으며, 약 75%가 3년 간의 프로젝트 진행 기간 동안 지속적으로 활동하였다. 훈련과정을 이수한 LHA들은 자신이 속한 군에서 지역사회 자원개발 전문가들과 정기적으로 만나 앞으로의 활동 내용을 계획하고 서로 간에 지지와 격려를 교환하였다.

NC-BCSP의 일부로서 프로그램을 평가하기 위해 모든 과정과 결과에 관한 자료가 수집되었다. LHA들은 지역사회 자원개발 전문가들에게 '활동 보고서'를 제출하였다. 모든 LHA가 정기적으로 활동 보고서를 제출한 것은 아니지만, 이들이 제출한 보고서에 따르면 LHA 한 사람이 세 달에 한 번 정도의 강연을 했고, 매주 한 명에서 세 명의 사람들과 만난 것으로 나타났다(Earp & Flax, 1999). LHA를 만났던 사람들에 대한 면접조사 결과, 사람들이 LHA를 유방 엑스선 검사에 관한 정보를 얻을 수 있는 신뢰할만한 그리고 접근 가능한 사람으로 인식하고 있는 것으로 나타났다(Earp & Flax, 1999). LHA와 LHA를 만났던 여성들 모두가 모든 만남을 통해서 정보적 지지가 제공되었으며, LHA와의 상호작용을 통해서 정서적 및 도구적 지지를 부분적으로 얻을 수 있었다고 밝혔다(Earp & Flax, 1999).

결과 평가의 경우, 개입이 이루어졌던 5개 군의 아프리카계 여성들로부터 대표성 있는 표본을 뽑았으며 비교를 위해 5개 군을 선정하여 개입 이전과 개입 개시 후 3년이 경과한 시점에서 설문조사를 실시하였다. 주된 결과척도는 응답자가 자기보고한 지난 2년 동안 유방 엑스선 검사를 이용한 횟수였다. 개입이 이루어진 군지역의 여성들 가운데 LHA와 직접적으로 만날 수 있는 여성이 차지하는 비율을 상대적으로 낮게 제한하였음에도 불구하고 지역사회 전체의 유방 엑스선 검사 이용률의 변화를 놓고 볼 때, 개입 군지역의 이용률 증가가 비교 군지역의 이용률 증가에 비해 약 6% 정도 높았으며, 이러한 차이가 갖는 통계적 유의성은 한계적(marginal)인 것으로 나타났다(Earp & others, 근간). 아울러 개입으로 인해 백인 여성과 아프리카계 여성, 특히 저소득 아프리카계 여성들 간의 유방 엑스선 검사 이용에 있어서의 차이가 줄어든 것으로 나타났다. 연가구소득이 $12,000 미만인 가구의 여성 가운데 백인 여성의 유방 엑스선 검사 이용률은 54%에서 60%로 증가한데 비해 아프리카계 여성의 경우는 37%에서 59%로 증가하였다(Earp, Rauscher & O'Malley, 2000).

LHA 개입에서 한 가지 주목할 만한 것은 이러한 개입이 모든 지역사회 구성원들에게 도움을 된 것은 아니라는 점이다. 사회적으로 소외되고 LHA의 사회적 관계망에 속하지 않는 지역사회 구성원들은 LHA 개입으로부터 도움이 받지 못했다. NC-BCSP의 경우, 개입 군지역의 여성 가운데 고소득층 여성들이 저소득층 여성들 보다 LHA(이들 또한 주로 고소득층에 속했다)와 더 많이 접촉했다고 보고했다(Earp & Flax, 근간). LHA 활동보고서에 따르면 LHA를 만난 사람들 가운데 2/3 이상이 친구나 가족과 같이 그들이 정기적으로 만나는 사람들이었다. 이러한 결과는 LHA를 다양한 사회적 관계망으로부터 발굴하고 모집하는 것이 중요하다는 것을 강조해주는 결과라고 하겠다.

향후 연구 및 실천을 위한 제언

세심한 준비를 거쳐 개발되고 실행된, 이론에 근거한 사회적 관계망 개입에 대한 평가는 우리가 앞서 제시했던 질문, 즉 사회적 관계망의 건강예방 기능을 효과적으로 향상시키려면 누가 무엇을 누구에게(그리고 언제) 제공해야 하는가?에 대한 답을 찾는데 도움이 된다. 누구에게나 효과적이고 일반적인 사회적 관계망 개입을 찾는 것은 매우 어려울 것 같다. 오히려 사회적 관계망 프로그램은 참여자의 욕구와 자원을 고려하여 맞춤제작하는 것이 바람직하다. 따라서 참여자들이 그들의 사회적 관계망이 가진 장점과 단점을 스스로 찾아 나아가게 하는 참여적 사정 과정을 만드는 것이 프로그램을 가장 효과적으로 만들어

나가는 데 도움이 될 것이다.

사회적 관계망 개입은 다양한 차원에서의 영향을 고려하는 생태학적 이론틀 안에서 개발되고 실행될 때 가장 효과적일 수 있다. 예를 들면 건강에 이로운 행동을 이행하고자 하는 개인의 동기와 기술을 향상시킴과 동시에 건강증진과 관련된 사회적 관계망의 질을 향상시키는 개입은 상당한 잠재력을 갖는다. 또한 보다 큰 사회적 요인(예: 범죄율, 소득 격차)들이 사회적 관계망의 구조와 기능에 미치는 영향에 관한 이해의 폭이 넓어짐에 따라(Berkman, Glass, Brissette & Seeman, 2000) 지역사회 중심의 문제해결 노력이라는 맥락 속에서 사회적 관계망을 증진 시키고자 하는 개입은 희망적인 결과를 가져다 줄 것이라 기대된다. 따라서 앞으로의 연구들은 다양한 실천 단위들(예: 개인, 집단, 지역사회)에 대한 전략들을 포함하는 사회적 관계망 개입을 개발하고 평가하는데 초점을 맞춰야 할 것이다.

개입 프로그램을 평가할 때는 과정과 결과 모두를 평가하는 것이 중요하다(Israel & others, 1995). 앞서 두 가지 예를 통해서 보았듯이 효과적인 사회적 관계망 개입은 (1) 개입활동에 대한 주의 깊은 서술, (2) 그러한 활동들이 관계망 구성원들 간에 주고 받는 사회적 지지의 양과 질에 미치는 영향에 대한 모니터링, (3) 지식, 건강행동, 지역사회 역량 또는 건강상태에 있어서의 변화에 대한 사정을 통해서 발전한다. 엄격하고 포괄적인 평가연구를 통해서 우리는 사회적 관계망과 사회적 지지가 가진 건강보호 효과를 효과적인 개입으로 일관되게 전환하는 능력을 향상시킬 수 있을 것이다.

참고문헌

Antonucci, T. C., Akiyama, H., and Lansford, J. E. "Negative Effects of Close Social Relations." *Family Relations,* 1998, *47,* 379–384.

Bandura, A. *Social Foundations of Thought and Action.* Englewood Cliffs, N.J.: Prentice Hall, 1986.

Barnes, J. A. "Class and Committees in a Norwegian Island Parish." *Human Relations,* 1954, *7,* 39–58.

Barrera, M. "Social Support Research in Community Psychology." In J. Rappaport and E. Seidman (eds.), *Handbook of Community Psychology.* New York: Kluwer Academic/ Plenum, 2000.

Barrera, M., and Prelow, H. "Interventions to Promote Social Support in Children and Adolescents." In D. Cicchetti, J. Rappaport, I. Sandler, and R. P. Weissberg (eds.), *The Promotion of Wellness in Children and Adolescents.* Washington, D.C.: CWLA Press, 2000.

Berkman, L. F., and Glass, T. "Social Integration, Social Networks, Social Support, and Health." In L. F. Berkman and I. Kawachi (eds.), *Social Epidemiology.* New York: Oxford Press, 2000.

Berkman, L. F., Glass, T., Brissette, I., and Seeman, T. E. "From Social Integration to Health: Durkheim in the New Millenium." *Social Science and Medicine,* 2000, *51,* 843–857.

Blanchard, C. G., and others. "The Role of Social Support in Adaptation to Cancer and to Survival." *Journal of Psychosocial Oncology,* 1995, *13,* 75–95.

Boutilier, M., Cleverly, S., and Labonte, R. "Community as a Setting for Health Promotion." In B. D. Poland, L. W. Green, and I. Rootman (eds.), *Settings for Health Promotion: Linking Theory and Practice.* Thousand Oaks, Calif.: Sage, 2000.

Burg, M. M., and Seeman, T. E. "Families and Health: The Negative Side of Social Ties." *Annals of Behavioral Medicine,* 1994, *16,* 109–115.

Cassel, J. "The Contribution of the Social Environment to Host Resistance." *American Journal of Epidemiology,* 1976, *104,* 107–123.

Catz, S. L., Kelly, J. A., Bogart, L. M., Benotsch, E. G., and McAuliffe, T. L. "Patterns, Correlates, and Barriers to Medication Adherence Among Persons Prescribed New Treatments for HIV Disease." *Health Psychology,* 2000, *19,* 124–133.

Chesler, M. A., and Chesney, B. K. *Cancer and Self-Help: Bridging the Troubled Waters of Childhood Illness.* Madison, Wis.: University of Wisconsin Press, 1995.

Cohen, S., Doyle, W. J., Skoner, D. P., Rabin, B. S., and Gwaltney, J. M. "Social Ties and Susceptibility to the Common Cold." *Journal of the American Medical Association,* 1997, *277,* 1940–1944.

Cohen, S., Underwood, L. G., and Gottlieb, B. H. (eds.). *Social Support Measurement and Intervention.* New York: Oxford University Press, 2000.

Cohen, S., and Wills, T. "Stress, Social Support, and the Buffering Hypothesis." *Psychological Bulletin,* 1985, *98,* 310–357.

Earp, J. L., and Flax, V. "What Lay Health Advisors Do." *Cancer Practice,* 1999, *7,* 16–21.

Earp, J. L., Rauscher, G., and O'Malley, M. S. "Closing the Black-White Gap in Mammography Use." Paper presented at the 128th annual meeting of the American Public Health Association. Boston, 2000.

Earp, J. L., and others. "Lay Health Advisors: A Strategy for Getting the Word Out About Breast Cancer." *Health Education & Behavior,* 1997, *24,* 432–451.

Earp, J. L., and others. "Increasing Use of Mammography Among Older Rural African American Women: Initial Results from a Controlled Trial." *American Journal of Public Health,* forthcoming.

Eckenrode, J., and Hamilton, S. "One-to-One Support Interventions: Home Visitation and Mentoring." In S. Cohen, L. G. Underwood, and B. H. Gottlieb (eds.), *Social Support Measurement and Intervention.* New York: Oxford University Press, 2000.

Eng, E. "The Save Our Sisters Project: A Social Network Strategy for Reaching Rural Black Women." *Cancer,* 1993, *72,* 1071–1077.

Eng, E., and Hatch, J. W. "Networking Between Agencies and Black Churches: The Lay Health Advisor Model." *Prevention in Human Services,* 1991, *10,* 123–146.

Eng, E., and Parker, E. "Measuring Community Competence in the Mississippi Delta: The Interface between Program Evaluation and Empowerment." *Health Education Quarterly,* 1994, *21,* 199–220.

Eng, E., and Young, R. "Lay Health Advisors as Community Change Agents." *Family and Community Health,* 1992, *15,* 24–40.

Flax, V. L., and Earp, J. L. "Counseled Women's Perspectives on Their Interactions with Lay Health Advisors: A Feasibility Study." *Health Education Research,* 1999, *14,* 15–24.

Fleishman, J. A., and others. "Coping, Conflictual Social Interactions, Social Support, and Mood Among HIV-Infected Persons." *American Journal of Community Psychology,* 2000, *28*(4), 421–430.

Furano, K., Roak, P. A., Styles, M. B., and Branch, A. Y. *Big Brothers/Big Sisters: A Study of Program Practices.* Philadelphia: Public/Private Ventures, 1993.

Gottlieb, B. H. "Selecting and Planning Support Interventions." In S. Cohen, L. G. Underwood, and B. H. Gottlieb (eds.), *Social Support Measurement and Intervention.* New York: Oxford University Press, 2000.

Gottlieb, B. H., and Wagner, F. "Stress and Support Processes in Close Relationships." In J. Eckenrode (ed.), *The* Social *Context of Coping.* New York: Plenum Press, 1991.

Heaney, C. A. "Enhancing Social Support at the Workplace: Assessing the Effects of the Caregiver Support Program." *Health Education Quarterly,* 1991, *18,* 477–494.

Helgeson, V. S., and Gottlieb, B. H. "Support Groups." In S. Cohen, L. G. Underwood, and B. H. Gottlieb (eds.), *Social Support Measurement and Intervention.* New York: Oxford University Press, 2000.

Heller, K., Thompson, M. G., Trueba, P. E., Hogg, J. R., and Vlachos-Weber, I. "Peer Support Telephone Dyads for Elderly Women: Was This the Wrong Intervention?" *American Journal of Community Psychology,* 1991, *19,* 53–74.

Hirsch, B. J., and DuBois, D. L. "The Relation of Peer Social Support and Psychological Symptomatology During the Transition to Junior High School: A Two-Year Longitudinal Analysis." *American Journal of Community Psychology,* 1992, *20,* 333–347.

Holahan, C. J., Moos, R. H., Holahan, C. K., and Brennan, P. L. "Social Context, Coping Strategies, and Depressive Symptoms: An Expanded Model with Cardiac Patients." *Journal of Personality and Social Psychology,* 1997, *72,* 918–928.

House, J. S. *Work Stress and Social Support.* Reading, Mass.: Addison-Wesley, 1981.

House, J. S. "Social Support and Social Structure." *Sociological Forum,* 1987, *2,* 135–146.

House, J. S., Umberson, D., and Landis, K. R. "Structures and Processes of Social Support." *Annual Review of Sociology,* 1988, *14,* 293–318.

Hunter, C. P. "Epidemiology, Stage at Diagnosis, and Tumor Biology of Breast Carcinoma in Multiracial and Multiethnic Populations." *Cancer,* 2000, *88,* 1193–1202.

Israel, B. A. "Social Networks and Health Status: Linking Theory, Research, and Practice." *Patient Counseling and Health Education,* 1982, *4,* 65–79.

Israel, B. A. "Social Networks and Social Support: Implications for Natural Helper and Community Level Interventions." *Health Education Quarterly,* 1985, *12,* 65–80.

Israel, B. A., Farquahar, S., Schulz, A., James, S., and Parker, E. "The Relationship Between Social Support, Stress and Health Among Women on Detroit's East Side." *Health Education and Behavior,* forthcoming.

Israel, B. A., and Rounds, K. A. "Social Networks and Social Support: A Synthesis for Health Educators." *Advances in Health Education and Promotion,* 1987, *2,* 311–351.

Israel, B. A., and others. "Evaluation of Health Education Programs: Current Assessment and Future Directions." *Health Education Quarterly,* 1995, *22,* 364–389.

Jucovy, L. *Building Relationships: A Guide for New Mentors.* Portland, Oreg.: Northwest Regional Educational Laboratory, 2001.

Kahn, R. L., and Antonucci, T. C. "Convoys Over the Life Course: Attachments, Roles and Social Support." In P. B. Baltes and O. Brim (eds.), *Life Span Development and Behavior.* (Vol. 3) New York: Academic Press, 1980.

Krause, N. "Assessing Stress-Buffering Effects: A Cautionary Note." *Psychology and Aging,* 1995, *10,* 518–526.

La Veist, T. A., Sellers, R. M., Elliott Brown, K. A., Nickerson, K. J. "Extreme Social Isolation, Use of Community-Based Senior Support Services, and Mortality Among African American Women." *American Journal of Community Psychology,* 1997, *25,* 721–732.

McCarthy, E. P., and others. "Mammography Use Helps Explain Differences in Breast Cancer Stage at Diagnosis Between Older Black and White Women." *Annals of Internal Medicine,* 1998, *128,* 729–36.

McKinlay, J. B. "Social Network Influences on Morbid Episodes and the Career of Help Seeking." In L. Eisenberg and A. Kleinman (eds.), *The Relevance of Social Science for Medicine,* 1980, 77–107.

McLeroy, K. R., Gottlieb, N. H., and Heaney, C. A. "Social Health." In M. P. O'Donnell and J. S. Harris (eds.), *Health Promotion in the Workplace.* (3rd ed.) Albany, N.Y.: Delmar, 2001.

Mecartney, C. A., Styles, M. B., and Morrow, K. V. *Mentoring in the Juvenile Justice System: Findings from Two Pilot Programs.* Philadelphia: Public/Private Ventures, 1994.

Michael, Y. L., Colditz, G. A., Coakley, E., and Kawachi, I. "Health Behaviors, Social Networks, and Healthy Aging: Cross-Sectional Evidence from the Nurses' Health Study." *Quality of Life Research,* 1999, *8,* 711–722.

Minkler, M. "Community Organizing Among the Elderly Poor in San Francisco's Tenderloin District." In J. Rothman, J. L. Erlich, and J. E. Tropman (eds.), *Strategies of Community Intervention.* Itasca, Ill.: Peacock Publishers, 2001.

Morisky, D. E., DeMuth, N. M., Field-Fass, M., Green, L. W., and Levine, D. M. "Evaluation of Family Health Education to Build Social Support for Long-Term Control of High Blood Pressure." *Health Education Quarterly,* 1985, *12,* 35–50.

Norbeck, J., Lindsey, A., and Carrieri, V. "Further Development of the Norbeck Social Support Questionnaire: Normative Data and Validity Testing." *Nursing Research,* 1983, *32,* 4–9.

Palmer, C. A., Baucom, D. H., and McBride, C. M. "Couple Approaches to Smoking Cessation." In K. B. Schmaling and T. G. Sher (eds.), *The Psychology of Couples and Illness: Theory, Research, and Practice.* Washington D.C.: APA, 2000, 311–336.

Resnick, M. D., and others. "Protecting Adolescents from Harm: Findings from the National Longitudinal Study on Adolescent Health." *Journal of the American Medical Association,* 1997, *278,* 823–832.

Rhodes, J. E., Contreras, J. M., and Mangelsdorf, S. C. "Natural Mentor Relationships Among Latina Adolescent Mothers: Psychological Adjustment, Moderating Processes, and the Role of Early Parental Acceptance." *American Journal of Community Psychology,* 1994, *22,* 211–227.

Rothman, J., Erlich, J. L., and Tropman, J. E. *Strategies of Community Intervention.* Itasca, Ill.: Peacock Publishers, 2001.

Sandler, I. N., and others. "Linking Empirically Based Theory and Evaluation: The Family Bereavement Program." *American Journal of Community Psychology,* 1992, *20,* 491–521.

Schulz, A. J., and others. "Addressing Social Determinants of Health Through Community-Based Participatory Research: The East Side Village Health Worker Partnership." *Health Education and Behavior,* forthcoming.

Shumaker, S. A., and Hill, D. R. "Gender Differences in Social Support and Physical Health." *Health Psychology,* 1991, *10,* 102–111.

Spiegel, D., and Diamond, S. "Psychosocial Interventions in Cancer Group Therapy Techniques." In A. Baum and B. L. Andersen (eds.), *Psychosocial Interventions for Cancer.* Washington, D.C.: American Psychological Association, 2001.

Starrett, R. A., Bresler, C., Decker, J. T., Walters, G. T., and Rogers, D. "The Role of Environmental Awareness and Support Networks in Hispanic Elderly Persons' Use of Formal Social Services." *Journal of Community Psychology,* 1990, *18,* 218–227.

Strogatz, D. S., and others. "Social Support, Stress, and Blood Pressure in Black Adults." *Epidemiology,* 1997, *8,* 482–487.

Styles, M., and Morrow, K. *Building Relationships with Youth in Program Settings: A Study of Big Brothers/Big Sisters.* Philadelphia: Public/Private Ventures, 1992.

Taylor, S. E., Buunk, B. P., and Aspinwall, L. G. "Social Comparison, Stress, and Coping." *Personality and Social Psychology Bulletin,* 1990, *16,* 74–89.

Tessaro, I., Eng, E., and Smith, J. "Breast Cancer Screening in Older African-American Women: Qualitative Research Findings." *American Journal of Health Promotion,* 1994, *8,* 286–293.

Thoits, P. A. "Stress, Coping, and Social Support Processes: Where Are We? What Next?" *Journal of Health and Social Behavior,* 1995 (Supplement 1), 53–79.

Tierney, J. P., and Grossman, J. B., with Resch, N. L. *Making a Difference: An Impact Study of Big Brothers Big Sisters.* Philadelphia: Public/Private Ventures, 1995.

Veroff, J., Douvan, E., and Kulka, R. A. *The Inner American: A Self-Portrait from 1957 to 1976.* New York: Basic Books, 1981.

Vogt, T. M., Mullooly, J. P., Ernst, D., Pope, C. R., and Hollis, J. F. "Social Networks as Predictors of Ischemic Heart Disease, Cancer, Stroke, Hypertension—Incidence, Survival, and Mortality." *Journal of Clinical Epidemiology,* 1992, *45,* 659–666.

Wethington, E., and Kessler, R. C. "Perceived Support, Received Support, and Adjustment to Stressful Life Events." *Journal of Health and Social Behavior,* 1986, *27,* 78–89.

Wing, R. R., and Jeffery, R. W. "Benefits of Recruiting Participants with Friends and Increasing Social Support for Weight Loss and Maintenance." *Journal of Consulting and Clinical Psychology,* 1999, *67,* 132–138.

Wortman, C. B., and Lehman, D. R. "Reactions to Victims of Life Crises: Support Attempts that Fail." In I. G. Sarason and B. R. Sarason (eds.), *Social Support: Theory, Research, and Applications.* Dordrecht, The Netherlands: Martinus Nijhoff, 1985.

10 스트레스, 대처, 건강행동

HEALTH
BEHAVIOR
and
HEALTH
EDUCATION

스트레스와 대처에 대한 이해는 건강교육, 건강증진 및 질병예방에 있어서 필수적이다. 스트레스는 신체에 영향을 끼침으로써 직접적으로 질병을 유발하거나 바람직하지 않은 건강행동(예: 흡연, 나쁜 식습관)을 통해서 간접적으로 질병을 일으킨다. 그러나 스트레스는 모든 사람에게 동일한 영향을 미치는 것은 아니다. 어떤 사람들은 매우 심각한 상황에서도 잘 대처하여 병이 나지 않는다. 병을 앓고 있거나 병에 걸릴 위험이 높은 사람들 중에서도 어떤 대처 방법을 사용하는가에 따라서 정신적 및 신체적 건강결과가 다르게 나타날 수 있다. 또한 어떤 사람들은 부정적인 경험으로부터 긍정적인 교훈을 얻고 성장한다. 스트레스 상황에 직면하게 될 때 친구, 가족, 의료서비스 제공자, 전문가는 그러한 결과에 상당한 영향을 미친다.

질병 경험, 의료적 치료, 질병 진단 또는 질병으로 고생하게 될지 모른다는 두려움은 스트레스 반응을 불러일으킬 수 있다. 사람들이 스트레스를 경험하고 대처하는 방식은 사람들이 의료적 치료와 사회적 지지를 찾는 방식과 의료 전문가의 지시를 얼마나 잘 따르는가에 영향을 미친다. 스트레스 요인에 대한 반응은 사람들로 하여금 건강에 유익한 행동을 하게 혹은 하지 않게 만들 수도 있으며 바람직한 건강 습관을 갖고자 하는 동기를 부여할 수도 있다. 따라서 스트레스와 대처에 관한 이론과 경험적 문헌에 대한 이해는 정신적 신체적 복리 향상 및 대처 증진을 위한 효과적인 전략과 프로그램을 개발하는데 있어서 필수적이다.

이 장의 목적은 스트레스와 대처 그리고 건강에 관한 주요 이론과 연구와 응용사례를 고찰하는 것이다. 먼저 건강, 스트레스 그리고 대처 개념의 역사적 발달에 대해서 살펴볼 것이다. 그 다음으로는 매우 영향력 있는 인지-행동적 이론들인 스트레스와 대처의 상호작용 모델을 핵심 변수, 정의, 개념들 간의 관계로 살펴보고, 건강행동에 관한 연구결과들을 요약하는 식으로 고찰할 것이며, 마지막으로는 이 모델을 건강행동 개입을 개발하는데 응용한 사례들을 살펴보기로 하겠다.

건강, 스트레스, 대처 개념의 역사적 발달과정

건강, 스트레스 그리고 대처에 대한 개념화는 다양한 학문분야의 연구들을 바탕으로 이루어졌으며, 초기에는 주로 생물학과 정신생리학(예: Cannon, 1932) 분야의 연구들을 바탕으로 이루어졌다. 또한 다양한 건강과학 및 행동과학 분야의 학문들, 예들 들자면 역학, 성격심리학, 인지심리학, 사회심리학 등이 스트레스와 건강에 대한 이해에 많은 영향을 미쳐왔다.

스트레서(stressor)란 균형과 항상성을 깨드리는, 내적 또는 외적 환경에서 비롯된 요구(demand)이다. 따라서 스트레서는 정신적 및 신체적 안녕(well-being)에 영향을 미치며, 균형과 항상성을 회복시키기 위한 행동 노력을 필요로 한다(Lazarus & Cohen, 1977). 초기 연구들은 스트레스 자극에 대한 심리학적 반응에 초점을 맞추었다. 캐논Cannon(1932)은 스트레스에 대한 '대항 또는 도피(fight-to-flight)' 반응 개념을 처음으로 소개하였다. 근대 스트레스 연구의 아버지라고 불리는 한스 셀예Hans Selye는 임상관찰과 실험실 연구를 통해서 캐논Cannon의 연구를 발전시켰다. 그는 생명체(쥐나 사람 같은)는 스트레서에 대한 반응으로서 비구체적인 변화를 보인다고 가정하고, 이러한 변화를 3단계 일반적응증후군(General Adaptation Syndrome, GAS)이라고 명명하였다. GAS는 경보반응(alarm reaction), 저항(resistance), 탈진(exhaustion)으로 이루어진다(Selye, 1956). 이들 각각의 단계는 신체적 및 행동적 반응을 불러일으키며 치료적 처지가 이루어지지 않을 경우 신체와 정신이 황폐해지는 결과가 발생한다.

1960년대와 1970년대 스트레스 연구에 있어서 또 하나의 큰 줄기는 스트레서 또는 스트레스적인 생애 사건을 규정하고 수량화하는 것이었다. 홈즈Holmes와 라이Rahe(1967)는 스트레스적인 생애 사건을 측정하는 도구인 사회재적응평정척도(SRRS)를 개발하였다. 많은 연구들이 SRRS 점수가 높은 사람들이 점수가 낮은 사람들에 비해 병에 걸리는 횟수가 더 많다는 것을 보여주었다. 이 척도가 가진 여러 가지 방법론적인 제한점들에도 불구하고, 이 척도가 소개된 이후 이 척도를 이용한 많은 연구들(예: Dohrenwend & Dohrensend, 1981)

이 이루어졌다.

1960년대와 1970년대부터 스트레스는 인식하는 사람에게 있어서의 자극의 의미가 무엇인가에 따라 달라지는 상호반응적 현상으로 여겨지기 시작했다(Lazarus, 1966; Antonovsky, 1979). 이 시기에 개발된 이 모델의 핵심 개념은 어떤 주어진 사건 또는 상황이 개인에 따라 다르게 인식된다는 것이다. 아울러 바로 이러한 인식들이(객관적인 스트레서가 아니라) 뒤따라 나타나는 행동과 건강상태에 미치는 영향에 대한 주된 결정요인이라는 것이다. 직장 관련 스트레스와 건강 분야의 어떤 연구자들은 바로 이 개념을, 직장 스트레스를 근로자 개인의 특성과 근무 환경 간의 상호작용 또는 '환경과 개인의 적응' 의 결과로 보는 모델의 이론적 기반으로 본다(French & Kahn, 1962; House, 1974). 이러한 이론들은 완충 가능성, 조정 요인(moderator) 그리고 특히 사회적 지지의 역할에 대한 관심을 불러 일으켰다(Cohen & Wills, 1985).

스트레스와 관련된 생물학과 역학 분야의 연구들은 어떤 성격적 특성 및 심리적 상태(예: 운명론, 적대감, 정서적 억압)들이 발병과 관련이 있다는 것을 보여주었다(Scheier & Bridges, 1995). 만성 스트레서와 그에 대한 반응은 교감신경체계와 내분비 기능에 영향을 줌으로써 암, 감염성 질병, HIV/AIDS과 같은 건강문제의 발생 및 진행에 영향을 미친다(Kiecolt- Glaser & Glaser, 1995). 이러한 관련성의 메카니즘들이 가진 복잡성은 건강상태와 건강행동에서 생물학적 인과요인과 심리학적 인과요인을 분리하는 것이 쉽지 않다는 것을 뒷받침해 준다(Borysenko, 1984).

분명한 것은 스트레스와 건강과 관련된 다양한 연구 분야와 이론들이 존재한다는 것이다. 이번 장에서 우리는 그 가운데서도 건강교육 및 건강행동변화와 직접적인 관련성을 갖는 인지-행동적이론과 연구를 강조하고자 한다.

스트레스와 대처의 상호반응모델: 개관, 핵심변수, 경험적 증거

스트레스와 대처의 상호반응모델은 스트레스 사건에 대처하는 과정을 평가하기 위한 이론적 틀이다. 스트레스 경험은 사람-환경 간의 상호반응으로 구성되는데, 여기서 말하는 상호반응이란 외적 스트레서의 영향, 즉 어떤 요구(demand)가 스트레서에 대한 개인의 평가와 사용 가능한 심리적, 사회적 및 문화적 자원에 의해서 중재되는(mediated) 것을 말한다(Lazarus & Cohen, 1977; Antonovsky & Kats, 1967; Cohen, 1984). 스트레서를 접하게 되면 사람들은 잠재적 위협을 평가함(1차 평가)과 동시에 자신이 가진, 상황을 변화시킬 수 있는 능력과 부정적인 정서적 반응을 다룰 수 있는 능력을 평가한다(2차 평가). 그 다음으로는 문제를 관리하고 정서를 조절하는 실제 대처노력 과정을 거쳐 대처결과를 얻게 된다(예: 심리적 안정, 기능 상태, 지지 순응).

대처이론의 내용 가운데 최근에 보강된 내용에 따르면 긍정적 심리 상태가 반드시 고려되어야 한다고 한다. 스트레스를 경험하는 기간 동안 영향을 미칠 수 있는 다양한 사건들이 발생하며, 그러한 사건들이 실제로 긍정적 또는 부정적인 영향을 미칠 수 있다(Folkman & Moskowitz, 2000). 예를 들면 긍정적인 영향은 자신과 관련된 정보를 처리하는 것을 촉진하고, 스트레스에 의한 부정적인 심리적 결과를 완충하며 우울을 예방한다(Moskowitz, Folkman, Collette & Vittinghoff, 1996). 이러한 맥락에서 폴크만Folkman은 스트레스와 대처에 관한 인지이론은 긍정적 심리 상태를 반드시 포함해야 한다고 주장한다(Folkman, 1997).

표 10-1에는 상호반응모델의 핵심변수, 정의 및 응용사례들이 요약되어 있으며, 그림 10-1에는 이러한 개념들 간의 관계가 제시되어 있다. 긍정적 심리상태는 의미기반(meaning-based) 대처 과정의 결과로서 나타날 수 있으며, 다시 평가와 대처로 이어질 수 있다. 스트레스와 대처의 상호반응모델에 대한 보다 자세한 내용은 나사로Lazarus, 폴크만Folkman 및 모스코위츠MMoskowitz의 연구(Lazarus & Folkman, 1984; Lazarus, 1991a; Folkman, 1997; Folkman & Moskowitz, 2000)를 참조하기 바란다.

1차 평가

1차 평가는 어떤 사건이 스트레스, 긍정성, 통제가능성, 도전성, 유익성 또는 무관함 등의 기준에서 볼 때 얼마나 중요한지에 대해서 개인이 판단을 내리는 것이다. 대부분의 경우, 건강문제는 처음에는 위협 또는 부정적 스트레서로 평가된다. 1차 평가에서의 가장 기본적인 두 가지 평가는 위협에 대한 취약성(susceptiblity) 인식과 심각성(severity) 인식이다. 스트레스와 대처의 상호반응모델에 따르면 개인적 위험과 위협 심각성에 대한 평가는 스트레서에 대처하기 위한 노력으로 이어진다. 예를 들면 어떤 여성이 자신이 유방암에 걸릴 위험에 처해있다고 인식한다면, 그 여성은 유방 엑스선 검사를 받고자 할 것이며(문제 중심의 대처) 위협에 대한 걱정과 근심에 대처하기 위해 사회적 지지를 얻고자 할 것이다(정서 중심의 대처), 그러나 위협에 대한 인식의 고조는 디스트레스를 유발할 수도 있다. 난소암 가족력을 가진 여성들 가운데 자신이 매우 취약하다고 인식하는 여성들은 돌발적

표 10-1. 스트레스와 대처의 상호반응모델

개념	정의	응용
1차 평가	스트레서 또는 위협적인 사건의 심각성에 대한 평가	스트레스를 유발하는 위협으로서의 사건에 대한 인식. 만일 어떤 사건이 긍정적이거나 유익하거나 무관하다고 인식되면 부정적 위협은 크게 느껴지지 않음
2차 평가	스트레서에 대한 통제력과 개인	상황 변화능력, 정서적 반응 조절능력 또는 효과적 대처 능력에 대한 인식은 성공적인 대처와 적응으로 이어짐
대처 노력	1차 평가와 2차 평가를 중개하는데 사용되는 실제 전략	
문제 관리	스트레스 상황을 변화시키기 위한 전략	적극적 대처, 문제해결 및 정보추구 등을 사용할 수 있음
정서 조절	스트레스 상황에 대해서 사고하고 느끼는 방식을 바꾸기 위한 전략	감정해소, 회피, 부정 및 사회적 지지 추구 등을 사용할 수 있음
의미기반 대처	긍정적 정서를 이끌어내는 대처 과정, 긍정적 정서는 문제 중심 또는 정서 중심 대처를 재규정 할 수 있게 함으로써 대처 과정이 지속될 수 있게 해줌	긍정적 평가, 목표 재확인 및 영성적 신념을 경험하고 긍정적인 사건들이 발생함
대처 결과(적응)	정서적 안녕, 기능적 상태, 건강행동	대처 전략이 장·단기적인 긍정적 또는 부정적인 적응을 낳게 됨
성향적 대처유형	스트레서에 대한 개인의 정서적 또는 기능적 반응에 영향을 줄 수 있는, 일반화된 행동방식; 모든 상황과 시간에 대해서 상대적으로 안정됨	
낙관주의	결과에 대해서 일반화된 긍정적 기대감을 갖는 성향	낙관주의자들은 증상을 덜 경험하고 질병으로부터 빨리 회복함
정보 추구	주의 깊거나(모니터링) 회피(둔감화)적인 주의집중 유형	모니터링은 디스트레스와 감정격앙을 증가시킬 수도 있고 적극적 대처를 향상시킬 수도 있음, 둔감화는 지나친 걱정을 예방할 수 있으나 동시에 권장 사항 고수 의욕을 떨어뜨릴수도 있음

관념화(ideation)와 심리적 디스트레스를 더 많이 경험한다(Schwartz, Lerman, Miller, Daly & Masny, 1995). 위협의 수준이 높다고 평가될 때, 사람들은 도피-회피 행동(escape-avoidance behaviors)을 보일 수도 있으며(Folkman, Lazarus, Dukel-Schetter, Delongis & Gruen, 1986), 그로 인해 건강증진 행동에 대한 순응 감소라는 모순적인 결과가 나타날 수 있다(Lerman & Schwartz, 1993). 예를 들면 많은 연구들에 의해서 유방암이라는 개인적 위험에서 비롯된 디스트레스의 고조와 유방 엑스선 검사 지침에 대한 순응 감소 간에 관련성이 존재한다는 것이 제시되었다(Lerman & others, 1993; Kash, Holland, Halrer &

그림 10-1. 스트레스와 대처의 상호반응모델

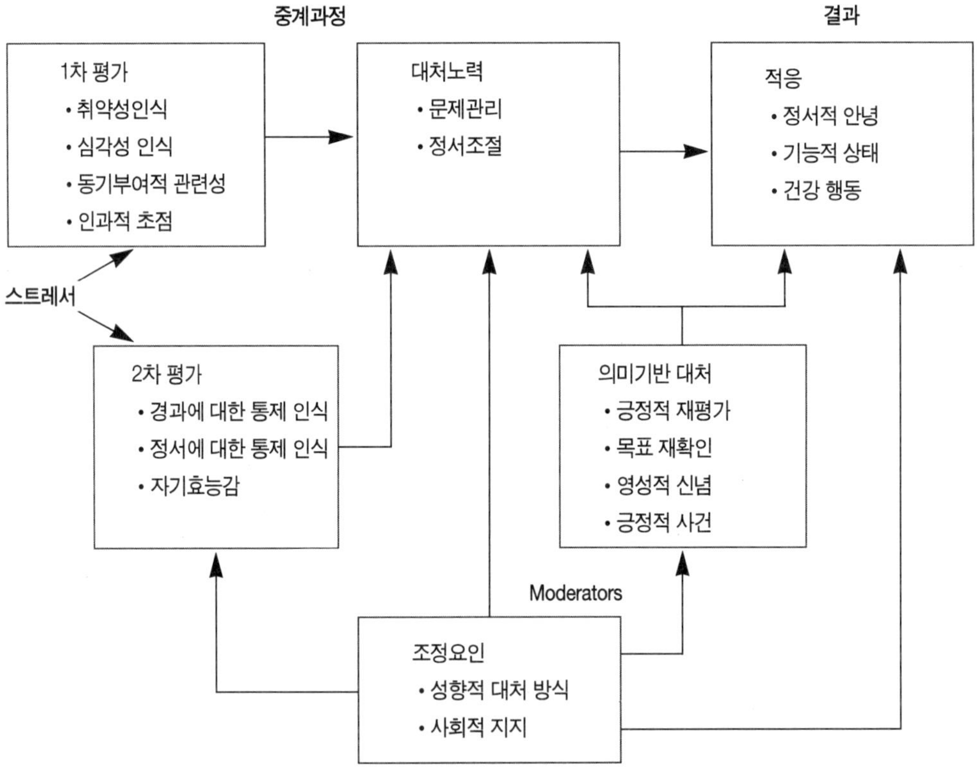

Miller, 1992).

1차 평가는 또한 위협의 심각성을 최소하기도 하는데 특히, 건강위협이 모호하거나 불확실할 때 그러하다. 이러한 평가 편향(bias)은 크로옐Croyle과 동료들에 의해서 실시된 일련의 실험연구를 통해서 증명되었다(Ditto & Croyle, 1995; Croyle & Sandman, 1988). 이들은 허위로 엔자임 장애 검사를 실시한 다음 사람들의 반응을 관찰한 결과, 비정상이라는 검사결과를 통보 받은 사람들이 '정상' 이라는 검사결과를 통보 받은 사람들에 비해 엔자임 장애를 덜 심각한 것으로 평가하고, 검사 자체의 타당성도 낮게 평가했다. 이러한 최소화 효과(minimization effect)는 특히 흡연자들에게서 많이 나타난다. 예를 들어 유방암 환자들 중 자신은 '재발 위험이 높지 않다' 고 생각하는 환자들은 다른 환자들에 비해 스트레스가 적었으며 전반적으로 적응을 잘했다(Timoko & Janoff-Bulman, 1985). 남성 HIV 양성반응자들의 경우, 취약하지 않다는 신념은 통제인식과 적극적 대처를 증진시켰으며, 안전한 성생활 행동을 유지하면서도 스트레스를 낮추는 결과를 가져왔다(Taylor &

Others, 1992). 그러나 어떤 연구들은 평가 결과를 최소화하는 것이 콜레스테롤 검사나 식이관리 같은 권장되는 예방적 건강행동 또한 감소시킬 수 있음을 지적하였다(Croyle, 1992; Weinstein, 1989). 이러한 최소화 효과(minimization effect)는 흡연자들에게서 특히 두드러지게 나타난다. 채프만Chapman, 웡Wong 그리고 스미스Smith(1993)는 흡여자들이 비흡연자들에 비해서 흡연이 건강에 미치는 영향에 대해서 자신이 취약하다고 인식하는 정도가 훨씬 낮다는 것을 보여주었다.

또 다른 1차 평가로는 스트레스의 동기부여적 관련성과 인과요인이 있다. 특정 스트레서가 개인의 목표나 관심사에 심각한 영향을 미치는 것으로 평가될 때(높은 동기부여 관련성) 해당 개인은 불안감과 구체적인 상황에서 비롯된 디스트레스를 경험하게 된다(Smith & Lazarus, 1993). 특히, 스트레스가 개인의 신체적 건강이나 안정에 영향을 미칠 때는 더욱 그러하다(Folkman, Lazarus, Dukel-Schetter, Delongis & Gruen, 1986). 자신을 스트레서의 원인으로 인식하는 것(자기원인 초점)은 불안감 보다는 죄의식과 우울증을 유발할 가능성이 높다(Smith, Haynes, Lazarus & Pope, 1993; Lewis and Daltroy, 1990). 질병에 대한 대처의 경우, 당사자 개인의 평가와 당사자와 가까운 사람들의 평가 일치 여부가 인과성에 대한 개인의 초점보다 더 중요할 수 있다(Manne & Taylor, 1993; Lewis & Daltroy, 1990). 이와 달리, 어쩌면 질병의 원인에 대한 평가에 있어서 가장 중요한 측면은 과연 평가를 한다는 것이 가능한지 여부일 수도 있다(Lowery, Jacobsen & DuCette, 1993).

2차 평가

2차 평가는 개인의 대처 자원과 대안을 사정하는 것이다(Cohen, 1984). 1차 평가가 주로 스트레스 상황의 특성에 초점을 맞추는 것과는 대조적으로 2차 평가는 스트레스 상황에 대해서 무엇을 어떻게 할 것인가를 주로 다룬다. 2차 평가의 대표적인 예로는 상황을 변화시킬 수 있는 능력에 대한 인식(예: 위협에 대한 통제 인식)과 개인이 가진 대처 자원의 효과성에 대한 기대(예: 대처 자기효능감)를 꼽을 수 있다.

질병에 대한 통제 인식과 정서 조절 간의 양(+)의 관련성은 암(Marks, Richardson, Graham & Levine, 1986), 심장질환(Taylor, Helgeson, Reed & Skokan, 1991), HIV/AIDS (Taylor & others, 1992) 등을 포함한 다양한 질병들에서 관찰된 바 있다. 질병에 대한 통제 인식은 개인이 권장 건강행동을 수용할 가능성을 높임으로써 신체적 안녕을 증진시킬 수 있다(Thompson & Spacapan, 1991). 예를 들면 건강 결과에 대한 통제 인식은 안전한 성행위 행동과 양의 관련성을 갖는다(Taylor & others, 1992). 그러나 변화가 불가능한 상황에서는 높은 수준의 통제 인식이 오히려 디스트레스와 역기능을 초래할 수 있다(Lowery, Jacobsen & DuCette, 1993; Affleck, Tenmen, Pfeiffer & Fifield, 1987; Thompson, Sobolew-Shubin, Galbraith, Schwankousky & Cruzen, 1993). 따라서 개인의 통제력에 대한 신념은 그러한 신념과 현실이 부합하는 범위 내에서만 적절할 수 있다(Brownell, 1991).

통제를 위해 필요한 행동을 실행할 수 있는 능력에 대한 신념들(자기효능감)이 다양한 건강행동을 이행하는데 있어서 핵심적인 역할을 하는 것으로 알려져 있다(Strecher, Devellis, Becker & Rosenstock, 1986). 예를 들면 자기효능감 신념은 금연 시도의 성공(Strecher, Devellis, Becker & Rosenstock, 1986)과 운동 및 식이요법의 유지(Ewart, Taylor, Reese & Debusk, 1984; Jeffrel & others, 1984)를 예측한다. 사회인지이론의 핵심적 개념구성체인 자기효능감(Bandura, 1989; see Chapter 8)은 일반적인 성격 특성이 아니라, 주어진 특정 행동에 대해서 구체적인 것이다. 예를 들면 오랜 시간을 앉아서 보내는 금연자는 금연에 대한 자기효능감은 높으나 정기적인 운동에 대한 자기효능감은 낮을 수 있다.

대처 노력

상호반응모델에 따르면 1차 평가와 2차 평가의 정서적 및 기능적 효과는 실제 대처전략에 의해서 중개된다고 한다(Lazarus & Folkman, 1984; Lazarus, 1991a). 상호반응모델의 원래 내용은 대처 효과를 문제관리(problem management)와 정서조절(emotional regulation)이라는 두 가지 차원에서 개념화한다. 문제 중심적 대처라고 불리기도 하는 문제관리 전략은 스트레스 상황을 변화시키는데 주안점을 둔다. 문제 중심적 대처의 예로는 적극적 대처, 문제해결 및 정보추구를 꼽을 수 있다. 이와 대조적으로 정서 중심적 대처 효과는 스트레스 상황에 관한 개인의 생각과 느낌을 변화시키는데 주안점을 둔다. 이러한 전략에는 사회적 지지, 감정해소, 회피 및 부정(denial) 등이 있다. 상호반응모델에 따르면 문제 중심적 대처 전략들은 스트레서가 가변적일 때 가장 적합한 반면, 정서 중심적 대처 전략들은 스트레서가 고정적일 때 또는 모든 문제해결 대처 전략들을 시도해 본 다음에 시도해 볼 수 있는 전략으로 적합할 것이라 예상된다.

대처에 관한 경험적 연구들은 개인이 스트레서와 어느 정도나 관여 혹은 비관여하고자 하는지에 초점을 맞춰왔다(Carver & others, 1993). 스트레서가 매우 위협적이고 통제하기 어렵다고 인식될 때, 개인은 대처 전략들을 사용하지 않을 가능성이 높다(Taylor & others, 1992). 비관여 전략의 예로는 거리두기, 인지적 회피, 행동적 회피, 관심 전환 및 부정 등을 들수 있다. 이러한 전략들 모두는 관심을 스트레서로부터 다른 곳으로 돌리는 전략이다. 이러한 관심 전환은 사람들로 하여금 스트레서에 대한 생각과 감정을 회피할 수 있게 해줌으로써 초기 디스트레서를 최소화할 수 있게 해준다(Suls & Fletcher, 1985). 그러나 궁극적으로 볼 때, 회피 또는 부정은 돌발적 생각으로 이어질 수도 있으며, 돌발적 생각은 시간이 지남에 따라 스트레스를 증가시키는 결과를 가져올 수 있다(Caver & other, 1993; Schwartz, Lerman, Miller, Daly & Masny, 1995). 이러한 이유에서 회피와 부정은 종종 바람직하지 않은 적응이라고 간주된다; 회피와 부정과 같은 전략의 유용성에 관한 연구 문헌들은 이러한 전략들과 관련해서 논쟁의 여지가 있음을 시사하고 있다.

이와 반대로, 만일 스트레서가 통제가능하다고 평가되거나 사람들이 자기효능감에 긍정적인 신념을 가지고 있다면 사람들은 대처 전략을 사용할 가능성이 높다(Aspinwall & Taylor, 1992). 대처 전략을 사용한다는 것은 적극적인 대처, 문제해결계획, 정보모색 및 사회적 지지 활용 등을 그 예로 꼽을 수 있다.

건강 위협에 대한 그 밖의 대처 반응들은 의미기반 대처를 사용하는데, 이 대처 전략은 긍정적인 감정을 도출해내는 전략이며(Folkman, 1997) 긍정적 재해석, 수용, 종교 및 영성 등이 이에 해당한다(Carver & others, 1993; Reed, Kemeny, Taylor, Wang & Visscher, 1994). 이러한 과정들은 스트레스 상황을 각자 개인에게 의미있는 방식으로 해석하는 것이다.

상호반응모델에서의 대처 전략과 범이론모델(변화단계모델이라고 알려진(Prochaska, DiClemente & Norcross, 1992; See Chapter Five))에서의 변화과정 간에는 매우 흥미로운 유사점이 존재한다. 예를 들면 자기재평가는 행동변화의 모든 단계를 끝마치고 준비단계로 나아가는 것을 촉진하는 변화과정이다. 이와 유사하게, 자극통제나 역조건화(또는 문제행동을 대안행동으로 대체하는 것)와 같은 변화과정은 문제 중심적 대처 전략이라고 볼 수 있다.

이론을 바탕으로 하는 많은 척도들이 대처 효과를 사정하기 위해서 개발되었다. 일반적으로 이들 척도들은 응답자에게 그들이 경험한 스트레스 상황을 기술할 것과 그러한 상황들에 대해서 어떻게 반응하고 평가할 것인지에 대한 답을 제공해줄 것을 요구한다. 가장 많이 사용되는 하위척도는 문제 중심적 대처와 정서 중심적 대처이다(Stone, Greenberg,

Kennedy-Moor & Newman, 1991). 대표적인 예로는 대처방법척도(Ways of Coping Inventory, WOC)(Folkman & Lazarus, 1980; Mishel & Sorenson, 1993), 다차원대처척도(Mutlidimensional Coping Inventory)(Endler & Pakker, 1990), 경험한 문제에 대한 대처 지향척도(Coping Orientations to Problems Experienced Scales, COPE)(Carver, Scheier & Weintraub, 1989)를 들을 수 있다. COPE 설문지는 가장 최근에 개발된 측정도구 가운데 하나로서 12가지 하위척도를 사용하여 적극적 대처, 경쟁행동억제, 계획, 절제, 사회적 지지, 긍정적 재구성, 종교, 수용, 부정, 비관여, 유머 사용 및 자기관심전환 같은 대처전략의 종류를 측정한다(Caver 7 other, 1993). 이와 더불어서 일상에서의 대처전략 사용을 측정하기 위한 척도들(Stone & Neale, 1984)도 있으며, 이러한 척도들은 대처 상호반응에 대한 보다 정교한 측정을 가능하게 해준다(Stone, Kennedy-Moore 7 Neale, 1995). 암 행동척도(Cancer Behaviors Inventory, CBI)(Merluzzi, Nairn, Hegde, Martinez-Sanchez & Dunn, 2001)는 암 대처와 관련된 자기효능감을 측정하는 새로운 척도이다. CBI는 활동유지 및 독립성, 의학적 정보 모색 및 이해, 스트레스 관리, 치료 부작용에 대한 대처, 암 수용 또는 긍정적인 태도, 정서조절 및 지지모색이라는 8가지 하위척도들로 이루어져 있다. 이 척도는 2차 평가를 사정할 수 있는 보다 정확한 도구를 제공해준다.

상호반응모델은 대처전략, 질병적응 및 건강행동에 관한 많은 연구논문들의 이론적 근거로 활용되었다. 일반적으로 이러한 연구들은 적극적 대처 전략들이 줄 수 있는 정신적 도움에 대한 경험적 증거를 제시해 준다(예: Fawzy & others, 1990; Carver & others, 1993; Taylor & others, 1992). 보다 최근의 연구들은 회피대처(예: 타인 회피, 감정 은폐, 질병에 대한 생각 거부) 사용과 높은 정신적 스트레스 간의 관련성이 중요하다는 점을 다시 한 번 강조하고 있다(Trask & others, 2001). 회피대처는 정신적 안정에 대한 악영향을 미칠 뿐만 아니라, AIDS 감염자들 사이에서의 혈관투입용 마약 사용과 같은 부정적인 건강행동을 증가시킬 수 있다(Fleishman & Vogel, 1994).

이와는 대조적으로, 보다 '건강한' 또는 적응적 대처 전략들이 가져다주는 혜택에 대한 경험적 증거들은 날이 갈수록 더 많은 연구들을 통해서 제시되고 있다. 예를 들면 회피대처에서 낮은 점수를 기록한 유방암 환자들은 치료결정을 내리는데 더 적극적으로 참여하는 것으로 나타났다(Hack & Degner, 1999). 또한 자신의 감정을 적극적으로 표현하는 대처 전략이 유방암에 대한 정신적 및 신체적 적응을 예측할 수 있게 하는 것으로 나타났다(Stanton & others, 2000). 아울러 사회적 지지를 모색하는 것과 영성을 이용하는 대처 전략이 콘돔을 사용하지 않는 성행위와 같은 위험한 행동을 감소시킬 수 있다는 연구결과들이 제시된 바 있다(Folkman, Chesney, Pollack & Phillips, 1992). 영성을 이용한 대처와 난소암에 걸렸던 경험으로부터 긍정적인 의미를 도출할 수 있는 능력 간의 관계에 대해서도 많은 연구들이 이루어져 왔다(Wenzel & other, Forthcoming). 이러한 예들은 문제 중심적 노력 및 정서 중심적 노력과 같은 적극적 대처 노력이 신체적 및 정신적 건강에 미치는 긍정적인 영향에 관한 많은 문헌들을 대표하는 예들이다.

그러나 구체적인 대처 전략들이 어느 정도의 바람직한 또는 바람직하지 않은 결과를 낳게 될지는 단기적 결과와 장기적 결과 가운데 어느 것을 더 중요하게 생각하는가에 따라 달라진다(Cohen, 1984). 또한 대처 유연성(다양한 전략들을 사용할 수 있는 능력)이 건강증진에 있어서 그리고 특히 흡연자들의 금연하다가 다시 흡연자로 되돌아가는 것을 막는데 있어서 중요한 것으로 밝혀졌다(Bliss, Garvey & Henold, 1989). 아울러 대처 유연성을 향상시키는 인지행동적 개입이 금연과 같은 건강행동 유지에 도움이 된다(Brandon, Copeland & Saper, 1995).

대처 전략에 관한 대부분의 연구들은 특정 상황에 대한 대처를 일반적인 대처와 구분하여 평가한다(Stone & Porter, 1995). 그러나 뒤이어 논의하겠지만 특정 대처 전략이 어떤 건강 위협과 그에 따른 스트레스로 인해 나타나는 정신적 및 기능적 결과에 미치는 영향은 개인의 특성적 대처방식(dispositional coping style)과 개인을 둘러싼 환경 내의 지지에 대한 개인의 인식에 따라 달라진다.

대처 결과

대처 결과란 개인이 상황에 대한 평가(1차 평가)와 자원에 대한 평가(2차 평가)를 내린 다음, 대처 노력에 의해 영향을 받아 스트레서에 적응하는 것을 말한다. 문제 또는 스트레서는 시간이 지남에 따라 변하기 때문에 대처 결과는 상이한 시간대에서 발생할 수 있다. 대처 결과는 정신적 안녕, 기능적 상태(또는 건강상태, 질병의 진행 등등) 그리고 건강행동이라는 세 가지 범주로 구분되며, 이들은 서로 간에 영향을 주고 받을 수 있다. 예를 들어서 내분비기능과 암 간에 임상적으로 의미 있는 연관성이 존재하는 것으로 밝혀졌다. 최근의 연구들은 코르티솔 하루변이 기능의 상실과 유방암 생존기간의 감소와 관련이 있다는 것을 입증하였다(Stephton, Sapolsky, Kraemer & Spiegel, 2000). 또 어떤 연구들은 사회적 환경으로부터의 지지에 대한 유방암 환자의 사정과 아침 코르티솔 수치가 낮은 현상이 관련이 있다는 것을 제시한다(Turner-Cobb, Stephton, Koopman, Blake- Mortimer & Spiegel, 2000). 유방암의 경우, 코르티솔과 사회적 지지 간의 이러한 연관성은 유방암 환자들을 위한 집단적 지지가 평균 코르티솔 수치를 떨어뜨린다는 것을 보여준 임상 실험연구들을 통해서 확인되었다(Creuss & others, 2000). 이러한 최근의 연구들은 스트레스에 대한 반응이 내분비, 면역 및 신경체계와 같은 신체 과정을 통해서 건강상태에 영향을 미친다는 전제를 뒷받침하는 결과를 제시해주고 있다(Kiecolt-Glaser & Glaser, 1995; Scheier & Bridges, 1995). 그러나 질병의 진행과 정신적 요인들 간의 관계를 해석할 때는 주의를 기울여야 할 필요가 있다. 트로스[Tross]와 동료들(1996)은 심리적 예측요인들이 질병으로부터 자유로울 수 있는 기간과 15년 이상의 생존 기간에 미치는 영향을 연구하였다. 무작위 임상실험 방법을 이용한 이 연구는 스트레스의 수준이 질병의 결과에 대해서 설명력이 거의 없다는 것을 보여주었다.

치료를 모색하고, 전문가들과 의견을 교환하고, 의료적 처방에 순응하는 등의 건강행동은 신체적 한계(기능적 상태)와 정서적 반응(걱정, 우울, 부정)에 의해서 영향을 받는다. 이와 유사하게, 바람직한 건강행동은 걱정을 감소시키고 긍정적인 효과를 증진시키는, 긍정적인 평가와 같은 의미 중심적 과정에 의해서 영향을 받는다.

이론적 확장

성향적 대처 방식

대처 노력과 달리 대처 방식(coping style)은 성향(dispositional), 즉 개인이 가진 고정적인 특성이라고 여겨진다. 대처 노력과 대처 방식 간의 또 한 가지 중요한 차이는 전자가 구체적인 상황에 관한 것인데 비해, 후자는 일반적이라는 것이다(Lazarus, 1993). 대처 노력은 1차 평가와 2차 평가의 함수이며, 그러한 과정들은 스트레서에 대한 개인의 반응에 영향을 준다. 따라서 대처 노력은 스트레스와 평가가 정서적 및 기능적 결과에 미치는 영향을 중개하는 요인이라고 볼 수 있다. 달리 표현하자면 대처 노력이란 스트레스와 평가의 영향이 전해지는 기제라고 할 수 있다(Baron & Kenny, 1986). 이와 대조적으로 대처 방식이란 평가와 대처 노력을 이끌어가는 지속적인 성향이다(Lazarus, 1993). 개인들 간의 대처 방식에 있어서의 차이는 스트레스가 대처 과정과 결과에 미치는 영향을 조절하는 조절요인(moderator)이라고 볼 수 있다(Baron & Kenny, 1986). 즉, 어떤 스트레스 사건이나 특정 대처 행동이 적응에 미치는 구체적인 영향은 개인의 대처 방식에 따라 어느 정도 달라지며, 그렇기 때문에 수정적 상호작용(modifying interaction)이 발생한다. 또한 대처 방식은 스트레스 사건의 정신적 및 신체적 결과에 직접적인 영향을 미칠 수 있다.

성향적 대처 방식을 개념화하기 위한 초기 연구들은 스트레스를 유발하는 생애 사건들을 경험하면서도 상대적으로 건강한 상태를 유지하는 사람들의 특성에 초점을 맞추었다. 힌클Hinkle(1974)은 관찰을 통해서 그런 사람들은 정신적으로 격리되어 있으며 다른 사람들과 좀처럼 어울리지 못하는 경향이 있다는 것을 발견하였다. 이와 정반대로 안토노브스키Antonovsky(1979)와 코바사Kobasa(1979)는 내적 스트레서와 환경적 스트레서에 건강하게 적응하는 사람들은 강력한 저항 자원을 가지고 있으며, 자신의 삶을 의미 있게 생각한다고 주장하였다. 안토노브스키(1979)는 '응집감(a sense of coherence)' 이라는 개념을 소개했는데, 이는 이 세상이 예측 가능하며 모든 것이 합리적으로 기대할 수 있는 것만큼 잘 될 것이라는 강한 확신을 말한다. 그는 더 나아가서 응집감은 스트레서에 잘 적응한 사람들에게서 뿐만 아니라 집단이나 문화에서도 찾아 볼 수 있다고 주장했다. 코바사Kobasa는 '꿋꿋함(hardiness)' 이라고 불리는 일련의 특성들을 제시했는데, 자신에 대한 헌신과 강한 의무 부여, 삶에 대한 활력있는 태도, 통제력 등이 이에 속한다(Kobasa, 1979; Kobasa, Maddi & Kahn, 1982). 코바사의 연구는 '긍정' 심리학의 주된 관심사인 목적과 성향적 낙관주의(dispositional optimism)에 관한 최근 연구들의 모태가 되는 선구적 연구라고 할 수 있다.

긍정. 심리학은 사람들이 어떻게 희망, 지혜, 미래지향성, 용기, 영성, 스트레스 상황 견뎌내기 등과 같은 특성을 개발하고 유지하는가에 주안점을 둔다(Seligman & Csikszemt-mihalyi, 2000). 많은 연구들이 삶에 있어서의 목적의식과 삶의 만족, 긍정적인 기분상태 그리고 행복 간에 양의 관련성이 존재한다는 것을 제시하였다(Ryff, 1989; Ryff & Keyes, 1995; Ryff, Lee, Essex & Schmutte, 1994). 이 연구 또한 삶의 목적과 우울이 음의 관련성을 갖는다는 것을 제시하고 있다. 루이스Lewis(1989)는 말기 암 환자집단의 삶의 목적이 환자들의 낮은 자기보고 불안감 수준과 관련이 있다는 것을 발견하였다. 한 마디로 말해서 이러한 연구들은 강한 삶의 목적을 가진 사람들이 보다 나은 정서적 안녕감을 경험한다는 것을 말해준다.

낙관주의. 아마도 가장 널리 연구된 대처 방식은 성향적 낙관주의(즉, 결과에 대해서 부정적(염세주의) 기대가 아니라 긍정적인(낙관주의) 일반화된 기대를 갖는 성향)이라고 할 수 있다. 긍정적 기대감은 시간의 흐름이나 상황의 변화에 대해서 상대적으로 안정적인 것으로 알려져 있다(Scherier & Carver, 1992). 낙관주의가 심리적 적응에 직접적으로 미치는 긍정적 영향은 암환자들을 대상으로 한 연구(Carver & other, 1993; Epping- Jordan & others, 1999), 심장병 환자를 대상으로 한 연구(Scheir & others, 1989) 그리고 HIV 양성 반응 남성들을 대상으로 한 연구들을 통해서 밝혀져 왔다(Taylor & others, 1992). 또한 낙관적인 사람들은 생애 스트레스 상황에서 신체적 증상을 덜 경험하고(Scheir & others, 1989) 심근경색으로부터 회복되는 속도 또한 빠른 것으로 알려져 있다(Scheier & others, 1989).

낙관주의가 대처 반응과 질병 적응에 미치는 영향에 관한 연구들은 상호반응모델과 밀접한 관계가 있다. 예를 들면 카버[Carver]와 동료들(1993)은 일년 간의 사후관찰 연구를 통해 낙관주의와 대처 전략이 초기 유방암 환자들의 심리적 안녕감에 미치는 영향을 연구한 결과, 특성적 낙관주의가 모든 시점에서 환자의 심리적 적응을 예측한다는 것을 발견하였다. 아울러 이러한 낙관주의의 긍정적 효과는 적극적 대처, 계획, 문제해결 및 수용과 같은 대처 전략의 사용에 의해서 조정되는 것으로 나타났다. 또한 낙관주의는 그들의 연구에서 디스트레스를 유발하는 대처 전략 가운데 하나였던 회피와 음의 상관을 갖는 것으로 나타났다. AIDS 위험에 노출된 남성 동성애자들의 경우, 낙관주의는 AIDS 위험의 정도가 낮다고 보는 인식(1차 평가), AIDS에 대해서 높은 통제력이 가지고 있다는 인식(2차 평가), 적극적인 대처 전략, 낮은 디스트레스 및 AIDS 위험에 노출된 남성들의 위험감소 행동과 관련이 있는 것으로 나타났다(Taylor & others, 1992). 따라서 성향적 낙관주의는 상호반응모델의 모든 핵심적 과정에 대해서 영향을 미치는 것으로 나타났다. 이러한 영향들은 다시 낙관주의자와 염세주의자들이 어떻게 건강 위협과 질병에 반응하는지에 영향을 준다.

정보추구. 낙관주의와 더불어서, 주의집중과 관련된 두 가지 대처 방식인 모니터링(monitoring)(또는 정보추구)과 둔감화(blunting)(또는 정보회피)의 영향에 대해서도 상당한 연구가 이루어져 왔다(Miller, 1987). 많은 연구들이 모니터링 하는 사람이 너무 주의를 기울이는 성향을 가진 경우, 건강 위협에 대한 위험 인식이 고조되거나 지나친 걱정을 하게 될 수 있음을 지적하고 있다(phipps & Zinn, 1986; Wardle & other, 1993). 예를 들면 난소암 위험이 높은 여성들에 대한 한 연구는 모니터링이 질병에 대한 위험 인식의 고조, 돌발적 사고 및 디스트레스와 관련이 있다는 것을 보여 주었다(Schwartz, Lerman, Miller, Daly & Masny). 동일한 연구에서, 평가 변수 가운데 하나인 위험 인식이 심리적 디스트레스에 모니터링이 미치는 영향을 중개하는 것으로 나타났다.

모니터링이 스트레스 사건의 신체적 결과에 미치는 영향 또한 많은 연구들을 통해 제시되었다. 예를 들면 화학요법치료를 받고 있는 암환자들의 경우, 모니터링이 메스꺼움 및 구토증과 관련이 있다는 것이 밝혀졌다(Lerman & others, 1990). 모니터링 하는 사람들이 둔감화로 대처하는 사람들에 비해 더 많은 신체적 디스트레스와 정서격앙(arousal)을 경험하는 것으로 보고된 바 있다(Miller & Mangan, 1983). 유방암 고위험 여성을 위한 두 가지 상이한 상담방식을 비교하기 위해 실시한 한 무작위 실험연구에서 모니터링이 두 가지 상담방식 모두에서 디스트레스를 증가시키는 것으로 나타났다(Lerman & others, 1996b). 그러나 스트레서가 단기적이고 모니터링 하는 사람이 만족할 만큼의 정보(예: 스트레스를 유발하는 의료적 치료과정에 대해서 준비할 수 있는)를 얻게 될 경우, 적극적 대처는 증가하고 정서적 및 신체적 디스트레스는 최소화된다고 한다(Miller & Mangan, 1983).

앞서 소개한 연구들이 모니터링 둔감화에 비해 덜 적응적인 대응 방식으로 보고 있기는 하지만 반드시 그렇지 않은 경우도 존재한다. 예를 들면, 앞서 암에 대한 취약성 유전자 검사 연구의 예에서 제시되었던 것처럼, 모니터링 하는 사람은 상당한 의료적 혜택을 가져다줄 수 있는 건강 관련 정보를 찾고자 하는 성향을 가지고 있다(Lerman, Daly, Masny & Balshem, 1994). 또한 모니터링 하는 사람들은 건강 위협에 대해서 항상 관심을 가지고 있기 때문에 둔감해진 사람들보다 권장 건강 행동을 잘 따르는 경향이 있다(Steptoe & O' Sullivan, 1986).

최근의 한 연구는 정보가 어떻게 구조화되는가에 따라 환자들이(각자의 성향에 따라) 얻을 수 있는 이득이 달라진다는 것을 보여주었다. 정기적 자궁형성장애 검진 이용을 높이기 위한 한 연구에서 환자들에게 손해 구조(비용 강조), 긍정적 구조(이득 강조) 또는 중립적 구조(강조하는 것 없음) 가운데 한 가지 구조로 짜여진 권고사항을 제공하였다. 그 결과, 정보가 손해 구조를 가진 정보가 전달될 때 위험이 고조되었고 그렇기 때문에 모니터링 하는 사람들이 가장 힘들어 하는 것으로 나타났다. 이와 반대로, 둔감해진 사람들은 정보가 손해 구조로 전달되었을 때 더 편해했다(Miller & others, 1990). 성향적 대처 방식과 메시지 구조 간의 상호작용은 효과에 영향을 미칠 뿐만 아니라 건강행위의 동기가 될 수도 있다.

사회적 지지

사회적 지지에 대한 개념적 정의는 매우 다양하다(Heaney & Israel, 1997). 어떤 정의들은 양적 및 직접적으로 관찰할 수 있는 차원(예: 친구의 수)에 초점을 맞추는 반면, 어떤 정의들은 직접적인 관찰이 어려운 상호연계감이나 지지 관계망의 적절성에 대한 주관적 평가와 같은 질적 측면에 초점을 맞추고 있다. 사회적 지지에 대한 개념화와 척도의 형태는 연구자에 따라 다를 수 있으나, 사회적 지지가 정신적 및 신체적 안녕감에 미치는 이로운 영향과 관련해서는 매우 분명한 경험적 증거들이 존재한다(Heitzmanm & Kaplan, 1998; Heaney & Israel, 1997).

사회적 지지가 안녕감에 미치는 영향은 직접적인 영향과 '스트레스 완충' 효과로 나누어 볼 수 있다(Cohen & Wills, 1985). 스트레스 완충 가정(hypothesis)에서는 스트레서의 강도가 높아지거나 오래 지속될 때 사회적 지지가 적응과 신체적 안녕감에 매우 강한 긍정적 영향을 미칠 것이라고 가정한다. 완충모델을 뒷받침하는 경험적 증거들은 사회적 지지의 가용성 인식을 측정하는 연구들에서 찾아볼 수 있다(Cohen & Hoberman, 1983; Littlefield, Rodin, Murray & Craven, 1990). 사회적 지지의 직접적인 효과는 주로 사회적 지지 관계망의 수준을 측정하는 연구들에서 관찰된다(9장 참조).

사회적 지지는 상호반응모델에 제시된 핵심적 과정들에 영향을 줌으로써 사람들이 중요한 스트레스 사건이나 질병에 심리적으로 어떻게 적응하는지에 영향을 미친다. 예를 들어서 이야기를 나눌 친구가 얼마나 있는지는 개인적 위험에 대한 사람들의 인식이나 질병의 심각성에 영향을 줄 수 있다(1차 평가). 이러한 상호작용은 상황에 대처하는 능력과 힘든 감정을 다스리는 능력에 대한 개인의 신념을 북돋아 줄 수 있다(2차 평가)(Cohen & McKay, 1984). 사회적 지지는 또한 아래쪽으로의 비교(downward comparison)(자신을 자신 보다 못한 처지에 있는 사람과 비교하는 것) 제로서의 역할을 담당한다(Cohen & WILL, 1985). 이러한 비교는 자존감과 자기효능감을 향상시키는 결과를 가져오며, 이는 다시 회피 보다는 적극적 대처 전략을 택할 가능성을 높일 수 있다(Holahan & Moos, 1986). 또한 지지적 환경은 사람들에게 대안적 대처 방법을 모색할 수 있는 기회를 제공하고, 부정적인 정서적 반응을 최소화시킴으로써 사람들을 스트레스로부터 보호한다(Holahan & Moos, 1986; Pennebaker & O' Heeron, 1984).

사회적 지지는 또한 건강 결과에 영향을 미친다(Reifman, 1995). 심혈관 질환을 앓고 있는 남성들에 관한 한 연구에서 사회적 지지의 양적 차원과 질적 차원 모두가 의학적 변수들을 통제한 상황에서도 환자들의 생존을 예측하는 것으로 나타났다(Wiliams & others, 1992). 비록 사회적 지지와 암 결과에 관한 연구들이 일관되지 않는 연구결과를 제시하고 있기는 하지만(Refman, 1995), 어떤 개입 연구들은 상당히 고무적인 결과를 제시해주고 있다. 만일 대처 전략들이 암이라는 진단결과에 대한 적응을 촉진한다면 심리사회적 요인들은 정서적 스트레스를 조절하고 결과를 향상시키는데 있어서 매우 중요한 요인이 된다. 암환자를 위한 지지집단 개입이 정서적 적응을 향상시키고 생존에 영향을 준다는 결과가 두 편의 중요한 연구를 통해 보고된 바 있다(Fawzy & others, 1993; Spiegel, Bloom, Kraemer & Gottheil, 1989). 사회적 지지를 신체적 안녕감에 도움이 되게 하는 한 가지 기제는 권장 건강 행동 이행과 같은 적극적 대처 행동을 증가시키는 것이다(Heitzmann & Kaplan, 1983). 또한 부정적인 감정을 표출할 수 있게 장려하는 방법을 통해서 사회적 지지가 직접적인 생리학적 또는 면역학적 이득을 가져다 줄 수도 있다(Pennebaker, 1990). 지지-표현적 집단치료(supportive-expressive group therapy) 접근방법(Spiegel, Bloom, Kraemer & Gottheil, 1989)은 환자들로 하여금 질병과 관련된 스트레스를 직면하고 해결하도록 돕는데 있어서 지지 제공의 중요성을 강조하며, 그러한 긍정적인 결과들을 거둘 수 있다고 여겨진다. 이 접근방법은 또한 전이 유방암 환자들의 스트레스를 감소시키는 것으로 최근에 밝혀졌다(Classen & others, 2001).

스트레스 관리 개입

최근 스트레스를 관리하고 대처를 증진시키며, 스트레서가 신체적 및 정신적 건강에 미치는 부정적인 영향을 감소시키기 위한 다양한 기술들이 개발되어 왔다. 바이오피드백, 이완훈련, 시각적 심상(visual imagery) 등과 같은 기술들은 정서적 이완을 위한 대처 노력으로서 상호반응모델의 본래 내용과 일맥상통하는 기술들이다. 이러한 노력들은 대처 노력의 결과로 다시 이어진다(Lazarus & Folkman, 1984).

바이오피드백과 이완 전략은 스트레서에 대한 생물학적 반응과 생리학적 반응 간의 상호작용에 초점을 둔다(Crichlej, Melmed, Featherstone, Mathias & Dolan, 2001; Kaplan, Sallis & Patterson, 1993). 바이오피드백 체계는 스트레서에 대한 부적응적 반응을 자각하고 통제하는데, 그리고 일상적 상황에 대한 반응에서 나타나는 스트레스와 긴장을 감소시키는데 주안점을 둔다. 이 기술은 근육통과 소아두통을 비롯한 여러 가지 신체적 질환과 관련된 증상들을 감소시키는데 유용한 것으로 밝혀졌다(Buckelew & others, 1998; Kroener-Herwig, Mohn & Pothmann, 1998).

이완 기술의 사용은 사람들이 스트레스의 영향을 중화하는 반응인 대항-도피에 대해서 다양한 대안적 반응들을 가지고 있다는 것을 전제로 한다. 이완 반응의 기본적인 요소들로는 지속적인 정신 자극, 수동적 태도, 근육 긴장 감소 및 조용한 환경 등을 꼽을 수 있는데, 이러한 요소들은 점진적 이완 훈련, 최면, 요가 등을 통해서 습득할 수 있다. 유도심상(방어숙주가 종양세포를 파괴하는 것을 상상하는)과 병행된 긴장완화가 삶의 질과 화학치료요법 반응에 미치는 영향에 관한 연구들이 긴장완화와 유도심상(guided imagery)의 조합이 삶의 질과 기분을 향상시키며 심상과 임상적 반응 간에 관련이 있다는 것을 보여주었다(Benson, 1984; Walker & others, 1999; Richardson & others, 1997; Burish & Jenkins, 1992).

스트레스 대처 향상을 위한 인지-행동적 접근방법들은 대개 다섯 가지 핵심적인 대처양상을 바탕으로 하고 있다: 정보추구, 직접적으로 행동하기, 행동하지 않기, 심리내적 과정 및 타인에게서 지지 구하기(Cohen & Lazarus, 1970). 이러한 접근방법들은 상호반응모델로부터 유래된 방법들로서, 개인들로 하여금 스트레스 상황에 대한 자신의 1차 평가를 평가하고, 1차 평가를 정확하게(왜곡되게 하는 것이 아니라) 내리게 하고, 자신이 가진 대처 자원을 평가하고 필요하다면 향상하도록 가르친다(Kaplan, Sallis & Patterson, 1993). 인지-행동적 스트레스 관리 개입이 개인적 성장에 미치는 영향에 관한 한 연구에 따르면 긍정적인 영향이 발견되었으며, 그러한 영향이 개입 후 3개월까지 유지되었다(Antoni & others, 1999). 또한 특정 인지-행동적 접근방법은 간접적인 지지 개입에 비해서 불안, 암 적응 및 대처 전략 사용에 있어서 더 큰 단기적 변화를 가져오는 것으로 밝혀졌다(Moorey, Greer, Bliss & Law, 1998).

특정 건강행동 연구 분야에의 응용사례

아래 제시된 두 가지 사례는 대처와 적응 향상을 위한 인지-행동적 개입 전략의 예이다. 이 두 가지 사례는 유방암 환자의 가족과 암 유전 검사의 결과가 양성인 사람들과 관련이 있는 사례이다.

응용사례: 유방암 환자의 친척을 위한 문제해결 훈련

직계 가족 가운데 유방암을 가진 사람이 있는 여성은 유방암에 걸릴 가능성이 그렇지 않은 여성에 비해 2배에서 4배까지 높다(Claus, Risch & thompson, 1990). 그럼에도 불구하고 많은 연구들에 따르면 유방암 고위험 여성들 중에 상당 수가 유방 엑스선 검사를 받지 않는다고 한다(Vogel & others, 1990). 또한 유방암 고위험 여성들 가운데 상당수가 심리적 적응에 문제를 경험하고 있다(Kash, Holland, Halper & Miller, 1992; Lermn & Schwartz, 1993). 불안과 스트레스는 고위험군 여성들이 유방 엑스선 검사를 권장 사항대로 따르는데 방해요인으로 작용한다(Lerman & others, 1993). 유방암 진단을 받은 사람의 직계 가족들의 경우, 그들 자신의 유방암 위험과 사랑하는 사람들의 안녕에 대한 걱정이 그들의 심리적 적응과 순응에 영향을 미칠 수 있다.

처음으로 유방암 진단을 받은 환자들의 직계 가족들의 적응과 순응을 향상시키기 위한 인지-행동적 개입을 개발하고 평가하는데 스트레스와 대처의 상호반응모델이 이론적 기반으로 사용되었다(Schwartz & others, 1998). 개입에서는 적응적 평가를 촉진하고 직계 가족의 유방암 진단에서 비롯된 스트레스에 대한 효과적인 문제 중심적 및 정서 중심적 대처를 향상시키기 위해 문제해결 훈련(Problem-Solving Training, PST) 접근방법(D'Zurilla, 19-86; Haaga & Davison, 1991)이 사용되었다.

PST 개입은 건강교육 전문가 또는 간호사가 최근에 유방암 진단을 받은 환자의 친척들을 직접 방문하여 제공하였다. 이 접근방법은 다섯 가지 단계로 이루어졌다. 첫 번째 단계는 참여자가 상황을 어떻게 평가하고 있는지를 사정하는 것으로서 주로 그들의 특성, 통제 인식 및 대처 자원에 대한 인식에 주안점을 두고 사정이 이루어진다. 인과관계와 통제의 두 가지 속성에 주된 초점이 맞춰졌는데, 이 두 가지 속성이 적응의 핵심 결정요인이기 때문이다(Taylor, Lichtman & wood, 1998). 친척 가운데 한 사람이 유방암 진단을 받았다는 사실이 자신의 건강을 지킬 수 있는 기회가 될 수 있다는 것과 부정적 정서가 문제해결 행동의 계기가 될 수 있다는 것을 강조함으로써 적응적 평가가 이루어질 수 있게 했다. 또한 참여자들에게 스트레스와 대처 모델 및 문제해결 기법들을 개괄적으로 소개하였다. 아울러 구체적인 질문들을 제시했는데, 예를 들면 '나의 위험에 관한 불안감을 줄이려면 어떻게 해야 하는가?' 그리고 '여동생이 치료에 적응할 수 있게 도와주려면 무엇을 해야 하는가?' 와 같은 질문들이다. 이 단계에서의 핵심 과제는 현실적이고 실현 가능한 단기적 목표를 설정하는 것이다. 세 번째 단계는 문제에 대한 여러 가지 해결방안들을 개발하는 것이다. 이때, 초점은 문제 중심적 대처 전략과 정서 중심적 대처 전략 모두에 맞추어 진다. 다양한 전략들을 만들어 내게 하기 위해서 참여자들에게 브레인스토밍 접근방법을 가르쳤다. 네 번째 단계는 이러한 해결방안들의 가치를 참여자, 암 진단 사실로 인해 영향을 받게 된 친척, 필요로 되는 시간과 노력, 문제해결에 미치는 영향 등을 고려하여 파악하는 것이다. 결과에 대한 참여자들의 기대를 이끌어내기 위해서 표준화된 자극이 사용되었으며, 가장 좋은 대안을 찾기 위해서 비용-편익 전략이 활용되었다. 마지막으로, 참여자들에게 전화를 걸어 의식을 고양시키는 후속 조사를 진행하면서 특정 대처 전략들의 성공을 평가하였다.

PST 개입을 평가하기 위한 무작위 실험연구가 미국 전역의 6개 암센터에서 이루어졌다. 연구의 초점은 PST와 일반 건강상담(통제)이 다음과 같은 상호반응모델의 5가지 구성요소에 미치는 영향을 비교하는데 맞추어 졌다: (1) 위험 인식, 자신 및 친척에 대한 위협 인식 등을 포함한 1차 평가; (2) 상황 통제능력 인식, 부정적인 기분을 느끼게 하는 반응에 대한 관리능력 인식, 대처 자원 인식 등을 포함하는 2차 평가; (3) 적극적 대처, 회피 대처, 대처에 대한 정신적 수용 등을 포함하는 대처 행동; (4) 암에 관한 근심, 기분, 스트레스 영향, 근본적인 건강상태 등을 포함하는 삶의 질 결과; 그리고 (5) 유방 엑스선 검사 이용, 유방 임상검진 및 유방 자가검사 등을 포함한 고수행동(adherence behaviors).

PST 집단은 144명의 여성으로 이루어졌으며, 일반 건강상담(genereal health counseling, GHC) 집단은 197명의 여성으로 이루어졌다. 기초선 시점에서 이들 두 집단은 사회경제적 특성, 위험 및 심리적 디스트레스 변수들에 있어서 차이가 없었다. 두 집단 모두에서 실험에 참여한 여성들의 디스트레스는 3개월 사후 조사 시점에서 현저하게 감소한 것으로 나타났다. 그러나 PST 기법을 정기적으로 사용한 여성들이 PST를 정기적으로 사용하지 않는 여성이나 GHC를 사용한 여성에 비해 암 관련 디스트레스의 감소 정도가 훨씬 컸다(Schwartz & others, 1998). 또한 PST를 받은 여성들 가운데 암 관련 디스트레스 수준이 높았던 여성들이 유방 자가검사 권고를 따를 가능성이 암 관련 디스트레스 수준이 낮았던 여성들에 비해 두 배 이상 향상되었다(Andrain & others, 1999).

이러한 연구결과는, 문제를 효과적으로 해결할 수 있었던 사람들이 효과적이지 못했던 사람들에 비해서 자기효능감이 더 높았고, 역기능적 대처 노력은 더 적었으며, 불안감을 덜 경험했을 뿐만 아니라 신체적 건강은 더 나았다는 선행연구들의 연구결과와 유사한 결과이다(Heppner, Reeder & Larson, 1983). 또 다른 무작위 실험연구에서도 PST가 심리적 안녕감과 권장사항 고수에 긍정적인 영향을 미친 것으로 나타났다(D' Zurilla, 1986). 이 밖에도 여러 연구들이 문제해결기술 훈련이 포함된 개입이 환자들의 적응 및 자가 식이요법 고수를 향상시킨다는 것을 보여준 바 있다(Glanz & Lerman, 1992; Fawzy & other,

1990; Andersen, 1992).

응용사례: BRCA+ 변형인자 보유자의 삶의 질 향상을 위한 개입

유방암과 난소암 가운데 7~10%는 유전적 취약성 때문에 발생하는 것으로 추정된다(Claus, Schildkraut, Thompson & Risch, 1996). 고위험군에 속하는 여성들 가운데 대다수가 변형된 BRAC1 및 BRAC2 유전자를 가지고 있는 것으로 알려져 있다(Ford & others, 1998). 따라서 유전적으로 BRAC+ 변형인자를 물려받았는지 여부를 알아보기 위한 유전자 검사가 유방암 또는 난소암 가족력을 가진 여성들을 위한 임상 관리의 일부로서 빠르게 확산되고 있다. 이러한 유전자 검사 과정의 중요한 구성요소 가운데 하나는 유전 상담(genetic counseling)이다. 유전 상담은 유전자 검사를 받을지 여부에 대한 고지된 동의를 촉진하는 표준화된 사전검사(pretest) 교육 및 상담과 검사결과, 암 조기발견과 관련된 권고사항 및 유방암과 난소암 예방을 위한 방법 등에 관한 정보를 제공하기 위한 사후 상담으로 이루어진다(Biesecker & others, 1993). 유전 상담은 또한 유전자 검사를 받기에 앞서 검사와 관련해서 궁금한 사항들을 다루고, 검사 중인 사람들의 적응 및 대처 향상을 위한 토론 기회를 제공한다. 그러나 많은 경우, 여성들은 일반적인 유전 상담을 통해서 받을 수 있는 것 보다 더 많은 지지를 필요로 하기도 한다.

일반적인 유전 상담을 보완하고 의학적 결정과정, 정서적 반응 및 검사결과 발표 이후 BRCA+ 변형인자 보유자들이 경험할 수 있는 가족관련 문제들을 다루기 위한 목적에서 스트레스와 대처의 상호반응모델에 근거한 한 개입방법이 개발되었다. 그림 10-2에 제시된 바와 같이, 이 모델은 여러 가지 복합적인 문제들을 일차적 스트레서의 분해에 초점을 둔 1차 평가에서 시작하여 문제 중심적 또는 정서 중심적 대처 노력으로의 이동에 주안점을 두는 2차 평가로 이어지는 연속적인 과정 속에서 다루고 있다. 이러한 과정을 거친 다음 스트레서를 해결 또는 미해결로 다시 한 번 평가한다. 이 때, 해결되지 않은 스트레서들에 대해서는 동일 세션 내에서 2차 평가를 통해 다른 접근방법들이 모색되거나 해결되어야 할 과제로서 후속 세션에 넘겨진다.

이 프로그램은 심리사회적 전화상담(PTC)이 유전자 검사에서 양성 BRCA+ 결과가 나온 여성들의 삶의 질에 미치는 영향을 알아보기 위한 무작위 통제실험을 통해 평가되었다(BRCA+ 검사 상담 모델 비교; Lerman C, PI). 참여자들은 워싱톤 D. C.와 캐나다 온타리오 주 토론토의 유전자 검사 연구 프로그램으로부터 모집하였다.

그림 10-2. BRCA+ 경험에 응용된 상호반응모델

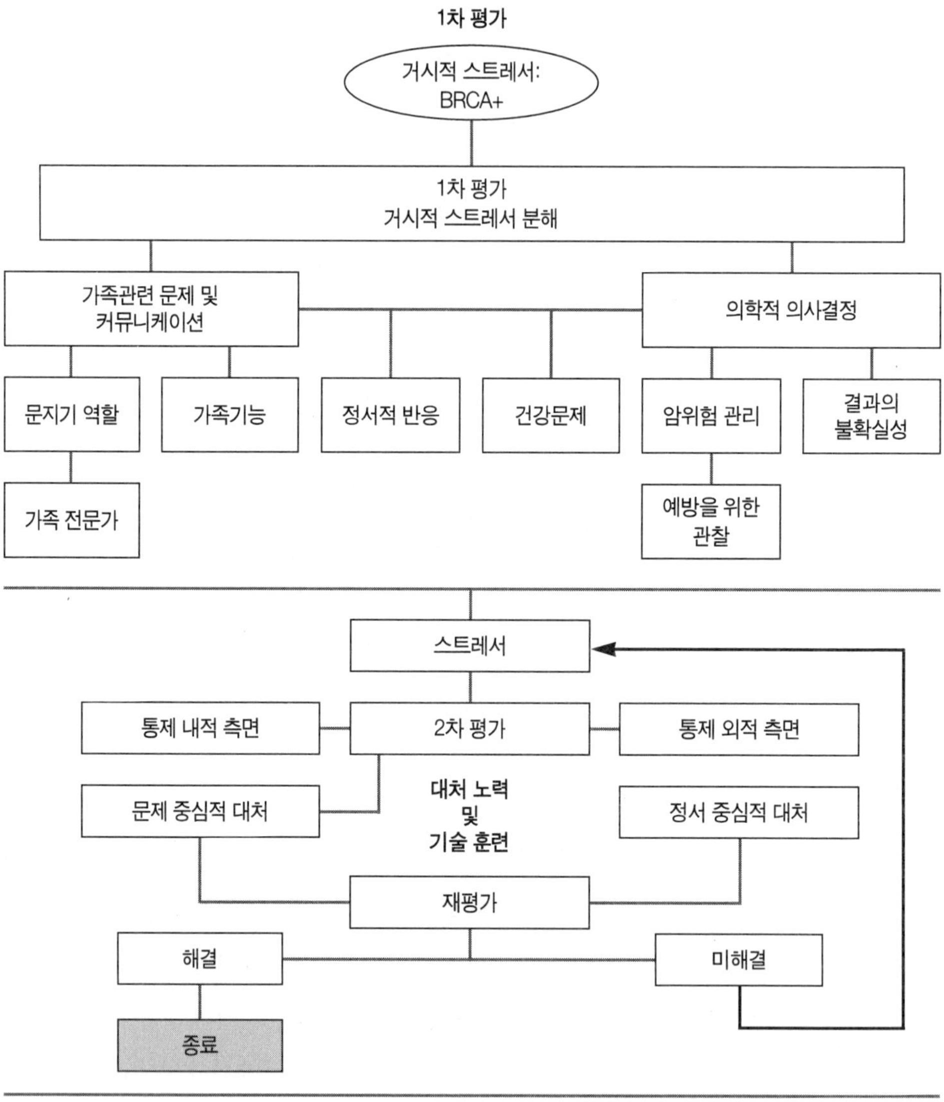

개입의 주된 초점은 여러 가지 방법을 통해서 참여자들로 하여금 자신의 위험에 대해서 정확하게 이해할 수 있게 하는 것에 맞춰졌다(1차 평가). 예를 들어 검사 결과에 의해서 전혀 영향을 받지 않은 변형인자 보유 여성이 자신의 위험을 과소평가한다면 그 여성은 대처 노력을 기울이거나 권장되는 검진을 받으려는 동기부여가 잘 되어 있지 않을 것이다. 반대로 만일 그 여성이 자신의 위험을 과대평가한다면 디스트레스가 증가할 것이며 권고 사항을 고수하려는 의지는 감소할 것이다. 이 두 가지 예 모두는 이러한 상황에서 그 여성이 내린 평가는 그 여성의 암 위험 관리와 예방적 관찰에 영향을 미친다는 것을 시사한다(그림 10-2 참조). 개입의 두 번째 초점은 자신이 암에 걸리고 암으로 인해 죽을 수 있는 위험을 감소시킬 수 있는 능력과 디스트레스를 다룰 수 있는 능력에 대한 변형인자 보유 여성의 평가에 맞추어 졌다(2차 평가). 자신의 위험이나 그와 관련된 자신의 감정을 해결할 수 있을 만한 준비가 되어 있지 않다고 느끼는 변형인자 보유 여성은 가족들과 이야기하거나 암 검진 및 예방과 관련된 결정을 내릴 때 디스트레스와 어려움을 경험하게 될 가능성이 높다. 이러한 문제를 해결하기 위해서 PTC는 참여자 자신의 결정과 행동에 대한 확신을 향상시키고 문제 중심적 혹은 정서 중심적 대처 기술 훈련을 통해서 디스트레스를 관리할 수 있는 능력을 높이는데 주력하였다. 그런 다음, PTC 개입 과정을 통해서 배우게 된 대처 노력을 장기적 디스트레스를 최소화하고 의학적 결정 및 가족 문제와 관련된 만족감을 최대화하기 위해 강화하였다.

상호반응모델을 개입의 이론적 기반으로 이용함으로써 한편으로는 클라이언트 개개인이 가진 독특한 욕구, 자원 및 상황들을 충족시키면 다른 한편으로는 모든 클라이언트들에 대해서 일관된 과정을 향상시키는 것이 가능했다. 개입은 매주 한 번씩 5주 동안 진행된 전화 상담과 전화 상담을 보충하기 위해 우송된 인쇄물(CARE Kit)로 이루어졌다. 개입을 위해서 대처 효과 훈련 프로그램(Chesney, Folkman & Chambers, 1996)으로부터 여러 가지 대처 전략들을 선택하여 연구 참여자들의 욕구와 자원에 맞게 수정하였다. 개입에서는 1차 평가를 위한, 스트레서 파악하기; 2차 평가를 위한, 스트레서의 변화 가능한 측면과 변화 불가능한 측면 파악하기; 문제해결, 커뮤니케이션, 의사결정, 사회적 지지 향상, 건강한 또는 적응적인 대처 기술 향상을 위한 사고 변화(thought changing) 등의 대처 전략이 사용되었다. 매 상담세션마다 한 가지 대처 전략이 관련된 주제에 대해서 적용되었다. 각각의 세션에서 사용된 대처 전략은 현실적인 활용방안과 실천방안을 제시하였다. 매 세션마다 해당 세션에서 사용된 전략의 성공을 평가하기 위해서 세션 이전과 이후에 참여자로 하여금 스트레서와 자신감을 평가하게 했다. 매 세션마다 스트레서를 파악하고, 스트레서를 분해하고, 적절한 대처 전략을 적용하는 과정이 진행되었다. 이러한 상담 과정은 모든 세션에서 동일하게 진행되었다. 이러한 과정은 상담가로 하여금 참여자의 욕구에 대해서 민감하게 반응함과 동시에 개입 연구를 위해 필수적인 상담의 일관성과 구조를 유지할 수 있게 해주었다.

이 연구는 현재 진행되고 있는 연구이며, 따라서 최종적인 연구결과는 아직 나오지 않은 상태이다. 현재로서는 유전자 검사 스트레서와 관련된 중요한 사항들과 그러한 스트레서와 관련된 대처에 관해서 몇 가지 것들에 대해서 언급할 수 있다. 이 연구의 일부로서, 유전자 검사 참여자들에게서 부정적인 심리적 결과가 나타나는지 알아봄과 동시에 여성들 가운데 특히 더 취약한 하위집단이 존재하는지를 알아보기 위해서 자료를 수집하고 있는 중이다. 아울러 이 연구에서는 참여자의 심리적 근심을 얼마나 잘 다루는지를 기준으로 다양한 유전 상담 방법들에 대한 평가가 이루어지고 있다. 그러나 양성 판정을 받은 여성들에게서 이제까지 경험적으로 그리고 일화적으로(anecdotally) 발견된 상황별 심리사회적 및 임상적 걱정거리들을 사정하기 위한 척도가 존재하지 않는다(Dorval & others, 2000). 따라서 고위험 암 진료세팅에서 사용하기에 적합한 간단한 설문지를 개발하였다(Cella & others, forthcoming). 암위험다차원영향사정척도(Mulitidimensional Impact of Cancer Risk Assessment, MICRA)라고 불리는 이 새로운 설문지는 검사 경험에 대한 긍정적 및 부정적 반응뿐만 아니라 개인적 취약성 및 가족 취약성에 관한 근심을 파악할 수 있는 척도이다. MICRA는 일반 디스트레서 설문지에 비해 양성 판정을 받은 여성과 음성 판정을 받은 여성을 구별해내는 능력이 더 뛰어난 것으로 나타났다(모든 비교에서 $p< .01$). 이제까지의 연구결과들은 유전자 검사 디스트레스가 인지적 평가 및 대처 노력과 관련이 있다는 것을 보여주고 있다(Hughes, 2001). 이 PTC 실험연구의 연구결과는 상호반응모델에 근거한 사정 및 개입과정이 고위험 유방암 집단에게서 시간이 지나면서 발생할 수 있는 특정 스트레서에 대한 적응적 대처를 향상시킬 수 있는지 여부를 이해하는데 도움이 될 것이다.

결론

이 장에서 살펴본 이론과 연구들은 스트레스와 대처의 복잡성과 스트레스와 대처가 심리적 안녕, 건강행동 및 건강에 어떤 영향을 미치는지를 잘 보여준다. 이 장에서 살펴본 내용들은 우리에게 스트레스와 대처 과정의 결과가 상황적 요인, 상황에 대한 개인적 평가 그리고 대처 전략 간의 상호작용에 의해서 결정된다는 것을 시사해준다. 이러한 요인들 간의 어떤 관계 유형도 대처 과정의 긍정적 결과와 일관된 관련성을 보이지는 않는다. 오히려 스트레스와 대처 과정의 결과는 맥락(예: 스트레서에 대한 통제력), 시점(예: 단기적 적응 대 장기적 적응) 그리고 개인적 특성(예: 정보처리 유형과 의미기반 대처 과정)에 따라 달라진다고 봐야 할 것이다.

물론 특정 대처 과정의 적응가능성이나 개입의 효과성을 일반화하는 것이 결코 쉬운 일이 아니지만 이제까지 이 분야와 관련해서 이루어진 폭넓은 연구들은 우리에게 건강증진 실천과 건강교육에 관한 많은 함의를 제공해주고 있다. 첫째, 건강 위협에 대한 개인의 정서적 반응과 건강행동 반응은 개인의 주관적 해석에 의해 영향을 받기 때문에 반드시 1차 평가(예: 재발 위험에 대한 인식 같은), 2차 평가(예: 권장 건강행동 수용에 있어서의 자기효능감) 및 구체적인 대처 전략(예: 문제 중심적 대처, 정서 중심적 대처 및 의미기반 대처)에 대한 사정이 이루어져야 한다. 이러한 사정을 통해서 우리는 생활방식 실천(lifestyle practice)을 촉진할 수도 있고 방해할 수도 있는 개인의 평가에 관한 유용한 정보를 얻을 수 있다. 그러한 정보는 동기부여 메시지와 대처 기술 훈련기법을 개발하여 표준화된 개입의 일부로 만드는데 유용하게 활용될 수 있다.

스트레스와 대처에 관한 연구가 주는 두 번째 함의는 성향적 대처 방식에 관한 것이다. 이 장에서 서술한 바와 같이, 어떤 대처 전략이 도움이 되는지는 해당 대처 전략과 스트레스 상황의 특성이 맞는지에 따라 그리고 해당 대처 전략이 정보, 통제 및 낙관주의 수준 대 염세주의 수준 등과 맞는지에 달려있다. 대처 방식에 대한 사정을 건강증진 및 심리교육적 개입의 일부로 포함시키는 것은 대처 전략을 개인의 욕구에 맞게 맞춤개발하는데 도움이 된다. 스트레스, 대처 및 건강행동에 관한 많은 연구들이 개인적 평가와 대처 행동에 맞게 맞춤개발된 개입이 대처 향상, 스트레스 감소 그리고 건강행동 및 신체적 안녕 증진에 있어서 가장 효과적이라는 것을 제시해주고 있다.

참고문헌

Affleck, G., Tennen, H., Pfeiffer, C., and Fifield, H. "Appraisals of Control and Predictability in Adapting to a Chronic Stress." *Journal of Personality and Social Psychology,* 1987, *53,* 273–279.

Andersen, B. L. "Psychological Interventions for Cancer Patients to Enhance the Quality of Life." *Journal of Consulting and Clinical Psychology,* 1992, *60,* 552–568.

Antoni, M. H., and others. "Cognitive-Behavioral Stress Management Intervention Decreases the Prevalence of Depression and Enhances Benefit Finding Among Women Under Treatment for Early-Stage Breast Cancer." *Health Psychology,* 1999, *20,* 20–32.

Antonovsky, A. *Health, Stress, and Coping.* San Francisco: Jossey-Bass, 1979. (reprinted 1991).

Antonovsky, A., and Kats, R. "The Life Crisis History as a Tool in Epidemiologic Research." *Journal of Health and Social Behavior,* 1967, *8,* 15–20.

Aspinwall, L. G., and Taylor, S. E. "Modeling Cognitive Adaptation: A Longitudinal Investigation of the Impact of Individual Differences and Coping on College Adjustment and Performance." *Journal of Personality and Social Psychology,* 1992, *63,* 989–1003.

Audrain, J., and others. "The Impact of a Brief Coping Skills Intervention on Adherence to Breast Self-Examination Among First-Degree Relatives of Newly Diagnosed Breast Cancer Patients." *Psycho-Oncology,* 1999, *8,* 220–229.

Baider, L., and others. " The Role of Psychological Variables in a Group of Melanoma Patients: An Israeli Sample." *Psychosomatics,* 1997, *38,* 45–53.

Bandura, A. "Human Agency in Social Cognitive Theory." *American Psychologist,* 1989, *44,* 1175–1184.

Baron, R. M., and Kenny, D. A. "The Moderator-Mediator Variable Distinction in Social Psychological Research: Conceptual, Strategic, and Statistical Considerations." *Journal of Personality and Social Psychology,* 1986, *51*(6), 1173–1182.

Benson, H. "The Relaxation Response and Stress." In J. D. Matarazzo, S. M. Weiss, J. A. Herd, N. E. Miller, and S. M. Weiss (eds.), *Behavioral Health: A Handbook of Health Enhancement and Disease Prevention.* New York: Wiley, 1984.

Biesecker, B. B., and others. "Genetic Counseling for Families with Inherited Susceptibility to Breast and Ovarian Cancer." *Journal of the American Medical Association,* 1993, *269,* 1970–1974.

Bliss, R. E., Garvey, A. J., and Heinold, J. W. "The Influence of Situation and Coping on Relapse Crisis Outcomes After Smoking Cessation." *Journal of Consulting and Clinical Psychology,* 1989, *57,* 443–449.

Borysenko, J. "Stress, Coping, and the Immune System." In J. D. Matarazzo, S. M. Weiss, J. A. Herd, N. E. Miller, and S. M. Weiss (eds.), *Behavioral Health: A Handbook of Health Enhancement and Disease Prevention.* New York: Wiley, 1984.

Brandon, T. H., Copeland, A. L., and Saper, Z. L. "Programmed Therapeutic Messages as a Smoking Treatment Adjunct: Reducing the Impact of Negative Affect." *Health Psychology,* 1995, *14,* 41–47.

Brownell, K. D. "Personal Responsibility and Control over Our Bodies: When Expectation Exceeds Reality." *Health Psychology,* 1991, *10,* 303–310.

Buckelew, S. P., and others. "Biofeedback/Relaxation Training and Exercise Interventions for Fibromyalgia: A Prospective Trial." *Arthritis Care & Research,* 1998, *11,* 196–209.

Burish, T. G., and Jenkins, R. S. "Effectiveness of Biofeedback and Relaxation Training in Reducing the Side-Effects of Cancer Chemotherapy." *Health Psychology,* 1992, *11,* 17–23.

Cannon, W. B. *The Wisdom of the Body.* New York: Norton, 1932.

Carver, C. S., Scheier, M. F., and Weintraub, J. K. "Assessing Coping Strategies: A Theoretically Based Approach." *Journal of Personality and Social Psychology,* 1989, *56,* 267–283.

Carver, C. S., and others. "How Coping Mediates the Effect of Optimism on Distress: A Study of Women with Early Stage Breast Cancer." *Journal of Personality and Social Psychology,* 1993, *65*(2), 375–390.

Cella, D., and others. "A Brief Assessment of Concerns Associated with Genetic Testing for Cancer: The Multidimensional Impact of Cancer Risk Assessment (MICRA) Questionnaire." *Health Psychology,* forthcoming.

Chapman, S., Wong, W. L., and Smith, W. "Self-Exempting Beliefs About Smoking and Health: Differences Between Smokers and Ex-Smokers." *American Journal of Public Health,* 1993, *83,* 215–219.

Chesney, M. A., Folkman, S., and Chambers, D. "Coping Effectiveness Training for Men Living with HIV: Preliminary Findings." *International Journal of Studies on AIDS,* 1996, *7,* 75–82.

Classen C., and others. "Supportive-Expressive Group Therapy and Distress in Patients with Metastatic Breast Cancer: A Randomized Clinical Intervention Trial." *Archives of General Psychiatry,* 2001, *58*(5), 494–501.

Claus, E. B., Risch, N. J., and Thompson, W. D. "Age at Onset as an Indicator of Familial Risk of Breast Cancer." *American Journal of Epidemiology,* 1990, *131*(6), 961–972.

Claus, E. B., Schildkraut, J. M., Thompson, W. D., and Risch, N. J. " The Genetic Attributable Risk of Breast and Ovarian Cancer." *Cancer,* 1996, *77,* 2318–2324.

Cohen, F. "Coping." In J. D. Matarazzo, S. M. Weiss, J. A. Herd, N. E. Miller, and S. M. Weiss (eds.), *Behavioral Health: A Handbook of Health Enhancement and Disease Prevention.* New York: Wiley, 1984.

Cohen, F., and Lazarus, R. S. "Coping with the Stress of Illness." In G. C. Stone, F. Cohen, and N. E. Adler (eds.), *Health Psychology.* San Francisco: Jossey-Bass, 1979.

Cohen, S., and Hoberman, H. M. "Positive Events and Social Supports as Buffers of Life Change Stress." *Journal of Applied Social Psychology,* 1983, *13*(2), 99–125.

Cohen, S., and McKay, G. "Social Support, Stress and the Buffering Hypothesis: A Theoretical Analysis." In A. Baum, J. E. Singer, and S. E. Taylor (eds.), *Handbook of Psychology and Health* (Vol. 4). Mahwah, N.J.: Erlbaum, 1984.

Cohen, S., and Wills, T. A. "Stress, Social Support, and the Buffering Hypothesis." *Psychological Bulletin,* 1985, *98*(2), 310–357.

Creuss, D. G., and others. "Cognitive Behavioral Stress Management Reduces Serum Cortisol by Enhancing Benefit Finding Among Women Being Treated for Early Stage Breast Cancer." *Psychosomatic Medicine,* 2000, *62,* 304–308.

Critchley, H. D., Melmed, R. N., Featherstone, E., Mathias, C. J., and Dolan, R. J. "Brain Activity During Biofeedback Relaxation: A Functional Neuroimaging Investigation." *Brain,* 2001, *124*(5), 1003–1012.

Croyle, R. T. "Appraisal of Health Threats: Cognition, Motivation, and Social Comparison." *Cognitive Therapy and Research,* 1992, *16*(2), 165–182.

Croyle, R. T., and Sandman, G. N. "Denial and Confirmatory Search: Paradoxical Consequences of Medical Diagnosis." *Journal of Applied Social Psychology,* 1988, *18,* 473–490.

Ditto, P. H., and Croyle, R. T. "Understanding the Impact of Risk Factor Test Results: Insights from a Basic Research Program." In R. T. Croyle (ed.), *Psychosocial Effects of Screening for Disease Prevention and Detection.* New York: Oxford University Press, 1995.

Dohrenwend, B. S., and Dohrenwend, B. P. *Stressful Life Events and Their Contexts.* New York: Prodist, 1981.

Dorval, M., and others. "Anticipated Versus Actual Emotional Reactions to Disclosure of Results of Genetic Tests for Cancer Susceptibility: Findings from p53 and BRCA1 Testing Programs." *Journal of Clinical Oncology,* 2000, *18*(10), 2135–2142.

Dunkel-Schetter, C., Feinstein, L., Taylor, S., and Falke, R. "Patterns of Coping with Cancer." *Health Psychology,* 1992, *11*(2), 79–87.

D'Zurilla, T. J. *Problem-Solving Therapy: A Social Competence Approach to Clinical Intervention.* New York: Springer, 1986.

Endler, N., and Parker, J. "Multidimensional Assessment of Coping: A Critical Evaluation." *Journal of Personality and Social Psychology,* 1990, *58,* 844–854.

Epping-Jordan, J. E., and others. "Psychological Adjustment in Breast Cancer: Processes of Emotional Distress." *Health Psychology,* 1999, *18*(4), 315–326.

Ewart, C. K., Taylor, C. B., Reese, L. B., and Debusk, R. F. "Effects of Early Postmyocardial Infarcation Exercise Testing on Self-Perception and Subsequent Physical Activity." *American Journal of Cardiology,* 1984, *41,* 1076–1080.

Fawzy, F. I., and others. "A Structured Psychiatric Intervention of Cancer Patients: 1. Changes over Time in Methods of Coping and Affective Disturbance." *Archives of General Psychiatry,* 1990, *47,* 720–725.

Fawzy, F. I., and others. "Malignant Melanoma: Effects of an Early Structured Psychiatric Intervention, Coping, and Affective State on Recurrence and Survival 6 Years Later." *Archives of General Psychiatry,* 1993, *50,* 681–689.

Fleishman J. A., and Vogel, B. "Coping and Depressive Symptoms Among People with AIDS." *Health Psychology,* 1994, *13*(2), 156–169.

Folkman, S. "Positive Psychological States and Coping with Severe Stress." *Social Science and Medicine,* 1997, *45,* 1207–1221.

Folkman, S., Chesney, M. A., Pollack, L., and Phillips, C. "Stress, Coping, and High-Risk Sexual Behavior." *Health Psychology,* 1992, *11,* 218–222.

Folkman, S., and Lazarus, R. S. "An Analysis of Coping in a Middle-Aged Community Sample." *Journal of Health and Social Behavior,* 1980, *21,* 219–239.

Folkman, S., Lazarus, R. S., Dunkel-Schetter, C., Delongis, A., and Gruen, R. "Dynamics of a Stressful Encounter: Cognitive Appraisal, Coping, and Encounter Outcomes." *Journal of Personality and Social Psychology,* 1986, *50,* 992–1003.

Folkman, S., and Moskowitz, J. "Positive Affect and the Other Side of Coping." *American Psychologist,* 2000, *55,* 647–654.

Ford, D., and others. "Genetic Heterogeneity and Penetrance Analysis of the BRCA1 and BRCA2 Genes in Breast Cancer Families. *American Journal of Human Genetics,* 1998, *62,* 676–689.

French, J.R.P., and Kahn, R. L. "A Programmatic Approach to Studying the Industrial Environment and Mental Health." *Journal of Social Issues,* 1962, *18,* 1–47.

Glanz, K., and Lerman, C. "Psychosocial Impact of Breast Cancer: A Critical Review." *Annals of Behavioral Medicine,* 1992, *14,* 204–212.

Haaga, D. A., and Davison, G. C. "Cognitive Changes Methods." In F. H. Kanfer and A. P. Goldstein (eds.), *Helping People Change.* New York: Pergamon Press, 1991.

Hack, T. F., and Degner, L. F. "Coping with Breast Cancer: A Cluster Analytic Approach." *Breast Cancer Research and Treatment,* 1999, *54*(3), 185–194.

Heaney, C. A., and Israel, B. A. "Social Networks and Social Support." In K. Glanz, F. M. Lewis, and B. K. Rimer (eds.), *Health Behavior and Health Education: Theory, Research, and Practice.* (2nd ed.) San Francisco: Jossey-Bass, 1997.

Heitzmann, C. A., and Kaplan, R. M. "Assessment of Methods for Measuring Social Support." *Health Psychology,* 1988, *7,* 75–109.

Heppner, P. P., Reeder, B. L., and Larson, L. M. "Cognitive Variables Associated with Personal Problem-Solving Appraisal: Implications for Counseling." *Journal of Counseling and Psychology,* 1983, *30,* 537–545.

Hinkle, L. E. "The Effect of Exposure to Cultural Change, Social Change, and Changes in Interpersonal Relationships on Health." In B. S. Dohrenwend and B. P. Dohrenwend (eds.), *Stressful Life Events: Their Nature and Effects.* New York: Wiley, 1974.

Holahan, C. J., and Moos, R. H. "Personality, Coping, and Family Resources in Stress Resistance: A Longitudinal Analysis." *Journal of Personality and Social Psychology,* 1986, *51,* 389–395.

Holmes, T. H., and Rahe, R. H. "The Social Readjustment Rating Scale." *Journal of Psychosomatic Research,* 1967, *11,* 213–218.

House, J. S. "Occupational Stress and Coronary Heart Disease: A Review and Theoretical Integration." *Journal of Health and Social Behavior,* 1974, *15,* 12–27.

Hughes, C. "Cognitive Appraisal and Coping Efforts Following Genetic Testing for BRCA+ Mutations." Personal communication, 2001.

Jeffrey, R. W., and others. "Correlates of Weight Loss and Its Maintenance over Two Years of Follow-Up Among Middle-Aged Men." *Preventive Medicine,* 1984, *13,* 155–168.

Kaplan, R. M., Sallis, J. F., and Patterson, T. L. "Stress and Coping." In *Health and Human Behavior.* New York: McGraw-Hill, 1993.

Kash, K. M., Holland, J. C., Halper, M. S., and Miller, D. G. "Psychological Distress and Surveillance Behaviors of Women with a Family History of Breast Cancer." *Journal of the National Cancer Institute,* 1992, *84,* 24–30.

Kiecolt-Glaser, J. K., and Glaser, R. "Psychoneuroimmunology and Health Consequences: Data and Shared Mechanisms." *Psychosomatic Medicine,* 1995, *57,* 269–274.

Kobasa, S. C. "Stressful Life Events, Personality, and Health: An Inquiry into Hardiness." *Journal of Personality and Social Psychology,* 1979, *37,* 1–11.

Kobasa, S. C., Maddi, S. R., and Kahn, S. "Hardiness and Health: A Prospective Study." *Journal of Personality and Social Psychology,* 1982, *42,* 168–177.

Kroener-Herwig, B., Mohn, U., and Pothmann, R. "Comparison of Biofeedback and Relaxation in the Treatment of Pediatric Headache and the Influence of Parent Involvement on Outcome." *Applied Psychophysiology and Biofeedback,* 1998, *23*(3), 143–157.

Lazarus, R. S. *Psychological Stress and the Coping Process.* New York: McGraw-Hill, 1966.

Lazarus, R. S. *Emotion and Adaptation.* New York: Oxford University Press, 1991a.

Lazarus, R. S. "Progress on a Cognitive-Motivational-Relational Theory of Emotion." *American Psychologist,* 1991b, *46,* 819–834.

Lazarus, R. S. "Coping Theory and Research: Past, Present, and Future." *Psychosomatic Medicine,* 1993, *55,* 234–247.

Lazarus, R. S., and Cohen, J. B. "Environmental Stress." In I. Altman and J. F. Wohlwill (eds.), *Human Behavior and Environment.* (Vol. 2) New York: Plenum, 1977.

Lazarus, R. S., and Folkman, S. *Stress, Appraisal, and Coping.* New York: Springer, 1984.

Lerman, C., Daly, M., Masny, A., and Balshem, A. "Attitudes About Genetic Testing for Breast-Ovarian Cancer Susceptibility." *Journal of Clinical Oncology,* 1994, *12,* 843–850.

Lerman, C., and Schwartz, M. "Adherence and Psychological Adjustment Among Women at High Risk for Breast Cancer." *Breast Cancer Research and Treatment,* 1993, *28,* 145–155.

Lerman, C., and others. "Effects of Coping Style and Relaxation on Cancer Chemotherapy Side-Effects and Emotional Responses." *Cancer Nursing,* 1990, *13,* 308–315.

Lerman, C., and others. "Mammography Adherence and Psychological Distress Among Women at Risk for Breast Cancer." *Journal of the National Cancer Institute,* 1993, *85,* 1074–1080.

Lerman, C., and others. "A Randomized Trial of Breast Cancer Risk Counseling: Interacting Effects of Counseling, Educational Level and Coping Style." *Health Psychology,* 1996, *15,* 75–83.

Lewis, F. M. "Attribution of Control, Experienced Meaning, and Psychosocial Well-Being in Patients with Advanced Cancer." *Journal of Psychosocial Oncology,* 1989, *7,* 105–119.

Lewis, F. M., and Daltroy, L. "How Causal Explanations Influence Health Behavior: Attribution Theory." In K. Glanz, F. M. Lewis, and B. K. Rimer (eds.), *Health Behavior and Health Education: Theory, Research, and Practice.* San Francisco: Jossey-Bass, 1990.

Littlefield, C. H., Rodin, G. M., Murray, M. A., and Craven, J. L. "Influence of Functional Impairment and Social Support on Depressive Symptoms in Persons with Diabetes." *Health Psychology,* 1990, *9,* 737–749.

Lowery, B. J., Jacobsen, B. S., and DuCette, J. "Causal Attribution, Control, and Adjustment to Breast Cancer." *Journal of Psychosocial Oncology,* 1993, *10,* 37–53.

Manne, S., and Taylor, K. Support-Related Interactions Between Women with Cancer and Their Healthy Partners." Presented at the American Psychological Association, Toronto, Canada, 1993.

Marks, G., Richardson, J. L., Graham, J. W., and Levine, A. "Role of Health Locus on Control Beliefs and Expectations of Treatment Efficacy in Adjustment to Cancer." *Journal of Personality and Social Psychology,* 1986, *51,* 443–450.

Merluzzi, T., Nairn, C., Hegde, K., Martinez-Sanchez, M., and Dunn, L. "Self-Efficacy for Coping with Cancer: Revision of the Cancer Behavior Inventory (version 2.0)." *Psycho-Oncology,* 2001, *10*(3), 206–217.

Miller, S. M. "Monitoring and Blunting: Validation of a Questionnaire to Assess Styles of Information-Seeking Under Threat." *Journal of Personality and Social Psychology,*, 1987, *52,* 345–353.

Miller, S. M., and Mangan, C. E. "The Interacting Effects of Information and Coping Style in Adapting to Gynecological Stress: Should the Doctor Tell All?" *Journal of Personality and Social Psychology,* 1983, *45,* 223–236.

Miller, S. M., and others. "Monitoring Styles in Women at Risk for Cervical Cancer: Implications for the Framing of Health-Relevant Messages." *Annals of Behavioral Medicine,* 1999, *21,* 91–99.

Mishel, M., and Sorenson, D. "Revision of the Ways of Coping Checklist for a Clinical Population." *Western Journal of Nursing Research,* 1993, *15*(1), 59–74.

Moorey S., Greer, S., Bliss, J., and Law, M. "A Comparison of Adjuvant Psychological Therapy and Supportive Counselling in Patients with Cancer." *Psycho-Oncology,* 1998, *7*(3), 218–228.

Moskowitz, J. T., Folkman, S., Collette, L., and Vittinghoff, E. "Coping and Mood During AIDS-Related Caregiving and Bereavement." *Annals of Behavioral Medicine,* 1996, *l8,* 49–57.

Pennebaker, J. W. *Opening Up: The Healing Power of Confiding in Others.* New York: William Morrow, 1990.

Pennebaker, J. W., and O'Heeron, R. C. "Confiding in Others and Illness Rate Among Spouses of Suicide and Accidental Death Victims." *Journal of Abnormal Psychology,* 1984, *93,* 473–476.

Phipps, S., and Zinn, A. B. "Psychological Response to Amniocentesis: II. Effects of Coping Style." *American Journal of Medical Genetics,* 1986, *25,* 143–148.

Prochaska, J. O., DiClemente, C., and Norcross, J. C. "In Search of How People Change." *American Psychologist,* 1992, *47,* 1102–1114.

Reed, G. M., Kemeny, M. E., Taylor, S. E., Wang, H-Y J., and Visscher, B. R. "Realistic Acceptance as a Predictor of Decreased Survival Time in Gay Men with AIDS." *Health Psychology,* 1994, *13,* 299–307.

Reifman, A. "Social Relationships, Recovery from Illness, and Survival: A Literature Review." *Annals of Behavioral Medicine,* 1995, *17,* 124–131.

Richardson, M. A., and others. "Coping, Life Attitudes, and Immune Responses to Imagery and Group Support After Breast Cancer Treatment." *Alternative Therapy in Health and Medicine,* 1997, *3,* 62–70.

Ryff, C. D. " Happiness Is Everything, or Is It? Explorations on the Meaning of Psychological Well-Being." *Journal of Personality and Social Psychology,* 1989, *57,* 1069–1081.

Ryff, C. D., and Keyes, C. L. " The Structure of Psychological Well-Being Revisited." *Journal of Personality and Social Psychology,* 1995, *69,* 719–727.

Ryff, C. D., Lee, Y. H., Essex, M. J., and Schmutte, P. S. "My Children and Me: Midlife Evaluations of Grown Children and Self." *Psychology and Aging,* 1994, *9,* 195–205.

Scheier, M. F., and Bridges, M. W. "Person Variables and Health: Personality and Predispositions and Acute Psychological States as Shared Determinants for Disease." *Psychosomatic Medicine,* 1995, *57,* 255–268.

Scheier, M. F., and Carver, C. S. "Optimism, Coping, and Health: Assessment and Implications of Generalized Outcome Expectancies." *Health Psychology,* 1985, *4,* 219–247.

Scheier, M. F., and Carver, C. S. "Effects of Optimism on Psychological and Physical Well-Being: Theoretical Overview and Empirical Update." *Cognitive Therapy and Research,* 1992, *16,* 201–228.

Scheier, M. F., and others. "Dispositional Optimism and Recovery from Coronary Artery Bypass Surgery: The Beneficial Effects on Physical and Psychological Well-Being." *Journal of Personality and Social Psychology,* 1989, *57,* 1024–1040.

Schwartz, M., Lerman, C., Miller, S., Daly, M., and Masny, A. "Coping Disposition, Perceived Risk, and Psychological Distress Among Women at Increased Risk for Ovarian Cancer." *Health Psychology,* 1995, *14,* 232–35.

Schwartz, M., and others. "The Impact of a Brief Problem-Solving Training Intervention for Relatives of Recently Diagnosed Breast Cancer Patients." *Annals of Behavioral Medicine,* 1998, *20,* 7–12.

Seligman, M., and Csikszentmihalyi, M. "Positive Psychology: An Introduction." *American Psychologist,* 2000, *55*(1), 5–14.

Selye, H. *The Stress of Life.* New York: McGraw-Hill, 1956.

Smith, C. A., and Lazarus, R. S. "Appraisal Components, Core Relational Themes, and the Emotions." *Cognition and Emotion,* 1993, *7,* 233–269.

Smith, C. A., Haynes, K. N., Lazarus, R. S., and Pope, L. K. "In Search of the 'Hot' Cognitions: Attributions, Appraisals, and Their Relation to Emotion." *Journal of Personality and Social Psychology,* 1993, *65,* 916–929.

Spiegel, D., Bloom, J., Kraemer, H., and Gottheil, E. "Effect of Psychosocial Treatment on Survival of Patients with Metastatic Breast Cancer." *Lancet,* 1989, *2*(8668), 888–891.

Stanton, A. L., and others. "Emotionally Expressive Coping Predicts Psychological and Physical Adjustment to Breast Cancer." *Journal of Consulting and Clinical Psychology,* 2000, *68*(5), 875–882.

Stephton, S. E., Sapolsky, R. M., Kraemer, H. C., and Spiegel, D. "Diurnal Cortisol Rhythm as a Predictor of Breast Cancer Survival." *Journal of the National Cancer Institute,* 2000, *92,* 994–1000.

Steptoe, A., and O'Sullivan, J. "Monitoring and Blunting Coping Styles in Women Prior to Surgery." *British Journal of Clinical Psychology,* 1986, *24,* 143–144.

Stone, A., Greenberg, M., Kennedy-Moore, E., and Newman, M. "Self Report, Situation-Specific Coping Questionnaires: What Are They Measuring?" *Journal of Personality and Social Psychology,* 1991, *61,* 648–658.

Stone, A., Kennedy-Moore, E., and Neale, J. "Coping with Daily Problems." *Health Psychology,* 1995, *14,* 341–349.

Stone, A., and Neale, J. "A New Measure of Daily Coping: Development and Preliminary Results." *Journal of Personality and Social Psychology,* 1984, *46,* 892–906.

Stone, A. A., and Porter, L. S. "Psychological Coping: Its Importance for Treating Medical Problems." *Mind/Body Medicine,* 1995, *1,* 46–54.

Strecher, V. J., DeVellis, B. M., Becker, M. H., and Rosenstock, I. M. "The Role of Self-Efficacy in Achieving Health Behavior Change." *Health Education Quarterly,* 1986, *13,* 73–91.

Suls, J., and Fletcher, B. "The Relative Efficacy of Avoidant and Nonavoidant Coping Strategies: A Meta-Analysis." *Health Psychology,* 1985, *4,* 249–288.

Taylor, S. E., Helgeson, V. S., Reed, G. M., and Skokan, L. A. "Self-Generated Feelings of Control and Adjustment to Physical Illness." *Journal of Social Issues,* 1991, *47,* 91–109.

Taylor, S. E., Lichtman, R. R., and Wood, J. V. "Attributions, Beliefs About Control and Adjustment to Breast Cancer." *Journal of Personality and Social Psychology,* 1984, *46,* 489–502.

Taylor, S. E., and others. "Optimism, Coping, Psychological Distress, and High-Risk Sexual Behavior Among Men at Risk for Acquired Immunodeficiency Syndrome (AIDS)." *Journal of Personality and Social Psychology,* 1992, *63,* 460–473.

Thompson, S. C., Sobolew-Shubin, A., Galbraith, M. E., Schwankousky, L., and Cruzen, D. "Maintaining Perceptions of Control: Finding Perceived Control in Low-Control Circumstances." *Journal of Personality and Social Psychology,* 1993, *64,* 293–304.

Thompson, S. C., and Spacapan, S. "Perceptions of Control in Vulnerable Populations." *Journal of Social Issues,* 1991, *47*(4), 1–21.

Timko, C., and Janoff-Bulman, R. "Attributions, Vulnerability, and Psychological Adjustment: The Case of Breast Cancer." *Health Psychology,* 1985, *4*(6), 521–544.

Trask, P. C., and others. "Psychosocial Characteristics of Individuals with Non-Stage IV Melanoma." *Journal of Clinical Oncology,* 2001, *19*(11), 2844–2850.

Tross, S., and others. "Psychological Symptoms and Disease-Free and Overall Survival in Women with Stage II Breast Cancer: Cancer and Leukemia Group B." *Journal of the National Cancer Institute,* 1996, *88*(10), 629–631.

Turner-Cobb, J. M., Stephton, S., Koopman, C., Blake-Mortimer, J., and Spiegel, D. "Social Support and Salivary Cortisol in Women with Metastatic Breast Cancer." *Psychosomatic Medicine,* 2000, *62,* 337–345.

Vogel, V. G., and others. "Mammographic Screening of Women with Increased Risk of Breast Cancer." *Cancer,* 1990, *66,* 1613–1620.

Walker, L. G., and others. "Psychological, Clinical and Pathological Effects of Relaxation Training and Guided Imagery During Primary Chemotherapy." *British Journal of Cancer,* 1999, *80,* 262–268.

Wardle, F. J., and others. "Psychological Impact of Screening for Familial Ovarian Cancer." *Journal of the National Cancer Institute,* 1993, *85,* 653–657.

Weinstein, N. D. "Optimistic Biases About Personal Risks." *Science,* 1989, *246,* 1232–1233.

Wenzel, L. B., and others. "Ovarian Cancer Survivorship: Resilience, Reflection, and Residual Stress." *Psycho-Oncology,* forthcoming.

Williams, R. B., and others. "Prognostic Importance of Social and Economic Resources Among Medically Treated Patients with Angiographically Documented Coronary Artery Disease." *Journal of the American Medical Association,* 1992, *267,* 520–524.

11 건강행동에서의 사회적 영향과 개인간 의사소통

HEALTH
BEHAVIOR
and
HEALTH
EDUCATION

사회적 영향력(social influence)이란 여러 가지 종류의 관계를 정의하는 용어(Reis, Collins, & Berscheid, 2000)이며, 건강행동을 변화시키기 위해 사용하는 기본적인 과정이다. 사회적 영향력은 보통 개인 간의 의사소통을 통해서 행사된다. 건강행동의 변화에 초점을 맞춘 영향력과 의사소통은 공식적인 관계와 비공식적인 관계 모두를 통해서 발생할 수 있는데, '공식적 관계' 란 의사와 환자 또는 건강교육자와 클라이언트 간의 관계를 말하며 '비공식적 관계' 란 배우자, 친구, 또는 부모와 자녀 간의 관계를 말한다.

공식적 및 비공식적 관계에서의 영향력과 의사소통에 관한 연구들은 대부분 목표 지향적인 특성을 갖는 연구들이다. 씨알디니[Cialdini]와 트로스트[Trost](1999)는 대부분의 경우, 영향을 미치려는 시도는 자아개념 관리, 효과적으로 행동하기, 관계형성 및 유지라는 세 가지 목적 가운데 적어도 한 가지 것을 위해서라고 주장하였다. 이러한 세 가지 목적 모두가 사람들이 서로에게 영향을 미치는 이유가 될 수 있지만, 이번 장에서는 두 번째와 세 번째 목적에만 초점을 맞추기로 하겠다: 영향력과 의사소통이 어떻게 건강행동에 영향을 미치는가?

영향력과 의사소통에 관한 대부분의 이론과 모델들이 양자관계(dyads) 또는 두 사람 간의 관계를 연구와 실천의 단위로 하고 있기 때문에 이 장에서 다루게 될 대부분의 개념과 예들 또한 양자관계에 관한 것들이 될 것이다. 영향력과 의사소통에 관한 모델들은 일반적으로 영향을 받는 영향의 표적, 영향을 미치는 영향의 주체 그리고 이들이 각자의 행동과 결과에 미치는 상호적 영향을 고려한다. 이러한 모델들이 양자관계를 기본으로 하고 있기는 하지만 세 사람 이상의 관계(예: 환자와 이야기를 나누는 의사와 간호사라든지 자녀들과 이야기를 나누는 부모)를 이해하는 데에도 이러한 모델들을 사용할 수 있다.

영향력과 의사소통이 건강행동과 어떤 관련이 있는지를 보다 정확하게 이해하는 것은 건강전문가와 건강교육자들에게 있어서 매우 중요하다. 첫째, 영향력과 의사소통에 대한 보다 나은 이해는 건강행동 변화 개입의 효과를 증진시킬 수 있다(van Ryn & Heaney, 1997). 둘째, 건강관리 전문가들과의 관계에서 환자들의 역량을 강화하는데 도움이 되는 개입, 프로그램 및 환경을 만드는데 영향력과 의사소통에 관한 핵심 개념과 모델들을 사용할 수 있다(McGee & Cegala, 1998; Roter & Hall, 1992). 셋째, 영향력과 의사소통에 대한 이해는 파트너-지원 개입(partner-assisted intervention), 즉 가족이나 친구 가운데 한 사람 또는 그 이상이 건강행동을 변화시키는데 있어서 지렛대와 같은 역할을 하는 개입을 더 효과적으로 만드는데 기초가 된다. 마지막으로, 영향력과 의사소통을 사회적 지지나 사회적 관계망과 같은, 그 밖의 개인들 간의 개념들과 구별하는 것은 건강행동 연구와 실천에 있어서의 개념적 명료성을 향상시키는 결과를 가져온다(Heller & Rook, 1997; Lewis, Rook & Schwarzer, 1994; 사회적 지지에 관한 보다 자세한 논의는 9장 참조).

이 장에서 우리는 상호의존이론을 공식적 및 비공식적 상호작용에서의 영향력과 의사소통을 고찰하기 위한 이론적 기초로 소개할 것이다. 아울러 건강관련 행동에서의 사회적 영향력과 개인 간 의사소통을 이해하고 설명하기 위해 사용되어 온 개념적 모델들 또한 소개할 것이다. 이들 모델들은 상호의존이론과 동일한 기반을 공유하고 있으며, 상호의존이론보다 더 확장된 초점을 가지고 있다. 그 다음으로는 개인 간 영향력 및 의사소통 전략의 구체적인 예로서 영향력과 의사소통을 이용한 두 가지 개입을 소개할 것이다. 이 가운데 하나는 섭식 유형을 향상시키기 위해 동기부여적 면접을 이용한 예이고, 다른 하나는 청소년의 흡연과 음주에 관한 가족 의사소통에 관한 예이다. 이 장에서 소개하고 분석하게 될 영향력과 의사소통에 관한 개념들은 표 11-1에 요약되어 있다.

이 장에 제시되는 경험적 증거들은 영향력과 의사소통이 상호신뢰, 존경, 공동의 권한 및 의사결정을 특징으로 하는 관계 속에서 건강행동을 변화시키는데 가장 효과적이라는 대전제를 뒷받침 한다. 물론, 사회적 지지는 영향의 초점이 되는 행동이나 주체들 간의 관계 그리고 영향의 주체가 가진 의도가 무엇인가에 따라서 건강을 증진시킬 수도 있고 손상시킬 수도 있지만(House, Umberson, & Landis, 1988), 이 장에서는 영향력과 의사소통이 양자관계 속에서 어떻게 건강증진 행동을 향상시키는지에만 초점을 맞추기로 하겠다.

표 11-1. 사회적 영향 및 개인 간 의사소통의 핵심 개념

개념	정의	응용
상호성 규범	다른 사람으로부터 보상과 혜택을 받으면 반드시 갚아야 한다는 규범	주고받을 수 있는 기회를, 특히 역할이나 상호작용이 명확하지 않을 때 제공함
상호의존성	상호작용하는 파트너들이 서로의 동기, 선호, 행동 및 건강결과에 행사할 수 있는 영향	파트너를 프로그램에 참여시키고 파트너에게 또는 상호적 영향에 대해서 개방되어 있는 행동변화의 결정요인을 표적화함
관계 상호 의존성	사람들을 더 가깝게 혹은 더 멀게 만드는 평등이나 갈등과 같은 구조적 관계 특성	파트너를 더 가깝게 만드는 의사소통 방식을 정함; 대개의 경우, 이를 위해서는 지식 기반 접근방법 이상의 것이 필요함
결과 일치성	사람 간의 의사소통 결과가 일치하는 정도	파트너 간에 일치하지 않는 가치, 신념 또는 행동을 파악하고 표적화함
권력의 기반	의사소통 시 사람들을 영향력있게 만드는 권력의 6가지 기반	문제와 대상집단에 따라 접근방법을 조합함; 준거 권력 기반을 강조함
상호성	환자와 제공자 같은 두 주체 모두가 높은 통제력을 갖는 의사소통 유형	환자에게 의료적 상황에 관한 교육을 제공함으로써 환자들로 하여금 공동으로 의사결정을 내리는데 필요한 기술을 갖게 함으로써 공동의 의사결정에 대해서 편안하게 느낄 수 있게 함
동기부여적 면접	교육 및 행동변화를 위한 클라이언트 중심적 접근방법	공감적 또는 반영적 듣기와 직접적인 질문하기를 통해 클라이언트로 하여금 스스로 설정한 행동변화 목표를 향해 나아갈 수 있게 함
권위적 양육 유형	발단단계에 맞고 반응적이며, 지지적인 의사소통 유형	부모에게 공감적 또는 반영적 듣기를 가르치고 자녀의 행동과 관련된 규칙과 기준을 설정할 수 있게 교육함
순응획득	행동에 영향을 미치기 위한 의사소통 방법 및 전략	긍정적이고, 직접적이며, 쌍방적인 의사소통 전략을 강조함
기술적 사회규범	대부분 사람들의 행동하는 방식을 나타내는 규범	효과적인 행동과 관련된 잘못된 인식을 지적하고 바로잡음
금지적 사회규범	주어진 상황 하에서 다른 사람들이 받아들이는 행동과 받아들이지 않는 행동이 무엇인지 나타내는 규범	적절한 행동 및 받아들여지거나 받아들여지지 않는 행동과 관련된 잘못된 인식을 지적하고 바로잡음

상호의존이론

상호의존이론(Interdependence Theory)은 양자관계 차원의 사회심리적이론으로서 상호작용하는 파트너들이 경험하는 결과를 고려한 상태에서 영향력과 의사소통이 어떻게 행동에 영향을 미치는지를 설명하는 이론이다(Kelley & Thibaut, 1978; Rebult Van Lange, 1996). 상호의존이론의 개념들이 건강교육과 건강행동 문헌에서 명시적으로 자주 인용되지는 않으나 여러 연구들의 연구결과에 상호의존이론의 개념들이 포함되어 있는 경우를 볼 수 있다. 상호작용하는 파트너들은 그들 자신의 생각, 정서 및 그들의 상호작용과 관련된 행동(즉, 상호작용에 관한 반응과 감정)이 반영된 결과들을 경험한다. 예를 들면 의사와 환자는 치료 성공이라는 공동의 결과를, 건강교육자와 클라이언트는 효과적으로 의사소통된 정보라는 공동의 결과를, 부부는 건강한 가정이라는 공동의 결과를 공유한다.

상호의존이론은 사회교환이론(Social Exchange Theory)으로부터 발달되어 나온 중범위이론이다(Kelley & Thibaut, 1978). 사회교환이론은 상호작용하는 파트너들이 서로 간에 주고 받는 비용과 보상에 초점을 두는 이론이다. 이 이론에 따르면 사람들은 대등한 보상을 가장 잘 제공할 수 있는 사람들과 상호작용을 지속하고자 하는 성향을 가지고 있다고 한다. 보상이란 개인이 상호작용으로부터 얻게 되는 어떤 것이다. 보상은 주관적인 것이며, 그 범위는 돈이나 정보 같은 구체적인 재화에서부터 만족이나 긍정적 관심과 같은 추상적인 상태에 이르기까지 매우 다양하다. 관계 속에서 보상을 주고 받을 때 가장 중요한 규칙은 상호성(reciprocity)이다(Goudner, 1960). 사람들 간의 관계 속에서 다른 사람으로부터 보상을 받기 위해서는 자신 또한 상대방에게 보상을 줄 수 있어야 한다. 따라서 공식적 및 비공식적 관계에서 건강행동 변화에 초점을 맞춘 영향력과 의사소통은 영향의 주체와 표적 간의 상호작용이 보상적일 때 가장 효과적일 수 있다.

상호성 규범(norm of reciprocity)은 다음과 같은 두 가지 상황 하에서는 일관되게 적용되기 어렵다: 의사와 환자 간의 관계와 같이 상호 보완적인 역할이 분명하게 정의된 공식적 관계 그리고 부부나 가족 간의 관계처럼 정서적으로 매우 친밀하고 장기간에 걸쳐 지속되는 비공식적 관계. 전자의 경우는 분명하게 정의된 상호작용 및 의무관계가 존재하기 때문에 상호성 규범을 적용할 수 없으며, 후자의 경우는 보상이 오랜 기간에 걸쳐 교환되기 때문에 상호성 규범을 적용하기 어렵다. 사람들 간의 관계가 친밀할 경우, 사람들은 자신과 가까운 다른 사람들을 자신의 정체성의 일부로 보기 시작하며 다른 사람에게 보상을 제공하는 것이 곧 자기 자신에게 보상을 제공하는 것이 되어버린다(Aron, Aron & Smollen, 1992).

그럼에도 불구하고 여러 가지 이유에서 상호성 규범은 이러한 두 가지 예와 같은 상황에서 조차도 건강행동과 관련된 영향력과 의사소통에 적용된다. 요즈음의 추세는 환자들로 하여금 자신을 돌보는 것과 관련해서 더 많은 통제와 책임성을 느끼게 하는 것이다. 오늘날의 역량강화와 건강교육 전략들은 클라이언트들이 자신들의 건강행동 변화와 관련된 의제 설정에 더 많이 참여해야 한다는 것을 강조한다(Emmoms & Rollnick, 2001). 또한 개입에서 가족이나 친구를 개입의 통로로 이용하는 경우, 사람들 간의 역할과 상호작용은 대부분 변하게 된다. 이러한 상황들 각각마다 관계 내에서의 상호작용, 역할 및 책임이 다르며 상호성 규범은 점점 더 중요해진다. 이러한 사실이 의미하는 바는 역할이 불분명할 때, 건강 서비스 제공자(상담가와 교육자를 포함한)들은 클라이언트의 욕구에 대해서 특히 민감해야 하며, 상호작용이 보상적이 되도록 세심한 주의를 기울어야 하며, 영향력과 의사소통을 이용하여 건강행동을 변화시키려는 개입에 상호성을 불어 넣기 위한 기회를 마련해야 한다는 것이다.

사회교환이론이 보상과 보상 결과의 교환을 강조하는데 비해 상호의존이론은 상호작용하는 파트너들이 경험할 수 있는 결과의 유형과 그러한 유형들이 파트너들의 관계에 의해서 영향을 받을 수 있는지에 주안점을 둔다. 상호의존이론의 핵심 개념으로는 상호의존성(inter-dependence), 관계 상호의존성(relationship interdependence) 및 결과 일치(correspondence of outcomes)를 꼽을 수 있다.

상호의존성은 사람들이 서로의 경험에 영향을 미치는 과정 또는 한 사람이 다른 삶의 동기, 선호, 행동 및 결과에 미치는 영향을 말한다(Rusbult & Van Lange, 1996)(그림 11-1 참조). 건강행동은 그림 11-1에 제시된 바와 같이 개인의 고유한 특성에 의해서 부분적으로 결정되며 신념, 가치, 파트너의 행동(그림에서 교차되는 두 선으로 표시된) 및 상호작용하는 두 사람의 상호적 혹은 공동의 영향(수직선으로 표시된)에 의해서 부분적으로 영향을 받는다. 양자관계에서 한 개인의 행동은 파트너 행동의 영향으로부터 결코 자유로울 수 없다. 건강관리와 관련된 상호작용의 경우, 양자관계는 한 개인과 그 개인의 가족(예: 배우자나 부모) 또는 환자와 건강전문가가 될 수 있다.

상호의존성 개념은 적어도 다음과 같은 두 가지 이유 때문에 건강행동에 있어서 중요하다. 먼저, 상호의존성은 보통 개인을 표적대상으로 하는 개입에 상호작용하는 파트너가 반드시 포함되어야 한다는 것을 의미한다. 이는 또한 건강행동의 어떤 부분이 상호작용하는 파트너와 관련이 있는지, 어떤 부분이 개인의 특성에서 기인한 것인지, 그리고 건강행동의 어떤 부분이 파트너, 즉 두 사람 모두의 상호 영향에서 기인하는 것인지를 이해하는 것이 중요하다는 것을 의미한다. 코인[Coyne]과 동료들(Coyne, Ellard & Smith, 1990)은 그들

그림 11-1. 사회적 영향 및 개인 간 의사소통의 상호의존성 모델

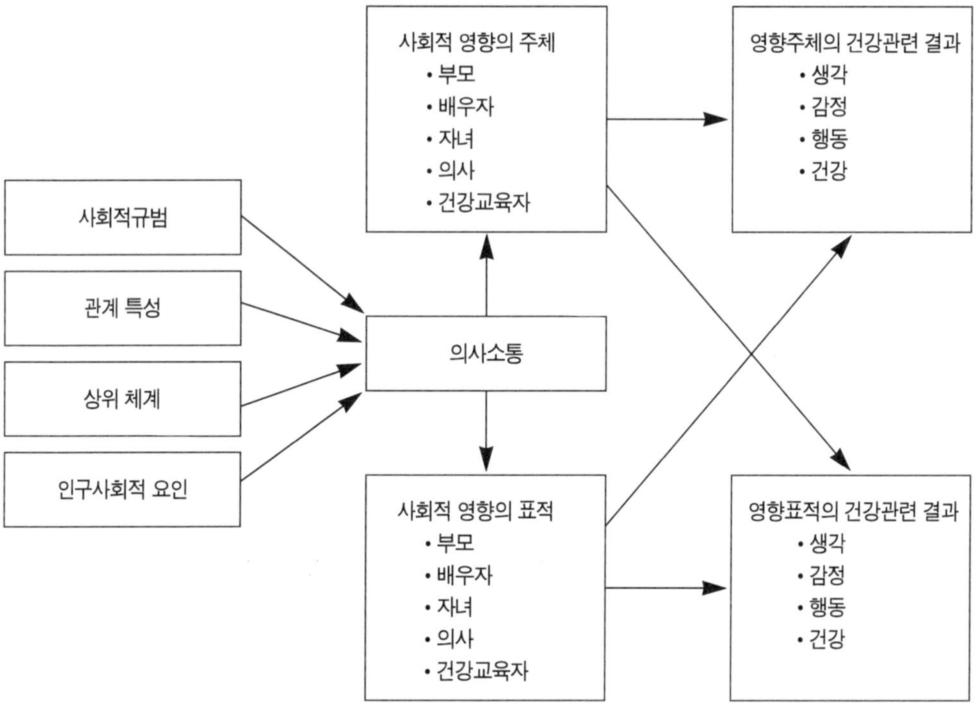

이 진행한 상호의존이론을 이용하여 심장마비 경험자들의 적응을 이해하는 연구에서 환자 변수와 배우자 변수가 결합하여 환자의 자기효능감을 결정하는 것을 발견하였다.

관계 상호의존성이란 개인과 개인을 가깝게 만들거나 멀게 만드는 관계의 구조적 특성을 말한다. 사회적 관계망이 밀도나 상호성 같은 구조적인 특성을 갖는 것과 마찬가지로(9장 참조) 상호의존이론은 밀착감이나 동등성 같이 사람들을 가깝게 만드는 관계 특성이 행동 변화에 있어서 영향력과 의사소통을 더욱 효과적으로 만든다는 것을 강조한다. 바꿔 말하면, 갈등이나 의견 차이 같이 사람과 사람을 멀어지게 만드는 관계 특성은 영향력과 의사소통이 건강행동 변화에 긍정적인 영향을 미치는 것을 방해한다(Lewis & Butterfield, 1998b).

결과 일치는 상호의존이론의 개념 가운데 건강행동 변화와 관련된 함의를 갖는 또 하나의 개념이다. 결과 일치란 관계의 공유된 결과에 대해서 상호작용하는 두 파트너가 동의하는 정도이다(Rusbult & Van Lange, 1996). 결과 일치는 원하는 행동을 결정하는데 있어서(예: 목표를 함께 설정한다) 파트너가 서로에 대해서 협력적일 때 발생하는 반면, 결과

불일치는 행동을 결정하는데 있어서 파트너가 완전히 상충적인 관계에 있을 때 발생한다.

양자관계에서 결과 일치가 중요한 이유로는 다음과 같은 세 가지 것을 꼽을 수 있다(Rusbult & Van Lange, 1966). 첫째, 결과의 일치 정도는 행동변화와 관련해서 양자관계 내에 어느 정도의 갈등이 존재하는지를 말해준다. 예를 들면 배우자가 담배를 끊었음에도 불구하고 금연하지 않는 사람은 흡연 결과의 불일치 및 흡연 행동의 지속이라는 갈등을 낳게 된다. 마찬가지로 심장병의 위험을 줄일 수 있는 가장 효과적인 행동이 환자의 식습관을 바꾸는 것이라는데 의사와 환자 모두가 전적으로 동의한다면 환자와 의사는 그러한 목표를 훨씬 쉽게 달성할 수 있을 것이다. 행동 불일치를 보이는 부부들을 대하는 건강교육자는 어떤 사안과 관련해서 부부 간의 관계에 갈등이 있을 수 있다는 것을 반드시 기억해야 한다. 만일 갈등이 존재한다면 지식을 기반으로 하는 단순한 접근방법만으로는 파트너들을 성공적인 행동변화로 이끌기 어렵다.

둘째, 파트너 간의 결과 일치 정도는 중요한 가치, 동기 및 행동변화 장애요인에 관심의 초점을 맞추는데 도움이 된다. 잠재적 불일치가 발견되는 경우, 개인이나 파트너들은 변화에 장애가 되는 요인과 자신들이 가장 중요하게 생각하는 결과가 무엇인지에 대해서 재평가를 내려볼 필요가 있다. 셋째, 일치 정도는 상호작용하는 파트너가 얼마나 쉽게 행동변화에 관한 결정을 내릴 수 있는지와 관련이 있다. 일치 정도가 높을 때 의사결정을 내리는 것은 쉬워지고 건강교육자는 사람들의 건강관련 행동 변화 노력을 돕는데 있어서 지식, 기술 습득 및 유지에 초점을 맞출 수 있다. 파트너 간의 의사결정은 결과가 중간 정도만 일치할 때 가장 어려워진다(Liebrnad, 1992). 개인 중심적 행동변화 개입과 비교해 볼 때, 가족 중심적 행동변화 개입이 가진 장점은 행동변화와 한 가족 단위 내에서 지식, 가치 그리고 행동을 일치시키려는 목표가 상호의존적이라는 사실을 깨달을 수 있는 기회를 제공해준다는 것이다.

공식적인 양자관계에서의 영향력과 의사소통

이 부분에서는 교환과 상호의존성 개념을 건강관리 전문가들과 환자들 간의 의사소통과 연결시켜주는 개념들과 문헌들에 대해서 고찰해보기로 하겠다. 대부분의 문헌들은 의사와 환자 간의 상호작용과 건강교육자 또는 상담가와 클라이언트들 간의 상호작용에 초점을 맞추고 있다.

권력의 기반과 건강행동 변화

주스Joos와 힉캠Hickam(1990)은 건강 서비스 제공자와 상호작용하는 환자들에게서 관찰된 실제적 및 잠재적 권력에 대해서 서술한 바 있다. 권력의 원천은 프렌치French와 레이븐Raven(1959)에 의해서 처음 소개되었으며, 그 후 30년이 지난 다음 레이븐Raven(1993)에 의해서 보다 발전되었다. 권력의 기반 개념은 최근 밴 린van Ryn과 히니Heaney(1997)에 의해서 건강 교육자와 환자 간의 관계에 적용되었다. 이들은 의사소통에서 사람들을 영향력 있게 만드는 여섯 가지 권력의 기반을 제시하였다: 전문성, 합법성, 강압, 보상, 정보 및 준거.

*전문성 권력(expert power)*은 다른 사람이 자신 보다 더 많은 지식을 가지고 있다는 생각을 주된 기반으로 하는 행동변화와 관련이 있다. 이와 유사한 권력인 합법성 권력은 한 사람이 다른 사람에 대해서 그 사람의 행동을 지시할 수 있는 '권한' 을 가지고 있고, 다른 사람은 그러한 지시에 따라야 한다는 의무감을 느낄 때 작동한다. 이러한 권한과 의무에 대한 상호인식은 권위와 신뢰성이 내포된 사회적 역할로부터 나온다. 사람들의 변화가 다른 사람이 자신을 처벌하거나 보상할 수 있다는 생각에서 비롯될 때 권력은 보상과 강제에 기초할 수 있게 된다. 전문성, 합법성, 강압 및 보상을 기반으로 한 권력은 단기적인 영향을 미치는데 가장 효과적이고 장기적인 행동변화를 이끌어내는 데는 그다지 효과적이지 않다(Joos & Hickam, 1990). 이러한 권력들은 상호성을 이용하지 않으며, 이러한 사실이 왜 이러한 권력들이 행동변화에 영향을 미치는데 있어서 다른 권력 기반들(정보나 준거에 기초한 권력)에 비해 효과적이지 않는지를 어느 정도 설명해준다고 하겠다.

건강 교육자는 사람들에게 명료하고 설득력 있게 전달되는 정보에 대한 접근성을 제공해줌으로써 정보 권력을 행사할 수 있다. 밴 린van Ryn과 히니Heaney(1997)의 관찰에 따르면 정보 제공은 건강증진 신념 및 행동에 초점을 둔 건강교육에서 널리 사용되는 전략이다. 그러나 설득력 있는 다른 영향력(예: 광고) 가운데는 건강증진 정보를 구하는데 방해가 되는 것들도 있다. 또한 어떤 건강 위협 행동들은 몸에 깊이 배거나 습관화되어서 사람들에게 즉각적인 쾌락이나 즐거움을 제공하기도 한다. 따라서 정보 권력을 행사하는 것(Raven, 1993)은 행동변화에 대한 필요조건일 뿐 충분조건은 아니다.

*준거 권력*은 공식적인 양자관계에서 가장 효과적인 영향 또는 권력 기반이라고 여겨진다. 준거 권력은 사람들이 자기 자신과 전문가가 어떤 면에서 유사하다고 생각하는 것으로부터 얻어지는 권력으로서 사람들로 하여금 하나라는 느낌, 안정감, 신뢰감 등을 느끼게 한다(Joos & Hickam, 1990). 준거 권력에 근거한 상호작용은 좀 더 비공식적인 관계

로 나아가는 경향이 있다. 준거라는 용어는 준거 집단이라는 용어에서 유래한 용어이다. '준거 집단은 우리가 심리적으로 관련되어 있다고 느끼는 집단이며, 우리가 우리의 규범과 가치를 참조하는 집단이다(van Ryn & Heaney, 1997, p. 685).'

건강 서비스 제공자들이 어떻게 행동해야 하는가에 관한 많은 권고 사항들이 준거 권력에 근거하고 있다. 그러나 준거 권력은 종종 적어도 한 가지 이상의 다른 권력 기반과 함께 사용된다. 예를 들면 건강 서비스 제공자는 다른 사람들이 환자로 하여금 목표를 달성하게 하기 위해 사용했던 성공적인 전략에 관한 정보를 제공해야 할 수도 있고(정보 권력), 정당성을 얻고자 노력해야 할지도 모르며(합법성 권력), 클라이언트들의 눈에 전문가로 비춰지고자 노력해야 할지도 모른다(전문성 권력).

준거 권력을 얻는 것과 관련된 어려움 가운데 하나는 사회적 지위와 건강 전문가와 클라이언트 또는 환자 간에 존재하는 정보의 차이이다. 그러나 권한강화 접근방법을 사용할 경우, 이러한 장애요인들을 극복하는데 도움이 된다. 예를 들어서 건강 전문가는 권한강화 접근방법을 사용하여 존중감과 공감을 나타내고, 클라이언트와 권력을 공유하며, 클라이언트의 강점을 파악하고 북돋우며, 문제해결을 위해 공동의 노력을 기울일 수 있다. 이러한 접근방법들은 성공적이고 장기적인 행동변화를 가져올 가능성이 높은데 왜냐하면 클라이언트들은 자신들의 욕구와 바람(wishes)이 충족되기 원하며 건강관리 전문가들이 아니라 자신들에 의해서 행동변화가 성공적으로 이루어지기를 원하기 때문이다(Rodin & Janis, 1982). 영향력과 의사소통(의사-환자 간의) 연구를 위한 많은 오늘날의 모델들은 준거 권력의 효과적 응용을 기본 아이디어로 하고 있다.

건강관리 제공자와 환자 간의 영향력과 의사소통

건강관리 제공자와 환자 간의 상호작용은 의료사회학자와 건강서비스 연구자들에 의해서 지난 50년 간 연구되어온 주제이다(Parsons, 1951; Roter & Hall, 1992). 제공자와 환자 간의 상호작용에 환자가 참여하는 정도는 완전히 수동적(Parsons, 1951)에서부터 매우 적극적(Roster & Hall, 1992; Haug & Lavin, 1983)에 이르기까지 매우 다양할 수 있다. 로터[Roter]와 홀[Hall]의 제공자-환자 관계에 대한 유형화는 제공자와 환자의 관계 유형이 다양하다는 것을 잘 나타내주고 있다. 제공자와 환자가 가진 통제력의 수준에 따라서 제공자와 환자의 관계는 네 가지 유형으로 나뉜다.

가부장주의(paternalism)는 상호작용에 대한 제공자의 통제력은 높고, 환자의 통제력은 낮은 관계 유형이다. 이 유형은 전문성 권력 및 합법성 권력이 사용되기 쉽다. 이 유형의 관계에서 환자는 수동적이고 제공자와 만남에 적극적으로 참여하지 않는다. 많은 사람들이 이 관계 유형을 선호하며 자신을 담당하는 의사에 대해서 의문을 제기하고 싶어 하지 않는다(Roter & Hall, 1992).

연속선 상의 다른 극단에 해당하는 관계 유형은 낮은 제공자 통제력과 높은 환자 통제력을 특징으로 하는 소비자주의(counsumerism)이다(Haug & Lavin, 1983). 이 관계에서는 제공자와의 만남에서 어떤 일이 발생할지를 환자가 전적으로 결정한다.

태만형(default)은 환자와 제공자 모두가 통제력이 부족한 유형이다(Roter & Hall, 1992). 이 관계 유형에서는 실패감을 느끼게 하는 목표나 좌절된 기대감으로 인해 환자가 진료를 중도 포기하기도 한다.

상호형(mutuality)은 좀 더 균형적인 제공자-환자 관계 유형이다. 이 관계 유형에서는 환자와 제공자 모두가 높은 통제력을 갖고 적극적으로 만남에 참여한다(Roter & Hall, 1992; Sleath, 1996). 제공자-환자 관계가 상호형이 되려면 건강관리 제공자의 환자와의 의사소통 유형이 참여적 또는 환자 중심적이어야 한다. 이 관계 유형을 이용하여 제공자는 환자의 방문 목적이 무엇인지를 분명히 하고 환자를 치료결정에 참여시킨다(Kaplan, Greenfield, Gandek, Rogers & Ware, 1996; Stewart, 2000). 참여적 또는 공동적 의사결정은 상호성을 내포하며 준거 권력과 맥을 같이 한다.

상호성과 준거 권력에 기초한 참여적 환자 중심 접근방법은 보다 나은 환자 결과를 가져온다(Adams, Smith & Ruffin, 2001; Stewart, 2000). 이러한 결과의 예로는 보다 나은 건강관련 삶의 질(Adams, Smith & Ruffin, 2001), 환자 회복, 정서적 건강 및 적어진 진단 검사와 의뢰를 꼽을 수 있다(Stewart, 2000). 또한, 참여적 의사결정 유형은 높은 환자 만족도와 의사에 대한 충성심과 관련이 있다(Kaplan, Greenfield, Gandek, Rogers & Ware, 1996). 경험에 따르면 참여적 의사결정은 또한 병원을 방문한 아동들에게 있어서도 매우 중요하다(Wissow & others, 1998). 이러한 연구결과들은 상호의존이론과 일맥상통하는데, 상호의존이론에서는 더 많은 보상을 교환하고 상호성과 상호의존성을 인정하는 공식적인 관계가 건강행동을 증진시키는 결과를 가져온다고 주장한다. 그러나 어떤 환자들은 그들의 교육수준, 문화 또는 불분명한 것을 못 참는 성향 때문에 환자와 건강 제공자 간의 의사소통이 보다 직접적이기를 선호한다는 것을 이해하는 것이 중요하다.

선행연구들에 따르면, 어떤 환자들은 제공자와 만나는 동안 질문하는 것을 매우 꺼린다고 한다(Cockburn, Reid, & Sanson-Fisher, 1987). 그러나 슬리츠Sleath, 로터Roter, 췌닝Chewning과 사바스타드Svarstad(1999)는 약에 대해서 더 많은 질문을 하는 환자들을 의사들은 관심이 많고 적극적인 환자라고 평가하며 의사들은 그런 환자들 때문에 짜증이나 화가 나지는 않는다는 것을 발견하였다.

건강교육은 환자와 건강관리 전문가들과의 상호작용에서 환자들을 보다 적극적으로 만드는데 중요한 역할을 한다. 여러 무작위 실험연구들이 진료 방문 직전에 건강교육 전문가가 환자들에게 면대면 교육 세션을 제공함으로써 환자들에게 보다 적극적으로 진료 과정에 참여하고자 하는 동기를 성공적으로 부여할 수 있다는 것을 보여주었다(Kaplan, Greenfield & Ware, 1989; Greenfield, Kaplan, Ware, Yano & Frank, 1998; McGee & Cegala, 1998). 진료의 여러 단계들이 어떤 목적을 가지고 있는지에 대해서 훈련 교육을 받고, 자신의 상태에 대해서 질문하도록 장려된 환자들은 훈련을 받지 않은 환자들에 비해서 의료적 주제에 대해서 훨씬 더 많은 질문을 했다. 또한 연구결과들에 따르면 '훈련받은' 적극적인 환자들의 건강결과가 향상된 것으로 나타났다(Kaplan, Greenfield & Ware, 1989; Greenfield, Kaplan, Ware, Yano & Frank, 1998).

환자-제공자 영향 및 의사소통 조정요인

보다 적극적인 제공자-환자 상호작용에는 여러 가지 배경 요인들이 관련되어 있다(그림 11-1의 왼쪽 박스 참조). 예를 들면 유사한 언어 사용여부(Rivadeneryra, Elderkin-Thompson, Silver & Waitzkin, 2000), 환자의 나이, 높은 소득 및 교육수준(Luption, 1997; Haug & Lavin, 1983; Thomson, Pitts, & Shwankovsky, 1993) 등을 꼽을 수 있다. 어떤 연구들에 따르면 여성 환자들이 남성 환자들에 비해 진료 방문시 더 적극적인 것으로 나타났다(Haug & Lavin, 1983; Thomson, Pitts & Shwankovsky, 1993; Waitskin & Stoeckle, 1979; Pendleton & Bochner, 1980).

건강관리 세팅 역시 제공자-환자 의사소통에 영향을 미칠 수 있다. 환자들은 진료해야 하는 환자의 수가 많은 의사들이 환자의 수가 적은 의사들에 비해 환자와의 관계에 있어서 덜 참여적이라고 평가한다. 더 나아가서 의료비 상승억제를 위해 의사가 환자를 진료하는 데 드는 시간을 줄이는 전략은 의사의 자율성과 만족도를 떨어뜨리는 결과를 가져오며, 환자 결과에 부정적인 영향을 미칠 수 있다(Kaplan, Greenfield, Gandek, Rogers & Ware, 1996). 건강관리 재정, 광고, 대체 또는 보조 의약품 사용과 관련된 유행은 의사-환자 상호작용에 악영향을 미칠 수 있다. 유행은 잠재적으로 부적절할 수도 있는 치료에 대한 환자의 욕구를 자극하고, 의사-환자 관계를 덜 보상적인 관계로 만들고, 치료 결과에 대한 갈등을 고조시키는 원인이 될 수 있다. 프레이드슨Freidson(1989)은 의료비 선지불 서비스 계약 하에서 환자가 요구할 권리가 있다고 생각되는 치료 서비스를 요구하는 환자들로 인해 많은 의사들을 어려움을 겪고 있다는 것을 발견했다. 또한, 제약회사들이 처방약에 대한 소비를 증가시키기 위해서 소비자를 직접 겨냥한 광고(direct-to-consumer advertisement)에 점점 더 의존하고 있다. 제약업계가 소비자를 직접 겨냥한 광고를 위해 지출하는 연간 비용은 1997년에는 10억 달러였으나 2005년에는 25억 달러로 증가하였으며(Burton & Ono, 1997), 환자들은 점점 더 설득력 있게 약을 요구하게 되었다(Bell, Wilkes & Kravits, 1999). 따라서 건강관리 서비스 제공자들은 잡지나 TV를 통해 자신들이 본 약을 요구하는 환자들과 보다 효과적으로 의사소통하고 처방약에 관해서 협상할 수 있는 새로운 기술을 찾아야 할 것이다.

미국에서 보조 또는 대체 의약품의 사용 증가는 제공자와 환자 간의 의사소통에 영향을 미친다. 대체 및 보조 의약품에 대한 관심의 폭발적인 증가는 미국인 가운데 30%에서 45%가 그러한 대체 의약품을 사용하고 있다는 사실에 잘 반영되어 있다(Eisenberg & others, 1993). 많은 환자들이 그러한 치료법을 사용하고 있으나 그러한 사실에 대해서 의사와 논의하는 환자는 그리 많지 않다(Sleath, Rubin, Campbell, Gwyther & Clark, 2001). 또 한 가지 문제는 건강 서비스 제공자들이 환자들에게 그러한 대안적 치료법을 사용하고 있는지를 묻지 않는다는 것이다. 일반적으로 의사들이 환자에게 대안적 치료법 사용 여부를 묻는 경우는 전체 환자의 5%에도 채 미치지 않는다(Sleath, Rubin, Campbell, Gwyther & Clark, 2001).

건강행동 변화 개입에서의 영향력 및 의사소통

임상적 및 치료적 상호작용에서의 환자 중심적 접근에 대한 관심의 증가는 최근 들어서는 건강행동 연구와 실천으로까지 확대되었다. 동기부여적 면접(MI)은 클라이언트들로 하여금 자신의 행동을 변화시키는 것과 관련된 모호함을 스스로 탐구하고 헤쳐 나아가게 도움으로써 행동변화를 이끌어내는 직접적이면서도 갈등적이지 않은 클라이언트 중심의 의사소통기법이다(Emmons & Rollinck, 2001; Resnicow & others, 근간). 이 기법은 알코올이나 약물남용 같은 중독 행동을 위한 심리학적 상담에서 처음 개발되고 활용되었다(Miller & Rollnick, 1991). 전체 치료 프로그램에서 전통적인 MI 상담 부분의 비중은 불과 몇 시간일 수도 있고 상당히 길 수도 있다. 이러한 맥락 속에서 제공되는 MI 상담은 클라이언트들의 준비 상태를 증진시켜 실제 행동변화를 이끌어 내는 것으로 나타났다.

MI의 성공을 근거로 이 접근방법을 축약한 접근방법이 건강행동 변화를 위한 전략에 일부 활용되어 왔다(Rollnick, Mason & Butler, 2000). 건강행동 및 건강교육 연구자들은 이 접근방법이 상당히 축약되었는지, 이 접근방법을 다른 건강증진 및 질병예방 행동에도 활용할 수 있는지 그리고 심리치료 훈련을 전혀 받지 않는 실천가들도 사용할 수 있는지에 대해 궁금해 했다. MI에 근거한 많은 개입연구들이 최근에 완료되었으며 현재 더 많은 연구들이 진행 중에 있다(Miller & Rollnick, 1991; Resnicow & others, 근간). 동기부여적 면접은 준거 권력과 유사하며, 약 50년 전에 칼 로저스Carl Rogers에 의해서 제시된 건강행동 변화에 대한 참여적, 클라이언트 중심적 접근방법과도 유사하다(Rogers, 1957). 실천가들은 공감적이고 사려 깊은 듣기와 방향제시적 질문을 통해서 클라이언트들로 하여금 행동변화와 관련해서 그들이 갖게 되는 모호함에 초점을 맞출 수 있게 도와준다. 실천가들은 또한 보다 건강한 행동으로의 변화와 부합할 수도 있고 부합하지 않을 수도 있는 클라이언트들이 가진 가치에도 초점을 맞춘다. 동기부여적 면접에서 클라이언트들은 자신의 행동을 평가하고 문제 행동에 대한 잠재적 해결방안을 제시할 수 있는 전문가로 간주된다. 실천가의 역할은 클라이언트들에게 사실을 말해주고 클라이언트의 목표와 실제 행동 간에 모순되는 부분을 지적하는 것이다. 실천가가 제시하는 사실과 모순에 내포되어 있는 의미를 해석하고 자기 동기부여적 전략 또는 주장을 만들어내는 것은 클라이언트의 몫이다. 이러한 방법을 통해서 실천가는 갈등이나 조언을 제공하는 행동을 예방할 수 있다. MI의 관점에서 볼 때 전문가는 실천가가 아니라 클라이언트이다. MI를 건강행동 변화에 활용한 사례는 이 장의 뒷부분에 제시되어 있다.

비공식적 관계에서의 영향력 및 의사소통

비공식적 관계에서의 영향력과 의사소통에 대한 이해는 건강행동 연구 및 실천에 있어서 매우 중요하다. 건강행동 개입은 종종 비공식적 사회 관계망 구성원들을 건강정보 제공의 통로로 활용한다. 이러한 활용은 일반적인 건강 조언자 프로그램이나 부모가 자녀들을 위한 건강 의사소통 메시지의 통로 역할을 하는 가족 중심의 예방 프로그램에서 주로 찾아볼 수 있다. 어떤 건강행동 개입들에서는 식습관, 흡연, 처방약 복용 순응을 위한 개입의 일부로서 배우자를 포함시키기도 한다(Lassner, 1991). 어떤 경우에는 사회적 영향과 의사소통이 좀 더 광범위한 개입의 일부가 되기도 한다. 이는, 바로 위의 공식적 관계 부분에서 제시되었던 연구나 실천과는 대조적이라고 할 수 있는데, 공식적 관계에서는 의사소통이 개입의 핵심적 특성 또는 주된 구성요소가 된다. 그러나 건강행동 개입을 전달하거나 지원하기 위해 가까운 사회 관계망 구성원들을 활용하는 경우가 점점 증가함에 따라 보다 성공적인 의사소통 방식들을 이해하는 것이 필요하게 되었다.

부모와 자녀 간의 영향력 및 의사소통

최근 부모의 양육 유형이 아동과 청소년의 건강행동에 어떤 영향을 미치는지에 초점을 맞춘 많은 연구들이 이루어져 왔으며(Jackson, Henrikson & Foshee, 1998), 권위형 양육(authoritative parenting)이라고 불리는 양육방식을 개발하려는 시도가 이루어지고 있다(Baunmrind, 1978). 많은 연구결과들에 따르면 권위형 양육이 아동의 흡연 및 음주 예방과 관련이 있는 것으로 나타나고 있다(Jackson, Henrikson & Foshee, 1998). 권위형 양육은 부모와 자녀 간에 영향과 의사소통이 쌍방향으로 이루어지고, 발달단계에 맞는 행동의 범위를 제공하면서도 아동을 위한 적절한 기준을 설정하며, 정서적 지지를 제공하고, 아동의 관심사에 적절히 반응하는 양육 방식을 말한다(Simons-Morton & Hartos, 2002).

현재, 아동들이 호기심에서 흡연을 경험하는 것을 막고(Jackson, 1998), 청소년들의 운전과 관련된 문제들을 예방하기 위해서(Simons-Morton & Hartos, 2002) 권위형 양육방식을 발전시키고 가르치는 개입들이 진행되고 있다. 이러한 개입들은 다양한 양육 방식에 초점을 둔 다양한 구성요소들로 이루어져 있으나, 가장 핵심이 되는 것은 부모와 자녀 간의 영향과 의사소통을 증진시켜 아동의 건강에 해로운 행동을 예방하는 것이다.

이러한 개입들은 권위형 양육과 바람직한 행동을 연결하는 교정 연구와 의사소통 기법을 향상시키고 부모-청소년 간의 갈등을 감소시킴으로써 양육 방식을 바꾸는 기존의 개입방법에 기반을 두고 있다. 예를 들면 마약 없는 시간을 위한 준비(Preparing for the Drug Free Years) 프로그램은 가족 갈등과 같은 위험요인들을 줄이고 부모-자녀 간의 의사소통과 같은 예방요인들을 증진시키는데 주안점을 두며, 그렇게 함으로써 아동들의 조기 약물남용 가능성을 줄이는 것을 목적으로 하고 있다. 부모-자녀 간의 의사소통을 개입 이전과 이후에 녹화한 비디오 자료에 근거하여 이 프로그램을 평가한 결과, 권위형 양육이 성공적으로 증가된 것으로 나타났다(Kosterman, Hawkons, Spoth, Haggerty & Zhu, 1997). 현재, 많은 연구자들이 부모-자녀 간의 의사소통에 있어서의 이러한 긍정적인 변화가 아동의 조기 약물남용에 어떤 영향을 미칠 수 있는지를 평가하고 있다. 그러나 유사한 개입들을 통해 얻어진 결과에 근거해 볼 때 의사소통 향상이 청소년의 문제행동 감소로 이어질 수 있다는 것을 알 수 있다(Irvine, Biglan, Smolkowski, Metzler & Ary, 1999).

부부 간의 영향력 및 의사소통

배우자를 이용한 건강행동 변화 개입의 결과들이 다소 실망스럽다는 것을 고려해볼 때, 부부 간 영향 및 의사소통을 올바르게 이해하는 것은 매우 중요하다. 배우자를 이용하는 많은 행동변화 개입들은 결혼과 낮은 사망 위험률 간의 관련성을 보여주는 역학적 증거(House, Landis & Umberson, 1988)와 배우자의 지지와 다양한 건강 결과들 간의 높은 관련성에 근거하여 배우자를 개입에 포함시키고 있다(Burman & Margolin, 1992). 체중감량에 주안점을 둔 부부 개입들을 메타 분석한 1990년의 한 연구는 부부 개입이 개인 치료 보다 성공적인 것으로 나타났다. 그러나 부부 개입과 개인 치료 간의 효과 차이는 그다지 크지 않았으며, 효과 지속 기간 또한 개입 후 2~3개월을 넘지 않는 것을 발견했다(Black, Gleser & Kooyers, 1990). 메타 분석 결과, 일반적으로 부부 개입에서는 식이 변화, 신체적 활동 증가, 처방약 등이 사용되는 것으로 나타났다. 이들 부부 개입들은 여러 가지 제한점들을 가지고 있었는데 예를 들면 행동변화 초기 단계에서의 배우자의 지지적 행동을 잘못 평가하는 것이라든지 개입 완료 후 변화를 유지하는데 있어서 배우자의 실제적인 역할에 관한 정보의 부재 등과 같은 문제를 가지고 있었다(Kelsey, Earp & Kirkley, 1997).

이와 유사한 결과들을 금연 개입들에 대한 고찰에서도 찾아볼 수 있다(Cohen & others, 1988). 리히텐 스타인Lichtenstein과 글래스Glasgow(1992)에 따르면 배우자의 지지를 향상시키기 위한 개입 노력들 모두가 부정적인 결과를 낳았다(Kelsey, Earp, & Kirkley, 1997). 흥미롭게도 상관분석에서는 배우자의 지지와 금연율 간에 양의 상관이 존재하는 것으로 나타남에도 불구하고, 실험적 개입의 결과는 부정적인 것으로 나타났다(Lichtenstein & Glasgow, 1992). 체중감량 개입과 금연 개입 모두를 이론적으로 분석한 결과, 배우자를 개입에 포함시킬 때에는 인지-행동 치료 보다는 관계에 근거한 개입 프로그램에 포함시킬 때 배우자의 지지가 훨씬 더 성공적인 것으로 나타났다(Lassner, 1991). 이러한 연구결과들을 고려해볼 때, 더 나은 배우자 도움 개입(partner-assisted intervention)을 개발하기 위해서는 부부 간의 영향과 의사소통에 대한 정확한 이해가 반드시 필요하다는 것을 알 수 있다.

배우자 간의 영향 전략

순응 획득이란 개인이 다른 사람의 행동에 영향을 주기 위해 사용하는 방법 또는 전략으로서(Dillard, 1990), 배우자 간의 영향과 의사소통에 대한 이해를 증진시키는데 도움이 될 수 있는 한 가지 접근방법이라고 할 수 있다. 최근 연구들은 배우자의 건강행동을 변화시키고자 하는 부부 간 의사소통에서의 순응 획득 방법들의 사용을 연결시키는 방법들을 제시하고 있다.

이러한 최근의 연구들로부터 여러 가지 잠정적인 결론들을 도출할 수 있다. 포커스 집단으로부터 얻어진 질적 자료들에 따르면 부부들이 건강행동 모델링, 집이나 직장의 구조 변화, 배우자의 건강행동 용이성을 높이기 위한 시간관리, 배우자 함께 건강행동하기 등과 같은 다양한 건강관련 영향 방법들을 부부들이 사용하고 있다는 것을 알 수 있다(Lewis, Butterfield, Darbes & Johnston-Brooks, 1999).

부부 간의 건강관련 영향 및 의사소통에 대한 양적 분석 결과들에 따르면 그러한 방법들을 세 가지 차원으로 구분된다: 직접 대 간접, 긍정적 대 부정적 그리고 쌍방향 대 일방향. 이들 세 가지 차원 모두는 건강행동 변화와 관련이 있다. 부부 가운데 한 사람이 긍정적이고 직접적인 쌍방향 건강관련 영향 방법을 사용할 경우, 배우자의 건강행동 변화를 예측할 수 있다(Lewis & Butterfield, 1998a). 이러한 연구결과들은 교제관계(dating relationship)에 있는 사람들을 대상으로 한 실험연구에서도 동일하게 나타난 바 있다(Lewis & Butterfield, 근간). 아울러 부부 간 관계의 상호의존성은 이러한 영향 전략들이 행동변화에 미치는 영향을 조절한다(Lewis & Butterfield, 1998b). 마지막으로, 배우자로 하여금 건강증진 행동을 시작하게 하기 위해 배우자에게 영향을 미치려는 남편이나 부인들은 긍정적이고 직접적인 방법들을 더 많이 사용하고, 부정적이고 간접적인 방법들을 덜 사용한다(Butterfield & Lewis, 근간). 이러한 연구결과들이 배우자 도움 개입을 위한 방향성을 제시해주고는 있으나 건강행동과 관련된 부부 간의 영향 및 의사소통에 관한 이해의 폭과 깊이를 더하기 위해서는 앞으로 더 많은 연구들이 이루어져야 할 것이다.

비공식적 관계에서의 의사소통 및 영향 조절요인

건강행동에 관한 사회적 규범은 비공식적 관계에서의 영향력과 의사소통에 영향을 미칠 수 있다. 사회적 규범이란 바람직한 행동이 무엇인지를 규정하는 사회적 집단이 가진 기대이며, 행동에 대해서 방향성을 제시하는 법칙 또는 기준이다(Cialdini & Trost, 1999). 사회적 규범은, 규범이라는 것이 어떻게 개념화되고 측정되어야 하는지에 대해서 합의된 바가 거의 없음에도 불구하고 종종 건강행동에 대한 설명으로서 제시되곤 한다.

리노[Reno]와 동료들(Reno, Cialdini & Kallgren, 1993)은 사회적 규범을 명료하게 개념화하려는 시도를 통해서 기술적 규범(descriptive norm)과 금지적 규범(injunctive norm)이라는 두 종류의 규범을 구분하였다. 기술적 규범은 대부분의 사람들이 주어진 상황에서 행동하는 방식을 의미하며 어떤 상황 하에서 무엇이 적절한 혹은 효과적인 행동인지를 기술함으로써 동기(motivation)에 있어서 중요한 역할을 담당한다고 여겨진다. 기술적 규범은 HIV 전염 예방을 위해 콘돔을 사용하고자 하는 높은 의지 수준과 관련이 있는 것으로 알려져 있다(Van den Eijnden, Buunk & Siero, 1998). 금지적 규범은 특정 상황 하에서 어떤 종류의 행동을 다른 사람들이 인정하고 인정하지 않는지를 나타내며 바람직하지 않은 행동에 대한 불인정 또는 처벌을 분명히 함으로써 동기에 영향을 준다. 금지적 규범은 관계의 형성 및 유지라는 목표와 관련이 있다. 포시[Foshee]와 동료들(1988; 2000)은 애인 간의 학대를 수용하는 태도에 관한 금지적 규범이 애인 간의 폭력 및 학대 행동에 대한 예방교육의 효과를 중개한다는 것을 발견하였다.

씨알디니[Cialdini]와 트로스트[Trost](1999)는 두 가지 규범 가운데 어느 하나라도 분명하게 나타날 때 그러한 규범이 행동을 결정한다고 주장하였다. 어떤 규범을 더 두드러지게 만들지는 건강관련 행동들과 관련이 있으며 특히 다음과 같은 세 가지 상황에서 그러하다: 사람들이 불분명하거나 낯선 상황 또는 조건에 처해 있을 때, 사회적 영향을 미치는 사람이 사회적 영향의 표적대상과 유사할 때, 사회적 영향의 표적대상이 사회적 영향력을 행사하는 사람들과 관계를 유지하고자 할 때. 이들 각각의 조건은 비공식적 관계가 건강행동 변화개입을 실행하거나 용이하게 하기 위한 통로로써 사용될 때 적용된다.

권력 불평등과 낮은 관계의 질은 비공식적 관계에 있어서의 영향력과 의사소통에 영향을 미치는데, 이는 앞서 공식적 관계에서 서술했던 연구결과들과 일치하는 결과이다. 예를 들면 하워드[Howard]와 동료들(Howard, Blumstein & Schwartz, 1986)은 불평등한 관계에 있는 배우자들일수록 기만적 조작(manipulation)과 같은 부정적인 영향 전략들을 사용할 가능성이 높다고 보고하였다. 이들은 또한 약자의 위치 또는 불평등이 더 많은 간접적, 일방적 혹은 부정적 전략들의 사용과 관련이 있다는 결론을 내렸다. 권력 불평등과 더불어서 관계만족 또한 사람들이 서로 간에 영향을 주고 받기 위해 사용하는 방법에 영향을 미치는 것으로 알려져 있다. 관계에 대해서 만족하는 사람들은 관계 기능에 방해가 되는 방법을 사용할 가능성이 낮다(Aida & Falbo, 1991).

영향력과 의사소통의 건강행동 변화 개입에의 응용

이 부분에서는 사회적 영향과 개인 간 의사소통을 건강행동 변화에 응용한 두 가지 사례에 대해서 살펴보기로 하겠다. 첫 번째 사례는 아프리카계 미국인들의 과일 및 야채의 소비를 늘리기 위한 목적에서 동기부여적 면접을 사용한 경우이다. 두 번째 사례는 청소년들의 흡연 및 음주를 예방하기 위한 가족 개입에 관한 것이다.

과일 및 야채 소비 증진을 위한 동기부여적 면접

레스니코브Resnicow와 동료들(2001)은 아프리카계 미국인들의 과일 및 야채 섭취를 증진시키기 위한 동기부여적 면접 개입의 효과성을 평가하였다. 연구참여자들은 유사한 사회경제적 특성과 규모를 가진 14개 교회들로부터 모집되었다. 각각의 교회는 세 가지 개입 조건 가운데 무작위로 어느 한 가지 조건에 배정되었다. 첫 번째 조건에 배정된 참여자들 가운데 교회에 다니는 참여자들이 비교집단이 되었으며, 이들에게는 표준화된 영양 교육 자료가 제공되었다. 두 번째 조건에 배정된 참여자들 가운데 교회에 다니는 참여자들에게는 다양한 구성요소들로 이루어진 자조 개입이 제공되었는데, 개입 내용 중에는 참여자들에게 전화를 걸어 프로그램 자료를 읽을 계기를 제공하는 전화 MI가 포함되었다. 이들 두 집단에 배정된 참여자들에게는 문화적으로 민감한 다른 개입 자료들도 제공되었다.

세 번째 집단에 배정된 참여자들에게는 두 번째 집단에게 제공된 것과 동일한 프로그램이 제공되었으며, 이와 함께 한 번에 약 11~15분 정도 소요되는 전화 MI를 세 차례에 걸쳐 제공하였다. 전화 MI는 영양사나 3회에 걸친 2시간짜리 훈련과정을 이수한 영양사 훈련생에 의해서 제공되었다. 전화 MI는 과일 및 야채 소비 증진에 주안점을 두고 클라이언트 중심적이고 공감적이며 고무적이고 갈등적이지 않은 방식으로 이루어졌다. 보다 구체적으로 말하자면, 상담가들은 연구 참여자들에게 두 가지 질문을 하고 나서, 보다 심층적인 정보를 얻기 위해 두 가지 후속 질문을 하는 식으로 상담을 진행하였다. 첫 번째 질문은 참여자들에게 과일과 야채 소비를 늘리는 것에 대해서 얼마나 동기부여 되어 있는지 혹은 관심이 있는지를 1부터 10까지(10이 가장 높음)의 숫자 가운데 하나로 나타내게 하는 것이다. 두 번째 질문은 과일 및 야채 소비량을 늘릴 자신이 얼마나 있는지를 역시 같은 방법으로 나타내게 하는 것이다. 두 가지 후속 질문은 다음과 같다: (1) 첫 번째 질문에 대한 답으로써 동기부여가 되어 있지 않다 또는 동기부여 정도가 낮다에 해당하는 숫자들을 선택하지 않은 이유는 무엇인가?; (2) 두 번째 질문에 대한 답으로써 높은 숫자들을 선택하지 않은 이유는 무엇인가? 첫 번째 후속 질문은 연구참여자들로부터 긍정적인 동기부여적 반응을 이끌어내기 위한 질문인 반면, 두 번째 후속 질문은 긍정적인 변화에 대한 장애요인이 무엇인지를 파악하기 위한 질문이다. 이어서 상담가들은 연구참여자가 변화를 원하는 혹은 원하지 않는 이유를 요약하고, 연구참여자들로 하여금 해결책을 마련하게 한 다음, 연구참여자가 동의를 전제로 해결책 목록에 '다른 사람들에게 효과적' 이었던 전략들을 추가한다. 전화 MI는 연구참여자가 원하는 경우, 장애요인에 대한 해결책 가운데 한 가지를 시도해보겠다는 약속을 조건으로 종료된다. 기초선 정보를 제공한 총 1,101명의 연구참여자 가운데 85%가 1년 후에 실시된 후속 조사에서 평가되었다. 과일 및 야채 섭취량의 증가 정도는 MI 집단이 다른 두 개입 집단에 비해 훨씬 높게 나타났다(Resnicow & others, 2001).

모든 개입연구가 바로 위에서 소개한 연구와 같이 성공적인 것은 아니다. 최근 문헌들을 고찰한 결과에 따르면, 다른 연구들은 긍정적인 결과뿐만 아니라 부정적인 결과를 보고하고 있는 것을 볼 수 있다(레즈니코브Resnicow와 동료들, 근간). 이러한 사실은 MI가 체계적이기는 하지만 충분치 않은 훈련을 받은 전문가들에 의해서 상대적으로 간략한 개입의 형태로 전달되는 경우, MI의 응용은 개입연구에 있어서 또 하나의 새로운 연구 분야가 된다는 것을 의미한다. 이러한 MI 개입과 관련된 쟁점 가운데 가장 핵심적인 것은 MI 개입의 타당성, 즉 '제공된 개입이 과연 MI 개입인가?' 라는 것이다. 어떤 연구자들은 MI를 이용한 건강교육 개입을 '동기부여적 면접 고지(motivational interviewing informed)' 또는 '약식 협상 면접(brief negotiation interviewing)' 이라고 불러야 한다고 주장하기도 한다.

청소년의 흡연 및 음주 예방을 위한 영향 및 의사소통

미국에서 청소년의 흡연과 음주는 매우 심각한 문제이다. 1997년의 경우, 9~12학년 청소년 가운데 43%가 최근 흡연 경험이 있다고 보고 했으며, 12~17세의 청소년들 가운데 20%가 최근 음주 경험이 있다고 보고한 바 있다(U.S. Department of Health & Human Service, 2000). 학교를 중심으로 이루어지는 많은 프로그램들이 흡연와 음주에 대해서 단기적이고 낮은 수준의 효과 밖에 거둘 수 없었기 때문에(예: Ellickson, Bell & McGuigan, 1993) 개입의 방향을 가정(Family) 중심으로 바꾸기 시작했다.

'Family Matters'는 12~14세 청소년의 약물 사용(흡연과 음주) 예방에 초점을 둔 가정 중심의 프로그램이다. 이 프로그램은 사회적 영향이론, 설득이론, 사회적 학습이론, 의사소통이론 및 사회적 발달이론과 같은 다양한 이론적 원리들을 기반으로 하고 있다(Bauman, Foshee, Ennett, Hicks & Pemberton, 2001). 이 프로그램의 기본 가정은 약물에 대한 청소년의 규범과 가정을 강화시키는 가족 구성원 간의 긍정적인 상호작용과 의사소통을 통해서 가정이 청소년의 약물 사용에 영향을 미칠 수 있다는 것이다. 이 프로그램에서는 4권의 소책자를 순서대로 각 가정에 우송하는데, 첫 번째 소책자는 청소년의 약물 사용이 가져 올 수 있는 부정적인 결과에 관한 주제들을 다루고 있고; 두 번째 소책자는 청소년, 가족 의사소통 및 가족 기능에 대한 이해를 돕기 위한 자료들이 담겨 있으며; 세 번째 소책자는 가족이 어떻게 청소년의 약물 사용에 영향을 줄 수 있는지에 관한 내용을 담고 있다. 또한 이들 4권의 소책자 모두에는 부모와 청소년을 위한 여러 가지 활동들이 제시되어 있다. 부모들은 소책자를 받은 다음 건강교육가와 상담한다. 건강교육자와의 상담은 프로그램을 끝내기 위한 자극임과 동시에 프로그램 정보나 권장 행동에 관해서 질문할 수 있는 장이 된다. 이 프로그램에 사용된 영향 및 의사소통 개념들은 표 11-2에 제시되어 있다. 이 프로그램이 가족 구성원 모두의 참여를 매우 중요하게 여기기는 하지만, 이 프로그램은 양자관계에서의 의사소통과 영향을 이론적 기반으로 하고 있다.

'Family Matters' 프로그램의 효과를 평가하기 위해서 전국에서 12~14세 청소년과 그들의 가정을 표본으로 뽑아 부모-자녀 쌍을 만들어 기초선 자료를 얻은 다음, 모든 부모-자녀 쌍을 'Family Matters' 집단과 통제집단으로 무작위 배정하였다. 과정평가 결과, 부모 가운데 한 사람만 참여해야 하는 것은 절대 아니었으나, 이 프로그램에 주로 참여한 부모는 어머니(또는 어머니 대리인)인 것으로 나타났다(Bauman, Foshee, Ennett, Hicks, & Pemberton, 2001). 이 프로그램의 평가에 참여한 부모 가운데 96%는 어머니였다. 프로그램의 효과성을 평가하기 위해서 프로그램 종료 후 3개월이 되는 시점과 12개월이 되는 시점에서 전화 면접이 실시되었다(Bauman & others, 2001).

'Family Matters' 프로그램은 12개월 경과 시점에서의 후속 조사에서 흡연 개시 청소년을 16.4% 감소시킨 것으로 나타나 통제집단에 비해 청소년의 흡연 개시율을 감소시키는데 있어서 성공적인 것으로 나타났으며, 특히 비남미계(nonHispanic) 백인 청소년들의 감소 정도가 가장 큰 것으로(25%) 나타났다(Bauman & others, 2001). 또한 이 프로그램은 비남미계 백인 청소년들 가운데 흡연 청소년의 비율을 감소시켰으며 전체 청소년들 가운

표 11-2. Family Matters 프로그램에 사용된 영향과 의사소통 개념

개념	개입활동
상호성 규범	모든 가족 구성원이 개입에 참여할 것을 기대하기(모든 소책자에 전제된 일반적인 가정)
상호의존성	청소년의 흡연 및 음주가 청소년과 가정에 미치는 영향에 대한 인식 증진(소책자 1)
관계 상호의존성	공유된 경험에 대해서 논의하기, 함께 시간 보내기, 갈등 줄이기(소책자 2)
결과의 일치성	부모와 청소년이 공유하고 있는 행동 및 특성 파악하기
권위형 양육	청소년의 흡연 및 음주와 관련된 쌍방적(양방향) 의사소통을 강조하고 발달단계에 맞는 적절한 행동 기준 설정하기
순응 획득	청소년의 흡연 및 음주와 관련된 기대에 관한 긍정적이고 쌍방적이고 직접적인 의사소통 강조하기
기술적 사회 규범	동료 영향 및 동료 영향에 대한 저항에 관한 논의; 음주 및 흡연관련 메시지를 담고 있는 TV 쇼 프로그램을 보고 잘못된 인식을 지적하고 정정하기(소책자 4)
금지적 사회 규범	청소년의 음주 및 흡연에 관한 법률과 처벌에 대해서 합의하기(소책자 3)

데 음주 청소년의 비율을 감소시켰다(Ennet & others, 2001). 그러나 이 프로그램은 음주 개시, 비연소형 담배 사용, 금연, 금주에 대해서는 이렇다할만한 영향을 미치지 못한 것으로 나타났다(Bauman & others, 2000). 바우만[Bauman]과 동료들은 음주 개시, 비연소형 담배 사용, 금연, 금주에 있어서 프로그램 결과가 다르게 나타난 이유를 설명할 수 있는 여러 가지 방법론적 요인들과 규범적인 요인들(예: 표본의 비연소형 담배 사용 빈도가 낮을 가능성이라든지 흡연과 음주에 대한 부정적인 인식 등)을 검토하고 있다. 또 한 가지 가능성은 부모들에게 있어서 흡연 개시를 막는 것이 다른 약물 사용 개시를 막거나 이미 시작한 약물 사용을 중단시키는 것 보다 쉬웠을 수 있다는 것이다. 바우만[Bauman]과 동료들은 'Family Matters' 프로그램이 흡연 개시에 미친 영향은 학교를 중심으로 하는 프로그램들이 흡연 개시에 미친 영향과 유사하다는 점을 지적한다. 가정에서의 영향과 의사소통을 강조하는 'Family Matters' 같은 프로그램들은 앞으로 꾸준히 개발하고 평가해 볼 만한 가치가 있는 프로그램이라고 하겠다.

결론

이 장에서는 공식적 및 비공식적 관계(주로 양자관계)에서의 영향 및 의사소통에 대해서

고찰하면서 상호의존성 이론의 개념들을 특히 강조하였다. 우리는 영향과 의사소통을 건강행동 연구와 실천에 어떻게 효과적으로 응용할 수 있는지에 대해서 살펴보았다. 공식적인 건강관리 관계의 경우, 행동변화 과정에서 환자와 클라이언트들을 파트너로 인식할 때 영향과 의사소통이 더 효과적일 수 있으며, 건강교육자들은 참여적이고 클라이언트 중심적인 접근방법을 사용하여 건강교육을 할 때 더 큰 정당성을 얻을 수 있다. 무엇이 비공식적인 관계에서 영향과 의사소통을 더 효과적이게 만드는지에 대해서는 보다 체계적인 연구가 더 많이 이루어져야 하겠지만 현재까지는 긍정적인 의사소통, 상호교환적인 관계, 직접적인 문제해결 노력 등이 더 효과적인 것으로 알려져 있다.

공식적 및 비공식적 관계에서의 영향과 의사소통 과정과 관련된 여러 가지 쟁점들에 대해서도 알아둘 필요가 있다. 영향을 미치는 행동과 의사소통 행동은 영향을 받는 표적대상의 실제 생각, 감정 및 행동과 영향을 미치는 주체가 설정한 목표 간에 불일치를 낳게 된다. 이러한 불일치는 영향을 받는 표적대상으로 하여금 적대감이나 슬픔을 갖게 만든다(Lewis & Rook, 1999). 이러한 연구결과로부터 우리는 개입을 위해 영향과 의사소통을 사용할 때는 의도했던 건강행동 변화 결과뿐만 아니라 의도하지 않았던 결과와 심리적 디스트레스나 긴장감과 같은 부정적인 결과도 함께 측정하는 것이 중요하다는 것을 알 수 있다. 또한 측정을 서로 다른 시점에서 여러 번 하는 것이 중요한데 왜냐하면 개입 초기에는 부정적인 결과가 나타나다가 시간이 지나면서 문제들이 해결됨에 따라 성공적인 변화가 나타날 수도 있기 때문이다.

영향은 표적 혹은 영향을 받는 사람에 대해서 외적으로 존재하는 사회적 환경의 특성 가운데 하나인 반면, 목표가 되는 것은 클라이언트에 의해서 내화되고 시간이 지나도 유지되어야 하는 행동 변화이다. 표적대상이 사회적 영향을 내화할 수 있을 때 비로소 건강증진 행동을 장기간에 걸쳐 유지하는 것이 가능해진다. 켈만[Kelman](1974)은 순응(compliance)과 확인(identification)과 내화(internalization)를 구분하고 있는데, 이러한 구분은 영향과 의사소통이 단기적 또는 장기적인 행동변화를 이끌어내는 과정을 서술하는 데 매우 유용하다. 순응은 영향의 표적이 영향의 주체로부터 긍정적인 반응(예: 인정)을 얻어내기 위해 영향의 주체가 미치는 영향을 받아들일 때 발생한다. 이런 식의 영향 수용은 단기적인 행동 변화를 이끌어 낸다. 확인은 영향의 표적이 영향의 주체와 보상적(rewarding) 관계를 시작 또는 유지하기 위해서 영향을 수용할 때 발생한다. 이 경우, 영향과 의사소통은 장기적인 행동변화를 유발할 수 있으나 영향의 주체와 표적 간의 관계가 유지될 때에만 그러하다. 내화는 영향의 표적이 영향의 주체가 제시하는 목표와 자신이 설정한 목표 또는 가치와 일치하기 때문에 영향을 받아들일 때 발생한다. 내화된 사회적 영향은 장기적인 행동 변화를 지속 가능하게 할 수 있는 유일한 조건이라고 할 수 있다. 이 장에서 우리는 건강행동을 변화시키는데 있어서 영향과 의사소통이 보다 효과적일 수 있는 여러 가지 조건들을 살펴보았다. 이러한 조건들은 건강관리 전문가나 건강교육자들이 끼치는 영향의 내화를 촉진한다.

영향과 의사소통이 보다 효과적인 개입 연구와 개입 실천의 개발을 가능하게 할 수는 있으나 자칫 잘못 사용될 경우 영향과 의사소통은 강제성을 가질 수도 있다. 이번 장에서 우리는 의사소통과 영향을 의도적으로 기만적이고 조작적이고 강제적으로 사용하는 것에 대해서는 아무 것도 논의하지 않았다. 사실 이번 장에서 살펴보았던 이론들과 증거들은 개인들 간의 영향 전략을 그런 식으로 사용해서는 안 된다고 주장하고 있다. 대부분의 경우, 그런 식의 상호작용은 영향과 의사소통이 건강행동 변화에 미치는 긍정적인 영향 보다 더 많은 것을 잃게 되는 결과를 초래한다. 대부분의 건강행동 전문가들과 마찬가지로 우리는 강제적인 개인 간 의사소통 전략의 사용을 권장하지 않는다. 오히려 우리는 건강행동 연구 및 실천에서 개인 간 영향과 의사소통을 사용할 때 신중을 기할 것을 강조하는 연구와 이론 그리고 오늘날의 사회적 환경을 이 장의 내용에 반영하고자 시도했다. 이러한 생각들을 활용할 때 우리는 사회적 영향과 개인 간 의사소통이 건강증진에 가져다 줄 수 있는 혜택을 어떻게 하면 극대화할 수 있을지에 대한 우리의 이해를 증진시킬 수 있을 것이다.

참고문헌

Adams, R. J., Smith, B. J., and Ruffin, R. "Impact of the Physician's Participatory Style in Asthma Outcomes and Patient Satisfaction." *Annals of Allergy, Asthma, and Immunology,* 2001, *86,* 263–271.

Aida, Y., and Falbo, T. "Relationships Between Marital Satisfaction, Resources, and Power Strategies." *Sex Roles,* 1991, *24,* 43–56.

Aron, A., Aron, E. N., and Smollen, D. "Inclusion of Other in the Self Scale and the Structure of Interpersonal Closeness." *Journal of Personality and Social Psychology,* 1992, *63,* 596–612.

Bauman, K. E., Foshee, V. A., Ennett, S. T., Hicks, K., and Pemberton, M. "Family Matters: A Family-Directed Program Designed to Prevent Adolescent Tobacco and Alcohol Use." *Health Promotion Practice,* 2001, *2,* 81–96.

Bauman, K. E., and others. "Influence of a Family-Directed Program on Adolescent Cigarette and Alcohol Cessation." *Prevention Science,* 2000, *1,* 227–237.

Bauman, K. E., and others. "The Influence of a Family Program on Adolescent Tobacco and Alcohol Use." *American Journal of Public Health,* 2001, *91,* 604–610.

Baumrind, D. "Parental Disciplinary Patterns and Social Competence in Children." *Youth & Society,* 1978, *9,* 887–907.

Bell, R. A., Wilkes, M. S., and Kravitz, R. L. "Advertisement-Induced Prescription Drug Requests: Patients' Anticipated Reactions to a Physician Who Refuses." *The Journal of Family Practice,* 1999, *48*(6), 446–452.

Black, D. R., Gleser, L. J., and Kooyers, K. J. "A Meta-Analytic Evaluation of Weight-Loss Programs." *Health Psychology,* 1990, *9,* 330–347.

Burman, B., and Margolin, G. "Analysis of the Association Between Marital Relationships and Health Problems: An Interactional Perspective." *Psychological Bulletin,* 1992, *112,* 39–63.

Burton, T. M., and Ono, Y. "Campaign for Prozac Targets Customers." *Wall Street Journal,* July 1, 1997, pp. B1, B6.

Butterfield, R. M., and Lewis, M. A. "Health-Related Social Influence: A Social Ecological Perspective on Tactic Use." *Journal of Social and Personal Relationships,* forthcoming.

Cialdini, R. B., and Trost, M. B. "Social Influence: Social Norms, Conformity, and Compliance." In D. T. Gilbert, S. T. Fiske, and G. Lindzey (eds.), *Handbook of Social Psychology.* (4th ed.) Boston: McGraw-Hill, 1999, 151–192.

Cockburn, J., Reid, A., and Sanson-Fisher, R. "The Process and Content of General-Practice Consultations That Involve Prescription of Antibiotic Agents." *Medical Journal of Australia,* 1987, *147,* 321–324.

Cohen, S., and others. "Social Support Interventions for Smoking Cessation." In B. H. Gottlieb (ed.), *Marshaling Social Support: Formats, Processes, and Effects.* Thousand Oaks, Calif.: Sage, 1988.

Coyne, J. C., Ellard, J. H., and Smith, D. A. "Social Support, Interdependence, and the Dilemmas of Helping." In B. R. Sarason, I. G. Sarason, and G. R. Pierce (eds.), *Social Support: An Interactional View.* New York: Wiley, 1990.

Dillard, J. P. *Seeking Compliance: The Production of Interpersonal Influence Messages.* Scottsdale, Ariz.: Gorsuch Scarisbrick, 1990.

Eisenberg, D. M., and others. "Unconventional Therapies in the United States: Prevalence, Costs, and Patterns of Use." *New England Journal of Medicine,* 1993, *328,* 246–252.

Ellickson, P. L., Bell, R. M., and McGuigan, K. "Preventing Adolescent Drug Use: Long-Term Results of a Junior High Program." *American Journal of Public Health,* 1993, *83,* 856–861.

Emmons, K. M., and Rollnick, S. "Motivational Interviewing in Health Care Settings: Opportunities and Limitations." *American Journal of Preventive Medicine,* 2001, *20,* 68–74.

Ennett, S. T., and others. "Mediation in a Family-Directed Program for Prevention of Adolescent Tobacco and Alcohol Use." *Preventive Medicine,* 2001, *33,* 333–346.

Foshee, V. A., and others. "An Evaluation of Safe Dates, an Adolescent Dating Violence Prevention Program." *American Journal of Public Health,* 1998, *88,* 45–50.

Foshee, V. A., and others. "The Safe Dates Program: 1-Year Follow-Up Results." *American Journal of Public Health,* 2000, *90,* 1619–1622.

Freidson, E. *Medical Work in America: Essays on Health Care.* New Haven: Yale University Press, 1989.

French, J.R.P, and Raven, B. H. "The Bases of Power." In D. Cartwright (ed.), *Studies in Social Power.* Ann Arbor, Mich.: Institute for Social Research, 1959.

Goudner, A. W. "The Norm of Reciprocity: A Preliminary Statement." *American Sociological Review,* 1960, *25,* 161–178.

Greenfield, S., Kaplan, S. H., Ware, J. E., Yano, E. M., and Frank, H. J. "Patients' Participation in Medical Care: Effects of Blood Sugar Control and Quality of Life in Diabetes." *Journal of General Internal Medicine,* 1988, *3,* 448–457.

Haug, M. R., and Lavin, B. *Consumerism in Medicine: Challenging Physician Authority.* Thousand Oaks, Calif.: Sage, 1983.

Heller, K., and Rook, K. S. "Distinguishing the Theoretical Functions of Social Ties: Implications for Support Interventions." In S. Duck (ed.), *Handbook of Personal Relationships: Theory, Research and Interventions.* (2nd ed.) Chichester, U.K.: Wiley, 1997.

House, J. S., Landis, K. R., and Umberson, D. "Social Relationships and Health." *Science,* 1988, *241,* 540–545.

House, J. S., Umberson, D., and Landis, K. R. "Structures and Process of Social Support." *Annual Review of Sociology,* 1988, *14,* 293–318.

Howard, J. A., Blumstein, P., and Schwartz, P. "Sex, Power, and Influence Tactics in Intimate Relationships." *Journal of Personality and Social Psychology,* 1986, *51,* 102–109.

Irvine, A. B., Biglan, A., Smolkowski, K., Metzler, C. W., and Ary, D. V. "The Effectiveness of a Parenting Skills Program for Parents of Middle School Students in Small Communities." *Journal of Consulting and Clinical Psychology,* 1999, *67,* 811–825.

Jackson, C. "Involving Parents Who Smoke in Smoking Prevention." Paper presented at the Meeting on Youth Smoking Prevention, National Cancer Institute, National Institutes on Health, Rockville, Md., 1998.

Jackson, C., Henriksen, L., and Foshee, V. A. "The Authoritative Parenting Index: Predicting Health Risk Behaviors Among Children and Adolescents." *Health Education & Behavior,* 1998, *25,* 319–337.

Joos, S. K., and Hickam, D. H. "How Health Professionals Influence Health Behavior: Patient-Provider Interaction and Health Care Outcomes." In K. Glanz, F. M. Lewis, and B. K. Rimer (eds.), *Health Behavior and Health Education: Theory, Research, and Practice.* San Francisco: Jossey-Bass, 1990.

Kaplan, S., Greenfield, S., Gandek, B., Rogers, W., and Ware, J. E. "Characteristics of Physicians with Participatory Decision-Making Styles." *Annals of Internal Medicine,* 1996, *124*(5), 497–504.

Kaplan, S., Greenfield, S., and Ware, J. E. "Assessing the Effects of Physician-Patient Interactions on the Outcomes of Chronic Disease." *Medical Care,* 1989, *27,* S110–127.

Kelley, H. H., and Thibaut, J. W. *Interpersonal Relations: A Theory of Interdependence.* New York: Wiley, 1978.

Kelman, H. C. "Further Thoughts on the Process of Compliance, Identification, and Internalization." In J. T. Tedeschi (ed.), *Perspectives on Social Power.* Chicago: Aldine Publishing, 1974.

Kelsey, K., Earp, J. L., and Kirkley, B. G. "Is Social Support Beneficial for Dietary Change? A Review of the Literature." *Family and Community Health,* 1997, *20,* 70–82.

Kosterman, R., Hawkins, J. D., Spoth, R., Haggerty, K. P., and Zhu, K. "Effects of a Preventive Parent Training Intervention on Observed Family Interactions: Proximal Outcomes from Preparing for the Drug-Free Years." *Journal of Community Psychology,* 1997, *25,* 337–352.

Lassner, J. B. "Does Social Support Aid in Weight-Loss and Smoking Interventions? Reply from a Family Systems Perspective." *Annals of Behavioral Medicine,* 1991, *13,* 66–72.

Lewis, M. A., and Butterfield, R. M. "Social Influence Tactics and Health Behavior Change." Paper presented at the annual meeting of the American Psychological Association, San Francisco, 1998a.

Lewis, M. A., and Butterfield, R. M. "Social Control, Relationship Functioning, and Health Behavior Change." Paper presented at the biennial meeting of the International Society for the Study of Personal Relationships, Saratoga Springs, N.Y., 1998b.

Lewis, M. A., and Butterfield, R. M. "Social Control and Health-Related Behavior: Antecedents and Reactions," forthcoming.

Lewis, M. A., Butterfield, R. M., Darbes, L., and Johnston-Brooks, C. "Husbands' and Wives' Use of Health-Related Social Control Tactics." Paper presented at the annual meeting of the Society of Behavioral Medicine, San Diego, 1999.

Lewis, M. A., and Rook, K. S. "Social Control in Personal Relationships: Impact on Health Behaviors and Psychological Distress." *Health Psychology,* 1999, *18,* 63–71.

Lewis, M. A., Rook, K. S., and Schwarzer, R. "Social Support, Social Control, and Health Among the Elderly." In G. N. Penny, P. Bennett, and M. Herbert (eds.), *Health Psychology: A Life Span Perspective.* London: Harwood Academic Publishers, 1994.

Lichtenstein, E., and Glasgow, R. E. "Smoking Cessation: What Have We Learned over the Past Decade?" *Journal of Consulting and Clinical Psychology,* 1992, *60,* 518–527.

Liebrand, W.B.G. "How to Improve Our Understanding of Group Decision Making with the Help of Artificial Intelligence." *Acta Psychologica,* 1992, *80,* 279–295.

Lupton, D. "Consumerism, Reflexivity, and the Medical Encounter." *Social Science and Medicine,* 1997, *45*(3), 373–381.

McGee, D. S., and Cegala, D. J. "Patient Communication Skills Training for Improved Communication Competence in Primary Care Medical Consultation." *Journal of Applied Communication Research,* 1998, *26,* 412–430.

Miller, W. R., and Rollnick, S. *Motivational Interviewing: Preparing People to Change Addictive Behavior.* New York: Guilford Press, 1991.

Mounts, N. S., and Steinberg, L. "An Ecological Analysis of Peer Influence on Adolescent Grade-Point Average and Drug Use." *Developmental Psychology,* 1995, *31,* 915–922.

Parsons, T. *The Social System.* Glencoe, Ill.: Free Press, 1951.

Pendleton, D., and Bochner, S. "The Communication of Medical Information in General Practice Consultations as a Function of Patients' Social Class." *Social Science and Medicine,* 1980, *14A,* 669–673.

Raven, B. H. "The Bases of Power: Origins and Recent Developments." *Journal of Social Issues,* 1993, *49,* 227–251.

Reis, H. T., Collins, W. A., and Berscheid, E. "The Relationship Context of Human Behavior and Development." *Psychological Bulletin,* 2000, *126,* 844–872.

Reno, R. W., Cialdini, R. B., and Kallgren, C. A. "The Trans-Situational Influence of Social Norms." *Journal of Personality and Social Psychology,* 1993, *64,* 104–112.

Resnicow, K., and others. "A Motivation Interviewing Intervention to Increase Fruit and Vegetable Intake Through Black Churches: Results of the Eat for Life Trial." *American Journal of Public Health,* 2001, *91,* 1686–1693.

Resnicow, K., and others. "Motivational Interviewing in Medical and Public Health Settings." In W. Miller and S. Rollnick (eds.), *Motivational Interviewing.* (2nd ed.), forthcoming.

Rivadeneyra, R., Elderkin-Thompson, V., Silver, R., and Waitzkin, H. "Patient-Centeredness in Medical Encounters Requiring an Interpreter." *American Journal of Medicine,* 2000, *108,* 470–474.

Rodin, J., and Janis, I. L. "The Social Influence of Physicians and Other Health Care Practitioners as Agents of Change." In H. S. Friedman and M. R. DiMatteo (eds.), *Interpersonal Issues in Health Care.* Orlando, Fla.: Academic Press, 1982.

Rogers, C. R. "The Necessary and Sufficient Conditions for Therapeutic Personality Change." *Journal of Consulting Psychology,* 1957, *21,* 95–101.

Rollnick, S., Mason, P., and Butler, C. *Health Behavior Change: A Guide for Practitioners.* London: Churchill-Livingstone, 2000.

Roter, D. L., and Hall, J. A. *Doctors Talking with Patients, Patients Talking with Doctors: Improving Communication in Medical Visits.* Westport, Conn.: Auburn House, 1992.

Rusbult, C. E., and Van Lange, P.A.M. "Interdependence Processes." In E. T. Higgins and A. W. Kruglanski (eds.), *Social Psychology: Handbook of Basic Principles.* New York: Guilford Press, 1996, 564–596.

Simons-Morton, B., and Hartos, J. "Application of the Authoritative Parenting Model to Adolescent Health Behavior." In R. DiClemente, R. Crosby, and M. Kegler (eds.), *Emerging Theories and Models in Health Promotion Research and Practice,* San Francisco: Jossey-Bass, 2002.

Sleath, B. "Pharmacist-Patient Interactions: Paternalism, Participatory, or Default?" *Patient Education and Counseling,* 1996, *28,* 253–263.

Sleath, B., Roter, D., Chewning, B., and Svarstad, B. "Question-Asking About Medications: Physician Experiences and Perceptions." *Medical Care,* 1999, *37*(11), 1169–1173.

Sleath, B., Rubin, R., Campbell, W., Gwyther, L., and Clark, T. "Ethnicity and Physician: Older Patient Communication About Alternative Therapies." *Journal of Alternative and Complementary Medicine,* 2001, *7,* 329–335.

Stewart, M. "The Impact of Patient-Centered Care on Outcomes." *The Journal of Family Practice,* 2000, *49*(9), 796–204.

Thompson, S. C., Pitts, J. S., and Schwankovsky, L. "Preferences for Involvement in Medical Decision-Making: Situational and Demographic Influences." *Patient Education and Counseling,* 1993, *22,* 133–140.

U.S. Department of Health and Human Services. *Healthy People 2010: Understanding and Improving Health.* Washington, D.C.: U.S. Government Printing Office, 2000.

Van den Eijnden, R.J.J.M., Buunk, B. P., Bakker, A. B., Siero, F. W. "The Impact of Information About Prevalence of AIDS-Preventive Behavior Among Men and Women: The Mediating Role of Social Norms." *Psychology and Health,* 1998, *13,* 467–478.

van Ryn, M., and Heaney, C. A. "Developing Effective Helping Relationships in Health Education Practice." *Health Education and Behavior,* 1997, *24,* 683–702.

Wallen, J., Waitzkin, H., and Stoeckle, J. "Physician Stereotypes About Female Health and Illness." *Women and Health,* 1979, *4,* 135–146.

Wissow, L., and others. "Patient-Provider Communication During the Emergency Department Care of Children with Asthma." *Medical Care,* 1998, *36*(10), 1439–1450.

12 개인간 건강행위모델에 대한 관점

HEALTH
BEHAVIOR
and
HEALTH
EDUCATION

이 책의 3부에 해당하는 모든 장들은 건강행동에 대한 개인 간 모델들을 다루고 있다. 이들 모델들이 가지고 있는 핵심적인 가정은 사람과 환경의 상호작용이 사람들의 건강행동 및 건강결과를 결정하는 중요한 요인이라는 것이다. 환경은 사람들에게 도구, 모델, 강화, 자원 및 영향의 출처를 제공해주며, 이러한 것들로부터 사람들은 정보, 기술, 확신, 자기관리 능력, 대처행동 및 지지를 얻는다. 환경과 상호작용하는 과정에서 사람들은 수동적이지 않다. 사람과 환경은 상호작용하면서 서로를 변화시키며 함께 작용한다. 3부에서 소개되는 모든 모델들은 건강행위와 건강결과를 증진시키기 위한 목적을 가지고 있다.

3부에서는 한 가지 이론과 세 가지 이론적 틀에 대해서 살펴보았다. 먼저, 8장에서는 사회인식이론을 분석했고, 9장에서는 사회적 지지와 사회적 관계망을 고찰했으며, 10장에서는 스트레스와 대처에 관해서 논의했고, 마지막으로 11장에서는 사회적 영향과 개인 간 커뮤니케이션에 대해서 살펴보았다.

이 장에서는 이들 이론 및 이론적 틀의 핵심적인 부분들을 고찰함과 동시에 3부의 각 장에 대한 추가적인 관점을 제시할 것이다. 아울러 이 장에서는 이러한 모델들을 이용한 건강행위와 건강교육 분야의 향후 연구를 위한 방향이 제시될 것이다.

사회인식이론

사회인식이론(Social Cognitive Theory, SCT)은 기술 및 능력 관리와 인지-행동 통제 이론이다(Bandura, 1986, 1997, 2001). 이 이론은 개인의 행동 능력(지식과 기술)과 자신감(자기 효능감) 증진의 중요성을 강조한다.

자기효능감은 이 이론에서 가장 중요한 개념 가운데 하나이다. 자기효능감은 매우 힘든 상황에서 조차도 새로운 건강행동을 시작할 수 있으며, 실패 상황에서 조차도 목표한 건강행동을 지속할 수 있으며, 스트레스 상황에서 조차도 복잡한 건강행동을 유지할 수 있게 해 준다(Bandura, 1997; Parcel 외, 1994; Dougherty, Johnson-Crowley, Lewis & Thompson, 2001).

SCT는 예측적이고 규정적(prescriptive)인 이론이다. SCT는 건강 관련 행동을 설명하고 예측하며 건강행동과 자기효능감을 증진시키는 방법에 대해서 기술한다. 자기효능감은 다음과 같은 네 가지 기제를 통해서 변화될 수 있다: 수행 이행, 대리 경험, 설득, 감정적 각성의 최소화.

자기효능감을 변화시키는 가장 강력하고 일관된 방법은 수행 획득(즉, 수행을 이행하는 것)이다. 성공적인 개입은 참여자들로 하여금 점증적으로 성공적인 구조화된 경험을 하게 하는 것인데, 그러한 경험 속에서 참여자들은 목표행동을 이행하고 있는지에 관한 자기 자신에 대한 모니터링과 그들이 중요하게 생각하는 사람들로부터의 피드백을 통해 목표행동에 대해서 자신이 무엇인가를 이루어가고 있다는 자아상을 증진시킨다. 이러한 전략들은 달성 가능한 목표설정 및 이행에 관한 피드백 제공을 포함한다. SCT에서는 높은 수준의 행동역량과 자기효능감을 이끌어내는 방법들을 행동개입이나 건강교육을 통해서 개발할 수 있다고 본다.

8장에서 저자들은 학령기에 이른 아동들을 대상으로 하여 실시된 두 가지 개입연구를 SCT의 활용예로 제시하고 있다. 물론 SCT는 아동 뿐만 아니라 건강한 성인, 자각증상은 없으나 위험에 처한 개인, 생명에 위협이 되거나 만성적인 질환을 가진 개인 등과 같은 다양한 적용대상에 대해서 광범위하게 적용할 수 있다. 예를 들면 사회인식이론은 신체활동 증진을 위한 개입에서 성공적으로 사용되어 왔다(Anderson, Bartlett, Moser, Evangelisti & Verde, 1997; Dunn 외, 1997a, 1997b; Marcus, Owen, Forsyth, Cavill & Fridinger, 1998). 그러한 개입들은 사회인식이론에 근거한 개입이 평소 활동량이 적은 성인과 비만 아동의 신체활동 수준을 대중 건강 지침에서 제시하는 수준 내지는 그 이상으로 증가시키고 유지시키는데 효과적이었다는 결과를 보고한 바 있다(Dunn, Anderson & Jakicic, 1998). 물론 그러한 개입의 대부분은 소집단 내에서의 대면 접촉을 통해서 이루어졌으나 몇몇 연구들은 우편이나 전화를 이용하여 개입이 이루어지는 경우에도 개입이 효과적이었음을 보여주고 있다(Dunn, Anderson & Jakicic, 1998).

사회인식이론은 익사예방 캠페인과 같은 보건교육 캠페인을 위한 메시지와 교육자료를 개발하고(Bennett, Cummings, Quan & Lewis, 1999), 가족 구성원들이 자녀의 방광 섬유증을 더 잘 관리할 수 있도록 돕는데(Parcel 외, 1994) 성공적으로 사용되어 왔다. 관절염과 그 밖의 만성적 질환을 가진 사람들을 대상으로 한, SCT에 근거한 로릭Lorig의 개입 연구 프로그램은 특히 주목할 만하다고 하겠는데, 로릭의 연구는 임상 실험을 통해서 건강행위와 건강결과가 유익하다는 것을 보여주었다(Lorig, Gonzalez, Laurent, Morgan & Laris, 1998; Moore, Von Korff, Cherkin, Saunders & Lorig, 2000). 건강유지기구(HMO)와 미국 관절염재단(National Arthritis Foundation)은 SCT에 근거한 그 개입 프로그램을 채택하여 전국적으로 보급하기로 결정하였다. 이 이론의 활용 가능성은 앞으로도 더 많은 인구집단을 대상으로 검증되어야 할 것이다.

SCT 활용 가능성을 확대하는 것과 더불어서 자기효능감과 행동역량을 변화시키기 위한 보다 나은 방법들을 검증하는 연구들이 반드시 이루어져야 한다. 행동역량의 구성요소 가운데 하나인 기술(skill)을 증진시키기 위한 개입은 자기효능감을 변화시키기 위한 개입과 같은 것이 아니다. 단순히 기술이 아닌 자기효능감에 영향을 미치기 위해서는 조작적 구분이 필요하다. 또한 이행에 대한 어떤 형태의 자기반영(self-reflection)과 피드백이 자기효능감에 변화를 가져올 수 있는지를 아는 것이 도움이 될 것이다. 아울러 미디어와 기술적 채널의 사용을 비롯한, 자기효능감에 영향을 미칠 수 있는 살아 있는(live) 모델이나 상징적인 모델을 어떻게 하면 가장 잘 활용할 수 있는지에 관한 연구들이 이루어져야 할 것이다.

사회적 관계망과 사회적 지지

사회적 관계망과 사회적 지지에 관해 논의한 9장에서는 관심의 대상인 개인이 속해 있는 관계망과 그러한 관계망으로부터 관심의 대상이 되는 개인이 얻을 수 있는 지지에 대한 분석이 이루어진다. 사회적 관계망은 개인이 속해 있는 사회적 관계들의 집합이고, 사회적 지지는 관계망을 구성하고 있는 개인들 간에 주고 받는 행동의 내용 또는 종류를 말한다. 히니Heaney와 이스라엘Israel의 사회적 관계망과 사회적 지지에 대한 분석에는 사회적 관계망의 속성 및 건강결과에 영향을 줄 것이라 가정되는 지지적 행동 유형을 기술하는 개념들이 포함되어 있다. 그러한 행동에는 정서적, 도구적, 정보적, 확인적 및 평가적 요소들이 포함될 수 있다.

많은 문헌들로부터 관계망 멤버십, 사회적 지지 및 건강 간의 관계를 뒷받침하는 기술적이고 예측적인 연구결과들을 찾아볼 수 있다. 밀접한 유대 관계나 사회적 지지를 가진 사람들이 그렇지 않은 사람들보다 사망률 및 건강수준에서 더 낫다는 것이 이미 널리 알려진 바 있다.

이제까지 사회적 지지나 사회적 관계망을 이용한 상관적 연구와 예측적 연구들은 많이 이루어진데 비해, 한 가지 혹은 그 이상의 사회적 관계망의 속성이나 사회적 지지의 유형이 건강행동, 건강결과 또는 두 가지 모두를 증진시키기 위해서 사용된 개입연구는 매우 제한적인 수준에 머물고 있다. 예를 들면 아직도 우리는 사회적 지지를 어떻게 구조화해야 일관성 있게 건강을 증진시킬 수 있는지에 대해서 아는 바가 없다. 자살 청소년을 대상으로 한 에거트Eggert팀의 개입연구는 고위험 청소년들을 대상으로 긍정적인 건강결과를 증진시키기 위한 목적에서 사회적 지지 제공을 구조화하는 효과적인 방법들을 성공적으로 보여주었다(Eggert, Thompson, Herting & Nicholas, 1995; Herting, Eggert & Thompson, 1996).

비록 9장의 저자들이 각각의 상황마다 가장 적절한 사회적 지지의 조합이 있을 수 있음을 제시하고 있기는 하지만 그러한 조합들을 상이한 문제와 상이한 인구집단에 대해서 검증하는 연구는 지극히 제한된 수준에 머물고 있다. 또한 어떤 유형의 지지가 어떤 상황에서 가장 적합한지에 대해서는 아직 설명된 바나 검증된 바가 없다. 예를 들면 우리는 어떤 상황에서 정서적 지지보다 도구적 지지 또는 확인적 지지가 건강증진에 도움이 되는지에 대해서 아는 바가 없다.

사회적 지지의 이용이 항상 규범적인 것은 아니다. 왜냐하면 사회적 지지와 사회적 관계망이 존재한다는 것이 사람들이 그것을 사용한다는 것을 의미하지는 않기 때문이다. 암에 걸린 가족구성원을 연구대상으로 한 여러 연구들에서 사회적 지지가 질환의 초기단계나 재활단계에서의 가족구성원의 행동 또는 기능의 어떤 측면도 이렇다하게 예측해내지 못하는 것으로 나타났다(Lewis & Hammond, 1992, 1996; Lewis, Zahlis, Shands, Sinsheimer & Hammond, 1996). 연구결과들에 따르면 가족구성원과 환자는 지지를 요청함으로써 다른 사람들에게 부담 주는 것을 망설였으며, 다른 사람들이 지지를 제공하고자 했을 때 제공된 지지를 어떻게 활용할지를 모르는 경우도 있었다. 어떤 가족구성원들은 가족 이외의 사람들로부터 지지를 받는 것을 그들이 나약하거나 대처할 능력이 없다는 것을 의미하는 것으로 인식하기도 했다.

서로 다른 인구집단의 암 환자들을 대상으로 한 서로 다른 여러 연구들에 따르면 상이한 지지 제공자들이 제공한 상이한 유형의 사회적 지지는 일관된 건강행동 또는 건강결과를 예측하는 것이 아니라, 서로 다른 건강행동 또는 건강결과를 예측하는 것으로 나타났다. 이러한 사실이 의미하는 바는 무조건적으로 사회적 지지에 관심을 갖는 것이 아니라 건강행동 및 건강교육 연구에서 사회적 지지 개입을 부단히 다듬고 검증해야 한다는 것이다. 매주 만나는 지지-표현 집단모임의 형태로 사회적 지지를 제공했던, 최근에 완료된 임상연구의 결과에 따르면 그러한 지지가 통제집단에 비해 전이 유방암 환자의 생존기간을 이렇다 할 만하게 연장시키지는 못하는 것으로 나타났다. 그러나 그러한 지지가 환자들이 특히 연구에 처음 참여하게 되었을 당시 가졌던 기분과 고통에 대한 인식을 향상시켰다(Goodwin 외, 2001). 이러한 결과는 사회적 지지가 항상 효과적이라는 생각에 대해서 신중해야 할 필요가 있다는 점을 시사하며 사회적 지지 개입의 효과(특히 말기 환자들에게 제공된)를 평가하기 위해 사용되는 성과의 유형과 관련된 중요한 방법론적 의문을 제기하게 한다.

사회적 지지 개입을 평가하는 경우, 지지를 받은 사람이 지지를 실제로 지지로 인식했는지 여부를 아는 것이 중요하다. 인식된 지지는 종종 객관적인 지지가 제공되는 개입에서 가정된다. 인식된 지지가 조작된(manipulated) 것인지 여부를 확인하는 건강행동 개입은 매우 드물다. 사회적 지지는 상징적 상호작용주의에 이론적 뿌리를 두고 있는데, 이러한 사실은 지지의 의미(meaning)와 인식(perceptions)이 지지의 객관적 속성보다 더 중요하다는 것을 의미한다. 사회적 지지의 유형을 수정하기 위한 향후 개입연구에서는 지지 수혜자가 실제로 조작된 지지를 실제 지지로 인식했는지 여부를 확인해볼 필요가 있다. 필요한 것은 단순히 구조적인 지지가 아니라 지지에 대한 인식이다. 이는 결국 지지에 대한 인식을 수정하기 위해서는 제공 가능한 또는 제공된 지지에 대한 개입이 아니라 인식에 대한 개입이 필요하다는 것을 의미한다. 다른 많은 이론들 가운데서는 성격이론과 인지 재구성이론이 사회적 지지 이론을 보완할 수 있는 유용한 이론이라고 생각된다. 필요한 것은 제공할 수 있는 지지 서비스가 아니라 인식된 지지이다.

스트레스, 대처, 건강행동

스트레스, 대처, 건강행동에 관한 문헌들은 오랜 역사를 가지고 있으며, 개입연구와 기술연구(descriptive studies)에서 자주 활용되어져 왔다. 이러한 문헌들의 역사적 뿌리에는 동물모델과 인간모델 내의 항상성 및 적응 과정에 관한 연구들이 존재한다. 이들 문헌들이 가진 생물학적 과정과의 개념적 연관성은 이러한 문헌들을 호르몬 및 면역에 관한 최근의 연구들과 연결지어 준다(Kiecolt-Glaser & Glaser, 1995; Fawzy 외, 1990, 1993).

1960년대와 1970년대에는 많은 연구들이 스트레스를 지각적(perceptual), 특히 교류적(transactional) 현상으로 간주하였다. 스트레스와 대처의 교류모델(Transactional Model of Stress & Coping) 분야의 주된 연구자인 라자러스[Lazarus]는 1차 평가와 2차 평가 모두가 대처행동과 상호작용하여 건강관련 결과를 낳는다고 보았다. 건강행동과 건강결과를 결정하는 주된 요인은 스트레서 사건의 객관적 속성이 아니라 스트레서 사건의 의미이다. 앞서 10장에서 논의한 바와 같이, 이러한 이론적 발달은 조절 요인, 특히 인식된 스트레스에 대한 완충재로서의 사회적 지지를 발전시키는 결과를 이끌어 냈다.

스트레스와 대처의 교류모델을 이용한 연구는 질환에 대한 대처와 적응에 관한 많은 문헌들을 만들어 냈다(예: Fang, Manne & Pape, 2001). 많은 기술적 연구들은 행동 전략이나 인식 전략을 통해서 스트레스 요인을 바꾸려는 대처행동의 유용성을 뒷받침하는 증거들을 제공해주고 있다. 그러나 지난 30년 동안의 연구에도 불구하고, 아직도 스트레스와 대처의 교류모델과 관련해서 연구자들이 관심을 기울일 만한 연구 질문들은 많이 남아 있다.

물론 스트레스와 대처의 교류모델이 1차 평가, 2차 평가 및 대처행동의 중요성을 강조하기는 하지만 아직도 평가와 대처행동을 수정하는 방법에 관한한 더 많은 연구들이 이루어져야 한다. 특히 인식된 스트레스 요인이 급성이거나 생명을 위협하거나 만성적일 때 평가를 수정하기 위한 조작적 방법에 대해서 더 많은 것들을 알아야 할 필요가 있다. 스트레스 요인이 제한적일 때 평가를 수정하는 것과 스트레스 요인이 생명을 위협하는 수준의 것이거나 상황이 급격히 악화될 때 평가를 수정하는 것은 완전히 다른 것이다. 통제능력에 관한 쟁점들은(성격이론과 관련성을 포함하여) 악조건 하에서 평가를 변화시키는 것과 관련해서 우리의 효과성을 높일 수 있게 해준다.

대처행동을 수정하는 것은 해결해야 할 또 한 가지 과제이다. 교류모델 내에서 대처행동은 평가를 통해서 예측된다. 그러나 만성질환자들을 대상으로 한 많은 연구들이 보고

한, 인식된 스트레스 요인과 대처행동 간의 관계에 관한 연구결과들이 일관성을 보이고 있지는 않다(Lewis & Hammond, 1992; Lewism Hammond & Woods, 1993). 예를 들면 생명을 위협하는 만성질환을 가진 사람들은 스트레스 요인의 속성이 달라질 때마다 그에 대한 반응으로서 그들의 대처행동을 바꾸기 보다는 특정 유형의 대처행동을 채택한 다음 그 대처행동을 고수하는 것으로 알려져 있다(Lewis, 1999).

사회적 영향과 개인 간 의사소통

사회적 영향과 개인 간 의사소통에 관한 장은 '건강행동과 건강교육'의 이번 판에 새로 추가된 장이다. 메간 루이스Megan Lewis, 브렌다 드빌스Brenda DeVillis, 벳지 슬리스Betsy Sleath는 상호의존이론(Interdependency Theory)을 사회적 영향과 개인 간 의사소통에 관한 많은 이론들을 효과적으로 조직화할 수 있는 이론적 틀로 활용할 것을 권장하였다. 이 이론적 틀은 이전 판들에서보다 우리로 하여금 개인 간 영향과 의사소통 과정에 관한 더 넓은 시각을 갖게 해준다. 환자-제공자간 의사소통과 건강전문가 권력관계모델에 관한 연구들이 새로 추가된 이 장의 주된 구성요소이기는 하지만 그러한 내용들은 사회적 영향 과정을 연구할 때 고려해야 하는 많은 문헌들 가운데 일부일 뿐이다.

이 장은 두 가지 가정을 전제로 하고 있다. 첫 번째 가정은 관계 상호의존(relationship interdependency)이 관심의 초점이 되는 개인과 그 밖의 다른 사람들 간에 더 높은 수준의 영향을 만들어낸다는 것이다. 두 번째 가정은 그러한 영향이 관심의 초점이 되는 개인들의 건강행동에 변화를 가져올 수 있다는 것이다. 이러한 두 가지 가정은 앞으로 더 검증(특히 양자관계에 관하여 기존에 알려진 바 이상의 수준까지)하고 발전시켜볼만한 충분한 가치가 있다. 제공자와 환자 또는 건강교육자와 가족구성원 간의 관계 상호의존성을 증가시키기 위해서는 우리가 할 수 있는 것은 무엇인가? 관계 상호의존성이 어떻게 건강행동을 긍정적으로 증진시킬 수 있는가?

이 장의 저자들은 건강결과에 영향을 미치기 위해서 상호의존이론의 세 가지 핵심 개념인 관계 상호의존, 상호의존, 결과의 일치를 활용하는 방법들을 구체적으로 밝히고 있다. 예를 들면 상호의존 개념은 개인들을 대상으로 하는 개입에 상호작용 관계에 있는 파트너들을 포함시킬 것을 권장한다. 코니Coyne, 엘라드Ellard, 스미스Smith(1990)는 배우자를 이용한 훌륭한 개입이 가능하다는 것을 보여준 바 있지만, 상호의존이론을 이용한 가족구성원에 관한 연구들이 더 많이 이루어져야 한다. 우리는 가족구성원의 건강행동을 수정하기 위해 가족구성원의 사회적 영향을 이용하는 방법에 관해서 아는 바가 거의 없다. 우리가 알고 있는 것은 기껏해야 관심의 초점이 되는 사람의 행동에 가족구성원이 영향을 미칠 수 있다는 것 정도에 불과하며, 영향의 출처인 가족구성원을 어떻게 구조화하고 어떻게 영향을 형성하는지에 대해서는 거의 아는 바가 없다. 예를 들면 관계가 어떤 사람의 생활방식을 바꾸거나 질환과 관련된 증상을 더 잘 관리할 수 있게 하기 위해서 그 사람의 배우자나 다른 가족구성원이 어떤 도움을 줄 수 있는가? 연구되어야 할 또 한 가지 분야는 특정 질병과 관련된 위험요인을 가지고 있거나 유전자 상의 이상이 있는 가족이다. 가족이나 친척이 위험요인을 가진 것으로 판명되는 경우, 가족구성원의 검사 프로그램 참여를 증진시키기 위해서는 무엇을 어떻게 해야 하는가?

결론

3부에서 소개하고 있는 이론 및 이론적 틀들은 자각증상이 없는 사람들, 건강한 사람들, 생명을 위협하는 심각한 급성 또는 만성 질환을 가진 사람들 모두에게 직접적으로 적용할 수 있다. 각각의 이론과 이론적 틀은 앞으로의 개입연구와 기술연구의 구조와 유형에 관한 지침을 제공할 수 있을 정도로 충분히 발전된 이론들이다.

상호작용적 컴퓨터-조정 전화나 웹 기반 개입 등의 방법을 이용하여 3부에서 소개하고 있는 이론들에 근거한 개입들을 평가하는 연구들이 이루어져야 한다. 이제까지 우리가 가지고 있었던 편향된 시각, 예를 들면 증상을 가지고 있거나, 스트레스 상황에 처해있거나, 취약 또는 임상사례라고 여겨지는 사람들을 위한 최선의 것은 사례 중심의 직접 서비스라는 생각을 경험적으로 검증해볼 필요가 있다. 예를 들면 최근에 심장마비를 경험한 사람이나 심장 세동기(cardiac defibrillator)를 달고 살아가는 사람들에게도 사회인식모델에 기초한 전화 개입을 통해서 도움을 제공할 수 있다는 것이 밝혀졌다(Dougherty, Johnson-Crowley, Lewis & Thompson, 2001). 3부에서 소개하고 있는 모든 이론들은 향후 개입연구 및 기술연구에 지침을 제공하기에 부족함이 없을 정도의 개념적 구조를 가지고 있다.

참고문헌

Andersen, R. E., Bartlett, S. J., Moser, C. D., Evangelisti, M. I., and Verde, T. J. "Lifestyle or Aerobic Exercise to Treat Obesity in Dieting Women." *Medical Science Sports Exercise* 1997, *29*(Supplement 5), S46.

Bandura, A. *Social Foundations of Thought and Action, A Social Cognitive Theory.* New Jersey: Prentice Hall, 1986.

Bandura, A. *Self-Efficacy: The Exercise of Control.* New York: W.H. Freeman, 1997.

Bandura, A. "Social Cognitive Theory: An Agentic Perspective." *Annual Review of Psychology,* 2001, *52,* 1–26.

Bennett, E., Cummings, P., Quan, L., and Lewis, F. M. "Evaluation of a Drowning Prevention Campaign in King County, Washington." *Injury Prevention,* 1999, *5,* 109–113.

Coyne, J. C., Ellard, J. H., and Smith, D. A. "Social Support, Interdependence, and the Dilemmas of Helping." In B. R. Sarason, I. G. Sarason, and G. R. Pierce (eds.), *Social Support: An Interactional View.* New York: Wiley, 1990.

Dougherty, C. M., Johnson-Crowley, N. R., Lewis, F. M., and Thompson, E. A. "Theoretical Development of Nursing Interventions for Sudden Cardiac Arrest Survivors Using Social Cognitive Theory." *Advances in Nursing Science,* 2001, *24,* 78–86.

Dunn, A. L., Anderson, R. E., and Jakicic, J. M. "Lifestyle Physical Activity Interventions: History, Short- and Long-Term Effects, and Recommendations." *American Journal of Preventive Medicine,* 1998, *15,* 398–412.

Dunn, A. L., and others. "Project Active: A Randomized Clinical Trial of Lifestyle and Structured Physical Activity Programs." *Medical Science Sports Exercise,* 1997a, *29,* S75.

Dunn, A. L., and others. "Reduction in Cardiovascular Disease Risk Factors: Six-Month Results from Project Active." *Preventive Medicine,* 1997b, *26,* 883–892.

Eggert, L. L., Thompson, E. A., Herting, J. R., and Nicholas, L. J. "Reducing Suicide Potential Among High-Risk Youth: Tests of a School-Based Prevention Program." *Suicide and Life-Threatening Behavior,* 1995, *25,* 276, 296.

Fang, C. J., Manne, S. L., and Pape, S. J. "Functional Impairment, Marital Quality, and Patient Psychological Distress as Predictors of Psychological Distress among Cancer Patients' Spouses." *Health Psychology,* 2001, *20,* 452–457.

Fawzy, F. I., and others. "A Structured Psychiatric Intervention for Cancer Patients: Changes over Time in Immunological Measures." *Archives of General Psychiatry,* 1990, *47,* 729–735.

Fawzy, F. I., and others. "Malignant Melanoma: Effects of an Early Structured Psychiatric Intervention, Coping and Affective State on Recurrence and Survival 6 Years Later." *Archive of General Psychiatry,* 1993, *50,* 681–689.

Goodwin, P. J., and others. "The Effect of Group Psychosocial Support on Survival in Metastatic Breast Cancer." *New England Journal of Medicine,* 2001, *345,* 1719–1726.

Herting, J. R., Eggert, L. L., and Thompson, E. A. "A Multidimensional Model of Drug Involvement." *Journal of Research on Adolescence,* 1996, *6,* 325–361.

Kiecolt-Glaser, J. K., and Glaser, R. "Psychoneuroimmunology and Health C Consequences: Data and Shared Mechanisms." *Psychosomatic Medicine,* 1995, *57,* 269–274.

Lewis, F. M. "The Relational Model of Functioning with Cancer: A Family Focused Framework for Nursing Practice." In *Cancer Across Health Care Sites.* St. Louis: Mosby Year Book, 1999.

Lewis, F. M., and Hammond, M. A. "Psychosocial Rehabilitation of the Family to Breast Cancer: A Longitudinal Analysis." *Journal of the American Medical Women's Association,* 1992, *47,* 194–200.

Lewis, F. M., and Hammond, M. A. "The Father's, Mother's and Adolescent's Functioning with Breast Cancer." *Family Relations,* 1996, *45,* 456–465.

Lewis, F. M., Hammond, M. A., and Woods, N. F. "The Family's Functioning with Newly Diagnosed Breast Cancer in the Mother: The Development of an Explanatory Model." *Journal of Behavioral Medicine,* 1993, *16,* 351–370.

Lewis, F. M., Zahlis, E. H., Shands, M. E., Sinsheimer, J. A., and Hammond, M. A. "The Functioning of Single Women with Breast Cancer and Their School-Aged Children." *Cancer Practice,* 1996, *4,* 15–24.

Lorig, K., Gonzalez, V. M., Laurent, D. D., Morgan, L., and Laris, B. A. "Arthritis Self-Management Program Variations: Three Studies." *Arthritis Care & Research,* 1998, *11,* 448–454.

Marcus, B. H., Owen, N., Forsyth, L. H., Cavill, N. A., and Fridinger, F. "Physical Activity Interventions Using Mass Media, Print Media, and Information Technology." *American Journal of Preventive Medicine,* 1998, *15,* 362–378.

Moore, J. E., Von Korff, M., Cherkin, D., Saunders, K., and Lorig, K. "A Randomized Trial of a Cognitive-Behavioral Program for Enhancing Back Pain Self-Care in a Primary Care Setting." *Pain,* 2000, *88,* 145–153.

Parcel, G. S., and others. "Self-Management of Cystic Fibrosis: A Structural Model for Educational and Behavioral Variables." *Social Science & Medicine,* 1994, *38,* 307–315.

PART 4

건강행동 변화의 지역사회모델과 집단모델

HEALTH BEHAVIOR and HEALTH EDUCATION

집단, 조직, 대규모 사회조직, 지역사회의 기능에 대한 이해는 건강증진에 있어서 매우 중요하다. 개인뿐만이 아니라 지역사회와 목표 인구들에게 제공하기 위한 건강행동과 환경 변화 주도를 디자인하는 것은 공중 보건 방침의 중요한 부분이다. 지역사회의 집합적인 복지는 건강한 생활방식을 지지하는 구조와 정책을 만들고, 사회 환경과 신체 환경에 있는 건강 위해요소를 감소시키거나 제거함으로써 촉진될 수 있다. 이 두 방법은 사회 시스템이 어떻게 작동하고, 시스템 내에서 그리고 시스템 간에 변화가 어떻게 일어나고 지역사회의 변화와 조직의 변화가 사람들의 행동과 건강에 어떻게 영향을 주는지를 이해하는 것을 요구한다.

오늘날 건강행동은 빠른 기술의 변화와 중요한 정책 토론의 환경에서 일어나고 있다. 물질 남용, AIDS 예방과 교육, 흡연 예방과 통제, 생물 테러행동, 새로운 건강기술과 같은 건강관심은 개인이나 소집단에 대한 중재만을 통해서는 적절하게 제시될 수 없는 쟁점을 제기한다(Smedley & Syme, 2000). 건강 전문가는 사회조직과 지역사회 환경에서의 건강행동과 조직의 변화를 이해할 필요가 있다. 건강행동과 건강교육에 관한 그 부분의 이론과 체제는 전문가들이 큰 집단(group), 지역사회, 조직, 연립의 건강행동을 이해하는 것을 돕고, 모든 조직과 모든 지역사회의 건강증진과 건강중재를 가이드 할 수 있다. 그 사회 시스템들은 널리 퍼진 경우 발전이 가능하고 필수적인 실행 단위이고, 행동 변화와 사회 변화를 장기적으로 유지하는 것이 중요한 목표이다.

지역사회 수준의 모델들은 사회 시스템이 어떻게 기능하고 변화하는지, 그리고 지역사회와 조직이 활성화될 수 있는지를 이해하는 토대이다. 그것들은 개인적으로 지향하는 행동 변화 목표를 옹호와 정책 개발을 포함하는 폭넓은 목표를 가지고 보완한다. 지역사회 수준의 모델들은 학교, 직장, 건강관리 환경, 지역사회 집단(group), 정부기관 등 건강을 보호하고 향상시키는 임무를 가지고 있는 조직과 기관에 의해서 계획되고 이끌어지는 전략과 주도를 제안한다. 매스 미디어와 같이 건강증진이 중심적인 임무가 아닌 다른 기관들도 중요한 역할을 한다.

이 단원의 장들은 사회 체계나 많은 사람들 사이에서의 행동 변화와 지역사회 개발을 위한 네 가지 모델들을 기술하고 있다. 어떤 장들은 사람들의 건강행동 변화에 관한 이론적 시각을 제시하였고, 다른 장들은 사회과학으로 부터의 이론적 토대를 기초로 하는 중재방법의 개념적 토대를 주로 다루었다.

13장에서 메레디쓰 밍클러Meredith Minkler와 니나 월러스타인Nina Wallerstein은 지역사회조직과 지역사회구축의 건강 향상의 원리와 방법의 포괄적인 개요를 제공하였다. 그들은 지역사회조직의 주요 이론적, 개념적 기초, 지역사회조직의 과정과 모델 그리고 최근 생겨난 건강을 위한 지역사회구축의 개념들과 방법들에 관해서 논의하였다. 또한 그들은 지역사회조직과 지역사회구축을 측정하고 평가하는 과정과 도구에 관해서도 논의하였다. 그리고 나서 밍클러와 월러스타인은 지역사회조직에 관한 두 가지 사례 연구에 관해서 기술하였다. 샌프란시스코의 저소득 노인들을 위한 텐더로인 노인 조직화 프로젝트(Tenderloin Senior Organizing Project, TSOP)는 15년 이상 성장하고 개발된 지역사회조직 프로그램의 예를 보여준다. 뉴멕시코 주의 청소년 사회행동 프로그램(Adolescent Social Action Program, ASAP)은 대학교, 학교, 다수의 지역사회와 건강조직이 포함된 권한부여 교육, 리더십 개발, 지역사회구축을 포함하는 청소년을 중심으로 하는 실험적 예방 프로그램이다.

14장에서 브라이언 올덴버그Brian Oldenburg와 기 파슬Guy Parcel은 어떻게 새로운 아이디어, 제품, 프로그램, 사회적 활동이 한 사회 내에서 또는 한 사회(사회 시스템)로부터 다른 사회로 확산되는지를 제시하는 확산이론(Diffusion Theory)을 제시하였다. 그리고 나서 그들은 오스트레일리아에서 학교를 기초로 하는 심장병 예방 프로그램과 직장 건강증진 프로그램의 확산을 증가시키는데 확산이론이 어떻게 적용되는지에 초점을 두었다.

15장에서 앨런 스테클러Allen Steckler, 로버트 굿만Robert Goodman, 미셸 케글러Michelle Kegler는 단계이론(Stage Theory), 조직개발이론(Organizational Development Theory), 조직 간 관계이론(Interorganizational Relation Theory) 등 세 가지 조직변화이론을 분석하였다. 그 이론들은 제각기 하나의 조직이나 여러 조직들의 연합을 지향하여 건강증진 프로그램과 지역사회 전략의 채택과 실행을 향상시키는 특정한 중재전략을 제안한다. 또한 세 가지 이론 각각에 기초한 전략들은 최적의 효과를 내기 위해서 동시에 사용될 수 있다. 그 다음 스테클러Steckler와 그의 동료들은 학교 환경과 지역사회의 공중 보건 행동에서 건강증진조정을 위한 기초로서 그 이론들이 어떻게 사용될 수 있는지를 설명하였다.

존 피네간John Finnegan과 비스와나스K. Viswanath는 16장에서 건강행동 변화의 미디어연구틀(Media Studies Framework)을 소개하였다. 그 장은 공중 보건과 건강행동 변화에 특히 관련이 있는 커뮤니케이션 이론들을 기술하였다. 지식 격차 가설(Knowledge Gap hypothesis), 의제 설정(Agenda setting), 배양 연구(Cultivation Studies), 위험 커뮤니케이션(Risk Communication) 등의 미디어의 효과에 관한 네 가지 시각이 소개되었다. 그리고 나서 그 저자들은 건강에 대한 미디어의 일상적인 영향과 건강 향상을 위한 미디어 커뮤니케이션의 계획된 사용 등의 두 분야에서의 미디어 연구 적용을 내놓았다.

4부는 건강증진과 건강교육에서의 조직 중재와 지역사회 중재의 요약, 비교, 비평으로 끝을 맺었다. 17장에서는 개념과 전략의 유사 요소에 관해서 논의하고, 건강행동 변화의 지역사회 중재모델과 집단(group) 중재모델의 적용을 다루었다.

지역사회, 시스템, 조직의 이론, 연구, 실행을 이해하는 것은 미래에 건강의 폭넓은 향상에 있어서 중요하다. 건강행동과 건강교육의 이 부분은 연구가와 실천가가 고려할 다양한 토대와 적용을 제공한다.

참고문헌

Smedley, B. D., and Syme, S. L. (eds.). *Promoting Health: Intervention Strategies from Social and Behavioral Research.* Washington, D.C.: National Academy Press, 2000.

13 지역사회조직과 지역사회구축을 통한 건강의 증진

HEALTH
BEHAVIOR
and
HEALTH
EDUCATION

최근 수년 간 건강교육 전문가들에 의해서 여러 가지 새로운 접근방법과 변화 전략들이 개발되고 채택되기는 했으나 지역사회조직(community organization)이라고 일컬어지는 원리와 방법은 여전히 주된 실천방법 가운데 하나로 인식되고 있다. 이 장의 논의를 위해서 우리는 지역사회조직을 지역사회 집단들이 공동의 문제 또는 목표를 확인하고, 자원을 동원하고, 그들이 집합적으로 설정한 목표를 달성하기 위한 전략을 개발하고 실행에 옮기는 것을 돕는 과정이라고 정의하겠다. 월터Walter(근간)가 제안한 바와 같이, 지역사회구축(community building)[(3)]이라는 새로운 그리고 관련된 개념은 하나의 방법이라기보다는 어떤 지역사회를 공유하고 있는 구성원들이 지역사회 변화과정에서 함께 행하는 여러 가지 방식들에 대한 지향으로 인식된다.

이러한 두 가지 정의 모두는 개인이나 지역사회가 그들의 삶과 환경을 통제할 수 있게 되는 과정으로서의 역량강화(empowerment) 개념을 내포하고 있다(Rappaport, 1984). 일찍이 지역사회조직 실천의 아버지라고 널리 알려진 머레이 로스Murray Ross는 그러한 과정을 통해서 지역사회의 능력 또는 문제해결 능력이 향상되기 전에는 지역사회조직이 이루어졌다고 말할 수 없다고 주장한 바 있다(Ross, 1955).

지역사회조직에 대한 보다 엄격한 정의들에 따르면 지역사회 집단들이 조직되게 된 원인인 욕구(needs)나 문제(problems)는 외부 조직이나 변화 시도자가 아니라 반드시 지역사회 그 자체에 의해서 인식되어야만 한다. 따라서 건강교육 전문가가 지역사회 내에

(3) 지역사회구축(community building)이라는 용어는 도시계획 등의 분야에서 점점 더 많이 사용되고 있는 광범위한 용어이다. 지역사회의 힘과 능력을 확인하고 증진시키는 것을 비슷하고 강하게 강조하지만, 예를 들면, 그 거시적 개념화는 지역 경제적 발달과 지역사회에서의 연방과 주 정책 수준의 재투자도 강조한다(Blackwell & Colmenar, 2000).

AIDS 조직이 만들어질 수 있도록 돕는 과정에서 지역사회조직의 원리와 방법을 활용할 수는 있으나 지역사회 자체가 AIDS를 대처해야 할 문제 가운데 하나로 인식하지 않는다면 엄밀한 의미에서 그 건강교육 전문가는 지역사회조직을 하고 있다고는 볼 수 없다.

지역사회조직이 건강교육에서 중요한 부분적인 이유는 지역사회조직이 건강교육 분야의 가장 기본적인 원리 가운데 하나인 '현재 상태 그대로에서부터 시작한다'는 원리를 반영하기 때문이다(Nyswander, 1956). 특정 개인이나 기관이 제시한 의제가 아니라 지역사회가 느끼고 있는 욕구에서부터 출발하는 건강교육 전문가는 외부로부터 의제가 부여되는 경우보다 변화 과정에서 성공을 경험하고 프로그램과 행동에 대한 지역사회의 소유의식을 조장할 수 있는 가능성이 훨씬 높다. 지역사회조직은 또한 사회 관여와 참여 그 자체가 통제 인식, 개인의 대처 능력, 건강행동 및 건강상태를 향상시키는데 있어서 매우 중요한 심리사회적 요인이 된다는 점에서도 중요하다(Eng, Briscoe & Cunningham, 1990; Wandersman & Florin, 2000). 마지막으로, 지역사회에 대한 '재발견' 그리고 정부기관, 재단 및 그 밖의 조직들에 의해 주도되는 지역사회 건강과 지역사회 파트너쉽에 대한 강조는 지역사회조직 분야에서 이론, 방법, 측정기술들을 더욱 발전시켜야 할 필요성을 제시해 주고 있다. 이 장에서 우리는 지역사회조직과 지역사회구축의 핵심 개념과 원리를 건강교육 및 관련 학문 분야와의 관련성 속에서 고찰할 것이다. 먼저, 지역사회조직의 분야와 과정 그리고 지역사회구축 실천의 출현을 간략하게 역사적으로 고찰한 다음, 지역사회의 개념과 몇 가지 지역사회조직 및 지역사회구축 모델들을 살펴볼 것이다. 또한 지역사회조직과 지역사회구축의 핵심적인 이론 및 개념적 기초들을 검토해 보고, 그러한 모델들이 실천 환경과 어떤 관련성을 갖는지를 보여주기 위해서 두 가지 사례 연구를 제시하고 분석하기로 하겠다.

역사적 관점에서의 지역사회조직과 지역사회구축

지역사회조직(community organization)이라는 용어는 1800년대 말 미국에서 사회복지사들이 새로운 이민자들과 빈곤층을 위한 서비스를 조정하는 노력을 일컫는 말로 처음 사용하기 시작했다(Garvin & Cox, 2001). 그러나 가빈Garvin과 콕스Cox가 지적하듯이, 일반적으로 지역사회조직이 인보관운동(settlement house movement)에서부터 처음 시작된 것으로 알려져 있기는 하지만 사회복지가 아닌 다른 분야의 여러 가지 중요한 사건들 또한 지역사회조직의 역사에 반드시 포함되어야 한다. 그러한 사건들의 대표적인 예를 들면 (1) 남북전쟁이 끝난 다음 남부 주들이 미연방에 재편입된 이후에 아프리카계 미국인들이 그들이 얻은 권리를 지키기 위해 벌인 조직적 노력(Post-Reconstruction Period organizing), (2) 농민 혁명으로 시작해서 다양한 주체들의 연합 및 주된 정치 세력으로까지 발전한 인민당 운동(Populist movement), (3) 쟁점 중심의 연합, 상근 전문 조직가의 중요성 및 변화의 수단으로서 갈등의 활용 등을 일깨워준 1930년대와 1940년대의 노동운동을 꼽을 수 있다(Garvin & Cox, 2001).

사회복지 분야 내에서 지역사회조직의 초기 접근방법들은 지역사회로 하여금 스스로를 인식하고 문제 해결 능력을 향상시킬 수 있도록 지원하는데 주안점을 둠에 따라 합의와 협동이라는 수단의 활용 및 협력을 강조하였다(Garvin & Cox, 2001; Ross, 1955). 그러나 1950년대에 이르자 사회 변화를 위한 대립과 갈등을 강조하는 새로운 지역사회조직이 인기를 얻게 되었다. 사울 알린스키Saul Alinsky(1969, 1972)로 대표되는 사회행동 조직(social action organizing)은 권리를 빼앗긴 사람들에게 현상유지적 현실에 대해서 불만을 갖게 하고, 지역사회 전체 차원에서의 인식을 조성하고, 지역사회 구성원들로 하여금 변화를 이루기 위한 수단으로서 달성 가능한 목표와 비폭력적인 갈등전략을 고안하도록 도움으로써 힘의 불균형을 시정하는 것에 주안점을 두었다.

1950년대 후반부터 지역사회조직의 전략과 수단(tactics)은 인권운동, 여성운동, 동성애자인권운동, 베트남전쟁 반대운동, 장애인 인권운동을 통해서 보다 광범위한 사회적 변화를 이루는데 활용되기 시작했다. 1980년대와 1990년대 초반과 중반에는 AIDS 위기와 낙태금지를 위한 신우파의 노력 등의 분야에서 지역사회조직의 새로운 수단과 전략들이 개발되고 활용되었다. 또한 다양한 정치적 성향을 가진 집단들이 온라인 상에서 공동체(community)를 만들고 대규모로 지지자를 확인하고 조직하면서 개인용 컴퓨터의 효과적인 활용이 크게 증가하였다.

건강분야에서는 1970년대부터 높아지기 시작한 지역사회 참여에 대한 관심이 1986년 세계보건기구(WHO)로 하여금 건강증진을 위한 새로운 접근방법을 채택하게 한 결과로 이어졌는데, 이 접근방법은 개인의 건강에 영향을 미치는 결정인자에 대한 사람들의 통제력을 높이고, 높은 수준의 대중적 참여를 이끌어내며, 다양한 주체들 간의 협력을 강조하는 접근방법이다(World Health Organization, 1986). 이러한 접근방법을 반영하여 WHO가 주도한 건강한 도시(Healthy Cities) 운동이 나타났으며, 전 세계에 걸쳐 수천 개의 건강한 도시와 지역사회가 참여하는 수준으로 확산되었다. 이 운동의 목표는 정부부문과 비정부부문이 건강한 정책을 수립하고, 지역사회가 추진하는 프로젝트에 적극적으로 참여하고, 집단들 간의 불평등과 격차를 줄이기 위해서 협력해 나아갈 수 있는, 지속 가능한 환경과 과정을 조성하는 것이었다(Norris & Pittman, 2000).

마지막으로, 이러한 발전과 더불어서 외부 조직가의 입장에서 바라보고 이루어지는 지역사회조직이 아니라 지역사회 내의 사람들이 스스로의 관심사에 관여하는 과정으로 대변되는 지역사회구축의 중요성에 대한 인식이 점차 높아졌다(Walter, 근간). 지역사회구축이 지향하는 바는 전국 흑인여성 건강 프로젝트(National Black Women s Health Project)와 같은 노력에 반영되었는데, 이는 24개 지부와 10,000명 이상의 회원으로 이루어진 20년의 역사를 가진 연결망(network)으로서 자조를 통한 역량강화와 사회변화를 위한 의식 고양을 강조하기 위한 프로젝트였다(Avery, 1990; www.nationalblackwomenshealth proejct.org 참조). 이러한 지역사회구축 프로젝트들은 전통적인 조직화 운동에서 흔히 볼 수 있는 '~에 군림하는 권력(power over)' 개념보다는 장점에 기초한(strength-based) 여성주의 개념인 '~에게로의 권력(power to)'과 '~와의 권력(power with)'을 바탕으로 하였다(French, 1986). 또한 이러한 프로젝트들은 여성주의 조직운동에서 강조하는 실천 과정(Hyde, 1990)과 '대화를 통한 개인적 경험과 정치적 경험의 통합'(Gutierrez & lewis, 1997, p. 218)의 중요성을 강조하였다. 지역사회구축 분야의 경우, 아직 이론과 실천과 연구 모두가 초기 단계 수준에 불과하지만 지역사회구축 실천은 이미 오래전에 소개된 전통적인 지역사회조직 개념을 보완할 수 있는 것으로 점차 인식되어가고 있다. 이제 뒤이어 소개되는 부분에서 지역사회의 개념, 여러 가지 지역사회조직 및 지역사회구축 모델들을 살펴본 다음, 그러한 접근방법들의 기초가 되는 핵심 원리와 개념들을 자세하게 살펴보기로 하겠다.

지역사회의 개념

지역사회조직과 지역사회구축 실천에 관한 논의에서 빼 놓을 수 없는 것은 가장 기초가 되는 지역사회 개념을 고찰하는 것이다. 지역사회는 일반적으로 지리적인 용어로 생각되지만 인종이나 성적 지향(sexual orientation) 또는 직업 같이 공유된 관심이나 특성을 기반으로 하는, 장소가 아닌 것일 수도 있다(Fellin, 2001). 지역사회는 (1) 생활의 기본적인 욕구를 충족시키는 기능적 공간 단위(functional spatial units), (2) 유형화된 사회적 상호작용의 단위(units of patterned social interaction), (3) 집합적 정체의 상징적 단위(symbolic units of collective identity)라고 정의 내려져 왔다(Hunter, 1975). 엔[Eng]와 파커[Parker](1994)는 변화를 이루기 위해 사람들이 함께 모여 정치적으로 행동하는 사회적 단위라는 지역사회의 네 번째 정치적 의미를 추가하였다.

지역사회 개념과 관련해서는 두 종류의 이론들을 살펴볼 필요가 있다. 그 가운데 하나인 생태 체계 관점(ecological system perspective)은 자율적인 지리적 지역사회를 연구하는데 특히 유용한데, 이 이론은 규모, 밀도, 이질성 같은 인구 특성, 물리적 환경, 지역사회의 사회적 조직이나 구조, 지역사회에 영향을 주는 기술적 힘에 초점을 둔다. 이와 대조적으로 사회 체계 관점(social system perspective)은 지역사회 내의 공식적인 조직에 주안점을 두고, 지역사회의 하위 체계들(경제, 정치 등)과 지역사회 외부의 다른 체계들과의 수평적 및 수직적 상호작용을 연구한다(Fellins, 2001). 지역사회에 대한 웨렌[Warren](1963)의 고전적 접근방법은 지역사회를 다양한 사회적, 정치적, 경제적 발전을 수용해내기 위해서 스스로의 구조와 기능을 바꾸는 실체(entities)로 보는 후자 관점에 부합한다. 이와 유사하게, 도시 사회의 사회적 문제와 과정을 반영하는, 지역사회에 대한 알린스키[Alinsky]의 이해(Reitzes & Reitzes, 1980)는 사회 체계 관점의 좋은 예라고 할 수 있다.

분명한 것은 지역사회에 관한 관점 가운데 어떤 것을 선택하는가는 지역사회조직 과정의 적절한 영역과 기능에 대한 선택자의 시각에 영향을 준다는 것이다. 지역사회 개발 전문가(예: 농업 확대 지원자, 평화봉사단 자원봉사자)들은 암묵적으로 지역사회를 지리적 단위로 규정하고 사람들이 그들의 지리적 지역사회 내에서의 변화를 파악하고 이끌어내도록 돕는데 초점을 맞추는 경향이 있다(Khinduka, 1975; Rothman, 2001). 이와 대조적으로 보다 광범위한 접근방법을 옹호하는 알린스키[Alinsky](1972)를 비롯한 사회행동 조직가들은 보다 큰 사회경제적 문제들이 지역사회에 미치는 영향을 인식하고 공공주택이나 실업과 같은 쟁점들을 중심으로 지역사회를 조직해야 한다고 주장한다. 또한 지역사회는 상호작용하는 다수의 하위 지역사회들을 포함하기 때문에 다양성을 갖기 마련이지만 우리가 지역사회를 얼마나 이질적인 것으로 보는가에 따라서 지역사회조직을 위해 사용하게 될 전략과 목표 유형이 달라지기도 한다.

마지막으로, 리베라[Rivera]와 엘리치[Erlich](1995), 그리고 귀티레즈[Gutierrez]와 루이스[Lewis](1997)가 제안한 바와 같이, 인종 지역사회의 독특한 특성은 그러한 지역사회 내에서 조직화를 시도할 때 반드시 고려해야 한다. 예를 들면 코넬 웨스트Cornel West(1993)는 아프리카계 미국인 지역사회의 경우, 시장의 착취(market exploitation)가 오랜 역사에 걸쳐 그 지역사회를 무력감과 허무주의로부터 지켜 왔던 종교단체와 시민단체를 파괴하는 결과를 초래했다고 주장하였다. 그는 매개자라는 인식(a sense of agency)의 회복과 '전복적 기억(subversive memory), 즉 낭만적 향수가 아닌, 가장 좋았던 과거'에 기초한 정치적 저항을 통한 지역사회 변화의 필요성을 주장하였다(West, 1993, p. 19). 지역사회에 대한 관점 가운데 이러한 시각이 반영된 관점은 기존의 사회적 연결망(network)과 구조 위에 지역사회를 구축해야 한다고 보며, 자기결정과 역량강화를 중요시한다(Gutierrez & Lewis, 1997).

이제 뒤이어 살펴보게 될 여러 가지 지역사회조직 및 지역사회구축 모델들은 지역사회의 본질과 의미에 관한 서로 다른 대안적 가정들이 지역사회조직과 지역사회구축을 개념화하고 실천하는 방법을 결정하는데 어떻게 영향을 미치는지를 잘 보여준다.

지역사회조직 모델

종종 지역사회조직이 마치 단일 실천모델인 것처럼 여겨지지만 지역사회조직이라는 현상이 실제로는 다양한 대안적 변화모델들로 이루어져 있다는 전제를 바탕으로 많은 지역사회조직 유형들이 개발되었다. 그 중 가장 많이 알려진 것은 지역개발(locality development), 사회계획(social planning), 사회행동(social action)의 세 가지 실천 모델로 구성된 로스만Rothman(2001)의 유형분류이다. 간략하게 설명하면 지역개발은 과정(process) 지향적이고, 합의와 협력을 강조하며 집단(group)의 정체성과 지역사회 감각을 갖게 하는 것을 목표로 한다. 이와 대조적으로, 사회계획은 과업(task) 지향적이고 문제해결 수단으로서 일반적으로 외부 전문가에 의한 합리적이고 경험적인 문제해결을 강조한다. 마지막으로 사회행동모델은 과정과 과업을 모두 지향하는데 지역사회의 문제해결 능력을 증진시키고 억압받거나 불리한 위치에 있는 집단(group)과 더 큰 규모의 집단인 사회간의 권력과 권리에 있어서의 불균형을 시정하는 확고한 변화를 달성하는 것을 목표로 한다(Rothman, 2001).

원래 로스만Rothman은 대부분의 지역사회조직 노력은 이러한 세 가지 범주 가운데 하나로 분류된다고 주장하였으나 최근에 와서는 많은 전문가들이 세 가지 모델 가운데 어느 한 모델에만 의존하기보다는 두 가지 이상의 모델을 병행하고 있다고 주장하였다(Rothman, 2001). 예를 들면 여성주의 조직화는 사회행동 조직화의 목표와 가정들을 지역

개발에 해당하는 수단과 결합시킨 것으로 볼 수 있다(Rothman, 2001). 또한 심장 건강 지역사회조직과 지역사회 건강을 위한 계획된 행동(Planned Action Toward Community Health, PATCH) 개입에는 지역개발과 사회계획의 요소들이 함께 포함되어 있으며(Farquhar 외, 1984; 'PATCH', 1992; Bracht & Kingsbury, 1990), 알린스키[Alinsky]의 전통을 따르는 많은 조직가들이 지역사회조직에 있어서 사회행동과 지역개발을 함께 사용하고 있다(Marquez, 1990; Wechsler, 1990; Guillory, Willie & Duran, 1988).

로스만[Rothman]의 유형분류는 지난 30여년 동안 지역사회조직을 이해하고 고찰하는데 있어서 가장 지배적인 이론틀로 활용되어 왔으며 그렇기 때문에 실천에 큰 영향을 미쳤다(Walter, 근간). 그러나 오랜 기간에 걸친 광범위한 활용에도 불구하고 로스만의 유형분류는 기본 가정에 적지 않는 한계를 가지고 있다. 예를 들면 지역개발이라는 용어의 사용은 필요 이상으로 제한적일 수 있으며, 자칫 비지리적 조직화를 고려하지 못하게 할 수 있다. 둘째, 외부 전문가에 지나치게 의존하면서 지역사회의 문제해결 능력을 증진시킬 필요가 없는 모델(사회계획)을 포함시킨 것은 효과적인 조직화의 가장 기본적인 기준 가운데 하나와 모순된다고 할 수 있다. 마지막으로, 로스만의 유형분류가 권력에 기초하거나 지역사회를 중심으로 하지 않고 문제에 기초하고 조직가 중심적이라는 사실은 철학적 한계이면서 동시에 실천적 한계이며, 이러한 한계는 조직화가 점점 더 다문화적 맥락에서 이루어지고 있음을 고려해볼 때 특히 문제가 될 수 있다.

로스만 유형분류의 한계 인식에 대한 반응의 일부로서 월터[Walter](근간)를 비롯한 여러 연구자들(Kaye & Wolff, 1995; Himmelman, 1992; Labonte, 1994; Wallerstein & Sanchez-Merki, 1994)은 대안적 접근방법을 제시해주는, 새로운 협력적 역량강화와 지역사회구축 실천모델들을 제안하였다. 새로운 모델들은 자조와 협동을 강조한다는 점에서 부분적으로는 지역사회개발 모델의 후속 모델로 볼 수 있다. 그러나 새로운 모델들은 외적으로 주도되고 암묵적으로 현상유지를 받아들이면서 지역사회개발 내에서 전통을 넘어서고 있다. 이들 새로운 모델들은 건강하고 보다 평등한 권력 관계를 만드는 과정에서 지역사회의 관심이 조직화를 이끌어가는, 지역사회 주도의 조직화(community-driven organizing)를 기원으로 하고 있다(Labonte, 1993; Purdey, Adhikari, Robinson & Cox, 1994).

새로운 지역사회구축 모델들은 지역사회의 강점을 강조하는데, 이는 '좋았던 과거'에 대한 향수가 아니라 공유된 가치를 확인하고 공유된 목표 개발을 가능하게 하는 집단과 체계의 다양성을 말한다(Gardner, 1991). 예를 들면 힘멜만[Himmelman](1992)의 '협력적 역량강화모델' 에는 전통적인 조직화에서 강조하는 활동 혹은 단계들 가운데 여러 가지(예: 지역사회의 목적과 사명을 분명하게 하는 것, 다른 사람들이 무엇을 해왔는지 검토하는 것, 지역사회의 권력기반을 구축하는 것) 것들이 포함되어 있지만 단순히 '지역사회의 개선'이 아니라 실제로 역량강화가 이루어질 수 있게 하기 위해서 지역사회가 주도적 역할(lead role)을 할 수 있게 하는 것을 강조한다. 맥나이트[McKnight](1987)의 '지역사회 쇄신(community regeneration)' 개념의 핵심은 사람들로 하여금 그들의 '재능(gift)' 을 인식하고 기여할 수 있게 하는 것이며 전체로서의 그러한 재능은 구성원들을 보살필 수 있는 역량을 가진 지역사회를 만드는데 필요한 초석 내지는 자산이 된다.

이와 유사한 맥락에서 월터[Walter](근간)의 지역사회구축 실천 접근방법은 단순히 하나의 방법이 아니라 지역사회가 '실천의 중심' 이 되는 지역사회 내에 '자기 자신을 지향시키는 방식' 으로 기술된다(p. 74). 월터의 지역사회구축 개념은 역사성, 정체성 및 자율성 같은 지역사회의 요소들을 지역사회 개발, 지역사회 계획, 지역사회 행동, 지역사회 의식 및 '공통성' (지역사회와 더 넓은 환경 간의 관계를 포함하는)의 차원들과 조화되게 한다. 이러한 측면에서 지역사회구축 접근방법은 전통적인 지역사회조직 실천 개념인 '지역사회 기반' 이라는 개념과 뚜렷한 차이를 보이지만 그렇다고 해서 반드시 지역사회의 또는 지역사회에 의한 것(of & by the community)이어야만 할 필요는 없다(Kaye & Wolff, 1995; Walter, 근간).

기존의 지역사회조직 모델들과 새로운 지역사회구축 개념의 중간쯤에는 각각의 요소를 부분적으로 모두 포함하면서 문화적으로 적절한 실천(culturally relevant practice)을 가장 중요시하는 모델들이 존재한다. 이 가운데 건강분야에서 가장 잘 알려진 모델은 유색인종 지역사회의 건강증진을 위한 브레이스와이트[Braithwaite]와 동료들(Braithwaite, Bianchi & Taylor, 1994; Braithwaite 외, 1989)의 지역사회조직과 개발(Community Organization & Development, COD) 모델이다. COD모델은 비록 외부 조직가 중심적이며 외부 조직가로 하여금 참여적 민족지학 방법을 통해서 지역사회와 지역사회의 생태환경을 이해하고 지역사회에 들어와 신뢰성을 얻는 등의 초기 단계에 참여하게 하지만 가장 핵심이 되는 것은 지역사회에 의해서 통제되는 연합위원회(coalition board)의 개발 및 효과적인 기능 수행을 촉진하는 것이다. 이러한 연합위원회는 지역사회를 사정(assessment)하고, 정책을 수립하고, 리더십 개발을 촉진하며 '하의상달식 기획(bottom-up planning)' 과 지역사회 문제해결에 근거하여 문화적으로 적절한 개입을 설계한다. 요약하자면 COD모델은 처음에는 전통적인 지역사회조직에 의존하다가 점차 다양한 지역사회구축 실천 원리들을 포함하는 방향으로 나아가고 있으며 항상 조직화와 지역사회구축이 모두 가능한 문화적 환경을 강조한다.

마지막으로, 모든 모델에서 사용되는 전략 또는 수단으로 정의되기도 하고 때로는 지역사회조직 실천 모델로 정의되기도 하는 연합 구축(coalition building)이 있다. 연합은 만성 질환, 약물과 알코올, 폭력, 예산삭감에 대한 투쟁과 같은 다양한 건강분야의 영역에서 날로 인기를 얻고 있으며(Goodman, Burdine, Meehan & McLeroy, 1993; Kaye & Wolff, 1995), 최근에서야 비로소 체계적인 방식으로 연구되기 시작했음에도 불구하고 공공부문 및 민간부분으로부터 상당한 재정지원을 받고 있다(15장 참조).

대략적으로 볼 때, 초기 조직화 접근방법을 보완하는 여러 가지 지역사회조직 및 지역사회구축 모델이 나타나기 시작한 것은 불과 10년 정도 밖에 되지 않았다. 그림 13-1에서 우리는 욕구 기반(need-based) 접근방법과 강점 기반(strength-based) 접근방법을 모두 포함하는 유형분류를 제시함과 동시에 새로운 관점들을 과거의 모델들과 통합하고자 시도하였다. 욕구 기반 분야에서는 주된 합의 모델인 '지역사회 개발'을 알린스키[Alinsky]의 갈등

그림 13-1. 지역사회조직과 지역사회구축의 유형

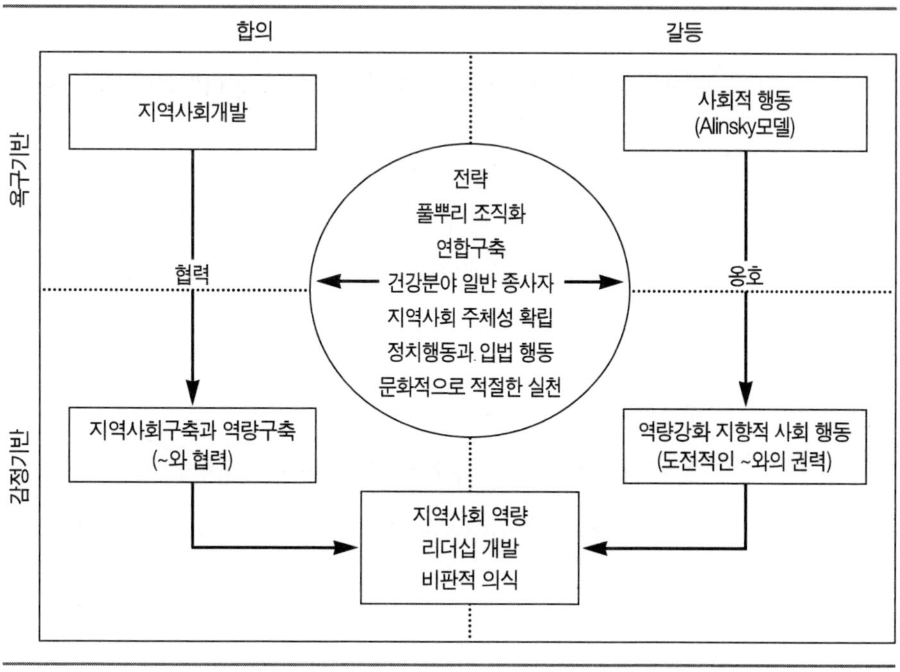

기반 모델인 '사회 행동' 모델과 비교하였다. 강점에 기초한 새로운 모델들은 지역사회구축역량(community-building-capacity) 접근방법을 역량강화 지향적인 사회 행동 접근방법과 대비하였다. 이 두 가지 강점 기초 접근방법은 지역사회 역량, 리더십 개발, 권력획득에 관한 다양한 시각과 같은 여러 가지 개념들에 의해서 확대된다. 주요 전략들을 살펴보면, 합의 접근방법들(consensus approaches)은 욕구에 기초하든, 강점에 기초하든 상관없이 주로 협력전략(collaboration strategies)을 사용하는 반면, 갈등 접근방법들(conflict approaches)은 옹호 전략과 옹호 노력을 지원하기 위한 연합 구축을 사용한다.

지역사회조직과 지역사회구축은 유동적인 노력이다. 어떤 조직화 노력들(organizing efforts)은 특정 사분면에 주로 초점을 맞추기도 하지만, 대부분의 경우는 특정 욕구나 위기의 결과로부터 시작해서 강점에 기초한 지역사회 역량 접근방법으로 옮겨가면서 여러 가지 경향을 통합한다. 연합, 건강분야 일반 종사자 프로그램, 정치 행동 집단 또는 풀뿌리 조직화 같은 상이한 조직화 모델들은 서로 다른 시점에서 출발점과 변화무쌍한 사회 역학에 따라 욕구 기반 접근방법 또는 강점 기반 접근방법을 수용할 수 있다. 그러나 조직화 노력에서 가정들(assumptions)을 명확하게 하고 집단 구성원의 기술, 집단의 역사, 위험을 감수하고자 하는 정도 혹은 다른 접근방법에 대해서 편안하게 느끼는 정도 등을 고려하여 주요 전략에 관한 결정을 내리는 것은 매우 중요하다.

지역사회조직 및 지역사회구축 실천과 관련된 개념

물론, 단 한 개의 통합된 지역사회조직 또는 지역사회구축 모델이 존재하지는 않으나, 지역사회 차원의 변화에 영향을 미치거나 변화를 측정하는데 있어서 핵심적인 개념들이 존재한다. 이러한 개념과 원칙(예: 역량강화, 비판의식, 지역사회 역량, 쟁점 선정, 쟁점에 대한 평가와 측정)들은 표 13-1에 간략하게 제시되어 있다.

역량강화와 비판의식

사회과학에서 역량강화 라는 용어는 지나치게 '포괄적인(catch-all phrase) 용어' 라고 비판받아 왔으나(Rappaport, 1984) 그럼에도 불구하고 역량강화는 지역사회조직과 지역사회구축 실천의 핵심적인 원리이다. 공중보건 분야에서 역량강화나 지역사회 역량강화라는 용어는 형평(equity)을 이루는 것(Katz, 1984)에서부터 문제와 해결방법을 확인하는 능

표 13-1. 지역사회조직과 지역사회구축의 유형

개념	정의	적용
권한부여	사람들이 그들의 생활과 그들 지역사회의 생활을 지배하는 사회 행동 과정	지역사회 조직원들이 바라는 변화를 이루기 위해 더 큰 힘을 보이거나 그들의 힘을 확장한다.
중요한 의식	변화를 이루는데 있어서 숙고(reflection)와 행동에 기초한 의식	사람들이 원인과 지역사회 행동을 연결하는 대화를 한다.
지역사회 수용능력	이슈(문제)를 확인하고 동원하고 제기하는 지역사회의 능력에 영향을 주는 지역사회의 특징	지역사회 조직원들이 리더십, 사회관계망(network), 힘으로의 접근을 통해 그들 지역사회 생활에 적극적으로 참여한다.
이슈 선택	지역사회의 힘을 통합하고 구축하는, 성취할 수 있는 구체적인 변화 목표를 확인하는 것	지역사회 참여를 통해서 이슈들이 확인된다; 큰 전략의 부분으로서 목표가 결정된다.
참여와 관련성	'사람들이 있는 곳에서 시작' 하고 지역사회 조직원들을 대등한 사람으로 고용하는 것	지역사회 조직원들이 느낀 필요(needs), 공유하는 힘, 자원의 인식에 기초한 그들 자신의 의제(agenda)를 만든다.

력을 가진 지역사회(Braithwaite 외, 1989; Cottrell, 1983)나 지역사회의 정치적 생활에서의 참여적 자기효능감(Wandersman & Florin, 2000; Kieffer, 1984)에 이르기까지 여러 가지로 정의되어져 왔다.

비록 역량강화에 관한 많은 정의들이 자존감 혹은 자신감과 같은 개인적인 차원으로 초점을 제한하고 있기는 하지만 역량강화는 아래의 표에 제시된 바와 같이 개인, 조직 혹은 더 넓은 지역사회 가운데 무엇에 초점을 두는가와 상관없이 참여, 통제, 비판적 의식 등을 포함하는 다차원적 구성개념이다(Zimmerman, 2000). 이러한 점을 고려한다면 역량강화를 개인, 조직, 지역사회가 형평성과 삶의 질을 향상시키기 위해서 그들의 사회적, 정치적 환경을 변화시킴에 있어서 그들의 삶에 대한 통제력을 얻는 사회행동 과정으로 보는(Rappaport, 1984; Wallerstein, 1992) 광범위한 정의가 가장 유용하다.

이러한 정의는 권력 문제 또는 개인, 개인 간 및 정치적 차원의 변화를 이끌어내는 능력에 주안점을 둔다(Guiterrez & Lewis, 1997). 라본[Labonte]은 권력을 상호 모순된 요소들과의 사회적 관계라고 정의하였다(Bernstein 외, 1994; Labonte, 1990). '~으로부터의 권력(power from within과 '~과의 권력(power with: ~으로부터의 권력의 포괄적인 양상))' 은 사람들이 스스로에게 권한을 부여함에 따라서 지속적으로 확장할 수 있는 권력의 도덕적, 정신적 근원이다. '~에 대한 권력(power over)' 은 힘이나 이데올로기적 헤게모니를 통해서 물질적 지배 기반을 갖는다. 권력이 없는 사람들은 다른 사람들이 역사적 권위를 잃지 않고서는 착취로부터 벗어날 수 없다. 푸코[Foucault]는 그럼에도 불구하고 억압적인 권력은 단순한(monolithic) 것이 아니라 국지적인 불안정한 관계들로 이루어져 있으며, 역사적으로 권리를 잃은 집단들에 의해서 도전받을 수 있다고 주장하였다(Foucault, 1977). 따라서 역량강화는 권력 획득(즉, 지역사회조직과 옹호를 통한 저항력 구조)과 지역사회 관계 강화를 통해 권력을 확대하는 지역사회구축을 포함한다.

건강 교육자들의 경우, 그러한 모순된 요소들이 그들 자신이 행하는 실천에 관한 쟁점들을 야기한다. 많은 경우, 전문가들은 지역사회 구성원들보다 더 높은 위치에 있게 된다. 문화, 성별, 인종, 위계 등에 있어서 지배력이나 특권을 가진 위치에 있는 사람들이 다른 사람들에게 권한을 부여할 수 있는가, 아니면 사람들이 스스로 권한을 부여하여야 하는가? 역량강화가 다른 사람들에게 권력을 이전하는 것을 포함한다면 전문가들은 다른 사람들이 더 많은 권력을 사용할 수 있도록 그들이 가진 권력을 포기해야 할 필요가 있다. 라본[Labonte]의 말을 빌리자면 '역량강화는 … 주는 것과 받는 것이 동시에 일어나는 매혹적인 힘의 역학이며 합의와 갈등, 전문가의 전문지식과 일반적인 지혜, 위계적 기관과 지역사회 모임 간의 변증법적 춤' 이라고 할 수 있다(Bernstein 외, 1994, p. 285).

이론이면서 동시에 방법론인 지역사회 역량강화는 여러 차원으로 이루어져 있는데 개인들, 그들이 속한 조직, 지역사회의 사회구조 자체의 변화 과정과 결과 모두를 포함한다(Zimmerman, 2000). 개인 차원에서의 '심리적 역량강화(psychological empowerment)' 는 한마디로 말해서 사람들이 인식하는 자신의 삶에 대한 통제력, 그들의 사회적 상황에 대한 그들의 비판적 인식, 그리고 그들의 정치적 효능감과 변화에의 참여를 포함하도록 내적 자존감을 확장시키는 개념이라고 할 수 있다(Zimmerman, 1990, 2000). 개인에게 있어서 역량강화는 가난, 만성적 스트레스 요인, 통제력 부족, 자원 부족 혹은 렌 심[Len Syme]이 말하는 '운명에 대한 통제력(control over destiny)' 의 부족 등과 같은 건강 손상에서 기인하는, 인식된 혹은 실제적인 '무기력함(powerlessness)' 에 대한 도전이다(Syme, 1988).

조직에 대한 역량강화는 조직의 과정(예: 조직이 사회 변화에 영향을 미치기 위해 활동하고 있는지 여부)과 새로운 자원을 획득하는데 있어서 그들의 효율성으로서의 결과 모두를 포함한다. 지역사회 차원에서는 개인들이 지역사회조직 노력에 참여할 때 지역사회 역량강화의 결과로서 지역사회 의식의 증가, 높아진 참여과정과 지역사회 경쟁력, 정책의 실제 변화, 조건의 변화 또는 불평등을 감소시킬 수 있는 증가 등을 얻을 수 있다. 지역사회가 권한을 부여받고 집합적 문제 해결에 관여할 때 그러한 노력은 알코올 중독율, 이혼율, 자살률, 기타 사회 문제의 감소 등과 같은 주요 건강지표 및 사회지표에 반영된다. 또한 변화를 위해 효과적으로 활동하는 역량강화된 지역사회는 애초에 지역사회를 건강하지 않게 만든 문제들을 변화시킬 수 있다(Israel, 1985; Minkler, 1997).

개인, 조직, 지역사회 차원의 역량강화 간의 연결은 브라질 교육자인 파울로 프레이레 Paulo Freire(1970, 1973)가 말하는 개념인 '의식화(conscientization)' 라는 비판적 의식의 개발을 통해서 강화된다. 프레이레는 문맹 농민들에게 그들이 처한 정치적, 사회적 현실을 '읽게' 가르침으로써 문맹 농민들에게 읽기를 가르치는 방법을 개발하였다. 그의 연구는 지난 30년 동안 전 세계적으로 성인교육, 건강 및 지역사회개발을 위한 프로그램의 발전에 기여하였다(Hope & Timmel, 1984; Minkler & Cox, 1980; Wallerstein & Bernstein, 1994; Wallerstein & Weinger, 1992; Arnold 외, 1995).

프레이레의 핵심 전제는 교육의 목적은 교실과 사람들의 삶 속에서 현상을 변화시킬 수 있게 해방적(liberating)이어야 한다는 것이다. 그는 사람들을 지식을 얻는 대상으로 대함으로써 교육이 힘없는 사람들에게 강하게 만들 수 있는지 아니면 교육이 사람들로 하여금 적극적으로 대화에 참여하고 그들을 무력하게 만드는 조건들에 대항할 수 있게 만드는지에 대해서 의문을 가졌다. 프레이레는 학습자-교사와 교사-학습자 간에 평등과 상호존중이 전제된, 대화를 통한 문제제기(problem-posing) 과정을 제안하였다. 문제제기는 모든 참여자들이 지속적으로 숙고하고 행동할 수 있게 하는, 듣기-대화하기-행동하기의 순환과정을 포함한다. 구조화된 대화를 통해서 집단 참여자들은 자신들의 경험 속에서 포함되어 있는 쟁점들을 듣고, 공통적인 문제에 관해서 토론하며, 근본적인 원인 및 '증상으로서 나타난 문제 뒤에 존재하는 문제들' 간의 관련성을 찾고, 그들의 현실을 바꾸기 위한 전략을 고안한다(Freire, 1970, 1973).

의식화는 조건과 그 조건을 바꾸기 위한 사람들의 역할에 대한 사회 분석을 통해 얻게 되는 자각(awareness)이다. 그러한 자각은 지역사회 집단들로 하여금 변화를 이끌어 내기 위한 시기와 열린 공간을 분석할 수 있게 하거나 변화를 방해하는 '한계 상황(limit situation)' 을 이해할 수 있게 한다(Barndt, 1989). 의식화는 시간이 지나도 폭넓은 시각을 유지하고 지역사회조직 노력을 지속할 수 있게 하는 핵심 요인이며, 심리적 역량강화와 지역사회 역량강화를 잇는 가장 중요한 연결고리 가운데 하나이다.

지역사회 역량

역량강화 개념과 밀접한 관련이 있는 '지역사회 역량(community capacity)' 개념은 '사회 및 공중보건 문제를 파악하고 자원을 동원하고 대처하는 지역사회의 능력에 영향을 주는 지역사회의 특성' 이라고 정의된다(Goodman 외, 1999, p. 259). 이 개념에 대한 이해를 북돋우기 위해서 CDC(Centers for Disease Control & Prevention: 질병관리예방센터)의 후원하에 최근 열린 회의에서 지역사회의 능력은 적극적인 참여, 리더십, 풍부한 지지 연결망, 기술과 자원, 비판적 반영, 지역사회 의식, 역사 이해, 가치 천명 및 권력 접근성 등의 다양한 차원을 포함하고 있다고 논의 되었다(Goodman 외, 1999).

지역사회 역량에 대한 정의는 '지역사회 경쟁력(community competence)' 과 '사회적 자본(social capital)' 같은 다른 관련 개념들로부터 도출되었다. 코트렐[Cottrell](1983)은 지역사회 경쟁력을 '지역사회의 문제와 욕구를 파악하는데 있어서 지역사회의 다양한 구성요소들이 효과적으로 협력할 수 있고, 목표와 우선순위에 대한 실용적 합의를 이룰 수 있고; 합의된 목표를 이루는 방식과 수단에 대해서 동의할 수 있고; 필요한 행동을 취함에 있어서 효과적으로 협력할 수 있는 것' 이라고 정의하였다. 지역사회 역량 개념과 관련된 최근의 발전은 일반 건강 종사자 프로그램들에서 이루어졌는데, 그러한 프로그램들은 지역사회 개발을 반영하고 있으며, 프로그램이 클라이언트에게 미치는 영향뿐만 아니라 건강 종사자 자신들에게 가져올 변화에 대한 사정(assessment) 또한 중요하다는 것을 강조하는 프로그램들이다(Eng & Parkerm 1994; Lorig, Lubeck, Kraines, Seleznick & Holman, 1985; Ovrebo, Ryan, Jackson & Hutchinson, 1994).

최근 사회적 자본은 공중보건의 주된 관심사가 되었다. 정치학에서 기원한 사회적 자본은 상호 이익을 위해 조정과 협력을 촉진하는 사회조직의 특성으로 정의된다(Putnam, 1996). 사회학에서는 사회자본을 특정 목표 달성을 촉진하는 사회적 관계 구조로부터 나온 자원이라고 본다(Coleman, 1988). 오늘날까지 역학(epidemiology)에서는 사회적 자본을 이웃이나 지역사회조직원들 간의 수평적 관계로 보고 신뢰, 상호성 및 자발적 조직, 축구 리그, 학부모 교사 조직 등과 같은 대중 참여 변수들로 조작화해 왔다(Kawachi, Kennedy, Lochner & Prothrow-Stith, 1997; Kreuter, Lezin & Koplan, 1997). 사회적 자본의 부족은 살인률, 사망률, 그 밖의 이환률(morbidity)의 증가를 통해 좋지 않은 건강 결과를 낳으며, 소득 불평등과 건강 간의 관계를 매개하는 것으로 알려졌다(Kawachi, Kennedy, Lochner & Prothrow-Stith, 1997; Sampson, Raudenbush & Earls, 1997).

건강 결과들의 상호 관련성에도 불구하고 사회적 자본이 지배적인 개념으로 받아들여지는 데는 아직 여러 가지 문제가 있다. 첫째, 사회적 자본의 부족이 일상의 경험에 영향을 주는 물질적 조건들과는 별개로 좋지 않는 건강 결과(health outcomes)를 야기한다는 증거는 아직은 없다(Lynch, Smith, Kaplan & House, 2000). 둘째, 수평적 관계에 초점을 둘 경우, 권력이나 지역사회와 외부 세계 간의 수직적 관계가 무시될 수 있다(Hawe & Shiell, 2000). 물론 샘슨Sampson이 사회적 자본을 집합적 효능감(collective efficacy) 또는 변화를 이끌어낼 능력을 가지고 있다는 지역사회 구성원들의 믿음으로 재구성한 것은 후자 경우에 해당하지 않는 중요한 예외를 보여주는 것이기는 하지만(Sampson & Morenoff, 2000), 권력이나 지역사회 수준을 넘어선 관계를 중요하게 여기지 않는 많은 사회적 자본 옹호자들의 성향은 다소 당황스럽기까지 하다(Hawe & Shiell, 2000). 셋째이면서 두 번째 지적사항과 관련이 있는 것은 사회적 자본의 초점이 자칫 희생자를 비난하는 태도를 부추길 수 있다는 것이다: 지역사회 스스로가 '함께 잘해 나간다면' 지역사회는 더 건강해질 것이다. 넷째, 사회적 자본이 개발되거나 계획된 개입을 통해서 변화하는데 얼마나 시간이 걸리는지에 관한 정보가 없다. 마지막으로, 사회적 자본은 새로운 개념이 아니고 사회 연결망, 사회적 지원, 이웃 통합 등과 같은 사회적 자본의 핵심 개념구성들을 조작화해 놓은 형태로 지역사회 역량에 관한 논문들에서 자주 소개된다.

사람들 간의 관계로 짜여진 망인 사회적 관계망(social network)과 사회 관계망을 통해서 사람들이 주고 받는 유형 및 무형 자원인 사회적 지지(social support)(Cohen & Syme, 1985)는 지역사회 역량구축이라는 맥락에서 고려해야 할 중요한 사항들이다(9장 참조). 예를 들면 개인들의 사회적 연결(tie) 지도를 그릴 수 있는 사회적 관계망 기법은 지역사회 내에서 자연적 조력자(natural helper)나 리더들을 찾아내고, 자연적 리더들로 하여금 그들의 관계망을 파악할 수 있게 하며, 지역사회 내의 고위험 집단(high-risk group)을 파악하고, 지역사회 구성원들로 하여금 자신의 지역사회를 사정하고 지역사회의 관계망을 강화하는데 필요한 행동을 취하는데 참여하게 할 수 있다. 여러 가지 관계망 사정 도구들을 이용하여 개인 또는 지역사회 관계망(McCallister & Fischer, 1978; Heitzmann & Kaplan, 1988)과 그 밖의 지역사회 자산들(McKnight & Kretzmann, 1992; Sharpe, Greaney, Lee & Royce, 2000)의 지도를 그릴 수 있으며, 그러한 관계망 사정 도구들은 지역사회 역량을 이해하고 육성하려는 건강교육 전문가들에게 중요한 전략을 제공해 준다.

마지막으로, 리더십 개발은 지역사회 역량강화를 위한 핵심적 측면 가운데 하나이다.

특히 활력가의 역할(사람들로 하여금 비판적으로 생각하고 이슈와 새로운 해결책을 확인하도록 자극하는)을 담당할 수 있는 리더와 촉진자의 역할(집단이 자신과 관련된 내용을 가장 생산적인 방식으로 논의할 수 있는 과정을 제공하는)을 담당할 수 있는 리더 개발은 지역을 기반으로 한 지역사회와 관심사를 기반으로 한 지역사회 모두에서 집단의 역량과 효과성을 증진시키는데 있어서 핵심이 되는 사안이다(Hope & Timmel, 1984). 구테레즈 Gutierrez와 루이스 Lewis(1997)가 제안한 바와 같이, 리더십 개발은 특히 유색인종 지역사회에서 중요하다고 볼 수 있는데, 그런 지역사회에서는 종종 '일방적인 아웃리치 접근'이 이루어지며 지역사회를 '적극적 참여자나 협력자가 아니라 변화의 표적'으로 인식한다. 건강교육 전문가는 그런 지역사회의 구성원들을 처음부터 리더십 역할에 포함시키고 지역사회 내에서 새로운 리더 개발을 육성함으로써 여성주의자들이 말하는 다양성의 강점을 반영하는 역량 구축에 크게 기여할 수 있다(Gutierrez & Lewis, 1997).

쟁점 선택

지역사회조직 실천의 중요한 단계 가운데 하나는 문제 또는 불편한 것과 쟁점 또는 지역사회가 강하게 느끼고 있는 것을 효과적으로 구분하는 것이다(Miller, 1985). 밀러 Miller에 따르면 좋은 쟁점은 몇 가지 중요한 기준을 더 충족해야 한다. 좋은 쟁점은 캠페인에 참여하는 것이 단순히 운명론적 태도와 신념을 강화시키지는 않는다는 점을 분명하게 하기 위해서 반드시 이룰 수 있는 것이어야 한다. 집단 구성원 가운데 누구라도 쟁점을 한 두 문장 정도로 분명하게 설명할 수 있을 만큼 쟁점은 단순하고 구체적이어야 한다. 쟁점은 또한 집단구성원들을 하나로 결속할 수 있어야 하고, 문제 해결을 위해 노력하는 과정에 구성원들을 의미 있게 참여시켜야 한다. 쟁점은 많은 사람들에게 영향을 주어야 하고(리더십 경험, 가시성 증진 등을 통해서), 지역사회나 조직을 만들어 내야 하며 마지막으로 더 큰 계획이나 전략의 일부이어야 한다. 건강교육 전문가들은 자신들이 친숙하게 느끼는 방법들을 통해서 지역사회 집단들이 쟁점을 선택하는고 필요한 자료를 얻는데 도움을 줄 수 있다. 최근 가장 인기 있는 방법 가운데 하나는 포커스 그룹(focus group)이다. 이 방법은 중재자가 미리 정해진 토론 지침이나 일련의 질문을 이용하여 소수의 지역사회 구성원들로부터 지역사회가 직면하고 있는 핵심 쟁점 또는 관심사에 관한 그들의 질적 인식을 결정하는 의견을 이끌어 내는 방법이다(Krueger & Casey, 2000). 다른 면대면(face-to-face) 자료수집 과정과 마찬가지로 포커스 그룹은 어떻게 개발하고 운영하는가에 따라서 지역사회 구성원과 정보 제공자들의 역량을 강화시킬 수도 있는가 하면 지역사회나 지역사회의 쟁점 선택 노력과 전혀 무관할 수도 있다.

명목집단과정(Nominal Group Process, NGP)은 하나의 구조화된 기법으로서 많은 사람들로 하여금 쟁점 선택과 관련 활동에 의견을 제공할 수 있게 하고(Delbecq, Van de Ven & Gustafson, 1975), 가구 방문 조사나 그 밖의 자료 수집방법을 통해서 인식된 욕구를 사정하고 참여의식을 증진시키는데 사용할 수 있다. 그러나 지역사회가 가진 실제 문제가 무엇인지에 관한 외부 전문가의 생각에 대해 단순히 상대적 동의를 얻으려는 목적에서 지역사회 구성원들의 참여가 요구되는 경우가 자주 발생한다. 쟁점 선택을 위한 설문조사나 기타 방법들은 지역사회가 관심을 가지고 있는 실제 쟁점을 발견할 수 있다는 전제하에서만 유용한 방법이 될 수 있다.

조직가가 아무리 '현재 상태 그대로에서부터 시작' 하려고 하더라도 지역사회 내에 '숨은 담론들' 에 대한 접근성이 부족할 수도 있고 문화적 적절성 부족, 주요 이해 관계자나 문화적 통역자에 대한 접근성 부족 또는 그들 자신과 지역사회 구성원 간에 존재하는 권력 역학 문제의 본질에 대한 자기반영(self-reflection) 부족으로 인해 너무도 분명한 지역사회의 무관심을 잘못 해석할 수 있다(Scott, 1990). 조직가들은 지역사회 담론에 접근할 수도 있으나 지역사회의 저항과 그들 자신의 안녕을 위협하는 조직화 전략을 찾게 된다. 조직가가 지역사회 리더들과 좋은 관계를 맺고 있더라도 해당 집단이 너무 크고 이루기 어려운 쟁점을 선택했다는 것을 나중에 알게 되기도 한다. 쟁점 선택에 있어서 조직가는 집단의 초점을 특정 목표에 맞출 수 있게 조정하기 위해서 의문을 제기할 책임이 있다.

라본[Labonte](1994)이 지적한 바와 같이, 지역사회의 쟁점 선택에는(캘리포니아, 오리건, 콜로라도 주의 지역사회들이 주 또는 지역 투표에 동성애자 권리 반대 투표를 포함시키고자 했던 것처럼) 인종차별주의, 성차별주의, 동성애자차별주의 및 기타 차별적인 태도들이 반영되기도 한다. 그런 경우, 건강교육 실천가들은 특정 하위집단의 편협하고 편파적인 이익을 위해 사용되지 않는, 더 큰 지역사회의 중요한 사회 정의 원리를 고려하면서 '현재 상태 있는 그대로에서부터 시작' 원칙과 '지역사회의 자발적 결정' 원칙을 조절해야 한다(Minkler, 1994).

이러한 어려움들을 극복하는데 특히 도움이 되는 것으로 알려진 쟁점 선택 방법들 가운데 하나는 프레이레[Freire](1970, 1973)의 대화를 통한 문제 제기 방법이다. 앞서 언급한 바와 같이, 프레이레 접근방법은 참여자들로 하여금 핵심 유발 주제, 즉 사회적, 감정적 관여와 참여 동기를 이끌어 내는 주제를 파악하는데 관여하게 한다. 프레이레의 교육전략은 전 세계적으로 지역사회 개발 접근방법에 채택되어 조직화 노력을 시작하기 위해 핵심 쟁점을 파악하는데 활용되고 있다(Arnold 외; Hope & Timmel, 1984).

미국의 지역사회 조직가들은 가용자원, 적절한 일정 및 목표 달성 장애요인에 따라 쟁점의 우선순위를 정하기 위한 전략적 행동 계획을 수립하는 전략들을 조직 개발에서 배워 활용해 왔다(French & Bell, 1990). 정치적인 사고를 할 수 있는 조직가는 해결 가능한 쟁점을 선택함에 있어서 권력 중재자, 협력자, 저항자에 대한 분석을 빠뜨리지 않는다(Staples, 1984; Feldblum, Wallerstein, Varela & Collins, 1994).

앞서 언급한 바와 같이, 한편으로는 신중하게 진행된 쟁점 선택 과정이 지역사회 역량 강화에 기여할 수 있고 사회 변화에 긍정적인 역할을 할 수 있다. 그러나 다른 한편으로는 쟁점에 기초한 자원동원 보다는 지역사회 교육, 리더십 개발 및 지원, 지속 가능한 지역 조직구축에 더 의존하는 '새로운 지역사회조직 방법' 에 대한 요구가 점점 더 증가하고 있다(Traynor, 1993). 지역사회구축 실천은 점점 더 이러한 '새로운 지역사회조직 과정' 으로 인식되고 있으며 우리가 살펴본 것처럼, 지역사회의 쟁점을 선택하는 것 보다는 지역사회의 강점을 파악하고 육성하고 공표하는 것과 그러한 강점을 공유하기 위한 환경을 지역사회 구성원들이 만들어 가는 과정으로 인식되고 있다(McKnight, 1987; Walter, 근간).

이처럼 지역사회 강점과 자산을 더욱 강조하는 방법과 지역사회 쟁점 선택을 결합시키기 위한 유용한 새로운 접근방법 가운데 하나는 왕Wang의 사진음성(photovoice) 방법이다(Wang & Burris, 1997). 건강교육 전문가는 이 기법을 이용하여 지역사회 주민들에게 사진기와 기술 훈련을 제공하여, 그들로 하여금 시정할 필요가 있는 문제나 지역사회의 강점과 자산 등과 같은 지역사회에 대한 그들 자신의 이미지를 사진으로 전달하게 한다. 그런 다음 참여자들은 그들의 집합적인 의견을 가장 잘 포착한 사진들을 함께 선택하여 그 사진들을 그들의 이야기를 전달하고, 지역 조직화를 통해서 그리고 기관과 정책 차원의 행동을 통해서 변화를 자극하는데 사용한다. 이 접근방법은 디트로이트의 노숙자에서부터 중국의 시골 여성들에게 이르기까지 매우 성공적으로 사용되었으며 '지역사회의 역량, 건강 문제 그리고 시각적 이미지를 통합하는 새로운 상상력이 풍부한 모델(imaginative model)' 을 제공해주었다(Wang & Burris, 1997; Wang, Cash & powers, 2000).

측정 및 평가 관련 쟁점

대부분의 지역사회조직 및 지역사회구축 노력에 있어서 지금까지의 주된 한계는 평가 과정과 결과를 적절하게 제시하지 못하는 것이었다. 일반적으로 이러한 한계는 여러 가지 원인에서 비롯되는데 심각한 재정 부족과 의미 있는 평가 구성요소를 조직화 노력의 일부로서 포함시키는 방법에 관한 지식 부족이 그 가운데 포함된다. 지속적으로 진화하는 지역사회조직의 특성, 복잡하고 역동적인 환경 그리고 조직화를 위한 프로젝트들이 여러 차원에서 변화를 추구한다는 사실은 많은 전통적인 평가 방법들을 부적절하거나 조직화 노력에 잘 맞지 않게 만든다(Goodman, 2000; Connell 외, 1995). 이와 유사하게, 건강 지표와 사회 지표의 장기적인 변화에 주안점을 두는 많은 표준화된 평가방법들은 조직 간 협력 증진, 지역사회 참여와 역량, 보다 건강한 공공정책 또는 환경 조건 등과 같은, 지역사회조직과 주로 관련이 있는 체계 차원의 단기적인 영향에는 관심을 기울이지 못했다.

대부분의 지역사회조직 노력에 있어서 공식적인 평가의 부족은 지역사회조직 프로젝트에 관여한 사람들이 결과를 글로 옮겨 알리지 못한 것과 맞물려서 '성공적' 인 조직화 노력과 '성공적이지 못한' 조직화 노력 그리고 성공 사례와 실패 사례의 특징에 관한 자료 수집을 어렵게 만들었다. 비록 성공적 지역사회 협력의 특징 가운데 일부는(예: 공유된 비전(vision), 강력한 리더십, 목표 달성뿐만 아니라 과정에 대한 강조(Connell 외, 1995)) 파악되었으나 아직도 많은 것들에 대한 연구와 사정이 이루어져야 한다. 새로운 데이터베이스에는 성공적인 지역사회조직 프로젝트와 성공적이지 못한 지역사회조직 프로젝트 모두에 대한 주의 깊은 평가와 기록이 반드시 포함되어야 한다.

다행스럽게도 1980년대 말과 1990년대에 들어와 지역사회조직 및 관련 분야에서 중요한 진전이 이루어졌다. 그 가운데 핵심은 아동과 가족을 위한 지역사회의 주도(initiatives)에 관한 '원탁회의' 의 개최와 「지역사회 주도적 역할에 관한 새로운 평가 접근방법」(New Approaches to Evaluating Community Initiatives)의 개발이었다(Connell 외, 1995). 이 책은 지역사회 주도를 설계하고, 측정하고, 해석하는 과정에서 흔히 직면하게 되는 딜레마와 그러한 프로젝트를 평가해야 하는 사람들을 위한 다양한 옵션과 전략들을 다루었다. 지역사회 연합에 관한 「건강교육 연구」의 특별호에는 지역사회 연합에 관한 측정 및 평가에 관한 쟁점들을 다룬 여러 편의 논문이 수록되어 있으며(Goodman, Burdine, Meehan & McLeroy, 1993) 연합의 효과성에 영향을 주는 내부 역학에 관한 연구들이 뒤이어 발표되었다(Goodman, Wandersman, Chinman, Imm & Morrissey, 1996; Butterfoss, 1998; Kegler, Steckler, McLeroy & Malek, 1998; Helitzer, 2000).

지역사회 역량강화에 대한 평가와 측정에 관한 논의는 Health Education Quarterly라는 학술지가 '지역사회 역량강화, 참여적 교육 그리고 건강(Community empowerment, Participatory Education & Health)' 이라는 제목을 가지고 두 호에 걸쳐서 도구와 사례연구를 다룸으로써 본격적으로 부각되었다. 지역사회 역량강화, 역량, 사회적 자본에 대한 측정은 더디게 진행되고 있으나 지역사회 의식; 지역사회 경쟁력(Eng & Parker, 1994); 다차원적 통제 인식(Israel, Checkoway, schulz & Zimmerman, 1994); 사회적 유대와 사회적 영향; 신뢰, 상호성, 대중적 관여(Kreuter, Lezin & Koplan, 1997; Kawachi, Kennedy, Lochner & Prothrow-Stith, 1997); 집합적 효능감과 사회규범 통제(Sampson, Raudenbush & Earls, 1997; Bandura, 1995); 심리적 역량강화 신념인 통제 인식, 사회 환경에 대한 비판적 이해, 사회 행동에의 참여(Zimmerman, 1990, 2000); 이웃 통제 인식과 이웃 참여(Parker 외, 2001)에 대한 측정 도구들은 개발되었다.

또 한 가지 중요한 것은 새로운 역량이 건강과 건강행동 결과로 이어졌는지(직접 또는 간접적으로) 여부이다. 직접적인 건강 결과는 독성 폐기물 시설의 설치를 막거나 흡연 감소를 위한 청정 공기 조례를 통과시키려는 연합체나 이웃 활동을 통해서 얻을 수 있다. 간접적으로는 참여의 결과로서 사회적 고립이 감소되어 건강 증진으로 이어질 수도 있고, 사람들이 건강행동을 변화시키는데 필요한 자존감과 자신감을 얻게 될 수도 있다.

이러한 변화를 측정할 수 있을 정도의 발전에도 불구하고 모든 측정도구 혹은 척도에는 한계가 있다. 자기 보고형 척도는 오랜 기간에 걸친 조직 및 지역사회 차원의 과정들을 포착해내지 못한다. 따라서 맥락이나 변화의 역동성이라든지 변화된 조건, 새로운 정책, 참여, 정치적 목소리 등과 같은 결과들에 대한 이해를 높이기 위해서는 질적 접근방법들이 필요로 된다.

그러나 타당성이 입증된 척도를 개발하는 것 못지않게 중요한 것은 지역사회가 자신의 역량과 역량강화에 대한 지표를 개발하는 과정이다. 일부 지역사회 집단들은 이미 역량과 지속성에 대한 지표를 개발하였다(Norris, 1997; The Aspen Institute, 1996; Bauer, 1997). 뉴멕시코 주에서 건강한 지역사회를 만들고자 하는 맥락에서 지역사회조직 및 지역사회구축을 평가하기 위해서 개발한 자기 반영적 기준서(workbook)는 스스로를 위한 지표를 개발하고자 하는 지역사회들에게 유용한 자료로 활용될 수 있다(Maltrud, Polacsek &

Wallerstein, 1997). 이 기준서는 일반 대중의 참여와 같은 지역사회 과정의 변화와 조직화 경험의 결과로서, 새로운 프로그램 개발 같은, 체계 차원의 단기적 결과 변화에 초점을 두고 있다. 앞에서 언급한 바와 같이, 이러한 중간 차원의 결과들이야말로 지역사회 역량과 역량강화 변화를 문서화하는데 있어서 스스로 판단하는 건강이나 그 밖의 건강 또는 사회 지표에 있어서의 장기적 변화보다 더 중요한 것들이다.

페터만[Fetterman], 카프타리안[Kaftarian], 원더스맨[Wandersman](1996)의 저서 「역량강화 평가」(Empowerment Evaluation)는 이 분야에 있어서 주된 학문적 기여 가운데 하나로 꼽힌다. 역량강화 평가는 '지역사회가 지원팀과 협력하여 지역사회의 건강 쟁점을 파악하고, 파악한 쟁점을 제시하는 방법을 결정하며 목표 달성 과정을 모니터링하고, 그러한 정보를 이용하여 주도 역할을 조절하고 유지하는, 상호작용적이고 순환적 과정' 이라고 정의된다(Fawcett 외, 1996). 이 책에 기술된 평가방법들 가운데 일부는(예: HIV 예방 평가 주도역할에 대한 평가) 전형적인 조직화 접근방법보다는 사회계획(social-planning)에 더 잘 맞는다고 볼 수 있지만 지역사회조직 노력에 대한 평가와 관련된 건강교육 전문가에게는 대부분이 직접적인 관련성을 갖는다.

마지막으로, 캔자스 대학의 건강증진 및 지역사회개발 연구회(Work Group on Health Promotion & Community Development at the University of Kansas)의 퍼셋[Fawcett]과 동료들(1997, 2001)은 최근 역량강화 접근방법들을, 건강을 위한 지역사회 연합 및 관련된 조직화 노력을 평가하는데 더 적합하게 발전시켰다. 그러한 접근방법들은 과정(예: 약물남용 문제를 해결하기 위한 지역사회 동원)과 결과(약물남용 감소에 대한 청소년의 자기 보고 내용의 변화와 연합 노력에서 기인한 것이라 볼 수 있는 지역사회 차원의 영향) 모두를 강조하면서 다양한 질적 및 양적 측정도구를 사용하고, 지역사회 구성원들을 평가 과정에 적극적으로 참여시킨다. 부분적으로는 다른 집단들이 건강증진을 위한 지역사회조직과 지역사회구축 노력을 문서화하고자 할 때 '지역사회 도구상자' 를 이용할 수 있게 하기 위한 웹사이트(ctb.lsi.ukan.edu)는 캔사스 대학의 연구회에 의해서 만들어졌으며, 그러한 평가를 위한 보다 엄격하고 역량강화적인 접근방법을 개발하는데 널리 사용되고 있다(Fawcett 외, 2000).

새로운 이론적 기여와 지역사회조직 평가를 위한 실용적 도구 개발에도 불구하고 재정 부족이나 양질의 평가연구를 위한 헌신적 노력 부족이라는 문제는 좀처럼 해결되지 않고 있다. 그러나 지역사회조직의 평가 및 측정에 관한 쟁점들과 지역사회 중심의 주도 역할에 대해서 재단 및 공공부문 재정지원 주체의 관심이 높아진 것은 매우 고무적인 현상이다. 이러한 고조된 관심은, 만일 재정 확대로 이어진다면, 이용 가능한 새로운 측정 도구 및 과정과 더불어서 지역사회조직과 지역사회구축의 평가와 기록에 큰 발전을 가져올 것이다.

지역사회조직과 지역사회구축의 적용

이 장의 다음 부분에서는 지역사회조직과 지역사회구축의 개념과 방법을 적용한 두 가지 사례 연구를 소개하기로 하겠다. 첫 번째 사례는 샌프란시스코 도심의 텐더로인(Tendeloin) 지역에 거주하는 노인들을 위해 16년에 걸쳐 이루어진 지역사회조직과 지역사회구축 노력인 텐더로인 노인 조직화 프로젝트(Tenderloin Senior Organization Project, TSOP)이다. 두 번째 사례 연구는 뉴멕시코 주 전체 청소년을 대상으로 한 경험적 예방 프로그램인 청소년 사회행동 프로그램(Adolescent Social Action Program, ASAP)이다.

텐더로인 노인 조직화 프로젝트

호텔 독방에 홀로 기거하는 미국의 저소득 노인들은 열악한 건강, 사회적 고립, 무기력감 등과 같이 밀접한 관련성을 가진 문제들을 가지고 있다. 이 사례 연구는 샌프란시스코 도심의 텐더로인 구역에 거주하는 노인들 사이에 사회적 지지와 사회적 행동을 조성함으로써 상호 관련성을 가진 문제들을 해결하려는 지역사회조직 노력에 관하여 기술하고 있다.

텐더로인 구역의 노인들이 직면하고 있는 여러 가지 건강 문제와 사회 문제 가운데 가장 두드러진 것은 열악한 영양 상태와 임상적 우울증이었다. 1980년대 초에 실시된 조사에 따르면 텐더로인 구역 노인들 가운데 최소 40%가 영양실조나 심각한 영양 부족 문제를 가지고 있었으며(Wechsler & Minkler, 1986) 높은 자살률, 20%에 달하는 문제 수준의 음주율(Arean, 1994) 및 그 밖의 건강지표와 사회지표에 근거해 볼 때 임상적 우울증도 그 지역에 거주하는 대다수의 노인들이 가진 문제였음을 알 수 있었다(Minkler, 1997).

빈곤, 사회적 고립, 신체적 질환과 장애, 범죄 불안감 등의 사회적 스트레스 요인은 심각한 수준의 영양실조와 임상적 우울증을 유발하는 요인에 속한다(Minkler, 1997). 또한 텐더로인 같은 지역에 거주하는 사람들의 사회적 주변화(social marginalization)와 '방치된 빈곤층(underserving poor)' 이라는 인식은 사람들을 낙인과 재정 축소 시 예산 삭감의 주된 표적이 되는 건강 및 사회서비스 프로그램(예: 식품교환권, 의료부조, 보충 소득급여)에 의존 하게 되는 위험에 처하게 만든다.

원래 TSOP, 즉 텐더로인 노인 조직화 프로젝트는 버클리 대학(UC Berkeley) 보건대학의 대학원생들과 교수들에 의해서 노인들의 (1) 사회적 고립을 줄이고 건강교육을 제공함으로써 신체적, 정신적 건강을 향상시키고, (2) 대화와 참여를 통해서 거주자들이 공통의 문제를 확인하고 그러한 문제와 걱정거리에 대한 해결책을 찾기 위해 함께 일하는 과정을 촉진시킨다는 두 가지 목적을 가지고 1979년에 처음 만들어졌다.

프로젝트에 자원한 학생들은 텐더로인 구역의 한 호텔에서 시작하여 거주자들 간의 상호작용을 권장하고 점진적인 주별 모임을 통해 12명의 핵심 거주자와 두 명의 외부 촉진자를 포함하는 비공식적인 집단을 만들었다. 집단 구성원들은 그들 간의 신뢰가 증가함에 따라 범죄에 대한 두려움, 외로움, 집세 인상, 무기력감과 같은 쟁점에 관한 개인적인 관심을 공유하기 시작하였다. 촉진자인 학생은 조직화 방법과 교육방법을 결합하여 거주자들이 주안점을 두고자 하는 초기 쟁점 선택(범죄와 안전)을 돕고 집단의 결속과 사회행동 조직화를 지원했다. 또한 프레이리Freire의 문제제기 과정을 수정한 접근방법을 통해 거주자들이 공유하는 문제와 문제의 원인에 관한 대화에 참여하도록 지원하고, 잠재적인 행동 계획을 수립했다. 아울러 현실에 대해서 불만을 느끼게 하고 달성할 수 있는 구체적인 쟁점을 파악할 수 있도록 지원해야 한다는 알린스키Alinsky(1972)의 주장은 맥나이트McKnight(1987, 1993)와 밀러Miller(1993)가 지역사회의 강점 파악 및 구축을 강조했던 것처럼, 그들이 따랐던 지역사회조직 교훈 가운데 하나였다.

마지막으로, 사회적 상호작용 기회의 중요성을 강조하는 사회적 지원이론을 이용하여 촉진자 학생들은 거주자들이 가진 순수한 사회적 욕구뿐만 아니라 일부 집단 구성원들이 가진 정치적이고 과업지향적인 관심을 만족시키는 데도 도움이 되는 집단 분위기를 만들고자 시도하였다(Minkler, 1997).

첫 번째 호텔 집단이 안정적인 집단으로 성장하자 다른 호텔들에서 7개 집단들이 추가로 구성되었다. 그 가운데 한 집단을 제외한 모든 집단에서 토론과 의사결정에 거주자들을 폭넓게 참여시켜서 외부 촉진자에 대한 의존을 줄임으로써 역량강화가 촉진되었다. 이들 집단들 사이에서 관찰된 또 한 가지 경향임과 동시에 TSOP의 발전에 있어서 매우 중요했던 경향은 거주자들이 호텔이라는 경계선을 넘어서서 공통의 문제를 가진 다른 호텔 거주자나 지역사회 집단들과 함께 일해야 할 필요성을 깨닫게 된 것이다.

몇몇 호텔의 TSOP 거주자들은 범죄와 안전이 그들의 핵심적 관심분야임을 확인하고 호텔 간 연합을 형성하여 문제 해결을 위한 노력을 시작하였다. 그 연합은 안전지역 프로젝트(Safehouse Project)를 시작하였는데, 시작 첫 해 동안 노인들이 비상시 들어갈 수 있는 피난처라고 표시된, 눈에 잘 띄는 포스터를 걸어 주기로 동의한 동네 상점과 기관들을 48개소나 확보하였다. 호텔 간 연합의 이러한 활동과 그 밖의 여러 활동들(예: 동네를 순찰하는 경찰의 수를 늘려야 할 필요성을 시장에게 인식시키는 것)을 통해서 시작 첫 해에는 범죄율이 약 18% 감소하였으며, 두 번째 해 말까지는 약 26% 정도 감소하였다('Safehouses Now Easing the Fears of Elderly Residents', 1982). 개인의 건강과 사회적 행동에 있어서도 변화가 관찰되었는데, 자기효능감과 사회적 지원의 향상은 일부 거주자들로 하여금 금연과 문제 수준의 음주를 줄이는 변화를 보이게 했으며, 어떤 거주자들은 정신건강과 자존감이 괄목할만한 정도로 높아졌다(Minkler, 1997).

안전지역 프로젝트의 성공에 고무되어 TSOP 참여자들은 영양부족과 식품에 대한 접근성 문제로 관심을 돌려서, 세 개 호텔에 소규모 가게를 만들고 네 번째 호텔에 협동적으로 운영하는 조찬 프로그램을 만들고, 요리가 금지된 호텔에 거주하는 노인들을 위해 '요리할 필요 없는 요리책'을 만들어 널리 보급하였다(Minkler, 1997). 이러한 프로그램 및 그 밖의 관련된 프로그램들과 더불어서 TSOP는 일대일 또는 소집단 활동을 통한 리더십 훈련과 리더십 훈련 토론회를 개최하였으며, 약 20명의 텐더로인 구역 리더들과 다른 군(county)에서 온 리더들에게 4일간의 집중적인 조직가 훈련 워크숍을 통해 리더십 훈련을 제공하였다.

텐더로인 거주자들이 프로젝트를 잘 관리하고 진행할 수 있게 됨에 따라 TSOP 직원들과 자원봉사자들은 점차 잘 드러나지 않는 역할을 수행하기 시작했는데, 예를 들면 주로 자원 제공자의 역할이나 거주자들의 아이디어와 전략 논의를 위한 '감독 위원회(sounding board)' 역할을 수행하였다. 이러한 특성의 변화를 반영하기 위해서 1988년에 TSOP는 명칭 가운데 'O'를 '원조(Outreaching)'에서 '조직(Organization)'으로 바꿨으며, 역할 또한 노인 거주자들로부터 능력, 자신감, 리더십을 이끌어내어 지역사회 역량강화를 촉진하는 것으로 정의했다(Miller, 1993).

TSOP의 핵심 행동 기제도 시간이 지나면서 건강 교육자에 의해서 촉진되는 지지 집단에서 거주자들이 운영하는 주민조합으로 바뀌었다. TSOP는 1995년에 종결되기 전까지 16개 주민자치조합을 만들었고, 200명 이상의 텐더로인 구역 거주자들을 리더로 훈련시켰다. 그들은 10년 동안 제공되지 않았던 온수를 제공받았고, 고장난 엘리베이터를 5개월 동안이나 방치한 호텔의 거주자들이 집세를 환불받을 수 있게 하였으며, 한 호텔을 휠체어 사용이 가능하게 만들었고, 영양가 있는 음식을 파는 자판기를 설치하게 하였으며, 경비원 고용, 쓰레기 수거 등을 포함한 중단되었던 여러 가지 서비스를 다시 하게 만들었다. 이들이 거둔 각각의 성과는 작은 것에 불과했으나 거주자의 건강과 안전에 그리고 역량강화, 자존감, 지역사회 역량에 대한 그들의 생각에 크게 기여하였다(Minkler, 1997).

물론 TSOP가 순탄하게 진행된 것만은 아니었다. 일찍부터 거주자들이 해결하고자 도전했던 일부 쟁점들의 경우 거주자들이 소진되어 버리는 경우가 있었고, 이따금씩 집단 내부에서의 권력 갈등이 발생하였으며, 질환이나 거주지 이전 및 기타 이유에서 리더십이 바뀌는 등의 문제가 발생하기도 했다. 많은 거주자들이 외부 연구자에 대해서 불신을 가지고 있었고 프로젝트 직원들은 거주자들이 조직의 진정한 사명이 무엇인지에 대해서 혼란스러워하지 않게 하기 위해 자료수집 활동을 하지 않았기 때문에 프로젝트에 대한 평가도 어려웠었다. 그러나 최근 포괄적인 외부 평가가 실시되어 개인 및 지역사회 통제에 대한 거주자들의 인식을 조사하였으며, 다수의 핵심적인 정보 제공자들을 대상으로 한 비공식적인 면접조사 및 TSOP 건물 거주자와 비교집단으로서 TSOP가 아닌 건물의 거주자 150명을 구조화된 면접조사가 실시되었다. 평가 결과, 프로젝트와 직접적으로 관련된 신체적 건강상태가 향상되었다는 구체적인 결과는 발견되지 않았으나 통제감(자신의 삶에 영향을 미칠 수 있는 결정을 내린다는 것), 사회적 상호작용, 사기, 안전 인식, 주거 조건을 향상시키는 능력에 대한 인식이 상당히 향상된 것으로 입증되었다(Shaw, 1995).

TSOP는 예산 부족으로 인해, 1990년대 중반 문을 닫게 되었지만 TSOP가 도왔던 다수의 주민조합들은 텐더로인 구역에서 활동을 지속해 나아갔다. 매우 자세한 활동 지침서가 만들어져 보급되었다. TSOP를 본떠 만든 프로젝트들 가운데는 주거치료센터에 거주하는 만성 정신분열증 퇴역군인들의 조직화를 돕기 위해 뉴욕시의 한 장애 퇴역군인이 초기 TSOP모델을 사용한 프로젝트와 캐나다 보건부(Ministry of Health)가 재정을 지원한, 브리티시 콜롬비아 주의 밴쿠버시에 위치한 9개 독방 호텔 프로젝트가 있다(Minkler, 1997). 이러한 프로젝트들을 통해서 TSOP모델은 지역사회 의식 형성이 건강과 삶의 질 향상을 위한 중요한 방법이 될 수 있는 사람들을 대상으로 그들의 삶을 계속해서 변화시키고 있다.

청소년 사회행동 프로그램

오늘날의 청소년들은 그들의 삶 속에서 미래에 대한 두려움, 고용 기회의 부족, 주류회사와 담배회사들의 목표, 가정과 지역사회에서의 폭력, 위험행동을 종용하는 또래 압력이라는 사회적 규범과 같은 다양한 위험에 직면하면서 살아가고 있다. 이 사례연구는 대학-지역사회 간의 파트너십이 역량강화 교육과 지역사회조직 전략을 통해서 어떻게 청소년들로 하여금 개인의 선택과 사회적 조건 간의 상호 연관성에 대처하는데 도움을 주었는지를 잘 보여준다. 청소년 사회행동 프로그램(Adolescent Social Action Program, ASAP)은 청소년 중심의 경험적 예방 프로그램으로서 1982년부터 줄곧 뉴멕시코대학, 대학병원, 군(county) 주민 센터, 뉴멕시코 주에 있는 30개 이상의 다민족 학교 및 지역사회 간의 협력관계를 이루어왔다. ASAP의 목표는 고위험 환경에서 살고 있는 청소년들의 높은 사망률과 이환율을 감소시키고, 청소년들로 하여금 더 건강한 선택을 할 수 있게 지원하며, 그들의 이웃과 지역사회를 발전시키기 위해서 적극적인 정치적, 사회적 역할을 하도록 청소년들의 역량을 강화하는 것이다.

ASAP는 병원과 구치소에서 생활하는 소규모 청소년 집단에게 약물과 알코올 남용, 폭력 및 기타 위험행동과 관련된 문제를 가진 환자들과 교도소 재소자들을 만나 그들과 상호작용하는 경험을 제공하는 7주간의 개입 프로그램이다(Wallerstein & Bernstein, 1988). 이러한 개입은 학교와 지역사회를 기반으로 하는 후속(follow-up) 조직화 활동을 통해서 한 한기 동안 더 연장되며, 맨 마지막에는 체계적인 강화 세션을 한 차례 진행한다.

이 개입 프로그램의 핵심은 프레이레Freire의 교육적 역량강화 방법이다(Wallerstein & Sanchez-Merki, 1994). 청소년들은 촉진자로서의 역할을 담당하도록 훈련된 건강 전문 대학생들이 진행하는 프레이레의 문제제기 대화를 통해서 환자와 교도소 재소자들의 인생, 그들의 경험 그리고 삶에 관해서 이야기하고 그들이 행한 행동의 결과와 자신과 자신의 지역사회를 위해서 어떻게 건강한 선택을 할 것인지에 대해서 토론한다. '절대적인 올바름(scared-straight)' 을 강조하는 프로그램들과 달리(그러한 프로그램들은 효과적이지 않은 것으로 판명되었다(Rogers & Mewborn, 1976; Job, 1988)) ASAP는 위협에 대한 학생들의 평가와 행동변화를 위한 대처 자기효능감을 증진시키기 위해 보호-동기이론(Protection-Motivation Theory)을 활용한다(Rogers, 1984; Floyd, prentice-Dunn & Rogers, 2000; Stainback & Rogers, 1983). 빈곤, 차별, 실업을 경험하고 그렇기 때문에 높은 상해율과 사망률을 보이는 유색인종 청소년들에게 있어서 개인의 행동과 사회 변화를 연결시켜주는 것은 매우 중요하다.

프레이레[Freire]의 역량강화 교육을 통해서 ASAP는 지역사회조직에 교육적 과정을 연결시키는 듣기-대화하기-행동하기모델(listening-dialogue-action model)을 활용한다. 병원이나 구치소에서 진행되는 체계화된 교육과정 기간 동안 청소년들은 상호 간에 그리고 이웃 및 학교 지역사회와 공감대를 형성하기 때문에 이 기간 동안에는 리더십 개발과 지역사회구축에 대한 비판적 의식 개발이 가장 중심적인 모델이 된다. 환자들의 이야기를 들음으로써 청소년들은 자신의 삶과 지역사회와의 관계에 대해서 비판적인 대화를 주고 받기 시작한다. 청소년들이 거론하는 쟁점들과 후속 활동에 대한 선택에 있어서 ASAP는 적극적인 참여를 핵심 교의로 강조한다.

7주간의 교육과정이 끝날 무렵, ASAP는 청소년들에게 두 가지 가운데 하나를 선택하게 하는데 하나는 또래 교육 프로그램에 참여하는 것이고, 다른 하나는 사회행동에 참여하는 것이다. 또래 교육 프로그램은 청소년들이 어린 초등학교 학생들을 대상으로 교육모델을 실천하는 것인데 비해 사회행동모델은 지역사회조직으로 한 걸음 더 나아가는 것이다. 사회행동의 경우, 청소년들은 프로젝트 직원들의 도움을 받아 그들의 학교를 위한 예방 프로젝트를 고안한다. 이 방법은 청소년들로 하여금 기존의 사회정책, 사법정책, 위험행동에 대한 기존의 예방 전략 그리고 자신이 속한 지역사회의 음주 규범을 변화시킬 수 있는 방법 등을 직접 고찰해보게 한다.

초기 ASAP의 예로는 청소년 사회행동 프로그램 여름 모임(ASAP Summer Institutes)의 청소년 토론회, 학교 축제의 홍보 부스, 빨간 리본 집회 등을 꼽을 수 있다. 최근 들어 비디오나 사진소설 제작과 같은 장기간에 걸친 주도 역할을 조직화하고 개발하기 위해 여러 도시의 청소년들을 연결하려는 노력이 쟁점으로 선택되었다. 최근에는 자신이 속한 이웃과 사회에 관한 쟁점들을 조사하고 싶은 욕구를 가진 청소년들이 필요한 기술을 배워서 뮤직 비디오를 포함한 많은 ASAP 비디오와 사진소설들을 구상하고, 대본을 쓰고, 제작하고 있다. 이러한 제작물들은 청소년 문제 해결 및 지역사회 경쟁력 증진을 위한 다른 교육적 노력과 조직화 노력을 지원하기 위해서 해당 지역의 학교와 지역사회 센터에 널리 보급되었다.

갱단 활동과 같은 특정 쟁점들을 해결하는 데는 좀 더 많은 지역사회와 도시들로부터의 관심이 필요했다. 앨버커키 남동부 지역 갱 문제 대책 위원회(Albuquerque South East Community Gang Task Force)는 청소년들에게 자문위원회(Advisory Committee)와 대책 위원회의 구성원으로 활동할 수 있는 기회를 제공했다. 길거리 아웃리치(Street Reach)는 ASAP의 청소년들이 ASAP를 통해서 배운 건강 정보와 대처 전략을 공유한 갱단 예방 프로젝트였다. 1994년의 뉴멕시코 주 축제에서 ASAP 청소년들은 'A Day Without Alcohol Is Fair' 프로그램의 기획에 참여하였으며, 앨버커키 시민광장에서 'A Day Without Colors' 프로그램에 참가하여 ASAP 부스를 운영하였고, 지역사회 청소년들이 제작한 십대들에 관한 TV 프로그램에도 참여하였으며, 지역사회센터에서 추수감사절 음식을 준비하고 제공하는 것을 도왔다.

청소년들이 조직화하고 청소년들이 만든 교육 과정의 직접적인 효과와 더불어서 ASAP의 효과는 개입집단과 통제집단, 사전-사후 설문조사, 6개월 또는 8개월 후의 후속 사정조사 등을 포함한 무작위 실험설계를 통해 수년 동안에 걸쳐 연구되었다. 자신 또는 타인에 대한 보호적 행동과 관련된 인지적 변수와 자기 보고식의 음주 및 그 밖의 약물남용 행동에 대한 변수들이 조사되었다. 인지 척도로는 자기 효능감, 반응 효능감, 의지, 감정이입, 위험 행동에 영향을 미치기 위한, 타인과의 의사소통 등이 사용되었다.

고등학생 수준의 ASAP 참가자에 대한 초기 연구들에 따르면 십대들의 일반적인 발달 특성과 달리, 청소년 참여자들 사이에서 음주운전이 위험하다는 인식이 증가한 것으로 나타났다(Bernstein & Woodall, 1987). 중학교 청소년들을 대상으로 한 다른 연구에서, 마약 없는 학교 프로그램에 참여한 학교들의 사회행동, 또래 교육, 통제의 세 가지 조건에 대한 무작위 실험설계 연구를 실시한 결과, 타인 보호에 대한 자기효능은 시간이 지남에 따라 남·여 실험집단 모두에서 증가한 반면, 통제집단에서는 감소하였고, 동료 교육 과정에 대한 사회행동에 참여했던 남·여학생 모두에게서 음주가 크게 감소한 것으로 나타났다. 담배, 술, 마약 없는 학교 연구에서는 참여했던 학생들이 물질남용으로 인한 문제의 심각성에 대해서 더 잘 인식하고 있으며, 커뮤니케이션과 관련된 자기효능감이 더 높으며, 친구들의 행동에 영향을 주는 것과 관련된 자기 효능감 또한 더 높은 것으로 나타났다(Dow-Velarde, Starling & Wallerstein, 2000). 국립 알코올 중독·남용 연구소(National Institute of Alcoholism & Alcohol Abuse, NIAAA)가 연구비를 지원한 5년간의 연구에서 최대 15개월까지의 사후 개입 관리를 통해서 얻은 참여집단과 통제집단에 관한 자료를 수집하였으며 현재 분석 중에 있다.

ASAP와 같은 프로그램 내에서 이루어지는 지역사회조직의 한계와 관련된 몇 가지 쟁점들을 고려해볼 필요가 있다. 첫 번째 쟁점은 조직화를 전적으로 책임질 수 있는 청소년들의 능력이다. 아직 청소년들은 조언자로서 역할과 조직화를 촉진하는 역할을 맡아줄 성인을 필요로 한다. 특히 중학생 청소년들은 조직화 활동에 참여하기 위해서 부모의 허락이 필요하며, 행사 때마다 부모가 이동수단을 제공해줘야 한다. 그럼에도 불구하고 청소년들은 집단행동, 사회적 책임 그리고 변화를 이끌어 낼 수 있는 리더로서의 자신에 대한 신념을 개발해 나아갈 수 있게 될 것이다.

두 번째 쟁점은 프로그램의 출발점인 학교가 지역사회와 조직화의 근거에 대해서 의문을 제기하는 곳이라는 점이다. 안타깝게도 오늘날 많은 청소년들은 학교, 이웃 또는 갱단에서 정체성을 찾으며 그러한 경계들을 벗어나 보려고 노력하지 않는다. 광범위한 조직화는 극단적으로 다른 이러한 하위 지역사회들을 염두에 두고, 그들 간의 차이를 좁히고 시 전체에 정책적 영향을 미칠 수 있는 '청소년 지역사회' 를 만들 수 있도록 지원해야 한다.

조직화에 관한 세 번째 쟁점은 ASAP를 위한 예산의 대부분이 범주적(알코올 및 기타 약물 예방)이라는 것이다. 잠재적 쟁점들을 더 세분화할 수 있었음에도 불구하고 실제로는 알코올과 약물이 십대들의 두드러진 관심사였고, 청소년들은 여러 가지 사춘기 위험행동 가운데서 프로젝트를 선택할 수 있었다. 예를 들면, 사진소설은 사춘기 관계의 어려움들을 탐구할 수 있는 기회를 제공했다.

요약해서 말하자면 ASAP는 역량강화 교육, 비판적 인식, 리더십 개발, 지역사회구축, 적극적 참여 등의 요소들을 전통적인 지역사회조직의 일부 요소들과 결합시키는 포괄적인 모델을 사용한다. 비록 출발점은 지역사회조직이 아니었지만 ASAP는 여러 가지 원리들을 더 광범위한 사회변화 아젠다들과 어떻게 결합시킬 수 있는지를 잘 보여준다.

결론

건강교육 실천에 있어서 지역사회조직이 지속적으로 중요한 역할을 해오고 있다는 사실은 오랜 기간을 통해 입증된 지역사회조직의 효능감 뿐만 아니라 지역사회조직이 효과적인 지역사회 건강교육의 가장 기본적인 원칙들과 철학적으로 일맥상통한다는 것을 보여준다. 지역사회조직은 적절성의 원칙, 즉 '지금 있는 그대로에서부터 시작한다' 는 원칙, 참여의 원칙, 지역사회의 역량과 문제해결 능력이 증가함에 따라 개인과 지역사회가 역량을 강화할 수 있는 환경을 만드는 것을 강조한다.

이와 마찬가지로, 지역사회구축에 대한 새로운 개념은 지역사회의 성장과 내부로부터의 변화에 초점을 두는 포괄적인 접근방법 내에서 더 건강하고 서로를 돌보는 지역사회구축이라는 목표를 지향하는 집단 정체성의 증가, 지역사회 자산 발견, 육성 및 지도 작성 그리고 '비판적 의식' 창조를 통해서 여러 가지 공통된 원칙들을 강조한다.

샌프란시스코에서 시작된 TSOP는 건강 교육자들이 지역사회조직의 원리와 방법을 상대적으로 '순수하게' 적용한 성공적인 예이다. 그러나 건강 및 사회서비스 전문가들은 구체적인 아젠다와 범주적 예산을 가진 기관들에 의해서 훨씬 더 자주 사용된다. 그러한 기관에서 일하는 실무자들은 해결해야 할 건강문제를 지역사회 자체가 아니라 외부 집단이 결정하기 때문에 엄밀한 의미에서의 지역사회조직을 할 수 없다는 것을 알게 되기도 한다. 그러나 그런 상황에서 전문가들은 지역사회조직과 지역사회구축 실천의 여러 가지 핵심적 원리와 방법을 효과적으로 적용할 수 있다. 따라서 전문가들은 높은 수준의 지역사회 참여와 관여를 이끌어 낼 수 있고, 전체 건강교육 프로젝트의 핵심적 부분으로서 리더십 기술과 지역사회의 역량을 증진시키고자 노력한다. ASAP 사례연구를 통해서 볼 수 있었던 것처럼, 비록 초기에는 일반적인 문제들(예: 알코올과 물질 남용)이 외부 집단이나 기관에 의해서 파악되지만, 건강교육 전문가는 지역사회조직과 지역사회구축 기술 및 방법을 이용하여 지역사회가 그러한 폭넓은 이론틀 내에서 그들과 가장 관련이 있다고 생각되는 특정 쟁점들을 찾는데 도움을 줄 수 있다.

무엇보다 중요한 것은 전문가들이 그들의 전문가 동료들과 지역사회 구성원들과 함께 그들 스스로의 권력 역학을 연구하고, 자신들이 수행하고 있는 프로젝트에 대한 지역사회의 소유권, 역량강화 및 지역사회 역량 증진이라는 목표를 향해 파트너십을 가지고 일한다는 것이 가진 복잡성을 이해할 수 있다는 것이다(Wallerstein, 1999). 요약하자면, 지역사회조직과 지역사회구축 실천에 대한 새로운 개념은 다양한 세팅에서 일하고 있는 건강교육 전문가들에게 매우 중요한 메시지를 제시해주고 있으며, 변화하는 21세기 사회·정치적 환경과 특별한 관련성을 가지고 있다.

참고문헌

Alinsky, S. D. *Reveille for Radicals.* Chicago, Ill.: University of Chicago Press, 1969.
Alinsky, S. D. *Rules for Radicals.* New York: Random House, 1972.
Arean, P. "Implications and Service Use of Mental Disorders in Older Medical Patients." Paper presented at the eighth annual meeting of the NIMH Conference on Psychiatric Disorders in the General Health Care Sector. Washington, D.C., November 1994.
Arnold, R., and others. *Educating for a Change.* Toronto: Between the Lines and Doris Marshall Institute for Education and Action, 1995.

The Aspen Institute. *Measuring Community Capacity Building: A Workbook-in-Progress for Rural Communities.* The Aspen Institute Rural Economic Policy Program, 1996.

Avery, B. "Breathing Life into Ourselves: The Evolution of the Black Women's Health Project." In E. White (ed.), *The Black Women's Health Book.* Seattle: Seal Press, 1990.

Bandura, A. "Exercise of Personal and Collective Efficacy." In A. Bandura, (ed.), *Self-Efficacy in Changing Societies.* New York: Cambridge University Press, 1995.

Barndt, D. *Naming the Moment: Political Analysis for Action.* Toronto: Jesuit Center for Social Faith and Justice, 1989.

Bauer, G. *Community Health Indicators on the Neighborhood Level: A Prototype for the Fruitvale/San Antonio Area in Oakland.* Oakland Community-Based Public Health Initiative (OCBPHI), 1997.

Bernstein, E., and Woodall, W. G. "Changing Perceptions of Riskiness in Drinking, Drugs, and Driving: An Emergency Department-Based Alcohol and Substance Abuse Prevention Program." *Annals of Emergency Medicine,* December 1987, *16*(12), 1350–1354.

Bernstein, E., and others. "Empowerment Forum: A Dialogue Between Guest Editorial Board Members." *Health Education Quarterly,* 1994, *21*(3), 281–294.

Blackwell, A. G., and Colmenar, R. "Community Building: From Local Wisdom to Public Policy." *Public Health Reports.* 2000, *113*(2 and 3), 167–173.

Bracht, N., and Kingsbury, L. "Community Organization Principles in Health Promotion: A Five-Stage Model." In N. Bracht (ed.), *Health Promotion at the Community Level.* Thousand Oaks, Calif.: Sage, 1990.

Braithwaite, R. L., Bianchi, C., and Taylor, S. E. "Ethnographic Approach to Community Organization and Health Empowerment." *Health Education Quarterly,* 1994, *21*(3), 407–419.

Braithwaite, R. L., and others. "Community Organization and Development for Health Promotion within an Urban Black Community: A Conceptual Model." *Health Education,* 1989, *2*(5), 56–60.

Butterfoss, F. D. *Coalition Effectiveness Inventory Self-Assessment Tool.* Charleston, S.C.: Center for Pediatric Research, Center for Health Promotion, 1998.

Butterfoss, F. D., Goodman, R. M., and Wandersman, A. "Community Coalitions for Prevention and Health Promotion: Factors Predicting Satisfaction, Participation, and Planning." *Health Education Quarterly,* 1996, *23*(1), 65–79.

Cohen, S., and Syme, S. L. (eds.). *Social Support and Health.* Orlando, Fla.: Academic Press, 1985.

Coleman, J. S. "Social Capital in the Creation of Human Capital." *American Journal of Sociology,* 1988, *94,* S95-S121.

Connell, J. P., and others. (eds.). *New Approaches to Evaluating Community Initiatives: Concepts, Methods and Contexts.* Washington, D.C.: The Aspen Institute, 1995.

Cottrell, L. S., Jr. "The Competent Community." In R. Warren and L. Lyon (eds.), *New Perspectives on the American Community.* Homewood, Ill.: The Dorsey Press, 1983.

Delbecq, A., Van de Ven, A. H., and Gustafson, D. H. *Group Techniques for Program Planning: A Guide to Nominal Group and Delphi Processes.* Glenview, Ill.: Scott, Foresman, 1975.

Dow-Velarde, L. D., Starling, R., and Wallerstein, N. "Identity in Early Adolescence via Social Change Activities: Experience of the Adolescent Social Action Program." In T. Brinthaupt (ed.), *Understanding the Self of the Adolescent.* Albany, N.Y.: New York State University Press, 2000.

Eng, E., Briscoe, J., and Cunningham, A. "The Effect of Participation in State Projects on Immunization." *Social Science and Medicine,* 1990, *30*(12), 1349–1358.

Eng, E., and Parker, E. "Measuring Community Competence in the Mississippi Delta: The Interface Between Program Evaluation and Empowerment." *Health Education Quarterly,* 1994, *21*(2), 199–220.

Farquhar, J., and others. "The Stanford Five City Project: An Overview." In J. D. Matarazzo, N. E. Miller, S. M. Weiss, and J. A. Herd (eds.), *Behavioral Health: A Handbook of Health Enhancement and Disease Prevention.* Silver Spring, Md.: Wiley, 1984.

Fawcett, S. B., and others. "Empowering Community Health Initiatives Through Evaluation." In D. Fetterman, S. Kaftarian, and A. Wandersman (eds.), *Empowerment Evaluation.* Thousand Oaks, Calif.: Sage, 1996.

Fawcett, S. B., and others. "Evaluating Community Coalitions for Prevention of Substance Abuse: The Case of Project Freedom." *Health Education and Behavior,* December 1997, *24*(6), 812–828.

Fawcett, S. B., and others. "The Community Tool Box: A Web-Based Resource for Building Healthier Communities." *Public Health,* 2000, *113*(2 and 3), 274–278.

Fawcett, S. B., and others. "Evaluating Community Initiatives for Health and Development." In I. Rootman, D. McQueen, L. Potvin, J. Springett, and E. Ziglio (eds.), *Evaluation in Health Promotion Approaches.* Copenhagen: WHO European Series No. 92, 2001.

Feldblum, M., Wallerstein, N., Varela, F., and Collins, G. (eds.). *Community Organizing: An Experience for Building Healthier Communities.* (3rd ed.) Albuquerque, New Mexico Department of Health, Public Health Division, 1994.

Fellin, P. "Understanding American Communities." In J. Rothman, J. Erlich, and J. Tropman (eds.). *Strategies of Community Intervention.* (5th ed.) Itasca, Ill.: F. E. Peacock Publishers, 2001.

Fetterman, D., Kaftarian, S., and Wandersman, A. (eds.). *Empowerment Evaluation.* Thousand Oaks, Calif.: Sage, 1996.

Floyd, D., Prentice-Dunn, S., and Rogers, R. "A Meta-Analysis of Research on Protection Motivation Theory. *Journal of Applied Social Psychology,* 2000, *30,* 407–429.

Foucault, M. *Power/Knowledge: Selected Interviews and other Writings.* C. Gordon (ed.), New York: Pantheon, 1977.

Freire, P. *Pedagogy of the Oppressed.* New York: Seabury Press, 1970.

Freire, P. *Education for Critical Consciousness.* New York: Seabury Press, 1973.

French, M. *Beyond Power: On Women, Men And Morals.* London: Abacus, 1986.

French, W., and Bell, C. *Organization Development: Behavioral Science Interventions for Organization Improvement.* (2nd ed.) Englewood Cliffs, N.J.: Prentice Hall, 1990.

Gardner, J. *Building Community.* Washington, D.C.: Independent Sector Leadership Studies Program, 1991.

Garvin, C. D., and Cox, F. M. "A History of Community Organizing Since the Civil War with Special Reference to Oppressed Communities." *Strategies of Community Intervention.* (5th ed.) Itasca, Ill.: Peacock Publishers, 2001.

Goodman, R. M. "Evaluation of Community-Based Health Programs: An Alternate Perspective." In N. Schneiderman, M. A. Speers, J. M. Silva, H. Tomes, and J. H. Gentry (eds.), *Integrating Behavioral and Social Sciences with Public Health.* Washington, D.C.: American Psychological Association Press, 2000.

Goodman, R. M., Burdine, J., Meehan, E., and McLeroy, K. "Coalitions." *Health Education Research,* 1993, *8*(3), 313–314.

Goodman, R. M., Wandersman, A., Chinman, M., Imm, P., and Morrissey, E. "An Ecological Assessment of Community-Based Interventions for Prevention and Health Promotion: Approaches to Measuring Community Coalitions." *American Journal of Community Psychology,* 1996, *24*(1), 33–61.

Goodman, R. M., and others. "Identifying and Defining the Dimensions of Community Capacity to Provide a Basis for Measurement." *Health Education and Behavior,* 1999, *25*(3), 258–278.

Guillory, B., Willie, E., Jr., and Duran, E. "Analysis of a Community Organizing Case Study: Alkali Lake." *Journal of Rural Community Psychology,* 1988, *9*(1), 27–35.

Gutierrez, L., and Lewis, E. "Education, Participation and Capacity Building in Community Organizing with Women of Color." In M. Minkler, (ed.), *Community Organizing and Community Building For Health.* New Brunswick, N.J.: Rutgers University Press, 1997.

Hawe, P., and Shiell, A. "Social Capital and Health Promotion: A Review." *Social Science and Medicine,* 2000, *51,* 871–885.

Heitzmann, C. A., and Kaplan, R. M. "Assessment of Methods for Measuring Social Support." *Health Psychology,* 1988, *7*(1), 75–109.

Helitzer, D. *Coalition Member Survey.* Albuquerque, New Mexico: Office of Evaluation, University of New Mexico, 2000.

Himmelman, A. "Communities Working Collaboratively for a Change." Unpublished paper, July 1992.

Hope, A., and Timmel, S. *Training for Transformation: A Handbook for Community Workers.* Gweru, Zimbabwe: Mambo Press, 1984.

Hunter, A. "The Loss of Community: An Empirical Test Through Replication." *American Sociology Review,* 1975, *40*(5), 537–552.

Hyde, C. "A Feminist Model for Macro Practice." *Administration in Social Work,* 1990, *13,* 145–181.

Israel, B. "Social Networks and Social Support: Implications for Natural Helper and Community Level Interventions." *Health Education Quarterly,* 1985, *12*(1), 66–80.

Israel, B., Checkoway, B., Schulz, A., and Zimmerman, M. "Health Education and Community Empowerment: Conceptualizing and Measuring Perceptions of Individual, Organizational, and Community Control." *Health Education Quarterly,* 1994, *21*(2), 149–170.

Job, R. "Effective and Ineffective Use of Fear in Health Promotion Campaigns." *American Journal of Public Health,* 1988, *78,* 163–167.

Katz, R. "Empowerment and Synergy: Expanding the Community's Healing Resources." *Prevention in Human Services,* 1984, *3,* 201–226.

Kawachi, I., Kennedy, B. P., Lochner, K., and Prothrow-Stith, D. "Social Capital, Income Equality, and Mortality." *American Journal of Public Health,* 1997, *87,* 1491–1497.

Kaye, G., and Wolff, T. *From the Ground Up: A Workbook on Coalition Building and Community Development.* Amherst, Mass.: AHEC/Community Partners, 1995.

Kegler, M., Steckler, A., McLeroy, K., and Malek, S. "Factors That Contribute to Effective Community Health Promotion Coalitions: A Study of 10 Project ASSIST Coalitions in North Carolina." *Health Education and Behavior,* 1998, *25*(3), 338–353.

Khinduka, S. K. "Community Development: Potentials and Limitations." In R. M. Kramer and H. Specht (eds.), *Readings in Community Organization Practice.* (2nd ed.) Englewood Cliffs, N.J.: Prentice Hall, 1975.

Kieffer, C. "Citizen Empowerment: A Developmental Perspective." In *Studies in Empowerment: Steps Toward Understanding and Action, Prevention in Human Services.* 1984, *3*(2 and 3), 9–36.

Kreuter, M. W., Lezin, N. A., and Koplan, A. N. *Social Capital: Evaluation Implications for Community Health Promotion.* Atlanta: World Health Organization, 1997.

Krueger, R. A., and Casey, M. A. *Focus Groups: A Practical Guide for Applied Research.* Thousand Oaks, Calif.: Sage, 2000.

Labonte, R. "Empowerment: Notes on Professional and Community Dimensions." *Canadian Review of Social Policy, 26,* 1990, 1–12.

Labonte, R. "Community Development and Partnerships." *Canadian Journal of Public Health,* 1993, *84*(4), 237–240.

Labonte, R. "Health Promotion and Empowerment: Reflections on Professional Practice." *Health Education Quarterly,* 1994, *21*(2), 253–268.

Lorig, K., Lubeck, D., Kraines, R. G., Seleznick, M., and Holman, H. R. "Outcomes of Self-Help Education for Patients with Arthritis." *Arthritis Rheum,* 1985, *28*(6) 680–685.

Lynch, J., Smith, G. D., Kaplan, G. A., and House, J. S. "Income Inequality and Mortality: Importance to Health of Individual Income, Psychosocial Environment, or Material Conditions." *British Medical Journal,* 2000, 320.

Maltrud, K., Polacsek, M., and Wallerstein, N. *Participatory Evaluation Workbook for Community Initiatives.* Albuquerque: University of New Mexico, Master's in Public Health Program, 1997.

Marquez, B. "Organizing the Mexican American Community in Texas: The Legacy of Saul Alinsky." *Policy Studies Review,* Winter 1990, 355–373.

McCallister, L., and Fischer, C. S. "A Procedure for Surveying Personal Networks." *Sociological Methods and Research,* 1978, *7,* 131–148.

McKnight, J. "Regenerating Community." *Social Policy,* Winter 1987, 54–58.

McKnight, J. "Local Social Community Development and Economic Development Issues." Presentation at the annual meeting of the American Public Health Association, San Francisco, October 27, 1993.

McKnight, J. L., and Kretzmann, J. P. *Mapping Community Capacity.* Evanston, Ill.: Center for Urban Affairs and Policy Research, Northwestern University, 1992.

Miller, M. "Turning Problems into Actionable Issues." Unpublished article. San Francisco: Organize Training Center, 1985.

Miller, M. "The Tenderloin Senior Organizing Project." In *A Journey to Justice.* Presbyterian Committee on the Self Development of People. Report of the Special Task Force. Louisville, Ky.: Presbyterian Church of the USA, 1993.

Minkler, M. "Ten Commitments for Community Health Education." *Health Education Research,* 1994, *9*(4), 527–534.

Minkler, M. "Community Organizing Among the Elderly Poor in San Francisco's Tenderloin District." In M. Minkler (ed.), *Community Organizing and Community Building for Health.* New Brunswick, N.J.: Rutgers University Press, 1997.

Minkler, M., and Cox, K. "Creating Critical Consciousness in Health: Applications of Freire's Philosophy and Methods to the Health Care Setting." *International Journal of Health Services,* 1980, *10*(2), 311–322.

Norris, T. *The Community Indicators Handbook: Redefining Progress.* Boulder, Colo.: Tyler Norris Associates, 1997.

Norris, T., and Pittman, M. "The Healthy Communities Movement and the Coalition for Healthier Cities and Communities." *Public Health Reports,* 2000, *113*(2 and 3), 118–124.

Nyswander, D. B. Education for Health: Some Principles and their Application. *Health Education Monographs,* 1956, *14,* 65–70.

Ovrebo, B., Ryan, M., Jackson, K., and Hutchinson, K. "The Homeless Prenatal Program: A Model for Empowering Homeless Pregnant Women." *Health Education Quarterly,* 1994, *21*(2), 187–198.

Parker, E. A., and others. "Disentangling Measures Of Individual Perceptions Of Community Social Dynamics: Results Of A Community Survey." *Health Education and Behavior,* 2001, *28*(4), 462–486.

"PATCH" (entire issue). *Journal of Health Education,* 1992, *23*(3).

Purdey, A., Adhikari, G., Robinson, S., and Cox, P. "Participatory Health Development in Rural Nepal: Clarifying the Process of Community Empowerment." *Health Education Quarterly,* 1994, *21*(3), 329–344.

Putnam, R. D. "The Strange Disappearance of Civic America." *The American Prospect,* 1996, *24,* 34–48.

Rappaport, J. "Studies in Empowerment: Introduction to the Issue." *Prevention in Human Services,* 1984, *3*(2 and 3), 1–7.

Reitzes, D. C., and Reitzes, D. C. "Saul Alinsky's Contribution to Community Development." *Journal of the Community Development Society,* 1980, *11*(2), 39–52.

Rivera, F., and Erlich, J. "An Option Assessment Framework for Organizing in Emerging Minority Communities." In J. Tropman and others (eds.), *Tactics and Techniques of Community Intervention.* (3rd ed.) Itasca, Ill.: Peacock Publishers, 1995, 198–213.

Rogers, R. "Changing Health-Related Attitudes and Behavior: the Role of Preventive Health Psychology." In R. McGlyn, J. Maddox, C. Stoltenbery, and R. Harvey (eds.), *Interfaces in Psychology.* Lubbock, Tex.: Texas Tech University Press, 1984.

Rogers, R., and Mewborn, C. "Fear Appeals and Attitude Change: Effects of a Threat's Noxiousness, Probability of Occurrence, and the Efficacy of Coping Responses." *Journal of Personality and Social Psychology,* 1976, *34,* 54–61.

Ross, M. *Community Organization: Theory and Principles.* New York: Harper, 1955.

Rothman, J. "Approaches to Community Intervention." In J. Rothman, J. L. Erlich, and J. E. Tropman (eds.), *Strategies of Community Intervention.* Itasca, Ill.: Peacock Publishers, 2001.

"Safehouses Now Easing the Fears of Elderly Residents." *Los Angeles Times,* Nov. 21, 1982.

Sampson, R. J., and Morenoff, J. D. "Public Health and Safety in Context: Lessons from Community-Level Theory on Social Capital." In B. D. Smedley and S. L. Syme (eds.), *Promoting Health Intervention Strategies from Social and Behavioral Research.* Washington, D.C.: National Academy Press, 2000.

Sampson, R. J., Raudenbush, S. W., and Earls, F. "Neighborhoods and Violent Crime: A Multilevel Study of Collective Efficacy." *Science,* 1997, *277,* 918–924.

Scott, J. *Domination and the Arts of Resistance: Hidden Transcripts.* New Haven: Yale University Press, 1990.

Sharpe, P. A., Greaney, M. L., Lee, P. R., and Royce, S. W. "Assets-Oriented Community Assessment." *Public Health Reports,* 2000, *113*(2 and 3), 205–211.

Shaw, F. "Tenderloin Senior Organizing Project Evaluation." Unpublished report for the California Wellness Foundation, November 1995.

Stainback, R., and Rogers, R. "Identifying Effective Components of Alcohol Abuse Prevention Programs: Effect of Fear Appeals, Message Style, and Source Expertise." *The International Journal of the Addictions,* 1983, *18*(3), 393–405.

Staples, L. *Roots to Power: A Manual for Grassroots Organizing.* New York: Praeger, 1984.

Syme, S. "Social Epidemiology and the Work Environment." *International Journal of Health Services,* 1988, *18*(4), 635–645.

Traynor, B. "Community Development and Community Organizing." *Shelterforce,* March-April 1993.

Wallerstein, N. "Powerlessness, Empowerment, and Health: Implications for Health Promotion Programs." *American Journal of Health Promotion,* 1992, *6,* 197–205.

Wallerstein, N. "Power Between Evaluator and Community: Research Relationships Within New Mexico's Healthier Communities." *Social Science and Medicine,* 1999, *49,* 39–53.

Wallerstein, N., and Bernstein, E. "Empowerment Education: Freire's Ideas Adapted to Health Education." *Health Education Quarterly,* 1988, *15,* 379–394.

Wallerstein, N., and Bernstein, E. (eds.). "Community Empowerment, Participatory Education and Health." *Health Education Quarterly,* Summer and Fall 1994, *21*(2 and 3).

Wallerstein, N., and Sanchez-Merki, V. "Freirian Praxis in Health Education: Research Results from an Adolescent Prevention Program." *Health Education Research,* 1994, *9*(1), 105–118.

Wallerstein, N., and Weinger, M. (eds.). *American Journal of Industrial Medicine,* 1992, *22*(5).

Walter, C. "Community Building Practice" In M. Minkler (ed.), *Community Organizing and Community Building to Improve Health.* New Brunswick, N.J.: Rutgers University Press, forthcoming.

Wandersman, A., and Florin, P. "Citizen Participation and Community Organizing." In J. Rappaport and E. Seidman (eds.), *Handbook of Community Psychology.* New York: Kluwer Academic/Plenum Publishers, 2000.

Wang, C., and Burris, M. A. "Photovoice: Concept, Methodology and Use for Participatory Assessment." *Health Education and Behavior,* June 1997, *24*(3), 369–387.

Wang, C., Cash, J., and Powers, L. "Who Knows the Streets as Well as the Homeless? Promoting Personal and Community Action Through Photovoice." *Health Promotion Practice,* January 2000, *1*(1), 81–89.

Warren, R. *The Community in America.* Chicago, Ill.: Rand McNally, 1963.

Wechsler, R. "Harnessing People Power: A Community-Based Approach to Preventing Alcohol and Drug Abuse." *Western City,* June 1990, 1–4.

Wechsler, R., and Minkler, M. "A Community-Oriented Approach to Health Promotion: The Tenderloin Senior Outreach Project." In K. Dychtwald (ed.), *Wellness and Health Promotion for the Elderly.* Rockville, Md.: Aspen Systems, 1986.

West, C. *Race Matters.* Boston: Beacon Press, 1993.

World Health Organization. Ottawa Charter for Health Promotion, 1986.

Wolff, T. "Coalition Building: Is This Really Empowerment?" Presentation to the annual meeting of the American Public Health Association. November 17, 1993.

Zimmerman, M. "Taking Aim on Empowerment Research: On the Distinction Between Individual and Psychological Conceptions." *American Journal of Community Psychology,* 1990, *18,* 169–177.

Zimmerman, M. "Empowerment Theory: Psychological, Organizational and Community Levels of Analysis." In E. S. Julian Rappaport (ed.), *Handbook of Community Psychology.* New York: Kluwer Academic/Plenum Publishers, 2000.

14 혁신의 확산

HEALTH
BEHAVIOR
and
HEALTH
EDUCATION

건강행동 개입방법을 개발하고 검증하는데 엄청난 노력과 자원이 투여되는데 비해, 그러한 개입방법들을 효과적으로 확산하는 방법을 개발하는 데는 그다지 많은 관심이 기울여지지 않는다. 확산(diffusion)은 성공적인 개입방법들을 널리 알릴 수 있으므로 성공적인 개입방법들이 공중보건에 미치는 영향을 증가시킬 수 있다. 이 장에서는 확산과정(diffusion processes)과 확산의 다양한 단계들을 이해하는데 필요한 개념적 틀(framework)을 살펴보고, 방법론 및 연구와 관련된 쟁점들에 대해서 개괄적으로 고찰하고, 건강행동 변화와 관련된 혁신(health behavior change innovations)에 확산이론(Diffusion Theory)을 적용한 예들을 살펴볼 것이다.

로저스Rogers는 그의 저서 「Diffusion of Innovations」의 최신판에서 확산이라는 주제에 관한 문헌의 수는 어림잡아 약 4천 건에 이르며, 그 범위 또한 농업분야의 연구에서부터 피임, 소비재, 학교에 가르치는 현대 수학 및 건강증진에 이르기까지 매우 광범위하고 방대하다고 언급한 바 있다(Rogers, 1995). 그럼에도 불구하고 건강행동 변화와 관련된 많은 혁신들이 궁극적으로는 실패로 끝나게 되는데, 그 이유는 혁신과 개발이 끝나고 확산계획이 시작되는 시점 사이의 어딘가에 메꿔지지 않고 방치된 격차(gap)가 존재하기 때문이다(Orlandi, Landers, Weston & Harley, 1990, p. 294). 사람들은 종종 혁신적인 방법들이 개발된 다음, 그러한 방법들의 효능과 효과를 설명하고 나면 그러한 방법들이 당연히 널리 활용될 것이라고 가정한다. 그러나 많은 연구결과들에 따르면 새로운 건강교육 프로그램을 사용해보고자 하는 초기 관심이 효과적인 건강교육 프로그램의 지속적인 사용으로 이어지는 경우는 드물며 새로운 건강교육 프로그램이 다른 사용자들에 의해서 그 이상으로 이해(uptake)되는 경우는 더욱 드물다.

따라서 유효성(efficacy)과 효과성(effectiveness)를 강조하는 전통적인 시각을 넘어서서 건강행동 변화 개입이 공중보건에 미치는 보다 광범위한 영향에 초점을 맞추고, 혁신을 적극적으로 확산하기 위한 계획을 수립하는 것이 필요하다. 프로그램의 범위, 수용, 이행 및 유지에 대해서 충분한 관심을 기울이지 못할 때, 자칫 우리는 자원을 낭비할 수 있으며 연구 단계들 간에 연속성을 상실할 수 있으며, 공중보건을 우리가 가진 역량을 다해 최대한 증진시키지 못할 수 있다(24장 참조; Glasgow, Vogt, & Boles, 1999). 예를 들면, 로크Lock와 캐너Kaner(2000)에 따르면 614명의 의사들에게 효과적인 조기검사(screening)와 간단한 알코올-개입 프로그램을 제안했을 때, 그들 가운데 52%가 프로그램을 받아들였으며, 원할 경우 3개월 동안 프로그램을 사용해볼 수 있었던 의사들 가운데 41%가 프로그램 사용 여부를 적극적으로 고려해보았으나, 그들 가운데 23%만이 실제로 프로그램을 사용하였으며 그것도 3개월 보다 훨씬 짧은 기간 동안만 사용하였다.

프로그램에 대한 초기 이해, 채택, 이행 및 유지 비율은 프로그램을 적극적으로 보급하기 위한 전략과 프로그램을 채택하고자 하는 사람들에게 사용법을 가르치기 위한 전략에 따라 매우 달라질 수 있다. 새로운 출발(Fresh Start)이라고 불리는, 호주 국민을 위한 심혈관 질환 위험감소 프로그램(innovative Australian cardiovascular disease risk-reduction program)을 워크숍과 자세한 교육과정을 통해 1차 진료를 담당하는 의사들에게 보급한 결과, 그들 가운데 80%는 12개월이 지난 시점에서도 프로그램을 지속적으로 사용하고 있다고 답한 반면, 프로그램을 우편으로 받은 의사들 가운데서는 42%만이 프로그램을 지속적으로 사용하고 있다고 보고하였다(Salkeld, Phongsaven & Ordenburg, 1996). 물론 보급 방법마다 어느 정도의 비용이 드는지는 다를 수 있다. 개인들 간에 연결망을 형성하고 세부적인 내용들을 자세하게 알리는 방법은 많은 자원을 필요로 하기 때문에 그에 따르는 비용은 어떤 결과를 얻고자 하는지를 고려하여 평가해 볼 필요가 있다.

짧은 기간 내에 성공적으로 실행되고 널리 확산된, 공중보건 증진을 위한 노력이라고 해서 반드시 오래 지속되는 것은 아닐 수 있다. 예를 들면 AIDS가 유행했던 초기 10년 동안 미국의 HIV 위험감소 프로그램들이 거둔 성공이 모든 인구집단에서 꾸준히 지속된 것은 아니었으며, HIV 위험행동을 보인 어떤 인구집단들에 있어서 그러한 프로그램들의 확산은 매우 제한적인 수준에 머물렀다(Kelly, Murphy, Silkema & Kalichman, 1993). 이러한 현상은 미국 질병 관리국의 HIV 예방을 위한 지역사회 계획 프로그램 실행 및 보건부, AIDS에 의해 영향을 받은 지역사회의 대표자들, 지역사회 조직들의 직원과 행정가들과 같은 여러 주체들의 노력과 지원에도 불구하고 발생하였다(DeGroff, 1996).

유효성과 효과성이 매우 제한적이라는 연구결과에도 불구하고 어떤 프로그램 또는 '혁신(innovations)' 은 즉각적인 확산이 매우 빠르게 이루어지기도 한다. 로저스Rogers(1995)에 따르면 어떤 약물남용 예방 프로그램들은 효과성과는 전혀 무관한 이유로 인해 널리 확산되기도 하며, 심지어 어떤 프로그램들은 약물남용 감소 효과가 밝혀지기도 전에 급속하게 확산되기도 한다고 한다. 로저스Rogers(1995)는 1980년대에 DARE 프로그램이나 프로젝트 STAR가 빠르게 확산되었던 이유들을 회고적으로 분석하면서(효과성을 입증할 수 있는 증거들이 충분하지 않음에도 불구하고) 매우 광범위한 요인들이 영향을 미쳤다는 것을 발견하였다. 그 가운데 하나는 종종 그러한 프로그램들이 국가 차원 또는 지역사회 차원에서 초미의 정치적 관심사로 부각된 사회문제에 대해서 인식된 해결책을 제공해주기 때문이라는 것이다.

주요 용어

로저스Rogers(1983)는 혁신을 '개인 또는 다른 단위의 채택 주체(unit of adoption)에 의해서 새롭다고 인식되는 아이디어, 실천 또는 목적' 이라고 정의한다. 확산이란 '어떤 사회체계의 구성원들 사이에서 혁신, 전략 또는 프로그램을 최대한 알리고 프로그램의 범위를 확대하기 위한 목적에서 특정 경로를 통해서 혁신을 의사소통하는 과정' 을 말한다(Rogers, 1983). 이러한 확산의 과정은 다섯 가지의 대표적인 단계로 구성된다; 혁신 개발, 보급, 채택, 실행, 유지.

*혁신 개발(innovation development)*은 '어떤 아이디어의 초기단계에서부터 시작하여 그 아이디어의 발달 및 생산 과정 가운데 발생하는 모든 결정과 활동(그리고 그들의 영향력)을 포함한다' (Rogers, 1983). 이용자 체계의 사람들은 관심을 가질 만한 대상들을 파악하고, 혁신을 더욱 발전시키기 위해 기여하고 혁신의 내용, 디자인 그리고 표현 방법에 관한 정보와 피드백을 제공하는 적극적인 역할을 해 나아가야 한다. 촉진 전략과 설계 또한 이 단계에서 중요하게 생각해야 할 것들 가운데 하나이다. 혁신을 설계하고, 대상을 정하고, 세련되게 다듬고, 실행에 옮기는데 사회적 마케팅 개념이 도움이 될 수 있다(19장 참조). 이론-기반 및 실천-기반 건강행동 변화 프로그램을 설계하는데 도움이 될 만한, 잘 알려진 다른 이론틀로는 PRECEDE-PROCEED모델(18장 참조)과 개입 지도(Intervention

Mapping, Bartholomew, Parcel, Kok & Gottlieb, 2001)를 꼽을 수 있다.

보급(dissemination)이란 '이용자 체계에서 자원 체계로 지식을 전달하기 위한 적극적인 접근방법'을 말한다(Orlandi, Landers, Weston & Haley, 1990). 보급 개념에는 주어진 대상들에게 혁신을 확산시키기 위한 가장 좋은 의사소통 경로와 체계를 파악하는 것이 포함된다. 예를 들면 올란디Orlandi와 동료들이 소개하는 The Mount Vernon Cares Project 같은, 지역사회 중심의 콜레스테롤 검사 프로그램의 확산은 공공 서비스 공지, 대중매체 보도와 같은 공식적 경로와 사회적 또는 여가적(recreational) 행사들에 대한 지역사회 공지와 같은 비공식적 경로들을 필요로 한다.

채택(adoption)은 대상 청중들의 프로그램에 대한 이해와 관련된 것으로서 혁신, 설득, 태도 개발, 결정, 실행 및 확인(confirmation)의 지식 단계들을 거치면서 이루어진다(Rogers, 1995). 채택이 진행되는 동안 몇 가지 것들에 대해서 주의를 기울일 필요가 있는데 채택자들의 욕구(needs), 현재 그들이 가지고 있는 가치와 태도, 혁신에 대한 그들의 반응, 채택 가능성을 높이는 요인들, 잠재적 채택자들로 하여금 행동을 바꾸고 새로운 행동을 채택하게 할 수 있는 방법, 혁신을 채택하는데 장애가 되는 요인들 및 그러한 장애요인들을 극복할 수 있는 방법 등이 그것이다. 채택 여부에 관한 의사결정은 세 가지 종류의 지식, 즉 혁신의 존재에 관한 인지적 지식(awareness knowledge), 혁신의 활용에 관한 절차적 지식(procedural knowledge) 그리고 혁신이 어떻게 작용하는지에 관한 원리적 지식(principle knowledge)(Rogers, 1995)에 의해 영향을 받는다.

실행(implementation)은 프로그램을 처음 실제로 사용하는 것과 관련이 있다. 이 단계에 있어서 중요한 것은 채택자의 자기효능감과 기술을 향상시키고 혁신 시도를 권장하는 것이다. 연계자(linkage agent)는 훈련을 제공하고, 발생하는 문제들을 해결하고, 제기되는 질문들에 답함으로써 프로그램의 원활한 이행을 촉진하는데 중요한 역할을 하게 된다(Orlandi, Landers, Weston & Haley, 1990).

유지(maintenance)는 지속적인 실행 또는 실천에서 혁신을 지속적으로 활용하는 것과 관련이 있다. 프로그램들은 여러 가지 이유에서 중단될 수 있다. 따라서 건강 전문가들은 프로그램 중단 요인(예: 예방적 의료 활동에 대한 재정적 인센티브 부족)들을 해결하고 혁신의 지속적 활용을 장려해야 하기도 한다. 바톨메유Bartholomew, 파슬Parcel, 코크Kok와 고틀리엡Gottlieb(2001)은 확산의 단계 가운데, 이 단계를 지속가능성(sustainability)이라고 부르며,

유지(maintenance)와 제도화(institutionalization)를 지속가능성의 서로 다른 두 측면으로 구분한다.

폴루센[Paulussen]과 동료들은 네덜란드 학교 교육에서 AIDS 교육과정이 확산된 것을 연구하면서, 이들 다섯 단계들을 살펴볼 수 있었다(Paulussen, Kok & Schaalma, 1994). 그들은 분석에서 보급(dissemination)을 혁신에 관한 정보를 잠재적 이용자들(예: 학교 선생님들)에게 전달하는 것으로 정의하였고, 채택을 가리켜 혁신 활용에 대한 선생님들의 의도(예: 교과 과정)라고 하였으며, 실행의 의미를 혁신의 실제 사용이라고 정의하였으며, 프로그램의 장기적 활용을 유지 단계 또는 지속 단계라고 정의하였다.

확산이론과 실천

다양한 차원(개인, 조직, 지역사회)과 여러 지역사회에 걸쳐 이루어진, 계획되고 조직화된 프로그램 확산의 좋은 예들을 흡연 관리 분야에서 찾아볼 수 있다. 이러한 노력들은 지난 30년 동안 많은 개발도상국가의 흡연율을 큰 폭으로 감소시키는데 기여하였다(Warner, 2000). 성공적인 전략들의 예로는 지역사회에서 개인을 대상으로 한 금연 프로그램, 금연을 돕기 위한 건강전문가 훈련 프로그램, 금연 지역을 직장, 레스토랑, 대중교통수단, 지역사회 여가시설로 확대하는 정책 등을 들을 수 있다. 확산에 대한 이러한 노력들은 니코틴 대체 치료와 그 밖의 다른 금연 보조 약물들이 개발되면서 보다 발전되었다.

다양한 세팅에서 그리고 다양한 차원에서의 확산을 보여주는 또 다른 예로는 일반인을 대상으로 한 안전한 성생활 실천(예: 콘돔 사용을 포함한)의 채택과 이해(De Vroome, Paalman, Dingelstad, Kolker & Sandfort, 1994) 그리고 남성 동성애자들을 대상으로 한 안전하지 않는 성생활 습관 감소 프로그램을 꼽을 수 있다. 또한 1차 진료기관을 대상으로 한 확산 연구의 예로는 금연 프로그램 채택 예측요인에 관한 연구(Cooke, Mattick & Campbell, 1999)와 소아 천식 관리를 위한 교육 프로토콜(Mesters & Meertens, 1999) 등이 있다.

로저스[Rogers](1995)는 조직 내에서 혁신을 확산하는 것을 의제형성(agenda setting), 매칭(matching), 재정의 또는 재구조화, 명료화(clarifying) 및 일상화(routinizing)를 포함한, 확산의 단계들을 특정 방식으로 적용하는 것이라고 개념화할 수 있다고 주장한다(표 14-1 참조). 확산의 조직 차원에서의 적용에 대해서는 15장에서 스테클러[steckler], 굿맨[Goodman]

표 14-1. 조직 내에서의 혁신 확산 단계

단계	내용
의제 설정	의제는 (1) 조직이 가진 문제들을 파악하고 문제해결을 위해 문제들의 우선순위를 정하거나 (2) 어떤 혁신이 존재한다는 것을 인식함으로써 발생한다.
매칭	혁신은 쟁점 또는 문제에 맞게 선택되며 검증과정을 거친다.
재정의 또는 재구조화	조직의 목표와 구조에 맞게 혁신의 틀을 만든다.
명료화	조직과 혁신 간의 적합(the fit)을 공식화한다.
일상화	혁신이 조직의 일상적 업무에 통합된다.

그리고 케글러[Kegler]가 조직 변화 전략이라는 맥락에서 보다 자세히 논의하고 있다.

확산을 위한 계획: 혁신 그리고 사용자 특성

역사적으로 볼 때, 혁신의 확산에 관한 연구는 농촌 사회학(rural sociology)에서 유래하였으며, 초기 연구들은 주로 어떻게 새로운 농업 기술이 농부들 사이에서 퍼지는지를 이해하는데 주안점을 두었다(Rogers, 1983). 그 후 확산이론(Diffusion Theory)은 건강분야에 적용되면서 다양한 행동과 프로그램들, 예를 들면 가족계획, 건강 전문가들에 의한 새로운 의학적 검사와 기술의 사용, 새로운 약 사용 등을 이해하는데 활용되었다(Rogers, 1983, 1995).

확산이론은 다양한 혁신들에 대해서 다양한 인구집단들이 프로그램과 혁신을 채택하고(adopt) 확산시키는 어떤 예측 가능한 유형을 찾는데 주력했던 많은 연구들을 통해서 발전하였다(Green, Gottlieb & Parcel, 1987). 로저스[Rogers](1983, 1995)는 채택의 범위와 속도 그리고 확산 과정에 영향을 미칠 것 같은 혁신의 특성을 파악하고자 시도하였다(표 14-2 참조). 이러한 특성들이 갖는 중요성을 고려해볼 때, 연구자들과 실천가들은 혁신 개발 단계에서 반드시 이러한 특성들을 염두에 두어야 하며 혁신을 보급할 때에는 잠재적 채택자들과 이용자들에게 이러한 특성들에 대해서 설명해 줄 수 있어야 한다.

채택의 유형들은 수학적으로 설명될 수 있으며, 유형들을 분석함으로써 다수의 중요한 이론적 개념구성체들(constructs)이 발견되었다(Rogers, 1983; Green, Gottlieb & Parcel, 1987). 로저스(1995)는 채택의 과정을 종 모양(bell-shaped distribution)의 정규분포로 표현하면서 채택자를 다음과 같은 다섯 가지 범주로 구분한다: 혁신자(innovators), 이른 채택자(early adopters), 다수의 이른 채택자(early majority adopters), 다수의 늦은 채

표 14-2. 확산의 속도와 정도를 결정하는 주요 특성

특성	핵심 질문
상대적 이점	혁신이 기존 것보다 나은가?
적합성	혁신이 대상이 될 청중에게 적합한가?
복잡성	혁신이 사용하기에 용이한가?
시도 가능성	채택 여부를 결정하기에 앞서 혁신을 한 번 시도해볼 수 있는가?
관찰 가능성	혁신의 결과를 관찰하고 쉽게 측정할 수 있는가?
사회적 관계에 대한 영향력	혁신이 사회 환경에 부정적인 영향을 미칠 가능성이 있는가?
가역성	혁신을 원래대로 되돌리거나 쉽게 중지할 수 있는가?
전달성	혁신을 쉽게 그리고 명확하게 이해할 수 있는가?
시간	많은 시간을 투자하지 않고도 혁신을 채택할 수 있는가?
위험 및 불확실성 수준	큰 위험성이나 불확실성 없이 혁신을 채택할 수 있는가?
책임성	일반적인 정도의 노력을 통해서 혁신을 효과적으로 이용할 수 있는가?
수정 가능성	시간이 지남에 따라 혁신을 수정 및 발전시킬 수 있는가?

택자(late majority adopters), 낙후자(laggards). 이른 채택자와 다수의 늦은 채택자는 분포의 평균 또는 중앙값으로부터 오른쪽 혹은 왼쪽으로 1단위 표준편차 내에 위치하고, 채택자와 낙후자는 2단위 표준편차 떨어져 위치하며, 혁신자는 3단위 표준편차 떨어져 있다. 이러한 범주 구분은 특정 인구집단을 겨냥한 개입 전략을 설계하고 실행하는데 유용한 기초를 제공한다. 채택을 위한 전략들은 개인들이 가장 잘 반응할 것 같은 영향력에 기반을 두고 만들 수도 있다. 예를 들면 그린Green, 고틸리엡Gottlieb 그리고 파슬Parcel(1987)은 인식 지향적 개입(cognitive oriented intervention)은 이른 채택자에게 매우 적합하며, 동기부여를 강조하는 개입은 대다수의 채택자에게 효과적이며, 늦은 채택자를 위해서는 채택에 장애가 되는 요인들을 극복하게 하기 위한 특별한 노력이 필요하다.

확산을 위한 계획: 의사소통, 연계, 맥락

올란디Orlandi, 랜더스Landers, 웨스톤Weston, 그리고 할리Haley(1990)가 지적한 바와 같이 '채택 여부에 대한 결정은 혁신 개발의 맨 처음 단계에서부터 시작해서 혁신이 의미 있고 오래 지속될 만한 영향을 미치는데 성공적일 수도 있고 그렇지 못할 수도 있는, 혁신 채택 이후의 어떤 시점에 이르기까지의 수많은 단계들 가운데 고작 한 단계에 불과하다.' 최근 학교

나 다른 체계 또는 세팅들에서 이루어지는 혁신 확산의 예들은 혁신과 이용자 간의 이상적인 적합을 위해서 관심의 초점이 이제까지와 달리 혁신의 속성에서부터 채택자의 특성으로 옮겨가고 있다(Fullan, 1991;Rogers, 1995)는 것을 보여준다. 양자 간의 적합을 최대화하기 위해서는 혁신과 관련된 의사소통 방법(의사소통 경로), 시스템 개발자와 이용자 간의 협력(연계자) 그리고 이러한 과정이 진행되는 체계 또는 환경의 특성(혁신의 맥락) 등에 대한 구체적인 고려가 필요하다.

효과적인 확산을 위해서는 다양한 세팅과 체계를 통해서 공식적 또는 비공식적 미디어 및 의사소통 경로를 활용하여 전략을 실행에 옮기는 것이 필요하며, 그러한 활동은 혁신의 지속성을 높이고 장기간에 걸친 지속 가능성과 제도화를 보장하는 결과로 되돌아온다. 확산이론가들은 의사소통을, 단순히 청중을 행동하게 만들기 위해 설득하는 것이 아니라 쌍방향적인 과정으로 바라본다. 의사소통(communication)은 대중매체와 개인 간 상호작용의 산물이다. 의견 주도자들이 대중매체 의사소통의 영향을 조정하는 의사소통의 2단계 흐름은 혁신 채택 여부를 결정함에 있어서 사회적 네트워크 또는 대인관계 경로의 가치를 대중매체 보다 더 높게 평가한다(Rogers, 1983).

때로는 프로그램 확산이 수동적이고 비공식적인 방식으로 발생하기도 하지만 프로그램에 대한 이해와 지속적인 활용을 담보하기 위해서는 보다 적극적이고 조직적이면서 의도적인 접근방법들을 프로그램 확산을 위해 사용하는 것이 바람직하다. 많은 연구들이 확산 과정을 증진시키는데 있어서 조직간 협력 및 연계자의 중요성을 뒷받침하는 연구결과를 제시해주고 있다(Monahan & Scheirer, 1988;Goodman, Steckler & Kegler, 1996). 이는 한마디로 말해서 프로그램을 장려하는 집단 또는 개인(자원체계)들과 프로그램의 잠재적 이용자(이용자 체계) 간의 의도적 협력 관계를 말한다(Orlandi, Landers, Weston & Haley, 1990).

프로그램 채택률, 실행률 및 지속성을 높이기 위한 최근의 한 연구에서 이러한 동일한 쟁점들을 프로그램 이용자(예: 학생들을 위해서 건강교육과 건강증진 프로그램을 제공해야 할 책임이 있는 학교 선생님들)에 대해서 살펴보았다(Bartholomew, Parcel, Kok & Gottlieb, 2001). 전달체계에서 문지기(gatekeeper) 역할을 맡고 있는 교장 같은 사람들은 매우 중요한 프로그램 채택자로 간주할 수 있는데, 왜냐하면 그러한 사람들의 지지가 선생님들이 프로그램을 채택하고 실행하는데 매우 중요하게 작용하기 때문이다. 학교의 경우, 연계는 이용자 체계의 대표들, 자원 체계의 대표들 그리고 협력을 촉진하는 연결자들로 이루어진 자문집단(liaison group)의 형태로 나타날 수 있다. 혁신의 확산은 자문집단 구성원 모두에 의해서 집합적으로 이루어질 수 있다. 중요한 것은 혁신이 현실적 가능성과 제약조건들에 적응하게 하고 광범위하게 실행되게 하기 위해서 혁신 개발과 확산 계획의 모든 과정들이 혁신과 이용자 간의 적합성을 증진시켜야 한다는 것이다. 확산 과정이 진행되는 환경 또는 맥락을 이해하는 것은 매우 중요하다. 왜냐하면 프로그램들이 보급되는 대부분의 조직이나 체계들이 처해 있는 환경과 사회체계들은 정적이고 단차원적이기보다는 역동적이고, 예측하기 어렵고, 격동적이기 때문이다.

다차원적 변화 과정으로서의 확산

질병예방 및 건강증진을 위한 혁신을 성공적으로 확산시키는 것은 복잡하고 다차원적인 과정이다(Parcel, Perry & Taylor, 1990). 이러한 복잡성은 변화가 여러 가지 서로 다른 변화 전략들의 결과로서 다양한 세팅에서 다차원적으로 발생한다는 것을 고려해야 할 필요가 있다는 사실에서 기인한다. 개인, 가족 또는 소집단 차원에서 건강행동 변화 혁신에 대한 이해와 실행은 일반적으로 생활방식에 있어서의 변화를 의미한다. 직장, 학교 또는 건강관리 세팅과 같은 조직 차원의 경우, 혁신에 대한 성공적인 이해는 프로그램 또는 서비스의 소개, 정책 또는 규정의 변경, 개개인의 역할과 기능의 변화가 요구된다.

보다 광범위한 지역사회 또는 전체 사회 차원에서의 확산 과정(예: 금연)에는 대중매체 활용, 정부 정책이나 입법으로부터의 지원, 개인과 집단을 위한 그 밖의 여러 가지 주도적 노력들에 대한 조정 등이 포함된다. 개인 또는 소집단 차원에서의 변화를 이해하고 설명하기 위해 널리 사용되는 대부분의 이론 또는 모델들, 예를 들자면 사회인식이론(Social Cognitive Theory, 8장 참조)이나 계획된 행동이론(Theory of Planned Behavior, 4장 참조)은 조직 차원에서의 변화와 확산 과정을 설명하는데도 적용할 수 있으며(Parcel, Perry & Taylor, 1990), 생태학적 모델들이나 지역사회 조직이론을 포함한 그 밖의 다른 이론이나 모델들 또한 유용하다.

건강교육을 위한 혁신 확산의 예

이 부분에서는 건강행동 변화를 위해 확산이론을 적용한 두 가지 예를 살펴보기로 하겠다. 이들 예들은 개입 연구와 설명 연구에서 주요 개념들과 확산이론을 어떻게 적용했는지를 잘 보여준다.

CATCH 프로그램

아동 및 청소년의 심혈관 건강 연구(The Child & Adolescent Trial for Cardiovascular Health, CATCH)는 심장혈관 질환의 1차적 예방을 목적으로 초등학교 환경, 교과과정 그리고 가정(family) 프로그램에 주안점을 두고 실시된 건강행동 개입 프로그램의 결과를 평가하기 위한 무작위 실험연구이다. CATCH 개입은 초등학교 3~5학년 기간 동안 학교급식의 지방 열량을 낮추고 체육시간을 통해 학생들의 신체활동량을 중간 내지는 매우 높은 수준까지 증가시킴으로써 학생들의 식습관과 신체활동 행동을 개선하였다(Luepker & others, 1996). 개선된 식습관과 신체활동 변화 유지에 초점을 두고 실시된 3년간의 사후 추적 연구에 따르면 식습관과 신체활동 행동에 관한 연구대상들의 자기 보고 결과를 바탕으로 볼 때 초등학생 시기에 발생한 행동 변화가 초기 청소년기까지 지속되는 것으로 나타났다(Lader & others, 1999). CATCH 프로그램이 맨 처음 확산된 곳은 텍사스 주였다. CATCH의 확산에 관한 보다 자세한 내용은 호엘셔Hoelsher와 동료들의 연구(Hoelscher & others, 2002)를 참조하기 바란다.

확산 계획: 혁신의 특성. CATCH를 개발하는 과정과 보급전략을 설계하고 발전시키는 과정에서 혁신이 가진 특성들이 강조되었다. 먼저, *상대적 장점(Relative advantage)*으로는 CATCH가 최첨단의 개입방법과 전략들을 포함하도록 설계 되었으며, 프로그램의 효과가 긍정적인 것으로 입증되었다는 것을 강조하였다. 입증된 CATCH의 효과성은 CATCH를 보급하기 위한 자료에서 CATCH가 기존의 실천 방법들이나 경쟁이 될 만한 다른 프로그램에 대해서 가진 장점으로 부각되었다. CATCH와 기존 프로그램들 간의 *호환성(compatibility)*은 1999년 텍사스주 교육위원회(the Texas State Board of Education)가 텍사스 교육법(Texas Education Code)에 근거한 학교 건강 건강교육 교과과정의 일부로서 CATCH를 채택할 것을 만장일치로 승인함으로써 널리 증명되었다. CATCH 체육교육 내용들은 주 정부가 마련한 신체활동의 지침(guidelines)과 잘 맞았으며, 올바른 식습관을 위한 프로그램인 the Eat Smart 프로그램은 미국 농무부(United States Department of Agriculture, USDA)가 학교급식 규정(the School Meals Initiative)을 통해 정해 놓은 학교급식 식단 및 조리법 지침을 따랐다.

프로그램의 *복잡성(complexity)* 최소화는 CATCH 교과과정 및 체육교육 내용을 개발하는 과정에서 특히 강조되었으며, CATCH 교과과정 및 체육교육 내용은 교사 친화적이고 흥미유발적으로 설계되었다. 프로그램은 장소(옥외와 실내), 교실 크기 또는 수업 시간에 따라 쉽게 적용할 수 있도록 설계되었다. CATCH 교과과정의 모든 수업들은 수업 방법, 내용, 프리젠테이션 자료 및 학생들을 위한 연습문제를 완벽하게 갖춤으로써 교사들이 수업을 쉽게 진행할 수 있도록 준비되었다.

프로그램의 *시도 가능성(trialability)*을 높이기 위해서 프로그램 보급 단계에서 대여 가능한 CATCH 패키지를 만들었으며, CATCH 웹사이트를 통해서 수업과 지침을 접할 수 있게 하였다. 아울러 프로그램의 관찰 가능성(observability)은 혁신의 다른 특징(예: 상대적 우수성, 호환성, 복잡성)들을 제시함으로써 보여줄 수 있었다. 텍사스 주의 여러 곳에서 진행되는 전문가 설명회, 직원 채용, 체육교육, 급식 서비스 훈련 비디오 및 실제 훈련 프로그램을 통해서 교사와 급식 담당 직원들은 CATCH의 활동들을 관찰할 수 있었다.

확산 계획: 이용자의 특성. 혁신을 초기에 채택할 사람들은 다양한 전문 모임을 통해서 그리고 전국, 주 또는 지역사회 차원의 의사결정자들과의 네트워킹을 통해서 파악되었다. 일반적으로 이러한 혁신가들은 지방 조직이나 주 조직에 관여하고 있으며, 교육수준이 높고, 리더십 역할과 그에 수반하는 영향력을 가지고 있었다. 일단 이들을 파악하고 나면 관계를 형성하고 대인관계와 대중매체 경로들을 이용한다. 언제든 가능한 경우에는 주정부 산하의 건강기관, 교육기관, 정부조직, 민간 건강재단들을 포함하는 다양한 조직들 간에 파트너십을 형성하였다. 교과과정 채택 여부에 관한 결정은 교육구 내의 여러 차원에서 내려질 수 있기 때문에 각각의 차원이 CATCH 홍보 노력의 표적이 되었다. 교육지역 및 교육구 행정가들은 개인 또는 전문가 모임을 통해서 접촉하였고 교사들은 교사 훈련과정뿐만 아니라 전문가 모임과 네트워크를 통해서 접촉하였다.

보급과 연계체계. CATCH 프로그램은 '아동 건강을 위한 통합적 접근'(A Coordinated Approach to Child Health)이라는 명칭으로 홍보되었는데, 이 명칭은 프로그램의 본래 명칭과 동일한 약어(acronym)를 사용할 수 있으면서 이 프로그램의 개입이 심장혈관 질환에 국한되지 않게 할 뿐만 아니라, 이 프로그램의 주된 목적이 연구라는 느낌을 주지 않을 수 있는 명칭이었다. 프로그램에 참여한 상업적 출판사에 의해서 전국 차원의 마케팅이 이루어졌으며 텍사스 주립대학 보건대학원에 의해서 확산 개입 연구가 수행되었다. 확산을 위한 노력은 텍사스 교육·보건부의 참여가 증대되면서 지속되었다. CATCH 프로그램의 채택과 실행을 장려하는 노력을 확대하고 필요한 재정을 지원하는 입법을 지지하기 위해서 정부기관들과 건강 옹호 집단들이 연합체를 결성하였다.

CATCH 연구자들은 텍사스 학교들에 CATCH 프로그램을 보급하기 위해서 텍사스 건강 당뇨병 위원회(the Texas Department of Health Diabetes Council)와 파트너십을 맺었다. 이 파트너십의 한 부분으로써 프로그램을 구입한 학교들에 대해서 CATCH 직원들이 훈련을 제공하였다. 프로그램에 대한 주 차원의 인식과 제도화(institutionalization)는 1999년 텍사스 교육위원회가 CATCH 프로그램을 텍사스 교육법 하에서 학교들이 교육과정의 일부로서 사용할 수 있는 당뇨교육 프로그램으로 인정함으로써 더욱 가속화되었다.

CATCH 웹사이트가 만들어졌으며, 이를 통해서 교실 수업의 예와 학교 급식 조리법들을 손쉽게 접할 수 있게 했다. CATCH 프로그램에 대한 인식을 높이기 위해서 연구자들은 주 차원과 전국 차원의 전문 학술 모임에서 프로그램을 소개했으며, 프로그램을 채택하고자 하는 학교들을 모집하기 모델링 방법과 설득력 있는 의사소통에 근거한 짧은 홍보용 비디오를 제작하였다. 또한 텍사스 남서부 지방 및 교육부 아동 영양 서비스국과도 파트너십이 맺어졌다.

프로그램 보급을 시작한지 2년이 지나자 CATCH 프로그램은 텍사스 주 전체 초등학교의 24%(3000개 중 728개)에 의해서 채택되어 약 435,000명의 초등학생들에게 보급되었다. 총 578개 학교에서 900명 이상의 직원들이 CATCH 훈련을 받았으며, 이들 가운데 대부분은 체육교사였고 프로그램의 내용 가운데 일반적으로 체육교육 부분이 가장 먼저 실행되었다.

의사소통 경로. 의사소통 경로로는 CATCH 직원 및 의사결정자들과 비디오나 인쇄자료와 같은 대중매체 간의 네트워크가 있었다. 네트워킹은 보급 개입 노력 중 가장 시간과 비용이 많이 드는 부분이었는데 왜냐하면 모든 차원의 의사결정자들과 일대일의 시간을 가져야 했기 때문이다. 처음에는 텍사스 주 건강 및 교육 기관들의 책임자들과 네트워킹이 이루어졌고 그 다음으로는 학교, 건강교육, 체육교육 프로그램, 만성 질환 또는 영양과 관련된 사람들이 적합한 대상으로 설정되었다. 한 번에 한 지역을 선택하여 네트워킹을 형성하고, 그 다음 지역으로 옮겨가는 접근방법이 주 전체를 대상으로 삼는 접근방법 보다 더 효율적이었다. 대도시 지역의 교육구 책임자들에 대한 접촉이 먼저 이루어졌는데 일반적으로 대도시 지역의 교육구들이 건강증진 및 전문 직원을 위해 사용할 수 있는 재정을 더 많이 가지고 있었기 때문이다. CATCH 프로그램과 프로그램의 결과에 관한 교육은 개별 방문, 모임에서의 발표, 집단 모임 또는 비공식적인 모임을 통해서 이루어졌다.

그 밖의 의사소통 경로로는 모집(recruitment)과 훈련 비디오, CATCH의 장점과 결과를 자세하게 소개하는 소책자, 개인별 특성을 고려하여 맞춤 제작한 겉표지 및 CATCH 웹사이트(sph.uth.tmc.edu/catch)가 사용되었다. CATCH 보급 비디오는 프로그램의 특징을 빠르게 전달하는데 매우 효과적인 방법인 것으로 밝혀졌다. 이 비디오에서는 프로그램의 성공적 실행을 보여주기 위한 모델링, 아동들의 긍정적인 반응, CATCH의 장점을 보여주는 추천의 말 그리고 예상되는 결과들과 프로그램 실행의 용이성을 강조하기 위한 설득력 있는 의사소통(persuasive communication)이 사용되었다.

요약. CATCH 프로그램은 프로그램 채택에 영향을 미치는 혁신의 특성, 사용자의 특성, 의사소통 경로 등의 요인들을 연구하기 위해서 확산이론에 근거하여 고안된 혁신이었다. CATCH 프로그램의 예는 적절한 연결 체계들을 만들고 발전시키는데 네트워킹과 파트너십이 얼마나 중요한지를 잘 보여준다. 다양한 의사소통 경로(소책자, 발표, 비디오, 웹사이트 등) 또한 혁신을 위해서 매우 중요하다. CATCH 프로그램의 복잡성은 프로그램 채택을 저해할 수 있는 잠재적인 요인이기 때문에 프로그램 보급은 체육교육과 급식 서비스와 같이 개인 대상 프로그램에 초점을 맞추었다. 교과과정은 좀 더 복잡하고 많은 시간을 필요로 했으며 다른 교과과정과 우선순위를 놓고 경쟁해야 했기 때문에 보급하기가 더 어려웠다. CATCH 프로그램의 경험은 다양한 구성요소들로 이루어지고 다년간의 협력 과정을 필요로 하는 학교 교육 프로그램을 텍사스 주와 같이 넓고 다양성을 가진 주에서 보급한다는 것이 가능하다는 것을 보여준다. 그럼에도 불구하고 어떤 요인들이 보급 과정에 큰 영향을 미치는지, 프로그램 실행과 제도화는 어떻게 향상시킬 수 있는지 그리고 유효성 연구를 통해 발견된 프로그램의 영향을 보급 과정을 통해서도 거둘 수 있는지 등을 알아보기 위해서 더 많은 연구들이 이루어져야 할 것이다.

호주의 전국 직장건강 프로젝트

호주의 전국 직장건강 프로젝트(The Australian National Workplace Health Project, NWHP)는 환경적 사회 행동적 개입 전략을 통해서 직장에서 건강을 증진시키고 암이나 심장혈관 질환과 같은 만성 질환을 예방할 수 있는 효과적인 방법들을 찾기 위한 프로젝트였다(Simpson & others, 2000). NWHP가 주안점을 두었던 건강행동은 신체활동, 과일, 야채 및 지방 섭취, 알코올 섭취 및 흡연이었다. NWHP에서 사용한 개입 전략들은 이미 다른 직장들, 특히 응급 서비스를 제공하는 직장들을 대상으로 실시된 유효성 및 효과성 연구를 통해 평가된 바 있는 전략들에 근거하여 만들어진 전략들이었다(Gomel,

Oldenburg, Simpson & Owen, 1993;Gomel, Oldenburg, Simpson, Chilvers & Owen, 1997). NWHP에서는 두 종류의 사회 행동적 개입과 두 종류의 환경적 개입을 조합하여 만든 4개(2×2) 집단에 20개 직장을 무작위 배정하였다(Simpson & others, 2000). 환경적 개입은 프로그램 실행과 이해 그리고 개입이 이루어진 직장에서의 지속 가능성을 높임으로써 건강행동 변화를 촉진시키는데 주안점을 두었다. 환경적 개입과 사회 행동적 개입이 모두 이루어진 직장들의 경우, 환경적 개입 전략들은 사회 행동적 개입 전략들에 대한 이해와 보급을 촉진하도록 설계되었다.

확산의 맥락. NWHP는 업무의 대부분이 육체 근로인 20개 직장에서 약 3,500명의 직원들을 대상으로 실시되었다. 이들 20개 직장은 탄광 네 곳, 우편물 분류센터 여덟 곳 그리고 전력공급을 책임지고 있는 여덟 곳의 직장이었다. 이들 세 종류의 직장들은 서로 매우 달랐다. 우편물 분류센터들은 공공부문에 속하는 직장이었으며, 비영어권 배경을 가진 직원들의 비율이 상대적으로 높았다. 탄광 네 곳은 모두 개인 소유의 회사였으며 대부분의 직원들은 도시에서 꽤 떨어진 지역에 거주했다.

다차원적 변화 과정. 이들 20개 직장의 세 가지 차원, 즉 물리적 환경, 정보 환경 그리고 정책 환경이 변화의 표적으로 설정되었다. 건강한 식습관을 장려하기 위한 물리적 환경 차원의 변화 예로는 직장 주변의 전략적 위치에 홍보 광고물을 게시하고 음식물 자동판매기에 저지방, 고섬유질 음식을 추가한 것을 들수 있다. 건강한 식습관을 위한 정보 환경 차원의 변화로는 직원들이 음식을 사먹을 때 건강한 식품선택에 관한 메시지를 제공받을 수 있게 한 것 그리고 급여명세서에 건강한 점심식사에 관한 정보를 포함시켜 직원들이 집에서 볼 수 있게 한 것을 꼽을 수 있다. 정책 차원의 변화에는 직원 건강과 관련된 기존 정책들을 재검토하고 건강한 식품 선택에 대한 접근성에 제공과 관련된 구체적인 내용들을 포함시킨 것이 있다.

지속성과 확산을 위한 계획. 각 직장에서 바람직하고 장기적인 확산을 촉진하기 위한 전제조건으로서 각 직장 내에서 혁신 개발, 접근성, 지지 및 헌신적 참여를 위해 다섯 단계를 사용하였다(Harris, Oldenburg & Owen, 1999; 표 14-3 참조). 또한 각 직장의 직원들 가운데 중심적인 위치에 있는 직원들이 표 14-3에 제시된 각 단계들을 체계적으로 실천하는데 있어서 중요한 역할을 담당했다.

각 조직의 프로그램 채택자들과 프로그램 전달 체계에 영향을 미치기 위해 각 직장에

표 14-3. NWHP의 혁신 개발 전략

초기	접근지원	해야 할 노력
초기 접촉 • 관리자들과 전화 통화 • 초대장	**관리자 및 슈퍼바이저 모임에서 발표** • 대상에 맞게 발표 내용을 다듬고 이점을 강조하기	**일관된 메시지 제시하기** • 프로젝트 팀을 위해 원고를 작성하고 예행 연습하기
첫 모임 잡기 • 프로그램 책임자 및 협력자 참석 • 제안서 초고작성 및 잠재적 이점 제시	**직장 내 과업집단 형성** • 계획 지원 및 역할 모델 • 관리자, 노동조합, OHS 및 작업집단 대표자	**다양한 접근 통로 활용하기** • 모든 근로자들이 언제든지 참여할 수 있게 하기
승인 얻기 • '원칙적' 승인을 얻기 위한 제안서 초고 작성 • 경영자와 OHS 관리자를 대상으로 한 공식적 발표	**직장 내 주요 접촉대상 파악** • 협력자 발굴, 행사 계획, 참여 격려 및 피드백 제공 • 관리자 같은 영향력 있는 인물 파악	**프로그램 제공 시기 선정하기** • 참여 극대화를 우선시하기, 직장 내에서의 업무 일정에 맞추기, 직원들의 수용을 장려하기
기본적인 동의 얻기 • 대학과 조직 간의 연계 • 제공될 서비스, 비용, 지원 참여 허락 소개		**활동 장소 정하기** • 업무방해는 최소화하고 홍보와 선전은 최대화할 수 있는 장소 물색하기 • 사생활 보장 같은 쟁점 유발
유지 확립 • CEO에게 알리기 • 프로그램 설계, 계획 및 문제 해결에 참여할 선임자급 운영위원회		**자문하기** • 근로자를 대상으로 건강 관련 관심사 및 프로그램 선호도를 사정하기 위한 설문 조사 실시 • 계간 소식지를 통한 지속적인 의사소통

출처: Harris, Oldenbug, and Owen, 1999

대한 지속적인 접근성을 확보하기 위한 전략들이 개발되었다. 프로그램 조정자는 각 직장의 직원들과 자유롭게 상호작용하기 위해서 직장에 대한 접근성을 필요로 했다. 어느 정도의 접근성이 보장되는지가 프로그램 조정자와 직원들 간의 접촉의 질과 양을 결정했으며 이는 당연히 프로그램 확산에 영향을 미쳤다. 초기 접근은 상급 관리자(물론, 이들에 대한 접근은 직업 건강 또는 인적자원 담당자 등을 통해서 이루어졌다)들을 대상으로 이루어졌다.

각 조직 내에서 프로그램에 대한 지지를 얻기 위해서 NWHP는 각 직장에서 문지기(gatekeeper) 역할을 하는 사람을 파악하는 전략을 사용했다. 프로그램 조정자에 의해서 파악된 문지기들은 일선 관리자, 슈퍼바이저, 노동조합, 직장 건강 및 안전(Occupational Health & Safety) 대표자들 그리고 주요 업무집단의 대변인 등이었다. 일선 관리자들로부터의 직접적인 지지는 매우 중요했는데 왜냐하면 상급 관리자가 조직 차원에서의 접근성을 보장하더라도 일반적으로 일선 관리자들이 직원들에 대한 접근의 질과 양을 단위별 수준에서 결정했기 때문이다. 때로는 NWHP 건강 프로그램이 생산성을 저해하는 요소로 여겨지기도 했는데 낮은 생산성은 일선 관리자들과 슈퍼바이저들의 효과성에 좋지 않은 영향을 미칠 수도 있었다. 이러한 이유 때문에 NWHP 조정자는 일선 관리자나 슈퍼바이저들 그리고 그들의 직원들과 상호작용 하기에 앞서 일선 관리자들과 슈퍼바이저들의 책임과 업무 특성에 대해서 잘 이해하고 있어야 했다.

직원들의 헌신적 참여를 이끌어내기 위해서 몇 가지 전략들이 사용되었다. 프로그램 조정자의 주된 역할은 프로젝트팀이 직원들로부터 지지와 신뢰를 획득하도록 지원하고 궁극적으로는 직원들로 하여금 프로그램에 대한 주인의식을 갖게 하는 것이었다. 그러한 헌신적 참여를 이끌어내고 장기간에 걸쳐 유지하게 하는 것은 매우 어렵고 엄청난 시간적 노력을 필요로 하는 작업이다. 예를 들면 많은 직장 건강증진 프로그램들이 '힘찬 개시를 알리는' (kick-off) 행사와 함께 시작하여 초기에는 좋은 내지는 훌륭한(good-to-excellent) 수준의 참여율을 보이지만 프로그램의 마지막 단계까지 그러한 높은 참여율이 지속되는 경우는 매우 드물다. 환경적 개입은 각 직장에서 한 달에 한 번 모이는 과업 집단(task groups)을 통해서 실행되었는데, 이러한 모임들은 NWHP 직원들에 의해서 촉진되었다.

프로그램 보급. 프로그램 채택, 실행, 유지 및 다양한 프로그램 구성요소들의 보급에 대한 측정은 프로그램 전 과정에 걸쳐 이루어졌다. 업무일지 기록들에 따르면 각 직장에서 환경적인 개입의 모든 구성요소(components)가 만족할만한 수준으로 실행되었다는 것을 알 수 있었는데, 평균적으로 볼 때 모든 직장에서 환경적 개입의 구성요소들 중 약 80%가 과업 집단들에 의해서 실행된 것으로 나타났다(최저 71%에서 최고 88%). 그러나 사회 행동적 개입과 환경적 개입을 모두 받은 직장들의 경우, 환경적 개입만을 받은 직장들 보다 높은 프로그램 실행률을 보였다. 높은 직원 취소율(employee recall rate)이 대부분의 환경적 개입 전략들에서 나타났는데, 직원들이 가장 많이 취소한 환경적 개입 구성요소는 홍보물 게시와 4가지 건강관련 행동 각각에 대한 정책정보였다. 프로그램을 시작한 후 24개월이 경과한 시점에서 개입 직장의 모든 직원들이 각각의 구성요소를 취소한 정도는 통제 직장들에서보다 매우 높게 나타났다. 뿐만 아니라 12개월에서 24개월까지 기간 중에 발생한 취소율 변화는 다양한 개입 구성요소들이 실행에 옮겨진 시간적 순서를 반영했다. 또한 환경 감사(audit)를 통해서 측정된 바에 따르면, 개입 직장과 통제 직장 간에 물리적, 정책적 및 정보적 환경들에 있어서 상당한 변화가 발생한 것으로 나타났다.

요약. 직장 건강 증진에 관한 대부분의 발표된 평가들은 프로그램 발달의 형성적 단계, 조직들 간의 연계가 어떻게 형성되고 발전되는지 그리고 일단 형성된 관계가 후속적으로 진행되는 프로그램 실행 및 확산에 어떤 영향을 미치는지에 대해서 그다지 많은 정보를 제공해주고 있지 못하다. 혁신의 단계들 중 혁신 개발 단계는 혁신의 실행과 보급에 있어서 매우 중요한 결정요인이며, 이 단계에서 형성되는 자원 체계와 이용자 체계 간의 연계 또한 매우 중요하다. 연계가 특별히 중요한 이유는 직장이 가진, 확산을 위한 조직화된 체계로서의 잠재력 때문이다. 예를 들면 실제로 프로그램 개입을 실행하기에 앞서 지지 체계나 의사소통 경로가 마련되어 있다는 점이나 프로그램에 참여할 부서들을 모집하고 협상하는 것 등을 생각해볼 수 있다. 직장 내에 건강 프로그램을 정착시키고 장기간에 걸쳐 유지하고 지속 가능하게 하기 위한 계획 또는 브라쳇Bracht, 톰슨Thompson 그리고 위너Winner(1996)가 지속성(durability)이라고 부르는 것은 계획의 모든 단계에 있어서 핵심적인 요소이다(Sorensen & others, 1998;Patterson & others, 1998). NWHP의 경험은 다양한 구성요소로 이루어지고, 잘 조정된 직장 건강 프로그램을 육체 근로를 요하는 다양한 직장들에게 보급하는 것이 가능하다는 것을 보여준다. 이러한 예를 통해서 우리는 보다 전통적인 사회 행동적 방법들을 지원하고 보완하기 위해서 환경적 변화 전략들을 활용할 수 있다는 것을 알게 되었으며 그러한 과정에 어떤 요인들이 중요한 영향을 미치는지 그리고 어떻게 하면 실행과 제도적 정착을 향상시킬 수 있는지를 이해하기 위해서 앞으로 더 많은 연구들이 이루어져야 할 것이다.

연구와 실천을 위한 향후 과제와 나아갈 방향

소극적 과정이면서 동시에 적극적 과정인 확산

많은 혁신들(특히 건강행동 변화 개입과 관련된 혁신들)이 결과물(product)이라는 분명한 구성요소를 가지고 있다는 것은 잘 알려져 있으나 건강증진을 목적으로 하는 대부분의 복잡한 혁신들이 절차, 규정 및 실천이라는 구성요소들도 가지고 있다는 점 또한 이해할 수 있어야 한다. 바로 이러한 이유 때문에 마케팅(특히 사회적 마케팅) 개념이 혁신을 보급하는데 유용하게 활용되어 왔다. 연구자와 실천가들에게 중요한 과제는 소극적인 보급에만 의존하는 것이 아니라 개인이나 조직 또는 지역사회 전체 차원에서 변화과정을 활성화시키는 것이다.

확산이론을 적용한 최근의 사례들은 지역사회 차원에서 사망 및 장애(disability)를 감소시키기 위한 대대적인 노력을 펼치고자 시도할 때 관련 이론들을 활용하는 것이 매우 중요하다는 것을 보여준다. 예를 들면 호위즈Howze와 레드만Redman(1992)은 버지니아 주의 건강증진 및 교육 위원회(the Health Promotion & Education Council of Virginia)라는 주 차원의 연합체가 혁신 확산 및 그 밖의 다른 사회과학 이론들을 입법 활동, 오피니언 리더, 정보-교환 관계 형성 및 효과적인 건강증진 실천의 효과 증진을 위한 옹호 등을 통해서 활용한 경우를 소개하고 있다. 프로그램의 다차원적 확산을 위한, 잘 조직화된 대규모 프로그램들이 앞으로 일반화될 것이라 전망되는데 왜냐하면 많은 개발도상국들에서 건강증진 전략 및 개입과 국민건강 증진 간의 연관성이 점점 더 강조되고 있기 때문이다. 소렌슨Sorensen, 에몬스Emmons, 헌트Hunt 그리고 존스톤Johnston(1998)은 다차원적이고 광범위한 확산 이야말로 개인 차원의 작은 변화들을 전국민 차원의 큰 혜택으로 변화시킬 수 있는 도구라고 지적한 바 있다.

확산 결정요인

확산율과 채택률, 실행 그리고 유지에 대한 결정요인으로서 사회 환경적 및 생태학적 요인들이 갖는 중요성에 대한 관심이 높아짐에 따라 확산의 결정요인들이 모든 세팅에서 동일한지 아니면 세팅마다 다른지를 이해해야 할 필요성 또한 높아졌다. 어쩌면 건강 교육과정 채택, 실행 및 유지에 대한 결정요인들은 공식적인 교육 세팅에 해당하는 결정요인들일 수 있다. 학교 세팅에서 확인된 결정요인들이 다른 세팅에서도 중요한지에 대해서는 아직 연구된 바가 그리 많지 않다(Smith, Steckler, McCormick & McLeroy, 1995). 예를 들면 종종 환경의 요동(turbulence)이라고 불리는, 확산 맥락의 예측 불가능성은 학교 환경에서의 보급에 매우 중요한 영향을 미치는 것으로 알려져 있으며(Smith, Steckler, McCormick & McLeroy, 1995), 더 나아가서는 직장 조직 같은 다른 세팅에서도 중요할 수 있다.

많은 연구 결과, 의사들의 예방 의학적 진료에 대한 이해와 유지를 증진시키는데 있어서 중요한 요인들이 분명하게 밝혀졌다. 엘포드Elford, 제넷Jennett, 벨Bell, 자프란Szafran 그리고 메도우Meadows(1994)는 그러한 요인들을 '예방 유지에 필요한 진료실 체계' 라고 정의했는데 (1) 예방을 위한 조정가, (2) 예방에 과한 명확한 임상 업무 설명서, (3) 예방을 강화하기 위한 정보관리 체계, (4) 활동 피드백과 문제해결 전략이 그러한 요인에 해당한다.

좀 더 일반적으로는 전 세계 모든 국가의 보건의료체계들이 어떻게 하면 과학으로서의 의학과 실천으로서의 의학을 가장 잘 연계시킬 수 있을까라는 공통적인 과제에 직면해있다(Dunn, Norton, Stewart, Tudiver & Bass, 1994). 모울딩Moulding, 실라지Silagy 그리고 웰러Weller(1999)는 임상 진료 지침의 보급과 실행을 비롯한 임상 진료에 있어서의 변화를 효과적으로 유지하는데 필요한 개념틀을 개발하는데 사회과학과 행동과학으로부터 여러 가지 중요한 개념들을 빌려와 활용한 바 있다.

확산과 보급에 대한 증거 기반

확산 연구는 실천가들과 정책입안자들의 요구에 충분히 부응하지 못해왔다. 예를 들어서 1994년 한 해 동안 출판된 13종류의 공중보건 및 건강증진 분야의 저명 학술지들을 고찰해본 결과, 발표된 연구들 가운데 기술적 연구, 방법론 개발 연구 또는 개입 연구 등의 수준을 넘어서는 실증적인 연구의 수는 극히 제한적인 것으로 나타났다(Oldenburg, Sallis, French & Owen, 1999; Oldenburg, French & Sallis, 2000). 동일한 학술지들을 대상으로 후속연구를 실시한 결과, 1994년과 1999~2000년 사이에 확산에 관한 연구의 수적 증가는 무시할만한 수준에 불과한 것으로 나타났다. 마찬가지로 1989~1994년 동안 3종류의 건강교육 학술지(Health Education Research: Theory & Practice, Health Education Quarterly 및 Health Promotion International)를 통해 발표된 모든 편집인의 글과 연구논문들에 대해서 주제분석과 내용분석을 실시한 결과, 편집인의 글에서는 보급의 중요성이 계속해서 강조되고 있음에도 불구하고 보급에 관한 연구는 매우 부족한 것으로 나타났다(Rychetnik, Nutbeam & Hawe, 1997). 이와 같은 학술적 증거의 부족은 효과적인 실천을 어렵게 만드는 원인이 된다. 소렌슨Sorensen과 동료들(1998)은 보급에 관한 연구의 연구 질문은 일반적으로 유효성이나 효과성에 관한 연구의 연구 질문과 다르며 그렇기 때문에 전혀 다른 연구 설계와 측정 체계를 필요로 한다는 점을 지적한 바 있다.

상이한 보급 전략 및 방법들에 대한 경제성 평가 또한 필요하다. 이러한 유형의 평가는 확산 가능성을 증진시키기 위한 전략들을 더욱 발전시키는데 필요한 중요한 정보를 제공해줄 수 있다. 예를 들면 the Fresh Start 심장혈관 질환 위험감소 프로그램에서 사용된 다양한 단계들에 대해 경제성 평가를 실시한 결과, 의사들을 대상으로 한 워크샵 방법이 의사들의 사무실에서 이루어지는 교육에 비해 오고가는 시간과 참여를 더 많이 요구하기 때문에 비용이 가장 많이 드는 방법이라는 것을 알게 되었다(Salkeld, Phongsavan & Oldenburg, 1996; Salkeld & others, 1997).

보급과 확산을 위한 체계 전반에 걸친 접근

조나단 로마스Jonathan Lomas(1993)는 출처로부터 정보의 움직이는 방식, 그러한 정보가 어떻게 개인과 조직에게 제공되고 지식으로 전환되는지 그리고 그러한 지식이 개인과 조직의 행동변화에 어떻게 영향을 미치는지 등에 대해서 수년간 연구해 왔다. 이러한 주제들은 연구를 통해 얻은 지식들이 실천에서 가장 잘 활용되기 위해서는 어떤 조건들이 필요한지를 알아보기 위해서 의사나 그 밖의 건강 전문가들의 행동과 관련해서 집중적으로 연구되었다(Dunn, Norton, Stewart, Tudiver & Bass, 1994). 의사들의 행동에 적용할 경우, 확산이나 보급 또는 실행 같은 개념들은 타당성과 신뢰성을 가진 연구결과들을 일상적인 임상실천으로 전환하는 과정 내에서의 발전적이고 보다 적극적인 단계들로 구분해 볼 수 있다(Dunn, Norton, Stewart, Tudiver & Bass, 1994). 예를 들면 로마스Lomas(1993)의 행동변화적응단계모델에서는 확산을 후속되는 보급 활동에 대한 전조(precursor)로 여기며, 확산은 다시 의사들로 하여금 그들의 진료방식에 있어서의 변화를 고려해보게 만든다고 본다. 그러나 학술지에 논문을 게재하는 것을 포함한 확산 방법들이 실제로 영향을 미칠 수 있는 대상(물론 그처럼 강도가 낮은 메시지라 할지라도 인식, 태도 그리고 후속되는 보급 활동의 전조로서의 지식에 있어서 변화를 이끌어 낼 수도 있지만)은 동기부여가 잘 되어 있는 건강 전문가들뿐이다. 좀 더 적극적인 보급 활동들로는 실천 지침서 개발, 합의문 작성 및 그 밖의 다른 형태의 맞춤 정보 등을 생각해볼 수 있다. 지역 차원의 실행 활동들은 건강관리 실천에 있어서 바람직한 행동변화를 가능하게 하고 지속적으로 강화함으로써, 이러한 초기 단계들을 활용할 수 있다. 그러한 활동들의 예로는 학술적 연구, 평가와 피드백, 여론 형성자들의 전략적 활용, 환자 중재적 개입(patient-mediated intervention) 등을 들 수 있다. 이들 각각의 단계들은 분명히 서로 다른 기술과 도구를 필요로 한다.

증거기반 의학이라는 새로운 학문 분야(새킷Sackett, 스트라우스Straus, 리차드슨Richardson, 로젠버그Rosenburg 그리고 헤인즈Haynes(2000)는 이를 가리켜 '최상의 연구 결과와 임상 전문지식과 환자의 가치를 통합한 것' 이라고 정의한 바 있다)의 발전을 이끌고 있는 로마스Lomas와 다른 연구자들의 연구들을 필두로 하여 의학 학술지들은 확산을 위한 유용한 도구로서 활용되어 왔다. 연구자, 학자 그리고 의료기관 간의 협력이 보급 단계에서 무엇보다 필요하며 적절한 자원을 가진 지역 조직들의 실행 활동을 담당하기에 가장 적합한 주체라고 할 수 있다. 연구를 통해 얻은 지식의 일상적인 임상 진료로의 전환에 대한 이해를 증진시키기 위한 그와 같은 체계들의 개발과 발전은 주로 '사회적 영향' 문헌들, 혁신의 확산에 관한 연구들, 성인 학습이론, 마케팅 이론들 그리고 더 최근에는 기술 확산 모델들로부터 유래하였다(Geroski, 2000).

비교적 새로운 분야인 증거기반 의학의 핵심은 어떻게 하면 새로운 지식과 연구결과들을 임상 실천으로 전환시킬 것인가에 대한 이해를 높이는 것이다. 아무리 훌륭한 연구결과들이 존재하더라도 연구결과들의 존재 그 자체만으로는 보다 나은 그리고 효과적인 실천이 보장되지 않는다는 것은 이미 잘 알려진 사실이다. 공중보건과 건강교육 분야에 있어서 지식의 생산과 지식 활용 간의 격차가 바람직하지 않는 것임을 고려해볼 때, 증거기반 의학으로부터 배울 수 있었던 것들을 전 국민 차원에서 상당한 수준의 건강증진을 가져올 수 있는 건강행동 개입들의 확산과 보급에 적극 활용할 때 많은 것들을 얻게 될 것이다.

그렇게 하기 위해서는 체계 전반에 걸친, 잘 조정된 전략적 노력이 필요하다. 그러한 노력 가운데 하나는 현재 행해지고 있는 보급 활동과 선호되는 보급 활동을 파악하고 연구 체계에 참여하고 있는 사람들과 실천가로서 관리자로서 그리고 정책입안자로서 실행의 책임을 맡고 있는 사람들 간의 연계 체계를 파악하는 것이다.

생의학 혁신이나 임상 혁신과 마찬가지로, 건강행동과 공중보건 개입들의 효과적인 보급 또한 새로운 프로그램, 혁신의 특성 그리고 그러한 혁신을 실행할 수 있는 능력에 의해서 형성되는 관심(interest)의 수준에 의해 영향을 받는다. 그러나 공중보건과 건강교육의 속성 그리고 건강행동의 증거기반과 실천의 복합적 속성 또한 고려하지 않을 수 없는데 왜냐하면 너무도 많은 장애요인들이 존재하기 때문이다(Rimer, Glanz & Rasband, 2001). 보급을 위한 그러한 다전략적 접근의 핵심 구성요소는 장애요인들을 예방하거나 극복하기 위한 전략뿐만 아니라 보급 실패를 유발할 수 있는 잠재적 요인을 파악하기 위해서 연구 체계와 실천 체계 간의 연계에 분명하게 초점을 맞추는 것이다.

결론

새로운 프로그램, 전략, 실천 또는 혁신이 어떻게 확산되는지에 대한 이해를 증진시키는 것은 건강행동 변화가 사람들에게 어떤 영향을 미치는지를 이해하는데 있어서 더 없이 중요하다. 우리들에게 잘 알려진 성공적인 확산의 예들은 일상적으로 볼 수 있는 것들이 아니라 오히려 예외적인 것들임을 고려해본다면 건강행동 및 건강교육 분야에서 확산에 관한 더 많은 연구들이 이루어져야 할 필요성은 분명해진다. 그러한 연구들은, 물론 대규모 연구에서 엄격한 연구 설계를 사용한다는 것이 결코 쉬운 일은 아니지만, 그럼에도 불구하고 연구 설계와 측정에 관한 혁신적인 접근방법들에 초점을 맞추어야 한다. 또한 무엇인가를 측정한다는 것은 다소 강제적이거나 반응적일 수 있으며 맥락적 요인들에 대한 통제는 쉽지 않을 수 있다. 뿐만 아니라 그러한 개입 연구들은 특성 상 규모가 크고 비용이 많이 들며 연구를 마치기까지 오랜 기간이 소요된다.

더 중요한 것은, 실천 차원에서 건강행동 변화 프로그램을 계획할 때는 프로그램의 채택, 실행 및 지속성에 대한 계획에 대한 체계적인 접근방법들까지도 함께 고려해야 한다는 것이다. 이러한 계획은 프로그램이나 혁신을 보급할 단계에 이르러서야 비로소 생각해 보게 되는 어떤 과정이 아니라 본래부터 혁신 개발 통합된 혁신 개발의 일부이어야 한다.

마지막으로, 확산은 건강분야에 종사하는 사람들에게만 중요한 개념이 아니다. 오히려 확산은 사회 전체의 관심사라고 할 수 있는데 왜냐하면 우리는 어느 순간에든 개인들과 집단들에게 널리 알리고 보급시키고 싶은 산물, 메시지 또는 생각들을 갖게 될 수 있기 때문이다. 어떤 산물이나 생각 또는 행동방식이 어떻게 갑자기 역치나 '균형을 깨뜨리는 지점' 을 넘어서서 급변하게 되는지에 대한 이해는 건강분야 뿐만 아니라 여러 다른 분야에도 적용할 수 있는 매우 중요한 지식이다(Gladwell, 2000).

참고문헌

Bartholomew, L. K., Parcel, G. S., Kok, G., and Gottlieb, N. H. *Intervention Mapping: Designing Theory and Evidence-Based Health Promotion Programs.* Mountain View, Calif.: Mayfield, 2001.

Bracht, N., Thompson, B., and Winner, C. *Planning for Durability: Keeping the Vision Alive.* Rockville, Md.: Prospect Associates, 1996.

Centers for Disease Control and Prevention. *HIV Prevention Community Planning: Shared Decision Making in Action.* Atlanta: Centers for Disease Control and Prevention, 1999.

Cooke, M., Mattick, R. P., and Campbell, E. "The Dissemination of a Smoking Cessation Program to 23 Antenatal Clinics: The Predictors of Initial Program Adoption by Managers." *Australian and New Zealand Journal of Public Health,* 1999, *23,* 99–103.

DeGroff, A. "Is Prevention Research Reaching Front-Line Prevention Programs? A Descriptive Study from San Francisco." Presented at the Eleventh International Conference on AIDS, Vancouver, B.C., 1996.

De Vroome, E. M., Paalman, M. E., Dingelstad, A. A., Kolker, L., and Sandfort, T. G. "Increase in Safe Sex Among the Young and Non-Monogamous: Knowledge, Attitudes and Behavior Regarding Safe Sex and Condom Use in The Netherlands from 1987 to 1993." *Patient Education and Counseling,* 1994, *24,* 179–288.

Dunn, E. V., Norton, P. G., Stewart, M., Tudiver, F., and Bass, M. (eds.). *Disseminating Research/Changing Practice.* London: Sage, 1994.

Elford, R. W., Jennett, P., Bell, N., Szafran, O., and Meadows, L. "Putting Prevention into Practice." *Health Reports,* 1994, *6,* 142–153.

Fullan, M. G. *The New Meaning of Educational Change.* New York: Teachers College Press, 1991.

Geroski, P. A. "Models of Technology Diffusion." *Research Policy,* 2000, *29,* 603–625.

Gladwell, M. *The Tipping Point: How Little Things Can Make a Big Difference.* London: Little, Brown, 2000.

Glasgow, R. E., Vogt, T. M., and Boles, S. M. "Evaluating the Public Health Impact of Health Promotion Interventions: The RE-AIM Framework." *American Journal of Public Health,* 1999, *89,* 1322–1327.

Gomel, M. K., Oldenburg, B., Simpson, J. M., Chilvers, M., and Owen, N. "Composite Cardiovascular Risk Outcomes of a Work-Site Intervention Trial." *American Journal of Public Health,* 1997, *87,* 673–676.

Gomel, M., Oldenburg, B., Simpson, J., and Owen, N. "Worksite Cardiovascular Risk Reduction: Randomized Trial of Health Risk Assessment, Risk Factor Education, Behavioral Counseling and Incentive Strategies." *American Journal of Public Health,* 1993, *83,* 1231–1238.

Goodman, R. M., Steckler, A., and Kegler, M. C. "Mobilizing Organizations for Health Enhancement: Theories of Organizational Change." In K. Glanz, F. M. Lewis, and B. K. Rimer (eds.), *Health Behavior and Health Education: Theory, Research, and Practice.* (2nd ed.) San Francisco: Jossey-Bass, 1996.

Green, L. W., Gottlieb, N., and Parcel, G. "Diffusion Theory Extended and Applied." In W. B. Ward (ed.), *Advances in Health Education and Promotion.* Greenwich, Conn.: JAI, 1987.

Harris, D., Oldenburg, B., and Owen, N. "Australian National Workplace Health Project: Strategies for Gaining Access, Support, and Commitment." *Health Promotion Journal of Australia,* 1999, *9,* 49–54.

Hoelscher, D. M., Kelder, S. H., Murray, N., Cribb, P. W., Conroy, J., and Parcel, G. "Dissemination and Adoption of the Child and Adolescent Trial for Cardiovascular Health (CATCH): A Case Study in Texas." *Journal of Public Health Management and Practice,* 2002.

Hospers, H. J., and Kok, G. "Determinants of Safe and Risk-Taking Sexual Behavior Among Gay Men: A Review." *AIDS Education and Prevention,* 1995, *7,* 74–96.

Howze, E. H., and Redman, L. J. "The Uses of Theory in Health Advocacy: Policies and Programs." *Health Education Quarterly,* 1992, *19,* 369–383.

Kelly, J. A., Murphy, D. A., Silkema, K. J., and Kalichman, S. C. "Psychological Interventions to Prevent HIV Infection Are Urgently Needed." *American Psychologist,* 1993, *48,* 1023–1034.

Lock, C. A., and Kaner, E.F.S. "Use of Marketing to Disseminate Brief Alcohol Intervention to General Practitioners: Promoting Health Care Interventions to Health Promoters." *Journal of Evaluation in Clinical Practice,* 2000, *6,* 345–357.

Lomas, J. "Diffusion, Dissemination, and Implementation: Who Should Do What?" *Annals of New York Academy of Sciences,* 1993, *703,* 226–235.

Luepker, R. V., and others for the CATCH Collaborative Group. "Outcomes of a Field Trial to Improve Children's Dietary Patterns and Physical Activity: The Child and Adolescent Trial for Cardiovascular Health (CATCH)." *Journal of the American Medical Association,* 1996, *275,* 768–776.

Mesters, I., and Meertens, R. M. "Monitoring the Dissemination of an Educational Protocol on Pediatric Asthma in Family Practice: A Test of Associations Between Dissemination Variables." *Health Education and Behavior,* 1999, *26,* 103–120.

Monahan, J. I., and Scheirer, M. A. "The Role of Linking Agents in the Diffusion of Health Promotion Programs." *Health Education Quarterly,* 1988, *15,* 417–433.

Moulding, N. T., Silagy, C. A., and Weller, D. P. "A Framework for Effective Management of Change in Clinical Practice: Dissemination and Implementation of Clinical Practice Guidelines." *Quality in Health Care,* 1999, *8,* 177–183.

Nader, P. R., and others. "Three-Year Maintenance of Improved Diet and Physical Activity: The CATCH Cohort." *Archives of Pediatrics and Adolescent Medicine,* 1999, *153,* 695–704.

Oldenburg, B., French, M. L., and Sallis, J. F. "Health Behavior Research: The Quality of the Evidence Base." *American Journal of Health Promotion,* 2000, *14,* 253–257.

Oldenburg, B., Sallis, J., French, M., and Owen, N. "Health Promotion Research and the Diffusion and Institutionalization of Interventions." *Health Education Research,* 1999, *14,* 121–130.

Orlandi, M. A., Landers, C., Weston, R., and Haley, N. "Diffusion of Health Promotion Innovations." In K. Glanz, F. M. Lewis, and B. K. Rimer (eds.), *Health Behavior and Health Education: Theory, Research, and Practice.* San Francisco: Jossey-Bass, 1990.

Parcel, G. S., Perry, C. L., and Taylor, W. C. "Beyond Demonstration: Diffusion of Health Promotion Innovations." In Bracht, N. (ed.), *Health Promotion at the Community Level.* Thousand Oaks, Calif.: Sage, 1990.

Patterson, R. E., and others. "Durability and Diffusion of the Nutrition Intervention in the Working Well Trial." *Preventive Medicine,* 1998, *27,* 668–673.

Paulussen, T. G., Kok, G., and Schaalma, H. P. "Antecedents to Adoption of Classroom-Based AIDS Education in Secondary Schools." *Health Education Research,* 1994, *9,* 485–496.

Rimer, B. K., Glanz, K., and Rasband, G. "Searching for Evidence About Health Education and Health Behavior Interventions." *Health Education and Behavior,* 2001, *28,* 231–248.

Rogers, E. M. *Diffusion of Innovations.* New York: Free Press, 1983.

Rogers, E. M. *Diffusion of Innovations.* (4th ed.) New York: Free Press, 1995.

Rychetnik, L., Nutbeam, D., and Hawe, P. "Lessons from a Review of Publications in Three Health Promotion Journals from 1989 to 1994." *Health Education Research,* 1997, *12,* 491–504.

Sackett, D. L., Straus, S. E., Richardson, W. S., Rosenberg, W., and Haynes, R. B. *Evidence-Based Medicine: How to Practice and Teach EBM.* New York: Churchill Livingston, 2000.

Salkeld, G., Phongsavan, P. H., and Oldenburg, B. "Getting Your Message Across to GPs, Efficiently." *Health Promotion Journal of Australia,* 1996, *6,* 8–13.

Salkeld, G., and others. "The Cost-Effectiveness of a Cardiovascular Risk Reduction Program in General Practice." *Health Policy,* 1997, *41,* 105–119.

Simpson, J., and others. "The Australian National Workplace Health Project: Design and Baseline Findings." *Preventive Medicine,* 2000, *31,* 249–260.

Smith, D., Steckler, A., McCormick, L., and McLeroy, K. "Lessons Learned About Disseminating Health Curricula to Schools." *Journal of Health Education,* 1995, *26,* 37–43.

Sorensen, G., Emmons, K., Hunt, M. K., and Johnston, D. "Implications of the Results of Community Intervention Trials." *Annual Review of Public Health,* 1998, *19,* 379–416.

Sorensen, G., and others. "Durability, Dissemination, and Institutionalisation of Worksite Tobacco Control Programs: Results from the Working Well Trial." *International Journal of Epidemiology,* 1998, *5,* 335–351.

Warner, K. "The Need for, and Value of, a Multi-Level Approach to Disease Prevention: The Case of Tobacco Control." In B. D. Smedley and S. L. Syme (eds.), *Promoting Health: Intervention Strategies from Social and Behavioral Research.* Washington, D.C.: National Academy Press, 2000.

15 건강증진을 위한 조직동원 - 조직변화이론

HEALTH
BEHAVIOR
and
HEALTH
EDUCATION

조직 변화(organizational change)는 여러 가지 이유에서 건강증진 연구자와 실천가들에게 있어서 중요하다; (1) 새로운 건강증진 프로그램들은 종종 조직 내에서 만들어지고 실행된다(예: 직원들을 위해 직장 내에서 이루어지는 체력단련 프로그램). (2) 조직들은 수시로 새로운 건강증진 정책을 채택하고 실행한다(예: 대학들이 캠퍼스 내에서 금연 정책을 채택하고 실행하는 것) (3) 일반적으로 건강증진 실천가들이 일하는 조직은 반드시 변해야하는 조직이며, 새로운 프로그램 서비스 및 정책을 마련하고 실행할 수 있기 위해서 실천가들과 보조를 맞춰야 하는 조직이다. (4) 건강증진 조직들은 혼자서는 달성하기 어려운 목표들을 이루기 위해서 지역사회 내의 다른 조직들과 협력하지 않을 수 없다. 이러한 모든 경우들에서 조직 변화의 이론과 원칙을 이해하는 그리고 그러한 변화를 분석하고 촉진시키기 위한 도구와 기술을 가진 실천가들은 그러한 지식이나 기술을 가지고 있지 않은 실천가들에 비해 성공할 가능성이 더 높다.

조직이론은 마치 중국 상자 퍼즐과 같다. 열쇠를 찾아 상자를 열면, 그 안에는 또 다른 상자가 있고 그 상자를 열기 위해서는 또 다른 열쇠를 찾아야 한다. 조직이론은 상자 퍼즐처럼, 여러 차원에서 접근해 들어갈 수 있다. 조직은 가장 광범위하게는 조직을 둘러싼 환경에서부터 시작하여 조직의 구조, 조직 구조 내의 조직 관리, 업무집단 그리고 조직 내의 개개인에 이르기까지 여러 계층들(strata)로 이루어져 있다. 변화는 이들 각각의 계층으로부터 영향을 받을 수 있으며(Kaluzny & Hernandez, 1988) 여러 계층을 동시에 대상으로 하는 건강증진 전략이 원하는 결과를 이끌어내는 가장 적합한 전략이 될 수 있다(Mcleroy, Bibeau, Steckler & Glanz, 1988). 조직의 생태를 이해하고 적절한 전략을 사용할 수 있는 실천가는 변화를 이끌어 내는데 필요한 효과적인 도구를 가진 것과 같다고 할 수 있다.

이와 유사한 맥락에서, 공중보건 조직들은 광범위한 사회적 환경 또는 사회생태(social ecology)학적 환경에 존재한다. 지난 십여년 간 사회생태학적 관점은 지역사회 기반 공중보건의 이론적 틀로서 자리매김 해왔다. 사회생태학적 관점에 따르면 개인, 개인들, 지역사회(문화, 사회 및 경제적 요인을 포함한), 조직 및 정부 요인들이 직접적으로 또는 개인의 행동을 통해서 건강에 영향을 미친다고 본다(Israel, Checkoway, Schulz & Zimmerman, 1994; McLeroy, Bibeau, Steckler & Glanz, 1988). 다시 말해서 개인이 선택한 생활방식과 행동들은 사회생태학적 요인들을 고려할 때 건강증진에 더 도움이 될 수 있는데 왜냐하면 사회생태학적 요인들은 개인의 생활방식 및 행동 선택에 직접적으로 영향을 미치기 때문이다. 스토콜스[Stokols], 앨런[Allen] 그리고 벨링햄[Bellingham](1996)은 '건강과 질병의 사회경제학적, 문화적, 정치적, 환경적, 조직적, 심리학적 및 생물학적 결정요인들 간의 상호관련성'은 생태학에 근거한 프로그램들을 통해서 다루어져야 한다고 주장한다. 한 마디로 말해서 이들은 프로그램 실행을 위해 필요한 변혁으로서의 포괄적인 생태학적 이론으로의 전환을 제안하는데 왜냐하면 개입이 범위가 제한적이게 되면 지역사회 내에는 늘 건강 문제가 존재하기 때문이다.

공중보건 조직들이 그들의 역할을 발전시키기 위해서 생태학적 이론틀을 사용하는 경우는 날로 증가하고 있다. 생태학적 이론에 근거한 개입은 개인의 동기부여나 태도뿐만 아니라 지역사회 규범이나 지역사회 서비스의 구조 그리고 그러한 구조의 포괄성, 조정 및 연계와 같은 사회적 요인들에 직접적으로 초점을 맞춘다(Israel, Checkoway, Schulz & Zimmerman, 1994; McLeroy, Bibeau, Steckler & Glanz, 1988).

이 장에서 우리는 조직 변화의 세 가지 이론을 분석할 것이다: 단계이론(Stage Theory), 조직발달이론(Organizational Development Theory), 조직관계이론(Interorganizational Relations Theory). 이들 이론들을 선택한 이유는 다음과 같다. 첫째, 이 이론들은 하나의 이론이 어떻게 서로 다른 여러 차원에 적용될 수 있는지를 잘 보여준다. 둘째, 이 이론들은 구체적인 개입전략들을 제시해준다. 따라서 실천가들은 이 이론들의 내용을 실천 차원에서 해석하고 적용할 수 있다. 셋째, 이 이론들이 제시하는 전략들은 조직의 여러 차원 중 가장 효과적인 건강증진이 가능한 차원에 맞춰질 수 있다. 넷째, 이들 이론들이 제시한 전략들은 동시에 사용될 수 있으며 그렇기 때문에 상호상승적 결과(synergic results)를 기대할 수 있다.

이 장에서 살펴보게 될 두 가지 사례들은 이론들이 어떻게 함께 사용될 수 있는지 그리고 조직 내의 서로 다른 층에서 이론들이 어떻게 사용되는지를 보여준다. 이들 두 사례를 살펴보기에 앞서 먼저 각 이론의 기원과 핵심적 내용을 살펴보기로 하겠다.

조직변화에 관한 단계이론

조직변화의 단계이론(Stage Theory)은 조직들이 새로운 목표, 프로그램, 기술 및 아이디어들을 어떻게 쇄신하는지에 관한 이론이다(Kaluzny & Hern&ez, 1988; 단계이론은 프로차스카Prochaska와 디클레멘트DiClemente의 변화 단계와는 무관한 것이다[1983]; 5장 참조). 단계이론은 '상황적합(contingency)' 이론의 한 유형이며, 상황적합이론으로 범주되는데 그 이유는 조직적 접근들은 사회 환경적 요인들에 따라 변하며 어떤 사회 환경적 요인들은 조직이 통제할 수 있는 범위 밖의 것들이기 때문이다. 더구나 조직 혁신은 조직으로 하여금 일련의 순서 또는 단계를 거치게 만든다. 혁신이 더 발전하고 성숙해지기 위해서는 각각의 단계들에 있어서 일군의 전략들이 필요하다. 어떤 한 단계에서는 효과적이었던 전략들이 그 다음 단계에서는 맞지 않을 수도 있으며 그렇기 때문에 혁신을 어렵게 만들 수도 있다. 따라서 어떤 전략이 얼마나 효과적인가는 조직이 새로운 접근방법들을 채택, 실행 또는 유지하는 변화의 단계 중 어디에 있는가에 따라 달라진다. 그렇기 때문에 단계이론을 적절하게 활용하기 위해서는 사회 환경의 특성을 정확하게 파악하고, 혁신의 현 발달단계를 올바르게 사정하며, 각 단계별로 가장 적합한 전략을 선택할 수 있어야 한다.

역사적 발달과정

단계이론은 두 가지 연구의 전통에서 유래했다. 그 가운데 하나는 초기 단계모델 가운데 하나를 개발한 레윈Lewin의 연구(Lewin, 1951)로부터 시작했다. 레윈Lewin의 모델은 변화 노력에 저항하는 요인들을 강조하는 모델로서, 이 모델은 다음과 같은 세 가지 단계를 가지고 있다: (1) 과거 행동 및 태도 해동(unfreezing), (2) 새로운 정보, 태도 및 이론들에 대한 노출을 통해 움직이기, (3) 변화를 강화, 확인 및 지원하는 과정을 통한 재동결(refreezing).

단계이론의 발달에 영향을 미친 두 번째 연구 전통은 확산이론이다(14장 참조). 1950년대 확산이론은 농부, 교사 그리고 의사와 같은 개인들이 어떻게 혁신들을 채택하는지에 초점을 맞췄다(Rogers, 1983). 1960년대 들어와서 혁신이론가들은 개인들이 종종 조직의 구성원으로서 혁신을 채택한다는 것과 그러한 개인들은 조직이 혁신을 받아들이기 전까지는 혁신을 좀처럼 채택하지 않는다는 것을 알게 되었다.

현대 단계이론

베이어[Beyer]와 트라이스[Trice](1978)는 매우 포괄적이고 명확한 현대 단계이론모델을 개발하였다. 이들이 개발한 모델은 다음과 같은 일곱 가지 단계로 이루어져 있다.

1. *체계에 관한, 충족되지 않은 욕구 감지.* 체계의 어떤 부분은 문제 또는 잠재적 문제를 나타내는 정보를 얻는다.
2. *가능한 대응 모색.* 체계의 구성요소들은 대안적 해결책을 찾고자 한다.
3. *대안평가.* 다양한 대안들을 비교한다.
4. *행동 채택 결정.* 비교한 대안들 중에서 하나를 선택한다. 실천 목표와 수단을 명시한다. 즉, 전략을 채택한다.
5. *체계 내에서의 행동 개시.* 변화 실행을 위한 정책 또는 그 밖의 지침을 만든다. 실행에 필요한 자원을 얻는다.
6. *변화 실행.* 실행을 위해 자원을 배분한다. 혁신을 실행한다.
7. *변화의 제도화.* 혁신을 조직의 일상적 활동의 일부로 만든다.

단계이론은 어떻게 진행되는가?

혁신이 어떤 한 단계에서 다음 단계로 어떻게 '진행'되는지에 대해서는 아직 알지 못하는 것들이 너무도 많다. 대부분의 연구들이 단계들 내에서의 역동성을 측정하는데 초점을 맞추는 반면 어떤 메카니즘이 하나의 단계에서 다음 단계로의 진행을 유발하는지에 관한 연구는 소수에 불과한 실정이다(Steckler & others, 1992). 후버만[Huberman]과 마일즈[Miles](1984)는 학교 세팅에서의 혁신에 관한 그들의 연구에서 혁신 단계에 따라 주도적인 역할을 하는 주체가 달라진다는 것을 지적한 바 있다. 예를 들면 문제 정의와 초기 채택단계에서는 고위 관리자의 역할이 중요하고, 교과과정 조정자나 교장과 같은 중간 관리자들은 채택단계와 초기 실행단계에서 중요한 역할을 하며, 교사들은 실행단계에서 중요하고, 고위 관리자들은 제도화 단계에서 다시 한 번 중요한 역할을 담당한다. 이러한 예는 조직이 사용하는 전략이 혁신의 변화 단계와 사회적 환경에 의해서 영향을 받는다는 것을 보여준다. 예를 들면 학교들은 교육에 관심 있는 부모 조직들, 교회 또는 그 밖의 다른 지역조직들의 학교 개입 정도와 같은 요인들에 따라 같은 단계에서도 여러 가지 다른 접근방법을 선택할 수 있다(Smith, Steckler, McCormick & McLeroy, 1995).

향후 과제들

단계이론은 건강증진 프로그램을 발전시키기 위한 실천가들의 노력에 매우 유용한 지침을 제공해준다. 그러나 단계이론은 모델이 몇 개의 단계로 이루어지는지를 보다 분명하게 제시해줄 수 있어야 한다. 현재, 변화 단계의 개수는 모델에 따라 다르게 나타나고 있다. 각각의 단계에 대한 명확한 정의는 단계별로 가장 적합한 전략이 무엇인지를 보다 정확하게 파악하는데 필수적이다.

둘째, 단계모델의 완성도에 대해서 의문이 제기되고 있다. 이제까지 어떤 단계모델도 제도화 단계를 넘어서지는 못하고 있다. 그러나 제도화 단계 다음 단계는 잘 정립된 프로그램이 변화하는 욕구를 충족시키기 위해서 진화해가는 갱신단계(renewal stage)임을 암시하는 여러 가지 증거들을 찾아 볼 수 있다(Goodman & Steckler, 1989).

셋째, 각 단계에서 프로그램의 발달을 가능하게 하는 것으로 알려진 요인들에 사회 생태 내의 우연성이 포함되어야 한다. 각 발달 단계에 있어서 중요한 생태학적 요인들이 추가로 발견됨에 따라 연구자들과 실천가들 모두가 프로그램 개발을 향상시킬 수 있는 새로운 일련의 전략들을 찾을 수 있게 될 것이다.

넷째, 모든 프로그램이 모든 단계를 거치는 것은 아니며 어떤 프로그램들은 반대 방향으로 한 단계에서 다음 단계로 나아갈 수도 있다. 단계들이 언제 그리고 왜 건너뛰거나 반대방향으로 진행되는지를 보다 잘 이해하게 될 때, 각 단계에서 가장 적절한 전략이 어떤 것인지를 좀 더 정확하게 이해하고 그러한 전략들을 적용할 수 있게 될 것이다.

조직발달이론

조직발달(organizational development, OD)은 조직의 효과성 증진을 위한 행동과학의 활용이라고 정의할 수 있다. 조직발달은 조직 성과(organizational performance)와 '직장 생활의 질' 개선이라는 두 가지 목표를 갖는다. 일반적으로 이러한 두 가지 목표는 조직 과정과 구조 그리고 직원 행동에 초점을 맞춘 개입을 통해서 달성된다(Brown & Covey, 1987). 종종 개입은 OD 전문가들에 의해 촉발되는데 종종 이들은 관리직에 종사하거나 조직에 대한 진단, 평가 및 그 밖의 문제해결을 위한 일련의 전략들을 실행한다.

역사적 발달과정

조직발달이론은 1930년대에 나타난 인간관계 관점(the human relations perspective)에 뿌리를 두고 있다. 1930년대 이전에는 조직의 효과성을 구조적 효율성, 즉 정확한 권위 체계(authority line) 수립과 동일시하였다(Weber, 1964). 1920년대와 1930년대에는 이른바 호오손연구(Hawthorne studies)라고 알려진(Roethlisberger & Dickson, 1939) 많은 연구들을 통해서 직원들에 대한 관심의 증가가 생산성의 증가로 이어진다는 것이 입증되었다. 이러한 연구들은 근로자들의 동기부여에 의해서 크게 영향을 받는 조직 효과성에 대한 시각을 넓히는 결과를 가져왔다. 1940년대 말과 1950년대에 나타난 사회과학의 발전은 직원 중심적 관리를 위한 이론적 및 철학적 기반을 제공하였다(Margulis & Adams 1982). 조직행동 분야에 과학적이고 인간 중심적인 영향을 미친 연구자는 레윈Lewi이다. 실천적 활용을 중요시 여겼던 레윈은 행동 연구(action research)를 통해서 조직을 과학과 자기발견을 위한 활발한 실험의 장으로 변모시켰다(Cooperrider & Srivastva, 1987). 그가 제시한 해동(unfreezing), 이동(moving), 재냉동(refreezing)의 단계모델은 행동 연구와 대부분의 현대 조직변화이론들의 초석이라고 할 수 있다.

아지리스Argyris(1957)는 레윈과 마찬가지로 고전적 관료제를 거부했으며 개별적인 욕구는 업무와 조직이라는 맥락 안에서 충족되어야 한다고 주장하였다. 맥그리거MacGregor(1960) 또한 관료제적 조직을 거부했는데 그는 관료제적 조직을 가리켜, 직원들로 하여금 조직의 목표를 따르게 하려면 관리자에 의한 통제가 반드시 필요하다는 원리들로 이루어진 X이론(Theory X)이라고 정의했다. 맥그리거는 X이론에 대한 대안으로서 Y이론, 즉 업무는 인간 활동에 있어서 자연스러운 것이며 직원들은 지지적 환경이 조성된다면 관리자들이 요구하는 바를 기꺼이 충족시킬 수 있다고 보았다.

현대 조직발달이론

1960년대에 들어서자 조직발달이라는 용어가 문헌에 나타나기 시작했으며 조직 설계와 기술 또는 조직 내의 인간 과정에 중점을 둔 개입의 의미로 사용되었다. 오늘날 조직발달의 의미는 환경적 영향 및 전체 조직의 규범과 가치가 어떻게 탈바꿈하는지에 이르기까지 확대되고 진화되었다(Brown & Covey, 1987). 조직발달과 관련된 세 가지 개념, 조직 풍토, 조직문화 그리고 조직역량은 조직 설계, 기술, 규범, 가치 및 환경의 발달을 이해하는데 매우 유용하다.

조직 풍토. 조직 풍토(organizational climate)라는 개념은 지난 40년간 여러 문헌들에서 논의되어 왔음에도 불구하고 아직도 표준적으로 정의되지 않은 개념이다. 일반적으로 볼 때 조직풍토는 조직의 분위기 또는 특성이라고 개념화될 수 있다(O' Keefe, 1999). 많은 연구자들(Forehand & Gilmer, 1964)이 조직 풍토를 조직의 개성으로 이해한다. 개인이 자신만의 독특한 성격을 가지고 있는 것처럼 조직도 저마다의 독특한 특성을 가지고 있다(O' Keefe, 1999). 테귀리Tagiuri(1968, p. 23)가 주장하듯이 '개인적 특성들의 독특한 구성이 개인의 성격을 결정하듯이 오랜 기간에 걸쳐 지속되는 생태, 환경, 사회체계 및 문화적 특성들의 독특한 구성이 풍토를 결정한다.' 글리머Gilmer(1966, p. 57)는 조직풍토를 '하나의 조직을 다른 조직들과 구별되게 하며 조직 내에서 사람들의 행동에 영향을 미치는 특성들' 이라고 정의한다. 조직 풍토를 이해하는데 필요한 또 다른 중요한 요인으로는 개인과 조직의 집합적 인식(perception)을 꼽을 수 있다. 조직 구성원들이 공유하고 있는 조직에 대한 인식, 행동 및 신념이 전반적인 조직 풍토를 형성한다(Hoy & Miskel, 1987). 리트윈Litwin과 스트링거Stringer(1968, p. 1)는 인식이 조직 풍토의 주된 요인이라는 생각을 바탕으로 조직 풍토를 '업무 환경 내에서 생활하고 일하는 사람들의 집합적 인식을 바탕으로 한, 그리고 그들의 행동에 영향을 미치는, 일군의 측정 가능한 업무 환경의 속성들' 로 정의한다. 분명한 것은 조직 풍토는 새로운 프로그램들의 성공적 실행 여부에 영향을 미친다는 것이다. 조직의 구성원들이 자신들의 조직을 비지지적이고 무관심하다고 생각한다면 조직 구성원들은 조직이 새로운 프로그램을 채택하고 실행하고 유지하는데 필요한 추가적인 노력을 기울이려 하지 않을 것이다(O' Keefe, 1999). 예를 들면 학교 변화의 경우, 쿨런Cullen과 동료들(1999, p. 376)은 직무 만족도가 높고 상당한 지지를 받는 교사들이 일하는 학교 환경이 직무 만족도가 낮고 그다지 지지를 받지 못하는 교사들이 일하는 학교 환경에 비해 변화 프로그램들에 대해서 더 지지적인 환경일 수 있음을 지적하였다.

조직 문화. 이 개념은 조직 풍토와 매우 유사하지만 몇 가지 중요한 차이가 있다. 조직 문화는 종종 '무의식적으로 작동하고, 조직 자신과 조직의 환경에 대한 조직의 시각을 당연한 것' 으로 여기게 하는, 조직 구성원들에 의해서 공유되는 보다 깊은 차원의 기본적 가정과 신념(Schein, 1985, p. 6)으로 개념화된다. 풍토와 환경 간의 차이는 조직 풍토에 대한 가장 최근의 정의들, 예를 들면 '단위[조직]들을 하나로 묶어주고 단위들에게 뚜렷한 정체성을 부여해주는 일군의 공유된 지향성' (Hoy, Tarter & Kottkamp, 1991, p. 5)과 같은 정의와 비교해볼 경우 매우 불분명해진다. 이들 개념들이 연관성을 가진 것은 분명하지만 그렇다고 해서 매우 중요하면서도 미묘한 차이를 무시할 수는 없다. 애쉬포스Ashforth(1985)는 조직 풍토를 '공유된 인식'으로 그리고 조직 문화를 '공유된 가정'으로 정의한다. 풍토는 역동적이며 변화하는 요인들에 의해서 직접적으로 영향을 받는다. 이와 달리 문화는 오랜 기간에 걸쳐 느리게 형성되며, 좀 더 안정적이고 변화에 강하다. 조직 구성원들에게는 이러한 차이가 그다지 중요한 차이로 인식되지 않는다. 많은 경우에 있어서 이 두 개념은 서로에게 영향을 미친다(O'Keefe, 1999). 조직 풍토와 문화에 대해서 가르칠 때 우리들은 종종 풍토를 조직의 심리학에 그리고 문화를 조직의 인류학에 비유하곤 한다.

조직 역량. 조직 풍토와 조직 문화 모두는 효율적이고 효과적으로 기능할 수 있는 조직의 역량에 영향을 미친다. 케이츠Katz와 칸Kahn(1978)은 조직의 하위체계들 내에서의 최적 수준의 기능으로 정의되는 조직 역량에 관한 매우 유용한 이론적 틀을 제공해 준다: 서비스의 생산 또는 산물, 조직의 활동 유지, 조직이 활동하고 있는 사회적 환경과 정책적 환경의 지지, 변화무쌍한 환경적 조건에 기초한 조직 활동의 적응 그리고 응집성을 가진 전체로써의 하위체계 관리. 맥로리McLeroy와 동료들(1995)은 조직 역량의 범위를 (1) 포괄적인 서비스 제공을 위한, 지역 조직들 간의 조정과 연계, (2) 사회 조직들과 시민들 간의 연계로까지 확대시킨다. 조직 역량에 관한 어떤 연구들은 공중보건 기관들의 역량에 초점을 맞추었다. 예를 들면, 슈와르츠Schwartz, 스미스Smith, 스피어스Speers와 슈미트Schmidt(1993)는 주보건부(the state health department)의 핵심 역량으로서 다음의 것들을 꼽고 있다: 적절한 인력, 프로그램에 대한 효과적인 감독, 계획 및 평가 능력; 지역 프로그램을 위한 자원 획득 능력 그리고 지역사회조직, 욕구 사정, 자료 활용 및 우선순위 설정에 있어서의 전문성. 이들은 또한 주정부와 지방 조직들 간의 연계자로서의 역할을 주 보건부의 역할로 보고 있다.

조직발달이론의 구성요소로서의 풍토, 문화, 역량은 어떻게 기능하는가? 조직 풍토 또는 조직 문화의 변화는 조직이 효과적으로 기능하는 능력에 영향을 미칠 수 있다. 풍토와 문화는(특히 문화는)변화시키기가 어렵기 때문에, 레윈Lewin의 해동, 이동, 재동결 전략을 활용한 접근방법들이 가장 유용할 것으로 판단된다. 행동 연구(action research)는 일반적으로 많이 사용되는 접근방법 가운데 하나로서, 다음과 같은 네 가지 단계로 이루어져 있다: 진단, 행동 계획, 개입, 평가(Argyris, Putnam & Smith, 1985).

진단. 진단(diagnosis)은 레윈의 해동(unfreezing)에 해당한다고 볼 수 있다. 진단은 조직

의 기능을 방해하는 문제 또는 차이(gaps)를 파악할 수 있게 해준다. 진단은 조직으로 하여금 조직이 가진 가장 중요한 문제들을 파악할 수 있게 도와주는 외부 전문가에 의해서 이루어진다. 가장 전통적인 진단 기술은 조직구성원들을 대상으로 한 공식적인 설문조사이다(Sommer, 1987). 좀 더 최근에 개발된 기술은 관리자 집단과 업무 집단들 간의 문화적 차이를 파악해내고 이를 줄이는 것이다(Kilmann, 1986). 일반적으로 조사되는 변수들은 환경적 요인, 조직의 사명, 목표, 정책, 과정, 구조, 기술과 물리적 환경, 사회적 요인과 대인관계 요인, 원하는 결과(Porras & Robertson, 1987), 행동을 취할 준비 정도(Weisbord, 1988) 등이다.

행동 계획. 진단 다음에는 행동 계획(action plan) 또는 진단된 문제들을 해결하기 위한 전략 혹은 개입 개발이 뒤따른다. 포라스Poras와 로버트슨Roberson(1987)은 두 단계로 이루어진 개입 선택 과정을 제시하였다. 첫 번째 단계는 진단 단계에서 파악한 차이 또는 문제를 바탕으로 어떤 개입들이 가능한지를 파악하는 것이다. 두 번째 단계는 다수의 가능한 개입들을 다음과 같은 세 가지 기준을 가지고 줄여 나가는 것이다: 제안된 전략 채택과 관련된 조직의 준비 정도(예: 풍토 요인에는 행정적 지지, 할애할 수 있는 시간의 양 그리고 자원의 충분성이 포함된다), 이용 가능한 지렛점(leverage points), 즉 조직 내의 어디를 어떻게 개입할 것인가? 그리고 선택된 개입을 적용하는 OD 실천가의 기술, 이러한 두 단계 과정은 다음과 같은 행동 계획의 핵심적 요소를 포함하고 있다: 조직 구성원들과 실천가들은 변화를 위한 다른 전략들의 가능성을 평가한다. 그렇게 함으로써 실천가들은 조직으로 하여금 선택된 일련의 행동에 몰입할 수 있게 한다. 사회생태적 원리에 근거한 행동 계획은 지역사회 구성원들과 조직 외부의 이해관계자들이 지역사회기반 프로그램을 계획하는데 반드시 참여할 수 있게 해야 한다.

개입. OD에 관한 내용 가운데 문헌에서 가장 많이 논의된 내용이 바로 개입이다. 레윈Lewin이 개발한 T-집단은 원래 관리자들로 하여금 자신의 대인관계 유형과 그 영향을 이해함으로써 조직 풍토를 개선하게 하는데 사용되었던 개념이다. 그 밖의 개입으로는 관리구축, 구조 재설계, 과정 자문(Schein, 1969) 그리고 집단 발달(Bradford, 1978) 등이 있다. 과정 자문의 경우, 자문가는 조직구성원들이 문제, 질문 그리고 변화에 대한 장애요인을 파악할 수 있게 지원하고 조직과 함께 파악한 잠재적 방해물들을 해결하기 위해 노력한다(Lippitt, Langseth & Mosseop, 1985). 일반적으로 자문가는 구체적인 해결책을 제시하기

보다는 조직구성원들 간의 문제 해결을 촉진하는데 주력한다. 면대면 접촉과 집단 상호작용이 이러한 접근방법의 핵심적 요소가 된다. 과정 자문은 이 장의 뒷부분에 소개되어 있는 사례들 가운데 하나에 자세하게 서술되어 있다.

평가. 행동 연구의 마지막 단계인 평가는 계획된 변화 노력을 평가하는 것이다. 여러 가지 평가 기술을 이용하여 조직 내의 계획된 변화를 측정할 수 있다. 평가의 핵심은 새로운 방향으로 나아가기 위한 조직의 노력이 거둔 성과를 평가하고, 추가적인 변화가 필요한지 여부를 결정하는 것이다(Goodman & Wandersman, 1994). 평가 결과에 따라서 조직 내의 변화는 안정 또는 재동결(refreeze)이 될 수 있다.

향후 과제들

조직발달은 이론과 실천을 보다 정교화하기 위한 노력을 통해서 발전할 수 있다. 예를 들면 웨이스보드Weisbord(1988)는 곤경에 처한 조직들도 해동될 수 있다는 레윈Lewin의 가정에 대해서 의문을 제기한다. 이는 조직발달이론이 기초하고 있는 기본적인 전제 가운데 하나인 지지적 조건들이 조직 풍토 변화를 가능하게 해주며, 조직이 효과적으로 기능할 수 있는 능력을 향상시키는데 도움이 되도록 조직 문화를 활용할 수 있게 해준다는 전제에 도전하는 것이라고 할 수 있다.

건강증진 프로그램들은 조직 풍토와 문화가 비지지적일 때 충분한 역량을 발휘하지 못할 수 있다. 그러나, 그러한 실패는 종종 다른 요인들에서 비롯되는데, 왜냐하면 풍토와 문화의 중요성이 제대로 이해되거나 사정되지 못하기 때문이다. 건강행동과 건강교육 분야는 종종 개인 차원의 요인들을 지나치게 강조하고 다른 차원의 요인들은 무시하거나 경시하는 경향이 있다. 특히 조직 차원에서 그리고 건강증진 프로그램의 성공 혹은 실패에 있어서의 조직 변화의 역할과 관련해서 그러한 경향이 짙다. 향후 해결해야 할 중요한 과제는 아마도 조직의 역할에 대한 이해를 증진시키는 것과 건강증진 연구와 실천에 조직 요인과 사회적 맥락에 대한 측정을 포함시키는 것이 될 것이다.

마지막으로, 대부분의 OD 개입들은 조직발달 단계 가운데 각각의 개입이 초점을 맞추고 있는 단계에만 해당되는 것이 아니다. 이 장의 뒷부분에 소개되고 있는 두 가지 사례는 매우 다른(첫 번째 것은 실험 연구이고 두 번째 것은 복수사례 연구)사례이지만 두 사례 모두 OD 전략들을 조직 발달단계에 맞게 어떻게 설계할 수 있는지를 잘 보여준다.

조직간 관계이론

조직간 관계(Interorganizational Relations, IOR)이론은 서로 다른 조직들이 어떻게 함께 일하는지에 주안점을 두는 조직이론의 한 분야이다. 따라서 IOR이론은 지역사회 내에 존재하는 다양한 조직들의 사회 생태학에 관심의 초점을 맞춘다. 종종 조직들 간의 연합은 공중보건에 대해서 단일 조직이 할 수 있는 것보다 훨씬 더 포괄적이고 통합적인 접근을 가능하게 해준다. 조직변화의 단계이론과 마찬가지로 IOR이론 또한 상황적합이론(contingency theory)에 해당한다. 즉, 날로 복잡해지는 건강관련 쟁점과 사회적 쟁점들, 경제적 요인과 정책적 요인들 그리고 날로 치열해지는 경쟁 같은 그 밖의 욕구들로 인해 조직들이 보다 포괄적이고 효과적으로 반응하기 위해 함께 노력을 경주하고 네트워크를 형성해야 할 필요성을 느끼지 않을 수 없게 되었다. 조직 간 연계의 예는 시골 흑인 교회 지도자들 간의 연합(Sutherland, Cowart & Harris, 1997)에서부터 급속한 기술 변화 속에서 경쟁을 줄이고 유연성을 갖기 위해 여러 병원들이 모여 다병원 시스템을 만드는 것에 이르기까지 매우 다양하다(Zuckerman, Kaluzny & Ricketts, 1995).

배경

IOR이론은 환경이 조직행동에 미치는 영향에 대한 관심이 점차 고조되면서 1960년대 조직이론에서부터 파생되어 나왔다. 연구자들은 조직들이 협력을 통해 환경의 불확실을 어떻게 줄였는지에 관심을 갖게 되었다. 초기 연구들은 조직이 협력 관계를 맺기로 결정을 내리는데 영향을 미치는 요인에 초점을 맞추었으며 관계를 통해 얻게 되는 이득을 비용과 비교 사정하는데 주안점을 두었다(Gray, 1989). 타 기관과의 협력을 통해 얻게 되는 이득은 새로운 정보, 아이디어, 물적 자원 및 그 밖의 자원들에 대한 접근성; 서비스 중복의 최소화와 보다 효율적인 자원 활용; 세력 규합을 통한 권력 및 영향력의 최대화; 단일 조직으로서는 해결하기 어려운 문제들을 해결할 수 있는 능력; 복잡하거나 논란의 여지가 있는 쟁점들에 대한 책임성 공유(Alter & Hage, 1993: Butterfoss, Goodman & Wandersman, 1993) 등이다. 반면에 조직들 간에 협력적 관계를 맺음으로써 발생할 수 있는 비용은 조직이 가진 자원 중 일부를 IOR로 돌려야 하는 것; 조직의 사명과 관련이 있는 핵심적 쟁점들에 대한 관심 감소 내지는 조직의 위치 희석; IOR이론이 주장하는 정책 또는 입장과 양립할 수 없는 상황; 그리고 합의 도출 과정이 더디게 진행되거나 합의 자체가 종종 어려워짐에 따라 어떤 행동을 취하는 것이 지연되는 것 등을 꼽을 수 있다(Alter & Hage, 1993).

IOR이론 형성에 있어서 중요한 그 밖의 요인에는 상호의존성 및 협력 욕구에 대한 인식; 조직의 목표를 달성하는데 조직 간 협력이 더 유리하다는 인식; 시간, 직원, 협력 과정 유지를 위해 필요한 전문성 같은 자원; 후원기관이나 감독기관 같은 영향력 있는 외적 주체로부터의 요구; 공유된 명확한 목표들; 잠재적 파트너와 지리적 근접성에 대한 인식; 조직의 관심사 및 가치의 유사성, 협력을 위한 긍정적인 태도와 규범; 성공적으로 함께 일했던 경험 등이 있다(Gray, 1989; D'Aunno & Zuckerman, 1987; Alter & Hage, 1993). 이러한 요인들 가운데 특히 공유된 목표나 성공적으로 함께 일했던 경험 같은 요인들은 공중보건 분야의 경우, 조직 연합체 같은 조직 간 네트워크에 핵심적으로 '늘 참여하는 사람들' 이 왜 건강이나 교육 또는 자발적 조직의 사람들인지를 어느 정도 이해할 수 있게 해준다(Florin, Mitchell & Stevenson, 1993; Kegler, Steckler, McLeroy & Malek, 1998).

IOR 발달에 대한 단계이론적 이해. 최근 연구자들은 IOR에 관한 연구의 범위를 IOR 형성에 영향을 미치는 요인에서 IOR의 유지 및 지속적인 발전으로 넓혀 가고 있으며(Bazzoli & others, 1997), 협력적 관계의 지속적인 발전을 설명하는데 단계이론을 활용하고 있다(Alter & Hage, 1993; Florin, Mitchell & Stevenson, 1993; Gray, 1989). 예를 들어, 알터[Alter]와 헤이지[Hage](1993)는 비공식인 네트워크에서 공식적인 네트워크에 이르는 네트워크 발전의 3단계 모델을 제시했다. 이들이 제시한 3단계 중 첫 번째 단계에 해당하는 네트워크는 교환 또는 의무적 네트워크(exchange or obligational network)이다. 이 네트워크는 자원교환을 주목적으로 하면서 경우에 따라서 연대 활동도 하는 느슨하게 연계된 조직들로 이루어진 네트워크로서 과업 달성을 위해 조직들을 연계하고 통합하고자 노력하는 개인들에 의해서 유지된다. 두 번째 단계에 해당하는 행동 또는 촉진 네트워크(action or promotional networks)는 합의된 행동을 실천하기 위해서 자원을 모으고 공유하지만, 네트워크에 참여하고 있는 조직들 간의 활동은 각각의 조직이 가진 목표에 비해 그다지 중요하지 않다. 마지막 단계에 해당하는 네트워크는 체계적 네트워크(systemic networks)이다. 이 네트워크는 재화와 서비스를 공동으로 생산하기 위한 장기적이고 공식적인 연계를 가진 네트워크이다.

IOR 발달에 대한 상황적합이론적 이해. 앞서 언급한 바와 같이, 조직의 발달은 구조와 과정의 강화에 초점이 맞추어진다. IOR의 구조와 과정은 상황적합이론에 기초하여 형성되는데, 이 이론은 조직이 속한 환경의 복잡성이 조직의 설계에 반영된다고 본다(Shortell & Kaluzny, 1988). 알터[Alter]와 헤이지[Hage](1993)는 조직을 설계하는데 상황적합이론의 원리를 적용하였다. 이들은 IOR의 구조와 과정을 이해하기 위한 모델을 개발했는데, 이들은 조직의 구조와 과정이 몇 가지 중요한 환경적 특성과 조직이 행하는 업무의 본질에 따라 달라진다고 보았으며, 조직의 구조와 작동 과정은 다시 네트워크에 참여하는 조직들과 네트워크의 효과성에 대한 인식 간의 갈등 정도에 영향을 미친다고 보았다. 알터Alter와 헤이지Hage(1993)는 외부로부터의 통제 정도가 IOR의 구조에 영향을 미친다고 주장했는데 예를 들어, 어떤 네트워크가 재정을 전적으로 단일 주체(예: 지방, 주(state), 공중보건 기관)에 의존한다면 네트워크의 구조는 매우 중앙집중적이거나, 하나 또는 소수의 조직에 의해서 주도되는 구조를 갖게 되기 쉽다고 주장하였다. 그 이유는 재정 지원기관이 목표를 관리하고 비용을 통제하는 데는 중앙집중적 구조가 가장 효과적이기 때문이다.

향후 과제들

조직간 관계이론은 다기관 네트워크나 지역사회 연합 같은 조직간 협력을 효과적으로 활용하는데 도움이 되는 지침을 우리에게 제공해준다. 그럼에도 불구하고 아직 이 분야에는 해결해야 할 과제들이 많이 남아 있다. 첫째, 파트너십과 발달 단계의 유형들을 구분함으로써 조직 간 관계의 복잡성을 이해하는 연구들이 앞으로 이루어져야 한다. 현재 존재하고 있는 다양한 유형의 IOR들은 앞으로도 지속적인 발달 과정을 거칠 것이며, 많은 요인들에 의해서 영향을 받게 될 것이다. 둘째, 조직간 관계의 발달 단계에 대한 보다 깊이 있는 이해가 필요하다. 지금까지 소개된 모델들은 저마다 서로 다른 개수의 발달 단계를 제시하고 있으며, 건강 연합에 관한 연구들의 대부분이 초기 단계에만 초점을 맞추고 있다(Chinman, Anderson, Imm & Wandersman, 1996). 셋째, 향후 연구들은 맥락적 요인들이 각각의 발달 단계에서의 IOR의 기능에 어떤 영향을 미치는지에 더 많은 관심을 기울일 필요가 있다. 최근 들어서 이 분야의 연구들이 활성화되고 있기는 하지만, 공중보건 분야의 조직간 파트너십과 관련해서는 맥락적 요인들에 대한 연구가 충분히 이루어지지 못하고 있다(Gray, 1996; Provan, Milward & Brinton, 1995; Blaud & Rabrenovic, 1991).

IOR이론과 관련해서 해결해야 할 마지막 과제는 IOR의 결과와 선택을 정의하는 것이다. 알터Alter와 헤이지Hage(1993)는 IOR의 효과성을 측정하기 위해 고려해야 하는 4가지 영역 범주를 제시했다: 목표 달성 정도, 자원 획득 정도, 내적 기능이 순조롭게 이루어지는 정도 그리고 모든 구성요소들이 최소한 만족하는 정도. 건강증진을 위한 조직간 연합 및 조직간 파트너십에 관한 문헌들을 주로 내적 기능과 직원 만족에 집중되어 있으며(Butterfoss,

표 15-1. 조직 변화 개념

개념	정의	적용
변화 단계	조직들은 변화하는 동안 구체적인 단계를 거친다.	조직으로 하여금 모든 단계를 거치게 한다; 채택 단계에서 멈추지 않게 한다.
문제확인*(인지단계)	문제를 인식하고 분석한다; 해결책을 마련하고 평가한다.	관리자와 기타 직원들을 인식 증진 활동에 참여하게 한다.
초기행동*(채택단계)	정책 또는 방향을 공식화한다; 변화시작을 위한 자원을 할당한다.	채택에 무엇을 포함시킬 것인지를 결정하게 될 사람들에게 과정 자문을 제공한다.
변화 실행*	혁신을 실행에 옮기고, 반응이 발생하고, 역할들이 변한다.	훈련, 기술적 지원 및 문제해결 지원을 제공한다.
변화 제도화*	정책 또는 프로그램이 조직 내에 자리 잡는다; 새로운 목표와 가치가 내면화된다.	높은 성과를 보이는 직원이 누구인지 파악하고, 제도화에 장애가 되는 부분을 제거하고, 통합을 위한 구조를 만든다.
조직 발달	업무 생활의 질을 개선하기 위한 접근방법	직원들에게 긍정적 및 부정적인 영향을 미치는 업무 생활의 측면들을 조직 진단을 통해서 파악한다.
조직 환경	조직의 성격	변화를 위한 노력의 일부로서 기존의 제도를 활용한다.
조직 문화	조직 구성원들에 의해서 공유되고 무의식적으로 작동되는 신념이나 가정	외부인으로 하여금 조직 문화를 평가하게 한다; 심층적인 이해를 바탕으로 개입을 계획한다.
조직 역량	조직의 하위체계들이 가장 이상적으로 작동하고 있는 상태	프로그램 계획의 일부로서 조직의 강점과 약점을 파악한다.
행동 연구	조직 개선을 위한 4단계: 진단, 행동계획, 개입, 평가	조직 진단에 근거하여 변화 계획을 개발하고 실행한다.
조직 발달	개입t-집단 같은 구체적인 기법들이 조직 개선에 도움이 된다.	설문 조사, 문화 목록, t-집단 및 과정 자문 등과 같은 기법들을 사용한다.
조직간 관계	조직들은 상호관심사에 해당하는 문제를 해결하기 위해 어떻게 협력하는가?	지역사회 조직들 중 어느 조직이 해당 건강문제에 관심이 있는지 파악한다.
조직간 협력의 단계	협력을 시도하는 과정에서 조직들이 거치게 되는 단계들	협력 조직들이 각 단계에서 난관을 극복하는데 도움이 될 수 있는, 예컨대 협력 효과성에 대한 과정 평가 같은 전략을 개발한다.

주: * Glanz and Rimer, 1995.

Goodman & Wandersman, 1996; Kegler, Steckler, McLeroy & Malek, 1998), 시스템 변화나 건강결과 같은 장기적인 결과에 대해서는 그다지 많은 관심을 기울이지 않고 있다(Roussos & Fawcett, 2000; Kreuter, Lezin & Young, 2000). 표 15-1은 이제까지 논의했던, 조직 변화의 개념들을 요약·제시해주고 있다.

조직변화이론 활용

다음 단원에서 우리는 학교와 지역사회 세팅에서의 건강증진 노력을 이해하고 그러한 노력에 영향을 미치기 위해 연구자와 실천가들이 조직변화이론들을 어떻게 적용했는지를 살펴볼 것이다. 첫 번째 사례는 흡연 예방을 공립학교 시스템의 일부로 정착시키기 위한 목적에서 실시된 연구 프로그램에 관한 예이다. 두 번째는 암 예방 및 통제 프로그램에 대한 주정부 건강국(the state health department)의 능력을 강화하기 위한 프로그램 사례이다.

적용 사례: 흡연 예방 프로그램을 학교 시스템에 통합시키기

매년 미국에서는 390,000명 이상이 흡연으로 인해 사망하고 있으며, 예방 가능한 사망 원인 중 흡연이 주된 원인으로 꼽히고 있다(U.S. Department of Health and Human Services, 1989). 효과적인 흡연 예방 요소들과 결합한 건강교육은 청소년 흡연을 줄이는 데 도움이 된다(Perry, Murray & Klepp, 1987). 그럼에도 불구하고 청소년의 흡연율은 지난 10여 동안 거의 변하지 않았다(Johnston, O' Malley & Bachman, 1991). 아마도 효과적인 실행과 보급의 실패로 인하여 미국의 청소년들 중 극소수만이 효과적인 학교건강 교육과정을 접할 수 있는 것 같다(Parcel, Perry & Taylor, 1990).

지난 1987년, 국립 암 연구소(the National Cancer Institute)는 건강 교육과정 보급을 위한 전략들의 효과성을 평가하기 위해 대규모 프로젝트를 실시하였다(NCI Grant No. R01CA45997). 북캐롤라이나 주 학교 건강 및 흡연 교육 프로젝트(the North Carolina School Health & Tobacco Education Project)라고 명명된 이 프로젝트는 학교의 교과과정에 대한 인식, 채택, 실행 및 제도화에 영향을 미치고 평가하기 위해 설계된 5년간의 연구 프로젝트였다. 북캐롤라이 주 소재 140개 교육구 중 28개 교육구를 무작위로 선정한 다음, 이 연구에 참여해줄 것을 부탁하기 위해 각각의 교육구를 접촉했다. 22개 교육구 모두로부터 연구참여 동의를 얻은 다음, 22개 교육구를 실험집단과 통제집단으로 무작위 할당하였다(Goodman, Smith, Dawson & Steckler, 1991). 실험집단에 대해서는 강도 높은 개입이 이루어진 반면, 통제집단에 대해서는 개입 대신에 그들을 연구에 계속해서 참여하게 하기 위해 필요한 정도의 관심만을 보였다. 총 3개의 교육과정을 개발한 다음 각각의 학교로 하여금 그 중 하나를 선택할 수 있게 했다.

4단계 모델. 건강 교과과정을 학교에 보급하기 위한 개입 전략을 개발하는데는 단계이론을 이론적 기반으로 사용하였다. 4단계 각각에서 서로 다른 개입 전략이 사용되었다: 인식, 채택, 실행, 제도화. 아울러 채택, 실행 및 제도화 단계에서 사용되는 개입 전략은 조직발달이론에 기초하여 개발하였다.

1_ *인식단계*. 새로운 프로그램의 채택과 관련된 결정을 내리는데 있어서 상급 행정가들이 가장 큰 영향력을 행사하기 때문에(Huberman & Miles, 1984), 프로젝트의 초기 전략은 상급 행정가들로 하여금 흡연 문제 및 흡연 예방의 중요성을 인식하게 하는데 초점을 맞추었다. 이를 위해 두 가지 개입 전략을 사용하였다. 첫 번째 전략은 모든 교육구로 하여금 1주일 간 열리는 연례 회의에 행정가들과 교사들로 구성된 팀을 보내게 하는 것이었다. 이 회의에서는 행정가와 교사들에게 학교 건강을 위한 8가지 요소들을 소개하고 채택할 것을 강조하였다(Girven & Cottrell, 1987). 두 번째 전략은 프로젝트에 참여하는 교육구의 상급 행정가들과 연구팀이 함께 프로젝트에 참여하는 학교들을 방문하는 것이었다. 이러한 두 가지 개입 모두를 실행한 다음 각각에 대한 평가를 실시하였다. 전국 회의에 대한 평가는 행정가들과 교사들의 인식을 회의 참여 이전과 이후에 측정하는 방식으로 이루어졌다. 평가 결과, 전국 회의는 교사들과 행정가들의 포괄적인 학교 건강에 대한 인식을 높이는데 성공적인 것으로 나타났다. 개별 학교 방문 개입에 대한 평가는 사례 연구 방식으로 이루어졌는데, 흡연 예방에 대한 행정가와 교사들의 인식과 관심은 연구팀이 연구 프로젝트의 필요성을 역설해줄 수 있는 중개자를 지역사회에서 찾을 수 있었을 때 그리고 연구자가 프로젝트에 대해서 논의하기 위해서 교육구 행정가와 한 번 이상 만날 수 있었을 때 높아지는 것으로 나타났다(Goodman, Smith, Dawson & Steckler, 1991).

2_ *채택단계*. 교육구 행정가들이 연구에 참여하기로 동의할 경우, 연구팀은 각 교육구로 하여금 3가지 교과과정 중 하나를 선택할 수 있게 했다. 실험집단에 해당하는 교육구들에 대해서는 과정 자문(process consultation)이라고 불리는 조직 발달 기술이 제공되었는데 과정 자문의 주요 내용은 외부 전문가가 학교 직원을 도와 문제, 질문 및 장애요인들을 파악하고 의도된 변화를 촉진시킴으로써 파악된 문제를 해결하게 하는 것이었다(Schein, 1969). 실험집단 교육구들에게 제공된 과정 자문은 교육구 직원들을 대상으로 3시간에 걸친 워크숍, 최소한 한 번의 후속 모임 그리고 전화연락으로 구성되었다. 반면에 통제집단 교육구들에게는 3가지 교육과정을 소개하는 자료를 우편으로 발송한

다음, 채택하기 원하는 교육과정을 표시하게 하였다. 채택단계에 대한 평가는 다양한 방식으로 이루어졌다. 각각의 교육구가 3가지 교육과정 중 한 가지를 채택할 경우 해당 교육구와 연구팀이 함께 어떤 교육과정을 채택할 것이며, 언제 가르칠 것이고, 어떤 교사가 담당할 것인지를 명시하는 동의서를 작성하였다. 교과과정을 채택하기까지 걸린 시간은 과정 자문(또는 서면 자료를 받은 시점)을 시작한 시점부터 동의서에 서명하기까지 몇 주가 걸렸는지로 나타냈다. 채택과정에 대한 사례연구는 교육구들을 실험집단과 통제집단으로 나누어 실시하였다. 채택까지 걸린 평균 시간은 15주이었으며, 교육과정을 채택하기로 결정한 교육구의 수나 채택하기까지 걸린 시간에 있어서 실험집단과 통제집단 간에는 차이가 없는 것으로 나타났다. 교육과정 채택 결정은 교사 또는 건강 슈퍼바이저가 교육과정을 지지하는 정도에 의해서 그리고 중앙 행정가가 교육과정 옹호자를 적극적으로 지지하는 정도에 의해서 영향을 받았다(Goodman, Tenney, Smith & Steckler, 1992).

3_ *실행단계.* 실행개입의 주된 골자는 채택된 교육과정을 교사들에게 집중적으로 훈련시키는 것이었다. 교사들을 대상으로 한 훈련은 3가지 구성요소로 이루어졌다: 첫 번째 구성요소는 앞으로 있게 될 교사 훈련에 대비하여 실험집단 교육구들을 대상으로 사전 자문회의를 가졌고; 두 번째 구성요소는 3가지 교육과정 각각에 대해서 전문가를 초빙하여 2~4일 정도의 훈련 워크숍을 진행하였으며; 세 번째 구성요소는 훈련 워크숍을 진행하고 나서 1달 후에 교사들과 행정가들을 대상으로 사후 자문을 실시하여 교과과정을 실행하는데 필요한 조언과 기술적 도움을 제공하였다(Smith, McCormick, Steckler & McLeroy, 1993). 통제집단 교육구들에게는 채택된 교과과정을 우편으로만 전달하고 훈련은 제공하지 않았다. 평가결과에 따르면 실험집단 교육구가 통제집단 교육구 보다 채택된 교육과정을 가르친 교사의 수와 가르친 교육과정의 수 모두에서 앞서는 것으로 나타났다. 또한 연구결과에 따르면 적극적인 건강 조정자나 지지적인 행정가가 있는 교육구가 그렇지 않은 교육구에 비해서 교과과정을 더 잘 실행한 것으로 나타났다(Smith, McCormick, Steckler & McLeroy, 1993). 아울러 규모가 큰 교육구들이 규모가 작은 교육구들에 비해 3가지 교육과정 중 어느 한 가지를 실행할 가능성이 높은 것으로 나타났는데, 이는 아마도 규모가 큰 교육구들이 교육과정을 실

행하는데 필요한 자원을 더 많이 가지고 있기 때문이라 추측된다(McCormick, Steckler & McLeroy, 1995).

4_ *제도화 단계.* 각각의 교육구가 교육과정을 한 학년도 동안 가르친 다음, 연구자들은 과정 자문을 통해서 교육과정을 지지하는 사람들(예: 학교 건강 조정관)에게 교육과정을 어떻게 제도화할 것인지에 관한 안내서를 제공하고, 교육과정 지지자들과 자문 모임을 가졌으며 감독관, 부감독관, 중학교 조정관, 건강 조정관, 교장, 교과과정을 가르치는 교사 및 향후 교과과정을 가르칠 교사들과 함께하는 2시간 정도의 모임을 진행하였다. 이 모임의 주된 목적은 채택된 교과과정의 실행과 관련된 경험을 평가하고 향후 교육과정을 유지하고 발전시키기 위해 어떤 노력이 필요한지를 논의하는 것이었다.

연구결과. 실험집단 교육구들과 통제집단 교육구들 간에는 제도화에서 있어서 차이가 없는 것으로 나타났다. 두 집단 모두에서 제도화의 수준은 낮거나 중간 정도인 것으로 나타났다. 이러한 결과는 여러 가지 요인에 기인했다고 볼 수 있다: 제도화를 위한 과정 자문은 강도 높은 개입이 아니었고; 학교 세팅에 여러 가지 변화(예: 교사와 행정가가 자주 바뀌었고, 학생들이 중학교에서 고등학교로 진학함에 따라 학교 유형이 바뀌었고, 재정지원이 부족했다)가 있었으며; 학교 행정가들 간에 건강과 관련된 강한 지도력이 부재했으며; 건강교육을 체육이나 과학 과목과 결합했고; 유치원부터 12학년에 이르는 건강훈련 또는 종합적인 학교 건강 계획이 적절하지 못했으며; 연구 프로젝트에서 제공하는 훈련 이외의 교사들을 위한 훈련이 부족했다(Smith, Steckler, McCormick & McLeroy, 1995).

조직변화이론. *프로젝트의 강점.* 건강 교육과정 보급 프로젝트는 실험설계를 사용함으로써 개입의 종류와 통제집단 교육구를 무작위으로 설정하는 것이 가능했다. 따라서 개입 전략의 효과성을 개입이 이루어진 집단과 개입이 이루어지지 않은 두 집단을 비교하여 평가할 수 있었기 때문에 프로그램 결과를 회고적으로 설명할 때 발생할 수 있는 편향됨을 줄일 수 있었다.

아마도 이 프로젝트가 기여한 바 중에 가장 중요한 것을 꼽는다면, 단계이론과 OD이론들을 한꺼번에 적용했으며 관련 전략들은 조직의 여러 차원에 적용했다는 점을 꼽을 수 있을 것이다. 과정 자문은 OD 기술을 조직 변화의 여러 단계에 어떻게 적용할 수 있는지를 보여주었다. 채택단계에서 이 프로젝트는 3가지 장애요인을 극복해야 했다: 이 프로젝트는 학교들로 하여금 새로운 건강 교과과정 중 하나를 채택하도록 영향을 미치는 외부 주체로부터 재정지원을 받았다; 학교 직원들은 제시된 교과과정에 대해서 잘 알고 있지 못했으며 훈련을 받아야 한다는 사실에 대해서도 잘 알고 있지 못했다; 그리고 학교 세팅은 흡연 예방을 우선시하는 세팅이 아니다.

실행단계에서 과정 자문은 해당 교육구가 채택한 교과과정을 교육하기 위해 교사들을 훈련시키는 것과 연계되었다. 과정 자문과 전통적인 훈련을 조합한 것이 실험집단 교육구들로 하여금 교육과정을 성공적으로 실행에 옮길 수 있게 하는데 효과적이었던 것으로 나타났다. 제도화 단계에서 과정 자문은 학교 건강 조정자 같은 프로그램 지지자들의 정치력에 주안점을 두었다. 기술 개발은 프로그램 지지자들 간의 협력을 이끌어내는데 초점을 맞춤으로써 프로그램이 학교 내에 정착할 수 있게 하였다.

교과과정 보급 연구는 OD 기술을 특정 발달 단계에 맞게 적용함과 동시에 조직 내의 여러 차원에 대한 개입을 시도했다. 예를 들면 현장 방문 지역 차원의 행정가들에게만 초점을 맞춘 전략이었다. 현장 방문은 청년소년의 흡연 예방에 대한 행정가들의 인식과 그들이 담당하는 교육구의 문제를 해결해야 한다는 인식을 높이는데 주력했다. 채택을 위한 과정 자문은 행정가와 교사 모두를 대상으로 한 전략이었다; 행정가들은 교육구와 학교라는 두 가지 차원 모두에 해당하며 실행을 위한 훈련과 자문은 주로 교사 차원에 해당한다. 제도화 단계에서 초점은 다시 한 번 행정가에게 맞춰졌다.

프로젝트의 약점. 교육과정 보급 프로젝트가 개념화와 설계에 있어서는 강점을 가지고 있었지만 이론 적용과 관련해서는 여러 가지 개선해야 할 점들을 가지고 있었다. 예를 들면 채택을 위한 현장 방문과 과정 자문 각각은 미리 계획된 상이한 목적을 가지고 있었다. 예를 들어 학교들로 하여금 흡연 예방 교과과정의 필요성을 인식하게 하고, 연구에 참여하게 하고, 3가지 교과과정 중 하나를 채택하게 하는 것이 그것이다. OD에 대한 전통적 접근방법은 실제로 이루어진 실천과 원하는 실천 간의 차이를 확인하는데 일반적으로 더 많은 관심을 갖는다는 점에서 목적 지향적인 면이 덜하다고 볼 수 있다. 특히 인식단계에서 과정 자문 전략은 조직들이 자신의 욕구를 사정하는데 더 효과적인 도움을 줄 수 있다.

제도화 단계에서 프로그램 지지자의 정치력과 조직적 능력에 초점을 맞추면서 교육과정 채택을 위한 단 한 차례의 과정 자문 모임만을 가졌던 것은 충분한 개입이 되지 못했던 것으로 나타났다. 제도화는 여러 번의 조직 주기(이 사례의 경우, 교육년도)를 거치면서 이루어지는 과정이다. 제도화가 효과적으로 이루어지려면 제도화 개입은 다양한 측면들을 고려해야 하며 수년간에 걸쳐 진행되어야 한다.

적용 사례: 주 건강국의 암 예방 및 통제 능력 향상

암 예방 및 통제에 있어서 주 건강국(the State Department of Health)의 새로운 역할을 지원하기 위해 국립 암연구소(The National Cancer Institute, NCI)가 데이터베이스 개입 연구(the Data-Based Intervention Research, DBIR) 프로그램을 실시하였다. DBIR의 목적은 자료를 기반으로 한 활동을 조장하고, 암 예방 및 통제에 관한 과학적 지식을 실천에 활용할 수 있도록 주건강국의 조직 역량을 강화하는 것이었다. NCI는 암 통제 연구를 통해 얻어진 결과들을 공중보건에 적용 가능하게 만들고, 공중보건 세팅 내에 암 통제를 위한 활동이 부족하다는 사실을 인식하고, 주건강국이 연구결과들을 실천에 활용 가능한 형태로 전환하는데 있어서 중요한 역할을 담당할 수 있다는 것을 인식했다. DBIR 프로젝트는 1987년에 시작되었으며, 22개 주건강국들이 프로젝트에 참여했다. 프로젝트에 참여한 주정부들은 세 차례에 걸쳐서 재정지원을 받았는데, 처음에는 5년 예산을 지원받았고 두 번째와 세 번째 재정지원 때는 각각 7년 예산을 지원받았다(Goodman, Steckler & Alciati, 1997).

조직의 역량 강화

DBIR 프로젝트를 개발함에 있어서 NCI가 목표로 설정했던 것은 주건강국의 역량을 강화하여 주건강국으로 하여금 자료 기반 암 예방 및 통제 프로그램에 참여할 수 있게 하는 것이었다. 이 목표를 달성하기 위해서 NCI는 외적 수단을 활용했는데, 이는 조직 변화를 위한 대부분의 OD 접근에서 사용되는 방법이었다. NCI는 암 예방 및 통제 프로그램들을 전달하는 주 차원의 능력에 있어서의 변화를 이끌어내고 평가하기 위해 두 가지 중요한 정책 수단을 사용했다. 첫 번째는 DBIR모델(다음 장에서 설명하기로 함)에 대한 재정지원을 외적 정책 수단으로 사용하여 주건강국들의 구조와 기능에 영향을 미쳤다. 두 번째는 암과 관련된 계획 및 활동을 전달하는 주 차원의 능력에 DBIR가 미치는 영향을 평가하는 외부 평가에 대한 재정지원이었다.

DBIR모델. DBIR모델은 4가지 단계로 구성된다: (1) 관련 자료를 파악하고 분석하고, (2) 파악한 자료를 우선순위가 높은 개입지역을 위한 주 차원의 암 통제 계획을 개발하는데 사용하고, (3) 개입을 실행에 옮기고, (4) 개입을 평가한다. 이러한 단계들은 앞서 행동연구에서 구체적으로 언급했던 것들(예: 진단, 행동 계획, 개입, 평가)과 매우 유사하다. DBIR의 1단계에서 모든 주들은 기존 자료원(data sources)만을 활용했으며, 자료를 분석하고 검토하기 위해서 건강국 내부 및 주 전체의 전문가들과 협력했다. 2단계에서 각각의 주들은 1단계에서 수집한 자료를 이용하여 주 차원의 목표와 목적을 설정했다. 이를 위해서 모든 주들은 주 공중보건 지역사회를 대표하는 컨소시엄에 참여해야 했는데, 이 컨소시엄은 앞서 언급했던 조직간 관계의 한 형태라고 볼 수 있다. 계획 단계의 최종 산물인 암 통제 및 개입 계획은 3단계에서 실시될 지역 차원의 개입을 위한 기초로 사용되었다. 마지막 단계인 4단계에서는 개입에 대한 평가가 실시되었다. 또한 NCI는 개입의 일환으로서 모든 주에 대해서 주 의회에 암과 관련된 문제의 본질과 심각성, 개입 가능성 그리고 사용 가능한 자원에 대해서 알릴 것을 요구하였다.

DBIR모델은 조직의 구조와 과정 모두를 증진시키는데 초점을 두었다. DBIR모델에서 구조 부분에 해당하는 것은 주건강국이 보다 효과적으로 프로그램의 우선순위를 정하고 프로그램을 계획하기 위해 암과 관련된 자료원을 파악할 수 있는 능력, 지역사회를 기반으로 한 암 예방 및 통제 프로그램을 실행하는 능력 그리고 프로그램을 위한 노력과 프로그램의 효과를 평가하는 능력을 향상시키는 것이었다. 이 모델에서 과정에 해당하는 부분은 주건강국의 조직 간 관계를 이끌어내고 연계 조직들이 협력하게 하는 능력, 주의회 및 입법가들이 암 예방에 지지적인 입장을 갖게 하기 위해서 주의회 및 입법가들과 커뮤니케이션 하는 능력 그리고 프로그램을 재현할 수 있게 하기 위해서 프로그램 계획 과정 및 결과를 널리 보급하는 능력을 증진시키는 것이었다(Goodman, Steckler & Alciati, 1997).

DBIR 평가. DBIR에 대한 평가는 프로그램이 어떻게 실행되었고, 프로그램에 참여했던 22개 주건강국들의 암 예방 및 통제 능력에 어떤 요인들이 영향을 미쳤는지를 알아보는데 주안점을 두었다. 평가 자료를 수집하기 위해 문서보관소에 보관되어 있는 기록들을 검토하고 대인 심층 면접과 설문조사를 실시하였다. 평가자들은 주건강국의 재정지원 신청서, 연례 보고서, 암 계획 등을 포함한 100여개 이상의 문서보관소의 기록들을 평가하였으며 아울러 발표 자료, 편지, NCI 프로그램 요약문 또한 검토하였다(Goodman, Steckler & Alciati, 1997; Steckler, Goodman & Alciati, 1997).

문서보관소 기록을 평가한 결과를 바탕으로 면접 지침이 개발되었으며, 대표적인 4개 주를 선정하여 평가단에 의한 방문 평가가 실시되었다. 방문 평가는 이틀에 걸친 심층 면접 방식으로 실시되었다(Goodman, Steckler & Alciati, 1997). 방문 평가 결과를 바탕으로 설문조사를 위한 조사도구가 개발되었다. 설문조사는 DBIR 재정지원을 받은 22개 주건강국 모두를 대상으로 실시되었으며, 우편조사 방식으로 이루어진 설문조사의 응답률은

100%였다(Steckler, Goodman & Alciati, 1997).

결과

평가연구를 통해 얻어진 많은 결과 중에 관건이 되었던 것은 암 예방 및 통제와 관련해서 주건강국의 역량이 향상되었는지 여부와 능력의 향상이 조직 내에서 생산, 유지, 지지, 채택을 담당하는 하위체계들과 조직 간 네트워크 전반에 걸쳐서 어떻게 이해되었는가 하는 것이었다. 이러한 맥락에서 보자면 DBIR은 어떤 면에서는 성공적이었지만 어떤 면에서는 그렇지 못했다. 예들 들어 DBIR은 주건강국과 다른 관련 조직들 간의 연계 능력을 강화하는데 있어서는 성공적이었다. DBIR은 또한 주 차원에서 프로그램을 계획하는 능력을 성공적으로 향상시켰는데, 특히 암과 관련된 기존의 자료를 찾아내고 활용하는 분야에서 성공적이었으며 많은 주들이 전에는 갖지 못했던, 암 예방 및 통제 계획 개발 능력을 갖게 되었다. 많은 주들에게 있어서 DBIR은 자료에 기초하여 만성 질환 예방 및 통제 계획을 수립한 첫 번째 경우였다. 프로그램에 참여했던 주들은 계획 과정과 산물(즉, 계획) 모두가 여러 가지 면에서 유익했다고 보았다. 대부분의 주들은 암 통제 계획을 위한 자료 수집을 지속적으로 해 나아갈 것이고, DBIR 계획 과정에서 알게 된 새로운 관계들을 유지하고자 했다. 이러한 결과들은 DBIR이 암 예방 및 통제 계획과 관련된 주건강국의 역량을 강화하는데 장기간에 걸쳐 지속될 수 있는 영향을 미친다는 것을 보여주는 결과였다(Goodman, Steckler & Alciati, 1997; Steckler, Goodman & Alciati, 1997).

DBIR은 프로그램 계획 및 실행과 관련된 주건강국의 능력과 지역 차원에서 개입을 평가하는 관리 능력을 강화하는 것에 있어서는 그다지 성공적이지 못했다. 암 예방의 이러한 특면이 NCI와 DBIR모델에 의해 강조되었음에도 불구하고, 프로그램에 참여했던 주들은 지역 프로그램을 실행하고 평가하는 것이 쉽지 않다고 느꼈다. 평가 결과에 따르면 여러 가지 것들이 실패의 원인으로 작용했다고 볼 수 있다. 암 자료는 특정 암에 초점을 맞추고 고위험 집단들을 파악함으로써 개입의 대상을 정하는 데는 유용한 반면, 구체적인 개입방법을 제시하는 데는 그다지 도움이 되지 않았다. NCI가 주건강국들로 하여금 DBIR 프로그램을 통해 암 통제 과학의 적용에 관한 발표 가능한 연구결과를 만들어 내게 한 것은 주건강국들이 전통적으로 수행해오던 역할 이외의 역할을 요구한 것이며, 주건강국들은 이러한 요구를 NCI가 주건강국의 사명과 기능을 이해하지 못하고 있음을 보여주는 단적인 예로 받아들였다(Goodman, Steckler & Alciati, 1997; Steckler, Goodman, and Alciati, 1997). 한 마디로 말해서 NCI와 DBIR에 대한 주건강국의 기대 간의 불일치는 서로 다른 두 조직 문화 간의 차이라고 이해될 수 있다.

결론적으로 말해서, DBIR 프로그램에 대한 평가는 연방기관이 중요한 공중보건 영역에 있어서 주정부 부서의 조직 역량을 강화시키는데 긍정적인 영향을 미칠 수 있다는 것을 보여주었다. 역량 향상은 조직 내 하위체계들 간의 조정과 조직 간 연계를 통해서 개입에 반영된다. 그러나 이러한 조정이 발생할 가능성은 재정을 지원하는 기관들이 수혜 기관의 사명, 역할, 절차, 규정, 보상 및 처벌과 관련된 문화와 풍토를 충분히 이해할 때 가장 높아진다. 또한 DBIR 경험은 구조적 능력과 과정 능력 그리고 조직들(예: 주건강국) 간의 관계가 행동 연구 같은, 외부로부터 계획된 변화 노력을 통해서 증진될 수 있다는 것을 보여주었다. 따라서 조직의 역량은 변할 수 있고 변화시킬 수 있으나 변화를 위해서는 단기간의 노력보다는 종종 장기간에 걸친 노력이 필요하다고 하겠다(Goodman, Steckler & Alciati, 1997; Steckler, Goodman & Alciati, 1997).

결론

이 장에서 소개한 이론들을 비롯하여 조직변화이론들은 건강증진 또는 공중보건 프로그램의 이론적 기초로서는 그다지 자주 사용되지 않는다. 아직까지는 그 이유가 무엇인지 분명하지 않으며 추측해볼 수 있을 따름이다. 아마도 조직변화이론 보다는 개인 변화이론이나 전략들이 더 발달되어 있고 검증하기도 쉽기 때문일 수 있다. 건강교육과 건강증진 분야는 개인 변화에 관한 잘 정립된 사회심리적 이론에 상당히 의존하고 있는 것 같다. 아마도 사회심리학자들과 달리 조직심리학자나 조직발달 전문가들 중에는 그들의 전문지식을 건강행동에 적용하는 사람이 많지 않을 수도 있다. 이러한 추측은 다시 우리로 하여금, 왜 건강교육 및 건강증진 분야의 교수들 중에 조직 변화에 전문성을 가진 사람이 거의 없는지 그리고 왜 대학원 교육과정에 건강행동과 증진에 있어서의 조직의 역할에 관한 과목이나 그러한 내용을 교과 내용의 일부로서 다루는 과목을 찾기 힘든지를 이해할 수 있게 해준다. 이는 아마도 조직 관련 요인들까지 고려해야 할 경우에 욕구사정, 프로그램 계획, 실행, 평가가 지금에 비해 시간적 제약과 비용 때문에 연구자와 실천가들이 감당하기 힘들 정도로 복잡해지기 때문일지도 모른다. 또한 아마도 단계이론 같은 조직변화이론들이 확산 이론(14장 참조) 같은 더 유명한 다른 이론들과 비슷하기 때문일지도 모른다.

이 장에서 우리는 건강증진 연구자와 실천가들을 위해 조직변화의 중요성을 설명하고 조직변화를 성공적으로 이끌어내기 위해 필요한 조건들을 제시하였다. 이어서 우리는 조직 변화의 세 가지 이론을 분석하였다; 단계, 조직 발달 및 조직 간 관계. 또한 우리는 문화와 풍토 그리고 사회생태학이 조직에 미치는 영향에 대해서 살펴보았으며, 조직 변화 이론을 적용한 두 가지 사례를 제시하였다. 무작위 실험연구 사례였던 첫 번째 사례는 OD 기법이 혁신 개발의 서로 다른 단계에서 어떻게 사용되는지를 보여준다. 두 번째 사례 연구는 지방연방기관 같은 외부 주체가 조직 풍토, 문화, 역량 그리고 주건강국 같은 조직들 간 관계의 변화에 영향을 미치기 위해 어떻게 조직 발달을 활용할 수 있는지를 보여주었다.

건강 실천가들에게 있어서 변화 전략은, 그것이 조직 내에서 시작되든 조직 외부로부터 시작되든 상관없이, 해결해야 할 독특한 과제로 여겨진다. 조직변화이론들은 그러한 과제를 해결할 수 있는 전략들을 제시해준다. 이 장에서 우리가 살펴본 이론들은 효과적으로 적용된다면, 변화에 영향을 미칠 수 있을 것으로 기대된다.

참고문헌

Alter, C., and Hage, J. *Organizations Working Together.* Thousand Oaks, Calif.: Sage, 1993.

Argyris, C. *Personality and Organization.* New York: McGraw-Hill, 1957.

Argyris, C., Putnam, R., and Smith, D. M. *Action Science: Concepts, Methods, and Skills for Research and Intervention.* San Francisco: Jossey-Bass, 1985.

Ashforth, S. J. "Climate Formations: Issue and Extensions." *Academy of Management Review,* 1985, *25*(4), 837–947.

Bazzoli, G., and others. "Public-Private Collaboration in Health and Human Service Delivery: Evidence from Community Partnerships." *The Milbank Quarterly,* 1997, *75*(4), 533–561.

Beyer, J. M., and Trice, H. M. *Implementing Change: Alcoholism Policies in Work Organizations.* New York: Free Press, 1978.

Blau, J., and Rabrenovic, G. "Interorganizational Relations of Nonprofit Organizations: An Exploratory Study." *Sociological Forum,* 1991, *6*(2), 327–347.

Bradford, L. P. (ed.). *Group Development.* (2nd ed.) La Jolla, Calif.: University Associates, 1978.

Brown, L. D., and Covey, J. G. "Development Organizations and Organization Development: Toward an Expanded Paradigm for Organization Development." In R. W. Woodman and W. A. Pasmore (eds.), *Research in Organizational Change and Development.* (Vol. 1.) Greenwich, Conn.: JAI Press, 1987.

Butterfoss, F., Goodman, R., and Wandersman, A. "Community Coalitions for Prevention and Health Promotion." *Health Education Research: Theory and Practice,* 1993, *8*(3), 315–330.

Butterfoss, F., Goodman, R., and Wandersman, A. "Community Coalitions for Prevention and Health Promotion: Factors Predicting Satisfaction, Participation and Planning." *Health Education Quarterly,* 1996, *23*(1), 65–79.

Chinman, M., Anderson, C., Imm, P., and Wandersman, A. "The Perceptions of Costs and Benefits of High Active Versus Low Active Groups in Community Coalitions at Different Stages in Coalition Development." *Journal of Community Psychology,* 1996, *24*(3), 263–274.

Cooperrider, D. L., and Srivastva, S. "Appreciative Inquiry in Organizational Life." In R. W. Woodman and W. A. Pasmore (eds.), *Research in Organizational Change and Development.* (Vol. 1.) Greenwich, Conn.: JAI Press, 1987.

Cullen, K. W., and others. "Influence of School Organizational Characteristics on the Outcomes of a School Health Promotion Program." *Journal of School Health,* 1999, *69*(9), 376–380.

D'Aunno, T., and Zuckerman, H. "A Life-Cycle Model of Organizational Federations: The Case of Hospitals." *Academy of Management Review,* 1987, *12*(3), 534–545.

Florin, P., Mitchell, R., and Stevenson, J. "Identifying Technical Assistance Needs in Community Coalitions: A Developmental Approach." *Health Education Research,* 1993, *8,* 417–432.

Forehand, G. A., and Gilmer, B. "Environmental Variation in Studies of Organizational Behavior." *Psychological Bulletin,* 1964, *62,* 361–381.

Gilmer, B. "The Company Personality." *Management Review,* 1966, *48,* 69–76.

Girven, J. T., and Cottrell, R. "The Impact of the Seaside Health Education Conference on Middle School Health Programs in Oregon." *Health Education,* 1987, *18*(5), 78–82.

Glanz, K., and Rimer, B. K. *Theory at a Glance.* Washington, D.C.: National Cancer Institute, 1995.

Goodman, R. M., Smith, D. W., Dawson, L., and Steckler, A. "Recruiting School Districts into a Dissemination Study." *Health Education Research: Theory and Practice,* 1991, *6,* 373–385.

Goodman, R. M., and Steckler, A. "A Framework for Assessing Program Institutionalization." *Knowledge in Society: The International Journal of Knowledge Transfer,* 1989, *2*(1), 52–66.

Goodman, R. M., Steckler, A., and Alciati, M. H. "A Process Evaluation of the National Cancer Institute's Data-Based Intervention Research Program: A Study of Organizational Capacity Building." *Health Education Research,* 1997, *12*(2), 181–197.

Goodman, R. M., Tenney, M., Smith, D. W., and Steckler, A. "The Adoption Process for Health Curriculum Innovations in Schools: A Case Study." *Journal of Health Education,* 1992, *23*(4), 215–220.

Goodman, R. M., and Wandersman, A. "FORECAST: A Formative Approach to Evaluating the CSAP Community Partnerships." *Journal of Community Psychology,* 1994, CSAP special issue, 6–25.

Gray, B. *Collaborating: Finding Common Ground For Multiparty Problems.* San Francisco: Jossey-Bass, 1989.

Gray, B. "Cross-Sectoral Partners: "Collaborative Alliances Among Businesses, Government and Communities." In C. Husham (ed.), *Creating Collaborative Advantage.* London: Sage, 1996.

Hawe, P., and Shiell, A. "Social Capital and Health Promotion: A Review. *Social Science and Medicine,* 2000, *51,* 871–885.

Hoy, W. K., and Miskel, C. G. *Educational Administration: Theory, Research and Practice.* (3rd ed.) New York: Random House, 1987.

Hoy, W. K., Tarter, C. J., and Kottkamp, R. B. *Open Schools/Healthy Schools: Measuring Organizational Climate.* Thousand Oaks, Calif.: Sage, 1991.

Huberman, A. M., and Miles, M. B. *Innovation Up Close: How School Improvement Works.* New York: Plenum Press, 1984.

Israel, B. A., Checkoway, B., Schulz, A., and Zimmerman, M. "Health Education and Community Empowerment: Conceptualizing and Measuring Perceptions of Individual, Organizational and Community Control." *Health Education Quarterly,* 1994, *21*(2), 149–170.

Johnston, L., O'Malley, P. M., and Bachman, J. G. *Drug Use Among American High School Senior, College Students and Young Adults: 1975–1990.* Washington, D.C.: United States Department of Health and Human Services, National Institute for Drug Abuse, 1991.

Kaluzny, A. D., and Hernandez, S. R. "Organization Change and Innovation." In S. M. Shortell and A. D. Kaluzny (eds.), *Health Care Management: A Text in Organization Theory and Behavior.* (2nd ed.) New York: Wiley, 1988.

Katz, D., and Kahn, R. *The Social Psychology of Organizations.* (2nd ed.) New York: Wiley, 1978.

Kegler, M., Steckler, A., McLeroy, K., and Malek, S. "Factors That Contribute to Effective Community Health Promotion Coalitions: A Study of 10 Project ASSIST Coalitions in North Carolina." *Health Education and Behavior,* 1998, *25*(3), 338–353.

Kilmann, R. H. "Five Steps for Closing Culture-Gaps." In R. H. Kilmann, and others (eds.), *Gaining Control of the Corporate Culture.* San Francisco: Jossey-Bass, 1986.

Kreuter, M., Lezin, N., and Young, L. "Evaluating Community-Based Collaborative Mechanisms: Implications for Practitioners." *Health Promotion Practice,* 2000, *1*(1), 49–63.

Lewin, K. *Field Theory in Social Science.* New York: HarperCollins, 1951.

Lippitt, G. L., Langseth, P., and Mossop, J. *Implementing Organizational Change.* San Francisco: Jossey-Bass, 1985.

Litwin, G. H., and Stringer, R. A. *Motivation and Organizational Climate.* Boston: Graduate School of Business Administration, Harvard University, 1968.

MacGregor, D. *The Human Side of Enterprise.* New York: McGraw-Hill, 1960.

Margulis, N., and Adams, J. "Introduction to Organizational Development." In N. Margulis and J. Adams (eds.), *Organizational Development in Health Care Organizations.* Reading, Pa.: Addison-Wesley, 1982.

McCormick, L. K., Steckler, A., and McLeroy, K. R. "Diffusion of Innovations in Schools: A Study of Adoption and Implementation of School-Based Tobacco Prevention Curricula." *American Journal of Health Promotion,* 1995, *9*(3), 210–219.

McLeroy, K. R., Bibeau, D., Steckler, A., and Glanz, K. "An Ecological Perspective on Health Promotion Programs." *Health Education Quarterly,* 1988, *15*(4), 351–378.

McLeroy, K. R., and others. "Creating Capacity: Establishing a Health Education Research Agenda for Special Populations." *Health Education Quarterly,* 1995, *22*(3), 390–405.

O'Keefe, K. "An Analysis of a Process Evaluation and School Climate Assessment for a School-Based Health Promotion Intervention Targeting Native-American Children." Unpublished paper, School of Public Health, University of North Carolina at Chapel Hill, 1999.

Parcel, G., Perry, C., and Taylor, W. "Beyond Demonstration: Diffusion of Health Innovation." In N. Bracht (ed.), *Health Promotion at the Community Level.* Thousand Oaks, Calif.: Sage, 1990.

Perry, C. L., Murray, D. M., and Klepp, K. I. "Predictors of Adolescent Smoking and Implications for Prevention." *Morbidity and Mortality Weekly Report,* 1987, *36*(45), 41–45.

Porras, J. I., and Robertson, P. J. "Organization Development Theory: A Typology and Evaluation." In R. W. Woodman and W. A. Pasmore (eds.), *Research in Organization Change and Development.* (Vol. 1.) Greenwich, Conn.: JAI Press, 1987.

Prochaska, J. O., and DiClemente, C. C. "Stages and Processes of Self-Change of Smoking: Toward an Integrative Model of Change." *Journal of Consulting and Clinical Psychology,* 1983, *51,* 390–395.

Provan, K., Milward, H., and Brinton, H. "A Preliminary Theory of Interorganizational Network Effectiveness: A Comparative Study of Four Community Mental Health Systems." *Administrative Science Quarterly,* 1995, *40*(1), 1–33.

Roethlisberger, F. J., and Dickson, W. J. *Management and the Worker.* Cambridge, Mass.: Harvard University Press, 1939.

Rogers, E. M. *Diffusion of Innovations.* (3rd ed.) New York: Free Press, 1983.

Roussos, S., and Fawcett, S. "A Review of Collaborative Partnerships as a Strategy for Improving Community Health." *Annual Review of Public Health,* 2000, *21,* 369–402.

Schein, E. H. *Process Consultation: Its Role in Organization Development.* Reading, Pa.: Addison-Wesley, 1969.

Schein, E. H. *Organizational Culture and Leadership.* San Francisco: Jossey-Bass, 1985.

Schwartz, R., Smith, C., Speers, M. A., and Schmidt, T. "Capacity Building and Resource Needs of State Health Agencies to Implement Community-Based Cardiovascular Disease Programs." *Journal of Public Health Policy,* 1993, *14,* 480–494.

Shortell, S. M., and Kaluzny, A. D. "Organization Theory and Health Care Management." In S. M. Shortell and A. D. Kaluzny (eds.), *Health Care Management: A Text in Organization Theory and Behavior.* (2nd ed.) New York: Wiley, 1988.

Smith, D. W., McCormick, L. K., Steckler, A., and McLeroy, K. R. "Teachers' Use of Health Curricula: Implementation of Growing Healthy, Project SMART, and the Teenage Health Teaching Modules." *Journal of School Health,* 1993, *63*(8), 349–354.

Smith, D. W., Steckler, A., McCormick, L. K., and McLeroy, K. R. "Lessons Learned About Disseminating Health Curricula to Schools." *Journal of Health Education,* 1995, *26,* 37–43.

Smith, D. W., and others. "Promoting Comprehensive School Health Programs Through Summer Health Promotion Conferences." *Journal of School Health,* 1991, *61*(2), 69–74.

Sommer, R. "An Experimental Investigation of the Action Research Approach." *Journal of Applied Behavioral Science,* 1987, *23*(2), 185–199.

Steckler, A., Goodman, R. M., and Alciati, M. H. "The Impact of the National Cancer Institute's Data-Based Intervention Research Program on State Health Agencies." *Health Education Research,* 1997, *12*(2), 199–211.

Steckler, A., and others. "Measuring the Diffusion of Innovative Health Promotion Programs." *American Journal of Health Promotion,* 1992, *6*(3), 214–224.

Stokols, D., Allen, A. J., and Bellingham, R. L. "The Social Ecology of Health Promotion: Implications for Research and Practice." *American Journal of Health Promotion,* 1996, *10,* 247–251.

Sutherland, M., Cowart, M., and Harris, G. "Jackson County Partnership: Developing an Effective Coalition." *International Quarterly of Community Health Education,* 1997, *17*(4), 405–415.

Tagiuri, R. "The Concept of Organizational Climate." In R. Tagiuri and G. W. Litwin (eds.), *Educator's Handbook: A Research Perspective.* New York: Longman, 1968.

U.S. Department of Health and Human Services. *Reducing the Health Consequences of Smoking—25 Years of Progress: A Report of the Surgeon General.* Washington, D.C.: Centers for Disease Control, Center for Health Promotion and Education, Office on Smoking and Health, U.S. DHHS, Public Health Service, 1989.

Weber, M. *The Theory of Social and Economic Organization.* New York: Free Press, 1964.

Weisbord, M. R. "Towards a New Practice Theory of OD: Notes on Snap Shooting and Moviemaking. In R. W. Woodman and W. A. Pasmore (eds.), *Research in Organizational Change and Development.* (Vol. 2.) Greenwich, Conn.: JAI Press, 1988.

Zuckerman, H., Kaluzny, A., and Ricketts, T. "Strategic Alliances: A Worldwide Phenomenon Comes to Health Care." In A. Kaluzny, H. Zuckerman, and T. Ricketts (eds.), *Partners for the Dance: Forming Strategic Alliances in Health Care.* Ann Arbor: Health Administration Press, 1995.

16 의사소통 이론과 건강행동 변화 -미디어 연구를 위한 구조틀

HEALTH
BEHAVIOR
and
HEALTH
EDUCATION

옥스퍼드 영어 사전에 따르면 의사소통(communication)이라는 단어는 '다수의 사람들에게 공통되게 하다' 또는 '함께하는 사람으로서 다른 사람에게 건네주다' 라는 뜻을 나타내는 라틴어에서 온 단어라고 한다. 의사소통이라는 단어에는 (1) 정보, 생각, 의미 같은 추상적인 요소들의 전달 또는 교환; (2) 상호 간의 드러내보임, 발견, 효과를 의미하는 통합 또는 관계; (3) 이러한 과정들은 모든 차원의 인간 경험에서 발생한다는 인식이 포함되어 있다. 이 단어는 15세기 유럽에서 인쇄술이 등장하여 전례 없는 지식의 확산을 가능하게 했던 시기와 같은 시기에 관용적 영어 표현에서 쓰이기 시작했다.

오늘날 우리는 의사소통을 기호와 상징의 사용을 통한 정보와 의미의 생산 및 교환이라고 정의한다(Gerbner, 1985). 의사소통은 부호화, 보내기, 받기(해독) 및 정보와 의미 통합 과정 모두를 포함한다. 정치심리학자 해롤드 라셀Harold D. Lasswell(1948)이 말한 바와 같이 의사소통 행위를 연구한다는 것은 '누가 누구에게 어떤 경로를 통해서 어떤 효과를 위해 무엇을 말하는가?' 라는 질문에 대한 답을 찾는 것이다. 따라서 라셀은 의사소통 연구의 핵심 요소를 보내는 사람(부호화하고 보내는 주체), 내용 또는 메시지(의사소통의 내용), 경로(내용이 전달되는 매개체), 받는 또는 듣는 사람(의미를 도출하기 위해 의사소통을 해독하는) 및 효과(과정의 측정 가능한 결과)로 정의했다.

인간사에 있어서 의사소통이 갖는 중요성 때문에 공중보건을 포함한 많은 분야들이 의사소통에 관한 연구를 경험적, 비판적 및 응용적 현상으로 보고 있다. 이 가운데 특히 응용적 의사소통 관점은 공중보건에 큰 영향을 미친다. 즉, 의사소통 과정이 어떻게 건강행동 변화를 촉진 또는 감소시키는가? 둘째, 건강행동 변화에 영향을 미치기 위해서 의사소통 전략을 어떻게 계획된 방법(a planned way)으로 사용할 수 있는가?

이 장의 목적은 공중보건과 건강변화와 관련된 의사소통이론들을 제시하고, 의사소통이론을 건강행동 효과 연구에 적용한 사례를 고찰하고 비판하며, 의사소통이론이 어떻게 건강행동 변화 개입에 관한 정보를 제공해 주는지를 보여주는 예들을 제시한다. 이제부터 논의해가는 과정에서 분명하게 알게 될 여러 가지 이유들을 근거로 우리는 공중보건에 적용된 미디어 연구에 있어서의 의사소통이론의 중요성을 강조하고자 한다.

의사소통 연구의 구성

의사소통 학자인 조지 거브너George Gerbner(1985)는 의사소통 연구와 관련해서 일반적으로 널리 알려진(세 가지 연구 분야를 포함한) 이론틀을 소개하였다. 첫째는 기호(sign)와 상징(symbol)이 서로 다른 사회 환경에서 의미를 전달하는 메시지를 만들어내기 위해 어떻게 '부호'로 결합되는지에 관한 연구이다. 이 연구 분야를 가리켜 상징, 기호, 부호의 지식체계인 '기호학(semiotics)'이라고 한다. 의사소통 연구에서 이 분야의 주된 관심사는 의미의 구조이다. 기호, 상징, 부호가 '실재(reality)'를 구성하기 위해서 어떻게 결합하는가? 다시 말하면 우리들로 하여금 사물에 관해서 어떤 방식으로만 생각하게 하고, 다른 방식으로는 생각하지 못하게 하는가? 예를 들면 언어는 부호이며 언어가 어떻게 의미를 형성하는지를 이해하기 위해서는 언어를 언어의 구성요소인 기호와 상징으로 분석해야 한다. 또한 의미를 전달하는 청각적, 시각적 부호도 있다(예: 화에서 느린 장면이 어떻게 아름다움과 우아함이라는 개념을 전달하는지를 생각해보기 바란다).

거브너Gerbner는 두 번째 분야를 메시지에 대한 노출을 통한 행동 및 상호작용 연구라고 서술했다. 이 분야에서 강조되는 것은 인식, 신념, 태도, 대중적 의견에 대한 의사소통의 영향을 측정하고 설명하고 예측하는 것이다. 이 분야는 심리학과 사회심리학으로부터 많은 영향을 받는다.

세 번째 분야는 어떻게 의사소통이 대규모 사회제도와 체계, 그들의 역사, 규범 그리고 정책결정 영향을 통해 조직되는지를 연구하는 분야이다.

연구 수준

이러한 세 가지 연구 분야 각각에서 의사소통 연구는 '미시적인 것에서부터 거시적인 것에 이르기까지' 다양한 수준의 경험에서의 효과를 알아보기 위해 더 세분화될 수 있다. 예를 들면 개인 차원에서 우리는 사람들이 건강 정보를 어떻게 처리하고 행동으로 변형시키는지에 대해서 연구할 수 있다. 개인들 간의 관계 수준(두 사람 간의 관계)에서 우리는 두 사람이 건강행동 결과와 관련해서 어떻게 영향을 주고 받는지를 연구할 수 있다. 집단 또는 조직 수준에서 우리는 여러 사람들 간의 공식적 및 비공식적 의사소통이 건강행동 변화에 어떤 영향(예: 건강 관련 서비스의 효과적 전달)을 미치는지 고찰할 수 있을 것이다. 마지막으로, 지역사회, 사회 및 문화 수준에서 우리는 의사소통이 사회 구조라는 제약조건 내에서 건강행동 변화에 어떻게 기여하는지를 연구할 수 있다.

마치 사람의 모든 행동을 설명하고 예측할 수 있는 이론이 존재하지 않은 것과 마찬가지로 의사소통의 모든 효과를 설명하고 예측할 수 있는 이론 또한 존재하지 않는다는 것을 이해하는 것이 중요하다. 이론은 앞서 설명한 것과 같은 분석의 수준별로 나뉘는 경향이 있지만 의사소통을 연구하는 각 학문 분야의 영향에 따라서 나뉘기도 한다. 어떤 사람들은 이러한 현상을 의사소통을 이해하는데 있어서의 파편화 조짐(symptomatic of fragmentation)으로 보기도 한다. 반면에 어떤 사람들은 이러한 현상을 복합적 차원의 인간 활동을 이해하는데 필요한 건전한 이론적 다양성이라고 보기도 한다(Finnegan & Viswanath, 1989). 두 경우 모두 의사소통 연구에 있어서 오늘날의 추세는 '미시에서 거시' 에 이르기까지 모든 분석 수준에서의 효과를 연결하고 통합하고자 하는 것이다(Hawkins, Weimann, & Pingree, 1988).

앞서 설명한 세 가지 연구 분야 모두와 모든 연구 수준은 건강행동 변화를 이해하는데 있어서 중요하다. 공중보건에 대한 응용적 강조(applied emphasis)란 인간의 의사소통에 대한 우리의 접근방법이 결코 어느 한 가지 것에 얽매여서는 안 된다는 것을 의미한다. 이 책의 거의 모든 장들은 건강행동 변화이론들을 다루면서 이러한 다양성을 잘 반영하고 있다. 대부분의 건강행동이론들은 이론의 맥락이 개인이든 집단이든 지역사회이든 상관없이 의사소통의 비판적 역할과 영향에 초점을 맞추고 있다. 이 장의 목적은 그러한 통찰을 반복하는 것이 아니라 의사소통과 건강행동 변화에 대한 논의를 공중보건의 영역 가운데 점점 더 관심이 고조되고 있는 매스 커뮤니케이션과 매스 커뮤니케이션의 연구 틀, 즉 미디어 연구로 확장시키는 것이다.

그렇게 해야 할 필요성은 다음과 같다. 첫째, 클라크[Clarke]와 에반스[Evans](1983)가 주장한 것처럼 미디어 연구의 틀은 분석 수준을 '미시에서 거시' 로 할 뿐만 아니라 거브너[Gerbner]의 의사소통이론의 세 가지 분야 모두를 망라한다. '정보와 흥미를 사회로 전달하는 미디어에 관한 연구는 내용을 구성하는 조건과 과정 그리고 내용과 형식이 개인…집단, 지역사회, 사회 그리고 문화에 미치는 영향을 주된 연구 주제로 삼는다.' 무엇보다 먼저, 이러한 맥락에서의 의사소통은 '사회적 복합성(social complexity)과 자의식이 강한 조직 그리고 상징적 교환(symbolic exchange)을 시간 및 공간적으로 보전하고 확장하기 위한 기술적 도구 사용에 따라서 구별된다.' 이러한 과정들은 매스 미디어의 보편성 그리고 건강과 그 밖의 모든 인간 활동에 관한 정보의 원천으로서의 역할을 고려해볼 때 공중보건에 중요한 영향을 미칠 수 있다.

둘째, 이러한 연구 틀 내에서 건강행동에 대한 의사소통의 영향은 일상적 상호작용 관점을 가지고 연구될 수 있으며, 동시에 건강행동에 영향을 주는 대중적 의사소통의 계획된 사용으로서도 연구될 수 있다. 셋째, 건강행동 변화에 영향을 주기 위한 지역사회 기반 개입은 지난 20년 간 공중보건 분야에서 인기를 얻어 왔다. 이 방법은 개개인에서 지역사회에 이르기까지 인간의 다양한 경험 수준에 걸친 건강행동 변화를 이끌어내야 할 필요성을 반영한다(Rogers & Storey, 1987).

개입은 전체 인구집단의 건강 결과(health outcomes)에 있어서의 변화로 이어지는 색다른 종류의 변화를 추구하는 계획적이고 다전략적인 노력이다(이 접근방법에 대한 보다 자세한 논의는 이 책의 계획모델과 과정모델에 관한 장들을 참조하기 바란다). 대중전달수단은 변화의 목적이 예방을 위한 지역사회 의제를 설정하는 것이든, 공공정책을 바꾸는 것이든, 개인들을 대상으로 구체적인 건강행동 변화에 대한 교육을 하는 것이든 상관없이 이 접근방법의 핵심 요소가 되었다. 매스 미디어 기관들은 건강행동 변화에 있어서 핵심적인 역할을 담당하고 있는데 왜냐하면 그들이 바로 사회체계 내에서 정보를 보급하는 핵심적인 문지기의 역할을 담당하고 있으며, 사회화의 매개자로서 행동의 사회적 규범을 정당화하는데 엄청난 영향을 미칠 수 있기 때문이다.

대중전달매체의 진화과정

인류학자들은 의사소통이 인류의 역사만큼 오래되었다고 한다. 사람들이 서로 간에 의사소통을 하자마자 사람들은 사람들 간의 접촉 범위를 개인 간의 대화 수준 이상으로 확장시키기 위한 도구를 개발하기 시작했다. 아마도 북(drums)은 멀리 떨어져 있는 사람들에게 메시지를 전달하기 위한 최초의 도구였을 것이다. 어떤 의미에서는 매스 미디어는 옛날의 북과 같은 도구를 확장한 것이지만, 인류 역사를 놓고 보자면 상대적으로 최근에 나타난 현상이다. 매스 미디어가 인류 역사(거의 모든 현대 사회에서)에 등장한 것은 역사가들이 산업혁명이라고 부르는 창조적인 물리적 에너지의 등장과 함께이므로 채 2백년도

되지 않은 일이다. 물론 인쇄기가 발명된 것은 15세기 유럽에서이지만 증기력을 이용한 인쇄기를 써서 정보를 대량으로 생산하고 배포하기 시작한 것은 19세기 초반 들어와서나 가능했다. 한 부에 1 페니 밖에 하지 않을 정도의 누구나 살 수 있는 일간신문이 1833년 뉴욕에서 처음 등장하였으며, 얼마 지나지 않아 전 세계로 퍼져 나갔다. 1844년에는 인류 역사에서 처음으로 정보의 속도가 가장 빠른 수송 수단의 속도를 앞질렀다. 바로 그 해에 영국과 미국에서 처음으로 정보가 일련의 점과 선(dash)으로 쪼개진 다음, 케이블을 통해 전자적으로 전송되었다. 따라서 '모르스 부호(Morse Code)' 만 안다면 케이블이 닿는 곳이라면 어디든지 정보를 보내고 받을 수 있는 새로운 '전보(telegraph)' 를 사용할 수 있게 된 것이다. 1896년에는 최초로 정보가 대서양 너머로 오가게 되어 유럽과 북아메리카 대륙을 연결하게 되었다. 19세기에도 역시 사진, 전화, 녹음, 영화, 최초 무선 음성 전송과 같은 여러 가지 의사소통 기술이 소개되었다. 20세기에 들어와서는 구식 기술의 향상은 말할 것도 없고 라디오, 텔레비전, 컴퓨터, 전 세계 위성 방송망, 인터넷이 등장하여 발전하였다 (Emery, Emery, & Roberts, 1996).

비록 기술 자체가 대규모 의사소통을 물리적으로 가능하게 하기는 하지만, 미디어 체계에 있어서 핵심은 인간 조직의 활동이다. 즉, 미디어는 체계적으로 뉴스, 정보, 오락을 수집하고 처리하고 보급하는 대규모 조직들의 연계이다. 이들 가운데 다수는 지역 신문처럼 작은 규모로 운영되지만, 어떤 것들은 언론 네트워크를 운영하면서 수만명의 근로자를 가진 큰 회사이기도 하다. 또 어떤 것들은 많은 국가들과 문화에서 동시에 운영되는 전 세계적인 미디어 제국이다. 어떤 국가에서는 미디어를 민간 기업이 아니라 정부가 소유하고 운영한다. 오늘날 미디어는 소유자의 크기나 유형에 상관없이 항상 우리 주위에 존재한다. 미디어는 인간 삶의 경제적, 정치적, 사회적, 행동적인 모든 면에 영향을 미친다. 공중보건 관점에서 볼 때, 의사소통 기술의 경이로운 발전과 미디어와 우리 삶이 서로에게 미치는 영향은 우리들에게 대단한 가능성과 걱정스러운 위험 모두를 제시해준다.

주요 연구 분야

미디어와 관련해서 이미 잘 알려진 학문적 지식 가운데 하나는 미디어가 엄청난 영향력을 가지고 있으며, 건강행동을 증진시키고 억제하고 심지어는 금하게 하는데 중요한 역할을 한다는 것이다. 이러한 역할의 본질을 이해하기 위해서 우리는 미디어가 어떻게, 어디에서, 누구와 상호작용하며 어떤 결과가 나타나는지를 평가해야 한다.

두 가지 연구 분야가 이와 관련이 있는데, 그 가운데 하나는 메시지 생산에 관한 것이다. 이 분야의 핵심 질문은 행동 변화에 영향을 줄 수 있는 미디어 메시지 생산에 영향을 미치는 미디어 업무(media work)와 관련된 사회적 요인과 조직적 요인은 무엇인가? 이다. 이 분야에서 우리의 주된 관심사는 뉴스, 정보, 광고, 오락을 만드는 과정을 통해 메시지를 생산하는 것이다. 라스웰[Lasswell](1948)의 용어를 빌리자면 이러한 것들이 바로 미디어 업무와 내용을 구성하는 매스 미디어가 가진, 보내는 사람의 특성과 경로의 특성이다. 두 번째 연구 분야는 매체 노출이 개인, 집단, 제도 및 사회 체계에 어떤 결과를 가져오는가? 라는 질문을 던진다. 이 질문은 전통적으로 미디어 효과(media effects)로서 연구되어져 왔다. 이 분야에서 우리의 주된 초점은 미디어 효과에 관한 몇 가지 중요한 가설들과 그러한 가설들과 건강행동 변화 간의 관련성에 맞추어진다.

미디어 메시지 생산

매스 미디어 조직은 뉴스, 광고 및 오락의 효율적 생산을 위해 업무를 특화하고 일상화한 관료제 조직이다. 예를 들어 저널리스트(journalists)들은 '뉴스' 제작에 필요한 정보를 얻기 위해 공식적인 또는 인정할만한 정보출처(information sources)를 찾기 위해 항상 노력한다. 어떤 정보출처가 있을 때 그 정보출처를 사용해도 되는지 여부를 판단하는 기준은 매우 분명하다: 신뢰할 수 있어야 하고, 이용 가능한 것이어야 하며, 필요할 때 믿을만한 정보를 제공할 수 있어야 한다. 정보출처는 결국 정보수집 과정을 보조한다(Gandy, 1982). 정부기관의 대변인, 기업 또는 사회 체계 내의 다른 권력 집단과 엘리트 집단 모두가 정보출처가 될 수 있다(Hilgartner & Bosk, 1988; Donohue, Tichenor, & Olien, 1995). 저널리스트는 특별한 분야에 대한 예측 가능성을 확보하기 위해 뉴스 수집 과정을 일상화한다. 그러나 안정적인 정보출처로부터 정기적으로 공급되는 정보에 의존한다는 것은 사회 권력이 없는 집단은 뉴스 제작에 대한 접근이 어려우며 그렇기 때문에 행사할 수 있는 영향력 또한 적다는 것을 의미한다.

뉴스는 정보출처와 미디어 전문가들의 상호작용에 의해서 만들어진다. 정보출처들은 사회 문제를 파악하고 미디어로 하여금 관심을 갖게 하는 핵심적인 역할을 한다. 정보출처들은 기업, 정부기관, 옹호집단 또는 그 밖의 다른 이익을 대변하든 상관없이 어떤 쟁점 또는 문제에 관한 대중의 의견을 정의하고 높이는데 있어서 미디어를 놓고 그리고 궁극적으로는 대중적 관심을 놓고 경쟁을 벌인다. 예를 들어서 공중보건에 관한 정보의 주된 공식적 정보출처인 미국 공중위생국 장관(the U.S. Surgeon General's office)은 흡연 현황과 흡연이 국민건강에 미치는 영향에 관한 보고서를 정기적으로 내놓는다. 매년 발간되는 보고서를 통해서 공중위생국은 뉴스 미디어와 일반 대중(예: 흡연 인구 증가 추세를 보이는 젊은 여성층)이 관심을 가져주기 바라는, 흡연 문제의 서로 다른 측면들을 강조하곤 한다. 미디어 전문가들은 비록 그들이 공식적인 정보출처로부터 정보를 얻지만 문제를 정의할 때는, 특히 뉴스 내용을 구성할 때는, 어느 정도의 자율성을 갖는다. 사회 문제를 어떻게 정의하는가는 대중이 사회 문제를 어떻게 이해하고, 문제를 해결하기 위해서 개인이나 지역사회가 어떤 행동을 취하고, 어떤 집단들이 문제에 관심을 돌릴 것이며, 그들이 어떤 지식을 얻게 되는가에 있어서 매우 중요하다(Viswanath, Finnegan, Hannan & Luepker, 1991).

미디어 효과

이미지, 아이디어, 주제, 이야기의 미디어 보급 결과는 미디어 효과(media effects)라고 알려진 영역에서 자주 논의되는 것들이다(Bryant & Zillman, 1994). 얼핏 듣기에 미디어 효과라는 용어는 개인, 집단, 기관 또는 지역사회 같이 다소 수동적으로 영향을 받는다고 생각되는 대상들에게서 나타나는 미디어 결과를 일방적으로 연구한다는 느낌을 준다(McLeod, Kosicki, & Pan, 1991). 그러나 미디어 효과 연구는 듣는 청중들로부터 미디어라는 정반대 방향으로의 효과 또한 연구한다. 아울러 미디어 연구에서는 전통적으로 청중을 수동적으로 받는 사람이 아니라 정보를 적극적으로 찾고 활용하는 사람으로 보아왔다(Blumler & Katz, 1974). 다른 사회과학이나 행동과학과 마찬가지로 미디어 연구에서는 개인에서 집단, 지역사회 그리고 사회 구조에 이르기까지 다양한 분석 수준을 연구한다. 표 16-1은 미디어 연구 조사의 그러한 다양성을 잘 보여준다. 표 16-1에서 우리는 주된 이론들과 개념들을 분석 수준별로 정리하여 제시하고 있으며 각각의 분석 수준에 해당하는 주된 연구들과 유래 학문 그리고 다른 학문분야들과의 관계를 제시하였다.

개인을 분석 수준으로 할 때, 미디어 연구는 미디어 메시지에 노출됨으로써 나타나는 동기부여, 인지(cognition), 관여, 태도, 행동을 강조한다. 특히 개인의 지식, 태도, 행동 간의 관계는 오랜 기간에 걸쳐 관심의 초점이 되어 왔다. 이 수준에서의 미디어 연구는 효과의 위계, 설득, 사회인지이론(social cognitive theories) 등을 포함한 많은 심리학 및 사회심리학 이론들을 활용한다. 이러한 유형의 연구들은 1930년대부터 미디어 연구에 있어서 지배적인 위치를 차지해왔다.

좀 더 구체적으로 말하자면, 연구자들은 학습 위계(learning hierarchies), 즉 지식 변화가 태도에 영향을 주고 태도는 다시 행동에 영향을 미친다는 이론(K-A-B)과 낮은 관여 위계(low-involvement hierarchies), 즉 지식 변화가 행동에 영향을 주고 행동이 다시 태도에 영향을 미친다는 이론(K-B-A)에 주목해왔다. 그러나 최근 들어 연구자들 사이에서는 효과에 3가지 서로 다른 위계가 존재하는 것이 아니라 효과를 하나의 연속체로 봐야 한다는 주장이 일고 있다(Chaffee & Roser, 1986). 효과의 순서는 처음에 개인이나 집단이 어떤 결과를 기준으로 볼 때 어디에 위치하는가에 따라 달라질 수 있다. 예일 대학의 호블랜드 Hovland, 제니스 Janis, 켈리 Kelley는 그들이 진행한 초기 설득 연구에서 실험 검사의 결과를 다양한 조건에 대해서 통제하였는데, 그러한 조건 하에서는 의견이나 태도 변화가 출처의 신빙성(source credibility), 두려움, 논의의 구성(organization of arguments), 의사소통을 수용 또는 저항함에 있어서 집단 구성원들의 역할, 성격 차이와 같은 변수들을 통해 나타날 수 있었기 때문이다. 이와 같은 연구의 맥은 오늘날까지도 이어져 내려오고 있으며, 오늘날에는 설득에 이르게 하는 정보에 대한 인지적 처리에 많은 관심이 집중되고 있다(Perloff, 1993).

1960년대부터 미디어 효과 연구의 주된 관심이 태도 변화에서 인지 영향 연구로 바뀌어왔으며(Beniger & Gusek, 1995), 분석 수준에 있어서도 지역사회와 사회 구조가 강조되어 왔다. 후자와 같은 변화는 부분적으로는 개발도상국가들에서의 계획된 사회 변화를 위한 매스 커뮤니케이션의 활용에 대한 새로운 접근방법을 개발해 보고자 하는 남미 학자들의 관심에 의해서 나타났다(Lee, 1980). 이러한 거시적 관점의 관찰 단위에는 다양한 지역사회 세팅 내의 인구집단, 집단, 조직, 사회 제도 및 지역사회와 국가를 포함하는 대규모 사회 체계 등이 포함된다. 이러한 관찰단위들은 공중보건과 뚜렷한 관련성을 가지고 있는데, 왜냐하면 공중보건 분야에서는 사회 변화와 지역사회 기반 건강개입들이 의사소통 전략들을 거시 사회적으로 적용한 결과를 검증해볼 수 있는 이상적인 세팅이 되기 때문이다.

표 16-1에 제시된 지식 격차, 의제 설정, 배양 연구, 위험 의사소통이라는 4가지 미디어 효과 관점들은 사회 및 행동 변화를 위한 지침을 제시하려는 공중보건의 노력과 깊은 관련성을 가지고 있는 바, 이들 관점들을 심도 있게 고찰하고 비판해 볼 필요가 있다.

지식 격차. 오래 전부터 전해 내려오는 통념 가운데 하나는, 좀처럼 해결되지 않는 사회 문제는 일반 대중을 교육함으로써 해결할 수 있다는 것이다. 이는 마치 영화 '꿈의 경기장(the field of dreams)' 에 나오는 대사인 '일단 경기장을 만들어 놓으면 사람들이 와서 할

표 16-1. 커뮤니케이션 이론 및 분석의 차원

분석차원	이론 또는 개념	주요연구 및 고찰	유래학
개인	효과의 위계	Ray and others(1973) McGuire(1984) Chaffee and Roser(1986)	심리학
	설득의 이론	Hovland, Janis, and Kelley(1953) Roloff and Miller(1980) McGuire(1985) Perloff(1993)	사회심리학
	사회인지이론	Bandura(1994)	심리학 사회심리학
조직	뉴스 통제(문지기 역할)	Donohue, Tichenor, and Olien(1995) Shoemaker(1991)	조직사회학
	기자-정보출처 관계	Sigal(1973; 1987)	사회학
	일상적 미디어 작업	Roshco(1975) Tuchman(1978)	사회학
	미디어 메세지 체계	Gerner, Gross, Morgan, and Signorielli(1980) Turow(1992)	조직사회학
지역사회와 사회체계	혁신 확산	Rogers(1995)	사회학
	지식 격차	Tichenor, Donohue, and Olien(1980) Gaziano(1983) Viswanath and Finnegan(1996)	사회심리학 사회학 구조기능주의 사회 갈등
대중사회와 문화 차원간 분석	배양연구	Gerner, Gross, Morgan, and Signorielli(1994)	대중사회 사회학
	의제 설정	McCombs and Shaw(1972) Kosicki(1993)	사회학
	사회무제에 대한 정의와 설정	Iyengar and Kinder(1987) Entman(1993) Gamson and Modigliani(1987) Hilgartner and Bosk(1988)	심리학 정치학
	위협 커뮤니케이션	Weinstein(1984) Sandman(1987) Slovic, Fischoff, and Lichtenstein(1981) Glanz and Yang(1996)	사회학 심리학 사회학 심리학

것이다' 라는 생각과 같다고 할 수 있다. 그러나 다양한 주제와 쟁점에 관한 대중의 지식을 연구한 바에 따르면 사람들이 항상 알아듣는 것은 아니라고 한다. 더욱이 지식과 정보는 모든 인구집단에 고르게 분포되어 있지 않다. 많은 연구들에 따르면 정규 교육을 많이 받은 사람이 적게 받은 사람에 비해 여러 가지 쟁점들에 대해서 더 많이 배우고 안다고 한다 (Hyman & Sheatsley, 1947; Mosteller & Moynihan, 1972).

이러한 연구결과는 미네소타 주의 연구자인 티셰노Tichenor, 도노휴Donohue 그리고 올리엔Olien(1970, 1980)에 의해서 지식격차이론으로 발전되고 소개되었다. 이들은 사회 체계로의 정보 유입(예: 미디어 홍보)이 증가하면 사회경제적 지위가 낮은 사람들보다 사회경제적 지위가 높은 사람들에게 더 큰 혜택이 돌아간다고 주장했다. 즉, 사회 체계 내에 이용 가능한 정보가 많아지게 되면, 이 두 집단 간에 이미 존재하던 격차가 더 심화된다는 것이다. 이러한 주장을 뒷받침하기 위해서 이들은 건강을 포함한 여러 가지 주제에 대한 연구를 실시했다. 물론 이러한 연구들을 통해 얻게 된 다소 불편한 결론은 대중 정보 홍보(public information campaign)가 불평등을 더욱 공고하게 한다는 것이다. 이러한 연구결과는 사회 변화를 위한 계획된 노력의 근간을 뒤흔드는 것이기 때문에 정책입안자들과 연구자들의 관심을 끌게 되었다.

미디어 연구의 한 관점으로서 지식 격차 연구는 사회나 지역사회의 구조와 조직이 어떻게 사회통제 및 갈등관리의 수단으로서 기능하는지를 중요하게 여기는 오랜 사회학 전통에서 유래했다. 이 사회학 전통은 매스 미디어를 사회통제와 갈등 관리를 위한 중요한 제도로 여겨왔다. 이러한 가설은 미디어 효과를 적어도 두 가지 측면에서 발전시켰다고 볼 수 있다. 그 가운데 하나는 이 가설이 사회 개입이 모든 사회 문제를 해결하는 만병통치약이라고 보는 기존의 통념에 반론을 제기했다는 것이다. 또 한 가지는 이러한 가설의 미디어 효과가 청중에 따라 다르다는 것, 즉 미디어의 영향이 청중들이 처해 있는 사회-구조적 조건에 의해 상당히 조절된다는 것을 의미한다는 점이다. 이러한 가설은 미디어가 개인에게 미치는 영향에 있어서 환경의 역할에 초점을 맞춘 최초의 연구 가설들 가운데 하나였다(Viswanath & Finnegan, 1996).

다행이도 이후의 연구들을 통해서 지식 격차가 통제 불가능한 것이 아님이 밝혀졌다. 많은 연구들에 의해서 지식 격차에 영향을 미치는 다양한 상황과 조건들이 파악되었으며 지식 격차를 공중보건 홍보에 활용할 수 있는 가능성이 제시되었다(표 16-2 참조): 내용 영역, 경로 영향, 사회 갈등 및 지역사회 동원, 지역사회의 구조 및 개인의 동기부여 요인

표 16-2. 지식 격차의 개념, 정의, 활용

개념	정의	응용
지식수준 차이	사회경제적 지위가 다른 집단 간 지식의 차이	시간이 지나면서 '차이(gaps)'를 늘리려는 캠페인의 잠재적인 의도하지 않은 결과
지식	알려진 행동을 이해하게 하거나 수행하게 하는 정보	질병과 건강 기능의 원인과 예방에 관한 정보의 의사소통
정보 흐름	지역사회나 조직과 같은 사회 체계에서 쟁점에 대한 정보 이용가능성의 정도	건강 정보를 접하기 위한 기회의 증가 (다양한 경로를 통해)
사회경제적 지위(SES)	상이한 교육, 소득, 재산 또는 직업에 의해 특징 지워진 인구집단	상이한 SES 집단과 관련한 정보와 경로에 대한 강조
사회 구조/다원성	시설, 조직, 관심 집단을 포함한 지역사회 하위체계 간의 구분과 상호 의존	대규모 지역사회들은 건강 정보에 대한 공공의 관심 경쟁을 늘리고 작은 지역사회들보다 더 많은 의사소통 자원을 요구한다.
사회 갈등	쟁점이나 문제를 넘어선 갈등; 종종 사회 집단 간의 세력과 영향을 위한 투쟁	논란(controversy)은 미디어의 관심을 끌며, 특히 차이가 많이 나는 지역사회들; 공공의 관심을 증대시킨다.
동원	문제나 쟁점을 다루기 위해 지역사회 세력과 영향에 중점을 두는 조직 활동	건강 쟁점에 대한 관심은 종종 사회 집단과 지도자들에 의해 좌우된다
동기부여	정보와 지식에 관심을 갖고 행동하려는 개인들에게 영향을 주는 요소	정보를 요구하고 사용하기 위해 동기부여를 하는 전략들을 강조한다.

(Tichenor, Donohue & Olien, 1975; Etteman & Kline, 1977; Gaziano, 1983; Viswanath & Finnegan, 1996).

내용과 경로 요인. 많은 연구들이 건강 영역에서 사회경제적 지위에 기초한 지식 격차(SES- based knowledge gaps)를 발견한 것은 사실이지만, 어떤 연구들은 일반적인 주제로서의 '건강'이 모든 사회경제적 집단으로부터 보다 광범위한 관심을 이끌어낼 수 있을 것이라는 주장을 펴기도 했다(Ettema, Brown & Luepker, 1983; Snyder, 1990; Yows, Salmon, Hawkins & Love, 1991; Zandpour & Fellow, 1992). 즉, 건강이라는 주제가 이미 어떤 식으로든 사람들에게 영향을 미쳤기 때문에 청중들이 건강이라는 주제에 더 관심을 가질 수 있다는 것이다. 그러나 이러한 가능성은 지식 격차에 영향을 미치는 다른 요인들은 설명하지 못한다. 예를 들어 경로 영향(channel influence)에 관한 연구결과에 따르면 인쇄 매체에서 뉴스를 얻는 사람들이 다른 매체를 통해 뉴스를 얻는 사람들 보다 일반적

으로 더 많이 아는 것으로 나타났다(Viswanath & Finnegan, 1996). 물론, 신문을 읽는 사람들이 그렇지 않은 사람들보다 정규 교육을 더 받은 경향이 미약하기는 하다. 하지만 케이블, 디지털 위성, 인터넷을 통해 정보에 접근하는 비용이 점점 낮아짐에 따라 텔레비전이 다양한 사회경제적 집단들 간의 지식 수준을 균형 있게 만들 수 있는 잠재력을 갖게 되었다. 경로 영향의 수정 가능한 또 다른 측면은 미디어와 개인 간의 의사소통 연계와 관련이 있다. 예를 들면 티셔노Tichenor, 도노휴Donohue, 올리엔Olien(1980)은 미디어를 통해 얻은 정보를 강화함으로써 지식 격차를 좁히는데 개인 간 의사소통이 도움이 된다는 점을 지적한 바 있다.

사회 갈등과 동원. 미디어 연구에 따르면 사회적 갈등이나 지역사회 동원이 발생하는 곳에서는 심각한 정도의 지식 수준 차이가 잘 나타나지 않는다고 한다(Donohue, Tichenor & Olien, 1975). 사회 변화의 원동력인 사회 갈등은 대중의 관심을 쟁점에 집중시키고 개인 간 의사소통을 촉진한다. 공공의 문제를 해결하기 위해 지역사회 집단, 제도, 옹호자들을 동원하는 것은 뚜렷한 사회 갈등이 존재하지 않더라도 비슷한 효과를 갖는다(Gaziano, 1983).

지역사회 구조와 다원성. 지식 수준의 격차에 영향을 미치는 중요한 그러나 조정할 수 없는 요인 가운데 하나는 지역사회의 구조 그 자체이다. 대규모 지역사회들은 정부, 기업, 미디어 또는 그 밖의 조직화된 권력 기관들을 포함한 이익집단, 서비스 및 제도에 있어서 분화 또는 전문화의 정도가 높은 특성을 갖는다. 갈등의 가능성은 이와 같은 다원적인 지역사회들에서 높게 나타나는데, 왜냐하면 다양성과 분화의 정도가 높기 때문이다. 소규모 지역사회는 이러한 모든 분야에 있어서 분화 및 차별화의 정도가 낮다. 따라서 지식 수준의 격차는 크고 더 복잡한 지역사회에서 심하고 작고 덜 다원적인 지역사회에서는 낮다(Donohue, Tichenor & Olien, 1975; Shinghi & Mody, 1976; Ettema, Brown, & Luepker, 1983; Gaziano, 1988). 그러나 건강 의사소통(health communication)에 관한 최근의 몇몇 연구들이 이와 반대되는 연구결과, 즉 규모가 작은 지역사회에서 지식 격차가 발생할 가능성이 높다는 결과를 발표했다(Viswanath, Finnegan, Hertog, Pirie & Murray, 1994). 이는, 건강 같은 내용 영역에서는 이용 가능한 다양한 정보출처들이 많다는 것이 대규모 지역사회에 거주하는 구성원들에게 장점으로 작용한다는 것을 의미한다(Viswanath & Finnegan, 1996).

동기부여 요인. 에트마Ettema와 클라인Kline(1977)은 지식 수준의 격차에 영향을 주는 일군의

중요한 그리고 조정 가능한 요인들을 제시하였다. 그들은 사회경제적 지위가 높은 집단과 낮은 집단 간의 지식 격차가 반드시 정규 교육의 부족 또는 경제적 궁핍 때문에 발생하는 것이 아니라 서로 다른 수준의 동기부여, 관심 및 구체적인 주제와 관련된 특성의 수준이 다르기 때문에 발생한다고 주장하였다. 이들은 지식 격차 연구의 초점을 개인 차이 변수들의 역할로 옮겨 놓았다. 이러한 대안적 설명을 뒷받침하는 연구결과들을 여러 연구에서 찾아 볼 수 있는데 그러한 연구들은 관심, 특징, 동기부여와 같은 개인 변수와 지식 간의 관련성이 지식과 교육 간의 관련성 보다 더 강하다고 보고하고 있다(Ettema, Brown & Luepker, 1983; Zandpour & Fellow, 1992; Fredin, Monnett & Kosicki, 1994). 이와 반대로 어떤 연구들은 이와 반대되는 연구결과들을 보고하고 있다(Griffin, 1990; Snyder, 1990; Viswanath, 1990; Yows, Salmon, Hawkins & Love, 1991; McLeod & Perse, 1994). 예를 들면 식이요법 건강 캠페인 연구에서 비스와나스Viswanath, 칸Kahn, 피네간Finnegan, 허토그Hertog 그리고 포터Potter(1993)는 동기부여 정도와 교육 수준이 더 높은 사람들이 교육 수준이 낮은 사람들에 비해 식단과 영양에 관해서 더 많이 알고 있다는 연구결과를 발표했다.

동기부여 요인의 역할에 관한 상반된 증거에도 불구하고, 개인 수준과 사회 구조 변수 모두는 지식 수준 격차를 설명하는데 있어서 매우 중요하다. 그러나 이러한 상이한 분석 수준들을 보다 잘 연결하기 위해서는 앞으로 많은 연구들이 이루어져야 할 것이다 (Viswanath & Finnegan, 1996).

이러한 최근의 연구들이 갖는 중요성은 사회 변화를 위한 계획된 노력에 몇 가지 수정 가능한 요인들을 되돌려 주었다는 점이다. 만일 그러한 요인들을 적절이 이해하고 대처한다면 그러한 요인들은 우리로 하여금, 한 때 공공의 문제를 해결하기 위한 개입 사용에 관해서 우리가 가졌던 낙관적인 입장을 다시 가질 수 있게 해줄 것이다. 그러나 이러한 연구들은 초기 공공 캠페인에 대해서 가졌던 지극히 낙관적인 입장과 달리 공공 캠페인에 방해가 되는 구조적 요인들을 고려함에 있어서 우리가 더 '냉정하고 현명해져야 한다' 는 것을 시사한다. 공중보건은 공공 캠페인을, 관련된 정보가 풍부하든 부족하든 상관없이, 전국민의 문제를 다루기 위한 도덕적 교훈으로 여긴다.

의제 설정. 매스 커뮤니케이션 연구는 오래 전부터 매스 미디어가 여론(public opinion)에 미치는 영향에 관심을 가져왔는데, 그 이유는 특히 매스 미디어가 정치와 정책입안에 영향을 미치기 때문이다. 월터 립만Walter Lippmann(1922) 같은 초기 연구자들은 미디어의 움직임(media's behavior)을 특정 쟁점에 오래 머무는 경우가 거의 없이 하나의 쟁점에서 또 다른 쟁점으로 끊임없이 옮겨가는 '쉴 새 없는 탐조등(restless searchlight)'에 비유하였다. 이후, 베렐슨Berelson(1948) 같은 연구자들은 매스 미디어가 여론에 영향을 미치기도 하지만 그 반대, 즉 여론이 매스 미디어의 보도에 영향을 주는 것 또한 사실이라고 주장하였다. 폴 라자스펠드Paul Lazarsfeld와 동료들(1948) 또한 매스 미디어의 관심, 그 자체가 쟁점에 어떤 지위를 부여하며 쟁점의 중요성을 높인다고 주장했다. 1970년대에 들어와 이러한 통찰력들은 중요한 쟁점과 문제에 관한 공공 의제(public agenda) 설정에 있어서의 매스 미디어의 역할과 영향이라는 하나의 관심으로 모아졌다. 의제 설정은 부분적으로는 강력한 미디어 효과를 예측하는 미디어 모델들의 재출현으로 인해 학문적인 관심의 대상이 되었다(McCombs & Shaw, 1972). 이 분야 연구의 근저에 깔려 있는 공리(axiom)는 매스 미디어가 우리에게 무엇을 생각해야 하는지를 알려 주는 데는 성공적이지 않으나 무엇에 관하여 생각해야 하는지를 말해주는 데는 놀라우리만큼 성공적이라는 것이다. 즉, 핵심은 매스 미디어가 중요한 쟁점과 문제에 관한 공공 의제를 설정하는데 미치는 영향력이 크다는 것이다.

많은 연구들이 어떤 쟁점에 대한 매스 미디어의 보도와 그 쟁점의 중요성에 대한 여론 간에 높은 상관이 존재한다는 것을 보여주었다. 이러한 연구결과들은 중요한 쟁점에 대한 매스 미디어의 의제(뉴스 보도에 반영된)와 중요한 쟁점에 대한 공공 의제(매스 미디어에서 공공으로의 인과관계) 간에 직접적이라고는 할 수 없을지 모르지만 매우 강하다고는 할 수 있는 관련성이 존재한다는 것을 의미한다. 의제 설정은 또한 매스 미디어를 공중보건 개입에 활용할 수 있는 여러 가지 가능성이 존재한다는 것을 보여준다(표 16-3).

코식키Kosicki(1993)는 의제 설정 연구를 세 가지 유형으로 구분하였다. (1) 매스 미디어가 쟁점을 어떻게 묘사하는지(media portrayal)와 사람들이 쟁점에 부여하는 중요성 간의 관계를 연구하는 공공 의제 설정 연구, (2) 매스 미디어 보도(media coverage)와 정책결정 기구의 입법의제 간의 관계를 연구하는 정치 의제 설정 연구, (3) 매스 미디어로 하여금 특정 쟁점을 보도하도록 영향을 미치는 요인들에 초점을 맞춘 매스 미디어 의제 설정.

최근의 연구들은 의제 설정 이론을 발전시키는데 주력하고 있는데(Kosicki, 1993), 초기의 단순한 연구들과 달리 좀 더 명확한 인과관계를 밝히기 위한 실증적인 연구설계를 갖춘 연구들이 주를 이루고 있다(Iyengar & Kinder, 1987; Demers, Craff, Choi & Pessin, 1989). 이러한 접근방법은 의제 설정에 관한 관점이 여러 번의 변화를 거치면서 더욱 발전되었다. 이러한 변화된 관점에 따르면 매스 미디어는 우리에게 무엇이 중요한지를 매우

표 16-3. 의제 설정의 개념, 정의, 응용

개념	정의	응용
미디어 의제 설정	정의, 선택, 미디어에서 쟁점 강조에 영향을 주는 제도적 역할, 요소, 과정	그들의 욕구와 새 소식을 수집하고 보도하는 규칙을 이해하기 위한 미디어 전문가들과 함께 하는 일
공공 의제 설정	미디어와 공공 우선권에 설명된 쟁점들간의 연결	중요한 건강 쟁점에 대한 공공 의제를 수립하기 위한 옹호나 협력을 통해 미디어를 사용하는 일
정책 의제 설정	정책결정 제도와 미디어에서 제시한 쟁점들에서 진전된 쟁점들 간의 연결	미디어와 공공의 의제에 대한 건강 쟁점의 중요성을 높이기 위해 지역사회 지도자와 정책결정가들과 함께 하는 일
문제 확인, 정의	사회 제도가 확인한 '문제' 로써 쟁점을 확인하게 하는 요소와 과정	지역사회 지도자, 옹호 집단, 조직은 쟁점과 해결책을 정의한다.
틀	요소의 선택과 강조, 다른 것을 배제하게 하는 쟁점에 관한 조직화된 공공 담론(discourse)	옹호 집단은 미디어와 대중에 대한 중요 건강 쟁점을 '꾸린다(package)'

일반적인 방식으로 말해줄 뿐만 아니라, 어떤 구체적인 쟁점에 대해서 처음에 매스 미디어가 그 쟁점을 정의하기 위해 사용하는 신호, 상징, 용어, 정보출처를 통해서 쟁점에 관한 사고의 방향까지도 제시하게 된다고 한다. 이러한 관점에서 보자면 공공 문제는 사회적으로 구성되는 것이라 볼 수 있다. 즉, 집단과 기관과 옹호자들은 문제를 정의하고, 정의한 문제를 공공 의제로 만들고, 쟁점을 상징적으로 정의하는데 있어서 서로 간에 경쟁을 벌인다(Gamson & Modigliani, 1987; Hilgartner & Bosk, 1988; Entman, 1993). 이러한 발전 노력은 매스 미디어의 의제 설정 기능이 완전히 독립적인 것이 아니라, 다양한 지역사회 집단, 기관, 옹호자들에 의해 형성된다는 것을 의미하기 때문에 중요하다. 이러한 발전 노력은 또한 실재의 사회적 구성 과정을 중요시하는 사회학 지식을 기반으로 하고 있다(Berger & Luckmann, 1966). 이러한 사실들은 특정 건강문제에 대한 인식과 관심을 불러일으키는데 매스 미디어를 활용하고자 하는 공중보건 분야의 전문가들에게 여러 가지 함의와 활용방안을 제시해준다.

배양 연구. 배양 연구(cultivation studies)는 매스 미디어가 실재에 대한 우리의 인식에 미치는 영향을 중요시한다. 이 접근방법은 텔레비전과 영상 미디어의 확산 및 그것이 가진 인식을 바꿀 수 있는 능력을 출발점으로 삼는다. 간단히 말해서 연구자들이 주장하는 바는 텔레비전에 많이 노출될수록 사람들은 종종 텔레비전에서 그려지는 세계를 현실로 받아들인다는 것이다(Gerbner, Gross, Morgan & Signorielli, 1980; Stossel, 1997). 텔레비전에 더 많이 노출될수록 시청자들이 인식하는 현실과 텔레비전에 의해서 그려지는 신화적 현실이 일치하는 정도가 높아진다(Gerner, Gross, Morgan & Signorielli, 1994; Wimann, 2000). 즉, 핵심은 텔레비전이 과장된 세계관을 배양한다는 것이다.

배양 연구는 두 가지 유형의 연구로 발전해왔다. 그 중 하나인 메시지 체계 분석(message system analysis)은 텔레비전이 만들어낸 세계를 연구한다. 거브너Gerbner, 그로스Gross, 모르간Morgan, 시그노렐리Signorielli(1980, 1994)는 오랜 기간에 걸쳐 텔레비전의 폭력적인 내용을 연구해왔다. 그들은 폭력이나 희생자들을 그들이 원하지 않는 방향으로 행동하게 하기 위해 등장인물들이 '물리적 힘을 공공연하게 표현하는 것' 이라고 정의하고 폭력의 빈도를 측정하였다. 이들은 초기 보고서(Gerbner, Gross, Morgan & Signorielli, 1980)에서 황금시간대 프로그램의 경우 시간당 평균 5회의 폭력장면이 나왔으며, 주말 낮 시간대에는 20번의 폭력장면이 나왔다고 보고하였다. 이들은 텔레비전 드라마에 자주 등장하는 등장인물들의 성별, 나이, 인종, 직업 또한 기록했는데 텔레비전에 그려진 세계에는 남성의 수가 여성의 수보다 많았고, 젊은층과 노인층은 덜 등장했으며 전문직과 경찰이 많이 등장한다는 것을 발견했다.

두 번째 연구 유형은 배양 분석(cultivation analysis)이다. 거브너Gerbner와 동료들(1994)은 텔레비전에 대한 노출이 시청자들의 현실 인식에 상당한 영향을 미친다고 주장했다. 텔레비전을 많이 보는 사람들이 적게 보는 사람들에 비해 의견과 지식을 묻는 물음에 '텔레비전에서 보고 들은 대답' 을 할 가능성이 높은 것으로 나타났다. 뿐만 아니라 텔레비전을 더 많이 보는 사람들은 세계를 현실과 동떨어진 폭력적이고 무서운 것으로 인식하고, 타인을 덜 신뢰하고, 경찰의 수가 실제보다 많은 것처럼 착각하고 있으며, 문제를 해결하는 수단으로써 폭력을 사용할 가능성이 더 높은 것으로 나타났다.

텔레비전 세계관의 배양은 주류화(mainstreaming)와 공명(resonance)이라는 두 가지 서로 다른 기제를 통해서 이루어지는 것으로 알려져 있다. 주류화란 공통적인 사고방식을 공유하는 것을 말한다. 흥미롭게도 인구사회적 배경과 무관하게 텔레비전을 많이 시청하는 사람들은 이러한 세계관을 공유하는 경향이 있다. 거브너Gerbner와 동료들(1980)이 주장한 바와 같이 텔레비전을 많이 시청하는 것은 '그렇지 않았더라면 이질적이고 다양했을 집단들의 신념을 보다 동질적인 주류적 관점으로 배양하는 결과를 가져올 수 있다.'

공명은 주류화에 비해 더 강력한 기제로 여겨진다. 즉, 어떤 집단에게 있어서 텔레비전 프로그램에 나타난 '현실' 은 그들의 실제 삶과 일치할 수도 있다. 그 경우, 배양 효과는 급증하여 텔레비전은 그 집단에 대해서 더 강한 영향을 미치게 된다. 어떤 경우에는 공명 효과가 실제로 시청자들이 가진 유사성(affinity)에서 비롯된다는 것이 적어도 한 연구에서 지적된 바 있다. 예를 들면 어떤 시청자들은 뉴스에서 보도되는 범죄 희생자들이 자신과 닮은 것을 보고는 자신을 범죄 희생자들과 너무 동일시하게 되고, 그로 인해 위험에 대해서 비이성적일 정도의 두려움을 갖기도 한다(Chiricos, Eschholz & Gertz, 1997).

어떤 연구들은 배양 가설(the cultivation hypothesis)을 뒷받침하는 증거들에 대해서 의문을 제기하기도 하지만 대부분의 연구자들은 우리의 현실 인식이 텔레비전에 대한 노출 수준에 의해 영향을 받는다는 주장에 동의한다(Potter, 1999). 후속 연구들에 의해서 배양에 영향을 미칠 수 있는 여러 가지 상황적 조건들이 추가로 제시되었다. 예를 들면 어떤 연구들은 텔레비전의 배양 효과는 연령, 성별, 교육 수준, 소득, 주당 근로시간, 인맥, 지역사회의 규모와 같은 요인들을 통제할 경우 약화되거나 사라진다고 주장한다. 텔레비전을 많이 시청함으로써 배양되었다고 생각되는 범죄에 대한 두려움은 어쩌면 범죄 위험지역에 살면서 주로 집에서 텔레비전을 보는 사람들 가운데 텔레비전을 많이 보는 사람들의 수가 얼마나 되는지를 가지고도 설명할 수 있다.

어떤 연구들은 배양 효과가 비선형일 수도 있다고 주장한다. 즉, 텔레비전 시청이 어느 정도까지는 '텔레비전 세계관' 을 배양할 수도 있지만 어느 정도까지만 그럴 수 있다는 것이다(Potter, 1999). 또 어떤 연구들은 오락 프로그램이 세계관을 왜곡하는 주범이 아니라고 주장한다. 뉴스 미디어, 정치인, 정부, 사회정치적 옹호집단은 종종 현실 가운데 일부만을 가지고 사람들이 두려워하거나 걱정할만한 것들을 만들어 냄으로써 그들이 원하는 바를 이루고자 하기도 한다(Dorfman, Woodruff, Chavez & Wallack, 1997; Glassner, 1999).

위험 커뮤니케이션. 위험에 관한 커뮤니케이션은 개인 차원과 지역사회 차원의 분석을 연계하는 공중보건에서 특히 관심을 갖는 분야이다. 개인 차원의 경우, 연구자들은 주로 인지 과정에 대한 이해 그리고 전문성 개발 및 커뮤니케이션에 대한 정신모델(Fischoff, 1999; Maibach, 1999; Weinstein, 2000); 사람들이 수학에 약한 현상(Lipkus, Rimer, Halabi & Strigo, 2001; Weinstein, 1984); 혼돈과 그릇된 정보(Weinstein, 2000); 개별화된 상담 및 맞춤적 접근(tailoring)의 효능(Rimer, Glanz & Rasband, 2001); 고강도의 조절되고 직접적인 커뮤니케이션의 장점(Rimer & Glassman, 1999) 등에 대해서 관심을 가져왔다.

또한 개인 차원에서 연구자들은 개인이 위험에 관한 정보에 노출되고 주의집중하는 인지 기제, 사람들이 자신들과 관련된 위험 정보를 어떻게 이해하는지, 사람들이 자신의 행동을 바꾸기 위해서 위험 정보에 어떻게 대응하는지 등을 주된 연구주제로 삼아왔다(Slovic, Fischoff & Lichtenstein, 1981; Weinstein, 1984; Glanz & Yang, 1996). 위험 커뮤니케이션에 관한 이러한 접근방법은 건강신념모델, 합리적 행동이론 그리고 위험 선택 과정 모델(예: 위험에 대한 취약성 및 심각성에 대한 개인의 인식)과 같은 유용한 기대 이론들을 포함한 사회심리학적 행동 모델들과 사회인지이론(예: 위험을 줄이기 위해 적절한 행동을 취할 수 있다는 자기 효능감 신념)을 포함한 자기조절모델(self-regulatory models)들을 주된 이론적 배경으로 삼고 있다. 이 접근 방법은 또한 미디어가 지식, 신념 그리고 행동에 미치는 영향을 연구하는 개인 차원에서의 커뮤니케이션 연구의 주된 분야이기도 하다.

위험 커뮤니케이션 연구에서 중요한 발전은 지역사회 차원의 분석에서도 일어났다. 사회 문제 및 그와 관련된 공론에 관한 최근의 연구들은 커다란 관심을 끌고 있다. 지역사회 차원의 경우, 위험 커뮤니케이션 연구들은 여론 그리고 위험과 관련된 정책의 형성 및 관리에 있어서 대중과 사회 제도(예: 정부기관, 옹호 집단, 매스 미디어 등) 간의 상호작용에 주안점을 둔다. 이 경우, 위험 커뮤니케이션 연구들은 의제 설정 및 의제 형성에 관한 여러 관점들뿐만 아니라 공공 쟁점에 관한 정의와 틀에 대한 연구들을 이론적 기반으로 삼는다. 이러한 맥락에서 위험 커뮤니케이션 연구는 위험이 사회적으로 구성되는 것, 즉 사회 제도, 옹호집단 및 대중의 지역사회 활동의 산물로 본다(Hilgartner & Bosk, 1988; Sandman, 1987; Griswold & Packer, 1991; Glanz & Yang, 1996).

위험에 관한 공공의 정의(public definitions)는 위험의 정치적 맥락과 사회적 맥락('분노' 요인)에 의해서 조정되는, 과학적으로 사정된 위험 정보(목적)를 포함한다. 사회 갈등은 사회 문제에 관심을 갖게 할 뿐만 아니라 사회행동을 유발할 수 있는 자극적인 쟁점을 만들어내는 중요한 변수이다(Tichenor, Donohue & Olien, 1980; Viswanath & Demers, 1999). 사회 갈등은 대중의 '분노(outrage)' 수준의 높낮이에 대비해 볼 때 실제 위험 수준의 높낮이가 어느 정도인가에 따라서 부정적인 결과를 가져올 수도 있고, 긍정적인 결과를 가져올 수도 있다. '분노'는 모든 사회경제적 집단들에게로 중요한 정보를 신속하게 확산시킬 수 있는 효과를 가진 지역사회 갈등의 한 형태이다(이러한 현상은 앞서 논의했던 지식 격차와 관련이 있다). 이러한 효과가 실제로 나타나는 경우, 다양한 사회경제적 집단들이 접하게 되는 정보의 양과 내용에는 거의 차이가 없다고 볼 수 있다(Viswanath &

Finnegan, 1996). 이와 달리, 분노의 수준이 낮은 경우(또는 여론이 그다지 형성되지 않는 경우)는 서로 다른 사회경제적 집단들이 가진 위험에 관한 지식의 양에는 차이가 있을 것으로 예상된다. 이처럼 대중이 얼마나 많은 지식을 가지고 있는가는 위험과 관련된 정책 입안에 영향을 줄 수 있다. 또한 위험을 지역사회 차원에서 어떻게 정의하는가는 결코 방치할 수 없는 상황(예: 아프리카의 AIDS)을 바꾸는데 관심을 가진 힘 있는 행동가들의 사회행동에 상당한 영향을 미칠 수 있다.

2001년 9월 11일의 사건과 현대 생물학적 테러의 시대가 도래한 이후, 위험 커뮤니케이션 연구가 새로운 중요성을 갖게 되었다는 것에 대해서는 의심의 여지가 거의 없다. 세상을 놀라게 하는 생소한 사건들이 끊임없이 발생하고 정보 불확실성과 위험에 노출된 개방성으로 특징 지워지는 환경 속에서 위험에 관한 공공 의식에 미디어가 미치는 영향은 특별한 관심사가 될 수 밖에 없기 때문이다.

건강 분야에의 미디어 연구 적용

이제 우리는 이상에서 소개한 관점들이 건강증진 및 질병예방을 위한 노력을 이해하고 평가하는데 얼마나 유용한지 보여주는 사례들을 살펴보기로 하겠다. 미디어 연구의 틀 안에서 커뮤니케이션 이론의 건강행동에의 적용은 앞서 언급한 두 가지 차원에서 이루어진다: (1) 건강 결과에 미디어와의 일상적인 상호작용이 미치는 영향, (2) 계획된 캠페인 개입이라는 맥락에서 특정 건강 결과를 얻기 위해 의도적으로 미디어를 사용할 때의 효과.

미디어가 건강에 미치는 일상적인 영향

첫 번째 범주에 해당하는 미디어 활용은 지난 20세기 가운데 거의 대부분의 기간동안에 걸쳐 미디어 연구와 공중보건을 연결시켰으며, 그 동안의 이루어진 연구의 양으로 미루어볼 때 그러한 경향은 계속될 것이라 판단된다. 여기서의 주된 관심사는 건강관련 행동에 미디어 활용 그 자체가 갖는 효과이다(DeFleur & Dennis, 1985). 1930년대에 페인재단(the Payne Fund)은 영화가 젊은이들에게 미치는 영향에 관한 초기 연구들을 후원한 바 있다. 관심의 초점은 영화가 폭력성이나 그 밖의 반사회적 행동을 유발하는지 여부였다. 초기 연구자들은 이 질문에 대해서 주로 심리학이나 사회학적인 접근을 시도했으나 최근 들어서는 배양 연구 접근방법이 많이 사용되고 있다. 이들 연구들이 취약 집단에 주안점을 두었던 것은 아동과 노인층이 텔레비전을 더 많이 시청한다는 사실에 근거한 것이었다.

폭력과 미디어. 미디어의 영향에 관한 관심은 상업적 텔레비전이 1946년에 첫 전파를 내보내면서부터 급격히 증가했다. 1970년대 초반에 이르자, 미국 보건교육복지부(the U.S. Department of Health, Education & Welfare)(1972)가 텔레비전의 폭력성이 아동과 청소년들에게 미치는 영향에 대해서 깊은 우려감을 갖기 시작했다. 미국 연방정부 보건국장(the Surgeon General)은 보고서에서 텔레비전의 폭력적인 내용에 대한 노출과 공격적인 행동 간에 놀라울 만큼 일관된 연관성이 존재한다는 것을 보고했는데, 이러한 연관성은 수많은 후속연구들을 통해서 더욱 증폭되었다(Kelly, 1996; Wilson & others, 1997; Singer & Singer, 2001). 동일한 우려감은 디지털 미디어 시대에 들어와서도 계속되었다. 1990년대 후반에 들어와 미디어 산업에 등급 심사제도(content-rating systems)가 도입되었음에도 불구하고 연구자들은 폭력성이 높은 텔레비전 프로그램들을 계속해서 발견해냈으며, 미디어 산업이 그러한 프로그램들을 청소년들을 주된 대상으로 삼아 제작하고 있음을 고발하였다(Gerbner, 1998; Federal Trade Commission, 2000). 더욱이 많은 연구들이 청소년들의 미디어 사용 습관이 음악 CD, 비디오게임, 컴퓨터 그리고 텔레비전, 라디오와 같은 구 미디어와 통합된 인터넷의 등장으로 변화되었다는 것을 보여주었다(Livingstone & Bovill, 20001). 최근에 발표된 Kaiser Family 재단의 청소년의 미디어 습관 연구(1999)에 따르면, 오늘날 미국의 보통 아동들은 학교 이외의 곳에서 하루 평균 약 5.5시간을 각종 미디어를 사용하는데 쓰고 있으며, 부모들 가운데 아동의 미디어 사용과 관련된 규칙을 정하거나 미디어 사용을 규제하는 부모는 거의 없는 것으로 나타났다.

그러나 이 연구에 대해서 끊임없이 제기되는 중요한 도전은 인과관계이다. 즉, 청소년들이 미디어 폭력에 대한 노출이 실제로 폭력을 유발하는가? 미디어가 없는 곳은 없기 때문에 이 수수께끼에 대한 명확한 답을 제시할 수 있는 연구를 설계하는 것은 결코 쉽지 않은 일이다. 많은 연구자들이 수많은 연구들을 통해서 텔레비전 폭력 노출과 공격성 간의 연관성을 일관되게 주장하고 있고, 미디어의 폭력에 대한 집착 또한 부단히 지속되고 있는 반면(Willis & Strasburger, 1998; American Academy of Pediatrics, 1999), 미국에서 청소년 폭력 범죄는 1990년대 중반 이후 현저히 감소하고 있으며, 현재 지난 30년 중 최저 수준을 기록하고 있다(Snyder, Sickmund & Bilchik, 1999). 이러한 현상은 미디어 노출과 행동 간의 관계가 복잡하고 가변적이라는 것을 보여준다(Hogben, 1998; Felson, 1996). 이처럼 직접적 인과관계를 정의하는 것이 쉽지 않음에 따라 연구자들은 현실 폭력에 대한 둔감화나 폭력에 대한 취약성 인식에 있어서의 부정적 변화와 같은 폭력 행동에 상응하는 누적 노출 효과에 주목해왔다(mean-world syndrome). 이 분야 연구들의 일반적인 경향으로부터 도발적으로 벗어난 한 연구자는 미디어 폭력이 청소년들이 현실에서 폭력적 행동을 취하기 전에 그들이 가진 공격적인 충동을 배출할 수 있게 해주는 유익한 카타르시스 효과를 갖는다고 주장했다(Fowles, 1999). 더 나아가서 그는 미디어 폭력을 문제화하는 것은 대중문화의 가치에 대한 국가의 '문화 전쟁(culture wars)' 의 재발이라고 보고 있다.

광고와 오락. 광고는 아동이나 사춘기 청소년 같은 취약집단과 주로 관련된 공중보건 쟁점을 유발한다. 커뮤니케이션 효과에 관한 사회심리학 연구와 배양 연구 접근방법 모두는 이 분야의 연구에 영향을 미친다. 예를 들어서 최근 많은 연구들이 담배 광고가 청소년들에게 매우 호소력이 있고, 청소년들이 담배를 피우려는 생각을 갖게 하는데 영향을 미친다고 주장하였다(Ammerman, Ott & Tarter, 1999). 오락 프로그램에서의 음주 장면 및 주류 광고를 연구들은 그러한 프로그램과 광고가 '술은 누구나 마신다' 는 잘못된 규범을 은연중에 제시하고 술을 마시지 않는 사람은 좋은 시간을 가질 수 없다는 그릇된 메시지를 제공함으로써 청소년들의 술에 대한 인식을 바꾼다고 지적하였다(Grube & Wallack, 1994; Caswell & Zhang, 1998; Robinson, Chen & Killen, 1998).

또 다른 연구들은 지나친 텔레비전 시청이 아동들로 하여금 오랜 시간을 앉아서 지내는 버릇을 갖게 하고 아동 비만, 불건전한 식습관, 높은 콜레스테롤, 섭식 장애 및 그밖에 다른 정신건강 문제들의 증가에 부분적인 원인이 된다고 주장하였다. 이러한 연구들은 또한 우리에게 여러 가지 공공 정책적 함의를 제시해준다. 예를 들면 일부 공중보건 옹호자들은 광고와 오락 프로그램의 내용에 제한을 둔다든지 미디어 노출이 아동의 건강에 부정적인 영향을 미치는 문제를 해결하기 위한 역선전(counteradvertising)을 제안하기도 한다(Sidney & others, 1994; Stevens, 1998).

계획된 미디어 사용의 적용

어떤 연구들은 미디어 사용이 건강에 긍정적인 영향을 미친다는 결과를 제시하기도 한다(Barker, Pistrang, Shapiro, Davies, & Shaw, 1993; Suman & Rossman, 2000). 이러한 연구들은 매스 미디어 특히 텔레비전이 부정적인 영향을 줄 수도 있지만, 그러한 미디어가 공중보건에 긍정적 영향을 미칠 수도 있으며 실제로 그렇게 될 수 있게 활용해야 한다는 것을 강조한다. 이러한 관점은 특히 미디어 연구와 건강의 두 번째 차원, 즉 계획된 개입 맥략에서의 의도적인 미디어 사용의 효과에 주로 스며들어 있다.

특정 건강 결과를 달성하기 위해 계획된 미디어 커뮤니케이션을 사용한 시점은 시기적으로 미국이 건국된 시점보다도 앞선다(Paisley, 1989). 미국인들이 가진, 공공 미디어 캠페인에 대한 이러한 열의는 오늘날에도 결코 식지 않았으며, 오히려 계획의 역할에 대한 보다 심층적인 이해와 더 체계적인 접근방법을 강조하면서 지속되고 있다.

앞서 논의했던 여러 가지 미디어 커뮤니케이션 이론들은 지역사회를 기반으로 한 공중보건 캠페인과 관련성을 가지고 있다. 제5부에서 논의하게 될 개입 계획 모델들(intervention planning models)에 따르면 많은 미디어 연구 이론들이 형성적 분석(formative-analysis), 전략개발 단계(strategy-development stages) 및 성과 평가에 매우 유용한 것으로 알려져 있다. 이제 그러한 활용 사례들을 살펴보기로 하자.

심장병 예방과 매스 커뮤니케이션. 1950년대 초반에 시작된 역학 연구들은 심장병 발병률이 전 세계적으로 매우 다르다는 것을 발견했다. 이러한 차이는 주로 사회적으로 적응된 행동유형 때문인 것으로 나타났다(Kromhout, Menotti, & Blackburn, 1994). 심장병 발병률을 줄이기 위해서 연구자들은 전체 인구집단에 있어서의 변화에 초점을 둔 다양한 예방 전략이 필요하다고 판단했다. 이러한 접근방법의 근저를 이루고 있는 원리는 그러한 캠페인에 대한 노출이 참여와 관여를 증진시키고, 더 나아가서는 행동 변화로 이어진다고 가정하는 일련의 인과관계였으며(Mittelmark & others, 1986), 그러한 행동 변화는 다시 심장병 위험요인에 있어서의 변화 그리고 궁극적으로는 질병 감소로 이어질 것이라고 예상되었다.

미국의 캘리포니아, 미네소타 그리고 로드아일랜드 주에서 연구자들에 의해 연방정부가 지원하는 지역사회 예방 캠페인이 시작되었다. 미디어 커뮤니케이션의 역할이 중심이 되는 다양한 전략들이 사용되었다. 다양한 전략을 사용하자는 생각은 상승효과(synergy) 개념, 즉 각각의 전략을 따로 사용할 때 보다 함께 사용하면 행동 변화를 달성하는데 더 큰 효과를 얻을 수 있다(전체 효과가 부분의 합보다 더 커진다)는 생각에 의해 뒷받침되었다. 이러한 생각은 또한 각각의 전략이 건강행동 변화를 달성하는데 있어서 장점과 단점을 가지고 있다는 생각에 의해서 뒷받침되었다. 예를 들면 집단적 교육환경(예: 학교 학급)은 강도 높은 상호작용적 경험을 제공하는 데는 유리하지만, 많은 사람들에게 접근하는 데는 불리하다. 반면에 매스 미디어는 강도 높은 상호작용적 경험을 제공하기에는 적합하지 않지만, 다수의 사람들에게 메시지를 전달하는 데는 매우 유리하다. 캠페인 계획 기본틀(campaign-planning frameworks)은 다양한 전략들이 가진 장점들을 통해서 개별 전략들이 가진 약점들을 극복하는 것이다.

각각의 캠페인에서 미디어는 심장병에 대한 일반대중의 문제의식, 주된 위험요인, 심장병과 관련된 생활방식 변화 전략, 프로그램에 대한 인식을 높이기 위해서 처음부터 사용되었다. 이렇게 볼 때 처음에는 미디어가 심장병 예방을 위한, 사회적으로 관심을 기울여야 할 필요가 있는 지역사회 의제를 설정하기 위해 사용되었다. 매스 미디어의 장점은 동일한 정보를 다수의 사람들에게 동시에 전달할 수 있는 역량인 바, 예방 메시지와 프로그램에 대한 사람들의 인식이 빠르게 증가한 것은 그다지 놀랄만한 것은 아니었다(Viswanath, Finnegan, Hertog, Pirie & Murray, 1994). 이러한 캠페인을 포함한 모든 공중보건 캠페인의 경우, 쟁점이 되는 것은 캠페인이 과연 어느 정도나 지역사회의 모든 인구집단들에게 노출되는가 하는 것인데, 왜냐하면 노출은 어떤 결과가 발생하기 위한 전제조건으로 여겨지기 때문이다(McGuire, 1989). 물론 건강 캠페인 기획가들은 행동 변화로 이어질 수 있는 수많은 요인들을 직면하게 된다. 지식 격차가 분명히 존재하기 때문에 사회경제적 지위가 높은 사람들이 낮은 사람들 보다 더 많은 정보를 더 빨리 접하게 되는 경향이 있다. 또한 서로 다른 규모와 복잡성을 가진 지역사회에 거주하는 사람들은 서로 다른 커뮤니케이션 체계 때문에 캠페인에 서로 다르게 노출된다. 따라서 건강 캠페인 기획가들은 캠페인을 개발하고 평가할 때 반드시 사회구조적인 요인들을 고려해야 하며, 그렇게 함으로써 노출의 확산, 그 밖의 다른 조절 효과 및 행동 결과에 심각한 장애요인이 발생하지 않게 해야 한다.

노출과 심혈관 질환 예방 정보. 심혈관 질환 예방 캠페인에서 많은 연구들은 노출에 관한 질문, 예방 정보 보급과 같은 중재 효과 및 행동 변화 그 자체에 주목하였다. 캠페인에 대한 중재 노출(intermediate exposure)을 측정하기 위해 미네소타 주의 프로그램은 지역사회 인식에 있어서의 변화를 추적하고 일반대중들이 프로그램의 명칭을 기억하는 능력을 관찰하였다. 물론, 이러한 두 가지 중재 성과는 행동을 변화시키는데 필요한 것은 아니지만 캠페인 전달에 대한 과정 측정(process measure)을 위한 것이었다. 즉, 캠페인으로 인해 사람들이 심혈관 질환(CVD) 예방활동에 대해서 알게 되고, 그러한 예방활동과 관련된 구체적인 기관(도움을 받은 적은 없는)의 이름을 알게 되었는가? 더 중요한 것은 과연 이러한 효과가 사회경제적 지위에 따라 다른가? 등이다.

5년간의 캠페인 기간 동안 세 곳의 지역사회 각각에서 변화를 측정하기 위해 매 6개월마다 무작위 인구조사가 실시되었다(Viswanath, Finnegan, Hertog, Pirie & Murray, 1994).

가장 규모가 작은 지역사회(인구 28,651)에서 사람들의 인식은 6개월이 지난 시점에서 42%, 3년이 지난 시점에서 가장 높은 91% 그리고 5년이 지난 시점에서 88%로 빠르게 증가했다. 교외 지역(인구 81,831)의 경우, 사람들의 인식은 6개월에 약 30%에서 3년에 최고치인 81% 그리고 5년에 71%까지 증가했다. 프로그램의 명칭을 기억하는 것 또한 거의 유사한 비율로 증가했으나 모든 지역사회에서 전반적으로 낮게 나타났는데, 그 이유는 적극적으로 요구하지 않는 상태에서 프로그램의 명칭을 기억해낸다는 것은 당연히 쉽지 않은 일이기 때문이다. 지방 지역사회와 교외 지역(인구 2백 만명 정도인 대도시의 일부 지역)의 경우, 사람들의 인식과 명칭 기억을 일정수준으로 유지하는데 더 강도 높은 미디어 커뮤니케이션이 필요했는데, 이 지역의 인식 및 명칭 기억 수준은 규모가 가장 작았던 지역사회에서 보다도 더 낮았다. 더 많은 미디어 커뮤니케이션이 필요한 이유는 대규모 지역사회가 가진 복잡성 때문이었다. 즉, 소규모 지역사회에 비해서 '통로(channel)' 도 많고 '잡음' 이나 관심의 분산도 더 심하기 때문이다. 그렇다면 사회경제적 지위에 따른 효과는 어떠한가?

연구결과에 따르면 지식격차이론에서 말하는 대로, CVD 인식과 프로그램 명칭 기억 수준은 사회경제적 지위가 높은 집단(정규교육 연수로 측정한)에서 가장 높게 나타났다. 그러나 더 중요한 것은 사회경제적 지위가 낮은 집단의 변화 정도가 사회경제적 지위가 높은 집단의 변화 정도 보다 큰 것으로 나타났다는 점이다. 따라서 비록 격차는 여전히 존재하지만 캠페인은 목표한 커뮤니케이션 노력을 통해서 격차를 성공적으로 좁힐 수 있었다(Finnegan, Viswanath, Kahn & Hannan, 1993). 아울러 사회경제적 지위가 높은 집단보다 그 정도는 뒤떨어지지만 사회경제적 지위가 낮은 집단들 간에 변화가 발생할 수 있고, 실제로 발생했다는 것을 이해하는 것이 중요하다. 우리가 판단하기로는 이러한 현상은 주로 커뮤니케이션과 교육에 대한 동등한 접근성 때문에 나타난 것이라 생각되며 그렇기 때문에 캠페인 계획 단계에서의 경로-영향(channel-influence) 분석이 더욱 중요해진다고 생각한다. 다시 말하면 어떤 경로들이 가장 많이 사용되고 어떤 집단에게 가장 효과적인가(Finnegan, Viswanath, Kahn & Hannan, 1993)? 하는 것이다.

향후 전망

미디어 연구 이론을 건강분야에 적용하는 것과 관련해서 생각해보아야 할 몇 가지 중요한 쟁점들이 있으며, 그러한 쟁점들은 금세기에도 연구에 영향을 미칠 것이라 예상된다. 첫째는 미디어가 아동이나 청소년 같은 취약 집단에 미치는 영향에 관한 연구는 지속되어야 한다는 것이다. 오늘날 사람들은 거의 태어나면서부터 선택의 여지없이 텔레비전에 노출될 뿐만 아니라 인터넷을 포함한 여러 가지 새로운 정보기술에 노출되게 된다. 우리는 미디어가 좋은 의미에서 매우 강한 사회화 효과를 가지고 있다는 것을 알고 있음과 동시에 공중보건 증진을 지원하는 것이 미디어의 우선적인 목표가 아니라는 것 또한 잘 알고 있다. 미디어의 목표와 공중보건의 목표는 종종 상충된다. 과연 메시지 생산자로서의 매스 미디어로 하여금 보다 나은 역할을 하게 할 수 있을까? 예를 들면 공중보건에 도움이 되는 방향으로 미디어 내용을 개선할 수 있을까?

이 질문에 대한 답은 모호하게도 '아마도' 이다. 공중보건 옹호자들이 프로그램 제작자들에게 그들이 제작하는 프로그램에 긍정적인 메시지를 포함시켜 줄 것을 부탁하여 실제로 그렇게 된 성공 사례들이 있어 왔다. 미디어로 하여금 공중보건에 도움이 되지 않는 프로그램 내용들을 바꾸게 하기 위한 노력의 성공 여부는 공중보건 옹호자들이 미디어와 그러한 변화를 이끌어 낼 수 있는 관계를 얼마나 효과적으로 만들 수 있는가에 달려 있다.

21세기에도 계속해서 논의될 두 번째 쟁점은 건강행동을 변화시키려는 매스 미디어의 계획된 사용이다. 좀 더 구체적으로 말하자면 지역사회 건강 세팅들은 앞으로도 다양한 차원에서의 커뮤니케이션 효과를 연구할 수 있는 이상적인 환경을 제공해줄 것이다. 관심의 초점은 각각의 분석 차원에서의 커뮤니케이션이 다른 차원에서의 커뮤니케이션과 어떻게 영향을 주고 받고 또 연결되는지에 맞춰질 것이다. 당연히 구조 차원의 요인과 개인 차원의 요인이 있을 것이다. 특정 커뮤니케이션 경로(매스 미디어 또는 개인 간)의 영향력은 이끌어내고자 하는 행동변화의 복잡성에 따라 달라질 수 있다(Bandura, 1994). 한편으로는 행동의 복잡성이 낮을수록 그러한 행동의 성과로 이어지는 특정 커뮤니케이션 경로의 영향력이 강해질 수 있다(Bandura, 1994). 또 한편으로는 행동의 복잡성이 높을수록 다양한 출처에 대해서 더 많이 노출되고자 하는 욕구가 많아질 수 있다. 지역사회 건강 세팅에서 특정 경로가 가진 영향력은 비교적 낮다고 할 수 있다.

세 번째 쟁점은 건강 불균형(health disparities)과 커뮤니케이션이 건강 불균형에 어떻게 원인이 되고 해결책이 되는가 하는 것이다. 향후 10년간 국가 차원의 건강 목표를 제시해줄 「Healthy People 2010」(U.S. Department of Health & Human Services, 2000)은 인종 및 사회경제적 지위에 따른 건강 불균형 제거를 주된 목표 가운데 하나로 밝히고 있다. 소수인종과 소득이 낮고 교육 수준이 낮은 가정들은 소득이 높고 교육 수준이 높은 가정이나 백인들에 비해 더 큰 질병 부담을 안고 있다. 그들은 또한 정보와 경로와 풍부한 현대 미디어 환경에도 불구하고 예방 정보에 덜 노출된다. 인터넷과 같은 새로운 커뮤니케이션 기술이 새로운 건강 정보출처로 등장했으나(Rainie & others, 2001), 모든 미국인들에게 이러한 정보출처가 똑같이 도움이 되지 않는다는 것은 두말할 나위가 없다. 많은 연구들이 '디지털 분리(digital divide)', 즉 빈곤한 사람들의 새로운 기술에 대한 접근성이 낮다는 것에 주목하고 있다(U.S. Department of Commerce, 2000; Viswanath, McDonald & Lavrakas, 2000). 접근성의 질은 이와 관련된 쟁점 가운데 하나라고 할 수 있다.

마지막 쟁점은 지역사회 기반 개입을 선호하는 오늘날의 공중보건 관점에서 볼 때 과연 전국적인 미디어 캠페인을 위한 환경이 공중보건에 있는가 하는 것이다. 어떤 사람들은 전국적인 캠페인은 시간낭비이며 차라리 건강행동 변화를 위해 지역사회를 활용하는데 자원을 할애하는 것이 더 낫다고 주장한다. 우리는 전국적인 미디어 캠페인이 특정 쟁점에 관한 국가적 예방 의제를 수립하는데 도움이 되기 때문에 중요하다고 생각한다. 전국적인 캠페인은 일반적으로 표적화가 더 잘 되어 있고 강도 또한 높은 지역 차원의 예방 노력들을 증진시킬 수 있다. 전국적인 미디어 캠페인을 벌이기에 가장 적합한 쟁점은 규모와 상관없이 모든 지역사회가 관심을 가지고 있는 쟁점들이다. 그러나 전국 차원의 미디어 캠페인을 지역사회 예방 노력을 대신할 수 있는 것으로 생각해서는 안되며, 지역사회의 협력없이 전국적인 미디어 캠페인만으로 포괄적인 행동변화를 이룰 수 있을 것이라고 기대해서도 결코 안된다.

참고문헌

American Academy of Pediatrics, Committee on Public Education. "Media Education." *Pediatrics,* August 1999, *104*(2), 341–343.

Ammerman, R. T., Ott, P. J., and Tarter, R. E. (eds.). *Prevention and Societal Impact of Drug and Alcohol Abuse.* Mahwah, N.J.: Erlbaum, 1999.

Bandura, A. "Social Cognitive Theory of Mass Communication." In J. Bryant and D. Zillmann (eds.), *Media Effects: Advances in Theory and Research.* Mahwah, N.J. Erlbaum, 1994.

Barker, C., Pistrang, N., Shapiro, D. A., Davies, S., and Shaw, I. "You in Mind: A Preventive Mental-Health Television Series." *British Journal of Clinical Psychology,* September, 1993, *32*(3), 281–293.

Beniger, J. R., and Gusek, J. A. "The Cognitive Revolution in Public Opinion and Communication Research." In T. L. Glasser and C. T. Salmon (eds.), *Public Opinion and the Communication of Consent.* New York: Guilford Press, 1995.

Berelson, B. "Communications and Public Opinion." In W. Schramm (ed.), *Communications in Modern Society.* Urbana, Ill.: University of Illinois Press, 1948.

Berger, P. L., and Luckmann, T. *The Social Construction of Reality: A Treatise in the Sociology of Knowledge.* New York: Doubleday, 1966.

Blumler, J. G., and Katz, E. (eds.). *The Uses of Mass Communication: Current Perspectives on Gratifications Research.* Thousand Oaks, Calif.: Sage, 1974.
Bryant, J., and Zillman, D. (eds.). *Media Effects: Advances in Theory and Research.* Mahwah, N.J.: Erlbaum, 1994.
Caswell, S., and Zhang, J. F. "Impact of the Liking for Advertising and Brand Allegiance on Drinking and Alcohol-Related Aggression: A Longitudinal Study." *Addiction,* August 1998, *93*(8), 1209–1217.
Chaffee, S., and Roser, C. "Involvement and Consistency of Knowledge, Attitudes and Behaviors." *Communication Research,* 1986, *13*(3), 373–400.
Chiricos, T., Eschholz, S., and Gertz, M. "Crime, News and Fear of Crime: Toward an Identification of Audience Effects." *Social Problems,* August 1997, *44*(3), 342–357.
Clarke, P., and Evans, S. "Field Definitions: Mass Communication." In *1984–85 U.S. Directory of Graduate Programs.* Princeton, N.J.: Educational Testing Services, 1983.
DeFleur, M., and Dennis, E. *Understanding Mass Communication.* (2nd ed.) Boston: Houghton-Mifflin, 1985.
Demers, D., Craff, D., Choi, Y. H., and Pessin, B. M. "Issue's Obtrusiveness and the Agenda-Setting Effect of National Network News." *Communication Research,* 1989, *16,* 793–812.
Donohue, G. A., Tichenor, P. J., and Olien, C. N. "Mass Media and the Knowledge Gap: A Hypothesis Reconsidered." *Communication Research,* 1975, *2,* 3–23.
Donohue, G. A., Tichenor, P. J., and Olien, C. N. "A Guard Dog Perspective on the Role of Media." *Journal of Communication,* 1995, *45*(2), 115–132.
Dorfman, L., Woodruff, K., Chavez, V., and Wallack, L. "Youth Violence on Local Television News in California." *American Journal of Public Health,* 1979, *87,* 1311–1316.
Emery, M., Emery, E., and Roberts, N. L. *The Press and America: An Interpretive History of the Mass Media.* Boston: Allyn & Bacon, 1996.
Entman, R. M. "Framing: Toward Clarification of a Fractured Paradigm." *Journal of Communication,* 1993, *43*(4), 51–58.
Ettema, J. S., Brown, J., and Luepker, R. V. "Knowledge Gap Effects in a Health Information Campaign." *Public Opinion Quarterly,* 1983, *47,* 516–527.
Ettema, J. S., and Kline, F. G. "Deficits, Differences and Ceilings: Contingent Conditions for Understanding the Knowledge Gap." *Communication Research,* 1977, *4,* 179–202.
Federal Trade Commission. *Marketing Violent Entertainment to Children: A Review of Self-Regulation and Industry Practices in the Motion Picture, Music Recording, and Electronic Games Industries.* Washington, D.C.: Federal Trade Commission, September 2000. Available at http://www.ftc.gov/opa/2000/09/youthviol.htm.
Felson, R. "Mass Media Effects on Violent Behavior." *Annual Review of Sociology,* 1996, *22,* 103–128.
Finnegan, J. R., and Viswanath, K. "Health and Communication: Medical and Public Health Influences on the Research Agenda." In E. Berlin-Ray and L. Donohew (eds.), *Communication and Health: Systems and Applications.* Mahwah, N.J.: Erlbaum, 1989.
Finnegan, J. R., Viswanath, K., Kahn, E., and Hannan, P. "Exposure to Sources of Heart Disease Prevention Information: Community Type and Social Group Differences." *Journalism Quarterly,* 1993, *70,* 569–584.
Fischoff, B. "Why Cancer Risk Communication Can Be Hard." *The Journal of National Cancer Institute Monographs,* 1999, *25,* 7–13.
Fowles, J. *The Case for Television Violence.* Thousand Oaks, Calif.: Sage, 1999.
Fredin, E., Monnett, T. H., and Kosicki, G. M. "Knowledge Gaps, Social Locators, and Media Schemata: Gaps, Reverse Gaps, and Gaps of Disaffection." *Journalism Quarterly,* 1994, *71,* 176–190.

Gamson, W., and Modigliani, A. "The Changing Culture of Affirmative Action." In R. G. Braungart and M. M. Braungart (eds.), *Research in Political Sociology.* (Vol. 3) Greenwich, Conn.: JAI Press, 1987.

Gandy, O. H., Jr. *Beyond Agenda-Setting.* Norwood, N.J.: Ablex, 1982.

Gaziano, C. "Knowledge Gap: An Analytical Review of Media Effects." *Communication Research,* 1983, *10,* 447–486.

Gaziano, C. "Community Knowledge Gaps." *Critical Studies in Mass Communication,* 1988, *5,* 351–357.

Gerbner, G. "Field Definitions: Communication Theory." In *1984–85 U.S. Directory of Graduate Programs.* Princeton, N.J.: Educational Testing Services, 1985.

Gerbner, G. "New Television Rating System Is Extremely Flawed." *The Progressive.* http://www.progressive.org/mpgerbnermrch98.htm. Viewed March 10, 1998.

Gerbner, G., Gross, L., Morgan, M., and Signorielli, N. "The 'Mainstreaming' of America: Violence Profile no. 11." *Journal of Communication,* 1980, *30,* 10–29.

Gerbner, G., Gross, L., Morgan, M., and Signorelli, N. "Growing Up with Television: The Cultivation Perspective." In J. Bryant and D. Zillmann (eds.), *Media Effects: Advances in Theory and Research.* Mahwah, N.J.: Erlbaum, 1994.

Glanz, K., and Yang, H. "Communicating About Risk of Infectious Diseases." *Journal of the American Medical Association,* 1996, *275*(3), 253–256.

Glassner, B. *The Culture of Fear: Why Americans Are Afraid of the Wrong Things.* New York: Basic Books, 1999.

Griffin, R. "Energy in the Eighties: Education, Communication and the Knowledge Gap." *Journalism Quarterly,* 1990, *67,* 554–566.

Griswold, W., and Packer, C. "The Interplay of Journalistic and Scientific Conventions in Mass Communication About AIDS." *Mass Communication Review,* 1991, *18*(3), 9–20, 47.

Grube, J. W., and Wallack, L. "Television Beer Advertising and Drinking Knowledge, Beliefs, and Intentions Among Schoolchildren." *American Journal of Public Health,* February 1994, *84*(2), 254–259.

Hawkins, R. P., Weimann, J. M., and Pingree, S. (eds.). *Advancing Communication Science: Merging Mass and Interpersonal Processes.* Thousand Oaks, Calif.: Sage, 1988.

Hilgartner, S., and Bosk, C. L. "The Rise and Fall of Social Problems: Public Arenas Model." *American Journal of Sociology,* 1988, *94,* 53–77.

Hogben, M. "Factors Moderating the Effects of Televised Aggression on Viewer Behavior." *Communication Research,* April 1998, *25*(2), 220–247.

Hovland, C. I., Janis, I. L., and Kelley, H. H. *Communication and Persuasion: Psychological Studies of Opinion Change.* Westport, Conn.: Greenwood Press, 1953.

Hyman, H. H., and Sheatsley, P. B. "Some Reasons Why Information Campaigns Fail." *Public Opinion Quarterly,* 1947, *11,* 412–423.

Iyengar, S., and Kinder, D. R. *News That Matters.* Chicago: University of Chicago Press, 1987.

Kaiser Family Foundation. *Kids and the Media @ the New Millennium.* Publication no. 1536. Menlo Park, Calif.: Kaiser Family Foundation, 1999. http://www.kff.org

Kelly, P. T. *Television Violence: A Guide to the Literature.* Commack, N.Y.: Nova Science Publishers, 1996.

Kosicki, G. M. "Problems and Opportunities in Agenda-Setting Research." *Journal of Communication,* 1993, *43,* 100–127.

Kromhout, D., Menotti, A., and Blackburn, H. B. *The Seven Countries Study: A Scientific Adventure in Cardiovascular Disease Epidemiology.* Utrecht, The Netherlands: Brouwer Offset, 1994.

Lasswell, H. D. "The Structure and Function of Communication in Society." In L. Bryson (ed.), *The Communication of Ideas.* New York: Institute for Religious and Social Studies, 1948.

Lazarsfeld, P., Berelson, B., and Gaudet, H. *The People's Choice.* New York: Columbia University Press, 1948.
Lee, C. C. *Media Imperialism Reconsidered.* Thousand Oaks, Calif.: Sage, 1980.
Lipkus, I. M., Rimer, B. K., Halabi, S., and Strigo, T. S. "Can Tailored Interventions Increase Mammography Use Among HMO Women?" *American Journal of Preventive Medicine,* 2001, *18*(1), 1–10.
Lippmann, W. *Public Opinion.* New York: MacMillan, 1922.
Livingstone, S., and Bovill, M. (eds.). *Children and Their Changing Media: A European Comparative Study.* Mahwah, N.J.: Erlbaum, 2001.
Maibach, E. "Cancer Risk Communication: What We Need to Learn." *Journal of the National Cancer Institute, Monographs,* 1999, *25,* 179–181.
McCombs, M. E., and Shaw, D. "The Agenda-Setting Function of the Mass Media." *Public Opinion Quarterly,* 1972, *36,* 176–187.
McGuire, W. J. "Public Communication as a Strategy for Inducing Health Behavior Change." *Preventive Medicine,* 1984, *13,* 299–319.
McGuire, W. J. "Attitudes and Attitude Change." In G. Lindzey and E. Aronson (eds.), *Handbook of Social Psychology.* (3rd ed., Vol. 2) New York: Random House, 1985.
McGuire, W. J. "Theoretical Foundations of Campaigns." In R. E. Rice and C. K. Atkin (eds.), *Public Communication Campaigns.* (2nd ed.) Thousand Oaks, Calif.: Sage, 1989.
McLeod, J. M., Kosicki, G. M., and Pan, Z. "On Understanding and Misunderstanding Media Effects." In J. Curran and M. Gurevitch (eds.), *Mass Media and Society.* London: Edward Arnold, 1991.
McLeod, J. M., and Perse, E. M. "Direct and Indirect Effects of Socioeconomic Status on Public Affairs Knowledge." *Journalism Quarterly,* 1994, *71,* 433–442.
Mittelmark, M. B., and others. "Community-Wide Prevention of Cardiovascular Disease: Education Strategies of the Minnesota Heart Health Program." *Preventive Medicine,* 1986, *15*(1), 1–17.
Mosteller, F., and Moynihan, D. P. *On Equality of Educational Opportunity.* New York: Random House, 1972.
Myers, P. N., and Biocca, F. A. "The Elastic Body Image: The Effect of Television Advertising and Programming on Body Image Distortions in Young Women." *Journal of Communication,* June 1992, *42*(3), 108–133.
Paisley, W. "Public Communication Campaigns: The American Experience." In R. E. Rice and C. K. Atkin (eds.), *Public Communication Campaigns.* (2nd ed.) Thousand Oaks, Calif.: Sage, 1989.
Perloff, R. M. *The Dynamics of Persuasion.* Mahwah, N.J.: Erlbaum, 1993.
Petty, R. E., and Cacioppo, J. T. *Attitudes and Persuasion: Classic and Contemporary Approaches.* Dubuque, Iowa: William C. Brown, 1981.
Potter, J. *On Media Violence.* Thousand Oaks, Calif.: Sage, 1999.
Rainie, L., and others. "More Online, Doing More: 16 Million Newcomers Gain Internet Access in the Last Half of 2000 as Women, Minorities, and Families with Modest Incomes Continue to Surge Online." Washington, D.C.: The Pew Internet & American Life Project, February 2001. Available online at http://www.pewinternet.org/
Ray, M., Sawyer, A., Rothschild, M., Heeler, R., Strong, E., and Reed, J. "Marketing Communication and the Hierarchy of Effects." In P. Clarke (ed.), *New Models for Mass Communication Research.* Thousand Oaks, Calif.: Sage, 1973.

Rimer, B. K., Glanz, K., and Rasband, G. "Searching for Evidence About Health Education and Health Behavior Interventions." *Health Education & Behavior,* 2001, *28*(2), 231–248.

Rimer, B. K., and Glassman, B. "Is There a Use for Tailored Print Communications in Cancer Risk Communication?" *The Journal of National Cancer Institute Monographs,* 1999, *25,* 140–148.

Robinson, T. N., Chen, H. L., and Killen, J. "Television and Music Video Exposure and Risk of Adolescent Alcohol Use." *Pediatrics,* November 1998, *102*(5), E541–E546.

Rogers, E. M. *Diffusion of Innovations.* (4th ed.) New York: Free Press, 1995.

Rogers, E. M., and Storey, J. D. "Communication Campaigns." In C. R. Berger and S. H. Chaffee (eds.), *Handbook of Communication Science.* Thousand Oaks, Calif.: Sage, 1987.

Roloff, M. E., and Miller, G. R. (eds.). *Persuasion: New Directions in Theory and Research.* Thousand Oaks, Calif.: Sage, 1980.

Roshco, B. *Newsmaking.* Chicago: University of Chicago Press, 1975.

Sandman, P. M. "Apathy Versus Hysteria: Public Perception of Risk." In L. R. Batra and W. Klassen (eds.), *Public Perception of Biotechnology.* Bethesda, Md.: Agricultural Research Institute, 1987.

Shinghi, P., and Mody, B. "The Communication Effects Gap: A Field Experiment on Television and Agricultural Ignorance in India." *Communication Research,* 1976, *3,* 171–190.

Shoemaker, P. J. *Gatekeeping.* Thousand Oaks, Calif.: Sage, 1991.

Sidney, S., and others. "Television Viewing and Cardiovascular Risk Factors in Young Adults: The CARDIA Study." *Annals of Epidemiology,* March 1996, *6*(2), 154–159.

Sigal, L. V. *Reporters and Officials: The Organization and Politics of Newsmaking.* Lexington, Mass.: Heath, 1973.

Sigal, L. V. "Sources Make the News." In K. Manoff and M. Schudson (eds.), *Reading the News.* New York: Pantheon, 1987.

Singer, D. G., and Singer, J. L. (eds.). *Handbook of Children and the Media.* Thousand Oaks, Calif.: Sage, 2001.

Slovic, P., Fischoff, B., and Lichtenstein, S. "Perceived Risk: Psychological Factors and Social Implications." In F. Warner and D. H. Slater (eds.), *The Assessment and Perception of Risk.* London: The Royal Society, 1981.

Snyder, H. N., Sickmund, M., and Bilchik, S. *Juvenile Offenders and Victims: 1999 National Report.* Washington, D.C.: U.S. Department of Justice, 1999. Available at http://www.ncjrs.org/html/ojjdp/nationalreport99/toc.html

Snyder, L. B. "Channel Effectiveness Over Time and Knowledge and Behavior Gaps." *Journalism Quarterly,* 1990, *67,* 875–886.

Stevens, C. "Designing an Effective Counteradvertising Campaign—California." *Cancer,* 1998, *83*(12 Supplement), 2736–2741.

Stossel, S. "The Man Who Counts the Killings." *Atlantic Monthly* (Atlantic Online), May 1997. Available online at http://www.theatlantic.com/issues/97may/gerbner.htm

Suman, M., and Rossman, G. (eds.). *Advocacy Groups and the Entertainment Industry.* Westport, Conn.: Praeger, 2000.

Tichenor, P. J., Donohue, G. A., and Olien, C. N. "Mass Media Flow and Differential Growth in Knowledge." *Public Opinion Quarterly,* 1970, *34,* 159–170.

Tichenor, P. J., Donohue, G. A., and Olien, C. N. *Community Conflict and the Press.* Thousand Oaks, Calif.: Sage, 1980.

Tuchman, G. *Making News: A Study in the Construction of Reality.* New York: Free Press, 1978.

Turow, J. *Media Systems in Society: Understanding Industries, Strategies, and Power.* New York: Longman, 1992.
U.S. Department of Commerce. *Falling Through the Net: Towards Digital Inclusion: A Report on Americans' Access to Technology Tools.* Washington, D.C.: Department of Commerce, 2000.
U.S. Department of Health, Education, and Welfare. *Television and Growing Up: The Impact of Televised Violence. Report to the Surgeon General, United States Public Health Service.* Rockville, Md.: National Institute of Mental Health, U.S. Department of Health, Education, and Welfare, 1972.
U.S. Department of Health and Human Services. *Healthy People 2010: Understanding and Improving Health.* Washington, D.C.: Department of Health and Human Services, 2000. Available online at http://www.health.gov/healthypeople/
Viswanath, K. *Knowledge Gap Effects in a Cardiovascular Disease Prevention Campaign: A Longitudinal Study of Two Community Pairs.* Ph.D. Dissertation. Minneapolis, Minn.: University of Minnesota, 1990.
Viswanath, K., and Demers, D. "Mass Media from a Macrosocial Perspective." In D. Demers and K. Viswanath (eds.), *Mass Media, Social Control, and Social Change: A Macrosocial Perspective.* Ames, Iowa: Iowa State University Press, 1999.
Viswanath, K., and Finnegan, J. R. "The Knowledge Gap Hypothesis: Twenty-Five Years Later." In B. Burleson (ed.), *Communication Yearbook.* (Vol. 19) Thousand Oaks, Calif.: Sage, 1996.
Viswanath, K., Finnegan, J. R., Hannan, P. J., and Luepker, R. V. "Health and Knowledge Gaps: Some Lessons from the Minnesota Heart Health Program." *American Behavioral Scientist,* 1991, *34,* 712–726.
Viswanath, K., Finnegan, J. R., Hertog, J., Pirie, P., and Murray, D. "Community Type and the Diffusion of Campaign Information." *Gazette,* 1994, *54,* 39–59.
Viswanath, K., Kahn, E., Finnegan, J. R., Hertog, J., and Potter, J. "Motivation and the "Knowledge Gap": Effects of a Campaign to Reduce Diet-Related Cancer Risk." *Communication Research,* 1993, *20,* 546–563.
Viswanath, K., McDonald, D. G., and Lavrakas, P. J. "Class Versus Place: Contrasting Models of Diffusion and Adoption of New Communication Technologies." Paper presented at the 55th annual AAPOR Conference, Portland, Oregon, May 18–21, 2000.
Weimann, G. *Communicating Unreality: Modern Media and the Reconstruction of Reality.* Thousand Oaks, Calif.: Sage, 2000.
Weinstein, N. D. "Why It Won't Happen to Me: Perceptions of Risk Factors and Susceptibility." *Health Psychology,* 1984, *3,* 431–457.
Weinstein, N. D. "Perceived Probability, Perceived Severity, and Health-Protective Behavior." *Health Psychology,* 2000, *19*(1), 65–74.
Willis, E., and Strasburger, V. C. "Media Violence." *Pediatric Clinics of North America,* 1998, *45*(2), 319ff.
Wilson, B. J., and others. (eds.). *The National Television Violence Study.* (Vols. 1 and 2) Thousand Oaks, Calif.: Sage, 1997.
Yows, S., Salmon, C. T., Hawkins, R., and Love, R. "Motivational and Structural Factors in Predicting Different Kinds of Cancer Knowledge." *American Behavioral Scientist,* 1991, *34,* 727–741.
Zandpour, F., and Fellow, A. R. "Knowledge Gap Effects: Audience and Media Factors in Alcohol-Related Health Communication." *Mass Communication Review,* 1992, *19*(3), 34–41.

17 집단, 조직 및 지역사회 개입에 관한 관점들

HEALTH
BEHAVIOR
and
HEALTH
EDUCATION

4부에 해당하는 장들은 집단, 조직 및 지역사회에서 건강행동 변화에 관한 네가지 모델들을 소개하고 있다. 이번 장에서는 건강행동과 건강교육에서 각각의 이론 또는 이론틀의 활용과 전망을 살펴보기로 하겠다. 이 장에서 우리는 이번 건강행동과 건강교육 3판에 포함된 새로운 개념과 전략들을 살펴보고, 모델들 간의 유사성들에 대해서 논의하고 공통된 주제를 끌어냄과 동시에 건강증진 연구 및 실천에 있어서의 그러한 모델들의 유용성을 비판할 것이다.

4부의 핵심 주제는 건강행동의 맥락인 사회구조를 통해서 사람들과 어떻게 함께 일해 나아갈 것인지를 이해하고 예측하고 알아야 한다는 것이다. 우리는 또한 변화를 촉진하고 제도와 지역사회를 더 건강하게 만들기 위한 사람들의 노력을 지원해야 한다. 사회 네트워크, 시스템 내의 그리고 시스템 간의 변화, 조직화 과정, 커뮤니케이션 경로 개념들은 4부의 각 장에서 분명하게 설명되고 있다.

거시 차원의 변화를 위한 새로운 개념과 전략

4부의 장들은 행동을 이해하고 변화를 촉진하기 위해서 기존의 개념들과 새로운 개념 및 전략들을 하나로 연결하고 있다. 13장에서 밍클러Minkler와 월러스타인Wallstein은 지역사회조직모델들의 개념을 경신했으며 다수의 모델들을 결합하는데(예: 사회 행동과 지역 개발을 결합하는) 점점 더 많은 관심이 모아지고 있음을 지적했다. 이들은 또한 지역사회구축 개념이 정부 기관들과 자선재단들에 의해서 공공정책 개발을 위한 주된 접근방법의 일부로서 점차 인식되어가고 있음을 지적했다. 사회 자본에 대한 새로워진 관심은 지역사회 역량 개념과 유사하게 논의된다. 13장에서는 또한 지역사회 조직 및 관련 과정들에 대한 측정과 평가와 관련된 최근의 발전들이 논의되었다. 새로운 방법론 및 연구 관련 쟁점들에 대해서는 이번 장에서도 살펴보기로 하겠다.

14장에서 올덴버그Oldenburg와 파슬Parcel은 확산이론의 핵심 개념과 학교 및 직장 세팅에서의 이 이론의 적용을 분석했다. 14장을 특히 주목할만 했던 이유는 세 명의 저자 중 한 사람은 호주 출신이고, 나머지 두 명은 미국인이었기 때문에 이들은 조직 관련 쟁점들을 지리적 경계를 뛰어넘어 다루었으며, 건강교육과 관련된 많은 문제들이 국제적으로 공유되고 있음을 보여주었기 때문이다. 저자들은 확산을 다차원적 변화 과정으로 보았으며 채택과 실행의 조직적 과정을 강조했다. 단계이론은 확산이론과 많은 공통점을 가지고 있다. 조직간 관계이론은 지역사회조직 및 지역사회구축과 중첩되는 부분을 가지고 있으며, 따라서 이들 모델들이 서로 어떻게 보완적인지를 보여준다. 이 장은 또한 지역사회 건강실천의 여러 측면들이 가진 통제 불능성에 관한 여러 가지 질문과 건강증진 전문가들이 어떤 종류의 결과를 살펴보아야 하는지에 관한 흥미로운 질문들을 던지고 있다.

16장에서 피네간Finnegan과 비즈와나스Viswanath는 커뮤니케이션 이론에 관한 폭넓은 이론들을 종합하고 공중보건 및 건강행동 변화와 관련된 이론들과 가설들에 초점을 맞추었다. 이들은 미디어 연구 이론틀을 개인 간 커뮤니케이션(3부에서 다루었던)과 분명하게 구별했다. 16장에서는 네가지 미디어 효과 관점들, 즉 지식 격차 가설, 의제 설정, 배양 연구 그리고 위험 커뮤니케이션이 소개되었다. 이들 네가지 모델은 매스 미디어의 다양한 측면에 대해서 논의되었는데, 이들 모델이 사회경제적 지위가 높은 집단과 낮은 집단에 미치는 영향, 사회 행동 및 옹호에서의 활용, 사람들의 세계관에 미치는 영향 그리고 이들 모델과 건강 위험 특히 폭넓은 공중보건 함의를 갖는 위험 간의 관계 등이 논의되었다.

4부의 모든 장들은 건강교육에 관한 기존의 이론, 연구 그리고 실천을 확장하고 경신했으며 새로운 개념과 전략들을 소개했다. 비록 지면 제약으로 인해 모든 쟁점들을 심도 있게 다루지는 못했지만, 4부에서의 논의를 통해 우리는 다양한 모델들 간의 유사성에 초점을 맞추었고, 공통의 주제를 이끌어냈으며, 건강행동 및 건강교육 관련 연구와 실천에 있어서의 이들 모델들이 갖는 유용성을 비판해보는 기회를 가질 수 있었다.

영향과 행동의 여러 차원

이 책의 핵심 전제는 건강 증진을 위해서는 건강행동의 다차원적 결정요인과 개인, 개인 간 및 거시 차원의 폭넓은 변화전략들에 대한 이해가 필요하다는 것이다(Marmot, 2000). 건강교육 및 건강증진 프로그램들이 지나치게 개인에 초점을 맞추는 경향이 있다는 비판들을 많은 문헌들에서 찾아볼 수 있다(Orleans, Gruman, Ulmer, Emont & Hollendonner, 1999; Smedley & Syme, 2000). 실제로 건강교육 및 건강증진 접근방법들과 임상 세팅에서의 질병 예방 및 관리 전략들 간에는 상당히 중첩되는 부분이 있다(Rimer, Glanz & Lerman, 1991). 그럼에도 불구하고 전체 사회 차원의 변화와 지지적 환경은 심각한 건강 문제들을 성공적으로 해결하고, 개인 차원의 행동변화를 유지하게 하는데 필수적이라는 생각이 널리 받아들여지고 있다(Smedley & syme, 2000; Mckinlay & Marceau, 2000; Emmos, 2000). 4부에서 우리는 지역사회 변화를 설명 또는 예측하기 위한, 개인에 관한 이론 및 대인관계이론에 기반을 둔 다차원적인 관점들을 예시했다.

밍클러[Minkler]와 월러스타인[Wallstein]은 역량강화 교육 및 지역사회구축 접근방법과 마찬가지로 개인 차원의 모델인 청소년 사회 행동 프로그램(ASAP)을 보호동기이론(Protection Motivation Theory)으로 설명했다. 올덴버그[Oldenburg]와 파슬[Parcel]은 사회인지이론에 기초한 학교 세팅에서의 심혈관 위험 감소 개입에 대해서 설명했다. 스테클러[Stecker], 굿만[Goodman] 그리고 케글러[Kegler]는 조직이 다차원 또는 다층으로 이루어져 있다는 전제에서 논의를 시작하여 주제를 조직 생태학으로까지 발전시켰다. 마지막으로 피네간[Finnegan]과 비스와나스[Viswanath]는 커뮤니케이션 이론들을 고찰한 결과를 개인 내적 과정(예: 정보처리)과 개인 간 상호작용(예: 환자-서비스 제공자 커뮤니케이션) 차원에서부터 지역사회 및 거시적 사회구조 차원에 이르는 다양한 차원별로 정리하여 제시했다. 이들은 다양한 유형의 효과와 개입 목적을 고려하는 데는 다차원적 분석이 적합하다는 기본 전제를 더욱 발전시켰다.

4부의 내용 가운데 가장 핵심이 되는 메시지는 포괄적인 지역사회 차원 또는 조직 차원의 모델과 개념들이 집단과 조직 그리고 지역사회를 구성하고 있는 개인을 무시한 채 존재할 수는 없다는 것이다. 물론 이와 반대로 개인에 대한 지나친 강조는 잘 정립된 이론과 전략들을 외면하게 하는 결과로 이어지게 된다. 조직의 구조를 만들어내고, 지역사회에 리더쉽을 제공하고, 연합적 노력에 참여할 것인지 또는 비참여할 것인지를 선택하고, 지역, 주 더 나아가서 연방 차원의 정책과 우선순위를 결정하는 것은 다름 아닌 사람들이다. 또한 건강증진과 관련된 문제들에 대한 모든 답을 정책개발이나 사회행동이나 환경변화에서 찾을 수 있다는 생각은 잘못된 생각이다. 예를 들어서 최근에 평가한 37개 지역사회 AIDS 개입 계획에서 가장 효과인 것으로 평가된 건강증진 전략은 소집단 토론, 아웃리치, 동료집단 및 자원봉사자를 훈련하는 것, 피임도구 및 안전한 성생활 패키지 제공으로 나타났다. 이와 같은 소집단 및 개별화된 지향성을 가진 전략들은 정책입안자들을 대상으로 한 교육이나 항의시위 같은, 여간해서는 실제로 하기도 어렵고 효과적이지도 않은 전략들과는 대조적으로 실행 가능성이 높다(Janz & others, 1996). 따라서 건강행동 변화를 이끌어내기 위해서는 반드시 가장 규모가 큰 방법은 아니더라도 가장 적절한 방법을 채택하는 것이 무엇보다 중요하다.

변화모델

4부에서는 지역사회 활성화 모델, 계획된 변화모델 및 협력모델을 고찰했다.

지역사회 활성화와 계획된 변화

우리가 지금부터 논의하고자 하는 모델의 범위를 규정하기 위해서 두 가지 영역을 정할 필요가 있다: 지역사회 활성화 그리고 태도, 행동 및 정책 변화를 위한 과정. 전자는 대개의 경우 변화를 위한 집단 간 또는 집단 내 자극이라고 정의되는 반면 후자는 변화를 이끌어내기 위한 외적 주체에게 그들이 욕구 또는 바람직하다고 파악한 변화를 촉진하는데 필요한 정보를 제공한다. 이러한 의미에서 보자면 이 두 가지 모델 중에서 어떤 것도 순수 이론이라고는 볼 수 없으나 다음과 같은 범주로 세분화해 볼 수 있다. 이러한 일반화된 접근방법은 암묵적으로 '권력과 사회통제' vs '역량강화와 자기통제' 라는 가정을 반영하고 있다.

사회 활성화(social activation)는 지역사회조직, 조직 개발, 조직간 관계, 미디어 옹호에 있어서 매우 중요하다. 밍클러[Minkler]와 월러스타인[Wallerstein]이 13장에 언급한 바와 같이 지역사회조직의 여러 핵심 원칙들, 즉 역량강화, 지역사회 역량, 참여 및 관련성 원칙 등은 변화 조건 구축과 직접적으로 관련이 있다. 지역사회조직의 세 가지 모델 중에서 로스만[Rothman](2001)에 의해서 처음 제안된 두 가지 모델(지역(지역사회) 개발과 사회 행동 그리고 지역사회구축)은 합의, 협력, 집단 정체성, 상호 문제 해결을 강조하는 모델이다.

조직개발이론(OD Theory)은 조직 성과와 업무 환경의 질 개선을 목표로 하는 이론으로서 인간관계와 인간성 심리학(humanistic psychology)에 뿌리를 두고 있다. 이 이론은 조직 구성원에 주안점을 두며, 공식적인 조사나 인터뷰 또는 그 밖의 다른 방법들을 통해 구성원이나 근로자들로부터 직접 얻는 정보를 바탕으로 조직 문제를 진단한다. 조직개발 개입 전략으로는 팀구성, 조직개발, 대인교류를 증진하기 위한 T-집단(T-groups) 등이 있다. 스테클러Steckler, 굿만Goodman, 케글러Kegler가 15장에서 지적한 바와 같이 이 접근방법에 있어서 대면 접촉과 집단 상호작용은 필수적인 요소이다.

매스 미디어의 의제 설정 접근방법은 사람들에게 무엇에 대해서 생각해야 하는지를 말해주는 것이다. 미디어 옹호 전략들은 이러한 접근방법을 확장한 것으로서 지역사회 내의 옹호 집단이 문제를 정의하고 파악하고 규정하고 문제를 공중보건 쟁점으로서 다루도록 미디어 보도를 자극하는 기술 등이 포함된다(Wallack, 1990). 미디어 옹호는 대중의 관심과 행동을 자극하기 위해서 사회 체계(즉, 미디어 보도) 내의 세력들을 활성화한다.

태도와 행동에 있어서의 대규모 변화를 촉진하는 과정들로는 확산이론과 조직변화단계이론 그리고 인식, 신념, 행동의 변화를 강조하는 커뮤니케이션 연구들의 여러 분야들을 꼽을 수 있다. 이들 각각의 이론틀은 대규모 사회와 조직 내에 존재하는 개인들로부터 구체적인 변화를 이끌어내고자 노력하는 전문가들에게 유용한 지침을 제공한다.

개혁 확산이라는 말은 한 사회 내에서 또는 한 사회나 사회 체계에서 또 다른 사회나 사회체계로 아이디어, 산물, 행동을 퍼뜨리는 것을 의미한다. 단계이론은 개혁 확산과 밀접하게 관련이 있는데 왜냐하면 단계이론에서는 조직의 변화 단계를 조직 변화를 이끌어내고 장려하는 노력으로 이해하고 조직의 변화 단계를 그러한 노력과 연결시키는데 주안점을 두기 때문이다. 메시지 생산과 미디어 효과에 관한 커뮤니케이션 연구는 거의 50년 전에 이루어진 라스웰Lasswell(1948)과 호브랜드Hovland, 야니스Janis, 켈리Kelly(1953)의 커뮤니케이션과 설득에 관한 이론 및 연구에 뿌리를 두고 있다.

변화에 대한 대조적인 지향성을 갖는 사회 활성화와 계획된 변화는 권력과 통제, 즉 누가 욕구와 문제를 정의하는가 그리고 기존의 사회 제도들(매스 미디어를 포함한)이 사회 통제의 수단으로 작동하는 정도와 관련된 쟁점들을 불러 일으킨다. 킵니스Kipnis(1994)가 지적한 것처럼 최근 들어 변화를 강요하는 것 보다 변화(예: 사회적 지지, 역량강화, 개인적 성장)를 저해하는 조건들을 없애는 행동 기술들이 급증하고 있다. 그러나 이러한 방법들이 사회 정의를 증진시키기 위해 사용된다고 하더라도 권력의 행사는 사람들을 동요하게 만든다(Kipnis, 1994). 이러한 맥락에서 밍클러Minkler와 월러스타인Wallerstein의 역설에 대해서 특별한 관심을 기울여 볼 필요가 있다: 지역사회가 인권(예: 동성애 권리 반대 법)을 제한하기 위해 동원되는 경우라면 지역사회의 욕구와 바람보다는 사회 정의가 우선시 되어야 한다. 이러한 역설은 지역사회의 가치와 일치하지 않는 가치를 가진 전문가들이 어떤 딜레마에 직면하게 될지를 말해준다.

협력

건강증진 전문가나 그 밖의 서비스 제공자(예: 교육자, 의료인, 미디어 생산자) 또는 서로 다른 조직의 대표자들 간의 협력은 4부에 해당하는 모든 장들에서 변화를 위한 전략으로 소개되고 있다. 이 전략은 사회적 지지와 사회 네트워크 개념과 관련이 있다. 논리적으로 볼 때 규모가 크다는 것은 장점이 될 수 있으며 개별적으로 노력할 때보다 파트너쉽과 연합을 이룰 때가 더 효과적으로 물적 자원 및 인적 자원을 동원하고 원하는 목표를 달성할 수 있다. 협력은 또한 지역사회 및 체계 변화와 관련해서 매우 큰 가능성을 갖는다. 협력은 바람직한 공중보건 성과를 이룰 수 있고, 권력 관계를 변형시킬 수 있으며 권력과 책임을 공유한다는 의식을 활성화시킬 수 있다(Himmelman, 1992). 그러나 협력적 노력은 단순한 것이 아니며 성공적인 연합 또한 결코 쉬운 것이 아니며 협력 과정이 항상 바람직한 성과로 이어지는 것만은 아닐 수 있다. 최근 들어 파트너쉽을 형성하고 원하는 목표를 성공적으로 이루기 위해서 파트너쉽을 발전시키는 최선의 실천 방법들에 관한 문헌들이 조금씩 소개되고 있다. 밍클러Minkler와 월러스타인Wallerstein은 단순히 연합을 이루는 것과는 별개의 것인 연합 효과를 강조하고 있다.

15장에서 논의된 바 있는 조직관계이론(IOR)은 지역사회 협력을 개발하고 유지하는 여러 단계들을 제시하고 있다. 외적 통제의 정도와 연합의 구조는 과업 지향성, 갈등 수준, 협력의 효과에 영향을 미친다. 부터포스Buterfoss, 굿만Goodman, 원더스만Wandersman(1996)은 알코올, 담배, 그 밖의 약물 남용 예방을 위한 연합에 대한 참여와 만족에 영향을 미치는 요인들 그리고 연합의 결과로서 얻어지는 계획의 질과 그러한 요인들 간의 관련성을 연구했다. 지역사회 리더십, 공유된 의사결정, 타 조직들과의 연계, 긍정적인 조직 풍토는 연합의 구성원들 간의 참여 및 만족과 관련이 있었다. 그러나 이러한 요인들과 만족 가운데 어느 것도 연합 계획의 질과는 관련이 없었다(Buterfoss, Goodman & Wandersman 1996). 이와 마찬가지로 15장에 소개되었던 암 예방 및 관리에 관한 데이터베이스 개입 연구(DBIR) 모델은 보건국의 프로그램 계획 및 평가 역량을 향상시키는 데는 그다지 성공적이지 못했다. DBIR를 지원했던 국립 암 연구소(The National Cancer Institute)는 효과가 입증된 개입방법을 사용할 것을 주정부에 요구했으며, 그러한 개입방법들의 효과는 단순히 암 데이터 분석만으로는 입증되지 않았다(Alciati & Glanz, 1996). 이러한 결과는 우리에게 다른 지역사회조직들과 보다 나은 연계를 가진, 만족스럽고 적극적인 연합이 근로자의 행복이 높은 생산성을 보장하는 것 이상으로 효과적인 생산물이나 결과를 보장하지는 않는다는 것을 다시금 상기시켜 주었다.

협력은 다양한 형태를 취하며 여러 가지 방식으로 진행된다. 조기 사망 및 장애 그리고 예방 가능한 사망 및 장애를 줄이기 위한 공중보건 노력을 지지했던 버지니아 주 연합의 경우, 확산이론이 유용한 실천 수단으로 활용되었다. 확산이론은 연합에 참여한 구성원들이 계획을 수립하고, 여론 주도자들과 협력하고, 목표를 달성하기 위해서 혁신을 기획하고, 정보 교류 관계를 형성하는데 도움을 주었다(Howze & Redman, 1992). 버지니아 연합의 결과는 확산이론으로 설명할 수 있지만 동시에 조직간 관계이론으로도 볼 수 있다. 아프리카계 미국인들의 지역사회가 담배를 통제하기 위해서 연합을 결정한 것은 전적으로 지역사회조직과 지역사회구축 전략을 통해서 가능했다(Ellis, Reed & Scheider, 1995).

욕구, 문제 및 목표 정의를 위한 접근방법

건강증진을 위한 변화 노력은 욕구를 사정하고 문제를 정의하는 초기 단계에서부터 시작된다. 건강증진 전략 개발 및 실행에 관한 철학적 및 방법론적 질문들은 욕구, 문제, 프로그램 목표 및 대상을 정의할 때 아주 분명하게 결정되거나 아니면 아주 모호하게 다루어진다. 누가 무엇을 문제라고 정의할 것인가? 욕구에 대한 전문가(외부인 또는 변화 주도자)들의 정의와 일반 지역사회(내부인 또는 표적 대상) 구성원들의 생각 간의 균형점은 어디인가? 소유의식, 참여, 관련성 같은 개념들은 지역사회조직, 조직 변화, 혁신 확산, 미디어 커뮤니케이션 연구 모두에서 공유되지만 이러한 개념들의 활용은 매우 다르다.

일단 욕구나 문제가 정의되면(누가 어떤 방식으로 정의했는지에 상관없이) 특정 목표(대개의 경우, 상황을 개선하거나 문제(들)를 예방, 감소 또는 제거하기 위한)를 달성하기 위한 전략을 선택한다. 아마도 이와 유사한 질문은 적절한 또는 바람직한 성과를 어떻게 정의할 것인가? 라는 질문일 것이다. 매끄럽게 진행되는 참여 과정은 그 자체로 충분한가?

건강 교과과정을 채택하는 것이면 충분한가? 특정 건강 쟁점 또는 프로그램을 인식하는 것이 끝인가? 구체적인 건강행동, 건강위험 또는 건강상태의 개선을 목표로 설정해야 하는가? 또는 신체적 건강을 너무 좁게 정의함으로 인해 그러한 영향들이 절충되어야 하는가? 건강과 관련된 정책이나 환경을 변화시키는 것이면(설령 그러한 정책 변화가 건강행동 증진과 직결되지 않더라도) 충분한가? 건강증진 책임에 대한 압력과 비용 절감에 대한 압력이 동시에 증가하고 있으며, 일부 건강 교육자들은 이러한 기대가 부적절하게 편협하고 제한적임을 지적하고 있다.

실제로 건강교육과 건강증진 목표에 관한 근본적인 이데올로기적 갈등이 일어나고 있다. 건강증진이 건강상태를 개선해야 하는가? 아니면 사회 변화의 수단이어야 하는가? 아니면 두 가지 모두인가? 라본Labonte(1994)는 건강증진은 사회운동 그 자체는 아니지만 사회운동이라는 도전에 대한 전문적인 대응이라고 지적한 바 있다. 그는 건강증진이 역량강화일수도 있고 역량축소일 수도 있다고 보았으며 물리적이고 범주적인 건강결과에만 초점을 맞추는 편협한 시각은 그러한 시각이 클라이언트를 클라이언트들의 가족, 지역사회 그리고 경제생활 모두를 포함하는 것으로 보는 관점과 결합되지 않는 한 역량을 축소시키는 것이라고 비판했다(Labonte, 1994).

일반적으로 건강교육 전문 교육과정에 지역사회조직 기술이 포함되기는 하지만 건강서비스, 사회 복지, 대인 서비스, 교정 또는 도시계획 분야를 공부하는 학생들이 받는 교육의 양과는 비교가 되지 않는다. 로버트슨Robertson과 밍클러Minkler(1994)는 이데올로기적 갈등처럼 보이는 것들을 분야 간 경계의 문제라고 볼 때, 가장 잘 이해할 수 있으며 건강증진은 다양한 이론틀을 활용할 때 가장 큰 효과를 거둘 수 있다고 지적했다. 이들은 또한 어떤 방법을 선택하든 선택한 방법의 효과를(혹은 효과가 없음을) 평가하고 증명해 보이는 것이 중요하다고 강조했다(이 점에 대해서는 나중에 좀 더 자세하게 논의하기로 하겠다).

모델들 간의 유사성

4부에서 소개된 각각의 이론과 모델들은 관점, 중점 및 연구의 바탕에 있어서 차이를 보인다. 그러나 동시에 이들 모델 간에는 많은 유사성이 존재한다. 이는 마치 이 책의 앞부분에서 살펴본, 건강행동과 관련된 개인 및 개인 간 모델들 간에 유사성이 존재하는 것과 마찬가지라고 하겠다. 이 장의 이하 부분에서는 모델들 간의 유사성과 모델들 간의 차이점에 대해서 살펴볼 것인데 (1) 지역사회조직과 조직 변화, (2) 혁신 확산과 조직 변화, (3) 혁신 확산과 사회인지이론, (4) 혁신 확산과 태도 변화에 관한 커뮤니케이션-설득모델들을 비교해보기로 하겠다. 이와 더불어서 모델 전반에 걸쳐 단계(stages), 과정(steps) 및 국면(phase)에 관계된 질문들 또한 살펴볼 것이다. 이들 모델 각각을 비교하는 데만도 하나의 장을 할애해야 하기 때문에, 이 장에서 이들 모델들을 심층적으로 분석하지는 않기로 하겠다(그러한 비교는 다른 책에서 하고 있다).

지역사회조직과 조직 변화

13장은 지역사회조직과 지역사회구축의 핵심 원칙과 모델 그리고 그러한 활동의 근저를 이루는 이론적 기반 또한 제시하고 있다. 모든 건강증진 업무에 활용할 수 있는 유일무이한 지역사회조직 이론이란 존재하지 않는다(Bracht, 1990). 그렇기 때문에 우리는 많은 이론들을 빌려와야만 하는데, 그러한 이론들 가운데 일부는 15장에서 소개한 조직 변화 구조에서 빠질 수 없는 것들이다. 사회적 지지, 지역사회 개발, 네트워크 분석 이론들은 조직 변화의 구성요소로서 조직개발이론과 가장 관련이 깊다. 조직간관계이론은 지역사회조직에 활용되기 때문에 연합 형성과 일맥상통한다. 중요하게 고려해야 할 또 한 가지 것은 스테클러Steckler, 굿만Goodman, 케글러Kegler가 제시한 단계이론의 마지막 단계인 제도화와 관련이 있다. 제도화 단계는 혁신(새로운 아이디어나 실천)을 조직 구조와 활동의 지속적인 일부로서 받아들이는 단계이다. 이 단계와 지역사회조직이 관련이 있는 이유는 만일 제도화가 이루어진다면 지역사회조직의 원칙(예: 참여, 관련, 지역사회 경쟁 등)들을 고려하지 않을 수 없기 때문이다.

혁신 확산과 조직 변화

14장과 15장은 상당한 유사성을 가지고 있는 확산이론의 개념들과 조직 변화의 개념들을 소개하고 있다. 올덴버그Oldenburg와 파슬Parcel은 조직 구조, 특히 학교와 직장에서의 건강증진 혁신의 확산을 강조하고 있다. 이들 두 장은 모두 다단계모델(예: 선택, 실행, 유지 등)을 포함하고 있다. 또한 성공의 정도가 다른 확산이나 조직 변화들을 예로 들어 이미 효과가 입증된 건강증진 전략들을 채택, 실행, 제도화하기 위한 개입 시도들을 서술하고 있다. 학교를 중심으로 한 약물남용 예방 프로그램의 확산을 분석한 로바흐Rohrach, 그래함Graham, 한센Hansen(1993)은 확산과 조직변화이론이 통합되어 적용되었다는 것을 발견하였다. 이들은 확산 과정의 각 단계에서 상이한 전략이 필요하다고는 점을 지적했으며, 확산의 구조와 혁신에 장애가 되는 요인들이 어떤 것들인지 소개했다.

혁신 확산과 사회인지이론

알버트 반두라Albert Bandura는 1986년 판 「사회인지이론(SCT)」에서 사회 확산과 혁신을 여러 장에 걸쳐 다루었다. 반두라는 그 책에서 '새로운 아이디어와 사회 실천이 어떻게 확산되는지 이해하는 것은 개인적 변화와 사회적 변화 모두에서 중요하다' 고 설명한다(1986, p. 142). 확산에 대한 최근의 관심보다 훨씬 이전부터 사회 학습(또는 인지)과 확산 간의 연계성은 이미 존재했다. 이들 간에 가장 분명한 차이점은, 이 책의 구성에도 반영된 확산 개념과 연구는 사회 변화의 거시적 특성을 강조하는 반면, 사회 학습은 개인 및 개인 간 요인, 즉 미시적 차원을 강조한다는 것이다. 확산과 SCT 간의 유사점으로는 행동변화에 대한 초점, 행동변화에 대한 개인 간 네트워크의 중요성, 정보교류의 본질적인 역할, 상호 간에 영향을 주고 받는 방향으로의 발전을 꼽을 수 있다. SCT 연구와 확산 연구는 각각, 주로 사용하는 측정 방법과 연구 설계에 잘 나타나 있듯이 서로 다른 연구 전통을 따르고 있다. 역사적으로 볼 때, 확산 연구는 주로 자연주의적 현장조사에 의존하는데 비해 SCT 연구 설계는 주로 실험실에서 이루어지는 실험 연구에 의존한다. 그러나 반두라가 상호작용과 집합적 효능을 강조하는 최근 논문에서 제시한 바와 같이, 이들 두 연구 전통 간의 차이는 점차 좁혀질 것으로 예상된다(Bandura, 1997; Bandura, 2001). 사회 체계의 생산자이면서 동시에 생산물인 인간에 대한 관심의 증대와 사고의 수렴은 건강행동을 다차원적으로 분석하려는 경향과 건강관련 행동과 환경을 변화시키기 위해 다양한 접근방법을 사용하려는 경향이 증대되고 있다는 것을 말해준다(Smedley & Syme, 2000).

혁신 확산과 커뮤니케이션-설득

확산이론의 틀은 대중들에게 혁신을 보급하는 것에 매스 미디어가 어떻게 기여하는지 이해하는데 유용하다. 확산의 단계들은 개인의 심리 변화 단계처럼 연구될 수 있다. 확산의 단계와 개인의 심리 변화 단계 간의 유사성은 커뮤니케이션-설득모델이 개인 차원의 정보처리와 유사하며 채택과 확산의 지역사회 이론틀과도 유사하다는 것을 제시해준다. 커뮤니케이션은 개별모델의 각 단계에서 개개인에 대한 영향을 높일 수 있게 고안될 수 있으며, 사회 체계 내에 최적의 확산을 이끌어내기 위해서 보급될 수 있다(Rogers, 1983).

단계, 과정 그리고 국면

4부의 장들 가운데 혁신 확산과 조직 변화에 관한 장(14장과 15장)들은 조직 변화와 사회 변화의 단계모델들에 대해서 소개하고 있다. 14장에서 호주 전국 직장건강 프로젝트(Australian National Workplace Health Project)의 확산 과정은 직장에서의 건강행동 변화에 초기 접근, 지지, 헌신으로 이루어진 단계모델을 적용했다. 커뮤니케이션 이론에 관한 16장에서는 공중보건과 관련이 있는 일부 커뮤니케이션모델에 다단계모델을 적용할 수 있음에 따라 다단계모델들이 소개되었다. 특히 레윈Lewin(1951)의 연구(해동, 이동, 재동결로 구성된 그의 단계모델을 통해서)는 집단 변화와 조직 변화의 기본 개념이 되었다. 단계의 개수는 모델마다 차이를 보인다. 스테클러Steckler, 굿만Goodman, 케글러Kegler는 단계의 개수와 관련해서 보다 나은 합의 내지는 각각의 단계들보다 구체화하는 노력이 필요하다고 주장했다. 그러나 이러한 노력을 통해서 특정 모델을 더 정확하고 명료하게 할 수는 있지만 그 역시 완벽한 것은 아니다. 이 책 편집자들은 현재로서는 실용적인 접근이 이 분야에 더 적합하다고 보고 있다. 즉, 단계(과정 또는 국면)의 개수는 변화시키려는 상황과 행동과 맞아야 하며 의미를 상실하지 않는 한 간결해야 한다.

연구 관련 쟁점

14장에서 소개하고 있는 이론들과 행동모델들은 복잡하고 다양하며 다수의 개인들로 이루어진 집단들 뿐만 아니라 조직의 구조에도 영향을 준다. 이러한 이론틀들에 기초한 개입의 영향에 대한 평가는 개인 차원이나 개인 간의 관계 차원에서 보다 더 복잡하고 덜 통제적인 연구 설계를 필요로 한다. 그러한 평가는 통계적 유의성을 가진 차이를 발견하기에 충분할 만큼의 많은 연구대상을 필요로 하는데, 조직이나 지역사회가 무작위화의 단위 또는 분석의 단위인 경우는 특히 그러하다. 더 나아가서 관리자와 근로자들 또는 조직을 구성하고 있는 구성원이나 클라이언트들이 가진 다양한 관점을 고려해볼 때, 조직 차원에서의 정보에 대한 접근성은 얻기도 어렵고, 얻는다고 하더라도 타당성을 입증하기는 더 어렵다.

행동 연구는 지역사회조직과 조직변화이론에서의 개입과 평가에 대한 통합적 접근방법으로 제시되었다. 행동 연구에서 종종 사용되는 참여적 연구방법은 클라이언트나 소비자가 자신들의 건강 욕구를 정의하고, 우선순위를 결정하고, 건강증진 노력을 평가하는데 있어서 좀 더 적극적인 역할을 할 것을 요구한다(Green & others, 19950). 이러한 방법들은 지역사회 참여, 공유된 의사결정, 변화 전략에 대한 주인의식 증진과 일맥상통하지만 동시에 타당하고 편향되지 않은 평가 결과를 도출해내는데 적지 않은 어려움을 발생시키기도 한다. 지역사회 개입 연구와 평가에서 과학적 엄격성과 역동적인 지역사회 환경 간의 균형을 유지하는 것은 윤리적 측면에서 볼 때 중요하다(Glanz, Rimer & Lerman, 1996). 파트너쉽 연구모델은 모 아니면 도라는 식의 현상이 아니라, 다양한 수준의 지역사회 및 과학자들의 참여와 통제로 이루어진 일련이 연속선이다(Wallerstein, 1999).

4부의 모든 장들은 양적 가설-검증 연구방법과 질적 연구방법의 사용에 대해서 언급하고 있다. 이러한 두 종류의 연구방법은 상호보완적인 관계에 있으며, 우리가 건강행동 변화 노력의 과정과 영향을 이해하는데 도움을 준다. 새로운 척도 개발은 사용 가능한 지역사회 차원의 지표의 수를 늘려주므로(Goodman & others, 1998l Cheadle, wagner, Koepsell, Kristal, & Patrick, 1992) 환경의 변화 여부를 평가하고 개인 차원의 영향과 지역사회 차원의 영향 간의 관련성을 고찰 할 수 있게 해준다.

이 밖에도 쌍방적 과정으로서의 지역사회 변화와 사회 변화에 관한 연구, 개입의 내용뿐만 아니라 개인적인 영향에도 관심을 가져야 할 필요성, 편향됨을 최소화하고 귀중한 정보가 손실되지 않게 하기 위해서 평가가 반드시 전향적으로 이루어질 수 있게 하는 것 등 또한 연구와 관련해서 생각해봐야 할 중요한 쟁점에 포함된다. 양질의 평가를 위해서 우리는 지극히 과정 중심적인 변화 노력에서 조차도 우리가 가진 전문적인 기술과 자원을 활용해야 할 책임이 있다. 이미 너무도 널리 보급된 모델들 그리고 효과적이지 않은 모델이나 전략들은 개선하거나 폐기해야 한다(Rimer, Glanz & Rasband, 2001). 만일 단지 이데올로기 하나만을 근거로 어떤 모델이나 전략을 만들어서 그 모델이나 전략이 가치 있는 목표를 달성하는데 전혀 도움이 되지 않는다면 그런 모델이나 전략을 만드는 것은 건강교육과 건강행동 분야에 해를 끼치는 것이 된다.

결론

사회, 지역사회 그리고 제도적 요인들은 건강증진에 도움이 되는 환경을 제공하고 개인의 건강행동을 이끌어낼 수 있기 때문에 건강증진에 있어서 중요하다. 학교나 직장 같은 건강교육 세팅에서 정책의 영향력은 매우 크다. 광범위한 사회 변화와 구체적인 조직 또는 정부 정책 모두는 개인의 행동과 인식에 영향을 미친다. 역사적 사회 사건이 개인에게 미치는 영향은 매우 복잡하다. 그러한 사건들은 생애 발달단계나 그 밖의 다른 중요한 발달 과정에 반영된 것처럼 변화에 대한 개인의 수용성과 상호작용한다. 예를 들어서 그러한 사건들이 미치는 영향은 여성의 일, 가정에서의 역할 그리고 건강관련 행동의 변화 과정 속에 잘 나타나 있는데, 그러한 사건들은 서로 다른 세대의 여성들에게 서로 다른 영향을 미쳐왔다(Stewart & Healy, 1989).

거시 차원의 접근방법들은 개인 및 개인 간 건강교육 및 건강행동 방법들과 상호보완적 관계에 있다. 다양한 모델들을 통합해 놓은 모델들은 지역사회 프로그램에서 다양한 실천 단위들에 접근하기 위해서는 통합적 전략들이 필요하다는 것을 의미한다. 어떤 건강 쟁점들은(예: 전염성 질병 관리 및 수질 관리를 통한 환경 보호와 같은) 개인 차원의 노력만으로는 영향을 미칠 수 없다. 그러나 광범위한 인식과 지역사회 활동을 불러일으킬 수 있는 미디어 효과와 공중보건 지도자들 간의 쌍방적 커뮤니케이션을 개인-행동-분석 이론들과 병행하여 사용한다면 긍정적인 영향을 미치는 것이 가능할 수 있다(Glanz & Yang, 1996; Weinstein & Sandman, 1993).

집단, 조직 및 지역사회 개입 이론들을 건강교육과 건강행동의 개인 및 개인 간 모델과 통합할 경우, 단일 접근방법을 사용할 때 보다 훨씬 큰 실제 상황에서의 영향력을 기대해 볼 수 있다. 건강행동과 관련해서 우리가 직면한 난제들은 우리로 하여금 조직 및 환경적 요인들에 대해서 보다 많은 관심을 기울일 것을 요구한다. 인간의 행동은 세팅, 규칙, 조직의 정책, 지역사회 규범 및 행동 기회 등에 의해서 크게 영향 받기 때문에 변화를 이끌어내기 위해서는 이러한 요인들을 변화시키는 것이 좋은 표적이 된다. 성공적인 조직 및 환경의 변화는 그러한 변화의 강도가 충분히 높고 시간이 지나도 지속된다는 전제하에서 개인의 변화를 이끌어 낼 수 있다.

이상적으로는 포괄적인 건강교육 노력은 건강 및 건강행동 목표를 달성하는데 실제로 활용된 적이 있고 효과적임이 입증된 전략들을 바탕으로 해야 한다. 그러나 다수의 전략들이 효과적일 수 있는 행동 영역(예: 마케팅이나 정치 같은)도 있지만 오늘날 다수의 전략들이 모두 효과적일 수 있는 건강 쟁점들은 그리 많지 않다. 흡연 예방 및 관리는 효과적인 개입방법들이 개발되고 각 차원의 변화에서 평가가 이루어진 몇 안되는 영역들 가운데 하나이다(Warner, 2000). 흡연 예방 및 관리영역 만큼 다른 건강행동 영역에서도 효과적인 전략들이 개발되고 강화되어야 할 것이다.

지역사회조직과 지역사회구축, 혁신 확산, 조직 변화 그리고 미디어 커뮤니케이션에 관한 이론과 방법들은 건강행동을 이해하고 긍정적인 영향을 미치려는 노력에 유용한 기초를 제공한다. 더 많은 연구를 통해서 우리는 이러한 이론들과 모델들의 작동 기제와 이러한 이론들과 모델들을 가장 잘 활용할 수 있는 방법을 더 잘 이해할 수 있게 된다. 건강교육과 건강행동 변화 개입 전략들은 지식과 정보라는 기반 위에서 이러한 이론틀을 사회 활성화와 지역사회 태도 및 행동 변화를 위해서 활용할 때 더 성공적이 될 수 있을 것이다.

참고문헌

Alciati, M. H., and Glanz, K. "Using Data to Plan Public Health Programs: Experience from State Cancer Prevention and Control Programs." *Public Health Reports,* 1996, *111,* 165–172.

Bandura, A. *Social Foundations of Thought and Action: A Social Cognitive Theory.* Englewood Cliffs, N.J.: Prentice Hall, 1986.

Bandura, A. *Self-Efficacy: The Exercise of Control.* New York: Freeman, 1997.

Bandura, A. "Social Cognitive Theory: An Agentic Perspective." *Annual Review of Psychology,* 2001, *52,* 1–26.

Bracht, N. (ed.). *Health Promotion at the Community Level.* Thousand Oaks, Calif.: Sage, 1990.

Butterfoss, F. D., Goodman, R., and Wandersman, A. "Community Coalitions for Prevention and Health Promotion: Factors Predicting Satisfaction, Participation, and Planning." *Health Education Quarterly,* 1996, *23*(1), 56–79.

Cheadle, A., Wagner, E., Koepsell, T., Kristal, A., and Patrick, D. "Environmental Indicators: A Tool for Evaluating Community-Based Health-Promotion Programs." *American Journal of Preventive Medicine,* 1992, *8*(6), 345–350.

Ellis, G., Reed, D., and Scheider, H. "Mobilizing a Low-Income African American Community Around Tobacco Control: A Force-Field Analysis." *Health Education Quarterly,* 1995, *22*(4), 443–457.

Emmons, K. "Health Behaviors in Social Context." In L. F. Berkman and I. Kawachi (eds.), *Social Epidemiology.* New York: Oxford University Press, 2000.

Glanz, K., Rimer, B., and Lerman, C. "Ethical Issues in the Design and Conduct of Community-Based Intervention Studies." In S. Coughlin and T. Beauchamp (eds.), *Ethics in Epidemiology.* New York: Oxford University Press, 1996.

Glanz, K., and Yang, H. "Communicating About Risk of Infectious Diseases." *Journal of the American Medical Association,* 1996, *275*(3), 253–256.

Goodman, R. M., and others. "Identifying and Defining the Dimensions of Community Capacity to Provide a Basis for Measurement." *Health Education and Behavior,* 1998, *25,* 258–278.

Green, L. W., and others. *Study of Participatory Research in Health Promotion: Review and Recommendations for the Development of Participatory Research in Health Promotion in Canada.* Vancouver: University of British Columbia, 1995.

Himmelman, A. T. "On the Theory and Practice of Transformational Collaboration: Collaboration as a Bridge from Social Service to Social Justice." *Communities Working Collaboratively for Change.* Minneapolis: The HIMMELMAN Consulting Group, 1992.

Hovland, C., Janis, I., and Kelley, H. *Communication and Persuasion: Psychological Studies of Opinion Change.* Westport, Conn.: Greenwood Press, 1953.

Howze, E. H., and Redman, L. J. "The Uses of Theory in Health Advocacy: Policies and Programs." *Health Education Quarterly,* 1992, *19*(3), 369–383.

Janz, N., and others. "Evaluation of 37 AIDS Prevention Projects: Successful Approaches and Barriers to Program Effectiveness." *Health Education Quarterly,* 1996, *23*(1), 80–97.

Kipnis, D. "Accounting for the Use of Behavior Technologies in Social Psychology." *American Psychologist,* 1994, *49*(3), 165–172.

Labonte, R. "Health Promotion and Empowerment: Reflections on Professional Practice." *Health Education Quarterly,* 1994, *22*(2), 253–268.

Lasswell, H. D. "The Structure and Function of Communication in Society." In L. Bryson (ed.), *The Communication of Ideas.* New York: Institute for Religious and Social Studies, 1948.

Lewin, K. *Field Theory in Social Science.* New York: HarperCollins, 1951.

Marmot, M. "Multilevel Approaches to Understanding Social Determinants." In L. F. Berkman and I. Kawachi (eds.), *Social Epidemiology.* New York: Oxford University Press, 2000.

McKinlay, J. B., and Marceau, L. D. "To Boldly Go. . ." *American Journal of Public Health,* 2000, *90,* 25–33.

Orleans, C. T., Gruman, J., Ulmer, C., Emont, S. L., and Hollendonner, J. K. "Rating Our Progress in Population Health Promotion: Report Card on Six Behaviors." *American Journal of Health Promotion,* 1999, *14,* 75–82.

Parcel, G. S., and others. "Measurement of Self-Efficacy for Diet-Related Behaviors Among Elementary School Children." *Journal of School Health,* 1995, *65,* 23–27.

Rimer, B., Glanz, K., and Lerman, C. "Contributions of Public Health to Patient Compliance." *Journal of Community Health,* 1991, *16*(4), 225–240.

Rimer, B. K., Glanz, K., and Rasband, G. "Searching for Evidence About Health Education and Health Behavior Interventions." *Health Education and Behavior,* 2001, *28,* 231–248.

Robertson, A., and Minkler, M. "New Health Promotion Movement: A Critical Examination." *Health Education Quarterly,* 1994, *21*(3), 295–312.

Rogers, E. M. *Diffusion of Innovations.* (3rd ed.) New York: Free Press, 1983.

Rohrbach, L. A., Graham, J. W., and Hansen, W. B. "Diffusion of a School-Based Substance Abuse Prevention Program: Predictors of Program Implementation." *Preventive Medicine,* 1993, *22,* 237–260.

Rothman, J. "Approaches to Community Intervention." In J. Rothman, J. Erlich, and J. Tropman (eds.), *Strategies of Community Intervention.* Itasca, Ill.: Peacock, 2001.

Smedley, B. D., and Syme, S. L. (eds.). *Promoting Health: Intervention Strategies from Social and Behavioral Research.* Washington, D.C.: National Academy Press, 2000.

Stewart, A., and Healy, J. "Linking Individual Development and Social Changes." *American Psychologist,* 1989, *44,* 30–42.

Wallack, L. "Media Advocacy: Promoting Health Through Mass Communication." In Glanz, K., Lewis, F. M., and Rimer, B. K. (eds.), *Health Behavior and Health Education: Theory, Research, and Practice.* San Francisco: Jossey-Bass, 1990.

Wallerstein, N. "Power Between Evaluator and Community: Research Relationships Within New Mexico's Healthier Communities." *Social Science and Medicine,* 1999, *49,* 39–53.
Warner, K. "The Need for, and Value of, a Multi-Level Approach to Disease Prevention: The Case of Tobacco Control." In B. D. Smedley and S. L. Syme (eds.), *Promoting Health: Intervention Strategies from Social and Behavioral Research.* Washington, D.C.: National Academy Press, 2000.
Weinstein, N. D., and Sandman, P. M. "Some Criteria for Evaluating Risk Messages." *Risk Analysis,* 1993, *13,* 103–114.

PART 5 연구와 실천에서의 이론 활용

HEALTH
BEHAVIOR
and
HEALTH
EDUCATION

공중보건 전문가들이 직면한 가장 큰 도전들 가운데 하나는 어떤 쟁점에 관한 이론과 모델이 그들이 펼치는 활동의 표적대상이 되는 인구집단과 얼마나 잘 맞는지를 분석하는 방법을 배우는 것이다. 첫 번째 단계는 몇 가지 이론들에 대한 실용적 지식을 습득하고 그러한 이론들이 어떻게 활용되는지를 이해하는 것이다. 논리적으로 볼 때, 이론을 적절히 그리고 효과적으로 활용하여 목표를 달성하는 것은 그 다음 단계에 해당한다. 효과적인 실천은 가장 적절한 이론 또는 이론들과 주어진 상황에 맞는 실천 전략들을 얼마나 섭렵하는가에 달려 있다. 이론을 기반으로 하는 연구와 평가는 건강문제, 조직 및 특별한 인구집단에 맞는 적절한 연구 설계, 척도 그리고 절차를 필요로 한다.

모든 경우에 적용 가능한 유일무이한 이론이나 모델은 존재하지 않는다. 실천 단위와 건강행동이나 쟁점의 종류가 무엇인가에 따라 어떤 이론틀이 적절하고 실용적이고 유용한지는 달라질 수 있다. 한 가지 쟁점을 만족스럽게 해결하기 위해서 다수의 이론이 필요한 경우가 종종 있다. 특히 포괄적인 건강증진 프로그램의 경우는 거의 그러하다. 그러나 너무 많은 이론을 활용하는 것은 오히려 역효과를 가져올 수도 있다.

이 책의 이제까지 부분들을 통해서 우리는 이론들이 중첩된다는 것을 알 수 있으며 어떤 이론들은 좀 더 포괄적인 모델과 잘 맞는다는 것을 알 수 있었다. 일반적으로 이론의 활용은 포괄적인 계획 틀 안에서 이론들을 통합할 때 가장 효과적이 될 수 있다. 그러한 체계에 있어서 연구는 표적이 되는 인구집단의 욕구와 그들이 처한 상황, 사용 가능한 자원, 단계별 프로그램의 발전과 효과를 결정하는데 필요한 정보를 제공하는 가장 중요한 역할을 담당한다. 기획은 프로그램을 만들거나 개선하는데 필요한 새로운 정보를 수집하는 연속적인 과정이다.

이 책의 5부에서는 여러 이론들을 결합하여 더 나은 효과를 거둔 구체적인 사례들을 살펴볼 것이다. 다양한 이론틀들을 통합하고 적용하는데 활용될 수 있는, 잘 정립된 계획 모델인 PRECEDE-PROCEED모델에 대해서 살펴볼 것이다. 18장에서는 안드레아 질렌Andrea Gielen과 아일린 맥도널드Eileen McDonald는 건강증진 계획을 위한 PRECEDE-PROCEED모델을 설명함과 동시에 PRECEDE-PROCEED모델을 사용했던 한 아동 병원에서의 포괄적인 부상예방 프로그램을 위한 이론 중심의 프로그램 계획의 사례를 소개한다.

19장에서는 에드 마이바흐Ed Maibach와 동료들이 사회 마케팅(social marketing)의 목적, 주요 구성요소 및 방법에 대해서 서술한다. 그들은 전국 고혈압 교육 프로그램(the National High Blood Pressure Education Program)과 대학생들의 음주를 줄이기 위한 프로그램에 사회 마케팅을 적용한 사례들을 소개한다. 이들 사례들은 대규모 사회 마케팅 프로그램과 소규모 사회 마케팅 프로그램 모두를 잘 보여준다.

20장에서는 제임스 살리스James Sallis와 네빌 오웬Neville Owen이 건강증진을 위한 생태모델들의 현 위치를 설명하고 이러한 모델들이 건강증진 연구와 실천에 실질적으로 기여하기 위해서 지켜져야 할 원칙들을 제시하고 있다. 생태모델은 건강증진을 위한 포괄적인 다차원 구조를 가진 모델이다. 이 장에서 저자들은 이제까지 발전해온 다양한 생태모델들과 그들의 역사적 발달과정, 건강행동 및 건강교육에의 함의에 대해서 논의한다. 또한 저자들은 이러한 모델들에 대한 보다 명확한 정의와 이러한 모델들이 어떻게 작동하는지에 대한 보다 정확한 이해를 강조한다.

21장에서는 건강행동이론을 문화적으로 다양하고 독특한 인구집단에게 적용할 때 고려해야 할 쟁점들에 대해서 살펴본다. 켄 레즈니코브Ken Resnicow와 공저자들은 모든 건강 전문가들에게 개인과 지역사회의 다양한 특성의 중요성에 대한 인식을 촉구하고 있으며, 다양한 인구집단들을 위한 문화적 민감성을 갖춘 프로그램을 개발하는 실천가와 연구자들에게 이론이 어떻게 도움을 줄 수 있고, 또 도움이 되어야만 하는지를 잘 설명해주고 있다. 이 장에서는 또한 공동체주의 대 개인주의, 신앙심과 같은 쟁점을 다룬 사례와 미국 원주민들의 흡연 관리 사례가 제시된다.

22장은 최근 발전하고 있는 커뮤니케이션 기술과 그러한 기술 가운데 건강행동 변화와 관련이 있는 기술들의 특징을 설명한다. 22장은 두 가지 이유에서 이번 판에 새로 추가되었다. 첫 번째 이유는 이러한 커뮤니케이션 기술들이 건강교육 및 건강 커뮤니케이션에 광범위한 새로운 전략들을 가져다주었기 때문이며, 두 번째 이유는 이 책의 편집자들이 기술 중심의 전략들을 위한 지침을 제공하기 위해서 건강행동이론과 모델을 활용하는 것은 그러한 전략들의 성공 가능성을 증진시키고 평가 연구의 정확성을 높일 수 있게 해줄 것이라고 확신하기 때문이다. 네빌 오웬Neville Owen, 마이클 포더링햄Michael Fotheringham 그리고 베스 마커스Bess Marcus는 이론과 모델이 커뮤니케이션 기술과 함께 어떻게 사용될 수 있는지 설명하기 위해 몇 가지 심층적인 사례를 소개하면서 건강교육 실천과 연구와 관련한 쟁점들을 제시하고 있다.

23장은 이론에 기반을 둔 개입을 평가하고, 광범위한 공중보건 관점에서 평가하는데 유용한 평가모델인 RE-AIM모델을 설명하고 있다. 이 장은 「건강행동과 건강교육」의 3판에 추가된 장으로서 저자인 러셀 글라스고우Russell Glasgow는 건강교육 변화 개입에 관한 연구 결과를 계획하고, 수행하고, 평가하고, 해석하는데 잠재적 유용성을 가진 도구들과 관점들을 제시하고 있다.

이론을 사려 깊고 적절하게 활용한다는 것은 결코 간단한 일이 아니지만 그 대가는 매우 크다고 할 수 있다. 5부에서 우리의 목표는 다양한 개념들과 모델들을 소개하고 독자들로 하여금 그러한 개념들과 모델들을 각자의 실천 환경에서 효과적으로 활용할 수 있게 하는 것이다.

18 건강행동이론 적용을 위한 PRECEDE-PROCEED 계획 모델의 활용

HEALTH
BEHAVIOR
and
HEALTH
EDUCATION

개별 이론. 개인 간 이론. 지역사회변화이론. 팸플릿. 비디오테이프. 상담. 지지 집단. 공공 서비스 안내. 풀뿌리 조직화.

이상의 것들은 건강 전문가들이 건강행위 변화 프로그램을 계획하고 실행하고 평가하는데 사용할 수 있는 도구의 예들이다. 이러한 도구들의 적절한 선택 및 활용은 프로그램의 성공과 실패 간의 차이를 의미할 수 있다. 일반적으로 특정 인구집단에 영향을 미치는 문제가 파악되면 건강 전문가는 그 문제를 해결하기 위해서 조치를 취해야만 한다. 예를 들면 건강관리조직(HMO) 가입자들이 응급치료 시설을 응급 상황이 아님에도 불구하고 부적절하게 사용하는 경우, 특정 지역에서 나타나는 신생아 저체중 현상, 산부인과 병원을 찾는 임산부들의 높은 흡연율 등을 문제의 예로 꼽을 수 있다. 건강 전문가들이 건강행동과 관련된 이론들을 적용할 수 있는 능력은 그러한 문제들을 해결하기 위한 프로그램을 계획하고자 할 때 필요한 매우 중요한 기술이다.[(4)]

PRECEDE-PROCEED모델 같은 계획모델은 바로 이 과정에 지침을 제공해줄 수 있는 모델이다(Green, Kreuter, Deeds & Partridge, 1980; Green & Kreuter, 1991; Green & Kreuter, 1999). 이전 장들에서 논의되었던 이론들과 달리 PRECEDE-PROCEED이론은 중요하게 생각되는 어떤 결과와 관련이 있다고 생각되는 요인들 간의 관계를 예측하거나 설

(4) 안전한 가정 프로젝트(SAFE Home Project)는 여성·아동건강국(Maternal and Child Health Bureau(MCJ-240638)이 자금을 대었다. 질병 통제와 예방 센터(Center fo Disease Control and Prevention), 국립 부상예방과 통제 센터(National Center for Injury control)(R49/CCR302486)가 자금을 댄 존스홉킨스 부상 연구와 정책 센터가 추가적인 지원을 제공하였다. 욕구사정은 존스홉킨스 대학의 교수 개발 펀드(Faculty Development Fund)가 지원하였다. 저자들은 Lawrence Green 박사와 Marshall Kreuter 박사의 이 장의 이전 편에 대한 유용한 논평에 대해서 감사한다.

명하려는 이론이 아니다. 그 대신 PRECEDE-PROCEED모델은 이론 적용을 위한 구조(structures)를 제공함으로써 가장 적절한 개입 전략을 찾아 실행한다. PRECEDE-PROCEED모델은 목적지로 향하는 구체적인 방향 같은 로드맵과 이론이라고 생각할 수 있다. 이론이 어떤 구체적인 길들을 제시한다면 로드맵은 가능한 모든 길들을 제시한다. PRECEDE-PROCEED모델이 주로 실천 세팅에서 전달되는 서비스 프로그램을 강조하는 이론이기는 하지만 건강행동 변화 개입을 연구하는 연구자들에게 있어서도 매우 유용한 이론틀이다.

이제 PRECEDE-PROCEED를 개괄적으로 이해하는 것으로써 이번 장을 시작해보기로 하자. 좀 더 구체적으로 말하자면, 먼저 PRECEDE-PROCEED 과정의 각 단계들을 살펴보고 그러한 과정이 건강증진 프로그램에 어떻게 적용되는지를 보여주는 문헌에 나타난 예들을 살펴보기로 하자. 이하의 내용들은 PRECEDE-PROCEED를 만든 학자들의 연구 내용들을 요약한 것이며, 이 모델에 관한 보다 자세한 내용은 그들의 저서를 참조하기 바란다(Green, Kreuter, Deeds & Partridge, 1980; Green & Kreuter, 1991; Green & Kreuter, 1999). 이 장의 두 번째 부분에서는 아동 클리닉을 위한 포괄적 부상예방 프로그램 개발을 위해 PRECEDE-PROCEED 계획 모델을 사용한 이론 중심의 프로그램 계획 사례를 고찰해 보기로 하겠다. 이 장의 목표는 독자들로 하여금 그들의 실천 노력과 관련이 있는 건강행동 변화이론들을 선택하고 적용하는데 그리고 이전 장들에서 소개된 다양한 이론들의 개념들을 기획 과정에 활용하는데 PRECEDE-PROCEED모델을 사용할 수 있게 하는 것이다.

PRECEDE-PROCEED에 대한 개괄적 이해

PRECEDE는 그린[Green]과 그의 동료들에 의해서 1970년대에 개발된 이론틀이다(Green, Kreuter, Deeds & Partridge, 1980; www.lgreen.net/precede/preapps.htm). PRECEDE는 교육환경적 진단 및 평가에 있어서 성향적, 강화적 및 역량강화적 개념 구성체(Predisposing, Reinforcing & Enabling Constructs in Educational/Environmental Diagnosis & Evaluation)의 약자이다. PRECEDE는 의료적 진단이 치료 계획에 선행하는 것과 마찬가지로 교육적 진단도 개입 계획에 선행해야 한다는 전제에 기초한다. PRECEDE 접근방법은 건강교육이 개입을 실행에 옮기는 것은 지나치게 강조하면서 파악된 욕구를 충족시키기 위해 전략적으로 계획된 개입을 기획하는 것에 대해서는 충분한 관심을 보이지 않는다는 일부 전문가들의 지적이 반영된 접근방법이다(Bartholomew, Parcel, Kok & Gottlieb, 2001). 1991년에는 이러한 PRECEDE에 건강 및 건강행동의 결정요인으로서의 환경요인이 갖는 중요성을 뜻하는 PROCEED, 즉 교육 및 환경개발에 있어서의 정책적, 규제적 및 조직적 개념구성체(Policy, Regulatory & Organizational Constructs in Educational & Environmental Development)가 추가 되었다(그림 18-1 참조). 지난 20년 간 공중의 건강과 복지에 생활방식 요인들이 기여한 바에 대한 인식은 꾸준히 증가해왔다(McGinnis & Foege, 1993). '생활방식(lifestyle)' 이란 일반적인 유형의 식이, 운동, 음주 및 흡연, 성생활, 스트레스를 말하는 것으로서 이들 모두는 인간의 수명과 삶의 질에 관련된 것들이다. 이러한 생활방식은 개인적인 행동이기는 하지만 전적으로 개인의 의지에 의해서 결정되는 행동들은 아니다. 이러한 행동들은 산업, 미디어, 정책, 사회 불평등 같은 개인 외적인 거대한 힘에 의해서 여러 가지 방식으로 영향을 받는다. 개인의 행위를 제한하거나 촉진하는 거시적인 맥락을 이해하는 것이 건강증진 프로그램의 특징임과 동시에 건강증진에

그림 18-1. PRECEDE-PROCEED 계획모델

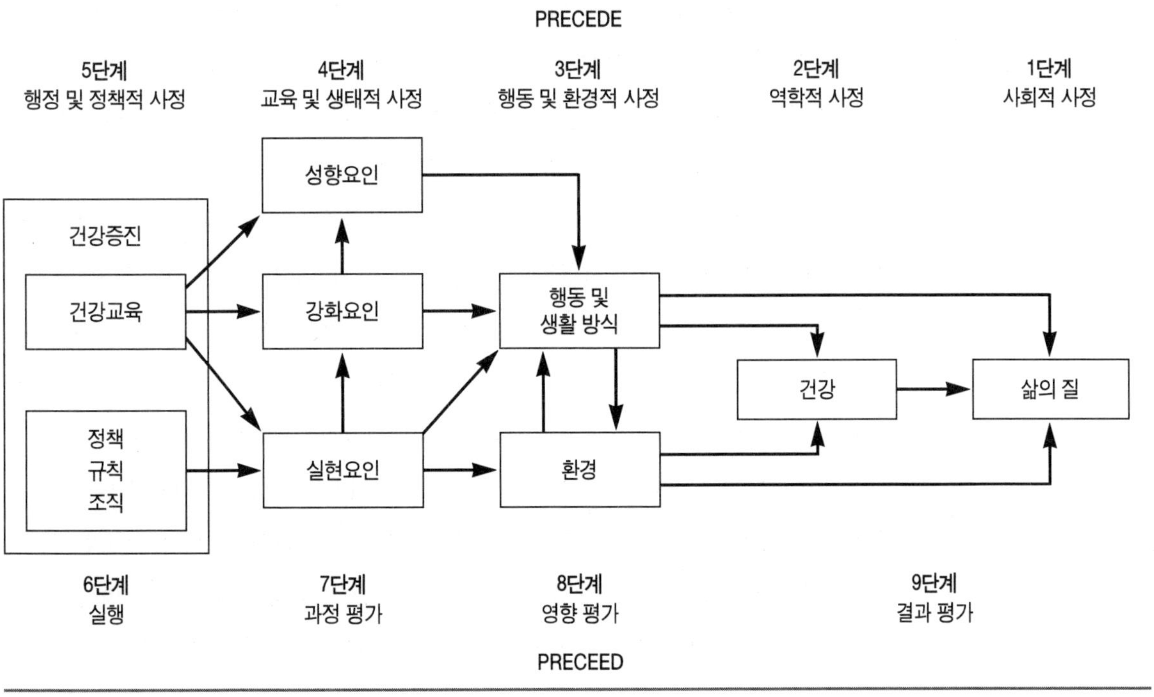

출처: Green & Kreuter, 1999, p. 34

대한 생태학적 접근방법의 핵심이라고 할 수 있다(McLeroy, Bibeau, Steckler & Glanz, 1988; Simons-Morton 외, 1989).

PRECEDE-PROCEED 과정은 실천의 기본 원리인 참여의 원리에 근거하는데, 이 원리의 핵심은 변화의 성공 가능성은 청중들이 문제의 우선순위와 목표를 설정하고, 해결책을 실행에 옮기는데 적극적으로 참여할 때 높아진다는 것이다(Green & Kreuter, 1999; Freudenberg 외, 1995). 이 원리의 뿌리는 지역사회개발(Steckler, Dawson, Israel & Eng, 1993)과 프리에[Freire]의 초기 연구와 밍클러[Minkler], 월러스타인[Wallerstein], 이스라엘[Israel] 등의 최근 연구를 통해 예증된 역량강화-교육모델(Wallerstein, 1992; Wallerstein & Bernstein, 1994; Israel, Cjeckoway, Schulz & Zimmerman, 1994; 13장 참조)이다. 따라서 PRECEDE-PROCEED 사정의 각 단계에서는 프로그램이 대상으로 하고 있는 청중들의 의견을 수렴하기 위한 노력이 반드시 이루어져야 한다.

PRECEDE-PROCEED 계획 과정은 건강행위가 복잡하고 다차원적이며 다양한 요인들에 의해서 영향을 받는다는 전제로부터 시작된다(Green & Kreuter, 1999). 프로이덴버그[Freudenberg] 외(1995)가 언급한 바와 같이 '그러나 하나의 문제에 많은 원인이 존재한다는 것을 인식하는데 있어서의 위험은 서로 다른 원인들의 중요성에 우선순위를 부여하거나 가장 중요한 원인에 제한된 자원을 할당할 수 있는 합리적인 방법이 존재하지 않는다는 것이다. 좋은 이론은 바로 이러한 노력을 도와줄 수 있어야 한다' (p. 293). PRECEDE-PROCEED는 이론이라기 보다는 실천을 위한 계획모델 또는 개념틀이며(Clark & McLeroy, 1995), PRECEDE-PROCEED의 체계적인 접근방법은 우선순위를 설정하는데 도움이 되는 구체적인 지침을 제공한다. 따라서 개입 자원들을 보다 효율적이고 효과적으로 사용할 수 있게 되는데, 왜냐하면 상이한 영향 요인들에 대해서는 상이한 개입전략들이 필요하기 때문이다. 예를 들면 고지방 식이(high-fat diet)라는 건강행동 문제는 여러 가지 결정요인을 가지고 있지만 대중들의 인식 부족과 저지방 대체품을 이용한 요리법을 알지 못한다는 것이 대표적인 요인으로 꼽힌다. 잘 준비된 공공 서비스 안내는 대중에게 고지방 식이에 따른 건강 결과를 알려줄 수는 있지만, 저지방 요리법을 알려주기에는 충분치 못할 수 있다. PRECEDE-PROCEED는 9단계로 이루어진 계획과정으로서 관심의 대상이 되는 건강관련 결과에 초점을 두고 어떤 개입 전략들을 조합하여 사용하는 것이 목적 달성에 가장 효과적인지를 진단하는 맨 마지막 단계에서부터 시작하여 맨 처음 단계로 거슬러 올라오는 과정이다.

1 단계: 사회적 사정

사회적 사정은 사람들이 가진 자신의 욕구와 삶의 질에 대한 인식을 결정한다(Green & Kreuter, 1999). 이 단계에서 계획자는 핵심 오피니언 리더들과의 면담, 지역사회 구성원들로 이루어진 포커스 집단, 관찰 및 설문조사와 같은 자료수집 활동을 통해서 지역사회에 대한 그들의 이해를 넓힌다. '지역사회(community)' 라는 말은 일반적으로 분명한 경계를 가진 지리적 영역을 가리키며, 더 일반적으로는 공통적인 특성, 관심, 가치 및 규범을 가진 집단을 의미한다(13장 참조). 사회적 사정은 지역사회의 욕구와 바람(desires)을 분명하게 정의하는 것과 더불어서 지역사회가 가진 문제 해결 능력, 강점과 자원, 변화에 대한 수용성 등을 고려한다(Kretzmann & McKnight, 1993). 사회적 사정은 여러 가지 이유에서 중요하다. 먼저, 건강과 삶의 질 간의 관계는 상호적 관계, 즉 서로가 서로에게 영향을 주고 받는 관계이다(Green & Kreuter, 1999). 예를 들어서 가난한 것은 열악한 건강과 관련이 있고 건강하지 않은 것은 빈곤으로부터 벗어나는 것을 더욱 어렵게 만든다. 사람들은 단순히 건강 자체가 목적이 아니라 건강한 것이 그들로 하여금 다른 목표(예: 자신의 일과 여가를 즐기는 것)를 이룰 수 있게 해주기 때문에 건강을 소중하게 여긴다. 표적이 되는 청중의 관심사를 이해함으로써 계획가는 더 적절한 프로그램을 만들 수 있으며, 그런 프로그램일수록 청중들로부터 더 잘 받아들여지고 효과적일 수 있는 가능성이 높다.

문제 해결 역량을 사정에 포함시키는 것은 개입을 개발할 때 미래에 다른 문제들을 해결할 수 있는 능력을 기를 수 있는 구성요소를 포함시킬 수 있게 해준다. 문제뿐만 아니라 지역사회가 가진 강점에도 초점을 맞추는 것은 계획자와 지역사회 구성원들로 하여금 의미 있는 파트너십을 더 효과적으로 형성할 수 있게 함으로서 프로그램에 보다 적극적으로 참여하게 만든다(Bartholomew, Parcel, Kok & Gottlieb, 2001).

프로그램 계획 과정 중 이 단계와 관련이 있는 이론은 지역사회조직이론 및 원리이다(표 18-1). 지역사회 조직은 '건강 문제와 사회 문제를 더 잘 평가하고 해결할 수 있는 지역사회 개발과 적극적 참여를 강조한다' (Glanz & Rimer, 1995, p. 25). 밍클러[Minkler](1985)의 텐더로인 프로젝트(Tenderloin Project)와 잉[Eng]과 블랜차드[Blanchard](1991)의 시골 지역에서의 지역사회 행동 진단은 사회적 사정이 얼마나 중요하며, 지역사회 조직 전략을 어떻게 활용하는지를 보여주는 좋은 예이다. 크레즈만[Kretzmann]과 맥나이트[McKnight](1993)는 자산-기반 지역사회 사정을 실제로 행하는데 유용한 도구를 제공해 준다.

프로그램은 청중, 건강문제, 건강행동 문제와 관련해서 종종 미리 결정된다. 이러한 맥락에서 조차도 계획가는 지역사회에 대해서 가능한 한 많은 것을 알고자 해야 하며, 지역사회 구성원들과 함께 프로그램을 만들어가 나아가야 하며, 삶의 질에 관한 지역사회의 관심을 프로그램의 목적과 연계시켜야 한다. 계획위원회를 만들고 지역사회 토론회를 갖고 포커스 집단이나 조사를 실시하는 것 등은 청중들을 계획 과정에 참여하게 하는데 도움이 되는 방법들이며, 계획자가 PRECEDE-PROCEED 과정 중 어디에서 시작하든 상관없이 꼭 필요한 것들이다.

2단계: 역학적 사정

역학적 사정(epidemiological assessment)은 지역사회에서 어떤 건강문제가 어떤 집단에게 가장 중요한지를 결정할 수 있게 해준다(Green & Kreuter, 1999). 역학적 사정을 삶의 질에 관한 청중들의 관심과 연계시켜보자면, 더 큰 사회문제를 유발하는 건강문제를 해결하는데 제한된 자원이 사용되게 해준다. 역학적 사정은 특정 이론을 활용하지는 않지만(표 18-1), 해결해야 할 건강문제를 선택하는 과정에 지역사회가 포함될 경우 지역사회 차원의 이론들이 활용될 수 있다.

표 18-1. 이론과 실무의 적용을 위한 구성체제로서의 PRECEDE-PROCEED모델

변화 수준에 의한 변화 이론과 원리	Precede-Proceed 계획단계				
	1 단계 사회적 사정	2 단계 의생태학	3 단계 행위와 환경	4 단계 교육과 생태학	5 단계 행정과 정책
지역사회 수준					
참여와 관련	X	X	X	X	X
지역사회 구성	X		X		
조직의 변화				X	X
혁신의 확산				X	X
개인 간 수준					
사회인식이론			X	X	
성인 학습				X	
개인 간 커뮤니케이션				X	
개인 수준					
건강신념모델				X	
변화의 단계			X	X	
합리적 행동이론				X	
계획된 행위이론			X	X	
정보 처리				X	

출처: Glanz & Rimer, 1995로부터 인용

역학적 사정에서 계획가는 기존 자료들(예: 기본 통계 자료, 주 및 전국 건강 조사, 의료 기록 및 행정 기록 등)을 이용하여 2차 자료분석을 실시할 수 있다. 이런 자료들은 특정 인구집단에 관한 사망률이나 이환율 같은 지표를 제공하고 고위험 하위집단들을 파악하는데 도움을 준다. 하위집단은 연령, 성별, 인종, 직업, 교육, 소득, 가족 구조, 지리적 위치 등을 기준으로 정의할 수 있다. 어떤 경우는 전국 자료를 바탕으로 특정 지역에 관한 추론을 하는 것이 적절하지 않을 수 있다. 그런 경우라면 해당 지역에 관한 자료를 직접 수집하는 것이 필요하다. 예를 들어 전국을 대표하는 표본에 대해서 가구조사를 실시할 때, 특정 주에 해당하는 응답자가 표본에 충분히 포함되지 않아 해당 주를 대표할 수 없음으로 인해 신뢰할만한 주 차원의 자료를 제공하지 못할 수 있다. 역학적 사정을 통한 자료 수집 및 분석은 측정 가능한 프로그램 목표를 설정하는데 필요한 신뢰할 수 있고 타당도 높은 자료를 제공해줄 수 있어야 한다.

지역사회 건강문제에 관한 자료를 갖게 되면 계획가는 우선 순위를 정하고, 프로그램의 목표와 목적을 결정해야 한다. 이러한 결정은 가장 영향력이 큰 건강문제는 무엇이고, 이제까지 적절히 해결되지 않은 것은 무엇이며 현실적인 해결책이 있는 건강문제는 무엇인지를 고려한 상태에서 지역사회 구성원들이 바라는 바를 반영하여 내려져야 한다. 프로그램 목표(goals)가 프로그램이 가져올 궁극적인 혜택(예: 영아 사망률을 줄임으로써 가족 건강과 삶의 질을 향상시키는 것)에 관한 진술이라면 프로그램 목적(objectives)은 '누가 언제까지 어떤 건강 혜택을 얼마나 받을 것인가?' 라는 질문에 대한 답(예: 영아 사망률은 2010년까지 X지역에서 25% 감소할 것이다)이다. 측정 가능한 프로그램 목적은 자원을 배분하고 프로그램의 성공을 평가하는데 필수적이다. 합리적인 수준의 변화 목표치를 설정하는데 도움이 될 만한 전국 및 지역 차원의 정책 문건들이 있는지를 조사해볼 필요가 있다. 예를 들면 미국 공중보건 서비스(the United States Public health Service)의 2010년까지의 건강 목표인 「Healthy People 2010」은 전 국민 및 연령, 성별, 인종별 하위집단에 해당하는 주요 건강 문제에 관한 자료와 목적을 제시해주고 있다(U.S. Department of Health & Human Service, 2000).

3 단계: 행동 및 환경적 사정

3단계는 행동 사정과 환경 사정으로서, 이 단계는 건강문제를 유발하는 요인들을 사정하는 단계이다(Green & Kreuter, 1999). 행동요인이란 위험에 처한 개인들의 생활방식 또는 행동을 말하는 것으로서 행동요인들은 건강문제의 발생 및 심각성에 영향을 미친다. 환경요인은 개인의 통제 범위를 넘어선 개인 외적인 사회적 및 물리적 요인으로서 행동을 지원하거나 건강 결과에 영향을 미치기 위해서 수정할 수 있는 요인이다. 환경요인을 수정하기 위해서는 교육 이외의 다른 전략이 필요하다. 예를 들면 학령기 아동들의 좋지 않은 영양 상태는 불건전한 식습관(행동요인)에서 비롯되는데, 불건전한 식습관은 다시 학교 내에서 건강에 해로운 음식들을 얼마나 쉽게 접할 수 있는지(환경요인)에 의해 영향을 받는다. 학생들에게 건강한 식습관을 가르치는 데는 교육 프로그램 하나면 충분하지만 학교 내에서 학생들이 건강한 음식을 접할 수 있게 하기 위해서는 기관 차원에서의 정책 및 조직 변화가 요구된다.

생물학적 요인과 유전적 요인 또한 건강 문제에 영향을 미치지만 그러한 요인들은 건강증진 프로그램을 통해서 바꿀 수 있는 요인들이 아니다. 그러나, 그러한 요인들은 개입을 위해서 어떤 집단이 고위험 집단인지를 파악하는데 도움이 된다. 예를 들면 유방암 검사 증진 프로그램에 유방암 가족력을 가진 여성들에게 다가가기 위한 특별한 노력이 포함될 수 있다.

이 단계에서는 이론, 문헌 그리고 계획가 집단의 경험과 지혜를 이용하여 행동요인과 환경요인의 목록을 작성해야 한다. 건강행동 변화에 관한 개인 간 이론들은 개인과 환경 간의 상호작용을 강조하기 때문에 PRECEDE-PROCEED 이론틀의 3단계에서 특히 유용하다(표 18-1). 예를 들면 사회인지이론은 행동, 인식 및 기타 개인적 요인들이 환경과 상호적 관계를 가지며 그렇기 때문에 서로 간에 지속적으로 영향을 주고받는다고 한다(Bandura, 1986). 또한 개인의 행동은 다른 사람들에 대한 관찰과 행동 변화에 대한 강화를 통해서 영향을 받는데, 이러한 두 가지 사실은 개인을 둘러싼 사회 환경이 중요하다는 것을 말해준다. 그렇기 때문에 계획가는 사정의 바로 이 단계에서 이러한 개념구성들이 건강 문제에 영향을 미치는 행동요인과 환경요인을 파악하는데 어떻게 도움이 되는지를 생각해봐야 한다. 예를 들어서 저체중 신생아 출산율 감소를 위한 프로그램을 사정하는 경우에는 산전 관리를 적절히 이용한 모델이 될 만한 여성이 있는지 여부와 지역사회 리더들과 건강 전문가들이 적절한 산전 관리를 강화하는지 여부를 고려해야 한다.

각각의 요인들은 건강문제에 대한 중요성이라는 기준에서 평가된다. 가장 중요한 요인들은 주로 가장 일반적인 요인이나 건강문제와 가장 관련이 깊은 요인이다. 지역사회로 하여금 이러한 요인들의 중요성을 평가하게 하는 것은 지역사회 조직의 원리(예: 참여와 관련)와 부합하고 선택된 요인들이 의도된 청중들에게 있어서 실제로 중요한지를 분명하게 하는데 도움이 된다.

각각의 요인들은 또한 변화 가능성이라는 기준에서 평가된다. 조직변화이론, 지역사회조직이론, 혁신확산이론은 변화 가능성을 평가하는데 도움이 되는 이론들이다(Erlich, Rothman & Teresa, 1999; Rogers, 1995). 조직변화이론은 공식적인 조직의 정책 및 실천이 변화되어야 할 환경요인인 경우 특히 관련이 있다. 예를 들어서 직장 내에 금연 정책을 강화하고자 할 때 계획가가 그 환경요인의 변화 가능성을 합리적으로 평가한다면 조직의 정책이 어떻게 변할지를 이해해야 할 필요가 있다. 지역사회 조직은 개인 건강에 직접적인 영향을 미칠 수도 있고 건강행동에 영향을 주는 환경 조건을 변화시키기 위해 사용될 수 있다(Brown, 1991). 이와 유사하게 확산이론(Diffusion Theory)은 새로운 아이디어가 지역사회에서 채택되는 과정을 기술하고 예측한다(Rogers, 1995; 14장 참조). 예를 들면 현 시점까지의 사정을 통해서 오토바이 헬멧 착용이 중요한 행동요인이라는 것을 파악했다면 확산이론에 근거하여 변화 가능성을 평가한다는 것은 헬멧 착용을 사람들이 관찰 할 수 있는 가능성, 헬멧 사용이 가진 상대적인 장점에 대한 인식, 헬멧 사용과 기존 규범 간의 관계 등과 같은 헬멧 사용과 관련된 사항들을 고려하는 것을 말한다. 개입의 초점은 중요성과 변화 가능성에 대한 평가 결과를 종합하여 선택한다. 프로그램 자원이 가장 중요하고 가장 변화 가능성이 높은 요인에 투입되게 하는 것은 프로그램의 효율성과 효과성을 확보하는데 도움이 된다. 마지막으로, 이끌어내려는 행동 영향(누가 무엇을 언제까지 얼마나 할 것인가?)과 환경 변화(얼마만큼의 무엇(조건, 환경, 정책)이 언제까지 변할 것인가?)를 구체화하기 위해서 측정 가능한 목표를 명시한다.

4 단계: 교육 및 생태적 사정

개입을 위해 적절한 행동요인과 환경요인을 선택하고 나면 4단계에서는 변화 과정을 시작하고 지속하게 하기 위해 반드시 있어야 할 선행요인과 강화요인을 파악한다. 선행요인과 강화요인은 성향요인(predisposing), 강화요인(reinforcing), 실현요인(enabling)으로 분류할 수 있으며, 행동 변화 가능성과 환경 변화 가능성에 광범위한 영향을 미친다. '성향요인은 어떤 행동에 대해서 합리적 근거나 동기를 제공하는 행동보다 선행하는 요인이다' (Green & Kreuter, 1999, p. 153). 성향요인에는 개인의 지식, 태도, 신념, 선호, 기존의 기술, 자기효능감, 신념 등이 있다. '강화요인은 행동의 지속이나 반복에 대해서 보상이나 인센티브를 지속적으로 제공하는 행동을 뒤따르는 요인이다' (Green & Kreuter, 1999, p. 553). 예를 들면 사회적 지지, 동료의 영향, 자신에게 중요한 사람, 대리 강화 등이 이에 해당한다. '실현요인은 동기를 실현할 수 있게 하는 행동에 선행한다' (Green & Kreuter, 1999, p. 153). 실현요인은 환경요인을 통해서 직접적이거나 간접적으로 행동에 영향을 줄 수 있다. 행동 결과와 환경 결과를 이끌어내는데 필요한 프로그램, 서비스, 자원 그리고 경우에 따라서는 건강행동 변화를 가능하게 하는데 필요한 새로운 기술도 실현요인에 속한다. 바로 이전 단계에서와 마찬가지로, 이러한 요인들을 중요성과 변화 가능성이라는 기준에서 평가하고 개입을 위해 우선순위 목표를 결정한다. 마지막으로 측정 가능한 목표를 명시한다. 즉, 얼마나 많은 사람들이 언제까지 무엇을 알게 되거나 믿게 되거나 또는 하게 될 것인가? 어떤 자원이 언제까지 누구에게 얼만큼 이용 가능하게 될 것인가? 앞서 소개한 모든 단계들에서와 마찬가지로 이러한 과정은 관련 문헌들로부터 얻을 수 있는 실증적 지식, 대상 청중들을 계획에 참여시킴으로써 얻을 수 있는 그들의 의견 그리고 조사나 포커스 집단 같은 방법을 통해서 얻을 수 있는 자료를 기반으로 진행되어야 한다.

그린Green과 크루터Kreuter는 '어떤 요인을 어떤 범주에 해당하는지를 결정하는 것 보다는 그 요인이 어떤 행동에 대한 영향요인 또는 결정요인인지 여부를 결정하고, 프로그램에서 그 요인을 해결하기 위한 방법을 찾는 것이 더 중요하다' 는 것을 지적한다(Green & Kreuter, 1999, p. 157). 행동을 결정하는 요인을 일반적인 성향요인, 강화요인, 실현요인으로 분류하는 것은 청중의 욕구를 어떻게 하면 가장 잘 해결할 수 있을지를 생각할 수 있게 해주는데, 왜냐하면 각각의 범주가 상이한 유형의 개입 전략과 방법을 필요로 하기 때문이다. 이러한 세 가지 개념은 다양한 건강행동에 대해서 유용성이 입증되었으며, 보다 구체적인 이론을 만들어 내는데 필요한 이론틀을 제공해주며, 계획 과정을 조직화할 수 있게 해준다.

앞에서 소개한 세 가지 차원(개인, 개인 간, 지역사회)의 변화이론 모두가 이 계획 과정 단계에서 유용하다(표 18-1). 예를 들어 높은 십대 임신율과 성병 감염률을 보이는 어떤 지역사회에서 지역사회 규범과 십대들의 태도는 피임에 대해서 지지적이지만, 십대들이 비밀이 보장되는 임신 계획 서비스에 접근하기가 어렵다고 가정해 보자. 이 경우에는 개인에 관한 이론보다는 조직변화이론이 더 효과적인 지침을 제공해줄 수 있다. 위의 예에서 개인에 관한 이론은 개인의 태도를 변화시키는 방식을 제시해 줄 수 있으나, 사람들의 태도는 이미 피임에 대해서 지지적이다. 이와 달리 조직변화이론이라면 대상인 청중에게

서비스를 제공할 수 있는 방식을 제시할 것이다. 서비스 제공을 강화하는 것은 그러한 노력이 학교 내의 진료소를 통해 이루어지든 지역사회 내의 다른 기관을 통해 이루어지든 상관없이 조직의 정책, 절차 및 변화 과정에 대한 정확한 이해를 필요로 한다.

또 다른 예를 들어보기로 하자. 자전거 헬멧 착용을 촉진하기 위한 프로그램의 계획가가 아동들이 헬멧을 불편해 하고, 헬멧을 쓴 모습이 바보 같아 보일까봐 걱정하고, 자신은 다치지 않을 것이라고 생각한다는 것을 알게 되었다고 가정해보자. 확산이론 관점에서 볼 때, 그러한 사실은 지역사회 아동들로 하여금 헬멧 착용에 대해서 보다 호의적인 태도를 갖게 하기 위해서 헬멧 착용과 관련된 상대적인 장점, 기존 규범과의 관련성, 관찰 가능성을 다루어야 할 필요가 있다는 것을 말해준다. 또한 개인 간 차원의 사회인식이론에서 보자면 그러한 사실은 사회적 영향이 헬멧 착용에 대한 성향(predisposing)과 강화 모두에 있어서 중요한 역할을 하고 있다는 것을 말해준다. 마지막으로, 아동들이 자전거 타는 것이 위험하지 않다고 생각하고 있다면 건강신념모델(Health Belief Model)(Janz & Becker, 1984) 같은 개인 차원의 이론이 도움이 될 것이다. 건강신념모델은 취약성 인식이라는 개념을 포함하고 있으며, 위의 예에서 취약성 인식은 헬멧 착용에 대한 중요한 성향요인이다.

성향요인, 강화요인, 실현요인의 상대적 중요성을 결정하고 서로 다른 이론들의 지향성을 통합하는 이유는 가장 적절한 개입 전략을 선택하기 위해서이다. 일반적으로 개인 차원의 이론은 성향요인을 해결하는데 가장 적합하다. 개인 차원의 이론은 계획가가 매스미디어나 일대일 교육 같은 직접적인 커뮤니케이션을 위한 메시지나 최근 소개된 좀 더 새로운 기술을 이용한 방법인 컴퓨터를 이용한 맞춤형 건강 메시지를 고안하는데 도움을 준다(Kreuter, Farrell, Olevitch & Brennan, 2000). 개인 간 차원의 이론은 강화요인에 가장 적합하며 간접적인 커뮤니케이션 경로(예: 자신에게 중요한 사람이나 사회 네트워크)와 방법(예: 지도자 훈련모델, 사회 지원 확대)을 제시해준다. 지역사회 차원의 이론들은 실현요인에 가장 적합하며, 환경 변화(예: 조직 및 서비스 전달, 이용 가능한 결과물, 결과물과 행동에 영향을 미치는 정책, 법, 규칙 등)를 중요시하며 풀뿌리 조직화나 옹호 같은 방법들을 제시한다(Clark & McLeroy, 1995). 건강행동 변화 프로그램을 통해서 해결하고자 하는 생활방식과 관련된 건강문제들은 매우 복잡하기 때문에 그러한 문제들을 해결하는 데는 다차원적인 요인들과 방법들이 요구된다. 이 단계에서는 이론적, 경험적으로 파악한 대상인 청중의 욕구에 방법과 전략을 맞추는데, 특히 개입 지도(intervention mapping) 작성이 도움이 된다(Bartholomew, Parcel, Kok & Gottlieb, 2001).

5 단계: 행정 및 정책적 사정

5단계인 행정 및 정책적 사정에서는 개입 전략과 개입 실행을 위한 최종 계획을 기술한다. 5단계의 목적은 프로그램 실행을 촉진 또는 방해할 수 있는 프로그램의 조직 맥락에 있어서의 주요한 정책, 자원, 상황을 파악하는 것이다. 그린Green과 크루터Kreuter(1999)는 PROCEED의 PRO를 다음과 같다고 정의한다: 정책(policy)은 조직이나 행정의 행동에 지침을 제공하는 일련의 목적과 규정이며, 규칙(regulation)은 정책을 실행하고 규정이나 법을 강제하는 행동이며, 조직은 프로그램을 실행에 옮기는데 필요한 자원을 한데 모으고 조정하는 것이다.

이 단계에서 계획가는 이전 단계들에 기초하여 개입 전략을 세우고, 필요한 자원(예: 시간, 인력, 재원)의 가용성을 사정한다. 직원 몰입이나 공간 부족 같은, 프로그램 실행에 장애가 되는 요소들을 사정하고 그러한 요소들을 제거하기 위한 계획을 마련한다. 또한 프로그램 실행에 영향을 줄 수 있는 조직의 모든 정책과 규정들을 고찰하고 적절한 계획을 세운다. 행정 및 정책적 진단은 프로그램과 프로그램을 후원하는 조직에 대해서 구체적이어야 하며 정치적 이해 또한 이론적 또는 경험적 지식 못지않게 필요하다.

행정 및 정책적 사정에는 지역사회 차원의 이론들이 특히 도움이 된다(표 18-1). 지역사회조직이론은 건강 계획가들에게 핵심적인 지역사회 구성원들을 계획 과정에 참여시킬 것을 적극적으로 권한다. 누구를 '핵심' 구성원으로 정의하고 어떻게 파악할지는 지역사회와 쟁점이 되는 건강문제에 따라 다르다. 조직변화이론은 공중보건 실천가들에게 건강증진 프로그램의 성공에 영향을 미치는 건강 정책 및 절차에 있어서 변화를 일으키고 유지하는 과정과 전략에 관한 유용한 정보를 제공해준다.

6~9단계: 실행과 평가

이 단계에서는 건강증진 프로그램을 실행에 옮길 준비를 마무리한다(6단계). PRECEDE-PROCEED 계획모델의 마지막 세 단계인 프로그램 과정, 영향 및 결과를 평가하기 위해서 자료수집 계획을 마련해야 한다(7~9단계). 일반적으로 과정 평가에서는 미리 정해 놓은 방식에 맞게 프로그램이 실행된 정도를 평가한다. 영향 평가는 행동요인과 환경요인 뿐만 아니라 성향요인, 강화요인, 실현요인의 변화를 사정한다. 마지막으로, 결과 평가는 건강과 삶의 질 지표에 프로그램이 미친 영향을 평가한다. 일반적으로 PRECEDE-PROCEED

계획모델의 각 단계에 명시된 측정 가능한 목적들은 프로그램의 성과를 평가하는데 있어서 이정표 역할을 한다. 이 장에서는 프로그램 계획에 이론을 적용하는 것에 주안점을 두는 바, 이들 단계들에 관한 자세한 논의는 생략하는 대신, 사례 연구를 통해서 이러한 단계들이 실제로 어떻게 적용되는지를 살펴보기로 하겠다.

PRECEDE-PROCEED 요약

PRECEDE-PROCEED모델에 제시된 단계적 과정들은 프로그램 계획가와 그들의 지역사회로 하여금 '공통적인 기반'을 찾게 해준다(Green & Kreuter, 1999, p. 58). 사회적 사정은 지역사회의 인식된 욕구를 이해할 수 있게 해 준다: 생태적 사정, 행동 사정, 교육 사정은 실제 욕구가 무엇인지 알게 해 준다. 그러한 욕구들이 서로 교차하는 지점이 바로 개입의 시작점이 된다. 행정 및 정책적 사정은 개입이 작동될 수 있는 범위를 정의한다. PRECEDE-PROCEED의 단계들을 거칠 때 나중에라도 프로그램 개발을 재현할 수 있으며, 사후 비판을 위해서 단계들을 기록해둘 수 있다. 그러나 각 단계에서는 프로그램에 관한 현재의 결정이 프로그램에 관한 이전의 결정에 미치는 영향을 고려할 수 있어야 한다. 일반적으로 프로그램 계획은 이전에 내려진 결정들을 새로운 자료, 자원 및 다른 결정에 비추어서 끊임없이 평가하는 순환 반복적인 과정이다.

PRECEDE-PROCEED는 다양한 건강문제에 대한 프로그램을 계획하는데 폭넓게 사용되는 계획모델이다(Clarke, Frankish & Green, 1997; Dignan 외, 1998; Howat, Jones, Hall, Cross & Stevenson, 1997; Hendrickson & Becker, 1998; Morisky 외, 1983; Worden 외, 1990; Bertera, 1990; Bertera, 1993; Windsor, 1986; Windsor 외, 1993; Eriksen & Gielen, 1983; Rimer, 1995; Gielen, 1992). 글란즈Glanz는 그린Green과 쿠르터Kreuter의 가장 최근 연구를 검토한 다음, 이 모델을 '논리적이고 탄탄하고 직관적으로 와 닿는 모델'이라고 평한 바 있다(Glanz, 2000, p. 104). 이 모델을 개입의 기반으로 사용했던 많은 프로그램들에서 고혈압 관리(Morisky 외, 1983), 유방암 검사(Rimer, 1995), 유방암 자가 검사(Worden 외, 1990), 금연(Windsor 외, 1993), 직장인 건강증진(Bertera, 1993), 자동차 안전벨트의 올바른 사용(Gielen, Bernstein-Cohen & Radius, 1985)과 관련된 건강 지표들이 상당히 개선된 것으로 나타났다. 이 모델은 지역사회 건강(Centers for Disease Control, 1992)과 부상 관리(National Committee for Injury Prevention & Control, 1989)에 관한 국가 차원의 정책 문서에도 포함되었다. 이 모델은 지역사회 차원의 암 예방 및 관리 개입 개발에 도움을 주

고자 EMPOWER라고 불리는 상호작용이 가능한 컴퓨터 버전으로 개발되어 보급되었다. PRECEDE-PROCEED에 관한 논문들에 인용된 문헌들의 목록 및 EMPOWER에 관한 정보는 웹사이트 www.ihpr.ubc.ca/precede.html에서 찾아 볼 수 있다.

PRECEDE-PROCEED를 이용하고자 하는 사람들은 이 모델과 관련된 몇 가지 문제점들을 반드시 이해하고 있어야 한다. 먼저, 이 모델은 상당히 자료에 의존하는 모델이며, 어떤 상황에서는 이 모델을 적용하는데 가용할 수 있는 자원보다 더 많은 재정 및 인적 자원이 필요할 수 있다. 예를 들면 Bertera(1990)는 이 모델을 듀퐁사(DuPont company)의 직장 건강증진 프로그램에 적용해 본 다음 기록 유지, 조사, 건강교육 직원 채용에 따르는 비용 때문에 소규모 회사의 경우에는 이 모델을 적용하기가 쉽지 않을 것이라는 결론을 내렸다. 또한 네 개의 PATCH 프로그램(PRECEDE-PROCEED모델을 상당부분 반영한)을 평가한 한 연구에 따르면 이 모델의 계획 과정이 더디게 진행되며, 이 모델을 실행에 옮기기 위해서는 상당한 훈련이나 기술적 도움이 필요하다고 한다(Orenstein 외, 1992). 모든 것을 있는 그대로 사정하는 것을 중요시하는 이 모델의 특성 때문에 지역 연합체들은 이 모델의 이론틀에 대해서 좌절감을 느끼기 쉬우며 개입에 대해서 조급해 하기 쉽다. 프로그램 계획가는 이 모델이 갖는 이러한 특성들을 알고 있어야 하며 협력자들이 열의를 가지고 계획 과정에 지속적으로 참여하게 하기 위해서 초기에 일부 가시적인 성공을 거둘 수 있도록 계획을 세워야 한다.

PRECEDE-PROCEED모델 계획 과정 또한 개입 개발의 구체적인 방법을 중요하게 여기지 않는다. 따라서 계획가는 파악된 성향요인, 강화요인, 실현요인을 해결하기 위한 방법과 전략에 관한 추가적인 지침을 필요로 할 수도 있다. 개입 지도(intervention mapping)는 바로 이러한 욕구를 채워줄 수 있는 새로운 계획 기술이다(Bartholomev, Parcel, Kok & Gottlieb, 2001). 전략이 개입 방법을 조직화하고 운용하는 방식인데 비해, 개입 지도는 '행동이나 환경 조건에 영향을 미치기 위한 이론-기반 기술이다. 선택한 방법을 행동으로 전환하는 것은 전략 개발을 통해서 완성된다' (Bartholomev, Parcel, Kok & Gottlieb, 2001, p. 11). 예를 들어 PRECEDE-PROCEED 사정은 특정 행동에 대한 역할모델의 부재를 프로그램에서 해결해야 할 강화요인으로 규정할 수 있다. 개입 지도는 역할모델을 프로그램에서 사용해야 할, 이론에 근거한(사회인식이론) 방법으로 규정할 수 있다: 역할모델에 관한 이야기를 개발하고 보급하는 것이 역할모델 사용을 위한 전략이 될 수 있다. 나머지 계획 단계들에 대해서는 프로그램 자료 제작에 관한 지침을 제공하기 위해서 개입 지도 작성과정에서 설명하기로 하겠다.

PRECEDE-PROCEED모델이 많은 이론들로부터의 개념들을 포함하고 있는 통합적 계획모델이기 때문에 다른 건강행위이론모델들과 비교해 볼 때 1981년 뮬런Mullen과 그의 동료들이 행한 연구를 제외하고는 아직까지 체계적으로 평가된 적이 없다. 뮬런과 그의 동료들은 326명의 성인을 대상으로 8개월 간격을 두고 두 차례의 면접을 실시하여 PRECEDE, 건강신념모델, 합리적 행동모델을 모델의 예측력, 간명성, 응답자의 수용 정도, 프로그램 계획의 특이성을 기준으로 비교했다. 프로그램 결과는 흡연, 운동, 단 음식과 튀긴 음식의 섭취에 있어서의 자기 보고(self-reported) 변화로 측정되었는데, PRECEDE는 (금연 시도를 제외한) 모든 결과와 관련된 변량을 가장 잘 설명해냈으며, 건강신념모델 보다 상당히 많은 수의 변수를 필요로 하지만 모델들 가운데 가장 포괄적인 것으로 나타났다. 또한 이들의 연구는 PRECEDE가 계획가들을 특정 범주의 변수들에 대해서 민감하게 만들 수는 있으나 변수들 간의 관계, 특히 성향요인 범주에 해당하는 많은 변수들 간의 관계를 밝히지는 못한다는 것을 발견했다(Mullen, Hersey & Iverson, 1987, p. 978). 간명하고 예측력 있는 건강행동모델을 찾는 경우라면 PRECEDE-PROCEED모델은 한계를 가진 모델이지만 다양한 종류와 차원의 요인들을 포함하고 있다는 점은 아래의 사례를 통해서 알 수 있듯이 이 모델을 포괄적이고 생태적 지향성을 가진 건강증진 프로그램을 계획하기에 적합한 모델로 만드는 것이 장점이라고 할 수 있다.

사례 연구: SAFE 가정 프로젝트

이 사례 연구는 PRECEDE-PROCEED 이론틀과 행동과학이론이 도심 지역에 거주하는 저소득 가정 아동들의 부상 위험 감소를 위한 개입인 SAFE 가정 프로젝트를 개발하는데 어떻게 도움이 되었는지를 보여주는 예이다. 이 예는 프로그램 계획에서 뿐만 아니라 현실적 제약 조건 하에서 이론을 적용하고 통합하는데 이 모델이 어떻게 사용되었는지를 보여준다. 또한 이 사례 연구는 평가 활동에 지침을 제시하는데 있어서, 이 모델이 가진 유용성을 잘 보여준다.

현실 상황에서 새로운 프로그램은 반드시 기존 맥락에 맞아야 한다. 이 프로그램의 배경은 Johns Hopkins Bloomberg School of Public Health와 Johns Hopkins Children's Center였다. 좀 더 구체적으로 말하자면, 오랫동안 아동 부상예방에 관심을 가져왔던 일군의 교수들이 그들이 가진 여러 학문 분야의 전문지식(예: 소아과, 행동과학, 건강교육, 부상예방, 보건통계학, 커뮤니케이션과학 등), 전문가로서의 역할, 책임감 및 자원에 대한 접근성 등을 한데 모아 이 프로그램을 만들었다. 이 프로그램의 초점은 볼티모어 시의 빈민가 중 하나인 동(east) 볼티모어 지역사회에서 거주하는 아동들에게 의료 서비스를 제공하는 소아 진료소였다. 이 프로그램은 특정 병원을 찾는 사람들을 대상으로 하여 만들어지기는 했으나, 이 프로젝트의 가장 중요한 목표는 개발된 개입 전략을 다른 여러 소아 진료소에서도 실행 가능하게 하는 것이었다.

사회적 사정과 역학적 사정(1~2단계)

건강문제(소아 부상)와 그 문제가 삶의 질에 미치는 영향이 정의되었다(그림 18-2). 부상예방은 후원기관들이 우선적으로 재정을 지원하고자 하는 건강문제 가운데 하나였고 프로젝트에 참여한 소아과 교수들은 그들의 진료소를 찾는 가족들에게 부상예방의 중요성을 알리는 옹호자의 역할을 담당하는 사람들이었다. 가정에서의 부상은 발생 빈도가 높으며 일단 발생하면 높은 경제적 손실을 초래하지만 상대적으로 간단한 안전 실천을 통해서

그림 18-2. 부상예방에의 PRECEDE-PROCEED 적용

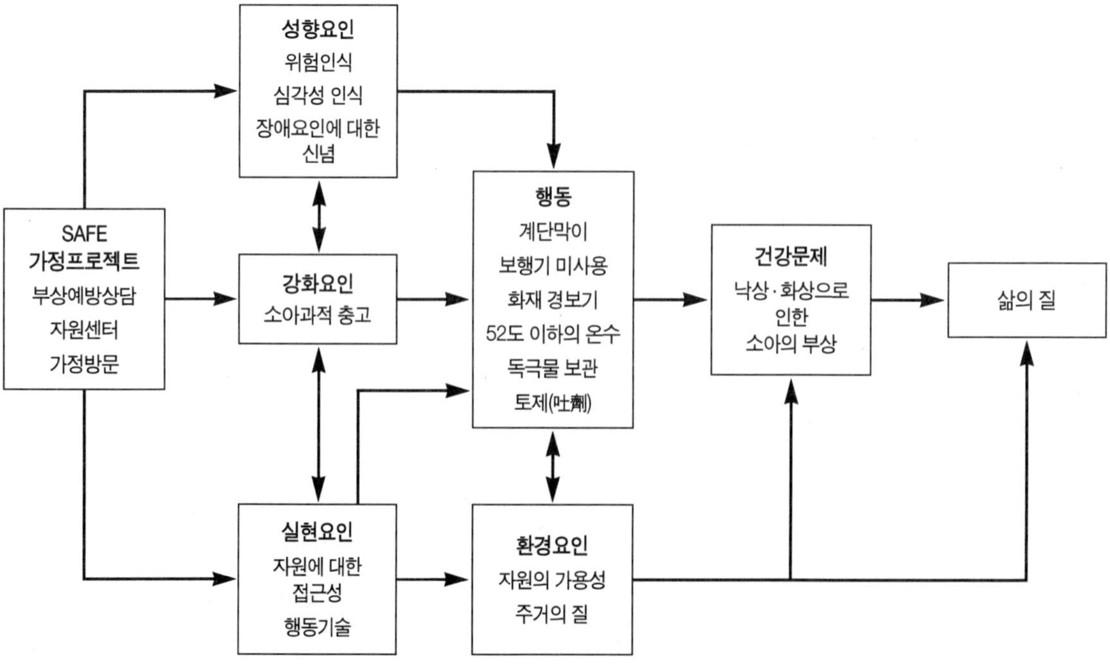

쉽게 예방할 수 있기 때문에 특별한 관심이 모아졌다.

PRECEDE-PROCEED의 첫 두 단계인 사회적 사정과 역학적 사정은 주로 아동 부상에 관한 문헌 및 자료 고찰을 중심으로 이루어졌다. 다음은 우리가 발견한 자료의 예이다.

> 부상은 미국 아동들의 주된 사망원인이며 신생아에서부터 4세까지의 아동들이 특히 부상에 취약하다(Baker, 1992).
>
> 1985년 한 해 동안 미취학 아동이 부상으로 인해 병원 치료를 받은 건수는 4,000,000건 이상이었고(Rice & MacKenzie, 1989), 병원 치료를 받지 않은 부상 건수는 더 많았다. 1995년에는 신생아에서부터 4세까지의 아동 3,067명이 뜻하지 않은 부상으로 인해 사망하였으며, 4건의 응급실 방문 중 1건이 부상으로 인한 것이었다(Fingerhurt & Warner, 1997).
>
> 자동차 사고는 치명적인 부상의 주된 원인이다. 치명적이지 않는 부상의 주된 원인은 낙상, 중독, 화상이다. 치명적이지 않은 부상의 대부분은 가정과 가정 주변에서 발생한다(Baker, 1992; Rice & MacKenzie, 1989).
>
> 미국 소아과학회(American Academy of Pediatrics)는 소아과 의사들에게 환자들에게 구체적인 부상예방 실천을 알리고 권할 것을 권장한다(American Academy of Pediatrics, 1994).

최근 연구들에 의해서 부상예방 상담을 제공하는 것이 효과적임이 입증되었으나, 소아과 의사들이 얼마나 부상예방 상담을 제공하는지에 대해서는 알려진 바가 없다(Bass 외, 1993; Miller & Galbraith, 1995).

우리는 또한 1993년 한 해 동안 소아과 진료소 또는 소아 응급실을 찾은 환자들 가운데 부상 환자가 얼마나 되는지 사정하였는데, 그 두 곳은 소아과 수련의들의 임상 수련장이었기 때문에 선택되었다. 그 한 해 동안에 6,000건 이상의 부상 진단이 기록되었다.

개입 시도를 위해 자료 수집 도구를 준비하는 데 있어서 우리는 진료소 대기실에서 소규모의 비공식적인 조사를 실시하여 부상예방이 가족들에게 중요한 관심사라는 것을 확인했다. 부모들에게 '부모로서 걱정되는 것들'을 물었을 때 응답자들은 3~8개 정도의 걱정거리를 언급했는데, 아동의 건강 및 안전에 관한 걱정이 자주 언급되었다. 부모들에게 아동 부상이 어느 정도 중요한 문제인지 구체적인 순위를 매기게 한 결과, 절반 가량의 부모들이 아동 부상을 가장 중요한 걱정거리로 꼽았다.

계획 과정 가운데 이 두 단계는 어떠한 구체적인 건강행동변화이론에도 근거하지 않은 상태에서 진행되었으나 우리는 건강증진 실천의 중요한 원리인 참여와 관련에 대해서 만큼은 분명하게 인식하고 있었다. 자원이 허락하는 한, 우리는 부모들에게 부상 예방이 해결해야 할 지역사회 문제라는 사실을 확인시켰다. 이하에 소개될 후속 단계들에 관한 내용에 언급되어 있는 바와 같이, 부모들의 의견은 언제나 중요했으며 그렇기 때문에 우리는 항상 부모들로부터 폭넓은 의견을 구하고자 노력했다.

행동, 환경, 교육 및 생태적 사정(3~4단계)

문헌과 소아과 의사들로부터의 조언을 바탕으로 미취학 아동의 가정 내 부상과 관련된 가장 중요하고 변화 가능한 일군의 행동요인들이 다름 아닌 흔히 '어린이 안전(child-proofing)' 이라고 일컬어지는 행동들이라는 사실을 알게 되었다(Wilson 외, 1991). 낙상, 화상, 독물의 경우, 계단막이 사용하기, 아기 보행기를 사용하지 않기, 화재 경보기 설치하기, 온수의 온도를 52도 이하로 낮추기, 유독물을 잠금장치가 있는 곳에 보관하기, 가정 내에 구토제를 구비하기 등이 이러한 행동에 해당한다. 어린이 안전이나 가정 내 어린이 부상 경험과 관련된 환경요인에 대해서 지침을 제공해줄 수 있는 문헌은 거의 없었다. 미취학 아동의 가정 내 부상 결정요인을 좀 더 분명하게 이해하기 위해서 우리는 문헌고찰과 더불어서 부모 면담(Gielen 외, 1995)과 소아과 진료 녹화 테이프 분석(Gielen, McDonald, Forrest, Harvilchuck & Wissow, 1997)을 추가로 실시했다. 이 예비 조사의 결과는 다음 단원에 요약되어 있다.

부모들로부터 얻은 자료. 부모 면담은 다양한 건강관련 행동들을 이해하는데 매우 유용한 것으로 알려진 계획된 행동이론(Ajzen, 1991; 4장 참조)에 근거하여 진행했다. 계획된 행동이론은 어린이 안전 실천의 결과에 관한 개인적 신념의 역할, 어린이 안전에 대한 일반적인 태도, 주관적 규범 그리고 어린이 안전에 관한, 환경요인을 포함한 장애요인과 촉진요인을 파악하는데 도움이 되었다.

계획된 행동이론을 적용하는데 있어서 첫 번째 단계는 표적 인구집단에 대한 대표성을 가진 표본에 대해서 심층적인 정보를 이끌어 내기 위한 유도 면접(elicitation interview)을 실시하는 것이다. 유도 면접에서는 어린이 안전 실천에 대한 부모들의 인식, 그 용어가 의미하는 바, 어린이 안전의 장점과 단점, 장애요인과 촉진요인, 어린이 안전에 관한 누구의 의견을 부모들이 중요하게 여기는지 등을 알아보기 위해서 반구조화된 질문들을 사용했다. 면접을 통해 얻어진 결과를 토대로 구조화된 조사도구를 개발했으며, 진료소를 찾은 부모들 가운데 150명의 편의표본을 뽑아(Gielen 외, 1995) 부모의 부상예방 실천(행동요인), 관련된 환경요인, 성향 결정요인, 강화 결정요인 및 실현 결정요인에 관한 수량화할 수 있는 자료를 얻기 위해 개발한 조사도구를 이용하여 조사를 실시했다(Gielen 외, 1995).

조사를 통해서 우리는 부모들 중 88%가 가정에 토제를 구비하고 있지 않으며, 63%가 온수의 온도가 안전한 수준에 맞춰져 있는지 여부를 모르고 있으며, 59%가 계단막이를 사용하지 않고 있으며, 27%가 화재 경보기를 설치하지 않았으며, 11%는 독극물을 안전한 곳에 보관하고 있지 않다는 것을 알게 되었다. 응답자 중 단 5%만이 다섯 가지 어린이 안전 실천 모두를 하고 있다고 답했다. 이처럼 낮은 어린이 안전 실천률에도 불구하고 모든 응답자들이 어린이 안전에 대해서 긍정적인 개인적 신념과 태도를 보였고, 대부분이 어린이 안전에 대해서 긍정적인 주관적 규범을 보였다. 환경요인의 경우 주거의 질, 소득 그리고 다른 사람의 도움을 받지 않거나 잦은 이사와 같은 장애요인들이 실제로 행하고 있는 어린이 안전 실천의 수와 밀접한 연관이 있다는 것을 발견했다.

계획된 행동이론의 개념들은 부모들에게 장애요인이 얼마나 중요한지를 알려주는 데는 도움이 되었지만 어린이 안전 실천을 하는 부모와 하지 않는 부모를 구분 짓는 핵심 신념을 파악하는 데는 도움이 되지 않았다. 건강신념모델(Janz & Becker, 1984; 32장 참조)과 와인스타인[Weinstein]의 예방채택과정모델(Weinstein, 1988; 6장 참조)은 다른 연구들과 마찬가지로, 부상 위험과 그러한 위험의 현저함 정도(salience)에 대한 부모의 인식이 부모의 안전 실천 채택 여부를 잘 설명할 수 있다고 지적했다(Glik, Kronenfeld & Jackson, 1993).

이러한 자료로부터 우리는 자원이나 기술의 부족을 포함한 여러 가지 불리한 생활조건이 부모의 어린이 안전 실천 능력에 장애요인으로 작용한다는 결론을 내렸으며, 모든 사람들이 어린이 안전 실천에 대해서 긍정적인 태도와 규범을 보이는 것으로 미루어 볼 때, 부모의 어린이 안전 실천에 영향을 미치는 데는 위험 지향적 이론이 효과적일 수 있다는 결론을 내렸다.

소아과 의사들로부터 얻은 자료. 부모 면접의 결과로서 제시된 강화요인 중 하나는 소아과 의사들이 제공하는 일반적인 부상예방 상담이었다. 물론 부모들은 소아과 의사들이 어린이 안전을 매우 중요하게 생각하고 있다고 응답했지만 소아과 의사들이 수련의 훈련기간 동안 받는 부상예방 교육은 극히 제한적이라는 사실이 프로젝트 팀 간의 논의 과정에서 드러났다. 사실, 계획 중에 있는 개입이 이루어질 곳은 다름 아닌 진료소이기 때문에 소아과 의사들의 역할이 매우 중요했다. 그들의 역할에 대한 이론적 지지와 경험적 지지는 의사들의 커뮤니케이션 방식이 환자의 결과에 영향을 주며 상담시 성인 학습 원리를 따르는 것이 행동 변화 가능성을 높인다는 증거들에 의해 더욱 뒷받침되었다(Roter, 1989; U.S. Preventive Services Task Force, 1996; Green & Kreuter, 1999). 따라서 우리는 소아과 의사들이 현재 가지고 있는 부상예방 상담 기술의 수준과 노력 정도를 알아보고자 했다.

여러 프로젝트 팀들에 의해서 진행된 정신건강 문제에 관한 선행연구에서는 연구의 일부로서 한 해 동안 모든 소아과 외래 진료를 녹음해두었다(Wissow, Roter & Wilson). 이 자료로부터 우리는 5세 미만 아동들의 경우를 선택하여(N=214) 진료 중에 언급된 부상의 유형과 사용된 커뮤니케이션 기술을 자료화하기 위해 필요한 코딩 지침을 만들었다(Gielen, McDonald, Forrest, Harvilchuck & Wissow, 1997). 대부분(61%)의 외래진료는 부상예방에 관한 논의 내용이 포함되어 있지 않았다. 가족들이 상담을 받았던 나머지 83개 외래진료에서는 부상과 관련된 평균 상담 시간은 아동 1인당 1.08분이었다. 의사들이 가장 자주 사용한 커뮤니케이션 방식은 정보 제공이었으며, 부모가 논의에 참여하는 경우는 거의 없었다.

외래진료 녹음테이프를 분석한 결과, 우리는 부상예방 상담이 소아과 의사들이 일반적인 진료 내용에 포함되어 있지 않다는 것과 효과적인 행동 변화 상담 기술을 찾아 볼 수 없었다는 결론을 내렸다. 또한 우리는 부상과 관련된 주제에 우선순위에 두는 것과 커뮤니케이션 기술을 강화시키는 것이 소아과 의사들로 하여금 제한된 시간을 효과적이고 효율적으로 사용할 수 있게 하는 방법이라는 결론을 내렸다.

PRECEDE-PROCEED 계획 과정의 이 단계에서는 실천에 관한 다양한 이론적 개념들과 원칙들이 자료수집 및 계획에 적용되었다. 일차적 표적 집단인 부모와 이차적 표적 집단인 소아과 의사가 계획에 참여시켜야 할 대상 집단에 포함되었다. 개인 차원의 이론들(예: 계획된 행동이론, 건강신념모델, 예방채택과정)과 개인 간 차원의 이론들(예: 성인학습, 개인 간 커뮤니케이션) 모두가 자료 수집 및 분석 전략을 세우는데 활용되었다. 부상 발생 정도, 어린이 안전에 대한 부모들의 지식, 태도, 실천, 부상예방 상담과 관련된 수련의들의 의료 기술에 관한 상당량의 자료가 수집되었다. PRECEDE-PROCEED모델에 따라 우리는 수집된 자료를 성향요인, 실현요인, 강화요인으로 구분했으며 그렇게 함으로써 건강문제와 관련된 건강행동에 영향을 미칠 수 있는 가능한 개입 전략들을 파악할 수 있었다.

성향요인의 경우, 부모들은 어린이 안전에 대해서 지극히 호의적인 태도를 가졌으며 따라서 우리는 부상 위험의 가능성과 심각성에 대한 부모의 인식이 어린이 안전 실천 행동에 있어서 더 중요한 결정요인이라는 가설을 세웠다. 장애요인에 관한 부모들의 신념 또한 매우 중요한 성향요인으로 나타났다. 강화요인의 경우, 욕구 사정을 실시한 결과 우리는 일부 강화가 이루어지고 있다는 것을 알 수 있었다. 예를 들면 어머니들은 그들의 사회적 지지 네트워크가 가정에서의 어린이 안전을 중요하게 여기고 있다고 말했다. 전문가 연합은 소아과 의사들이 진료시 부상예방 상담을 하는 것을 지지한다는 입장을 밝혔다. 끝으로 실현요인의 경우는 안전장비 및 기술에 대한 접근성 또는 효과적인 장비 사용을 위한 지원이 중요한 요인인 것으로 파악되었다. 계획 과정의 그 다음 단계는 이러한 모든 결과들을 바탕으로 효과적인 개입 전략을 수립하는 것이었다.

행정 및 정책적 사정과 실행(5~6단계)

행정 및 정책적 사정에서는 조직 내에 존재하는 장애요인과 지지 요인뿐만 아니라 부모들의 어린이 안전 실천에 긍정적인 영향을 미치는데 필요한 자원을 파악했다. 세 가지 서로 다른 그러나 관련이 있는 개입을 확인했는데 소아과 의사들의 부상예방 상담을 강화하는 것, 진료소를 기반으로 하는 안전 자원 센터를 만드는 것, 가정방문을 실시하는 것이 그것이었다. 바로 아래 문단에 기술된 바와 같이, 이러한 세 가지 개입 각각을 계획하는데 여러 가지 실천 이론 및 원리들이 활용되었다.

소아과 상담 강화. 소아과 상담을 강화하는 전략은 어린이 안전을 위한 부모들의 실천에 영향을 미치는 성향요인과 강화요인을 해결하기 위해 고안된 전략이었다. 부모들의 안전 행동 채택을 성공적으로 이끌어 내기 위해서 소아과 수련의들은 그들이 부모들과 의논해야 할, 아동발달 단계에 맞는 부상예방 주제(예: 낙상, 화상, 중독) 및 구체적인 커뮤니케이션 기술을 다루는 훈련과정에 참여했다. 그 결과, 수련의들이 부상예방 상담을 그들의 일상적인 소아 진료의 일부로서 포함시킬 것이라 기대해볼 수 있게 되었다.

진료소 일정과 수련의 훈련 프로그램 같은 제약 하에서 훈련 프로그램을 진행하기 위해서는 소아과 의사들의 협조가 절대적으로 필요했다. 다행히도 그들은 프로젝트 팀의 핵심 팀원들이었으며, 수련의들의 훈련 참여를 적극적으로 지원했다. 실제로 세 명의 소아과 교수는 훈련가로서의 역할을 담당했으며 효과적인 역할모델, 강화 및 신뢰감을 제공했다.

소아과 상담 강화라는 구성요소를 개발하고 실행하는데 여러 가지 이론들이 활용되었다. 일차적인 목적은 소아과 의사들로 하여금 부모들의 아동 부상의 위험 및 심각성에 대한 인식을 증진시키고 부상예방과 관련된, 도심 생활에서 비롯된 장애요인들을 극복하는데 필요한 도움을 제공하게 하는 것이었다. 부모 면담을 통해 확인된 쟁점들을 드러내는 것 이외에 우리는 변화 단계들로부터 그리고 정보처리 이론으로부터 개념들을 도출해냈다. 우리는 소아과 의사들에게 건강행동 변화란 하나의 과정이며, 사람마다 변화에 대한 준비 정도가 다르다는 것을 가르쳤다(Prochaska, DiClemente & Norcross, 1992; 5장 참조). 정보처리 능력, 특히 사람들이 활용하고 기억할 수 있는 정보의 양이 제한되어 있다(Rudd & Glanz, 1990)는 생각을 바탕으로 우리는 소아과 의사들과 부모들에게 제공해줘야 할 가장 중요한 부상예방 정보를 어떻게 선택하는지를 가르쳤다.

소아과 상담 강화 훈련을 성공으로 이끌기 위해서 우리는 성인학습이론과 사회인식이론의 원리들을 활용했다. 첫째, 수련의들은 상당히 많은 부모들과의 대화 경험을 가지고 훈련에 참여하기 때문에 우리는 훈련 중에 토론 기회를 통해서 그들의 경험을 이끌어냈다. 우리는 '기술 정거장(skills stations)' 같은 다양한 경험적 교육 기술들을 활용했는데 안전장비(예: 연기 탐지기, 계단막이)를 실제로 다루어보고, 물품 구입을 위해 나가보고(예: 토제 구입하기), 실제 시범(예: 보행기에서 계단 아래로 굴러 떨어지기)을 보는 기회를 가졌다. 또한 우리는 수련의들이 효과적인 커뮤니케이션 및 상담 기술을 관찰하고 모델로 삼을 수 있도록 역할극 기회를 제공했다. 역할극을 통해서 수련의들은 새로운 커뮤니케이션 기술과 안전 메시지를 상담 중에 시도해볼 수 있었고, 교수들은 그에 대해서 즉각적인 피드백과 비판을 제공했다.

현장 안전자원센터. 안전자원센터는 이전 진단 단계에서 파악한 실현요인인 안전장비에 대한 접근성이나 비용 같은 장애요인을 제거하는데 초점을 두었다. 그러나 교육은 훈련받은 교육자에 의해서 센터에서 이루어졌기 때문에 성향요인도 함께 다루어졌다. 건강교육자의 조언 또한 소아과 의사들의 상담 역할을 강화하는데 도움이 되었다.

안전자원센터의 목표는 저소득 가구들이 가정용 안전장비에 대한 접근성을 높이고,

아동 안전에 관한 소아과 의사들의 역할을 강화하기 위한 개별화되고 기술-지향적인 교육을 제공하고, 의료 세팅들이 부상예방에 부여하는 우선순위를 높이는 것이었다. 아동안전센터(Children s Safety Center)를 찾는 부모들은 개별화된 가정안전위험 사정 및 교육을 받고 안전장비들을 할인된 가격에 구입할 수 있었다.

센터를 위한 진료소 내의 공간, 내부수리 비용, 직원 고용, 물품과 교육 자료의 선택 및 보관, 진료소를 이용하지 않는 가정들의 센터에 대한 접근성 등을 포함한 여러 가지 행정적 및 조직적 제약들이 안전자원센터를 계획하는 동안에 나타났다. 1997년 3월에 처음으로 센터를 시작하게 되기까지 1년이라는 계획 기간이 소요되었다(McDonald 외, 근간).

아동안전센터를 계획하는데 있어서 가장 중요하게 생각된 것은 참여와 관련의 원칙이었다. 부모들로부터 센터의 역할, 구비 물품, 운영 정책과 절차에 관한 의견을 얻기 위해서 포커스 집단을 진행했다. 지역사회조직에서 말하는 '역량강화' 또한 안전센터 계획에 중요한 영향을 미쳤다. 부모들로 구성된 진료소 자문위원회로부터 센터의 계획과 가정방문(다음 단원에서 논의하게 될)에 관한 의견을 구했다. 소아과 수련의들이 환자들을 센터에 의뢰하는 경우가 있었기 때문에 그들에게 센터의 정책과 절차를 만드는데 참여할 수 있는 기회를 제공하기 위해 소아과 수련의들에 대한 면담을 실시했다.

가정방문. 세 번째 개입인 가정방문은 또 한 가지 실현요인인 어린이 안전 실천 채택 기술을 겨냥한 개입이었다. 가정방문은 지역사회 보건 전문가가 가정을 방문하여 화재 경보기의 건전지 교체나 온수 온도 측정 같은 적절한 안전 실천에 관한 기술을 교육하고 시범을 보여줌으로써 어머니들이 그러한 기술들을 실제로 해보고 숙달하게 하는 것이었다. 지역사회 보건 전문가는 책임과 관련된 문제 때문에 실제로 장비를 설치하지는 않았다. 가정방문을 통해서 부상 위험 및 심각성에 대한 인식 같은 성향요인을 강조하는 노력이 이루어졌다. 지역사회 보건 전문가는 아동안전센터에서 소아과 의사나 건강교육자가 제공하는 교육을 보강하는 역할을 수행했다.

가정방문 개입을 실행에 옮기는 데는 적지 않은 행정적 및 조직적 어려움이 있었다. 지역사회 보건 전문가를 훈련하고 감독하고 가정방문 시 안전을 보장하기 위해서 많은 행정적 노력과 시간이 요구되었다. 가정방문을 시작하기에 앞서 보건 전문가를 위한 안전 수칙 및 지역사회 소개 자료를 만들었다. 열악한 주거환경이 안전 실천을 이해하는데 장애가 된다는 것을 부모들을 통해서 알게 되었기 때문에 주거법 위반 사례를 의뢰하기 위한 체계를 만드는 것이 특히 중요했다.

지역사회에 능력을 부여하고 역량을 강화하기 위해서 대상 가정들이 거주하고 있는 지역사회 출신 보건 전문가를 고용했다. 지역사회 보건 전문가가 수행해야 할 업무는 사회인지이론의 주된 개념인 역할모델과 자기효능감에 근거하여 결정했다.

과정, 영향 및 성과 평가(7~9단계)

PRECEDE-PROCEED 계획모델의 마지막 세 단계는 개입의 과정, 영향, 성과 평가이다.

평가 설계. SAFE 가정 프로젝트에 대한 평가는 소아과 의사와 부모(아기가 출생부터 6개월일 때 Harriet Lane 진료소를 방문하여 등록한)로 구성된 두 개의 동류집단을 가진 무작위 실험통제 설계를 통해 이루어졌다. 평가에 참여한 등록 가정에 대해서는 어린이들이 12~18개월이 될 때까지 추적조사가 이루어졌다. 부모들의 지식, 생각, 장애요인(성향요인, 강화요인, 실현요인)에 대한 기초선 조사 및 후속 조사를 실시하였으며, 안전 실천과 가정 내 위해요인(행위요인과 환경요인)을 조사하기 위해서 가정 관찰을 실시했다. 부상의 발생 빈도가 낮았고, 연구비 또한 제한된 수준이었기 때문에 부상 결과를 사정하기 위해서 환자 가정들을 장기간에 걸쳐 추적 관리하는 것은 불가능했다. 이 책에서는 우리가 했던 평가를 개괄적으로만 소개하기로 하겠다. 보다 자세한 내용을 알고자 하는 독자들은 다른 문헌을 참고하기 바란다(Gielen 외, 2001, 2002; McDonald 외, 근간).

동류집단 1인 소아과 의사(그리고 환자의 부모들)들은 무작위로 통제집단과 개입집단에 배정되었다. 모든 소아과 의사들은 소아과 교육의 일부로서 소아과학회가 제공하는 소아 부상에 관한 1시간짜리 세미나에 참석했다. 개입집단에 배정된 모든 소아과 의사들도 위에서 소개한 부상예방 상담에 관한 특별 훈련 과정에 참가하였다. 이 집단에 대한 12~18개월에 걸친 사후조사가 완료되었을 때, 진료소 내에 아동안전센터가 문을 열었으며, 동류집단 2의 소아과 의사(그리고 환자의 부모들)들을 모집하여 무작위로 개입집단과 통제집단에 배정했다. 동류집단 2의 두 개입집단에 속한 소아과 의사들은 동류집단 1의 소아과 의사들이 받았던 것과 동일한, 강화된 부상예방 상담 훈련을 받았으며 그들이 담당하는 환자의 부모들은 모두 아동안전센터를 이용할 수 있었다. 동류집단 2의 절반은 가정방문 개입집단에 무작위로 배정되었으며, 그들이 담당하는 환자의 부모들에게는 아기가 6~9개월일 때 가정방문 서비스를 제공했다.

과정 평가. 과정 평가 자료는 의도한 대상 청중에 대해서 프로그램 구성요소가 얼마나 잘 이행되었는지를 보여주는 매우 중요한 자료이다. 과정 평가는 개입 시도에 있어서 특별한 중요성을 갖는데 왜냐하면 과정 평가가 영향 평가의 결과에 대한 해석과 개입 재현에 도움이 되기 때문이다. SAFE 가정 프로젝트에서 우리는 프로젝트에 등록된 모든 가정의 소아과 외래방문을 녹음했으며, 각각의 방문이 있은 직후에 부모와 의사 모두는 방문과 상담에 대한 반응을 체크목록을 이용하여 평가했다. 이렇게 수집된 자료는 강화된 부상예방 상담이 실제로 이루어졌는지 여부와 부모의 만족도를 평가하는데 사용되었다. 동류집단 1의 외래방문 녹음테이프를 분석한 결과, 우리는 개입집단에 속하는 가정들이 일반 진료를 받은 가정들에 비해 더 많은 부상예방 상담을 받았으며, 연구대상이었던 6가지 안전 실천 중 5가지에 대해서 더 많은 상담을 받았다는 사실을 알게 되었다. 또한 각각의 외래방문 직후에 실시된 출구조사를 통해서 우리는 개입집단에 속한 소아과 의사들로부터 진료를 받은 가정들이 통제그룹 가정들에 비해서 소아과 의사로부터 받는, 어린이 안전에 관련된 도움의 양에 대해서 훨씬 더 만족했다는 사실을 발견했다(Gielen 외, 2001).

영향 및 성과 평가. 동류집단 1의 개입집단에 속하는 가정이 통제집단의 가정에 비해 소아과 의사로부터 받은 상담에 대한 만족도는 더 높지만 가정 내 안전에 관한 지식, 신념 및 자가보고 실천 또는 관찰된 실천에 있어서는 두 집단 간에 차이가 없었다. 우리는 저소득 가정들의 행동 변화에 영향을 미치기 위해서는 안전장비에 대한 접근성 향상 및 교육 메시지 강화 같은 추가적인 지원이 필요하다고 결론 내렸다(Gielen 외, 2001). 동류집단 2의 경우, 우리는 관찰된 안전 실천에 가정방문 개입이 영향을 미쳤다는 증거를 찾을 수 없었다. 그러나 아동안전센터를 이용한 가정들(N=75)과 이용하지 않은 가정들(N=74)과 비교한 결과, 다른 개입 요소(상담이나 가정방문 같은)들에 대한 노출 여부와 두 집단 간에 존재할 수 있는 선택 과정에 있어서의 차이를 통제하더라도 상당한 긍정적 효과가 있음을 발견하였다. 아동안전센터 이용 가정들은 비이용 가정들에 비해 훨씬 더 많은 안전장비를 사용하고 있었다(Gielen 외, 2002). 이러한 평가 결과는 우리가 프로그램을 계획할 때 사용했던 이론적 개념들 중에서 실현요인이 우리의 표본, 즉 도시 거주 저소득 가정에게 있어서 가장 중요한 요인이라는 것을 시사해주었다. PRECEDE-PROCEED모델은 개입 구성요소 및 평가도구 개발에 중요한 지침을 제공해주었다. 따라서 추적 조사는 우리에게 성향요인, 강화요인, 실현요인들 간의 상대적 중요성에 관한 유용한 정보를 제공해줄 것이라 예상된다. 우리는 이러한 요인들과 부모의 안전 실천 행동 간의 관계를 보다 심층적으로 연구하기 위해서 부모와의 면담 내용에 대한 분석을 지속적으로 진행하고 있다.

결론

많은 전문적 노력과 마찬가지로 건강교육과 건강증진은 과학이면서 동시에 기술(art)이다. 프로그램 설계에 관한 결정을 내리는데 있어서 올바른 전문가적 판단은 항상 필요하며, 그러한 판단은 기술로서의 건강교육 및 건강증진의 한 부분이다. PRECEDE-PROCEED모델은 과학으로서의 건강교육 및 건강증진의 한 부분이다. 체계적이고 이론에 기초한 계획모델의 이용은 우리로 하여금 기술자와 건강행동 변화 전문가를 구별할 수 있게 해준다. 기술자는 한 가지 기술로부터 출발하여 파악한 모든 문제에 그 기술을 적용하는데 비해, 건강행동 변화 전문가는 다양한 기술들 가운데 필요한 기술을 선별적으로 그리고 신중하게 선택하여 활용한다(2001년 2월 12일에 있었던 Lawrence Green과의 개인적인 대화 내용 중에서). PRECEDE-PROCEED 계획 틀이 처음 개발되게 된 이유 가운데 하나는 이 틀을 처음 만든 사람들이 판단하기에 사람들이 가진 욕구와 기술 간의 조화를 찾는 것보다 기술적인 면이 지나치게 강조되었다고 판단했기 때문이다.

공중보건 전문가들에게 있어서 이론의 유용성은 현실 문제를 해결하고 이론을 적용하는데 있다. PRECEDE-PROCEED모델은 그러한 맥락에서 볼 때 유용한 모델이다. 이 모델은 구조화되고 유연성 있는 건강증진 프로그램을 계획하는데 하나의 접근방법을 제공해준다. 이 모델이 가진 세심한 진단적 접근방법은 계획가들로 하여금 어디를 어떻게 개입할 것인지를 비판적으로 생각하게 만든다. 행동 결정요인의 범주는 충분히 넓기 때문에 연구하고자 하는 문제와 관련이 있는 모든 이론적 개념들을 포함할 뿐만 아니라 문제해결을 위한 포괄적인 접근방법을 확보하는데 도움을 준다. PRECEDE-PROCEED 계획 과정은 문제를 다양한 차원에서 분석하고 결정요인과 개입방법을 연계시킴으로써 건강증진 계획을 어떤 한 가지 이론의 범위를 넘어서는 수준의 것으로 확장시킨다. PRECEDE-PROCEED모델을 예측이론과 혼동해서는 안되며, 이 모델은 이론을 실천에 올바르게 적용할 수 있게 도와주는 통합적인 계획모델로 이해되어야 한다.

참고문헌

Ajzen, I. "The Theory of Planned Behavior." *Organizational Behavior and Human Decision Processes,* 1991, *50,* 179–211.

American Academy of Pediatrics. *TIPP: The Injury Prevention Program: A Guide to Safety Counseling in Office Practice.* Chicago, Ill.: American Academy of Pediatrics, 1994.

Baker, S. P., O'Neill, B., Ginsburg, M. J., and Li, G. *The Injury Fact Book.* (2nd ed.) New York: Oxford University Press, 1992.

Bandura, A. *Social Foundations of Thought and Action: A Social Cognitive Theory.* Englewood Cliffs, N.J.: Prentice Hall, 1986.

Bartholomew, L. K., Parcel, G. S., Kok, G., and Gottlieb, N. H. *Intervention Mapping: Designing Theory and Evidence Based Health Promotion Programs.* Mountain View, Calif.: Mayfield, 2001.

Bass, J. L., and others. "Childhood Injury Prevention Counseling in Primary Care Settings: A Critical Review of the Literature." *Pediatrics,* 1993, *92*(4), 544–550.

Bertera, R. L. "Planning and Implementing Health Promotion in the Workplace: A Case Study of the DuPont Company Experience." *Health Education Quarterly,* 1990, *17*(3), 307–327.

Bertera, R. L. "Behavioral Risk Factor and Illness Day Changes with Workplace Health Promotion: Two-Year Results." *American Journal of Health Promotion,* 1993, *7*(5), 365–373.

Brown, E. R. "Community Action for Health Promotion: A Strategy to Empower Individuals and Communities." *International Journal of Health Education,* 1991, *21*(3), 441–456.

Centers for Disease Control, National Center for Chronic Disease Prevention and Health Promotion. "PATCH: Planned Approach to Community Health." *Journal of Health Education,* 1992, *23*(3), 129–192.

Clark, N. M., and McLeroy, K. R. "Creating Capacity through Health Education: What We Know and What We Don't." *Health Education Quarterly,* 1995, *22*(3), 273–289.

Clarke, V. A., Frankish, C. J., and Green, L. W. "Understanding Suicide Among Indigenous Adolescents: A Review Using the PRECEDE Model," *Injury Prevention,* 1997, *3*(2), 126–134.

Dignan, M. B., and others. "Health Education to Increase Screening for Cervical Cancer Among Lumbee Indian Women in North Carolina." *Health Education Research,* 1998, *13*(4), 545–556.

Eng, E., and Blanchard, L. "Action-Oriented Community Diagnosis: A Health Education Tool." *International Quarterly of Community Health Education,* 1991, *11*(2), 93–110.

Eriksen, M. P., and Gielen, A. C. "The Application of Health Education Principles to Automobile Child Restraint Programs." *Health Education Quarterly,* 1983, *10*(1), 30–55.

Erlich, J. L., Rothman, J., and Teresa, J. G. *Taking Action in Organizations and Communities.* (2nd ed.) Dubuque, Iowa: Eddie Bowers, 1999.

Fingerhut, L. A., and Warner, M. *Injury Chartbook. Health, United States, 1996–97.* Hyattsville, Md.: National Center for Health Statistics, 1997.

Freudenberg, N., and others. "Strengthening Individual and Community Capacity to Prevent Disease and Promote Health: In Search of Relevant Theories and Principles." *Health Education Quarterly,* 1995, *22*(3), 290–306.

Gielen, A. C. "Health Education and Injury Control: Integrating Approaches." *Health Education Quarterly,* 1992, *19*(2), 203–218.

Gielen, A. C., Bernstein-Cohen, L., and Radius, S. "Case Study of Program Evaluation Activities for Child Passenger Safety Programs in Local Health Department Settings." Paper presented at the 113th Annual Meeting of the American Public Health Association, Washington, D.C., November 1985.

Gielen, A. C., McDonald, E. M., Forrest, C. B., Harvilchuck, J. D., and Wissow, L. "Injury Prevention Counseling in an Urban Pediatric Clinic: Analysis of Audiotaped Visits." *Archives of General Pediatrics and Adolescent Medicine,* 1997, *151,* 146–151.

Gielen, A. C., and others. "In-Home Injury Prevention Practices for Infants and Toddlers: The Role of Parental Beliefs, Barriers, and Housing Quality." *Health Education Quarterly,* 1995, *22*(1), 85–95.

Gielen, A. C., and others. "Randomized Trial of Enhanced Anticipatory Guidance for Injury Prevention." *Archives of General Pediatrics and Adolescent Medicine,* 2001, *155,* 42–49.

Gielen A. C., and others. "Effects of Improved Access to Safety Counseling, Products and Home Visits on Parents' Safety Practices." *Archives of General Pediatrics and Adolescent Medicine,* 2002, *156*(1), 33–40.

Glanz, K. "Book Review. Health Promotion Planning: An Educational and Ecological Approach, (3rd ed.), by L. W. Green and M. W. Kreuter, 1999." *American Journal of Preventive Medicine,* 2000, *18,* 104–105.

Glanz, K., Lewis, F. M., and Rimer, B. K. "Theory, Research, and Practice in Health Education: Building Bridges and Forging Links." In K. Glanz, F. M. Lewis, and B. K. Rimer (eds.), *Health Behavior and Health Education: Theory, Research, and Practice.* (2nd ed.) San Francisco: Jossey-Bass, 1996.

Glanz, K., and Rimer, B. K. *Theory at a Glance: A Guide for Health Promotion Practice.* National Institutes of Health Publication Number 95–2896, 1995. Available at: http://oc.nci.nih.gov/services/Theory_at_glance/HOME.html

Glik, D., Kronenfeld, J., and Jackson, K. "Safety Behaviors Among Parents of Preschoolers." *Health Values,* 1993, *17*(1), 18–27.

Gottlieb, N. H., and McLeroy, K. R. "Social Health." In M. O'Donnell and J. Harris (eds.), *Health Promotion in the Workplace.* (2nd ed.) Albany, N.Y.: Delmar, 1994.

Green, L. W., and Kreuter, M. W. *Health Promotion Planning: An Educational and Ecological Approach.* (3rd ed.) Mountain View, Calif.: Mayfield, 1991.

Green, L. W., and Kreuter, M. W. *Health Promotion Planning: An Educational and Environmental Approach.* (2nd ed.) Mountain View, Calif.: Mayfield, 1999.

Green, L. W., Kreuter, M. W., Deeds, S. G., and Partridge, K. B. *Health Education Planning: A Diagnostic Approach.* Mountain View, Calif.: Mayfield, 1980.

Hendrickson, S. G., and Becker, H. "Impact of a Theory-Based Intervention to Increase Bicycle Helmet Use in Low-Income Children." *Injury Prevention,* 1998, *4*(2), 126–131.

Howat, P., Jones, S., Hall, M., Cross, D., and Stevenson, M. "The PRECEDE-PROCEED Model: Application to Planning a Child Pedestrian Injury Prevention Program." *Injury Prevention,* 1997, *3*(4), 282–287.

Israel, B. A., Checkoway, B., Schulz, A., and Zimmerman, M. "Health Education and Community Empowerment: Conceptualizing and Measuring Perceptions of Individual, Organizational and Community Control." *Health Education Quarterly,* 1994, *21,* 149–170.

Janz, N. K., and Becker, M. H. "The Health Belief Model: A Decade Later." *Health Education Quarterly,* 1984, *11,* 1–47.

Kretzmann, J. P., and McKnight, J. L. *Building Communities from the Inside Out: A Path Toward Finding and Mobilizing a Community's Assets.* Evanston, Ill.: The Asset-Based Community Development Institute, 1993.

Kreuter, M. K., Farrell, D., Olevitch, L., and Brennan, T. *Tailoring Health Messages: Customizing Communication with Computer Technology.* Mahwah, N.J.: Erlbaum, 2000.

McAlister, A. "Social Learning Theory and Preventive Behavior." In N. D. Weinstein (ed.), *Taking Care: Understanding and Encouraging Self-Protective Behavior.* Cambridge, Mass: Cambridge University Press, 1987.

McDonald, E. M., and others. "Evaluation Activities to Strengthen an Injury Prevention Resource Center for Urban Families." *Health Promotion Practice,* forthcoming.

McGinnis, J. M., and Foege, W. H. "Actual Causes of Death in the United States." *Journal of the American Medical Association,* 1993, *270*(18), 2207–2212.

McLeroy, K. R., Bibeau, D., Steckler, A., and Glanz, K. "An Ecological Perspective on Health Promotion Programs." *Health Education Quarterly,* 1988, *15*(4), 351–377.

Miller, T. R., and Galbraith, M. "Injury Prevention Counseling by Pediatricians: A Benefit-Cost Comparison." *Pediatrics,* 1995, *96*(1), 1–4.

Minkler, M. "Building Supportive Ties and Sense of Community Among the Inner-City Elderly: The Tenderloin Senior Outreach Project." *Health Education Quarterly,* 1985, *12,* 303–314.

Minkler, M. "Improving Health Through Community Organization." In K. Glanz, F. M. Lewis, and B. K. Rimer (eds.), *Health Behavior and Health Education: Theory, Research, and Practice.* (2nd ed.) San Francisco: Jossey-Bass, 1996.

Morisky, D. L., and others. "Five-Year Blood Pressure Control and Mortality Following Health Education for Hypertensive Patients." *American Journal of Public Health,* 1983, *73*(2), 153–162.

Mullen, P. D., Hersey, J. C., and Iverson, D. C. "Health Behavior Models Compared." *Social Science and Medicine,* 1987, *24*(11), 973–981.

National Committee for Injury Prevention and Control. *Injury Prevention: Meeting the Challenge.* New York: Oxford University Press, 1989.

Orenstein, D., and others. "Synthesis of the Four PATCH Evaluations." *Journal of Health Education,* 1992, *23*(3), 187–193.

Prochaska, J. O., DiClemente, C. C., and Norcross, J. C. "In Search of How People Change: Applications to Addictive Behaviors." *American Psychologist,* 1992, *47*(9), 1102–1114.

Rice, D. P., and MacKenzie, E. J. "Cost of Injury in the United States: A Report to Congress." San Francisco: Institute for Health and Aging, University of California and Injury Prevention Center, The Johns Hopkins University, 1989.

Rimer, B. "Audiences and Messages for Breast and Cervical Cancer Screenings." *Wellness Perspectives,* 1995, *11*(2), 13–39.

Rogers, E. M. *Diffusion of Innovations.* (4th ed.) New York: Free Press, 1995.

Roter, D. "Which Facets of Communication Have Strong Effects on Outcome—A Meta-Analysis." In M. Stewart and D. Roter (eds.), *Communicating with Medical Patients.* Thousand Oaks, Calif.: Sage, 1989.

Rudd, J., and Glanz, K. "How Individuals Use Information for Health Action: Consumer Information Processing." In K. Glanz, F. M. Lewis, and B. K. Rimer (eds.), *Health Behavior and Health Education: Theory, Research, and Practice.* San Francisco: Jossey-Bass, 1990.

Simons-Morton, B. G., and others. "An Ecological Approach to the Prevention of Injuries Due to Drinking and Driving." *Health Education Quarterly,* 1989, *16*(3), 397–411.

Steckler, A. B., Dawson, L., Israel, B. A., and Eng, E. "Community Health Development: An Overview of the Works of Guy W. Steuart." *Health Education Quarterly,* 1993, Supplement 1, S3-S20.

U.S. Department of Health and Human Services. *Healthy People 2010: National Health Promotion and Disease Prevention Objectives.* DHHS Publication No. (PHS) 91–50213. Washington, D.C.: Government Printing Office, 2000.

U.S. Preventive Services Task Force. *Guide to Clinical Preventive Services.* (2nd ed.) Baltimore, Md.: Williams and Wilkins, 1996.

Wallerstein, N. "Powerlessness, Empowerment, and Health: Implications for Health Promotion Programs." *American Journal of Health Promotion,* 1992, *6*(3), 197–205.

Wallerstein, N., and Bernstein, E. (eds.), "Community Empowerment, Participatory Education, and Health—Part I and Part II." *Health Education Quarterly,* 1994, *21*(2 and 3).

Weinstein, N. D. "The Precaution Adoption Process." *Health Psychology,* 1988, *7*(4), 355–386.

Wilson, M.E.H., and others. *Saving Children: A Guide to Injury Prevention.* New York: Oxford University Press, 1991.

Windsor, R. A. "An Application of the PRECEDE Model for Planning and Evaluating Education Methods for Pregnant Smokers." *International Journal of Health Education,* 1986, *5,* 38–43.

Windsor, R. A., and others. "Health Education for Pregnant Smokers: Its Behavioral Impact and Cost Benefit." *American Journal of Public Health,* 1993, *83*(2), 201–206.

Wissow, L. S., Roter, D. L., and Wilson, M.E.H. "Physician Interview Style and Mothers' Disclosure of Psychosocial Issues Important to Child Development." *Pediatrics,* 1994, *93,* 289–295.

Worden, J. K., and others. "A Community-Wide Program in Breast Self-Examination Training and Maintenance." *Preventive Medicine,* 1990, *19,* 254–269.

19 사회 마케팅

HEALTH
BEHAVIOR
and
HEALTH
EDUCATION

「건강행동과 건강교육」의 초판에서 윌리엄 노벨리Wiliam D. Novelli는 공중보건에서의 마케팅의 매력에 관한 이야기로 사회 마케팅에 관한 장(1990)을 시작했다. '오래 전부터 비영리조직의 관리자들은 마케팅에 눈을 돌려왔으며 마케팅을 사회 변화에 적용하는 것에 대해서 생각해왔다. 왜 우애를 비누처럼 팔 수 없을까? 라는 질문은 이미 수십 년(50년) 전에 했던 질문이다(Wiebe, 1951-52).' 마케팅의 매력은 여전히 살아있고 공중보건 분야에서도 마찬가지이다.

크레이그 르페브레R. Craig Lefebvre와 리사 로츨린Lisa Rochin(1996)은 「건강행동과 건강교육」 제2판의 제2장에서 사회 마케팅이 특히 공중보건 분야에서 1990년 이후 성숙해온 과정을 소개했다. 그들이 제시한 증거에는 심사를 거쳐 게재 여부를 판정하는 학술지와 두 차례의 연례 학회 그리고 사회 마케팅에 관한 많은 고찰 논문 및 문헌들이 포함되어 있다. 무엇보다 중요한 것은 그들이 '사회 마케팅의 활용이 소수의 연방, 주, 민간부문 기관들로부터 사실상 공중보건교육을 책임지고 있는 모든 연방기관, …자발적 건강 단체들과 수많은 민간부문 기관들로 확대되었다.' 라는 사실을 언급한 것이다. 사회 마케팅 프로그램의 확대는 오늘날까지 지속적으로 이루어져 왔다.

안타까운 것은 공중보건 분야의 경우 많은 사람들이 사회 마케팅을, 그것이 갖는 매력과 괄목할만한 성장에도 불구하고, 올바르게 이해하지 못하고 있다는 것이다. 이러한 올바르지 못한 이해는 증가하고 있는 욕구에 비추어볼 때 사회 마케팅의 미래에 심각한 위협이 될 수 있다. 사회 마케팅 그 분야의 주된 실천가 중 한 사람인 윌리엄 스미스William Smith(1993)는 그러한 위협을 다음과 같이 기술하였다: '나는 사회 마케팅의 미래가 불확실하다고 생각한다. 우리가 당장 어떤 조치를 취하지 않으면 사회 마케팅은 또 하나의 80년대의 유행으로 사라져 버리거나 더 안 좋게는 90년대의 새로운 관료주의적 일상으로 굳어져버릴 것이다. 두 경우 모두 사회 마케팅은 한 번도 제대로 이해되지 못한 채 소멸되거나 케케묵은 것이 되어 버릴 것이다. 사회 마케팅과 관련해서 무엇이 문제인지는 분명하다. [사회 마케팅]에는 종종 마케팅을 거의 또는 전혀 찾아볼 수 없다.'

이러한 우려는 지금이 그 어느 때보다 현실로 다가온 것 같아 보인다. 오늘날에도 사회 마케팅에서 마케팅을 거의 또는 전혀 찾아볼 수 없다. 마케팅이 아닌 것에 기초한 건강교육및 건강행동 프로그램이 사회 마케팅이라는 이름 아래 계속해서 확대되어 간다면 그리고 진짜 사회 마케팅에 기초한 건강교육 프로그램이 거의 없거나 너무 드물게 만들어진다면 사회 마케팅에 대한 잘못된 이해는 계속될 것이며 그 결과, 사회 마케팅이라는 이름에 걸맞지 않는 것으로 전락할 것이다.

이 장의 목표는 (1)사회 마케팅을 분명하게 이해될 수 있도록 기술하고, (2)건강교육 실천가들이 건강행동 변화 프로그램에서 마케팅 실천 요소들을 이용할 수 있게 하는 것이다. 이러한 두 가지 목표를 달성하기 위해서 우리는 사회 마케팅을 정의하고, 사회 마케팅의 핵심 개념들을 살펴본 다음, 두 가지 사례연구를 소개함으로써 사회 마케팅의 적용을 예시할 것이다. 또한 우리는 사회 마케팅과 행동에 영향을 미치기 위한 다른 접근방법들(특히 교육 및 법적 접근방법)을 구별해 볼 것이다. 무엇이 사회 마케팅이고 무엇이 사회 마케팅이 아닌지를 구별하는 능력은 사회 마케팅에 대한 잘못된 이해를 바로잡는데 도움을 줄 것이다.

사회 마케팅의 정의

이제까지 사회 마케팅에 관한 여러 가지 정의들이 내려져왔다. 사회 마케팅에 대한 잘못된 이해를 바로잡기 위해서 우리는 여러 가지 정의들이 포함되어 있는 요소들을 다듬어 사회 마케팅을 재정의하는 것이 중요하다고 판단했다. 우리가 가장 직접적으로 도출할 수 있었던 정의는 다음과 같다.

> '[사회 마케팅은] 대상 청중들의 자발적 행동을 증진시키기 위해서 그들이 원하는 혜택을 제공하고, 그들이 우려하는 장애요인을 줄여 나아가고, 설득을 통해 프로그램 활동에 대한 그들의 참여를 북돋우는 프로그램 계획 과정이다(Kotler & Roberto, 1989).'

'사회 마케팅은 대상 청중들 개인 및 그들이 속한 사회의 복지를 향상시키기 위해서 그들의 자발적인 행동에 영향을 미치도록 고안된 프로그램을 분석, 계획, 집행, 평가하는데 상업적 마케팅 기술을 적용한 것이다(Andreasen, 1995).'

'[사회] 마케팅은 둘 또는 그 이상의 주체들이 각자 자신이 인식한 자기이익을 추구함과 동시에 다른 사람의 자기이익 추구를 수용해야 할 필요성을 인정하면서 각자 자신의 목적을 달성하기 위해 벌이는 자발적 교환으로 이루어진다(Rothschild, 1999).'

이러한 세 가지 정의는 사회 마케팅의 일차적인 목표를 표적이 되는 시장(target market)의 구성원들의 자발적인 행동에 영향을 미치는 것으로 본다는 점에서는 완벽하게 일치한다. 사회 마케팅을 하는 사람이 사용하고자 하는 영향력은 사람들의 행동을 변화시키려는 노력(예: 금연을 돕는 것)과 사람들로 하여금 현재 행동을 유지하게 하기 위한 노력(예: 사람들이 다시 흡연을 시작하지 않게 막는 것) 모두를 포함한다.

코틀러Kotler와 로베르토Roberto(1989)의 정의는 두 번째 중요한 특성을 제시해준다. 사회 마케팅 프로그램은 표적 시장의 구성원들에게 매력적인 혜택을 제공하고, 행동에 참여하는 것을 방해하는 요인들을 줄임으로써 행동에 영향을 미치고자 한다. 사회 마케팅을 하는 사람은 표적 시장의 구성원들이 현재 내릴 수 있는 선택과 관련된 혜택 및 장애요인을 바꾸려고 시도하거나 선택 가능한 새로운 대안을 만들거나 제시한다. 어찌되었건 매력적인 혜택을 제공하고 중요한 장애요인들을 줄여 나아가는 것이 사회 마케팅 방법의 특징이다.

앤드리센Andreasen(1995)의 정의는 우리에게 세 번째 중요한 특성이 무엇인지 말해준다. 마케팅 프로그램의 일차적인 수혜자는 마케팅 프로그램을 시작하는 사람이나 단체가 아니라 표적 시장의 구성원들 자신 또는 전체 사회이다. 이러한 특성은 사회적 마케팅과 상업적 마케팅을 구별할 수 있게 해준다. 예를 들어서 음식을 준비하는 사람들에게 손 씻기를 권장하는 것은 사회적 마케팅이지만, 음식을 준비하는 사람들에게 특정 비누(경쟁 관계에 있는 비누 보다)를 권하는 것은 사회적 마케팅이라고 할 수 없다.

로스차일드Rothschild(1999)의 정의는 사회 마케팅의 중요한 특성이라고 우리가 생각하는 자기이익 추구와 자발적인 교환이라는 두 가지 개념을 소개하고 있다. 사람들이 자신의 이익을 추구하는 것은 인간의 본능이며 조직이 자기이익(조직을 운영하는 사람들이 정의 한)을 추구하는 것 또한 조직의 본능이다. 따라서 양자 모두(마케팅 주체와 표적 시장 구성원)는 각자 자기이익을 추구하고자 한다. 마케팅을 효과적으로 하는 사람(및 조직)은 표적 시장 구성원들이 가장 이득이 된다고 인식하는 재화, 서비스 또는 아이디어를 제공하는 법을 배운다. 이에 대한 반응으로써 표적 시장 구성원들은 재화나 서비스를 구입하거나 마케팅 주체의 자기이익을 충족시키는 다른 어떤 행동(그들이 가진 자원을 이용해서)을 취한다. 즉, 조직들은 표적 시장이 가진 욕구를 사정하고 충족시킴으로써(표적 시장 구성원들의 자기이익을 받아들임으로써) 마케팅에 성공할 수 있다(이는 결과적으로 조직이 자기이익을 성공적으로 충족시키는 것이 된다).

이러한 로스차일드Rothschild 정의, 즉 마케팅 개념의 핵심은 자발적 교환을 통한 자기이익 상호 충족이라는 개념 역시 사회 마케팅을 상업 마케팅과 구별하는 대안적인 그리고 아마도 보다 분명한 방식이라고 할 수 있다. 마케팅 조직의 성공에 대한 정의는 사회 마케팅을 상업 마케팅과 구분하는 기준이다. 상업 마케팅이 마케팅 조직의 성공을 주로 재정적인 이윤으로 정의할 때의 마케팅이라면 사회 마케팅은 성공을 주로 표적 시장의 구성원이나 전체 사회의 이익이라는 측면에서 정의할 때의 마케팅이다. 물론, 사회 마케팅과 상업 마케팅 모두가 표적 시장 구성원들을 위한 이익과 재정적 이윤 모두를 발생시킬 수 있지만, 중요한 것은 마케팅 조직의 일차적인 동기가 무엇인지의 여부이다.

우리는 이상에서 언급한 중요한 특성들을 이용하여 다음과 같은 정의를 도출하였다: 사회 마케팅은 마케팅 조직과 표적 시장 구성원들 간에 자기이익 상호 충족을 기초로 하는 자발적 교환을 만들어내는 것이다. 마케팅 조직은 자원을 이용하여 표적 시장 구성원들이 인식하고 있는 관심사를 이해하고; 재화, 서비스 및 아이디어와 관련된 혜택을 증진시키고 전달하며; 그렇게 하는데 장애가 되는 요인들을 감소시킨다. 그에 대한 대가로서 표적 시장 구성원들은 그러한 혜택의 양이 대안이 될 수 있는 행동이 가져다 줄 수 있는 혜택의 양보다 크다는 것이 분명할 때, 그들이 가진 자원(예: 돈, 시간, 노력)을 지불한다. 사회 마케팅 프로그램의 성공은 주로 사회 마케팅이 표적 시장 구성원들 또는 전체 사회에 어느 정도 기여할 수 있는지에 준하여 결정된다.

사회적 마케팅과 행동에 영향을 미치는 다른 방법들 간의 차이

사회 마케팅은 자신의 이익을 위해서 표적 시장 구성원의 행동에 영향을 미치는 과정이다. 그러나 표적 시장 행동에 영향을 미치는 방법에는 마케팅 접근방법이 아닌 방법도 있다. 그러한 방법들 간의 차이를 이해할 때 우리는 사회 마케팅과 사회 마케팅이 아닌 것을 구분할 수 있게 된다. 이러한 목적에서 로스차일드Rothschild(1999)는 행동에 영향을 미치는 두 가지 다른 방법인 교육과 법, 마케팅을 구별하였다. 바로 다음 단원에서 이들 세 가지 방법을 비교해보기로 하겠다.

교육

교육이란 표적 시장 구성원들로 하여금 특정 방식으로 자발적으로 움직이게 하기 위해 설득하거나 무엇인가를 알리기 위해 정보를 전달하는 것이다. 그렇기 때문에 교육은 특정 행동이 줄 수 있는 이익에 대한 인식을 높일 수 있다. 교육을 이렇게 정의할 때, 교육은 마케팅의 일부이기는 하지만 마케팅과 같은 것이 아니라는 것을 알 수 있다.

어떤 상황 하에서는 교육만으로도 행동에 충분한 영향을 미칠 수 있다. 권장 행동이 가져다 줄 수 있는 이익이 충분히 매력적이거나, 행동 실행에 장애가 되는 요인들이 그다지 중요한 것들이 아니거나, 대안이 될 수 행동이 가져다 줄 수 있는 이익이 충분히 매력적이지 않다면 교육만으로도 행동에 큰 영향을 미칠 수 있다.

예를 들어 1993년 이후 미국을 비롯한 전 세계 여러 나라에서 유아 돌연사 증후군(Sudden Infant Death Syndrome, SIDS)이 극적으로 감소한 경우를 생각해보기로 하자. 단순히 부모들에게 아기를 바로 뉘어 재우도록 교육하는 것만으로도 대대적인 행동 변화와 그로 인한 SIDS 발생 감소 효과를 거둘 수 있었다(American Academy of Pediatrics, 2001). 고열이 있는 어린이가 아스피린을 복용할 때 나타날 수 있는 라이스 증후군(Reyes Syndrome)의 경우도 마찬가지 경우이다(Soumerai, Ross-Degnan & Kahn, 1992). 두 경우 모두에서 권장 행동은 상당한 이익(건강과 어린이의 생명)을 가져다주며, 행동 자체가 매우 간단하고 실행하기 쉽고 장애요인은 적은 반면, 대안적 행동들은 충분한 이익을 제공하지 못한다.

이와 달리, 교육만으로는 행동 변화를 이끌어내는 것이 충분하지 않을 수 있다. 권장 행동이 이렇다할만한 이익을 제공해주지 못하고, 적지 않은 장애요인이 존재하며, 대안적 행동들이 같거나 더 큰 이익을 줄 수 있는 경우가 대표적인 경우에 해당한다. 예를 들면 임신 기간 중의 흡연, 대학생들의 폭음, 과도한 영향섭취와 운동부족에서 비롯되는 비만율의 빠른 증가를 생각해볼 수 있다. 그러한 문제들과 관련된 행동은 교육적 접근방법만을 통해서는 효과적으로 변화시킬 수 없다.

마케팅

행동 변화에 대한 마케팅 접근방법은 교육 이상의 요소를 포함한다. 사회 마케팅을 하는 사람은 행동을 긍정적으로 강화시키는 인센티브나 그 밖의 다른 혜택을 통해서 그리고 행동과 관련된 장애요인이나 비용을 감소시킴으로써 행동 옵션들이 가진 상대적 가치에 영향을 주고자 한다. 이러한 방식으로 사회 마케팅은 대상 청중들이 가진 '마음의 저울을 기울게 만들어' 특정 행동에 더 많은 관심을 갖게 만든다.

사회 마케팅에서는 교환 또는 소비가 완료된 직후에 직접적이고 즉각적인 혜택(즉, 긍정적 강화)을 제공함으로써 교환이 실제로 표적 시장 구성원의 자기이익이라는 결과로 이어진다는 것을 보여주기 위해서 가능한 모든 노력을 기울인다. 직접적이고 즉각적인 강화를 제공하는 것이 중요한 이유는 행동을 만드는데 있어서는 즉각적인 강화가 먼 미래에 제공(어쩌면 더 큰 가치를 가진)될 혜택에 대한 기대보다 훨씬 더 큰 잠재력을 가지기 때문이다.

사회 마케팅 프로그램은 또한 표적 시장 구성원의 동기나 행동 수행 능력을 저해하는 장애요인들을 파악하고 없애는데 주력한다. 그러한 장애요인들은 개인적(예: 행동 실행과 관련된 낮은 자기효능감), 사회적(행동 변화를 지지하지 않는 주변 사람 또는 동료), 경제적(예: 돈) 또는 환경적(행동 실행에 필요한 재화나 서비스에 대한 접근성 부족)인 것일 수 있다.

사회 마케팅 프로그램은 프로그램에서의 역할이 기대되는 모든 개인과 조직이 참여의 결과로서 자기이익을 증진시킬 수 있게 하기 위해 만전을 기한다. 표적 시장 구성원들이 권장 행동을 실행한 결과로서 자기이익을 충족시킬 수 있어야 할 뿐만 아니라 표적 시장 구성원들의 행동과 관련이 있는 사람들과 조직들도 자기이익을 증진시킬 수 있어야 한다. 만일 그렇게 할 수 있는 수단이 애초부터 프로그램(또는 교환)에 없었다면, 그 프로그램은 표적 시장 구성원들로 하여금 권장 행동에 관심을 갖게 만들기 어려울 것이다.

HMO 가입자들로 하여금 유방암 엑스선 검사 지침을 따르게 하기 위해 고안된 상기 프로그램이 있다고 가정해보자. 의사나 병원 관리자들은 프로그램 실행이 그들에게 이익이 되는 한 프로그램을 실행하고자 하는 동기를 가질 것이며, 프로그램 실행이 그들의 이익 추구에 방해가 되는 한 프로그램 실행을 거부할 것이다. 예를 들어서 그 프로그램이 HMO 직원들에게는 시간 절약(직원들에게 직접적인 이득이 됨)을 가능하게 해주고 환자들에게는 유방암 엑스선 검사 지침을 더 잘 따를 수 있게 해준다면(환자에게 직접적인 이득이 될 뿐만 아니라 HMO에게도 HEDIS[Health Plan Employer Data and Information Set]의 요구사항을 더 잘 충족시킬 수 있게 해주기 때문에 이득이 됨), 그 프로그램이 실행될 가능성은 매우 높을 것이다. 이와 달리, 프로그램이 환자들로 하여금 유방 엑스선 검사 지침을 더 잘 따르게 만들 수는 있으나, HMO 직원들로 하여금 더 많은 시간을 쏟게 만든다면 프로그램이 실행될 가능성은 높다고 보기 어렵다.

법

법은 행동에 영향을 주는 또 한 가지 방법인데, 마케팅 접근방법과는 구분되지만 잠재적 관련성을 가지고 있다. 어떤 법은 위법에 대한 처벌이라는 위협을 통해서 행동을 비자발적인 방식으로 변화시킨다. 안전벨트 미착용, 유아용 카시트 미사용, 오토바이 헬멧 미착용에 대해서 범칙금을 부과하는 것이 좋은 예이다. 이러한 법들이 최선의 사회적 이익과 관련이 있다면 우리는 이러한 법들을 자기이익의 상호 충족에 기초한 교환으로 볼 수 있다. 이러한 법과 마케팅 간의 차이는 순응적 행동에 대한 보상과 바람직하지 않은 행동에 대한 처벌 또는 강제적 성격의 교환과 자발적 성격의 교환이다.

물론 법과 공공정책은 비강제적인 방식으로도 사용될 수 있다. 예를 들면 '죄악세(sin tax)' 와 가격 보조금은 금전적 인센티브 또는 디스인센티브(disincentive)를 통해서 서로 다른 행동들이 가진 상대적 가치에 영향을 미치기 위해 법을 사용하는 대표적인 예이다. 법을 비강제적인 방식으로 사용하는 또 다른 예는 특정 행동과 관련된 비금전적 장애요인(예: 접근성)을 높이는 것이다. 하루 중 일정 시간대에는 술을 팔지 못하게 하는 것이 좋은 예가 될 수 있다.

마케팅이나 교육 또는 법을 사용하는 기회는 '원하는 방향으로 행동하기' 를 한 쪽 끝으로 하고, '원하는 방향으로 행동하지 않기' 를 다른 한 쪽 끝으로 갖는 연속선으로 볼 수 있다. 공중보건 또는 사회적 쟁점에 관한 상이한 표적 시장들은 이러한 연속선 상의 어딘가에 위치한다(그림 19-1).

표적 시장은 연속선의 양 극단이 아니라 중간 쯤 되는 어딘가에 존재할 수도 있다. 그러한 표적 시장은 좋은 제안에 대해서 개방적이다. 마케팅은 이익을 늘리거나 장애요인을 줄이거나 인센티브를 제공하거나 특정 행동을 권장하는 수단으로서의 기회를 바꾸기 위해 사용될 수 있다.

그림 19-1. 마케팅, 교육 및 법의 연속선

원하는 방향으로 행동하려는 성향		원하는 방향으로 행동하지 않으려는 성향
자기이익을 발견하거나 내포하기 쉬움	혜택을 보여 주고 관리하는 것이 필요함	자기이익이나 혜택을 발견하거나 내포할 수 없음
교육	마케팅	법
← 행동 유지 →	← 행동 변화 →	
경쟁이 없거나 약함	수동-능동적 경쟁	관리 불가능한 경쟁

1. 어떤 쟁점이든 연속선 상에 위치할 수 있음
2. 쟁점이 가진 어떤 표적이든 연속선 상에 위치할 수 있음

마케팅, 교육 및 법 혼합

어떤 쟁점이든지 마케팅과 교육과 법을 혼합해야 하는 표적 시장이 있을 수 있다. 예를 들어 아동기 질환을 예방하기 위해 아이들에게 면역주사를 맞혀야 한다고 하면 대부분의 부모들은 그러한 의견에 즉시 동의하며 어디에 가서 면역접종을 하라고 알려주기만 하면 된다. 이 경우, 부모라는 표적 시장은 면역주사에 관한 권고를 받아들일 기반구조를 가지고 있기 때문에 교육만으로도 행동 변화를 이끌어내기에 충분하다. 이번에는 아이들에게 면역주사를 맞히는 것이 어떤 이익을 가져다줄지는 알지만, 경제적 또는 환경적 장애요인 때문에 그렇게 하지 못하는 부모들을 생각해보기로 하자. 이 두 번째 표적 시장에 대해서 우리는 무료 면역접종을 제공하고 면역접종 진료소에 대한 접근성을 높이기 위해서 마케팅을 사용할 수 있다. 마지막으로, 면역접종에 대한 거부감이나 그 밖의 다른 어떤 이유들로 인해 교육이나 마케팅 노력에 반응하지 않는 부모들이 있을 수 있다. 면역접종이 거의 모든 어린이들에게 이익이 된다는 사회적 인식을 바탕으로 정부가 면역접종을 의무화하여 어린이들이 학교나 탁아소에 들어가기 위해서는 반드시 면역접종을 거쳐야 한다는 법을 제정할 수 있다(의료적, 종교적, 경우에 따라서는 철학적 이유에 대해서만 예외를 허용한다). 어린이들을 심각한 전염병으로부터 보호하기 위해서는 이처럼 교육과 마케팅과 법을 혼합하는 것이 필요하다.

사회 마케팅 실천의 핵심 요소

사회 마케팅의 핵심 요소 중 어떤 것들은 사회 마케팅을 다른 건강증진 개입들과 구분짓는다(표 19-1 참조). 마케팅 혼합(marketing mix)의 모든 요소들을 이해하고, 사정하고, 활용하는 것은 사회 마케팅 실천의 기본이다. 마케팅의 4P라고도 알려져 있는 마케팅 혼합의 요소는 제품(product), 가격(price), 장소(place), 촉진(promotion)이다.

제품(다양한 혜택)

사회 마케팅의 주체는 표적 시장 구성원들로부터 원하는 행동을 이끌어낼 가능성을 높이기 위해서 어느 정도의 제품, 서비스 또는 아이디어를 제공할지를 사정한다. 표적 시장 구성원들은 그들이 원하는 혜택이 많으면 많을수록 그들이 가진 자원을 자발적으로 혜택과 교환하고자 한다.

과정 관점에서 보자면, 사회 마케팅 주체는 표적 시장 구성원들이 가장 관심있어 하는 혜택이 무엇인지 파악하는 것에서부터 출발한다. 그 다음으로는 가용자원을 이용하여 표적 시장 구성원들이 원하는 혜택을 가능한 한 많이 제공해줄 수 있도록 새로운 제품 또는

표 19-1. 사회 마케팅의 핵심 개념

개념	정의	적용
자기이익 상호 충족	마케팅 조직과 표적 시장 간에 양자 모두의 이익을 증진시키는 교환을 만들어 냄	표적 시장 구성원들이 마케팅 조직 사명과 일치하는 방식으로 자기 이익을 증진시킬 기회를 만듦으로써, 그들의 행동 변화를 이끌어낸다.
소비자	정보를 활용하여 표적 시장 구성원을 이해하고 그들이 인식하는 자기이익에 부합하는 마케팅 제안을 만들어 냄	소비자 조사를 실시하여 소비자의 인식을 이해하고, 경쟁력 분석을 실시하여 마케팅 제안이 소개될 환경을 이해한다.
분할	대규모의 이질적인 시장을 소규모의 동질적인 시장으로 세분하는 과정	시장 구성원의 특성(행동, 신념 및 인구학적)을 이용하여 프로그램 설계 및 결과에 가장 많은 영향을 미칠 것으로 생각되는 집단 간 차이에 근거하여 시장을 분할한다.
마케팅 혼합	마케팅 프로그램의 4가지 기본요소 : 제품, 비용, 장소, 촉진	표적 시장 구성원들이 마케팅 제안에 가장 개방적일 것에 대해서 같은 시간과 장소에서, 매력적인 혜택을 합리적인 비용에 제공할 수 있는 프로그램을 만들고, 그러한 제안이 표적 시장 구성원들의 자기이익에 부합한다는 것을 알리고 설득한다.

서비스를 만들거나 기존의 제품 또는 서비스를 바꾼다.

예를 들어 임산부의 흡연을 줄이려는 어떤 군(郡) 공중보건 기관이 흡연 임산부를 대상으로 한 조사를 통해서 임산부들이 흡연이 자신과 태아 모두에 미치는 건강 위험에 대해서 이해하지만 흡연이 그들에게 많은 것들을(그들의 흡연 욕구를 만족시키는 것 이외에) 준다는 것을 알게 되었다고 가정해보자. 담배를 피움으로써 친구들과의 결속을 다질 수 있는 기회를 가질 수도 있고, 누군가가 대신 아이를 봐주는 동안 담배를 피우기 위해 바깥으로 나가면 5분 정도의 혼자만의 시간을 가질 수 있다. 금연 교실이나 다른 전통적인 방식의 상담은 임산부에게 금연에 필요한 기술은 가르칠 수 있지만, 그러한 방법들은 흡연이 주는 혜택을 대체할 수 있는 가능성이 낮다. 보건국은 상담 중심의 개입을 대체하기 위해서 금연을 결심한 임산부들에게 '엄마 휴식' 프로그램과 함께 간단한 금연 책자(금연 기술을 가르치기 위한)를 제공하였다. 그 휴식 프로그램은 금연을 위해 노력 중인 여성들을 위해 임신 기간 동안 매일 무료로 30분 동안 아기를 대신 돌봐주는 서비스를 제공하여 임산부들로 하여금 친구나 운동 또는 그냥 혼자 있는 시간을 가질 수 있게 해주는 프로그램이다. 이러한 구체적인 제품 중심의 프로그램은 금연 임산부들의 유해 행동 포기를 직접적으로 강화함과 동시에 흡연이 주는 가장 중요한 혜택을 그대로 유지할 수 있는 기회를 제공한다.

가격(장애요인 또는 비용 감소하기)

사회 마케팅 과정에 있어서 제품 못지않게 중요한 요소는 표적 시장의 구성원들의 행동(즉, 제품 구매 또는 교환)과 관련된 장애요인 또는 비용을 사정하는 것이다. 앞서 언급한 바와 같이 비용은 경제적, 심리적, 사회적 또는 환경적인 것일 수 있다. 어떤 비용이 표적 시장 구성원들에게 있어서 가장 중요한 장애요인인지를 파악함으로써 사회 마케팅 주체는 비용을 최대한 감소하기 위해 제한된 자원을 어떻게 하면 가장 잘 사용할 것인지에 관한 고지된 결정을 내릴 수 있게 된다. 마케팅 주체가 비용을 많이 줄일수록 표적 시장 구성원들은 남은 비용과 혜택을 자발적으로 교환하고자 할 가능성이 커진다. 순서를 보자면, 사회 마케팅 주체는 먼저 제품에 관한 표적 시장 구성원들의 인식(어떤 비용이 가장 중요한 장애요인으로 인식되는지를 포함하여)을 파악하기 위해서 소비자 조사를 실시한다. 그런 다음 파악한 비용을 최대한 줄이거나 제거할 수 있도록 가용자원의 범위 내에서 제품을 디자인 한다. 예를 들면 가격을 이용하여 영양가 낮은 자판기 스낵 보다 영양가 높은 자판기 스낵을 선택하도록 유도할 수 있다(French 외, 2001). 영양가 높은 스낵의 가격을 낮춤으로써(영양가 낮은 스낵의 가격은 그대로 둔 채) 마케팅 주체는 영양가 높은 스낵의 판매를 증가시킬 수 있다. 이 전략을 사용함으로써 마케팅 조직은 아무런 비용을 들이지 않고서도 사람들의 행동을 원하는 방향으로 변화시킬 수 있었는데, 제품 가격 인하가 판매량 증가로 이어졌고 제품의 가격은 인하되었지만 판매량이 증가했기 때문에 전체 이윤에는 변함이 없었다.

장소(혜택과 비용을 적절한 시간에 적절한 장소에서 전달하기)

소비자 마케팅에서는 분배 경로(제품을 소비자에게 전달하는)가 마케팅 혼합에 있어서 가장 중요한 요소가 되는 경우가 종종 있다. 콜라는 소비자로부터 한 팔 길이 이상 떨어져 있어서는 안 된다는 코카콜라의 배치 전략을 생각해 볼 때, 사회 마케팅 주체 역시 사람들이 그들의 제품을 쉽고 편리하게 접할 수 있게 해야 한다.

순서 면에서 보면, 배치 요소를 십분 활용하기 위해서 마케팅 주체는 표적 시장 구성원들이 어디서 시간을 보내고, 언제 어디에서 결정을 내리며, 그런 결정적인 시기에 그들에게 접근할 수 있는 사람은 누구인지를 정확하게 이해할 수 있어야 한다. 사회 마케팅 주체는 표적 시장 구성원들 앞에 가능한 한 자주 제품을 내놓고 표적 시장 구성원들이 제품을 필요로 하는 시점과 가능한 한 근접한 시점에 제품을 내놓기 위해서 그들이 가진 제한된 자원을 어떻게 하면 가장 잘 활용할 수 있을지 결정해야 한다. 그러한 노력은 종종 표적 시장에 대한 접근성을 가진 다른 조직들(즉, 유통 파트너)과의 협력 하에서 이루어진다.

예를 들어 남성과 성관계를 갖는 남성들에게 HIV나 그 밖의 성병 감염을 예방하기 위한 수단인 콘돔 사용을 권장하는 전략을 생각해 보자. 콘돔 사용 확률은 콘돔을 사람들이 성관계를 갖는 시간과 장소에 얼마나 잘 맞게 지급하는가에 따라 달라진다. 필요한 시간과 필요한 장소에서 콘돔을 구할 수 있게 하는 배치 전략은 HIV 감염 위험이 높은 사람들의 콘돔 사용을 높이는 것으로 나타났다(Cohen 외, 1999; Centers for Disease Control AIDS Community Demonstration Projects Research group, 1999).

촉진(비용과 혜택을 알려주고 설득하기)

표적 시장 구성원들은 마케팅 제품이 그들에게 합리적인 가격에 매력적인 혜택을 제공하고 편리한 곳에서 쉽게 구할 수 있다는 것을 알 경우, 그들이 가진 자원을 자발적으로 제품과 교환할 것이다. 그러한 인식을 만드는 것이 사회 마케팅 요소 중 촉진 요소의 역할이다.

촉진 요소에는 커뮤니케이션이나 교육이 포함되는데, 사회 마케팅 개념 그 자체와 동일한 것으로 잘못 이해되는 경우가 자주 있다. 사회 마케팅의 촉진 요소에는 광고, 홍보 및 선전, 오락 미디어, 직접 우편과 텔레마케팅, 전자메일과 웹을 이용한 방법, 말하기와 그 밖의 다른 오피니언 리더 전략, 제삼자 보증, 실물샘플, '판매 팀' (표적 시장 구성원들과 제품에 대해서 이야기할 인센티브를 가진 사람들) 등이 포함된다. 그러나 사회 마케팅은 이러한 기법들을 단독으로는 사용하는 것이 아니라 마케팅 혼합의 모든 요소들을 포함한 통합적 노력의 일부로서 사용한다.

예를 들어 국립 암연구소(National Cancer Institute, NCI)와 제품 생산업 및 소매업이 공동으로 벌인 마케팅인 더 나은 건강을 위한 하루 5 프로그램(national 5 a Day for Better Health program)이라는 과일 및 야채 섭취 증진을 위한 프로그램의 경우를 생각해 보기로 하자(Lefebvre 외, 1995). 이 프로그램에서는 제품, 가격, 배치 노력의 효과를 높이기 위해서 새로운 미디어 개발, 실물샘플 및 표적 시장의 인식 증진을 위한 공동 마케팅을 통한 촉진 캠페인을 실시했다. 그 결과, 1991년(프로그램 첫 해)부터 1997년 사이에 프로그램이 전달하고자 하는 메시지에 대한 인식은 150% 가까이 증가하였고, 매일 5인분 이상의 과일과 야채를 섭취하는 성인의 비율이 약 10% 증가하였다(Stables 외, 심사 중).

판매 팀(표적 시장의 구성원들에게 직접 제품을 판매할 기회를 만드는 사람들)을 만드는 것은 잠재적으로 중요하지만 그렇게 함으로써 자칫 사회 마케팅 프로그램의 효과를 높이기 위한 전략들을 간과하게 되기 쉽다. 판매 팀이 미칠 수 있는 영향을 단적으로 보여주는 예를 전화 상담 개입의 효과를 검증하기 위해 실시한 5 a Day for Better Health 조사 프로젝트의 결과에서 찾을 수 있다(Marcus 외, 1998). 5 a Day for Better Health와는 무관한 이유에서 국립 암연구소의 암 정보 서비스에 전화를 걸어 온 사람들에게 과일 및 야채 소비를 권장하기 위해 만든 맞춤형 촉진 메시지를 제공하였다. 이러한 직접 '판매' 노력을 통해 과일 및 야채 소비량을 상당히 늘리는 결과를 거둘 수 있었다.

사회 마케팅의 그 밖의 측면

소비자 지향 과정으로서의 사회 마케팅

표적 시장 구성원들은 사회 마케팅 프로그램이 권장하는 행동을 선택하거나 거부할 자유가 있다. 선택권은 궁극적으로 소비자들에게 있기 때문에 사회 마케팅 주체는 소비자의 관점을 이해하고, 그에 반응하는데 주안점을 두어야 한다. 이러한 맥락에서 볼 때, 사회 마케팅은 소비자를 지향하는 과정이다.

조사. 사회 마케팅에서의 소비자 지향은 주로 서로 다른 두 가지 종류의 조사를 바탕으로 이루어진다. 그 중 하나는 소비자 조사, 청중 조사 또는 형성적 조사(formative research)라고 불리는 조사이다. 마케팅 주체는 이 조사를 통해서 표적 시장 구성원들을 촉진하고자 하는 행동과 관련해서 더 잘 이해하고자 하며, 인식된 욕구, 얻고자 하는 혜택, 장애요인 및 표적 시장 구성원들에게 제안할 수 있는 기회를 이해하는데 초점을 둔다.

경쟁력 분석 또는 환경 분석이라고 불리는 두 번째 유형의 조사는 소비자들이 결정을 내리는 환경을 더 잘 이해하는데 초점을 둔다. 이 조사는 어떤 제안이 표적 시장 구성원들에게 경쟁력 있는 제안이 될지를 파악하고 소비자들이 결정을 내리는 맥락에 영향을 미치는 중요한 사회적, 환경적, 경제적 요인들을 파악하는데 초점을 둔다. 이러한 두 가지 이해(소비자에 대한 통찰력과 환경에 대한 통찰력)는 시장의 결정을 알려주는데 있어서 매우 중요하다. 코틀러[Kotler]와 안드리센[Andreasen](1996) 그리고 와인리히[Weinreich](1999)는 환경 분석 방법에 관해 좋은 논문을 발표한 바 있다.

분할. 바로 위에서 논의했던 조사는 표적 시장의 동기와 행동에 대한 통찰력을 조사를 통해서 얻을 수 있다는 전제를 바탕으로 하고 있다. 이러한 전제는 표적 시장이 너무 광범위하게 정의 내려지는 상황에서는 잘 성립되지 않는다. 사람들은 저마다 다르고, 그들이 선택을 내리는 환경 또한 매우 다르다. 사회 마케팅의 주체는 표적 시장을 지나치게 광범위하게 정의하지 않기 위해서 대규모의 이질적인 시장을 소규모의 동질적인 시장으로 분할(또는 세분)한다(Andreasen, 1995; Slater, 1995).

대규모 시장을 분할하는 기준으로는 인구통계학적 변수(예: 나이, 성별, 소득, 인종), 지리적 변수(예: 도시, 교외, 시골), 심리적 변수(예: 자기 효능감, 동기부여, 변화에 대한 준비), 행동 변수(행동 실행의 정도) 등을 사용할 수 있다. 시장 분할의 기본적인 목적은 어떤 변수를 사용하여 시장을 분할하든 상관없이 표적 시장 구성원들을 특정 속성을 공유하는 부분 또는 하위시장으로 구분함으로써 동일 하위시장에 속하는 시장 구성원들이 제시된 사회 마케팅 제안에 대해서 유사한 반응을 보이게 하는 것이다(Maibach, Ladin, Maxfield & Slaterm 1996).

표적 시장 구성원을 프로그램의 목표에 대해서 충분히 동질적이라 생각되는 하위시장으로 분할하고 나면, 사회 마케팅의 주체는 두 가지 방법을 통해 소비자 지향 능력을 높일 수 있다. 먼저, 사회 마케팅의 주체는 소비자와 환경에 대한 조사결과를 활용하여 각각의 시장 부문에 관한 통찰력을 얻을 수 있다. 시장 분할이 적절히 이루어져 하위시장이 적절하게 구분되었다면 각각의 하위시장과 관련된 혜택과 장애요인을 쉽게 파악할 수 있다. 두 번째 방법은 특정 하위시장을 고려 대상에서 제외하는 것이다. 예를 들어 어떤 하위시장의 규모가 너무 작거나 그 하위시장의 구성원들이 선택할 만한 제안을 만들기에는 가용자원의 양이 충분하지 않다면 마케팅 조직은 제한된 자원을 다른 목적을 위해 사용해야 한다.

표적 프로그램. 사회 마케팅의 주체는 분할, 소비자 조사, 환경 사정을 통해 각 하위시장의 독특한 욕구와 상황에 마케팅 프로그램을 맞출 수 있다. 예를 들어서 체중 감량을 촉진하고자 한다고 할 때, 어떤 하위시장의 욕구는 면대면 상담과 집단 상담을 통해서 가장 잘 충족될 수 있는가 하면 어떤 하위시장은 시장 구성원 스스로의 노력을 지원하는 방법이 가장 좋은 방법일 수 있으며 또 어떤 하위시장은 저열량 식품을 제공하는 것이 가장 좋은 방법일 수 있다. 사회 마케팅의 주체는 '누구든 입을 수 있는 옷' 을 만들기 보다는 각각의 시장이 가진 독특한 욕구를 겨냥한 프로그램을 만들어야 한다는 것이다. 마케팅 조직의 가용자원의 양이 각각의 시장을 겨냥한 프로그램을 만들기에 충분하지 않으면 표적 시장의 수를 줄일 것인지 아니면 모든 시장을 위해 가용자원을 쓸 수 있게 프로그램 디자인을 타협할 것인지 결정해야 한다.

의사결정 기준으로서의 투자 수익

앞 문단에서 제기된 딜레마(즉, 자원을 소수의 사람(또는 시장)을 위해 몰아 줄 것인지 아니면 보다 많은 사람들을 수용하기 위해서 프로그램 디자인을 타협할지)는 자주 직면하게 되는 딜레마라고 할 수 있는데, 왜냐하면 건강증진 분야에서는 가용자원의 양이 해결해야 할 문제의 범위와 상응하는 경우를 거의 찾아보기 힘들기 때문이다. 사회 마케팅의 주체는 이 딜레마를 최소화하기 위해서 투자 수익률(Return on Investment, ROI)을 의사결정의 기준으로 사용한다. 사회 마케팅의 핵심은 행동에 영향을 미치는 것이기 때문에 사회 마케팅에서는 프로그램 투자의 성공 정도를 측정하기 위한 측도를 제공하며 그렇게 함으로써 ROI를 결정한다. 이에 관한 보다 자세한 논의는 안드리센[Andreasen](1995)의 논의를 참조하기 바란다.

절대빈곤층에게 의료급여를 제공하는 프로그램인 메디케어 프로그램에서 수급자들의 신체활동을 증진시키기 위해 마케팅 프로그램을 계획하는 경우를 예로 들어보자. 전체 메디케어 수급자들을 몇 개의 하위시장으로 구분한 다음, 각각의 하위시장에 대해서 모수를 추정할 수 있으며 추정을 통해서 각 하위시장의 크기, 현재의 신체활동 수준(및 활동 증가의 필요성), 맞춤형 마케팅 프로그램의 비용, 마케팅 프로그램으로부터 기대되는 행동 영향 등을 파악한다. 프로그램 관리자는 어느 하위시장에 초점을 맞춰야 하는지 그리고 ROI를 최대화하기 위해서 하위시장들 간에 자원을 어떻게 배분해야 하는지를 결정하는데 추정 결과를 활용한다.

ROI 최대화는 프로그램 계획 단계에서 이루어진 분석에만 기초하는 정적인 과정이 아니다. 프로그램 계획과 실행의 모든 단계에 걸쳐서 표적 시장 구성원들과 프로그램 파트너들로부터 피드백을 수집하는 것은 사회 마케팅의 중요한 특성 중 하나이다. 그렇게 할 때 마케팅 조직은 조직의 성과를 지속적으로 향상시켜 나아갈 수 있으며, 궁극적으로는 ROI를 높일 수 있다(Maibach, 2000).

행동변화이론에 기초한 사회 마케팅 과정

자발적 행동에 대한 관리를 자기이익을 위한 교환과 긍정적인 강화를 통해 접근하는 하나의 학문 분야로서의 사회 마케팅 과정은 행동변화이론에 의존하지 않을 수 없다. 구체적으로 말하자면, 인간 행동과 행동변화이론들은 사회 마케팅에서 적어도 두 가지의 중요한 역할을 한다. 첫째, 행동이론은 사람들이 왜 현재 그들이 행동하는 방식대로 행동하는지를 관념적 차원에서 이해할 수 있게 해준다. 따라서 행동이론이 우리에게 주는 통찰력은 우리가 표적 시장 구성원들이 보이는 현재의 행동과 관련된 역학과 그 행동을 변화시키기 위해서 무엇이 필요한지 이해하는데 있어서 큰 자산이 된다. 예를 들어 사회인식이론은 자기효능감과 결과에 대한 기대가 사람들이 행동을 조정하는데 영향을 미친다는 사실을 사회 마케팅의 주체에게 말해준다(Bandura, 1986). 이 책에는 사회 마케팅 주체들이 행동 역학을 이해하는데 도움이 될 만한 여러 가지 행동이론들이 소개되어 있다.

둘째, 행동이론들은 소비자 조사 및 환경 사정에 관한 지침을 사회 마케팅의 주체에게 제공해준다. 사회 마케팅의 주체는 잘 정립된 행동이론들을 이용하여 질문의 초점을 소비자에게 맞추고 소비자의 답변을 해석한다(Nowak & Siska, 1995).

문화적 민감성

사회 마케팅은 소비자를 지향하는 과정이기 때문에 사회 마케팅 프로그램은 문화적으로 민감하고 적절해야 한다. 사회 마케팅 프로그램의 관리자는 하위시장들을 파악하고 조사를 실시하여 표적 시장 구성원들이 원하는 혜택과 관건이 되는 장애요인을 이해하는 것을 마케팅 과정의 출발점으로 삼는다. 사회 마케팅의 주체는 표적 시장과 관련이 있는 행동과 문화를 먼저 철저하게 이해하고 난 다음에 프로그램이나 제안에 대한 디자인을 시작한다. 또한 사회 마케팅은 행동 변화에 걸림돌이 되는 가격을 낮추거나 없애는 것을 상당히 중요하게 여기기 때문에 자원의 양이 적은 표적 시장이 자원의 양이 많은 표적 시장보다 더 심각한 장애요인에 직면하게 된다는 사실을 잘 알고 있다.

조직 및 공공정책에 있어서의 변화

사회 마케팅의 강점은 그것이 가진 개인의 행동에 영향을 미칠 수 있는 능력이다. 이러한 능력은 조직이나 사회 차원에서의 변화를 이끌어 내는 데도 적용할 수 있는데, 왜냐하면 조직이나 사회 역시 개인들의 집합이기 때문이다. 사회 네트워크 행동(즉, 사람들이 상호작용하는 방식), 조직 행동(즉, 근로자, 고객, 주민의 건강에 영향을 주는 민간, 비영리 및 공공부문 조직들), 지역사회, 주(state), 국가 행동(즉, 시민과 주민의 건강에 영향을 미치는 법과 정책을 통해서) 모두는 마케팅 방법을 통해서 변화시킬 수 있다.

이들 각 차원에서 행동에 영향을 미칠 수 있는 사회 마케팅의 잠재력은 우리가 고찰해야 할 많은 것들 중 첫 번째 것에 불과하다. '아이들을 위한 담배 없는 세상' 캠페인(Campaign for Tobacco-Free Kids)이 좋은 예가 될 수 있다. 이 캠페인이 가진 두 가지 서로 연관된 목표는 아동 흡연 및 담배에 대한 노출을 줄이는데 도움이 되는 사회적, 정치적, 법적, 경제적, 윤리적 환경과 미디어를 만드는 것이 하나이고, 아동 흡연 및 담배에 대한 노출을 없애기 위한 공공 정책과 민간 정책을 만드는 것이다. 환경 변화의 목표에는 담배회사들의 행동에 대한 대중 및 정책입안자들의 인식을 고양시키고 분노를 자극하는 것, 담배회사들이 정치 과정에 행사하는 영향력을 모든 차원에서의 차단하는 것, 담배회사들의 제휴회사와 기타 회사들(오락, 광고 및 미디어, 소매, 후원)에 압력을 행사함으로써 담배회사들을 고립시키는 것 등이 포함된다. 정책 변화의 목표로는 주정부 및 지역사회 차원의 입법과 프로그램 발의에 대한 지지, 전국 차원의 담배 통제 입법에 대한 지지, 담배에 대한 식약청의 관리감독 지지, 담배 통제 강화 소송 지지 등을 꼽을 수 있다.

이 캠페인은 환경 변화가 공공정책과 개인정책에 있어서의 변화에 의해서 영향을 받고 긍정적인 환경 변화와 변화된 사회규범은 다시 정책입안자와 그들의 결정에 영향을 미친다는 것을 인식했다. 이러한 두 가지 사회 변화는 성인 흡연자들과 청소년 흡연자 또는 흡연습관을 시작하려고 하는 청소년들의 행동에 영향을 미친다.

사회 마케팅의 비례성

전자상거래의 용어를 빌려 표현하자면 사회 마케팅은 '비례시킬 수 있는(scalable)' 과정이다. 이 말이 의미하는 바는 시장 개념과 실천을 지역 프로그램과 전국 프로그램 그리고 자원이 많은 프로그램과 자원이 적은 프로그램 모두를 향상시키는데 활용할 수 있다는 것이다. 이 장에서 우리는 여러 차례에 걸쳐서 사회적 마케팅이 자원의 희소성이라는 제약하에서 제품 향상(이익 증진)과 가격 통제(장애요인 제거)에 관한 의사결정을 내리는 것임을 언급한 바 있다. 자원을 많이 가진 조직은 프로그램 개발과 공급에 많은 투자를 할 수 있지만, 사회 마케팅 과정은 기본적으로 프로그램이나 가용자원의 크기와는 상관없이 ROI를 향상시키도록 고안된다. 이를 예시하기 위해서 우리는 다음 단원에서 두 개의 사회 마케팅 프로그램을 제시하고 있는데, 하나는 자원이 많은 상황에서 운영되는 전국 프로그램이고 다른 하나는 자원이 적은 상황에서 진행되는 지역 프로그램이다.

적용사례: 대규모 프로그램과 소규모 프로그램

대규모 사회 마케팅 프로그램: 전국 고혈압 교육 프로그램

공공부문과 민간부문이 공동으로 참여한, 이 대규모 프로그램은 대다수의 미국 국민들이 고혈압이 미국 사회에 얼마나 만연해 있고 고혈압이 어떤 결과를 초래하는지에 대해서 잘 알지조차 못했던 1972년에 처음 시작되어 오늘날까지 지속되고 있는 프로그램이다(National Heart, Lung & Blood Institute, 1997). 그 당시는 고혈압을 발견하고 적극적으로 치료하려는 노력 자체가 부족했다. 그러한 문제를 해결하기 위해서 국립 심폐혈액 연구소(National Heart, Lung & Blood Institute)는 많은 연방 기관, 주정부 보건부, 150개 이상의 민간조직, 제약회사, 보험회사 등을 연결하여 연방, 주 그리고 지역사회 차원에서의 개입 노력을 시작했다. 전체적인 목표는 고혈압으로 인한 이환율과 사망률을 낮추는 것이었다.

그 당시 조사에 따르면 많은 사람들이 고혈압에 대해서 잘못 이해하고 있으며, 고혈압에 관한 정보를 전혀 가지고 있지 않은 것으로 나타났다. 대부분의 사회 구성원들은 고혈압 증상이 쉽게 나타난다고 생각하고 있었고, 고혈압은 일반적으로 증상이 없기 때문에 보건 전문가의 도움 없이는 감지할 수 있는 방법이 없다는 것을 아는 사람이 거의 없었다. 또한 고혈압이 심각한 질환이 아니라는 것이 지배적인 생각이었고 고혈압이 뇌졸중, 심장 질환, 신부전증 등을 일으킨다는 것을 아는 사람도 거의 없었다. 더욱이 사람들은 정기적으로 보건 전문가를 찾아가 자신의 혈압을 검사해야 한다고 생각하지 않았다. 또한 고혈압이 있는 사람들이 그들이 어떻게 느끼든 간에 매일 치료적 식이요법을 따르는 것이 얼마나 중요한지를 이해하지 못했다.

대부분의 의사들과 건강관리 전문가들이 환자를 진료할 때, 일반적으로 고혈압 검사를 하지 않는다는 것이 건강관리 전문가가 실시한 조사를 통해서 밝혀졌다. 또한 진단이나 치료를 위한 일반적인 기준이 존재하지 않았다. 따라서 고혈압을 진단하고 치료하는데 필요한 기준을 만드는데, 이 프로젝트의 주된 초점이 모아졌다(Roccella & Ward, 1984). 전국 고혈압 교육 프로그램(National High Blood Pressure Education Program, NHBPEP)의 계획가들은 '밀기-당기기(push-pull)' 방식의 마케팅 전략을 사용하기로 결정하였다(Roccella, 2002). 이 전략은 대중들로 하여금 고혈압 검사와 치료를 건강관리 체계에 포함시킬 것을 요구(즉, 당기기)하게 함과 동시에 건강관리 전문가들로 하여금 표준화된 검사 및 치료 방법을 환자들에게 제공할 것을 권장(즉, 밀기)하도록 설계되었다. 공공 표적 시장에 대해서 설정된 행동 변화 목표는 그들로 하여금 건강관리 전문가에게 정기적으로 고혈압 검사를 받게 하는 것이었다. 고혈압이 있는 사람들을 위해 설정된 행동 목표는 그들로 하여금 치료 식이요법을 충실하게 따르게 하는 것이었다. 건강관리 전문가의 행동 변화 목표는 그들로 하여금 표준화된 검사 및 치료 지침에 따라 모든 환자들의 혈압을 검사하고 고혈압 환자들을 치료(하거나 다른 곳으로 의뢰)하게 하는 것이었다. 이러한 시너지적(synergic) 접근방법은 고혈압 환자의 가족들과 친구들을 대상으로 나중에 이루어진 노력(치료적 식이요법을 지켜야할 필요성을 강화하는)들과 더불어서 강력한 행동 변화 역학을 작동하게 만들었으며, 그로 인해 고혈압 관리가 빠르게 향상되기 시작했다.

분할은 NHBPEP의 시작부터 매우 중요한 역할을 했다. 고혈압을 감지하는 것에 주안점을 두었던 NHBPEP 첫 해에는 노인과 아프리카계 미국인들 사이에 고혈압이 많았기 때문에 나이와 인종이 중요한 분할 기준으로 활용되었다. 그 후 고혈압에 대한 인식과 감지율이 높아짐에 따라 프로그램 관리자는 고혈압 표적 시장을 네 가지 하위시장으로 분류하

였다: 고혈압을 전혀 치료하지 않는 사람들, 자신들의 증상을 적절히 치료하지 않음으로써 관리가 어려워진 사람들, 고혈압이라는 사실을 최근에 알게 돼서 치료를 받으려고 하고 있거나 이제 막 치료를 시작한 사람들 및 고혈압을 치료하고 있고 긍정적인 강화와 지속적인 지원으로부터 도움을 받을 수 있는 사람들. 이러한 네 가지 하위시장 각각에 해당하는 사람들의 행동을 관리하기 위해서 표적 프로그램들이 만들어졌다.

공공 표적 시장을 겨냥하여 NHBPEP이 만든 제품에는 고혈압 검사 및 감지 강화, 약물 사용의 향상(및 개선된 약물), 더 적극적인 체중관리와 신체 활동을 늘리기 위한 다양한 접근방법들이 있었다. 건강관리 전문가들을 위해 만들어진 제품에는 고혈압을 감지하고 치료하는데 사용하는 방법들을 표준화시키기 위한 치료 지침, 고혈압 감지와 치료를 일상적인 실천의 한 부분으로 만들기 위해 건강 전문가들을 교육하고 강화하는 다양한 접근방법들 및 더 나중에 환자관리를 향상시키기 위한 접근방법 등이 있다.

가격 전략은 발견에서부터 치료 관리에 이르는 과정의 모든 단계를 더 저렴하고 쉽게 만드는데 초점을 두었다. 공공 표적 시장을 위해서는 정기적으로 혈압 검사를 받는 것을 더 쉽고 저렴하게 만들었다. 무료 혈압 검사는 NHBPEP 파트너 조직들에 의해서 폭넓게 실시되었다. 고혈압 환자들이 의사에게 자신의 상태에 관해서 편하게 말할 수 있게(그리고 올바른 질문을 할 수 있게) 하기 위해서 교육 자료를 만들어 널리 배포하였다. 고혈압과 관련된 낙인(질환을 가지고 있다는 것을 인정하는데 따르는 낙인과 평생 약을 복용해야 한다는 것과 관련된 낙인)을 없애는 것은 고혈압 환자들을 위해 비용을 줄이는 또 한 가지 방법이었다. 건강관리 전문가들을 위해서는 상기 체계(reminder system), 기록관리 체계 및 저렴한(또는 무료) 환자 교육 자료를 개발함으로써 권장 행동을 더 쉽고 저렴하게 만들었다.

배치 전략을 통해 가격 전략을 강화하였다. 혈압 검사를 병원에서뿐만 아니라 지역사회나 직장(그리고 실제로 많은 약국과 대형 식료품점으로)에서도 쉽게 할 수 있게 만들었다. 양질의 '최상의 진료'를 대학병원에서 지역사회 건강센터, 직장 내 진료소, 지역 병원들에서도 받을 수 있게 했다.

매스 미디어는 NHBPEP 촉진 전략의 한 부분으로서 광범위하게 사용되었다. 프로그램의 초기 단계에서 유명 TV 방송인이면서 내기를 잘 붙이는 사람인 'Jimmy the Greek' Snyder를 TV, 라디오, 신문 등에 등장시켰다. 그는 일반적으로 사람들이 고혈압일 확률이 높다는 것을 설명하고, 고혈압 검사를 받아볼 것을 시청자들에게 권하였다. 대중들의 이해와 행동에 변화가 있다는 조사결과가 발표됨에 따라 메시지 전략이 만들어졌다. 개인의 취약성 인식 부족이 지속적인 문제로 지적되었다. 많은 고혈압 환자들이 고혈압이라는 질환의 본질과 결과를 이해하게 되었고 자신들의 상태를 인식하게 되었지만 고혈압에 대해서 자신이 취약하다는 것을 느끼지(인정하지) 못했다. 이 문제를 해결하기 위해서 '사랑하는 사람들을 위해서 그렇게 하십시오(즉, 치료를 받으십시오)' 라는 주제에 관한 메시지가 만들어졌다. 특히, 치료에 대해서 특히 저항적인 아프리카계 남성 미국인들을 위해서 특별한 캠페인을 마련했으며 지역사회 차원의 프로그램을 통해서 그들에게 접근하기 위한 적극적인 노력이 이루어졌다(Roccella & Lenfant, 1995).

특별한 증상이 없는 질환을 위한 평생에 걸친 치료는 아직까지도 판매하기 쉽지 않은 제품임에는 틀림이 없으나 전반적으로 볼 때, NHBPEP는 사람들의 인식을 고양시키고 이해를 증진시키고 대중과 보건 전문가들의 행동을 변화시킴으로써 고혈압 발견율과 치료율을 높이는데 상당히 기여했다. 이 프로그램이 시작된 이후 뇌졸중으로 인한 사망률이 상당히 감소했는데(약 60%) 그 가운데 상당한 부분은 NHBPEP에 의한 것이었다(National Heart, Lung & Blood Institute, 1997).

소규모 프로그램: 위스콘신 대학의 대학생 음주 예방

위스콘신 대학은 오래 전부터 미국 대학 중 정기적으로 무분별한 음주 파티에 참여하는 학생들의 비율이 매우 높은 학교들 중 하나였다. 문란한 성, 기물 파괴, 싸움 등의 2차적인 문제들이 증가함에 따라 학교 당국은 문제 해결을 위해서 학생들의 행동에 영향을 줄 수 있는 방법을 모색하고자 했다. 위스콘신 대학은 미국 의학협회(American Medical Association, AMA)와 로버트 우드 존슨(Robert Wood Johnson) 재단이 지원하는 대학 내 음주 반대 프로젝트와의 연계를 통해서(American Medical Association, 2001) 사회 마케팅 개입(Brower, Ceglarek & Crowley, 2001)을 개발했다.

프로젝트 계획 과정은 청중 조사와 분할로부터 시작되었다. 자료 출처는 캠퍼스 경찰과 해당 시 경찰 자료, 기숙사 및 학생처 기록 그리고 하버드 대학 보건대학원이 4년제 대학 재학생들의 술 소비 습관을 파악하기 위해서 1993, 1997, 1999년에 실시한 전국 조사 자료였다. 하버드 보건대학원이 실시한 조사의 자료는 대학생들이 마시는 술의 종류와 수, 술을 마시는 기간, 음주 빈도, 음주 장소, 음주의 부정적인 결과, 술을 마시거나 마시지 않는 이유, 음주에 관한 캠퍼스 경찰에 대한 학생들의 시각 등의 다양한 자료가 포함되어 있었다.

조사 자료에 따르면 1학년 학생은 70%가 음주 파티에 참여하는데 비해 4학년 학생 중에서는 53%만이 참여하며 주로 1학년과 2학년 학생들이 2차적인 문제를 일으킨다는 것을 알게 되었다. 이러한 결과를 바탕으로 대학생들을 학년별로 분할하였다(Wechsler, Kuo, Lee & Dowdall, 2000).

또한, 조사 자료에 따르면 일부 학생들의 경우에는 무분별한 음주를 입학 전부터 시작하는 것으로 나타났는데, 1학년 학생의 40%가 고등학교 때 음주 파티에 참여한 것으로 나타났다. 고등학교 때 음주 파티에 참여하지 않은 1학년 학생 60% 중 절반 정도(30%)가 입학 후 음주 파티에 참여하기 시작하며, 그들 중 대부분은 1학년 초에 시작하는 것으로 밝혀졌다.

표적 시장 구성원들에 대한 이러한 이해를 바탕으로 사회 마케팅 담당자는 '바람직한 방향으로 행동할 경향이 있음' 에서부터 '바람직한 방향으로 행동하는데 저항적임' 까지의 연속선을 바탕으로 표적 시장을 세분하였다. 고등학교 때 음주 파티에 참여하지 않았고 대학에서도 참여하지 않는 학생들은 '경향이 있음' 으로 분류되었으며, 이 학생들은 술을 마시지 않거나 조금만 마시는 행동을 유지할 것을 권장하는 메시지를 잘 따를 것으로 판단되었다. 고등학교 때부터 음주 파티에 참여했고 대학에 와서도 그렇게 하고 있는 학생들은 '저항적' 으로 분류되었으며 법에 의해서만 이들의 행동을 변화시킬 수 있을 것이라 판단되었다. 개입 프로그램에서는 고등학교 때는 음주 파티에 참여하지 않다가 대학교 1학년 때 참여하기 시작하는 학생들을 주된 표적 시장으로 규정하였다.

사회 마케팅 담당자는 이 표적 시장 구성원들이 음주 파티를 벌이는 행동의 원인들을 이해함으로써 그러한 문제 행동을 예방하는 마케팅 프로그램을 만들고자 시도하였다. 이들의 행동을 더 잘 이해하기 위해서 추가적인 소비자 조사를 실시하였다. 조사 결과, 학생들이 대학에 들어와서 여러 가지 강한 욕구를 갖게 되는 것으로 나타났는데 새로운 환경 속에서 소속감을 느끼려는 욕구, 사회적 세팅들에 대해서 편안해지려는 욕구, 위험을 직면해보려는 욕구, 개인적인 성장과 자기표현 기회를 찾아보려는 욕구, 집에서 부모와 함께 살던 생활로부터 독립하고자 하는 욕구, 주중에는 공부를 하고 주말에는 긴장을 풀고자 하는 욕구, 취하고자 하는 욕구 등을 예로 들 수 있다. 술을 대체할 수 있는 제품들이 취하고자 하는 욕구를 충족시킬 수는 없지만, 그 밖의 다른 욕구들은 충족시킬 수 있다.

따라서 마케팅 관점에서 보자면 '음주 파티' 는 1학년 학생의 70%가 경험하는 한 가지 이상의 다양한 욕구를 충족시키기 위해서 정기적으로 구입하는 제품인 셈이었다. 사회 마케팅 프로그램을 위해 마련된 전략은 이 제품 시장의 선두 주자로부터 시장을 빼앗아 오기 위해서 새로운 경쟁 제품을 시장에 소개하고 기존 제품이 바람직하지 않다는 인식을 강화시키는 것이었다.

이 전략에 영향을 준 개념은 동기부여, 기회, 능력이었다(Rothschild, 1999). 동기부여는 자기이익 및 집단의 규범에 대한 인식으로부터 나온다. 예를 들면 학생들은 학교의 규범을 준수하려는 욕구가 강하다. 기회는 사람들이 원하는 행동을 과연 환경이 허용하는지 여부를 고려하게 한다. 예를 들어서 학생들은 다른 할 일이 없기 때문에 음주 파티를 벌인다고 말한다. 능력은 표적 구성원들이 적절하게 행동하기 위한 기술을 가지고 있는지 여부를 고려하게 한다. 예를 들어 열 명의 학생이 몰려와서 한 학생에게 술을 마시러 가자고 한다면 그 학생은 '아니. 난 농구나 할래' 라고 말하기가 쉽지 않을 것이다. 음주 파티를 대체할 수 있는 제품은 학생들이 가진, 동기를 부여하고 기회를 제공하며 능력을 증진시킬 수 있는 잠재력에 기초하여 만들어졌다. 보급 경로를 통해서 이익을 전달할 수 있기 위해서는 신제품이 적절한 장소에 있어야 할 뿐만 아니라 적절한 시기에 소비될 수 있어야 한다. 음주 파티로부터 시장 점유율을 성공적으로 빼앗아 오려면 대체 제품이 음주 파티가 벌어지는 시간대에 음주 관련 행동과 직접적으로 경쟁을 벌여야 했다. 그 결과 목요일, 금요일, 토요일 늦은 밤 시간대에 소비할 수 있는 몇 가지 새로운 제품들이 시장에 소개되었다. 술을 제공하지 않는 댄스 클럽, 영화, 여가 스포츠가 그러한 제품들이었다. 또한 학생 조직들이 원할 경우 술을 제공하지 않는 기존의 활동들을 주요 음주 시간대로 옮기는 것을 허락했다.

관심있어 할 학생들을 위해서 이상에서 소개한 제품들과 그 밖의 대안적 제품들을 개발하기 위해 데이터베이스를 개발하였다. 하계 오리엔테이션 기간 동안 새로 입학한 1학년 학생들을 대상으로 자유 시간에 하고 싶은 활동을 묻는 조사를 실시하였다. 첫 학기가 시작할 때 신입생들은 그들이 하고 싶다고 답했던 활동들의 목록과 이미 그러한 활동들을 하고 있는 기숙사 내의 재학생들의 명단을 제공받았다. 모든 대안적 활동이 수록된 목록을 신입생들을 지원하는 기숙사 내 학생들과 캠퍼스 내의 조직들에게 제공함으로써 그들로 하여금 신입회원을 보다 효과적으로 모집할 수 있게 했다. 그러한 목록을 제공함으로써 학생들로 하여금 자유 시간을 보낼 수 있는 긍정적인 방법들과 같이 활동하고 싶은 사람들을 파악할 수 있게 해주었으며, 학생 조직들에게는 더 효과적으로 학생들이 하고자 하는 욕구가 있는 활동을 만들고 새로운 회원을 모집하는데 도움을 주었다.

대학생들로 하여금 여가 시간을 긍정적으로 활용할 수 있게 하기 위해서 약 30개 가량의 광고로 구성된 광고 캠페인 포스터를 제작하여 1학년 기숙사에 배치하였다. 각각의 광고는 학생 조직들을 소개하는 것이었으며 맨 마지막에는 학생들에게 캠퍼스에 있는 645개의 학생 조직에 가입할 것을 권했다. 학생들의 관심을 끌기 위해서 각각의 광고는 유머로 시작했으며, 회원이 될 것을 권장한 다음, 학생 조직들에 대해서 더 많은 정보를 어떻게 얻을 수 있는지 그리고 어떻게 가입하는지를 알려줌으로써 행동을 취하라는 순서로 구성되었다. 그림 19-2는 그러한 광고 중 두 가지 예이다.

그 광고들은 금주나 자제를 강요하지 않으며 심지어 음주 파티에 대해서는 언급조차 하지 않는다. 오히려 학생들이 가진 소속에 대한 욕구, 다른 사람과 어울리고 싶은 욕구, 자신의 정체성을 탐구하고 싶은 욕구 및 위험에 직면해보고자 하는 욕구를 인정했다. 상업 광고와 마찬가지로 이 광고들은 선전하고자 하는 제품이 가져다 줄 수 있는 혜택을 강조함과 동시에 표적 시장 구성원들이 어떻게 그들의 욕구를 충족시킬 수 있는지를 보여주었다.

학생 조직들과의 협력을 통해서 프로그램에 도움이 되는 많은 파트너십이 만들어졌는데, 이들 학생 조직 파트너들은 마케팅 대상 제품을 시장에 공급할 소매업자 체계의 일부인 판매 팀들이었다. 이에 대한 대가로서 각각의 조직은 회원이 될 수 있는 사람들의 명단을 얻을 뿐만 아니라 광고를 통해서 조직을 노출시키는 효과를 얻을 수 있었다.

이 프로그램에서는 광고 캠페인과 더불어서 전자메일 캠페인을 실시하였다. 모든 1학년 신입생들은 매주 그 다음 주에 캠퍼스 내에서 열리는, 술을 제공하지 않는 모든 활동들의 목록을 소개하는 전자메일을 받았다. 전자메일 내용 중에는 술이 제공되지 않는다는 언급은 없으나 학생들에게 제공된 목록에는 학생들이 자신의 정체성을 탐구할 수 있는 여러 가지 방법들이 제시되어 있었다.

이 프로젝트는 현재 진행 중에 있고 그 결과는 아직 알지 못한다. 그럼에도 불구하고 새로운 제품들이 많이 보급되고 있다는 것은 분명하다. 수백 명의 학생들이 술이 없는 댄스 행사에 참여하고 있으며 과거에는 문을 닫았던 시간대에 여가 스포츠 시설들을 이용하고 있다. 프로젝트 결과에 관한 자료는 더 큰 차원의 AMA 프로젝트의 일부로서 실시되고 있는 후속 조사를 통해서 알게 될 것이다. 그러나 캠퍼스 내에서 벌어지고 있는 여러 가지 다른 일들 때문에 그러한 조사를 통해 얻은 자료가 인과관계를 명확하게 밝혀주지는 못할 것으로 예상된다. 예를 들면 법 집행 상의 변화(예: 미성년자 음주 조항 위반 사례가 상당히 증가하였다), 기타 교육 프로그램들 그리고 미성년자 음주에 대한 인식과 관련된 일반적인 환경에 있어서의 변화 등이 그러한 일들에 해당한다.

그림 19-2. 음주 파티 예방 프로그램의 광고

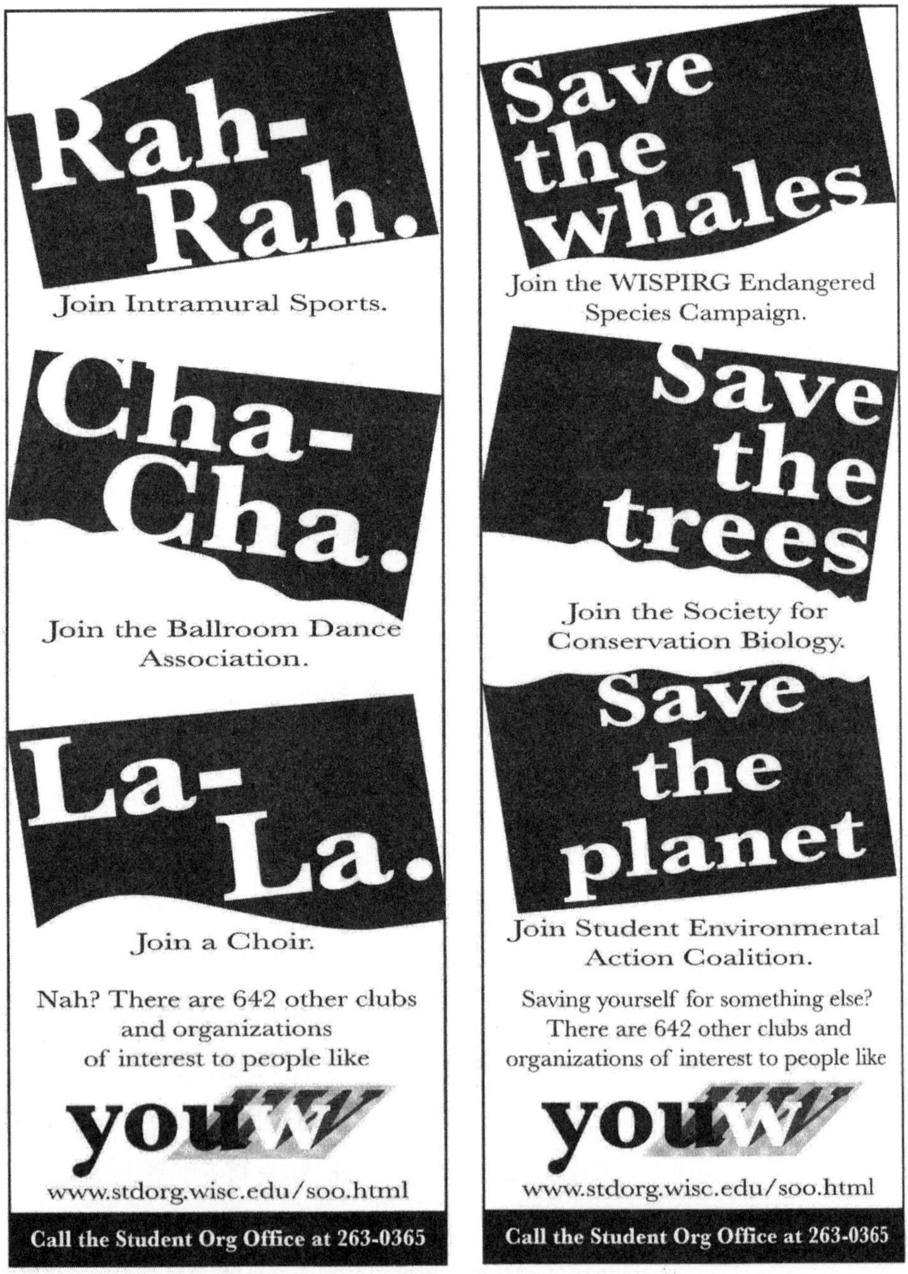
Rah-Rah.
Join Intramural Sports.
Cha-Cha.
Join the Ballroom Dance Association.
La-La.
Join a Choir.
Nah? There are 642 other clubs and organizations of interest to people like
you
www.stdorg.wisc.edu/soo.html
Call the Student Org Office at 263-0365
Save the whales
Join the WISPIRG Endangered Species Campaign.
Save the trees
Join the Society for Conservation Biology.
Save the planet
Join Student Environmental Action Coalition.
Saving yourself for something else? There are 642 other clubs and organizations of interest to people like
you
www.stdorg.wisc.edu/soo.html
Call the Student Org Office at 263-0365

결론

이 장에서는 여러 가지 마케팅 개념들을 소개하였다. 마케팅을 전략 틀로 사용하기 시작할 때에는 표적 시장 구성원들이 가진 그들 자신의 이익에 대한 시각을 염두에 두는 것이 중요하다. 표적 시장 구성원들의 행동에 영향을 주기 위해서 사회 마케팅 주체는 이익을 높이고 장애요인을 낮추는 교환을 적시에 해야 하며 이미 존재하는 대안적 선택들보다 더 잘 해야 한다. 사회 마케팅의 목적이 개인의 행동을 변화시키는 것이지만 그러한 목적은 이익이나 장애요인과 관련된 환경을 바꾸고 기대와 규범에 대한 문화를 바꿈으로써 직접적으로 추구할 수도 있고 간접적으로 추구할 수도 있다.

우리는 이 장이 무엇이 사회 마케팅이고 무엇이 사회 마케팅이 아닌지에 대한 독자들의 이해를 높이는데 도움이 되었으며, 그 과정에서 향후 사회 마케팅 개념을 잘못 이해할 수 있는 가능성을 줄이는데 도움이 되었기를 바란다. 현재 사회 마케팅이라는 기치 하에 실행되고 있는 프로그램들 가운데 많은 것들이 우리가 기술한 접근방법들과 일치하지 않는다. 독자들은 '사회 마케팅' 이라는 말과 진짜 사회 마케팅의 적용을 혼동해서는 안된다. 이와 반대로 다른 기치(예: 건강 커뮤니케이션, 건강교육, 건강증진) 하에 실행되고 있는 프로그램들 가운데 어떤 것들이 오히려 우리가 이 장에서 기술한 마케팅에 기반을 둔 방법들의 특성을 가지고 있을 수도 있다. 우리는 이러한 현상이 모든 학문 분야에서 정상적이고 건강한 것으로 본다. 한 학문 분야에 있어서 가장 중요한 혁신이 외부로부터 오는 경우가 자주 있다. 이로 인해 어떤 사람들은 학문들 간의 차이에 대해서 혼란을 느낄 수도 있으나 각각을 자세히 논리적으로 분석해보면(이 책의 목적이 바로 그렇게 하는 것이므로) 그러한 혼란을 쉽게 없앨 수 있다.

참고문헌

American Academy of Pediatrics AAP Task Force on Infant Positioning and SIDS. "Positioning and SIDS: Update, 1996–1997." May 10, 2001. Available at http://www.aap.org/new/sids/sids.htm.

American Medical Association. "A Matter of Degree: The National Effort to Reduce High-Risk Drinking Among College Students." September 7, 2001. Available at http://www.ama-assn.org/ama/pub/category/3558.html.

Andreasen, A. R. *Marketing Social Change: Changing Behavior to Promote Health, Social Development, and the Environment.* San Francisco: Jossey-Bass, 1995.

Bandura, A. *Social Foundations of Thought and Action: A Social Cognitive Theory.* Englewood Cliffs, N.J.: Prentice Hall, 1986.

Brower, A., Ceglarek, S., and Crowley, S. *A Matter of Degree: Quarterly Report to Robert Wood Johnson Foundation.* Madison, Wisc.: University of Wisconsin, January 2001.

Centers for Disease Control AIDS Community Demonstration Projects Research Group. "Community-Level HIV Intervention in Five Cities: Final Outcome Data from the CDC AIDS Community Demonstration Projects." *American Journal of Public Health,* 1999, *89,* 336–345.

Cohen D., and others. "Implementation of Condom Social Marketing in Louisiana, 1993 to 1996." *American Journal of Public Health,* 1999, *89,* 204–208.

French, S., and others. "Pricing and Promotion Effects on Low-Fat Vending Snack Purchases." *American Journal of Public Health,* 2001, *91,* 112–118.

Hornik, R. (ed.). *Public Health Communication: Evidence for Behavior Change.* Mahwah, N.J.: Erlbaum, forthcoming.

Kotler, P., and Andreasen, A. R. *Strategic Marketing for Nonprofit Organizations* (5th ed.). Englewood Cliffs, N.J.: Prentice Hall, 1996.

Kotler, P., and Armstrong, G. *Principles of Marketing.* (6th ed.) Englewood Cliffs, N.J.: Prentice Hall, 1994.

Kotler, P., and Roberto, E. L. *Social Marketing Strategies for Changing Public Behavior.* New York: Free Press, 1989.

Lefebvre, R. C., and Rochlin, L. "Social Marketing." In K. Glanz, F. M. Lewis, and B. K. Rimer (eds.), *Health Behavior and Health Education: Theory, Research, and Practice.* (2nd ed.) San Francisco: Jossey-Bass, 1996.

Lefebvre, R. C., and others. "Use of Database Marketing and Consumer-Based Health Communication in Message Design." In E. Maibach and R. Parrott (eds.), *Health Message Design.* Thousand Oaks, Calif.: Sage, 1995.

Maibach, E. "Five Strategies for Encouraging a Marketing Orientation in Social Change Organizations." *Social Marketing Quarterly,* 2000, *6,* 25–27.

Maibach, E. W., Ladin, K., Maxfield, A., and Slater, M. "Translating Health Psychology into Effective Health Communication: The American Healthstyles Audience Segmentation Project." *Journal of Health Psychology,* 1996, *3,* 261–278.

Marcus, A. C., and others. "Increasing Fruit and Vegetable Consumption Among Callers to the CIS: Results from a Randomized Trial." *Preventive Medicine,* 1998, *27,* S16–S28.

National Heart, Lung and Blood Institute. "The Sixth Report of the Joint National Committee on Prevention, Detection, Evaluation, and Treatment of High Blood Pressure." NIH Publication No. 98-4080. Washington, D.C.: November 1997.

Novelli, W. D. "Applying Social Marketing in Health Promotion and Disease Prevention." In K. Glanz, F. M. Lewis, and B. K. Rimer (eds.), *Health Behavior and Health Education: Theory, Research, and Practice.* San Francisco: Jossey-Bass, 1990.

Nowak, G., and Siska, M. "Using Research to Inform Campaign Development and Message Design. In E. Maibach and R. Parrott (eds.), *Designing Health Messages.* Thousand Oaks, Calif.: Sage, 1995.

Roccella, E. J. "The Contribution of Public Education Toward the Reduction of CVD Mortality: Experience from the National High Blood Pressure Education Program." In R. Hornik (ed.), *Public Health Communication: Evidence for Behavior Change.* Mahwah, N.J.: Erlbaum, 2002.

Roccella, E. J., and Lenfant, C. "Using Data to Focus Communication to Minority Populations." *Journal of Human Hypertension,* 1995, *9,* 53–57.

Roccella, E. J., and Ward, G. "The National High Blood Pressure Education Program: A

Description of Its Utility as a Generic Program Model." *Health Education Quarterly,* 1984, *11,* 225–242.

Rothschild, M. L. "Carrots, Sticks, and Promises: A Conceptual Framework for the Management of Public Health and Social Issue Behaviors." *Journal of Marketing,* 1999, *63,* 24–37.

Slater, M. D. "Choosing Audience Segmentation Strategies and Methods for Health Communication." In E. Maibach and R. Parrott (eds.), *Designing Health Messages.* Thousand Oaks, Calif.: Sage, 1995.

Smith, W. A. "The Future of Social Marketing." Speech to the Marketing Conference on Creating Successful Partnerships, Carleton University, Ottawa, Canada, 1993.

Soumerai, S., Ross-Degnan, D., and Kahn, J. "Effects of Professional and Media Warnings About the Association Between Aspirin Use in Children and Reye's Syndrome." *The Millbank Quarterly,* 1992, *70,* 155–182.

Stables, G., and others. "Changes in Fruit and Vegetable Consumption and Awareness of U.S. Adults: Results of the 1991 and 1997 5 a Day for Better Health Program Surveys." *Journal of the American Dietetic Association* (under review).

Wechsler, H., Kuo, M., Lee, H., and Dowdall, G. "Underage College Drinkers Have Easy Access to Alcohol, Pay Less, and Consume More Per Occasion than Older Students." *Preventive Medicine,* 2000, *19*(1), 24–29.

Weinreich, N. K. *Hands-On Social Marketing.* Thousand Oaks, Calif.: Sage, 1999.

Wiebe, G. D. "Merchandising Commodities and Citizenship on Television." *Public Opinion Quarterly,* 1951–52, *15,* 679–691.

20 건강행동의 생태학적 모델

HEALTH
BEHAVIOR
and
HEALTH
EDUCATION

이 장에서는 건강행동에 관한 여러 가지 생태학적 모델들과 다양한 생태학적 개념들에 대해서 살펴볼 것이다. 이를 위해서 우리는 먼저 생태학적 모델과 전문 용어에 익숙하지 않은 독자들을 위해 몇 가지 중요한 용어들을 표 20-1과 같이 정의하였다. 이 장에서 우리는 또한 여러 가지 생태학적 모델에서 유래된 원리들을 살펴볼 것인데 이러한 원리들은 여러 가지 포괄적인 건강행동 변화 개입을 체계적으로 개발하고 평가하는데 방향을 제시해줄 것이다. 이와 더불어서 우리는 영양과 신체 활동의 관계에 관한 연구들로부터 도출된 여러 가지 생태학적 모델을 적용한 사례들을 살펴볼 것이다.

표 20-1. 용어 정의

개념	정의
행동 세팅	행동이 일어나는 사회적 및 물리적 상황
건강행동에 관한 생태학적 모델	개인 내적, 사회문화적, 정치적 및 물리적 환경요인들이 행동에 미치는 영향을 제시해주는 모델; 이러한 변수(요인)들은 상호간에 영향을 미치며 다양한 차원의 환경적 변수들은 건강행동을 이해하고 바꾸는데 관련이 있다.
생태학적 관점	인간을 둘러싼 물리적 및 사회문화적 환경과 인간 간에 이루어지는 교류의 속성에 주안점을 두는, 건강행동을 이해하는 접근방법
생태 심리학	인간을 둘러싼 외부 환경의 영향에 관한 학문
환경	개인 내적 변수들과 대비되는 인간 외부의 공간
건강증진적 환경	다양한 건강행동 변화를 촉진시키거나 방해하는 여러 가지 환경요인
정책	다양한 건강행동에 영향을 미칠 수 있는 잠재성을 가진 입법, 규정 또는 정책입안 관련 행동; 정책은 여러 가지 물리적 환경을 바꿀 수 있는 다양한 사회문화적 영향이다.
사회생태학	제도적 및 문화적 변수들을 포함한 사회적 환경이 행동에 미치는 영향에 관한 학문

생태학적 모델 및 환경적 변수

스토콜스[Stokols](1992, 1996)가 말한 바와 같이, 생태학(ecology)이라는 용어는 생물 과학에서 유래된 용어로서 생물체와 환경 간의 상호 관계를 일컫는 용어이다. 생태학적 관점(ecological perspectives)은 행동 과학과 공중보건 분야에서 발전하면서 사람들과 다양한 물리적 환경 및 사회문화적 환경 간의 교류(transactions)에 주안점을 두고 있다(Stokols, 1992, p. 7). 따라서 생태학적이라는 말은 구체적인 구성개념이나 변수를 뜻하는 것이기보다는 모델이나 이론틀 또는 관점을 일컫는 말로 이해하는 것이 타당하다고 하겠다.

생태학적 모델은 사람들과 그들을 둘러싼 환경 간의 관계에 관한 것인 만큼 환경이라는 용어의 의미를 명확히 해두는 것이 매우 중요하다. 행동에 관한 생태학적 모델에서 환경은 단순히 사람의 외적 공간을 의미한다. 행동 변화에 관한 다양한 모델들은 내적 환경 및 사회 환경의 중요성을 인정하고는 있지만 정작 물리적 환경의 역할을 분명하게 언급하고 있는 모델은 그리 많지 않다.

행동 세팅(behavior setting)이라는 용어는 환경이 행동에 미치는 영향을 이해하는데 있어서 매우 유용한 또 한 가지 용어이다. 행동 세팅은 행동이 일어나는 사회적 및 물리적 상황을 말한다(Barker, 1968; Wicker, 1979).

우리가 환경 영역(environmental domain)을 강조하는 이유는 환경을 포함함으로써 생태학적 모델을 다른 모델 또는 이론들과 구별할 수 있기 때문임과 동시에 건강행동과 환경 간의 관계 그리고 환경이 건강행동에 미치는 영향에 대해서 이제까지 실증적으로 알려진 바가 상대적으로 많지 않기 때문이다. '생태학적 모델의 목적은 행동에 대한 환경적 원인에 관심을 갖고 환경적 개입을 파악하는 것이다' (McLeroy, Bibeau, Steckler & Glanz, 1988, p. 366). 그러나 생태학적 모델들은 모델이 가진 다차원적 속성에 의해서 다른 모델들과 구분된다. 일반적으로 생태학적 모델은 각 차원에서 구체성(specificity)이 다소 부족하기 때문에 개인 내, 개인 간 및 지역사회 차원에서의 개입의 구체성을 높이기 위해서 다른 모델들과 통합할 수 있다(Smedley & Syme, 2000).

생태학적 모델의 역사적 및 개념적 배경

오늘날 건강행동에 관한 생태학적 접근방법에 대해서 우리가 갖고 있는 관심은 이 책의 다른 장에서 살펴보았던 여러 가지 역사적 추세들로부터 발전해 나온 것이다(McLeroy,

Bibeau, Steckler & Glanz, 1988; Stokols, 1992, 1996). 건강행동에 대한 생태학적 접근방법과 가장 관련이 깊은 개념적 전통은 공중보건과 심리학에서 유래했다. 공중보건 분야에서는 오랜 전부터 질병에 대한 환경적 영향에 대해 관심을 기울여왔다. 생태학적 모델 가운데 하나인 사람-병인-환경모델(the host-agent-environment model)은 전염병에 대한 공중보건 분석의 기본 틀이다. 이 모델은 생활방식과 관련된 만성 질환에 대한 예방 및 발병에 있어서 행동의 역할을 이해하는데 활용될 수 있다(McLeroy, Bibeau, Steckler & Glanz, 1988).

심리학에는 행동을 생태학적으로 분석하는 몇 가지 전통이 있다. 스키너[Skinner](1953)는 관찰 가능한 환경에서의 선행 사건과 결과 사건이 행위를 직접적으로 통제한다고 보았으며, 이러한 주장은 현대 생태학적 모델에 상당한 영향을 미쳤다. 스키너의 접근방법은 행동의 원인이 주로 개인 내적인 인식과 느낌으로부터 발생한다고 보는 이론들과 첨예하게 대비되는 접근방법이다.

커트 레윈[Kurt Lewin](1936)은 외적 환경이 개인에게 미치는 영향을 연구하는 분야를 일컫기 위해 생태 심리학(ecological psychology)이라는 용어를 만들어냈다. 레윈이 제시한 모델은 환경의 역할을 평가할 때 외적 환경에 대한 인식만을 중요시하는 한계를 가지고 있었다. 물론 오늘날 행동을 설명하는 가장 지배적인 이론들이 인지적으로 중재된 결정요인들에 초점을 맞추고 있기는 하지만 행동에 대한 직접적이고 자동적인 환경의 통제를 중요시하는 심리학 이론과 연구들 또한 분명히 존재한다(Bargh & Chartrand, 1999).

로저 바커[Roger Barker](1968)는 아동들을 일상생활 환경에서 관찰하는 연구를 장기간에 걸쳐 진행한 바 있다. 바커는 그의 연구를 통해서 사람들의 성격을 이해하는 것보다 사람들이 처한 환경을 이해함으로써 사람들의 행동을 더 정확하게 예측할 수 있다는 결론을 얻었다(Wicker, 1979, p. 6 참조).

유리 브론페브레너[Urie Bronfebrenner]의 그의 연구(1979)에서 행동에 대한 다차원적인 영향에 주안점을 두었다. 브론페브레너는 개인에 관한 변수들과 상호작용하는 세 가지 차원의 환경적 영향으로서 미시체계, 메조체계 그리고 외부체계를 소개했다. 미시체계(the microsystem)는 가족, 사회적 인간관계(social acquaintances), 직장(work groups) 같은 특정 세팅 내에서 이루어지는 개인들 간의 상호작용으로 이루어진 체계이다. 메조체계(the mesosystem)는 가족, 학교, 직장 같은 다양한 세팅들 간의 상호작용을 말한다. 외부체계(exosystem)는 경제, 문화적 신념, 가치, 정치적 활동을 통해 개인과 환경에 영향을 미칠 수 있는 보다 넓은 사회체계(social system)이다.

알버트 반두라Albert Bandura(1986)의 사회 인지 이론(Social Cognitive Theory, 8장 참조)은 생태학적 모델과 몇 가지 공통된 특징을 가지고 있다. 사회 인지 이론은 행동에 영향을 미치는 개인적, 환경적 요인들을 구체적으로 제시하고 있으며 환경이라는 맥락 안에서 모델링(modeling) 같은 사회 측면을 집중적으로 연구한다. 비록 반두라 자신이 그의 연구에서 물리적 환경의 역할을 분명하게 설명하고 있지는 않으나, 건강행동에 관한 많은 모델들은 물리적 환경이 다양한 영향을 미친다고 보는 사회 인지 이론을 토대로 하고 있다(Sallis & Hovell, 1990; Winett, King, & Altman, 1989).

루돌프 무스Rudolph Moos(1980)는 건강 관련 행동에 관한 사회 생태학적 모델(social ecological model)을 만들어냈다. 무스는 건강과 관련된 환경적 요인들을 네 가지 범주로 나누었는데 첫 번째 범주는 건물이나 도시 설계 같은 인공적(the built) 환경뿐만 아니라 지리나 날씨 같은 자연적(the natural) 환경의 특성을 포함하는 물리적 세팅 요인이다. 두 번째는 직장, 학교, 교회 등과 같은 조직체의 규모와 기능이 다양한 행동에 영향을 미치는 조직적 요인 범주이다. 세 번째는 주어진 환경 내에 거주하는 사람들의 인구사회적 또는 사회문화적 특성을 일컫는 인간 집합(human aggregate) 요인이다. 네 번째 요인 범주는 적절(또는 부적절)한 행동이 무엇인지에 대한 명확한 답을 제시하거나 특정 행위를 받아들이고 옹호하는 현상과 관련된, 사회 환경의 인식적 측면인 사회적 풍토(social climate) 요인이다.

건강행동에 대한 생태학적 모델들

맥르로이McLeroy, 바이뷰Bibeau, 스테클러Steckler, 그리고 글란쯔Glanz(1988)는 다양한 차원의 영향을 고려한 건강행동에 대한 생태학적 모델을 제안하였다. 건강행동에 대한 생태학적 모델은 연구자들과 실천가들이 각 차원의 영향을 체계적으로 평가하고 조정하는데 지침을 제공할 수 있게 설계되었다. 영향의 차원은 다섯 가지로 나뉘는데 개인 내 요인(intrapersonal factors), 개인 간의 작용과 1차 집단(interpersonal processes & primary groups), 제도적 요인(institutional factors), 지역사회 요인(community factors) 및 공공정책(public policy)이 그것이다. 이 모델은 건강행동을 설명하고 변화시키는 것과 가장 관련이 깊은 분석의 특정 차원들을 제시해준다.

스토콜스Stokols(1992, 1996)는 건강행동 연구와 건강증진을 위한 사회 생태학적 접근의 필요성을 주장하면서 네 가지 가정(assumption)을 제시했다. 첫 번째 가정은 건강이 물리적 및 사회적 환경들의 다양한 측면에 의해서 영향을 받는다는 것이다. 개인 특성의 역할 또한 중요시된다. 두 번째 가정은 환경 그 자체가 다차원적이라는 것이다. 환경은 사회적, 물리적, 실제적 또는 관념적인 것일 수 있고, 온도나 공간 배열 같은 구체적인 속성일 수도 있으며, 행동 세팅이나 사회적 환경 같은 구성개념일 수도 있다. 세 번째 가정은 인간과 환경 간의 상호작용은 개인들, 가족들, 직장들, 문화적 조직들, 지역사회들, 전체 인구집단 같은 다양한 차원의 인간 집합체에서 설명이 가능하다는 것이다. 스토콜스의 네 번째 가정은 서로 다른 차원의 환경과 인간 집합체 간에 피드백(feedback)을 주고 받는다는 것이다. 인간과 환경 간의 상호작용은 순환적으로 일어나는데 인간이 세팅에 영향을 미치고 세팅에 있어서의 변화는 다시 건강행동에 영향을 미친다.

스토콜스의 건강-증진적 환경(health-promotive environment) 개념(1992, 1996)은 '건강증진을 위한 오타와 헌장(Ottawa Charter for Health Promotion, 1986)' 의 주요 개념들을 발전시킨 것으로서 PRECEDE-PROCEED모델(건강증진모델)의 건강증진 기획과 일맥상통한다(Green, Richard & Potvin, 1996; 제18장 참고). 스토콜스S는 건강증진 개입이 긍정적인 건강행동들을 촉진 또는 저해하는 환경적 요인들을 변화시킬 수 있어야 한다고 주장했다. 건강행동을 통해 건강에 대한 환경의 간접적인 영향과 더불어 사회적 환경과 물리적 환경은 정서적 안녕과 사회적 통합을 통해 건강에 직접적인 영향을 미친다고 보았는데, 자연 환경과의 접촉을 통한 건강증진 효과가 좋은 예가 될 수 있다(Frumkin, 2001).

건강행동 변화를 위한 생태학적 접근방법의 발전에 있어서 이론 및 개념적 발전은 매우 중요한 단계이다. 연구에 앞서 행동에 영향을 미치는 구체적인 환경 변수들을 설정할 수 있어야 한다. 많은 이론가들이 포괄적인 생태학적 모델이 구체적 건강행동 연구 및 개입 영역에 어떻게 적용되는지에 관한 중요한 관점들을 제시한 바 있다(Baranowski, 1989; Ewart, 1990; Green, Richard & Potvin, 1996; Elder, Geller, Hovell & Mayer, 1994; Winett, 1995).

위넷Winett, 킹King 그리고 알트만Altman(1989)은 보다 효과적인 건강행동 개입을 위해 심리학적 접근방법과 공중보건을 통합하기 위한 이론틀을 개발하였다. 이들은 이 이론들에 생태학적 모델을 적용하였고, 보다 건강증진적인 환경들을 조성할 수 있는 방법과 건강행동을 증진시키기 위해 환경적 접근방법에 개인 및 소집단 개입을 통합하는 방법에 관한 매우 중요한 아이디어를 제시하였다.

코헨Cohen, 스크리브너Scribner 그리고 팔레이Farley(2000)는 건강행동이 개인의 속성과 사람들의 생활 환경에 의해서 영향을 받는다는 가정을 바탕으로 한 구조적모델(structural model)을 제시하였다. 이들은 개입시 고려해야 할 구조적 변수들을 (1) 보호적 또는 유해한 소비재의 가용성, (2) 물리적 구조(또는 재화의 물리적 특성), (3) 사회적 구조 및 정책, (4) 미디어와 문화적 메시지의 네 가지 범주로 분류하였다.

이들은 또한 환경적 요인, 위험행동 및 해로운 건강 결과의 사회적 분포에 대해서 논의하면서 린치Lynch, 스미스Smith, 캐플린Kaplan 그리고 하우스House(2000)가 주장한 바와 같이 건강에 있어서 사회경제적 불균형이 나타나는 이유는 사람들 간에 삶의 물질적 조건에 있어서 차이가 존재하기 때문이라고 주장하였다.

다차원적 접근방법들

생태학적 모델들에서 유래한 다차원적 접근방법들이 전 국민의 건강 증진을 위해 필수적이라는 주장이 일고 있다. 최근 한 연구에서는 담배, 안전벨트와 아동용 카시트 사용, 재활용 및 모유수유와 같은 사회 변화를 위한 노력들에 있어서의 핵심 요인들을 파악하려는 시도가 이루어졌는데(Economos & others, 2001) 정부 개입, 대중 매체, 환경 변화와 정책 변화, 연합체에 의한 관리 등이 성공 요인으로 나타났다. 이러한 요인들의 조합은 생태학적 모델의 다차원적 접근방법과 맥을 같이 한다.

다차원적 개입 접근방법들의 적용 사례 중 가장 인상적인 사례로는 다차원적 개입 접근방법을 금연에 적용한 경우를 꼽을 수 있다. 여러 선진 산업 국가들의 경우, 흡연율을 줄이는데 있어서 개인 차원의 개입들의 효과는 제한적인 것으로 나타났다. 오늘날 가장 일반적인 견해는 흡연율에 있어서의 장기적인 변화를 이끌어 내기 위해서는 담배를 쉽게 구할 수 없게 함으로써 개인, 사회 규범, 정책, 규제 및 환경을 변화시키는 포괄적인 다차원적 개입방법들이 필요하다는 것이다(Centers for Disease Control & Prevention, 1999; Warner, 2000). 다차원적 개입의 중요성을 뒷받침하는 또 다른 근거들은 심장혈관 계통의 질병 그리고 청소년(Kumpfer & Turner, 1990)과 성인(Goodman, Wandersman, Chinman, Imm & Morrissey, 1996)의 약물남용에서도 찾아 볼 수 있다.

다차원적 개입방법의 필요성은 「Healthy People 2010」(U.S. Department of Health &

Human Services, 2000)과 국립 의학 연구소(the Institute of Medicine)가 최근 발간한 건강에 유익한 행동 증진에 관한 보고서(Smedley & Syme, 2000) 등을 포함한 여러 문헌에서 폭넓게 강조되고 있다. 이처럼 생태학적 접근방법을 이용한 개입의 필요성이 높아지고 있는 것과는 대조적으로 생태학적 정보에 근거한 다차원적 접근방법의 계획적이고 공식적인 실행을 엿볼 수 있게 해주는 보고서는 그리 많지 않다. 캐나다의 경우, 이제까지 실행된 건강증진 프로그램들을 평가해본 결과, 25%만이 다차원적 전략을 사용한 것으로 나타났다(Richard, Potvin, Kishchuk, Prlic & Green, 1996).

한 마디로 요약하자면 건강행동과 공중보건 분야의 많은 연구자들과 실천가들은 생태학적 이론틀에 근거한 종합적이고 다차원적인 개입의 발전에 깊은 관심을 가지고 있으며 그러한 개입들이 유망하고 필수적이라는데 대해서도 의견을 같이 하고 있다. 이제 우리 앞에 놓인 과제는 다양한 생태학적 이론틀들을 조작화하고 보다 구체적으로 건강행동 변화에 적용하고 다차원적 개입들의 효과성을 평가하는 것이다.

건강행동 변화에 대한 생태학적 접근방법의 기본 원칙

우리는 앞서 살펴본 생태학적 개념과 모델을 사용하여 연구와 개입을 위한, 일련의 생태학적 접근방법 원칙들을 개발했다. 일부 원칙들은 여러 생태학적 모델들이 공통적으로 가진 특징들이며 나머지 원칙들에는 환경적 영향에 대한 우리의 관심 그리고 특정 건강행동에 영향을 미치기 위한 개입방법을 개발하는데 구체적인 생태학적 모델들을 적용하는 것이 바람직하다는 신념이 반영되어 있다.

1. *다양한 차원의 요인들이 건강행동에 영향을 미친다.* 생태학적 모델들은 개인 내 요인, 사회문화적 요인, 정책 및 물리적 환경들이 건강행동들에 영향을 미칠 수 있다는 것을 기본 전제로 삼고 있다. 이러한 모든 유형의 영향들 모두를 포함하는 것은 개인 내 및 개인 간 영향에 주안점을 두는 이론들과 생태학적 모델을 구분할 수 있게 해준다. 모든 차원의 요인들은 행동에 상이한 정도의 영향을 동시에 미칠 수 있다. 잘 개발된 생태학적 모델들은 상호작용하는 변수들이 어떤 것인지 뿐만 아니라 그러한 변수들이 상호작용하는 방식 또한 설명할 수 있다.

2. *다양한 유형의 환경적 영향들이 건강행동에 영향을 미친다.* 환경 범주 내에서 생태학

적 모델들은 다양한 유형의 환경적 영향들을 구체적으로 제시해준다. 생태학적 모델들은 환경적 요인들이 개인의 인식을 통해서 직접 또는 간접적으로 행동에 영향을 미친다고 가정한다. 예를 들면 날씨, 기후, 지리, 식품 생산 및 유통 같은 자연적 환경의 여러 특징들은 행동에 영향을 미칠 수 있다. 인공적 환경의 특징들 또한 행동에 영향을 미칠 수 있는데 인공적 환경의 예로는 건축적 특성, 지역사회 조직 및 자원, 식품이나 주류 및 담배를 쉽게 구할 수 있는 상업적 환경, 정보 환경, 오락 환경, 기술적 환경을 꼽을 수 있다.

3. *특정 행동에 관한 생태학적 모델들이 특히 유용할 수 있다.* 구체적인 생태학적 모델들은 다양한 건강행동 각각에 관한 연구와 개입에 특히 도움이 된다. 환경적 변수들은 특정 행동과 관련된 변수들인 경우가 종종 있다. 나이트클럽에서 콘돔을 얼마나 쉽게 구할 수 있는지는 사람들의 식이 행동(dietary behaviors)과 아무런 관련이 없으며 도시 외곽 지역을 순환하는 자전거 도로는 사람들의 알코올 섭취량에 아무런 영향을 미치지 않는다. 다시 말해서 다양한 유형의 행동들을 설명할 수 있는 폭넓은 구성개념들을 기술하는 것도 가능하지만 생태학적 모델들을 적용하는데 있어서는 특정 변수들이 좀 더 정확해야 한다.

   초기 생태학적 모델들은 다양한 차원의 변수들이 인간의 건강 및 복지와 관련된 결과에 영향을 미친다는 일반적 내용이 전부였다. 생태학적 모델들의 일반적인 원칙들을 특정 행동에 맞게 조작화한다는 것은 결코 쉽지 않은 일이지만 반드시 필요한 과정이다.

4. *다차원적 개입이 가장 효과적일 수 있다.* 생태학적 모델은 단일 차원의 개입은 충분한 효과나 지속적인 효과를 낼 수 없다고 본다. 이러한 주장을 뒷받침해 줄 수 있는 증거가 아직은 부족한 상태이지만, 이러한 주장은 검증해 볼 만한 가치가 충분히 있는 주장이다. 신념이나 행동을 변화시키기 위해 개발된 교육적 개입(educational interventions)은 다양한 정책과 환경이 표적으로 설정된 건강변화에 지지적일 때 효과적이 될 수 있다. 마찬가지로 환경 그 자체의 변화만으로는 효과적인 행동의 변화를 기대하기 어렵다. 예를 들어서 사람들로 하여금 보행자 도로를 사용하고자 하는 동기를 갖게 만드는 프로그램이 없는 상태에서 보행자 도로만 증설하는 것은 적절한 개입이 되기 어렵다. 효과적인 행동 변화를 위해서는 개인, 지역사회 그리고 환경적 개입이 병행되어야 한다는 입장의 인식이 점차 확대되고는 있으나, 여전히 대부분의 개입들은 개인 차원에만 국한하여 이루어지는 경향이 있다.

다차원적 접근방법을 실행에 옮길 때 발생할 수 있는 어려움들을 과소평가하지 않고 올바르게 이해하는 것이 중요하다. 건강 전문가들이 대체로 개인에게 초점을 맞춘 프로그램에는 익숙하지만 정책과 환경적 변화를 목표로 하는 전략에는 익숙하지 않다는 사실이 다차원적 개입을 실행에 옮기는 과정에서 심각한 장애요인으로 작용하곤 한다. 정책과 환경을 변화시키는데 오랜 시간이 걸릴 수 있다는 사실은 단기간 내에 효과를 내야하거나 제한된 예산 내에서 목표를 달성해야 하는 프로그램 계획자들에게는 적지 않은 어려움이 될 수 있다.

5. *다차원적 개입은 다영역 집단에 의해서 가장 잘 실행될 수 있다.* 다차원적 개입은 복잡하기 때문에 다차원적 프로그램을 계획하고 실행하고 평가하는데는 다양한 학문 분야와 영역의 참여가 반드시 필요하다. 다양한 영역으로부터의 참여자들은 종종 생태학적 모델이 제시하는 해결 방식을 실행에 옮기기 위해 상당한 시간을 쏟아야 하기도 한다. 실행은 변화의 표적이 되는 정책과 환경을 통제하는 집단이 참여할 때 촉진될 수 있다. 학문 영역에서 보자면 지리학자들은 물리적 환경을 분석하는 방법에 기여할 수 있으며, 경제학자들은 정책의 금전적 비용과 편익에 관한 자료를 제공해줄 수 있으며, 정치학자들은 정치적 변화를 이끌어내는 효과적인 방법에 관한 정보를 제시해줄 수 있을 것이다. 성공적으로 개입 실행 및 재정 조달을 위해서는 일찍부터 정부 기관을 참여시키는 것이 매우 중요하다. 기업 분야 대표자들의 참여는 정부 기관이 제시한 해결책들이 그들의 이익에 영향을 미칠 때 쉽게 이끌어낼 수 있다.

다양한 영역의 참여자들로부터 효과적으로 협력을 이끌어내기 위해서는 상당한 노력과 창의력과 인내가 필요하지만 성공적인 개입을 위해서는 그렇게 할 만한 충분한 가치가 있다(Bracht, 1999).

6. *생태학적 모델을 평가하기 위해서는 실행과정과 다양한 차원에서의 매개요인들의 변화를 모니터해야 한다.* 다차원적 개입은 복잡하기 때문에 각 개입방법이 실행되는 정도에 대한 주기적인 피드백이 필요한데, 그러한 노력을 가리켜 개입 실행 과정에 대한 사정이라고 한다(McGraw & others, 2000). 이러한 사정 과정에 있어서 특히 어려운 점은 다차원적 개입에서 측정해야 할 개입 요소의 수가 매우 많다는 것이다. 더 어려운 점은 심리사회적 변수들의 경우와 달리 다양한 환경적 변수와 정책적 변수들을 측정할 수 있는 척도가 매우 부족하다는 점이다.

행동 변화 개입은 그 개입이 행동에 영향을 미친다고 여겨지는 변수들, 즉 매개요인들을 변화시킬 때 효과적이게 된다. 다차원적 개입이란 결국 심리학적, 사회문화적, 정책적, 심리-환경적 중재요인들을 변화시키려는 시도이다. 개입이 매개요인들을 변화시켰는지 여부를 판단하는 것은 개입이 왜 성공 또는 실패했는지를 설명하는데 그리고 개선 방안을 마련하는데 도움이 된다(Baranowski, Lin, Wetter, Resnicow & Dacis, 1997). 매개요인을 평가하는데 있어서 어려운 점은 환경 변수와 정책 변수들이 개인의 인식이라는 매개를 필요로 하지 않는 직접 효과와 개인의 인식을 매개로 하는 간접 효과 모두를 갖는다고 개념화하는 것이다.

7. *정치적 역동성은 생태학적 개입을 제한할 수 있다.* 궁극적으로 건강행동은 정치적 과정에 의해 영향을 받는다. 비지지적인 법률, 부적절한 정책 강화, 기업들의 부정적인 행동, 산업체들의 로비, 특정 건강행동을 정치 쟁점화 할 수 있는 능력 부족 등은 건강에 유해한 여러 가지 행동들의 원인으로 작용한다. 청소년의 흡연과 음주에 관련된 법률들이 가진 강제력이 약한 것, 건강에 해로운 식품에 지급되는 다양한 국가 보조금, 보행자 시설을 위한 예산 부족, HIV 예방을 위한 주사바늘 교환 프로그램 금지 조치 등은 정치적 과정들이 건강행동에 미치는 부정적인 영향을 보여주는 대표적인 예들이다. 정치적 변화는 다양한 다차원적 행동 변화 개입들의 성공을 위해 반드시 필요한 구성요소 중 하나이다.

정치적 변화는 역동적이다. 정부나 조직 리더십에 있어서의 변화는 특정 건강행동에 부여된 우선순위를 바꿀 수도 있다. 여론은 새로운 연구 결과에 대한 홍보는 여론을 움직일 수도 있다. 예상하지 못했던 어떤 사건들, 예를 들면 미국에서의 담배회사를 상대로 한 소송들은 빠른 정치적 변화를 이끌어낼 수 있는 기회를 제공한다. 어떤 시점에서는 불가능했던 정치적 변화가 다른 어떤 시점에서는 가장 우선시될 수도 있다. 따라서 건강 집단들은 기회가 왔을 때 행동할 수 있도록 준비가 되어 있어야 한다. 다양한 영역으로부터의 집단들의 협력적이고 지속적인 노력은 정치적 풍토를 변화시키는데 기여한다.

건강행동에 관한 생태학적 모델의 적용 사례

이 단원에서는 생태학적 모델을 식습관과 신체 활동 행동에 적용한 사례들을 살펴보기로 하겠다. 이러한 모델들은 행동을 설명하고 효과적인 개입방법을 마련하는데 도움이 된다.

여기서 소개할 사례들은 위에서 소개한 원칙들을 실증적으로 뒷받침해줄 수 있는 사례들이며 각각의 사례들을 아주 자세하게 소개하지는 않기로 하겠다.

비만 예방에 대한 적용 사례

전 세계적으로 가장 시급한 건강 문제를 해결하는데 다차원적 개입이 필요하다는 인식이 날로 높아가고 있다(Smedley & Syme, 2000). 이러한 인식은 전 세계적인 문제로 여겨지고 있는 비만 문제에 대한 종합적인 해결책을 요구하는 목소리를 통해 잘 나타나고 있다(World Health Organization, 1998).

비만 예방 및 치료를 위한 개인 중심의 접근방법은 효과가 그리 높지 않은 것으로 알려져 있다. 왜냐하면 개인 중심의 접근방법에는 과식 및 부적절한 신체활동에 영향을 미치는 것으로 알려져 있는 환경적 요인을 변화시키기 위한 노력이 포함되어 있지 않기 때문이다. 힐Hill과 피터Peters(1998)는 비만에 영향을 미치는 여러 가지 환경적 요인들을 제시했으며 코플란Koplan과 디엣즈Dietz(1999)는 정부 정책이 비만에 대응할 수 있도록 바뀌어야 한다고 주장했다. 네슬레Nestle과 제콥슨Jacobson(2000)은 칼로리가 '없는' 식품에 세금을 부과하는 정책을 포함한 아주 구체적인 정책 안들을 제시했다.

에거Egger와 스윈번Swinburn(1997; Swinburn, Egger & Raza, 1999)은 비만과 관련된 생태학적 모델을 제안했다. 이들은 식습관 및 신체 활동과 관련된 사회문화적 요인과 물리적, 경제적, 정치적 환경의 영향을 파악했다. 이러한 영향들은 이웃이나 학교 같은 행동 세팅에서 뿐만 아니라 과학 기술(예: 노동력 절감 장치), 식품 산업, 교통수단 등과 같은 사회 내의 여러 분야에서도 찾아 볼 수 있다. The International Obesity Task Force (Kumanyika, Jeffery, Morabia, Ritenbaugh & Antipatis, 2000)는 비만 예방을 위한 전 세계적인 노력에 지침을 제시하고자 포괄적인 생태학적 모델을 개발했다. 이러한 모델들은 전 세계적인 건강 문제인 비만을 해결하기 위해 다차원적 접근방법을 개발하는데 있어서 매우 중요한 첫 단계이다. 이러한 접근방법에 대해서는 이제까지 많은 논의가 있어 왔지만 이러한 접근방법의 효과성을 엿볼 수 있게 해줄만한 자료가 아직까지는 부재한 실정이다.

행동 중심적(behavior-specific)이면서 개입에 초점을 맞춘(intervention-focused) 생태학적 모델의 또 다른 예로는 부스Booth와 동료들(2001)이 개발한 신체 활동과 식습관에 관한 이론틀을 꼽을 수 있다. 이들의 이론틀은 개인 차원에서 심리생물학적, 문화적, 사회적, 환경적 인지 변수들을 위계적 순서대로 제시해 준다. 이들은 건강행동을 개인과 그들을 둘러싸고 있는 여러 환경 간의 상호작용으로 보았으며, 세 가지 수준의 환경적 및 정책적 변수들을 제시했다. 첫째, 행동 세팅은 행동에 가장 직접적인 영향을 주는 것으로 여겨진다. 둘째, 행동 세팅은 '미시 환경적' 요인(micro-environmental agents)의 직접적인 통제하에 있으며 그러한 요인은 해당 행동 세팅의 변화에 영향을 미칠 수 있는 지레점(leverage point)으로 간주된다. 예를 들면 음식점에서 파는 음식은 전적으로 음식점 주인에 의해서 통제되며 학교 정책과 실무는 학교 행정가들에 의해서 관리된다. 셋째, 이 모델에서 말하는 위계의 최상층에는 '거시 환경적' 요인이 자리하는데, 이 요인은 일반적으로 정책과 규정을 통해서 한 가지 이상의 행동 환경들에 대해 잠재적이기는 하지만 매우 강력한 통제를 간접적으로 행사한다. 행동 세팅 내의 모든 변수들은 여러 가지 간접적인 영향을 갖는다. 예를 들어서 집에서 간식거리를 얼마나 쉽게 찾을 수 있는지에 가장 직접적인 영향을 미치는 것은 가족들이지만 식품점, 식품 생산자, 홍보 정책, 건강 뉴스, 건강관리 세팅에서의 영양 관련 조언에 영향을 미치는 정책 또한 간접적인 영향을 미친다. 이 모델은 다양한 정부 조직들이 직·간접적으로 모든 행동 세팅에 영향을 준다고 본다. 이 모델은 또한 개입 프로그램이 표적으로 삼아야 할 환경적 특성, 행동 세팅 및 영향력 있는 요인을 파악하는데 활용될 수 있다.

식이 행동에 대한 적용 사례

건강에 해로운 식이 행동은 산업 국가에서 발병하는 가장 심각한 10대 질병 중 5가지와 밀접한 관련이 있다: 심장병, 암, 뇌졸중, 당뇨, 동맥 경화증(U.S. Department of Health & Human Services, 1988). 모든 연령층을 대상으로 건강한 식습관을 권장하는 노력에도 불구하고 최근 자료에 따르면 식습관과 관련된 목표(dietary goals)는 달성되지 않은 것으로 나타났다(U.S. Department of Health & Human Services, 2000). 이 단원에서는 고지방 식이 행동에 초점을 맞추기로 하고 과일과 채소 섭취와 관련된 사례를 추가로 살펴보기로 하겠다. 영양에 대한 생태학적 접근에 대한 보다 자세한 논의와 문헌 검토는 글란츠(1995)를 참조하기 바란다.

다양한 종류의 영향. 각기 다른 종류의 영향이 식이 행동에 저마다 독특한 영향을 미친다(Capaldi, 1996). 식이 행동에 대한 영향 요인으로는 사회적 영향뿐만 아니라 선호하는 맛, 건강 신념, 기분, 변화 인식 능력에 있어서의 개인 간 차이 같은 개인 내적인 요인에 대해서도 많은 연구들이 이루어져 왔다. 사회 통합의 정도가 높아지게 되면 문화는 종종 음식을 통해서 표현된다.

물리적 환경의 다양한 측면 또한 식이 행동에 영향을 미칠 수 있다. 가뭄이나 홍수가 식품의 양과 질에 영향을 미치는 것과 마찬가지로 부적절한 유통 시스템 또한 식품의 양과 질에 영향을 미친다. 식품의 가용성(availability)과 소비 간의 관계를 심층적으로 밝힌 한 연구(Cheadle & others, 1991)에 따르면 식품점에 진열된 식품 중 저지방 유제품과 육류가 차지하는 비율과 그 지역에 거주하는 사람들이 저지방 유제품과 육류 소비 빈도 간에 높은 상관이 존재한다고 한다. 이와 유사한 또 다른 연구는 아프리카계 미국인 소년들이 주로 거주하는 지역사회의 식당들에서 주스와 야채를 얼마나 쉽게 사먹을 수 있는지와 그 지역사회 주민들의 주스와 야채 소비량 간에 밀접한 관계가 존재한다는 것을 보여주었다(Edmonds, Baranowski, Baranowski, Cullen & Myres, 2001).

환경적 요인과 개인적 요인 유형들 간의 상호작용은 실제 사례를 들어 설명할 수 있다. 우리는 저소득층 가구들에게 행동 변화 기술을 가르치기 위한 개입 연구를 통해 저소득층 가구들의 식이 습관을 개선한 적이 있다. 우리의 연구결과에 따르면 유럽계 미국인 중산층 가구들은 식이 습관을 바꾼데 비해 멕시코계 저소득층 미국인 가구들의 경우는 식이 습관 중 일부만을 바꾼 것으로 나타났다(Nader & others, 1989). 두 집단 간의 이러한 차이를 이해하기 위해 우리는 저지방 식품과 저염(low-salt) 식품의 목록을 만들어 이들 가구들이 거주하는 지역에서 목록에 포함된 식품들을 얼마나 쉽게 구할 수 있는지를 조사하였다. 그 결과, 멕시코계 미국인 가구들이 주로 거주하는 지역에 위치한 소규모 식품점들에서는 우리가 소비를 증진시키고자 했던 거의 모든 식품들을 구할 수 없다는 것을 알게 되었다(Sallis, Nader, Rupp, Atkins & Wilson, 1986). 아마도 멕시코계 미국인 가구들의 식이 습관 변화는 그들이 건강에 이로운 음식을 쉽게 구할 수만 있었다면 훨씬 더 성공적이었을 것이다.

다양한 종류의 환경적 영향. 프렌치[French], 스토리[Story], 제프리[Jeffery](2001)는 식이와 관련된 환경적 요인들에 대한 많은 사례들을 제시하였다. 그 중 한 가지는 1972년부터 1995년 사이 패스트푸드점의 수가 147% 늘어난 것과 모든 식사와 간식에서 패스트푸드점에서 소비된 식사와 간식이 차지하는 비율이 200% 증가한 것 간에 밀접한 관계가 있다는 것이다. 음식점에서 판매한 음식 중에 포장 판매된 음식이 차지하는 비율은 시간이 지나면서 점점 더 증가해왔다. 1950년대에는 12온스짜리 소다(soda)가 '특대'에 해당하는 크기였으나,

오늘날 12온스짜리 소다는 '어린이용' 크기로 판매되고 있다. 1999년 미국 국립암연구소는 5 A Day for Better Health program을 활성화하기 위해 대중매체를 통한 홍보비용으로 100만 달러를 지출한데 비해 1997년 미국 식품회사들은 제품 선전을 위해 1000억 달러를 지출했다(French & others, 2001). 중학교 내의 매점들은 주로 신선한 과일이나 야채가 아니라 고지방 또는 고당분 식품을 판매했다(Wildey & others, 2000). 여러 개입 연구들을 통해서 가격이 가장 중요한 환경적 영향인 것으로 밝혀짐에 따라 과일과 야채의 가격을 낮춤으로써 고등학교 식당들의 과일 및 야채 구입을 현격하게 증가시킬 수 있었다(French & others, 1997). 또한 자동판매기에서 판매되는 저지방 간식의 가격을 50% 낮춤으로써 저지방 간식의 판매량을 93% 늘릴 수 있었다(French & others, 2001). 전반적으로 볼 때, 식이 습관과 관련된 환경적 요인과 정책적 요인이 그다지 많지는 않으나, 그러한 변수들은 건강에 해로운 식품의 과도한 소비를 활성화하는 잠재적 요인이 될 수 있다는 것을 이해해야 한다.

특정 행동 중심의 생태학적 모델. 최근 들어 특정 행동 중심(behavior-specific)의 생태학적 모델 개발에 있어서 상당한 발전이 이루어졌다. 부스[Booth]와 동료 연구자들(2001)이 제시한 모델은 에거[Egger]와 스윈번[Swinburn]의 모델과 몇 가지 공통점을 가지고 있으며, 식습관에 대한 정신생물학적(psycho biological), 사회문화적(sociocultural) 및 환경 정책 차원의 영향들을 제시하고 있다(Egger & Swinburn, 1997; Swinburn, Egger & Raza, 1999). 부스와 동료 연구자들(2001)의 모델은 가정과 직장에서부터 자동차와 쇼핑몰에 이르기까지 사람들이 주로 식사를 하는 12가지 행동 세팅들을 제시하였다. 다학문분야의 전문가들로 이루어진 패널에 의해서 이들 12가지 행동 세팅에서 건강에 영향을 미칠 수 있는 63개의 환경적 영향들이 제시되었다. 이들 63개 영향 각각이 행동에 어느 정도의 영향력을 미치는지와 건강에 유익한 행동으로의 변화 과정에서 인지되는 각각의 어려움들의 정도에 대해서 연구자들 간에 합의가 이루어짐에 따라, 이 모델은 연구자들과 실천가들이 연구의 우선순위를 정하는데 있어서 더더욱 유익한 모델로 자리매김하게 되었다. 식습관에 영향을 미칠 수 있는 잠재 요인의 수가 상당히 많다는 점을 고려해볼 때, 행동의 우선순위를 정하는데 도움을 주고 다양한 변수들을 하나의 이론틀을 중심으로 나열하고 분류할 수 있게 해주는 모델들은 특히 높은 유용성을 갖는다.

다차원적 개입. 포괄적인 생태학적 기반을 가진 영양 개입(nutrition interventions)을 보여주는 사례를 찾는 것은 거의 불가능하지만, 우리에게 잘 알려진 여러 가지 다차원적 영양 개입들이 실행된 바 있다. 그 중 대표적인 예로는 캘리포니아 주의 5-a-Day for Better Health program(Foerster & others, 1995)과 the National Cholesterol Education Program (Cleeman & Lenfant, 1998)을 꼽을 수 있다. 안타깝게도 이들 다차원적인 개입들에 대한 엄격한 평가결과는 아직 존재하지 않는다.

통제된 실험연구를 통해 엄격하게 평가된 다차원적 개입들의 예는 그리 많지 않지만 두 가지 연구는 우리에게 다차원적인 영양 개입을 평가하고 실행하는 것이 가능하다는 것을 보여주었다. 그 중 하나인 The CATCH 연구는 무작위로 뽑은 96개의 초등학교를 개입 조건과 통제 조건으로 나누어 실시한 연구이다. 이 연구의 영양 개입은 수업을 통한 교육, 가족, 그리고 제공하는 음식의 종류를 바꾸려는 셀프 서비스 급식 프로그램으로 이루어졌다. 이 프로그램은 개인, 가족, 학교 차원에서의 개입을 통해 초등학생들의 식이 행동을 바꾸는데 효과적이었다(Luepker & others, 1996). The Australian National workplace Health Project(Simpson & others, 2000)에서는 식습관을 포함한 다양한 행동을 대상으로 한 다차원적 모델의 효과를 무작위 실험연구를 통해 검증하였다(14장 참조). 이 연구에서는 2×2 설계를 이용하여 사회 행동적(sociobehavioral)이고 환경적 개입들의 개별효과와 통합효과를 비교하였는데 프로젝트 기획가들은 통합적인 개입이 가장 효과적일 것이라고 예상하였다. 이러한 연구 설계는 특히 다차원적인 개입의 이점에 관한 가설을 검증하는데 사용된다.

다차원적 개입과 다영역 집단. 영양 개입의 개발 및 실행을 위해서는 영양사, 건강 과학자, 사회 과학자, 행동 과학자, 경제학자, 식품 산업계 대표, 광고계 대표, 소비자 권익 보호자 및 보건, 농업, 교육, 입법부 대표 등과 같은 다양한 분야들 간의 협력이 필요하다. 이들 모두는 상당 정도의 그리고 장기적인 식이 행동 변화를 이끌어내고 영양과 관련된 여러 가지 심각한 질병들을 감소시키는데 필요할 수 있다. Promote Healthy Eating & Active Living과의 파트너십은 다영역 간 협력의 좋은 예라고 할 수 있다(Booth & others, 2001).

실행 과정 및 변화에 대한 다차원적 관찰. 영양과 관련된, 개인 내 차원과 개인 간 차원의 잠재적 매개요인을 사정하기 위한 도구들은 많이 존재하는데 비해 영양 개입의 환경적 부분의 실행 과정을 관찰하는데 사용될 수 있는 개입 관련 환경 변수들을 측정할 수 있는 도구는 그다지 많지 않다. 치들Cheadle, 와그너Wagner, 콥셀Koepsell, 크리스탈Kristal, 패트릭Patrick(1992)은 직장(조리법 분석), 식료품점(진열된 식품 중 건강에 이로운 식품이 차지하는 비율), 식당(조리법 분석, 1인당 패스트푸드점의 수) 및 정책(주 정부 또는 지방 정부의 식품명 표시 규제) 차원에서 환경적 변수들을 측정하는데 사용될 수 있는 여러 가지 척도를 제시하였다. 최근 리히터[Richter]와 동료들은 학교 급식 환경을 측정할 수 있는 측정도구들을 고찰하는 연구를 진행한 바 있다(2000). 이들은 이용 가능한 측정도구들이 매우 제한적이라는 사실과 함께 개입을 통해 변화시키려는 환경 변수와 정책 변수에 대한 지표를 개발하기 위한 더 많은 노력이 필요하다는 것을 지적하였다.

정치적 역동성. 일반적으로 사람들은 영양에 대해서 많은 관심을 갖지만 그러한 관심이 식이 지침에 충실한 학교 급식, 패스트푸드의 영양성분 규제, 제공되는 음식량 감소, 아동을 대상으로 한 식품광고 제한, 직장 또는 음식점에서 건강에 이로운 음식을 선택하게 하는 경제적 유인가치, 건강관리 세팅에서 제공되는 영양 관련 자문에 대한 수가, 건강에 해로운 식품들에 대한 정부 보조금 지급 중지 등과 같은 행동으로는 잘 이어지지 않는다. 건강 전문가들과 건강 관련 다영역 집단들은 영양 변화를 위한 노력이 정치적으로 더 잘 수용될 수 있게 하기 위해 힘쓴다. 특히, the Center for Science in the Public Interest는 미디어를 이용한 홍보활동을 통해 미국 식품 산업계에 적지 않은 변화를 이끌어냈으며 효과적인 로비활동을 통해 정부 정책을 변화시키는데 기여해왔다. 그들의 활동은 정치적인 변화를 어떻게 이끌어내는지를 보여주는 좋은 예이다(Nestle & Jacobson, 2000).

신체 활동에 대한 적용 사례

신체 활동이 부족할 경우 여러 가지 만성 질환의 위험이 높아진다(U.S. Department of Health & Human Services, 1996). 산업 국가의 성인들 중 절반 이상이 건강에 도움이 되는 신체 활동을 게을리하고 있다(Owen & Bauman, 1992; U.S. Department of Health & Human Services, 1996). 폭넓은 연구들이 진행되어 왔음에도 불구하고 신체 활동이 건강에 미치는 영향에 대해서 아직도 이해하지 못하는 부분들이 남아있을 뿐만 아니라, 신체 활동을 장기적으로 변화시킬 수 있는 개입 역시 어려운 과제로 남아 있다(Sallis & Owen, 1999).

다양한 종류의 영향. 생태학적 모델은 신체 활동과 관련해서 변화 가능하다고 알려진 여러 변수들을 통합하기 위해 사용될 수 있다(Dzewaltowski, 1997). 성인의 신체 활동에 대한 300편 이상의 연구논문들에 따르면, 상호관련이 있는 모든 범주의 변수들이 신체 활동과 관련이 있다고 한다(Sallis & Owen, 1999, 7장). 개인 내 차원에서는 생물학적 요인들,

심리적, 인지적, 정서적 요인들 및 행동과 관련된 여러 가지 특성 및 기술이 신체 활동과 일관된 관련성을 갖는 것으로 알려져 있다. 사회적 및 문화적 변수 차원에서는 의사의 영향, 동료들로부터의 사회적 지지, 배우자나 가족으로부터의 사회적 지지가 신체 활동과 긍정적인 관련성을 갖는 것으로 알려져 있으며, 물리-환경적 차원에서는 기후와 계절적 요인이 신체 활동과 일관된 관련성을 갖는 것으로 알려져 있다. 그러나 신체 활동 시설에 대한 인지된 접근성, 신체 활동 프로그램 참여 및 가정용 기구 구입에 드는 비용은 신체 활동과 일관된 관련성을 갖지 않은 것으로 알려져 있다.

다양한 종류의 환경적 영향. 다양한 환경적 요인들과 신체 활동 간의 관계에 관해서 이제까지 많은 가설들이 제시되어 왔으며, 그러한 가설들을 뒷받침할만한 자료들이 점차 수집되고 있다(Sallis & Owen, 1999; Sallis, Bauman & Pratt, 1998). 자연 환경 중에서는 계절이 신체 활동의 정도와 밀접한 관련이 있으며, 어린이들이 실외에서 보내는 시간과 어린이들의 신체 활동 간에 높은 상관이 존재하는 것으로 알려져 있다. 예상치 못한 연구결과 중 대표적인 것으로는 사회경제적 지위를 통제할 경우 해안가에 거주할수록 신체 활동의 정도가 높다는 연구결과를 꼽을 수 있다(Bauman, Smith, Stoker, Bellew & Booth, 1999). 신체 활동에 관한 프로그램과 시설에 대한 접근성은 젊은이들(Sallis Prochaska & Tayler, 2000)과 노인들(Booth, Owen, Bauman, Clavisi & Leslie, 2000) 모두에게 매우 중요한 환경적 영향인 것으로 보고된 바 있다. 신체 활동 시설에서 가까운 지역에 거주하는 것이 신체 활동을 증가시키는지에 대해서는 상반된 연구결과들이 제시되고 있다(Sallis, Bauman, & Pratt, 1998). 한 연구에 따르면 물리적 변수와 환경적 변수들을 동시에 고려할 경우, 학교에서 이루어지는 학생들의 신체 활동의 변량 중 40~60% 정도를 설명할 수 있다고 한다(Sallis 외, 2001). 대중교통에 관한 많은 연구들이 주거 지역과 상업 지역이 적절히 배분된 도시에서는 사람들이 주로 도보로 이동하고 자전거를 더 많이 이용한다는 결과를 제시하고 있다(예: Cervero & Gorhan, 1995; Frank & Pivo, 1995).

특정 행동 중심의 생태학적 모델. 신체 활동 세팅에 따라 이루어지는 신체 활동 행동이 다르기 때문에 신체 활동의 종류별로 구체적인 생태학적 모델이 필요하다는 인식이 점차 높아지고 있다(Owen, LEslie, Salmon, Fotheringham, 2000). 예를 들면 힘든 운동은 주로 헬스클럽에서 이루어지고 걷기는 주로 자신이 살고 있는 지역에서 이루어지며, 어린이들은 주로 공원 놀이터에서 뛰어논다. 각각의 행동 세팅은 특정 종류의 신체 활동 또는 특정 목적의 신체 활동과 구체적으로 관련이 있다. 오웬Owen, 레슬리Leslie, 새몬Salmon, 포더링햄Fotheringham(2000)은 TV를 시청하거나 컴퓨터와 인터넷을 이용하는 것이 신체 활동과 경쟁적인 관계에 있는 행동임을 고려해볼 때, 오랜 시간을 앉아서 보내는 행동에 관한 구체적인 모델이 필요하다고 주장하였다(Fotheringham, Wonnacott, Owen 2000).

다차원적 개입. 가장 효과적인 신체 활동 개입은 신체 활동을 하기 편한 지역사회, 시설, 프로그램을 제공할 수 있어야 하며 사람들이 그러한 자원을 이용할 수 있도록 동기를 부여할 수 있어야 한다. 많은 연구들을 통해 교육적, 환경적 및 정책적 변화 노력을 결합한 다차원적 개입에 대한 평가가 이루어졌다. 대표적인 예로는 미주리 주의 한 시골 마을에서 실시된 효과적인 프로그램을 꼽을 수 있는데, 이 프로그램에서는 신체 활동을 증진시키기 위해서 산책로를 만들고 지역사회 연합체와 대중매체를 이용하여 지역사회 주민들의 산책로 이용을 촉진하였다(Brownson 외, 2000). 학교를 세팅으로 한 프로그램으로는 CATCH(Luepker 외, 1996)와 SPARK(Sallis 외, 1997)를 대표적인 예로 들을 수 있는데, 이 두 프로그램 모두는 교실 내에서의 행동 변화를 위한 교육과정, 가족 참여, 체육교육 과정 변화를 위한 정책을 주된 골자로 하는 프로그램이었다. 학교 세팅에 대한 개입 가능성은 이 이외에도 몇 가지가 더 있다(Wechsler, Devereaux, Davis, Collins, 2000). 호주 전역에 걸쳐 효과적이었던 한 개입 프로그램은 대중매체를 이용한 캠페인 그리고 환경과 정책을 변화시키기 위한 다차원적 접근방법을 특징으로 하는 프로그램이었다(Bauman, Bellew, Owen, Vita, 2001). 이제까지 진행된 많은 연구들이 다차원적 개입이 가진 가능성을 제시해주기는 했으나, 아직까지 어떤 연구도 다차원적 개입이 단일 차원의 개입보다 더 효과적임을 분명하게 보여준 적은 없다.

다차원적 개입과 다영역 집단. 살리스Sallis, 바우만Bauman, 프랫Pratt(1998)은 생태학적 신체 활동 개입 모델을 제시했는데, 이들이 제시한 모델은 공중보건, 피트니스 산업, 공원, 레저, 형법, 교통국, 학교, 고용주, 스포츠 관련 단체, 교회, 도시 계획가, 건축가, 대중매체, 건강보험 등과 같은 다양한 영역의 적극적인 참여를 장려하는 모델이었다. 이러한 광범위한 관련 영역들은 신체 활동에 영향을 미치는 요인들이 사회 전반에 폭넓게 존재한다는 것을 말해준다.

신체 활동 변화를 위해 다양한 영역들이 효과적으로 협력했던 많은 사례들이 존재하는데, 대표적인 사례 중 하나로 호주의 the New South Wales Physical Activity Task Force

를 꼽을 수 있다(Sallis, Bauman, Pratt, 1998를 참조). 호주 주 총리(미국의 주지사에 해당함)는 주 차원의 신체 활동 증진 개입방안을 개발, 실행 및 평가하기 위한 장기적인 노력에 모든 주정부 부서들이 적극 참여할 것을 지시했다. 이 프로그램에는 정부 부서와 더불어서 다양한 기관의 리더, 건강 전문가, 건강 관련 자원봉사기관, 피트니스 산업 또한 참여했다. 미국의 경우, the National Coalition for Promoting Physical Activity, the Partnership for a Walkable America(see Sallis, Bauman & Pratt, 1998), the Partnership to Promote Healthy Eating & Active Living(Booth 외, 2001)은 다양한 영역의 대표자들로 구성된 집단으로써 환경 변화와 정책 변화를 촉진하는데 협력하였다.

특정 환경에서는 다영역 집단의 구성을 상황에 맞게 조정하는 것이 중요하다. 예를 들어서 직장 세팅의 경우에는 건강보험 산업, 노동조합, 회사 경영진이 효과적인 직장 신체 활동 프로그램을 위해 필요한 주요 자원과 인센티브를 관리한다.

실행과정 및 변화에 대한 다차원적 관찰. 신체 활동에 영향을 미치는 심리적 영역과 사회적 영역의 많은 매개요인들을 측정할 수 있는 다양한 척도들이 존재하는데 비해 행동과 관련된 환경적 및 정책적 변수들의 변화를 관찰하는데 필요한 척도는 아직 그다지 많이 개발되지 않았다(Richter 외, 2000). 베이커Baker, 브렌넌Brennan, 부라운슨Brownson, 하우스만Houseman(2000)은 지역사회 차원의 매개요인들에 관한 개입 효과를 관찰하는데 사용할 수 있는 3가지 유형의 척도를 제시하였다. 첫째, 환경적 촉진요인과 장애요인(예: 운동시설에 대한 접근 인식)은 개인 차원에서 관리되고 지역사회 차원에서 통합될 수 있다. 두 번째 유형은 환경적 변수에 대한 객관적이고 비강요적인 척도로서 다양한 환경 변수를 객관적으로 측정하고 조작하는데 사용할 수 있는 지리 정보 체계(Geographic Information Systems, GIS)(Korte, 1997)를 꼽을 수 있다. GIS는 교통 및 도시계획을 위한 연구에서 흔히 사용되지만(Frank & Pivo, 1995를 참조), 여러 가지 건강행동과 환경 요인 간의 관련성에 관한 연구를 위해서도 활용할 수 있다. 세 번째 유형의 사정(assesment)은 신체 활동에 영향을 미칠 수 있는 정책들을 파악하고 그러한 정책들에 대한 사람들의 인식과 지지를 평가하는 것이다. 이와 더불어서 이러한 변수들 이외의 다른 환경 변수(예: TV에 노출되는 정도)들에 대해서도 평가해 볼 필요가 있다(Salmon, Bauman, Crawford, Timperio, Owen, 2000).

정치적 역동성. 다양한 법률과 정책들은 신체 활동에 간접적인 영향이나 의도하지 않은 영향을 미치기도 한다. 예를 들어서 공원 및 여가시설 담당 부서의 예산 삭감은 저소득층을 위한 보건의료 유지를 이유로 합리화되기도 하며, 학교 교육 중에서 체육시간을 줄이는 것은 신체 활동의 효과를 생각하기 보다는 학문적 프로그램을 강화하는데 우선순위가 매겨져 있음을 반영한다고 볼 수 있다. 일반도로와 고속도로를 만들기 위해서 막대한 자금을 투입하는 반면, 산책로와 자전거 전용도로를 만드는데 투자하는 비용은 비교도 되지 않을 만큼 적다. 이러한 정책들은 신체 활동을 어렵게 만드는 요인으로 작용한다.

미국의 교통기금(transportation funding)은 정치적 기회가 어떻게 변화되는지를 보여주는 좋은 예이다. 미국에서는 전통적으로 산책로나 자전거 시설을 위해서는 연방정부의 교통기금(transportation funds)을 전혀 사용하지 않아 왔다. 그러나 효과적인 로비활동 덕분에 the 1991 Intermodal Surface Transportation Efficiency 법이 제정되어 walking & cycling 프로젝트를 위해 상당한 기금이 마련되었으며, 이 기금을 이용하여 6년 동안 3000여개 이상의 자전거 시설과 보행 시설이 만들어졌다(Sllis, Bauman, Pratt, 1998).

환경적 특성, 법률 및 민간부문의 정책이 신체 활동에 미치는 영향에 관한 많은 연구들이 진행됨에 따라, 그러한 연구들을 통해 얻은 결과를 바탕으로 정치적 풍토를 변화시킬 수 있을 것이라 기대해볼 수 있다. 지역사회가 신체 활동을 위한 시설과 프로그램을 갖출 때 노인층의 신체 활동이 더 활발해진다는 연구결과(MacDougall, Cooke, Owen, Willson, Bauman, 1997)는 정치적인 변화를 이끌어 내는데 기여할 것이다. 또한 환경적 개입이 대중적 지지를 얻을 경우 정책 변화는 보다 촉진될 수 있을 것이다(Brownson 외, 1998).

결론

인간행동에 대한 생태학적 모델들은 이미 50년 전부터 거론되어 왔으나 생태학적 모델들이 건강행동 연구와 건강교육 실천에 본격적으로 영향을 미치기 시작한 것은 최근 들어서이다. 이 책의 이전 판에서 우리가 담당했던 장(chapter)은 연구에 지침을 제공할 수 있는 변수들을 파악하기 위한 보다 구체적인 생태학적 모델에 대한 필요성을 확인할 수 있게 해주었다. 이제 이번 3판에서 우리는 특정 행동 중심의 생태학적 모델들을 개발하는데 그

간 상당한 진전이 있었음을 자신 있게 말할 수 있게 되었다. 생태학적 모델을 기반으로 한 다차원적인 개입이 건강행동 연구와 질병 예방 및 건강 증진을 위한 노력에 있어서 매우 유망한 접근방법이라는 점에 대해서 점점 더 많은 연구자들이 의견을 같이 하고 있다(Smedley and Syme, 2000). 지난 몇 년간 생태학적 모델의 유용성과 관련된 연구의 실행 가능성을 입증하는데 있어서 어느 정도 진전이 있었다. 우리는 지금이 바로 건강행동의 환경적 및 정책적 요인들에 대한 이해를 증진시키기 위한 연구를 서둘러 진행해 나가야 할 때라고 생각한다. 우리는 다차원적 개입이 개발 국가들에도 여전히 존재하며 개발도상 국가들에서는 지속적으로 증가하고 있는, 생활방식과 관련된 질병(lifestyle-related diseases)으로 인한 희생자의 수를 줄이는데 기여할 것이라고 믿고 있다. 그러나 그럼에도 불구하고 모든 개입은 개인 내적 요인, 사회문화적 요인, 환경 및 정책 요인과 건강행동 간의 관계에 관한 연구결과에 근거하여 이루어져야 할 것이다(Sallis, Owen, Fotheringham, 2000). 향후 진행될 연구들에서는 다차원적 개입이 단일 차원적 접근방법보다 더 효과적이라는 가설을 검증하는 것과 어떤 조건 하에서 다차원적 개입들이 다른 접근방법들 보다 나은지를 밝히는 것을 가장 우선시해야 할 것이다.

건강행동과 환경 및 정책 간의 관련성에 근거한 연구결과들이 완전한 단계에 이르기까지는 상당한 시간이 필요할 것으로 예상된다. 이러한 사실은 건강증진 실천가들이 당장 특정 행동에 대한 생태학적 모델이 제시하는, 건강행동에 영향을 미칠 것이라는 환경 변수와 정책을 변화시키기 위해 노력해야 하는가 아니면 특정 영향의 효과에 관한 경험적 증거가 나올 때까지 기다려야 하는가? 라는 중요한 질문을 우리 앞에 던져준다. 비록 우리가 경험적 증거에 근거한 건강 증진실천을 옹호하기는 하지만 단순히 환경 변수(혹은 정책 변수)와 행동 간의 관계에 관한 구체적인 자료가 부재하다는 이유만으로 보다 건강 증진적인 환경을 조성하기 위한 시도조차 하지 않는 근시안적인 태도를 가져서는 안 된다. 그러나 물론 그러한 시도는 반드시 신중하게 관찰되고 평가되어야만 할 것이며, 이 사안에 대해서 연구자들과 실천가들 간에는 반드시 지속적인 의견 교환이 이루어져야 할 것이다. 우리는 보다 발전된 생태학적 모델들이 우리로 하여금 건강행동에 영향을 미치는 다차원적인 요인들을 한 층 더 분명하게 이해할 수 있게 해줄 것이라 기대한다. 그러한 이해력 증진은 우리들로 하여금 공중보건에 광범위하고 장기적인 영향을 미칠 수 있는, 건강행동을 보다 효과적으로 변화시킬 수 있는 방법을 찾을 수 있게 해줄 것이다.

참고문헌

Baker, E. A., Brennan, L. K., Brownson, R., and Houseman, R. A. "Measuring the Determinants of Physical Activity in the Community: Current and Future Directions." *Research Quarterly for Exercise and Sport,* 2000, *71,* 146–158.

Bandura, A. *Social Foundations of Thought and Action: A Social Cognitive Theory.* Englewood Cliffs, N.J.: Prentice Hall, 1986.

Baranowski, T. "Reciprocal Determinism at the Stages of Behavior Change: An Integration of Community, Personal, and Behavioral Perspectives." *International Quarterly of Community Health Education,* 1989, *10,* 297–327.

Baranowski, T., Lin, L. S., Wetter, D. W., Resnicow, K., and Davis, M. "Theory as Mediating Variables: Why Aren't Community Interventions Working as Desired?" *Annals of Epidemiology,* 1997, *7,* 589–595.

Bargh, J. A., and Chartrand, T. L. "The Unbearable Automaticity of Being." *American Psychologist,* 1999, *54,* 462–479.

Barker, R. G. *Ecological Psychology.* Stanford, Calif.: Stanford University Press, 1968.

Bauman, A., Bellew, B., Owen, N., and Vita, P. "Impact of an Australian Mass Media Campaign Targeting Physical Activity in 1998." *American Journal of Preventive Medicine,* 2001, *21,* 41–47.

Bauman, A., Smith, B., Stoker, L., Bellew, B., and Booth, M. "Geographical Influences Upon Physical Activity Participation: Evidence of a 'Coastal' Effect." *Australia and New Zealand Journal of Public Health,* 1999, *23,* 322–325.

Booth, M. L., Owen, N., Bauman, A., Clavisi, O., and Leslie, E. "Social-Cognitive and Perceived-Environment Influences Associated with Physical Activity in Older Australians." *Preventive Medicine,* 2000, *31,* 15–22.

Booth, S., and others. "Environmental and Societal Factors Affect Food Choice and Physical Activity: Rationale, Influences, and Leverage Points." *Nutrition Reviews,* 2001, *59*(3), 21–39.

Bracht, N. (ed.). *Health Promotion at the Community Level: New Advances.* (2nd ed.) Thousand Oaks, Calif.: Sage, 1999.

Bronfenbrenner, U. *The Ecology of Human Development.* Cambridge, Mass.: Harvard University Press, 1979.

Brownson, R., and others. "Promoting Physical Activity in Rural Communities: Walking Trail Access, Use and Effects." *American Journal of Preventive Medicine,* 2000, *18,* 235–241.

Brownson, R. C., and others. "Support for Policy Interventions to Increase Physical Activity in Rural Missouri." *American Journal of Health Promotion,* 1998, *12,* 263–266.

Capaldi, E. D. (ed.). *Why We Eat What We Eat: The Psychology of Eating.* Washington, D.C.: American Psychological Association, 1996.

Centers for Disease Control and Prevention. "Best Practices for Comprehensive Tobacco Control—August 1999." Atlanta: Office on Smoking and Health, 1999.

Cervero, R., and Gorham, R. "Commuting in Transit Versus Automobile Neighborhoods." *Journal of the American Planning Association,* 1995, *61,* 210–225.

Cheadle, A., Wagner, E., Koepsell, T., Kristal, A., and Patrick, D. "Environmental Indicators: A Tool for Evaluating Community-Based Health-Promotion Programs." *American Journal of Preventive Medicine,* 1992, *8,* 345–350.

Cheadle, A., and others. "Community-Level Comparisons Between the Grocery Store Environment and Individual Dietary Practices." *Preventive Medicine,* 1991, *20,* 250–261.

Cleeman, J. I., and Lenfant, C. "The National Cholesterol Education Program: Progress and Prospects." *Journal of the American Medical Association,* 1998, *280,* 2099–2104.

Cohen, D. A., Scribner, R. A., and Farley, T. A. "A Structural Model of Health Behavior: A Pragmatic Approach to Explain and Influence Health Behaviors at the Populations Level." *Preventive Medicine,* 2000, *30,* 146–154.

Dzewaltowski, D. "The Ecology of Physical Activity and Sport: Merging Science and Practice." *Journal of Applied Sport Psychology,* 1997, *9,* 254–276.

Economos, C. D., and others. "What Lessons Have Been Learned from Other Attempts to Guide Social Change?" *Nutrition Reviews,* 2001, *59*(3), 40–56.

Edmonds, J., Baranowski, T., Baranowski, J., Cullen, K. W., and Myres, D. "Ecological and Socioeconomic Correlates of Fruit, Juice, and Vegetable Consumption Among African-American Boys." *Preventive Medicine,* 2001, *32,* 476–481.

Egger, G., and Swinburn, B. "An 'Ecological' Approach to the Obesity Pandemic." *British Medical Journal,* 1997, *315,* 477–480.

Elder, J. P., Geller, E. S., Hovell, M. F., and Mayer, J. A. *Motivating Health Behavior.* Albany, N.Y.: Delmar, 1994.

Ewart, C. K. "Social Action Theory for a Public Health Psychology." *American Psychologist,* 1990, *46,* 931–946.

Foerster, S. B., and others. "California's '5 a Day—For Better Health!' Campaign: An Innovative Population-Based Effort to Effect Large-Scale Dietary Change." *American Journal of Preventive Medicine,* 1995, *11,* 124–131.

Fotheringham, M. J., Wonnacott, R. L., and Owen, N. "Computer Use and Physical Inactivity in Young Adults: Public Health Perils and Potentials of New Information Technologies." *Annals of Behavioral Medicine,* 2000, *22,* 269–275.

Frank, L. D., and Pivo, G. "Impacts of Mixed Use and Density on Utilization of Three Modes of Travel: Single-Occupant Vehicle, Transit, and Walking." *Transportation Research Record,* 1995, *1466,* 44–52.

French, S. A., Story, M., and Jeffery, R. W. "Environmental Influences on Eating and Physical Activity." *Annual Review of Public Health,* 2001, *22,* 309–325.

French, S. A., and others. "Pricing Strategy to Promote Fruit and Vegetable Purchase in High School Cafeterias." *Journal of the American Dietetic Association,* 1997, *97,* 1008–1010.

French, S. A., and others. "Pricing and Promotion Effects on Low-Fat Vending Snack Purchases: The CHIPS Study." *American Journal of Public Health,* 2001, *91,* 112–117.

Frumkin, H. "Beyond Toxicity: Human Health and the Natural Environment." *American Journal of Preventive Medicine,* 2001, *20,* 234–240.

Glanz, K., and others. "Environmental and Policy Approaches to Cardiovascular Disease Prevention Through Nutrition: Opportunities for State and Local Action." *Health Education Quarterly,* 1995, *22,* 512–528.

Goodman, R. M., Wandersman, A., Chinman, M., Imm, P., and Morrissey, E. "An Ecological Assessment of Community-Based Interventions for Prevention and Health Promotion: Approaches to Measuring Community Coalitions." *American Journal of Community Psychology,* 1996, *24,* 33–61.

Green, L. W., Richard, L., and Potvin, L. "Ecological Foundations of Health Promotion." *American Journal of Health Promotion,* 1996, *10,* 270–281.

Hill, J. O., and Peters, J. C. "Environmental Contributions to the Obesity Epidemic." *Science,* 1998, *280,* 1371–1374.

Koplan, J. P., and Dietz, W. H. "Caloric Imbalance and Public Health Policy." *Journal of the American Medical Association,* 1999, *282,* 1579–1581.

Korte, G. B. *The GIS Book: Understanding the Value and Implementation of Geographic Information Systems.* Sante Fe, N.M.: Onword Press, 1997.

Kumanyika, S. K., Jeffery, R. W., Morabia, A., Ritenbaugh, C., and Antipatis, V. J. "Obesity Prevention: The Case for Action. A Report of the Public Health Approaches to the Prevention of Obesity Working Group of the International Obesity Task Force." www.iotf.org (viewed November 2000)

Kumpfer, K. L., and Turner, C. W. "The Social Ecology Model of Adolescent Substance Abuse: Implications for Prevention." *The International Journal of the Addictions,* 1990, *25,* 435–463.

Lewin, K. *Principles of Topological Psychology.* (Trans. by F. Heider and G. Heider). New York: McGraw-Hill, 1936.

Luepker, R. V., and others. "Outcomes of a Field Trial to Improve Children's Dietary Patterns and Physical Activity: The Child and Adolescent Trial for Cardiovascular Health (CATCH)." *Journal of the American Medical Association,* 1996, *275,* 768–776.

Lynch, J. W., Smith, G. D., Kaplan, G., and House, J. S. "Income Inequality and Mortality: Importance to Health of Individual Income, Psychosocial Environment, or Material Conditions Interpretation." *British Medical Journal,* 2000, *320,* 1200–1204.

MacDougall, C., Cooke, R., Owen, N., Willson, K., and Bauman, A. "Relating Physical Activity to Health Status, Social Connections and Community Facilities." *Australia and New Zealand Journal of Public Health,* 1997, *21,* 631–637.

McGraw, S. A., and others. "Measuring Implementation of School Programs and Policies to Promote Healthy Eating and Physical Activity Among Youth." *Preventive Medicine,* 2000, *31,* S86-S97.

McLeroy, K. R., Bibeau, D., Steckler, A., and Glanz, K. "An Ecological Perspective on Health Promotion Programs." *Health Education Quarterly,* 1988, *15,* 351–377.

Moos, R. H. "Social-Ecological Perspectives on Health." In G. C. Stone, F. Cohen, and N. E. Adler (eds.), *Health Psychology: A Handbook.* San Francisco: Jossey-Bass, 1980.

Nader, P. R., and others. "A Family Approach to Cardiovascular Risk Reduction: Results from the San Diego Family Health Project." *Health Education Quarterly,* 1989, *16,* 229–244.

Nestle, M., and Jacobson, M. F. "Halting the Obesity Epidemic: A Public Health Policy Approach." *Public Health Reports,* 2000, *115,* 12–24.

"Ottawa Charter for Health Promotion." Ottawa: Canadian Public Health Association, 1986.

Owen, N., and Bauman, A. "The Descriptive Epidemiology of a Sedentary Lifestyle in Adult Australians." *International Journal of Epidemiology,* 1992, *21,* 305–310.

Owen, N., Leslie, E., Salmon, J., and Fotheringham, M. J. "Environmental Determinants of Physical Activity and Sedentary Behavior." *Exercise and Sport Sciences Reviews,* 2000, *28,* 153–158.

Richard, L., Potvin, L., Kishchuk, N., Prlic, H., and Green, L. W. "Assessment of the Integration of the Ecological Approach in Health Promotion Programs." *American Journal of Health Promotion,* 1996, *10,* 318–328.

Richter, K. P., and others. "Measuring the Health Environment for Physical Activity and Nutrition Among Youth: A Review of the Literature and Applications for Community Initiatives." *Preventive Medicine,* 2000, *31,* S98–S111.

Sallis, J. F., Bauman, A., and Pratt, M. "Environmental and Policy Interventions to Promote Physical Activity." *American Journal of Preventive Medicine,* 1998, *15,* 379–397.

Sallis, J. F., and Hovell, M. F. "Determinants of Exercise Behavior." *Exercise and Sports Sciences Reviews,* 1990, *18,* 307–330.

Sallis, J. F., Nader, P. R., Rupp, J. W., Atkins, C. J., and Wilson, W. C. "San Diego Surveyed for Heart-Healthy Foods and Exercise Facilities." *Public Health Reports,* 1986, *101,* 216–219.

Sallis, J. F., and Owen, N. *Physical Activity and Behavioral Medicine.* Thousand Oaks, Calif.: Sage, 1999.

Sallis, J. F., Owen, N., and Fotheringham, M. J. "Behavioral Epidemiology: A Systematic Framework to Classify Phases of Research on Health Promotion and Disease Prevention." *Annals of Behavioral Medicine,* 2000, *22,* 294–298.

Sallis, J. F., Prochaska, J. J., and Taylor, W. C. "A Review of Correlates of Physical Activity of Children and Adolescents." *Medicine and Science in Sports and Exercise,* 2000, *32,* 963–975.

Sallis, J. F., and others. "Effects of a Two-Year Health-Related Physical Education Program (SPARK) on Physical Activity and Fitness in Elementary School Students." *American Journal of Public Health,* 1997, *87,* 1328–1334.

Sallis, J. F., and others. "Environmental Characteristics Are Associated with Youth Physical Activity at School." *American Journal of Public Health,* 2001, *91,* 618–620.

Salmon, J., Bauman, A., Crawford, D., Timperio, A., and Owen, N. "The Association Between Television Viewing and Overweight Among Australian Adults Participating in Varying Levels of Leisure-Time Physical Activity." *International Journal of Obesity,* 2000, *24,* 600–606.

Schmid, T. L., Pratt, M., and Howze, E. "Policy as Intervention: Environmental and Policy Approaches to the Prevention of Cardiovascular Disease." *American Journal of Public Health,* 1995, *85,* 1207–1211.

Simpson, J. M., and others. "The Australian National Workplace Health Project: Design and Baseline Findings." *Preventive Medicine,* 2000, *31,* 249 –260.

Skinner, B. F. *Science and Human Behavior.* New York: Macmillan, 1953.

Smedley, B. D., and Syme, S. L. (eds.). *Promoting Health: Intervention Strategies from Social and Behavioral Sciences.* Washington, D.C.: National Academy Press, 2000.

Stokols, D. "Establishing and Maintaining Healthy Environments: Toward a Social Ecology of Health Promotion." *American Psychologist,* 1992, *47,* 6–22.

Stokols, D. "Translating Social Ecological Theory into Guidelines for Health Promotion." *American Journal of Health Promotion,* 1996, *10,* 282–298.

Swinburn, B., Egger, G., and Raza, F. "Dissecting Obesogenic Environments: The Development and Application of a Framework for Identifying and Prioritizing Environmental Interventions for Obesity." *Preventive Medicine,* 1999, *29,* 563–570.

U.S. Department of Health and Human Services. "The Surgeon General's Report on Nutrition and Health." DHHS Publication No. PHS 91–50213. Washington, D.C.: U.S. Government Printing Office, 1988.

U.S. Department of Health and Human Services. "Physical Activity and Health: A Report of the Surgeon General." Atlanta: Centers for Disease Control, 1996.

U.S. Department of Health and Human Services. "Healthy People 2010." (Conference edition in two volumes). Washington, D.C.: Department of Health and Human Services, 2000.

Veitch, J., Clavisi, O., and Owen, N. "Physical Activity Initiatives for Male Factory Workers: Gatekeepers' Perceptions of Potential Motivators and Barriers." *Australia and New Zealand Journal of Public Health,* 1999, *23,* 505–510.

Warner, K. "The Need for, and Value of, a Multi-Level Approach to Disease Prevention: The Case of Tobacco Control." In B. D. Smedley and S. L. Syme (eds.), *Promoting Health: Intervention Strategies from Social and Behavioral Research.* Washington, D.C.: National Academy Press, 2000.

Wechsler, H., Devereaux, R. S., Davis, M., and Collins, J. "Using the School Environment to Promote Physical Activity and Healthy Eating." *Preventive Medicine,* 2000, *31,* S121–S137.

Wicker, A. *An Introduction to Ecological Psychology.* Monterey, Calif.: Brooks-Cole, 1979.

Wildey, M. B., and others. "Fat and Sugar Levels Are High in Snacks Purchased from Student Stores in Middle Schools." *Journal of the American Dietetics Association,* 2000, *100,* 319–322.

Winett, R. A. "A Framework for Health Promotion and Disease Prevention Programs." *American Psychologist,* 1995, *50,* 341–350.

Winett, R. A., King, A. C., and Altman, D. G. *Health Psychology and Public Health: An Integrative Approach.* New York: Pergamon, 1989.

World Health Organization. "Obesity: Preventing and Managing the Global Epidemic." Geneva: World Health Organization, 1998.

21 문화적으로 다양하고 독특한 인구집단에 대한 이론적용

보편성(generality) 또는 폭넓은 적용이라는 개념은 이론의 정의가 갖추어야 할 기본이다. 이론은 본질적으로 추상적이고(Galnz & Rimer, 1995) 특정 상황, 행위, 인구집단에 적용될 때에만 확고한 의미를 갖는다. 따라서 건강관련 행동 이론들을 적용하기 위해서는 먼저 핵심 구성개념들을 조작화(또는 명확하게 정의)함으로써, 핵심 개념들을 측정하고 경험적으로 검증하는 것이 필요하다.

이론적 개념들을 조작화하는 과정에서 건강 전문가들과 건강 교육자들은 개인이나 집단의 특성(인종, 사회경제적 특성, 성별, 연령, 지리적 위치)을 이해하고 그러한 개념들을 변수로 만들어야 한다. 따라서 건강행동 변화 개입을 계획하는데 이론을 적용하기 위해서는 반드시 표적 대상과 그들이 가진 문제, 자원, 인식, 문화적 환경 및 사회적 환경에 대한 충분한 이해가 이루어져야 한다(1, 2장 참조; Green & Kreuter, 1999). 현대 건강교육 및 건강증진 분야의 가장 기본적인 원리 중 하나는 '사람들이 현재 처해 있는 상황에서부터 시작해야 한다' 는 것이다. 이론은 추상적이기 때문에 어떤 맥락이나 주제 영역에 적용될 때 그리고 문화적 민감성의 두 가지 차원인 표면구조(surface structure)와 심층구조(deep structure)로 물들 때 비로소 의미를 갖게 된다.

현대 의학의 발전에도 불구하고 건강 불평등은 사라지지 않았으며 그렇기 때문에 문화적으로 그리고 사회경제적으로 다양한 인구집단들이 갖는 독특한 특성에 대한 관심은 최근 들어 다시 높아지고 있다(U.S. Department of Health &Human Services, 2000; House &

첫 번째 저자에 대한 국립암협회(National Cance Institute) 인가 #CA-69668, 국립 심장, 폐, 혈관협회(National Heart, Lung, Blood Institute)인가 #HL-64959, #HL-62659와 미국 물질남용 예방 샌터(U.S. Center for Substance Abuse Prevention)로부터의 자금 인가 #8602가 이 원고의 작성을 지원하였다.

Williams, 2000). 다양성은 미국 사회가 갖는 가장 두드러진 특성이다. 우리는 그 어느 때보다도 인종이나 민족, 사회경제적 지위, 성별, 성적 지향성, 연령, 위치, 언어 등을 기준으로 분류해 볼 때 소위 '특별한 사람들'이라고 불리는 많은 사람들과 함께 살아가고 있다.

이 장에는 문화적으로 다양하고 인구사회적으로 독특한 인구집단들의 건강행동을 이해하고, 그들의 건강행동에 영향을 미치기 위해서 이론을 적용하는 것에 대해서 살펴볼 것이다. 특히 이 장에서 우리는 소수인종 및 소수민족을 위한 건강행동 변화 프로그램 개발과 관련이 있는 문화적 민감성에 대해서 논의할 것이다. 먼저 우리는 건강행동을 변화시키기 위해서 표적 프로그램 및 맞춤 프로그램을 만들어야 하는 이유를 설명할 것이며 이어서 문화적으로 민감한 개입을 설계할 때 염두에 두어야 할 핵심 개념들을 살펴볼 것이다. 그리고 끝으로는 건강행동 변화를 위한 개입을 어떻게 특정 인종이나 민족에 맞게 만드는지 보여주는 구체적인 예를 살펴본 다음, 향후 어떤 연구들이 진행되어야 할지에 대해서 논의해보기로 하겠다.

독특한 인구집단에 대한 이해의 중요성

오래 전부터 있어 왔던 한 가지 가정은 프로그램이 소수계 사람들과 사회적으로 불리한 위치에 놓여 있는 사람들의 욕구를 충족시킬 수 있게 변해야 한다는 것이다. 건강행동 변화 프로그램을 특정 대상 집단을 표적으로 하여 그 집단의 문화에 맞게 만드는 것은 다음 같은 이유에서 매우 중요하다: (1) 미국 내 인종 및 민족의 다양성 증가, (2) 상이한 인종 및 민족 집단들 간의 질병과 사망률에 있어서의 건강 불평등, (3) 상이한 인종 및 민족 집단들 간의 행동 위험요인에 있어서의 차이, 그리고 (4) 인종 및 민족 집단들 간의 건강행동 지표에 있어서의 차이. 이 중 첫 세 가지 이유들은 표적개입(targeted intervention), 즉 특정 인구집단을 겨냥하여 프로그램을 개발해야 할 합리적 근거를 제공하며, 맨 마지막 이유는 문화적 맞춤(cultural tailoring)에 대한 근거를 제공한다(Pasick, D Ononfrio & Otero-Sobogal, 196; Kreuter & Skinner, 2000).

이 장에서 우리가 문화적 차이를 기술하는 것은 문화적 차이를 정형화하고 고착화하기 위해서가 아니라 그러한 차이를 소개하고 더 나아가서는 그러한 차이를 앎으로써 문화적으로 적합한 프로그램을 만드는데 도움을 주기 위해서이다. 연구자와 프로그램 계획가는 그러한(또는 이 장에서 언급하지 못한) 차이가 표적 집단에게 얼마나 적용되는지 알아보기 위해 정기적으로 형성적 진단 연구를 실시해야 한다.

1. 인종 및 민족의 다양성

오늘날의 미국 사회는 그 어느 때 보다 더 인종 및 민족적으로 다양하다. 현재 비백인 인구는 전체 인구의 30.9%를 차지하는데, 이는 지난 1990년의 24.4%와 비교해볼 때 상당히 증가한 수치이다(U.S. Census Bureau, 2001). 소수계 인구집단은 지난 10년 동안 약 43.2%의 성장률을 보였으며, 이는 전체 인구 성장률인 13.1% 보다 3배 이상 빠른 것이며, 백인 인구 증가율인 3.5%과 비교해보면 10배 이상 빠른 것이다(U.S. Census Bureau, 2001). 남미계와 아시아계 인구의 성장이 가장 빠르게 진행되고 있다. 다인종 집단은 새로이 등장하고 있는 인구집단으로서, 그 규모는 2000년 인구조사에 따르면 약 7백만명인 것으로 나타났다(U.S. Census Bureau, 2001). 미국 인구 중 백인이 차지하는 비율은 지속적으로 감소할 것으로 예상되며 다음 세기의 중반이 되면 미국 내에 다수 인종집단이라고 불릴 수 있는 집단은 존재하지 않게 될 것으로 예상된다. 이 장에서 우리는 미국이라는 지리적 환경 내에 존재하는 다양한 민족과 하위집단에 대한 이론 적용에 초점을 맞추고 있기는 하지만 우리가 논의될 여러 가지 개념적 쟁점들과 연구 주제들은 상이한 민족문화와 인구구성을 가진 여러 다른 사회에도 적용할 수 있다.

사회경제적 지표와 소수계 인종 및 민족의 현황. 인종 차이는 종종 다수계 민족과 소수계 민족 간의 사회경제적 특성 차이와 관련이 있다. 소수계 민족은 다수계 민족에 비해 교육수준이 낮고 빈곤하며, 의료서비스에 대한 접근성이 낮은 경향이 있다. 빈곤층의 비율은 백인보다 모든 소수계 인종들에서 높게 나타나고 있으며, 통계자료가 처음 집계된 이래 줄곧 같은 양상을 보여왔다(National Center for Health Statistics, 2000).

1988년, 아프리카계의 26%와 남미계의 26%가 빈곤층이었으나, 백인의 경우에는 11%만이 빈곤층이었다(National Center for Health Statistics, 2000). 교육수준 또한 큰 차이를 보였는데 전체 인구의 고등학교 졸업률은 1990년 77.6%에서 2000년에는 84.1%로 증가했으나 거의 모든 소수계 인구집단들(아시아계를 제외한)의 고등학교 졸업률은 그 보다 현저하게 낮았다(U.S. Census Bureau, 2001).

건강상태와 건강행동에 있어서 또 한 가지 중요한 사회지표는 건강관리에 대한 접근성이며, 이는 일반적으로 건강보험이 있는지 여부와 건강을 정기적으로 관리할 수 있는 자원이 있는지 여부로 측정한다. 미국인 중 85~90% 정도가 정기적인 건강관리 자원을 가지고 있으나(National Center for Health Statistics, 2000), 소수계 인종과 특히 이민자들의 경우는 비율이 그 보다 현저히 낮은 것으로 알려져 있다. 언어, 이동거리, 문화적 민감성을 가진 실천가나 프로그램의 부재 등과 같은, 건강관리를 어렵게 만드는 장애요인들로 인해 소수계 민족, 신규 이민자, 원거리 거주자들이 어려움을 겪게 되는 경향이 있다. 건강상태와 건강관리에 대한 접근성에 있어서의 차이 가운데 상당부분은 인종이나 민족이나 문화적요인 보다는 사회경제적 특성에 있어서의 차이에서 기인한 것일 수 있다. 그러나 문화, 빈곤, 인종차별, 문화적 적절성을 지닌 보건 서비스의 부족 등은 서로 복잡하게 얽혀있기 때문에 이들 각각이 미치는 영향을 분리하여 이해한다는 것은 현실적으로 매우 어렵다.

이질성. 문화적인 다양성에 대한 논의는 일반적으로 인종 간 차이와 민족 간 차이를 강조하지만, 동일 인종 또는 동일 민족 내에도 상당한 이질성이 존재하는 경우가 종종 있다. 동일 민족 내에 존재하는 이질성을 감지하지 못하는 것은 '허울뿐인 민족구분(ethnic glossing)' 을 초래할 수 있으며(Trimble, 1990~1991), 더 나아가서는 둔감하고 비효과적인 개입으로 이어질 수 있다. 이러한 사실이 문화적으로 민감한 건강행동 개입을 개발하는데 주는 의미는 매우 크다. 사회경제적 특성, 지역, 도시 거주자인지 지방 거주자인지 등의 차이는 동일 집단 내에서의 차이를 발생시키는 요인들 중 몇 가지 것에 불과하다.

미국 원주민인 인디언은 동일 인종 또는 민족 내의 차이를 설명하기에 적절한 예이다. 2000년에 실시된 인구조사에 따르면, 미국에는 2,480,000명의 인디언과 알래스카 원주민이 살고 있는 것으로 나타났다. 또한 이들 이외에도 인디언과 한 가지 이상의 다른 인종과 혼혈인 사람의 수는 1,600,000명인 것으로 파악되었다(U.S. Census Bureau, 2001). 미국 인디언 부족의 수는 연방정부에 의해서 파악된 것만도 550개에 이르며(Indian Health Service, 2001), 개별 주들에 의해서 파악된 부족의 수는 이들 이외에도 수십 개에 달하는 것으로 알려져 있다. 가장 인구가 많은 부족은 체로키족(369,000), 나바호족(225,000), 수족(107,000), 치파와족(106,000)이다(U.S. Census Bureau, 1995). 미국 인디언들은 주로 인디언 보호구역과 도시지역에 거주한다. 어떤 개인이나 가족을 '미국 인디언' 이라고 정의하는 것 자체가 그들이 가진 여러 가지 중요한 특성들을 간과하는 결과를 가져온다. 이러한 현상은 남미계-라틴계 미국인(예: 멕시코계, 푸에르토리코계, 중앙 아메리카계, 쿠바계 미국인), 아시아계 미국인(일반적으로 아시아 국가들의 이름을 가지고 구분하는) 그리고 상이한 인종적 배경을 가진 아프리카계 미국인들(예: 카리브계, 북아프리카계, 동아프리카계)의 경우에도 마찬가지이다.

2. 건강 불평등: 사망률과 질병률

인종 및 민족 집단들 간에 질병률과 사망률에 있어서의 차이가 존재한다는 사실에 대한 인식은 그러한 건강 불평등을 줄이거나 없애기 위한 노력으로 이어졌다(U.S. Department of Health &Human Services, 2000). 흑인들이 백인들 보다 빨리 죽는다는 것은 오래 전부터 잘 알려져 온 사실이다. 1998년 현재 흑인 남성의 기대수명은 67.6세인데 비해 백인 남성은 74.5세이다. 흑인 여성의 경우는 74.8세이고 백인 여성은 80세이며, 이 차이는 흑인 남성과 백인 남성 간의 차이보다는 약간 작지만 여전히 큰 차이임에 틀림없다(National Center for Health Statistics, 2000). 유아 사망률도 흑인과 백인 간에 큰 차이를 보이는데, 백인의 유아 사망률은 5.8%인데 비해 흑인은 14.6%이다(Kochanek, Smith & Anderson, 2001). 흑인은 심장질환, 뇌졸중, 다양한 암, 폐렴, 독감, 만성 간질환, 당뇨, HIV, 예상치 못한 부상 및 자살 비율이 백인보다 높다(Pamuk, Makuc, Heck, Reuben & Lochner, 1998; Winkleby, Robinson, Sundquist & Kraemer, 1999).

미국에서 심장질환, 암, 당뇨와 같은 만성질환은 서로 다른 인종 및 민족 집단들 간에 차이를 보인다. 미국의 소수계 민족 집단들 중 대부분은 2종 당뇨(인슐린에 의존하지 않는)의 비율이 백인보다 높았다. 성인 미국인의 당뇨 비율은 5.9%인데 비해 흑인은 10.8%, 남미계와 라틴계는 10.6%, 인디언은 12.2%, 하와이 원주민은 21.5%였다(Carter, Pugh & Monterrosa, 1996; Mau 외, 1997).

암 또한 미국 내 다양한 인종 및 민족 집단들 사이에 고르게 분포되어 있지 않다. 많은 소수계 인종 집단들이 백인보다 발병률과 사망률은 높고 회복율은 낮았다(Miller 외, 1996; GlanzCroyle, Chollette & Pinn, 근간; seer.cancer.gov). 1990년대에 들어서면서 남성과 여성 모두의 전반적인 암 발생률 및 사망률이 감소하기 시작했음에도 불구하고 대부분의 소수계 인종들의 경우에는 그렇지 못하였다(Howe 외, 2001; Haynesm Smedley & Committe, 1999). 예를 들면 여성의 경우에는 백인 여성의 전체 암 발생률이 가장 높지만 나이를 통제할 경우 모든 암에 있어서 사망률은 백인 여성보다 흑인 여성의 경우가 훨씬 높았다. 또한 유방암의 경우 흑인, 멕시코계, 하와이 원주민, 알래스카 원주민 여성들의 사망률이 더 높았으며 폐암 사망률은 흑인, 하와이 원주민, 알래스카 원주민 여성들이 지나치게 높았다(National Cancer Institute, 2000). 사망률과 생존율에 있어서의 차이는 암 발견 시기에 따라 달라지는데 때늦은 발견과 부정적인 암 결과가 빈곤과 열악한 건강관리 때문이라는 것이 점점 더 분명해지고 있다(Lannin 외, 1999; Dignam 외, 1999; Hodgson, Fuchs & Ayanian, 2001).

3. 행동 위험요인

잘 알려진 행동 위험요인에 있어서의 차이와 효과가 입증된 조기 발견 전략 사용에 있어서의 차이가 질병률과 사망률에 있어서의 차이를 유발한다는 것을 고려해볼 때 건강관련 행동에 초점을 맞춘 개입이 필요하다는 것은 너무도 분명하다. 흡연, 식습관, 비만, 조기 검사 등은 건강문제가 인종 및 민족 간에 왜 불평등한지를 부분적으로 설명해준다. 모든 인종 및 민족 집단에서 흡연은 예방 가능한 질환과 사망의 주된 원인이며, 모든 집단에서 남성의 흡연율이 여성보다 더 높았다(U.S. Department of Health & Human Services, 1998). 성인의 경우 인디언, 알래스카 원주민, 하와이 원주민, 아프리카계, 동남 아시아계 남성들이 높은 흡연율을 보였다(U.S. Department of Health & Human Services, 1998; Kolonel 외, 2000). 인구가 가장 많은 소수계 인종 중에서는 아시아계와 남미계 여성의 흡연율이 가장 낮았다(U.S. Department of Health & Human Services, 1998). 비만은 당뇨와 관상동맥질환의 위험요인이며 일부 암의 경우, 비만이 암 발생률과 사망률을 설명하는 주된 요인인 것으로 나타났다. 남미계, 흑인, 하와이 원주민, 인디언, 알래스카 원주민 여성들이 백인 여성들보다 비만률이 더 높았다. 인구가 많은 소수계 민족 중에서는 아시아계 여성만이 백인 여성보다 과체중과 비만이 적었다(National Center for Health Statistics, 2000; Kolonel 외, 2000). 이러한 비만의 주된 원인은 좋지 않은 식습관과 저조한 신체활동이었다. 실제로 많은 소수계 인종들에게 있어서 '미국식 식이(diet)'로의 전환은 동물성 지방과 '저급 음식' 섭취 증가를 의미하는 반면 전통적인 아시아계, 남미계, 하와이 원주민식 식이는 복합 탄수화물 함량이 높고 지방이 상대적으로 낮은, 오늘날 우리가 건강을 위해 권장하는 식이와 거의 일치한다.

이 단원에 기술되어 있는 여러 가지 차이들은 미국 내 소수계 인구집단들 사이에서 발견할 수 있는 건강 관련 행동에 있어서의 차이들 중 일부에 지나지 않는다. 이러한 차이들은 성인들의 행동 위험에 관한 것들이기는 하지만 청소년들 사이에서도 유사한 유형을 발견할 수 있는 것으로 알려져 있다(Healton 외, 2000). 그렇기는 하지만 청소년 건강에 관한 최근의 대규모 연구들 중 한 연구에 따르면 인종, 민족, 소득 및 가족구조를 가지고 설명할 수 있는 청소년 위험 행동(예: 흡연, 음주, 폭력, 성활동 등)의 변량은 얼마 되지 않는 것으로 나타났다(Blum 외, 2000).

4. 건강행동 지표에 있어서의 차이

사망률, 질병 그리고 위험요인 만연 정도에 있어서의 차이는 특정 소수계 인종 및 민족과 기타 인구사회적 하위집단들을 표적으로 하는 개입의 필요성을 뒷받침해준다. 그러나 그러한 차이에 대한 관찰 그 자체는 문화적 맞춤 개입을 개발하거나 건강증진을 위한 변화를 이끌어내는데 직접적으로 도움이 되는 지침을 제공해주지는 못한다. 그러한 지침은 건강행동에 영향을 미치는 요인들이 인종 및 민족에 따라 다르기 때문에 그러한 요인들에 대한 심도 있는 이해를 통해서 그리고 여러 하위집단들의 건강행동 변화에 다양한 이론들을 어떻게 적용할 수 있을지에 대한 심도 있는 고찰을 통해서 얻을 수 있게 된다.

계획된 행동이론에 따르면 자신이 중요하게 생각하는 준거 타인(referent)이 특정 행동을 인정하는지 여부에 대한 개인의 인식과 그 준거 타인의 기대에 부응하려는 동기가 그 사람의 행동을 예측하는데 큰 역할을 한다고 한다(4장 참조). 그러나 계획된 행동이론은 영향력 있는 타인의 상대적 중요성에 대해서는 구체적으로 언급하고 있지 않은데 그러한 상대적 중요성은 연령, 성별, 인종집단에 따라 달라진다. 예를 들면 청소년의 약물남용 행동에 친구와 부모가 미치는 영향이 인종에 따라 다른 것으로 알려져 있다. 흑인보다 백인과 남미계가 친구의 흡연 및 약물남용에 더 큰 영향을 미친다는 것이 여러 연구들을 통해서 밝혀졌다(Gottfredson & Koper, 1996; Landrine, Richardson, Klonoff & Flay, 1994). 이와 반대로, 부모가 청소년의 흡연, 음주 및 약물남용에 미치는 영향은 백인 청소년들의 경우 보다 흑인 청소년들의 경우가 더 큰 것으로 밝혀졌다(Clark, Scarisbrick-Hauser, Gautam & Wirk, 1999; Robinson, Klesges, Zbikowski & Glaser, 1997). 흑인 청소년들의 흡연은 부모의 반대와 역의 상관을 갖는 반면 백인 청소년들에게서는 그러한 관계가 발견되지 않았다(Gritz 외, 1998). 이처럼 부모요인의 강한 영향에 대한 가능한 설명 중 하나는 클라크[Clark]의 연구에서 찾아 볼 수 있는데(Clark, Scarisbrick-Hauser, Gautam & Wirk, 1999), 그에 따르면 백인 부모보다 흑인 부모가 자녀의 흡연 행동에 영향을 줄 수 있다고 믿는 경향이 강했으며, 가정에서의 흡연에 대해서 분명한 규칙과 기대를 정립하고자 하는 경향 또한 더 강했다고 한다.

따라서 계획된 행동이론이 모든 청소년들과 백인 청소년들의 흡연을 예측하는 데는 도움이 되지만 그러한 예측에 핵심요인들이 상대적으로 기여하는 정도는 인종 및 민족 집단들 간에 차이를 보인다.

맥락은 좀 다르지만 자녀를 가진 756명의 부모를 조사한 결과, 햇빛으로 피부를 보호하는 부모의 행동이 다양한 인종집단(백인, 아시아계 미국인, 하와이 원주민, 혼합 인종)에서 자녀의 햇빛 보호 습관에 영향을 미치는 가장 중요한 요인인 것으로 나타났다(Glanz, Lew, Song & Cook, 1999). 그러나 건강행동의 유형이 달라지고, 자녀들의 나이가 더 어려지고, 거주지역이 다인종 사회 환경(하와이 같은)인 경우, 집단 간 행동 예측요인에 있어서의 차이는 그다지 심하지 않은 것으로 나타났다.

사회적 지지이론과 사회 네트워크(9장 참조) 이론은 여성의 건강행동과 관련해서 자주 언급되는 이론이다. 미국 8개 지역에서 2,000명 이상의 남미계 여성들을 대상으로 실시한 조사를 통해서 여성들이 유방 엑스선 검사와 조직검사(Pap smear)를 받았는지 여부를 예측하는데 있어서 사회 네트워크와 사회 통합의 역할이 연구된 바 있다. 이 연구의 결과에 따르면 멕시코계, 쿠바계, 중남미계 여성들에게서는 사회통합이 유방 엑스선 검사에 어느 정도 영향을 미치는 것으로 나타났으나, 푸에르토리코계 여성들에게서는 아무런 영향을 미치지 않는 것으로 나타났다(Suarez 외, 2000). 이와 달리 사회통합은 멕시코계 여성들의 조직검사에는 상당한 영향을 미쳤고, 중미계와 쿠바계 여성들에게는 약간의 영향을 그리고 푸에르토리코계 여성들에게는 아무런 영향을 미치지 않은 것으로 나타났다. 이러한 결과들은 다양한 남미계 하위집단들을 이해하는 것이 중요하며, 집단 간 사회 네트워크 특성에 있어서의 차이를 이해하고 그러한 차이가 가진 검사 행동을 증진시키는데 갖는 잠재적 유용성을 이해하는 것이 중요하다는 것을 시사해준다(Suarez 외, 2000). 그러나 이 연구의 결과는 이러한 인종 및 민족 하위집단들 간의 차이가 모든 관련 있는 태도나 심리사회적 요인들에서 나타난다는 것을 의미하는 것이 아니라는 점 또한 분명하게 이해해야 한다.

스트레스 유발요인과 대처반응에 대한 평가(제10장 참조)는 종종 문화적 경험에 뿌리를 두고 있으며, 소수계 인종과 사회경제적 특성에 따라 달라질 수 있다. 사회경제적, 환경적 위험요인의 만연 정도 또한 인종 및 민족 간에 분명한 차이를 보인다. 예를 들면 흑인들은 백인들에 비해서 부정적 스트레스를 더 많이 경험하며, 상이한 스트레스 유발요인들을 경험하고 상이한 스트레스 대처 전략들을 사용한다(Airhihenbuwa & COle, 1988; Fitzpatrick & Boldizar, 1993). 또한 흑인들은 다양한 출처로부터 사회적 지지와 스트레스에 대한 완충제를 찾는다(Thomas, Bethlehem & Holmes, 1992). 흑인 청소년들은 백인 청소년들 보다 폭력의 희생자나 목격자가 되고, 부모나 형제의 죽음을 경험하고, 형사법 체계를 경험하게 되고, 부모의 소득이 급감하는 경우를 보게될 가능성이 높다(Fitzpatrick & Boldizar, 1993). 따라서 흑인 청소년들은 스트레스의 영향을 백인 청소년들과는 다르게 평가하는 경향이 있다. 흑인과 기타 소수계 인종집단들이 스트레스를 받게 되는 또 한 가지 주된 원인은 인종차별이다. 인종차별은 분노, 적대감, 소외, 무기력 같은 감정을 증가시킬 수 있는데 이러한 감정들은 모두 부정적인 건강결과와 관련이 있다(Barefoot, Dahlstrom & Williams, 1983; Scherwitz 외, 1992). 이처럼 높은 위험이 존재함에도 불구하고 흑인 청소년들의 흡연율이 낮은 것은 뭔가 잘 맞지 않는 현상이다(Healton 외, 2000). 아마도 약물남용의 예측요인들은 위험요인과 보호요인 모두가 인종 및 민족 하위집단에 따라 다르게 기능할지 모른다는 가능성이 이러한 논리적 모순에 대한 한 가지 설명이 될 수 있을 것이다.

문화적 민감성: 정의, 차원 그리고 적용

문화적 민감성(cultural sensitivity, CS)은 건강행동 연구자들과 실천가들에 의해서 가장 폭넓게 받아들여지고 있는 원리 중 하나이다. 그러나 어떻게 해야 CS를 가질 수 있으며 CS가 심리사회적 결과와 행동 결과에 어떤 영향을 미치는지에 대해서는 아직까지 알려진 바가 그리 많지 않다.

이 단원에서 우리는 문화적으로 민감한 개입 전략을 개발하는데 도움이 될 만한 이론적 틀을 살펴볼 것이다. 먼저, 몇 가지 기본적인 정의를 통해서 CS의 핵심 개념들을 이해한 다음 건강행동 및 건강변화이론들에 CS를 적용하는 것이 갖는 실천적 의미에 대해서 살펴보고, 이어서 문화적으로 민감한 개입을 개발하기 위한 몇 가지 전략들을 소개하기로 하겠다.

문화적 민감성이란 무엇인가?

문화적 민감성이라는 용어는 문화적 능력(competence), 문화적 관련성을 가진(relevant), 문화적으로 적절한(appropriate), 문화적으로 어울리는(consistent), 다문화적(multicultural), 문화적 적합성(legitimate), 민족적 민감성(ethnic sensitive), 문화적 다양성(diversity), 문화적 다원성(pluralism), 문화에 맞게 만든(tailoring) 및 특정 문화를 표적으로 한(targeting) 등과 같은 다양한 용어로 표현된다(Marin &others, 1995). 물론 이러한 용어들 각각을 정의하고 구분하는 것은 가능하지만(Sue & Sue, 1999; Pasick, D'Onofrio & Otero-Sabogal, 1996), 일반적으로 받아들여지는 구체적인 기준은 아직 존재하지 않는다. 이러한 맥락에서 우리는 다음과 같은 정의들을 제안해 보고자 한다.

문화적 민감성(cultural sensitivity): 표적 대상의 민족적 또는 문화적 특징, 경험, 기준, 가치관, 행동 유형, 신념 및 관련된 역사적, 환경적, 사회적 세력들이 표적이 되는 건강 개입(행동 변화를 위한 재료(materials) 및 프로그램을 포함한)의 설계, 전달 및 평가에 반영되는 정도의 행동에 관한 것이다.

문화적 능력(cultural competence): 개인들 간의 관계에서 문화적 민감성을 행사하는 개인의 능력(Marin 외, 1995). 문화적 능력은 실천가에 관한 것이며 문화적 민감성은 개입 프로그램, 자료, 메시지에 관한 것이다.

다문화(multicultural): 우열을 가정하지 않은 상태에서 다인종 및 다민족 집단의 시각을 반영하고 평가하는 것. 이러한 의미에서 볼 때, 문화적 능력을 갖춘 개인과 문화적으로 민감한 개입은 다문화적일 수 밖에 없다. 동의어로는 문화적 다원성(cultural pluralism)이 있다.

문화에 기반한(culturally-based): 참여를 이끌어내고 행동 변화에 대한 동기를 부여하기 위해문화, 민족성, 역사 및 매개체로서의 핵심 가치관을 사용하는 프로그램과 메시지에 관한 것이다.

민족 정체성(ethnic identity): 개인이 자신을 자신의 인종 및 민족 집단의 일원으로 이해하고 해당 집단의 문화에 끌리는 것. 민족 정체성은 인종 및 민족적 자부심, 해당 집단의 문화에 대한 친근감(예: 음식, 미디어, 언어), 주류 문화에 대한 태도, 해당 집단의 구성원들과의 관계, 인종차별주의에 대한 태도 및 경험, 다른 인종 간 결혼에 대한 태도, 자신의 문화를 보전하고 동일한 배경을 가진 사람들을 돕는 것(Resnicow & Ross, 1997). 특히 이민자 집단들의 경우, 민족 정체성은 종종 문화적 동화 또는 정착하고자 하는 국가의 가치관과 현실을 수용하는 것을 포함한다(Sue & Sue, 1999).

문화적 민감성의 차원

문화적 민감성은 표면구조(surface structure)와 심층구조(deep structure)라는 두 가지 차원으로 나누어서 개념화할 수 있다(Resnicow, Braithwaite, Ahluwalia & Baranowski,

1999). 표면구조는 표적 인구집단의 관찰 가능한 사회적 특성과 행동 특성에 개입 재료와 메시지를 맞추는 것을 말한다. 인쇄물과 시청각 재료의 경우, 표면구조는 표적 대상에게 친숙하고 그들이 선호하는 사람, 장소, 언어, 음악, 음식, 상표명, 위치, 의복을 주로 사용한다. 표면구조에는 메시지와 프로그램을 전달하기에 가장 적합한 경로(예: 미디어)와 세팅(예: 교회, 학교 등)을 파악하는 것이 포함된다. 또한 표면구조는 표적 행동의 특성, 예를 들면 이용하는 제품의 상표와 건강행동이 일어나는 맥락에 대한 이해를 필요로 한다. 표면구조는 개입이 표적 대상의 문화, 경험, 행동 유형에 맞는 정도를 말한다. 이러한 의미에서 볼 때, 표면구조는 심리 척도의 표면 타당도와 유사한 개념이라고 볼 수 있다. 표면 타당도는 구성 타당도에 대한 충분조건은 아니지만 필요조건이다. 표면 타당도와 마찬가지로 표면구조는 일반적으로 전문가와 지역사회의 검토 및 표적 인구집단의 개입 개발 과정에의 참여를 통해서 확보할 수 있다(Resnicow, Braithwaite, Ahluwalia & Baranowski, 1999).

문화적 민감성의 두 번째 차원인 심층구조(deep structure)는 관찰하기가 그다지 쉽지 않다. 심층구조는 문화적, 사회적, 심리적, 환경적, 역사적 요인들이 어떻게 모든 인종 및 민족 집단들의 건강행동에 서로 다르게 영향을 미치는지에 관한 것이다(Marin 외, 1995; Pasick, D'Onofrio & Otero-Sabogal, 1996). 심층구조에는 표적 인구집단의 구성원들이 질환의 원인, 과정, 치료를 어떻게 인식하고 있는지 그리고 어떻게 특정 건강행동의 결정요인을 파악하고 어떻게 종교, 가족, 사회, 경제, 정부가 인식 차원에서 그리고 실제로 표적 행동에 영향을 미치는지를 이해하는 것이 포함한다. 예를 들어서 많은 아프리카계 미국인들이 미국 정부가 자신들의 지역사회에서 HIV/AIDS, 총기, 마약의 확산을 공공연하게 조장한다고 믿고 있다(Cochran & Mays, 1993). 그러한 신념이 만연해 있는 지역사회에서는 반드시 그러한 신념을 수용하거나 반박하지는 않더라도 메시지에 그러한 신념을 포함시킨다면 프로그램의 효과성과 수용 정도를 높일 수 있다.

대부분의 문화들이 가족의 중요성과 같은 쟁점에 대해서는 공통적인 가치를 부여하기도 하지만 건강행동 개입을 특정 인구집단에 어떻게 맞출 것인가에 영향을 미칠 수 있는 몇 가지 핵심적인 가치들은 문화에 따라 차이가 있을 수 있다. 예를 들면 어떤 문화에서는 사회적 조화, 상호의존성(및 상호독립성), 신앙, 건강에 대한 총체적인 시각에 더 큰 중요성을 두기도 한다. 또한 비슷한 가치들이 다양한 인종 및 민족 집단들에서 각각의 집단이 가진 집합적 경험, 커뮤니케이션 유형, 언어의 영향에 의해 저마다의 독특한 형태로 나타나기도 한다.

아프리카계 미국인들이 가진 주된 문화적 가치는 공동체주의, 종교 또는 정령주의, 표현, 구두 커뮤니케이션 기술, 표현, 조상 및 역사와의 연결, 가족에 대한 헌신, 실증주의 보다 직감과 경험을 중시하는 경향 등을 꼽을 수 있다(Cochran & Mays, 1993). 또한 아프리카계 미국인들의 문화는 그들이 가진 독특한 시간 개념, 리듬 및 커뮤니케이션 방식으로 특징 지워지기도 한다(Hecht, Collier & Ribeau, 1993). 따라서 아프리카계 미국인들을 위한 건강행동 변화 프로그램을 개발하고자 할 때는 구두 커뮤니케이션과 이야기, 종교나 영적인 주제, 메시지 전달을 위한 역사적 준거 등의 사용을 고려해 볼 필요가 있다.

남미계 미국인의 경우, 노인에 대한 공경(respeto), 운명주의, 긍정적인 사회적 상호작용의 중요성(simpatia) 등을 주된 문화적 가치로 갖는다(Sabogal, Otero-Sabogal, Pasick, Jenkins & Perez-Stable, 1996). 하와이 원주민들의 문화는 사회적 조화, 질서 잡힌 사회적 관계, 상호의존성을 중요시한다(Mokuau & Brown, 1994; McLaughlin & Braun, 1998). 'ohana(가족), kokua(협동), mana(모든 사물과의 조화), lokahi(조화와 단합), ho' oponopono(집단적 문제 해결)와 같은 전통적 가치들에 대한 강조는 하와이 원주민 사회의 건강과 복지를 증진시키기 위해 대대로 물려받은 문화적 자원을 이용하려는 노력의 가장 핵심적인 부분이다(McLaughlin & Braun, 1998).

앞서 소개한 '핵심적인 문화적 가치'의 예는 특정 인종 및 민족 집단의 구성원들에 대한 연구결과에 기초하고 있지만, 그러한 연구결과가 해당 집단 내의 모든 구성원들에게 공통적으로 적용된다고는 볼 수 없으며 해당 집단에 대해서만 배타적으로 적용된다고도 볼 수 없다. 앞서 언급한 바와 같이, 건강 커뮤니케이션이나 건강증진 프로그램의 표적 대상을 이해하는 데는 형성 조사를 대체할만한 것은 아무것도 없다는 사실을 꼭 염두에 두어야 한다.

일반적으로 표면구조는 수용성, 이해력, 메시지의 수용을 높이는 반면, 심층구조는 요점(salience)을 전달한다. 또한 표면구조는 개입의 실행 가능성과 수용성을 높이는데 비해 심층구조는 프로그램의 효과를 높이는 것으로 알려져 있다.

이론 적용에 대한 문화적 민감성의 실천적 의미

문화적 민감성 모델은 현대 행동변화이론에 대한 우리의 이해와 적용에 어떤 영향을 주는가? 소수계 인종 집단 또는 민족 집단 그리고 기타 독특한 인구집단들 간의 여러 가지 역학적, 심리사회적 차이(표면구조와 심층구조에 있어서의)는 다음과 같은 핵심적인 질문을 제기한다. 기존의 건강행동변화모델을 표적 대상들에게 적용할 수 있는가 아니면 새로운 모델과 이론이 필요한가?

이 질문에 대한 답은 경험적 요인이 아니라 철학적 및 정치적 지향성에 의해서 결정된다. 만일 우리가 '이론'의 정의를 다시 고찰하고, 이 장의 앞부분에서 소개했던 건강행동 예측요인들에 관한 예들을 고려한다면, 이용 가능한 모델들을 인종이나 민족 또는 기타 인구사회적 특성들을 바탕으로 구분된 하위집단들에게 실제로 적용할 수 있다는 것을 알 수 있게 될 것이다. 2장과 이번 장의 서두에서 기술한 바와 같이, 이론은 사건이나 상황을 설명하고 예측하기 위해서 변수들 간의 관계를 상술함으로써 사건이나 상황에 대한 체계적인 시각을 제시하는 서로 관련 있는 일군의 개념, 정의 그리고 주장들이다. 이론에 있어서 보편성(generality) 또는 광범위한 적용 개념은 매우 중요하다. 이론은 추상적이기 때문에 주어진 맥락이나 주제 영역에 적용될 때, 그리고 문화적 민감성의 두 차원인 표면구조와 심층구조로 물들여질 때 비로소 의미를 갖는다.

어떤 건강행동모델들은 본질적으로 그리고 근본적으로 문화적 민감성을 내포하고 있다. 지역사회조직모델은 지역사회를 기반으로 한 행동을 강조한다(13장 참조). 지역사회조직모델 중에 문화적으로 적절한 실천을 특히 강조하는 모델은 유색인종 지역사회에서의 건강증진을 위한 지역사회조직 및 개발(Comminity Organization & Development: COD)모델이다(Braithwaite 외, 1989). 이 모델은 지역사회 문제해결을 통해 지역사회에 대한 사정과 문화적으로 적절한 개입을 개발하는 역할을 담당하는 지역사회의 통제를 받는 연합이사회를 필요로 한다(Braithwaitem Bianchi & Taylor, 1994). PRECEDE-PROCEED 계획모델 또한 문제를 파악하고 해결책과 프로그램을 마련하는데 있어서 표적 대상의 참여라는 기본적인 원칙을 따를 것을 강조한다(Green & Kreuter, 1999; 제18장 참조). 표적 대상 분석을 강조하는 사회 마케팅은 문화적 민감성을 가진 또 한 가지 모델이다(19장 참조).

어떤 이론들의 경우는 이론과 문화적으로 민감한 적용 간에 그다지 명확한 연관성이 존재하지 않을 수도 있다. 사실 딜레마는 이론에서보다 적용에서 발생할 가능성이 더 크다. 제2종 당뇨를 가진 성인들을 위한 문화적 역량을 가진 지역사회 개입에 주류 이론 모델을 적용했던 예에서 질릴랜드[Gilliland] 외(1998)는 사회학습이론의 구성개념을 어떻게 미국 인디언과 하와이 원주민을 위한 프로그램 전략으로 전환하는지에 대해서 기술하였다. 그 예에서 소수계 민족에 속하는 전문가들에 의해 주도된 프로그램은 소수계 민족이 처한 상황과 가치에 잘 맞는 표면구조 구성요소(예: 친숙한 내용과 환경)와 심층구조의 구성요소(예: 문제 해결 접근방법, 가족의 관여) 모두를 분명하게 포함하였다(Gilliland 외, 1998). 그 개입에 관한 개입 연구들 중 최근에 발표된 한 연구는 문화에 기반을 둔 새로운 개입이 지방섭취 및 신체활동과 관련된 행동의 단계별 변화를 향상시켰다는 것을 보여주었다(Mau 외, 2001).

질릴랜드Gilliland와 동료들의 접근방법과는 대조적으로 오멘Oomen과 동료들은 건강행동모델들이 남미계 노인 여성들의 독특한 욕구를 적절하게 해결하지 못했으며 문화적으로 민감한 새로운 모델이 사용되었어야 한다고 주장하였다(Oomen, Owen & Suggs, 1999). 그들은 개인적 책임에 대한 지나친 강조, 사회경제적 결핍의 영향을 고려하지 못한 점, 식이 유형의 문화적인 측면을 무시한 점, 남미계 사람들의 질병에 대한 인식에서 종교의 역할을 고려하지 못한 점 등을 기존의 건강행동모델들이 가진 한계로 지적했다. 이러한 지적은 현재 실증적인 평가를 거친 이용 가능한 프로그램들이 표면구조와 심층구조 모두를 결여하고 있다는 우려감을 불러일으켰다. 이러한 우려감은 이용 가능한 모델 그 자체의 문제가 아니라 적용에 있어서의 문제를 반영하는 것으로 보인다.

이러한 두 가지 대조적인 시나리오는 다른 소수계 인종 및 민족 집단에서도 똑같이 나타날 수 있다. 예를 들어 어떤 아프리카계 학자들은 유럽 중심적 시각에서 만들어진 개념적 모델은 아프리카계 미국인들의 사회적, 심리적, 문화적, 역사적, 유전적 특징들을 애초부터 적절하게 반영하지 못한다고 주장했다(Nobles, 1972). 예를 들면 사회인식이론은 자기효능감, 개인적 목표, 자가 평가적 기대, 자기관리, 자기주장 기술 같은 개인 중심의 결정요인들을 강조하였는데(Bandura, 1986; Bandura, 1997), 이러한 결정요인들은 유럽 중심적, 경쟁력이라는 남성 중심적 가치, 물질주의, 개인적 성공, 자기 통제력, 자결주의 등에 뿌리를 두고 있다(Nobles, 1972). 이러한 개인 중심적 모델은 너무 기계적일뿐만 아니라 스트레스, 인종차별, 빈곤, 총과 마약에 대한 접근성은 높은 반면 여가시설, 교육, 건강시설들에 대한 낮은 접근성은 낮은 현상을 적절하게 설명하지 못한다는 지적을 받아왔다(Cochran & Mays, 1993).

아프리카 중심적 관점은 개인적 및 사회적 학습 원리가 아프리카계 미국인들에게는 정도에 있어서 뿐만 아니라 종류에 있어서도 다르게 작용한다는 것을 어느 정도 주장한다. 이 관점을 지지하는 사람들은 사회인식이론을 '누구에게나 적용 가능하다'는 식으로 적용하는 것은, 그러한 적용이 설령 문화적으로 민감한 적용이라고 할지라도 독특한 아프리카적 패러다임을 만드는 것보다 효과적이지 못하다고 주장한다. 그런데 집합적 효능감 개념 역시 사회인식이론과 일맥상통하는 인간조직 모델로 볼 수 있으나(Bandura, 2001), 이 모델은 종종 아프리카 중심적 관점에서 쓰여진 글들에서 간과되곤 한다. 이 모델은 제2종 당뇨를 가진 여성들에 관한 예에서 오멘Oomen, 오웬Owen 그리고 서그Suggs(1999)가 제시한 남미계 관점과 유사한 모델이다.

이와 대조적인 접근방법에서는 기본적인 행동 결정요인은 모든 사람들에게 유사하게 작용한다고 가정하며 사회인지이론 같은 심리적, 행동적 모델은 다양한 인종, 민족 또는 기타 인구사회적 특성을 가진 사람들에게 성공적으로 적용될 수 있다고 가정한다(Bussey & Bandura, 1999; Bandura, 2001). 이 장의 나머지 부분에서는 바로 이러한 관점에 대해서 살펴보기로 하겠다. 그러나 성공적 적용은 표적 인구집단의 독특한 개인적, 환경적 특성과 더불어 문화적으로 민감한 메시지와 행동변화 전략으로 전환될 수 있는, 행동의 표면구조와 심층구조 결정요인에 대한 통합적 이해를 필요로 한다.

이러한 적용과정에서 실천가와 연구자 모두는 반드시 그들이 사용하고자 하는 접근방법에 내재된 민족 중심적(또는 사회경제 중심적 또는 전문가 중심적) 가정들을 이해함과 동시에 인간 경험에 대한 대안적 개념화를 시도해봐야 한다. 그렇게 하기 위해서는 연구자와 실천가 모두가 일방적으로 도움을 제공하는 불완전한 모델에 기초하여 지역사회에 접근하는 것이 아니라 연구자와 실천가 또한 표적 대상과 마찬가지로 그들과의 경험을 속에서 새로운 것을 배우고 얻을 수 있다는 세계관을 가져야 한다. 더 나아가서 이는 지역사회가 건강을 증진시키는데 필요한 자원과 지혜와 해결방안과 힘을 가지고 있음을 인정하는 것이다.

문화적으로 민감한 개입 개발

이 장의 서두에서 언급했던 바와 같이, 표적 대상에 맞게 적응해야 할 것은 개입 개발을 위한 이론이 아니라 이론의 적용이다. PRECEDE-PROCEED 계획모델이 밝히고 있는 바와 같이, 독특한 대상 집단에 맞는 문화적으로 민감한 건강행동 변화 프로그램을 개발하기 위한 노력은 사회 환경, 질병 및 행동 위험요인, 표적 대상의 독특한 행동 유형 및 결정요인을 분석하는 것에서부터 시작되어야 한다(Green & Kreuter, 1999; 18장 참조). 그러한 자료는 학술 문헌을 통해서 주로 얻지만 지역사회로부터 직접 얻은 정보 또한 매우 중요하다. 직접 얻은 정보는 행동에 대한 지표를 설정하는데 있어서 특히 유용하며 양적 조사와 질적 조사 모두를 통해 얻을 수 있다. 질적 자료를 수집하는 방법에는 탐색적 포커스 집단, 핵심 정보제공자에 대한 면접, 결과에 대한 사전검증 등이 있다.

포커스 집단은 문화적으로 민감한 개입 메시지를 개발하는데 있어서 매우 중요한 수단이 될 수 있다. 개입 계획의 형성 단계에서는 표적 집단의 구성원들을 모아 건강행동 쟁점과 그러한 쟁점의 배경에 관한 생각, 느낌, 경험, 관련성, 언어, 가정(assumptions), 환경적 제약요인과 촉진요인 등을 탐구하게 하는 작업이 진행된다. 포커스 집단 운영에 관한 구체적인 지침은 다른 문헌들을 통해 얻을 수 있다(Basch, 1988; Krueger, 1988).

탐색적 포커스 집단은 문화를 반영한 메시지가 어떤 역할을 하는지를 알아볼 수 있는 기회를 제공하기도 한다. 잠재적인 위험이 다소 있을 수는 있지만 소수계 민족을 위한 개입을 개발할 때 백인들을 포커스 집단에 참여시켜 보는 것도 도움이 될 수 있다. 어떤 사람들은 그렇게 하는 것이(백인들의 가치와 행동방식을 규범으로 설정하게 됨에 따라) 문화적 민감성을 갖는데 도움이 되지 않으며, 한 마디로 말해서 자원을 낭비하는 것이라고 보기도 한다. 그러나 소수계 인종 및 민족 집단들의 반응을 주류 문화와 비교해보는 것은 문화적 맞춤을 위한 노력이 어느 정도나 필요한지를 명확하게 이해하는데 도움이 될 수 있다. 포커스 집단을 통해서 프로그램 계획가는 특정 주제에 관한 독특한 언어를 배울 수 있다. 예를 들면, 할렘 지역에서 흑인 흡연자들을 대상으로 포커스 집단을 운영한 결과, 우리는 'loosies' 라는 용어를 알게 되었는데, 이 용어는 보통 신문 가판대에서 25센트에 살 수 있는 개비 담배를 가리키는 것이었다. 흑인 십대 비만 소녀들로 구성된 포커스 집단은 'thick' 과 'nasty fat' 이라는 용어를 사용하였는데, 이런 용어들을 사용하는 것은 개입의 표면구조 민감성을 높이는데 도움이 된다. 또한 이런 용어들은 표적 인구집단이 그들의 지역사회가 백인 또는 전체 인구집단과 비교해볼 때 특정 건강행동의 만연 정도, 표현, 결정요인에 있어서 다를 수 있다는 것을 어떻게 인식하는지를 이해하는데 유용할 수 있다.

탐색적 포커스 집단을 통해 문화적 차이를 이해하는 또 한 가지 전략은 우리가 흔히 '민족 지도 작성(ethnic mapping)' 이라고 부르는 방법을 사용하는 것이다(Resnicow, Braithwaite, Ahluwalia & Baranowski, 1999). 이 방법은 포커스 집단 참여자들로 하여금 특정 표적 행동이 '주로 흑인(예: 남미계, 아시아계 등)의 것', '흑인과 백인 모두의 것', 그리고 '주로 백인의 것' 으로 이루어진 시각적 연속선에서 어디에 위치하는지를 평가하게 하는 방법이다. 이 과정은 모든 소수계 인구집단들이 일관된 반응을 보이는 기준이 될 만한 몇 가지 것들을 평가하는 것에서부터 시작한다. 예를 들면 랩 음악과 Kwanzza는 '주로 흑인의 것' 으로 평가되고, 스키와 캐비아(철갑상어 알)는 일반적으로 '주로 백인의 것' 으로 평가되며, 크리스마스와 TV는 '흑인과 백인 모두의 것' 으로 평가된다. 일단 참여자들이 분류 방법에 익숙해지면 그들로 하여금 표적 행동의 구성요소들을 동일한 범주로 분류하게 한다. 흑인 성인의 과일 및 야채 섭취를 늘리기 위한 개입을 개발하기 위해 최근에 실시한 4개의 포커스 집단에서 이러한 민족 지도 방법을 이용하여 참여자들로 하여금 25가지 음식을 분류하게 했는데(Resnicow, Braithwate, Ahluwalia & Baranowski, 1999), 참여자의 절반 이상이 한 가지 항목을 3가지 범주 중 동일한 범주로 평가하면 의견이 일치하는 것으로 간주했다. 표 21-1에 제시된 바와 같이, 작성된 민족 지도에 따르면 아스파라가스, 토마토 주스, 호박 파이, 아티초크와 같은 음식은 아마도 프로그램에서 강조하지 않는 것이 좋으며, 만일 그러한 음식들을 포함시켜야만 한다면 그러한 음식들은 대부분의 참여자들이 먹어본 적이 없거나 일반적으로 먹지 않는 음식으로 소개하는 것이 바람직하다는 것을 알게 되었다.

표 21-1. 네 개 포커스 집단을 통해 작성한 과일 및 야채 섭취에 대한 민족 지도

주로 흑인의 것	흑인과 백인 모두의 것		주로 백인의 것
순무의 어린 잎	사과	배	아티초크
콜라드	바나나	복숭아	아스파라가스
고구마 파이	포도	파인애플	비트
수박	오렌지	건포도	콩 샐러드
			토마토 주스
			호박 파이
			살구

주: N =33.

표 21-2. 네 개 포커스 집단을 통해 작성한 신체활동에 대한 민족 지도

주로 흑인의 것	흑인과 백인 모두의 것		주로 백인의 것
농구	조깅	가정에서의 에어로빅	클럽에서의 에어로빅
직업을 위한 가정일	재즈 댄스	걷기	스퀘어 댄스
줄넘기의 줄이나 잘 알아들을 수 없는 말	자전거 타기	정원 가꾸기	하이킹
	볼링	테니스	스쿼시
	YMCA	수영장에서의 수영	해변에서의 수영
	역기	축구	스케이트

주: N =29.

표 21-2는 애틀랜타 지역에 위치한 흑인 교회에 다니는 성인들을 대상으로 4개의 포커스 집단을 진행하여 작성한 다양한 형태의 신체활동에 대한 민족 지도이다. 이 결과는 양적 자료를 통해서는 얻기 힘든 정보를 제공해주고 있다. 민족 지도 방법은 흡연을 포함한 다양한 건강행동(예: 상표 선호도, 금연 기술, 흡연자에 대한 인식 등을 파악하기 위한), HIV/AIDS, 암, 약물남용 등을 연구하는 경우에도 매우 유용할 수 있다.

건강행동이론의 문화적 맞춤과 적응의 예

이 단원에서 우리는 이론에 기초하여 건강행동 개입 전략을 개발하는데 문화적으로 민감한 접근방법을 적용한 예들을 제시하고자 한다. 이 예들은 이론을 문화적으로 독특하게 적용하는 것이 필요한 상황들을 잘 보여주고 있다. 물론 유방암 엑스선 검사 상기 시스템처럼 모든 인종이나 민족에 똑같이 적용할 수 있는 개입들도 많이 있다. 이 단원에서 소개될 개입들은 저소득, 소수계 인종 집단들을 위한 접근성 증진 전략들을 통해 개입의 효과를 높일 수 있다(Legler 외, 2002).

첫 두 가지 예는 소수계 민족과 다수계 민족의 가치와 관련된 쟁점인 개인주의와 공동체주의 그리고 신앙의 역할에 초점을 맞추고 있다. 세 번째 예는 미국 원주민인 인디언들의 흡연 감소를 목적으로 하는 흡연 정책과 금연 프로그램에 대한 보완적 접근방법에 관한 예이다.

개인주의와 공동체주의에 대한 태도에 호소하기

사회인식이론은 어떤 개입을 공동체적 동기(communal motivation)에 맞게 설계할 수 있는 가능성을 제시해준다(Babdura, 2001). 예를 들어 아프리카계 미국인들과 일을 할 때 개인의 효능감이 아니라 공동체의 이익과 관련된 사회적 결과에 대한 기대감에 초점을 둘 수도 있으며, 지역사회 대 개인의 효능감, 개인 내적인 동기가 아니라 개인 간 동기에 그리고 개인의 목표가 아니라 집합적 목표에 초점을 둘 수도 있다. 따라서 이러한 시각을 바탕으로 흑인 청소년들을 위해 만든 메시지의 예를 들면 '당신 자신과 가족, 당신이 사랑하는 사람들을 위해서 그렇게 하십시오, 함께 투쟁해 나아갈 건강한 형제들이 필요합니다', '동료와 함께 하십시오' 등이 있다. 사회인지이론에 기초한 건강행동 개입 전략의 맥락에서 볼 때, 이러한 메시지들은 물질 오남용, 운동, 식이 및 성생활과 관련된 여러 가지 긍정적인 건강행동을 권장하는데 활용될 수 있다.

남미계 문화 역시 개인 간 상호의존성, 순응, 공동체를 위한 희생 등과 같은 강한 집합주의적(colectivismo) 성격을 가지고 있다(U.S. Department of Health &Human Service, 1990). 남미계 미국 청소년들이 다른 민족적 배경을 가진 미국 청소년들보다 덜 자기중심적이라는 관찰에 근거해볼 때, 남미계 민족 집단의 경우는 건강행동을 위한 자기중심적 동기보다는 공동체적 동기를 강조하는 것이 적절할 수 있다.

신앙심

성인과 청소년에 관한 많은 연구들이 백인보다 흑인들이 더 강한 신앙심을 가지고 있다는 것을 제시한 바 있다(Levin, Taylor & Chatters, 1994; Chatters, Levin & Ellison, 1998). 흑인들은 백인들에 비해서 교회에 다닐 가능성이 높고, 종교에 더 큰 가치를 부여하며, 종교를 대처 전략으로 사용하는 경향이 더 강하다. 흑인들의 삶에 있어서 종교가 갖는 중요성은 백인보다 흑인의 경우 신앙이 삶의 만족도에 더 큰 영향을 미친다는 사실과 종교가 청소년들을 물질 오남용으로부터 보호하는 효과가 백인청소년들 보다는 흑인 청소년들에게서 더 크게 나타난다는 사실에 의해서 뒷받침된다(Thomas, Bethlehem & Holmes, 1992). 또한 교회는 흑인 지역사회와 백인 지역사회에서 다른 기능을 한다. 흑인 교회는 영적인 생활을 넘어서 사회적 담론과 정치적 행동을 위한 논의의 장을 제공한다. 또한 많은 흑인 교회들은 건강검진, 유권자 등록 캠페인, 불우한 사람들을 위한 급식 프로그램 같은 사회 서비스와 의료 서비스를 제공한다(Thomas, Bethlehem & Holmes, 1992; Chatters, Levin & Ellison, 1998).

신앙심은 사회적 준거의 영향과 관련이 있으며, 따라서 계획된 행동이론의 구성개념과 유사하다고 볼 수 있다(Ajzen, 1991; 4장 참조). 흑인들의 경우, 건강 메시지를 종교적 주제나 영적 주제와 연결시키거나 종교 지도자를 메신저 또는 영향력 있는 준거자로 이용하는 것은 매우 적절한 동기부여 전략이 된다. 사회적 영향을 조작하는 것도 한 가지 전략이 될 수 있는데 건강행동을 특정 성경 계율과 연결시키거나 신앙 공동체가 가진 기준을 긍정적 또는 부정적 제재의 근원으로 사용하는 것이 예가 될 수 있다. 아울러 건강 실천에 대한 태도(예: 종교적 또는 영적 자부심이나 수치심 같은 개인적 감정을 강조하는 것) 또한 긍정적인 건강행동을 권장하거나 위험한 건강행동을 자제하게 하는데 활용할 수 있다(Campbell 외, 1999).

종교에 대한 관심의 증가는 두려움을 갖게 만드는 메시지에 대한 흑인들의 반응과도 관련이 있다. 일반적으로 흑인 종교단체들의 설교는 복음주의적이고, 구원과 천벌, 선행과 죄악의 열정적인 메시지로 가득 차있다. 그렇기 때문에 흑인들은 건강문제를 종교적인 주제와 결합시킬 경우, 질환에 대한 개인의 취약성을 강조하는 메시지를 더 잘 받아들인다. 그런 메시지는 예방채택과정모델에서 주로 사용된다(Weinstein, 1988; 6장 참조). 그러나 교회에서 '두려움' 메시지를 사용하는 것이 효과적인 이유가 신앙을 기반으로 하지 않는 환경에서도 작동하는, 어떤 동기적 소인 때문이지 여부는 아직까지 실증적으로 연구된 바 없다. 흑인들에게 있어서 두려움을 갖게 하는 메시지의 효과와 그런 메시지에 대한 반응이 신앙심과 어느 정도 관련이 있는지를 파악하기 위해서는 많은 연구가 이루어져야 할 것이다.

인디언 지역사회에서의 흡연 감소

미국 인디언들의 높은 흡연율과 흡연이 인디언들의 오랜 문화적 전통과 연결되어 있다는 사실 때문에 흡연을 줄임으로써 건강을 향상시키려는 노력은 인디언 지역사회에서 매우 어려운 문제로 인식되어져 왔다. 지난 10년 동안 흡연으로 인한 부정적인 건강결과를 줄이기 위한 2개의 서로 다른 프로젝트가 인디언 지역사회에서 실시되었다(Hodge & Glover, 1999).

두 가지 개입 모두는 기존의 부족 및 보호구역 구조 내에서 이루어졌으며, 인디언 직원과 단체를 참여시켰다(Hodge & Glover, 1999; LeMaster & Connell, 1994). 상이한 이론 모델들을 바탕으로 개입 전략들을 개발했음에도 불구하고 모든 개입 전략들은 문화적 관련성을 일관되게 강조되었는데, 예를 들면 인디언 부족 구성원들을 연구팀의 일원으로 포함시키거나 친숙한 부족의 상징을 교육용 메시지나 교육 재료를 고안하는데 이용하는 것 등이 적극적으로 권장되었다.

두 가지 개입 프로그램 중 하나는 북서 지역의 인디언 부족을 대상으로 한 흡연 억제 정책을 보강하기 위해 개발된 개입 프로그램이었다. 그 프로그램에서는 부족 대표들과의 상담 개입이 이루어졌는데 구체적으로는 프로그램 시작을 위한 워크샵, 담배 정책 설명서, 사후 방문, 전화 상담 등이 이루어졌다(Lichtenstein & Lopez, 1999). 인디언 건강위원회(Indian Health Board)는 정책 변화를 위한 접근방법에 있어서 필수적인 구성요소였으며, 이 위원회는 각 부족의 정치적 독립성을 존중하였다. 그러한 노력의 결과로서 많은 부족들이 금연 작업장을 만들고 각자의 지역사회에서 담배 판매를 줄여 나갔으며, 그 프로젝트로 인해 담배 억제 정책이 상당히 향상된 것으로 질적 연구 결과 나타났다(Lichtenstein & Lopezm 1999).

두 번째 프로그램은 진료소를 기반으로 하는 개입 프로그램으로서 캘리포니아 주의 도시 지역과 시골 지역에 거주하는 성인 인디언들의 금연을 돕기 위해 개발되었다. 프로젝트 팀은 의사들을 이용한 '건강을 위한 금연(Quit for Life)' 모델(사회인지이론에 근거한)의 몇 가지 부분을 인디언들의 문화에 맞게 바꾸었다. 그 모델에서는 인디언 문화에 맞는 교육 지침과 비디오를 제작했으며 지역사회 보건 전문가(훈련 받은 전문직 보조원)에 의한 사후 관리 및 상담을 실시하였다. 이 모델은 또한 가족과 부족에 대한 책임성 그리고 담배제품에 대한 문화적 존중을 강조하였다. 프로그램을 평가한 결과, '일반적인' 관리보다 높은 효과를 거둔 것으로 나타났으며, 전체적인 금연률은 6.8%로 보고되었으며 금연 프로그램 이전에 금연에 대해서 숙고하고 있던 사람들의 경우 7.2%의 높은 금연률을 보인 것으로 나타났다(Hodge & Casken, 1999).

연구되어야 할 분야: 이론 적용으로서의 문화적 맞춤

문화적 맞춤의 과정과 영향에 관한 많은 실증적 질문들이 아직 연구되지 않은 채 남아있다. 표면구조의 경우, 어떤 가정들은 선험적으로 타당하다. 예를 들면 개입이 대상 인구집단의 언어로 작성되어야 하고, 일반적인 수준의 읽기 능력이 있는 사람이면 읽을 수 있게 작성되어야 한다는 것은 자명하다. 이와 달리 어떤 표면구조 쟁점들은 연구되어야 할 것들이 있는데, 예를 들면 역할모델을 표적 대상 인구집단에서만 찾는 것이 바람직한지 아니면 다양한 인종 및 민족적 배경을 가진 사람들로부터 찾는 것이 바람직한지 여부라든지 동일한 사회경제적 배경을 가진 계층을 표적 대상으로 이미지에 반영시켜야 할지 아니면 소득이 더 높은 계층을 표적 대상으로 이미지에 반영해야 할지에 대해서는 실증적인 검토가 필요하다.

어떤 경우에는 인종 및 민족 집단들이 해당 인종 및 민족 집단만을 겨냥한 시청각 자료 보다 다양한 인종 및 민족 집단이나 다양한 사회경제적 계층을 위해 만든 시청각 자료를 더 선호하기도 한다. 사실, 많은 소수계 민족 집단들이 오히려 개입 때문에 자신들에게 더 불리한 시각을 사회가 갖게 된다고 보고 있다. 또한 소수계 인종 및 민족 집단들이 항상 자신과 동일한 인종 및 민족적 배경을 가진 실천가를 선호하거나 그들에게 더 잘 반응할 것이라고 가정할 수는 없다. 이중언어 사용자들 가운데 어떤 사람들은 영어를 선호하는가 하면 어떤 사람들은 두 언어를 함께 사용하는 것을 선호한다. 프로그램을 개발하는 사람은 서로 다른 인종 및 민족 집단들에게 개입을 소개하고자 할 때마다 이러한 쟁점들을 고려해볼 필요가 있다.

서로 다른 인종 및 민족 집단들이 건강행동 개입에 대해서 어떻게 다르게 반응하고 얼마나 많은 문화적 맞춤 노력이 필요한지에 대해서는 아직까지도 알려진 바가 거의 없다(Dent 외, 1996). 단적인 예로서 다문화 접근방법들과 특정 인족 및 민족 집단을 위해 개발된 전략들을 비교한 연구도 거의 찾아보기 힘들다. 이러한 질문들에 대한 답을 찾기 위해서는 많은 연구들이 이루어져야 한다.

심층구조 메시지의 효능에 대해서는 알려진 바가 더 적다. 문화적으로 민감한 개입 자료와 일반적인(문화적으로 민감하지 않은) 개입 자료의 효과를 비교하기 위한 통제된 실험연구가 실시되어야 한다. 왜냐하면 사실 문화적으로 민감한 프로그램이 정말로 더 효과적인지에 대해서 알려진 바가 거의 없기 때문이다(Dent 외, 1996). 높은 내적 타당도를 가진 문화적으로 민감한 자료의 효과를 연구하기 위해서는 문화적으로 민감한 자료와 유사한 비교 자료를 가능한 한 많은 영역에서 수집해야 한다. 예를 들면 핵심이 되는 과학적 내용과 건강교육 메시지 그리고 비디오나 인쇄물의 분량은 동일하게 유지한 상태에서 내용을 전달하는 방식, 즉 개입의 맞춤적 요소만을 바꾸는 방법을 생각해 볼 수 있다.

이와 유사한 맥락에서, 문화를 이용하여 자존감을 증진시키고 긍정적인 행동 변화를 위한 동기를 부여하는 것이 당연히 바람직해 보이기는 하지만 그럼에도 불구하고 문화에 기초한 개입이 얼마나 수용적인지 그리고 얼마나 효과가 있는지에 대해서는 알려진 바가 상대적으로 거의 없다. 많은 프로그램들이 문화에 기초한 주제를 포함하고 있지만 그러한 주제들의 효과가 실증적으로 밝혀진 적이 없기 때문에 문화에 기초한 프로그램 구성요소들의 영향에 대한 이해는 매우 제한적인 수준에 머물러 있다. 어떤 사람들은 그런 개입의 효과를 입증하기 위한 통제된 실험연구가 필요하다는 것은 이미 직관적으로 그리고 선험적으로 알고 있는 바를 기록으로 남기려는 민족 중심적인(그리고 불필요한) 요구라고 주장할 수도 있다.

또 어떤 사람들은 실험적 연구를 목적으로 특정 인종 및 민족 집단에게 문화적으로 민감한 개입을 제공하지 않는 것은 비윤리적인 행동이라고 주장할 수도 있다. 그러나 동일한 소수계 인종 및 민족 집단 내에서도 광범위한 인종 및 민족적 다양성이 존재한다는 것을 고려해본다면, 문화에 기반을 둔 메시지를 사용하는 프로그램은 효과가 없는 것에서 그치는 것이 아니라 역설적으로는 어떤 하위집단들에게는 전혀 문화적으로 민감하지 않은 프로그램이 될 수도 있다.

표면구조 메시지와 심층구조 메시지가 인종, 민족, 인구사회적 하위집단에 따라 다르게 기능하는지, 어떤 사람들이 문화 기반 메시지에 더 또는 덜 반응하는지, 문화와 민족성의 어떤 요소가 사회경제적 요인들과 독립 또는 종속적인지 등은 향후 연구되어야 할 대표적인 주제들이다. 아무쪼록 우리는 이 장에서 소개한, 문화적으로 민감한 프로그램을 개발해야 할 필요성과 근거가 프로그램 계획자와 연구자들이 이러한 쟁점들을 해결하고 다양한 대상을 위한 건강행동 변화 개입의 효과를 증진시키는데 도움이 되기를 바란다.

결론

문화적으로 다양하고 독특한 인구집단들에 대한 이론 적용과 관련해서 우리가 답해야 할 질문들은 너무도 많다. 선행연구들에 따르면 가장 중요한 쟁점은 기본적인 구성개념이나 건강행동이론의 유용성이 아니라 적용(application)이라고 한다. 이론적 구성개념을 측정하는 방법은 인종 및 민족 집단별로 다를 필요가 있다. 이론 검증을 통해 밝혀진 관계들 또한 인구집단(문화적으로 뿐만 아니라 성별, 연령, 종교, 교육 배경이 다른 인구집단)에 따라 차이가 있을 수 있다.

결국 실천가와 연구자들이 관심을 가져야 할 것은 적절한 이론을 선택하고 선택한 이론을 연구와 실천으로 전환하는 것이다. 대부분의 전문가들이 인구집단들 간의 차이를 고려하기 위해 노력하지만 안타깝게도 그러한 노력들이 종종 피상적인 수준에서 그치곤 한다. 우리 모두는 좀 더 주의 깊고 철저한 노력을 기울일 수 있으며 그렇게 함으로써 우리는 우리가 대하는 지역사회를 심층적으로 이해해야 한다. 연구자와 실천가 모두는 연구하고 서비스를 제공할 대상들과 강도 높은 관계를 형성하도록 격려되고 지지되고 보상되어야 한다. 결국 그렇게 하는 것이 이론을 더 효과적으로 측정하고 해석하고 적용하는 방법을 이해할 수 있는 길이기 때문이다.

참고문헌

Airhihenbuwa, C., and Cole, G. "Results of a Pilot Study of the Relationships of Psychosocial Measures Among Black Adolescent Students." *Western Journal of Black Studies,* 1988, *12,* 204–209.

Ajzen, I. "The Theory of Planned Behavior." *Organizational Behavior and Human Decision Processes,* 1991, 50, 179–211.

Bandura, A. *Social Foundations of Thought and Action: A Social Cognitive Theory.* Englewood Cliffs, N.J.: Prentice Hall, 1986.

Bandura, A. *Self-Efficacy: The Exercise of Control.* New York: Freeman, 1997.

Bandura, A. "Social Cognitive Theory: An Agentic Perspective." *Annual Review of Psychology,* 2001, *52,* 1–26.

Barefoot, J., Dahlstrom, W., and Williams, R. "Hostility, CHD Incidence, and Total Mortality: A 25-Year Follow-Up Study of 255 Physicians." *Psychosomatic Medicine,* 1983, *45,* 59–63.

Basch, C. "Focus Group Interview: An Underutilized Research Technique for Improving Theory and Practice in Health Education." *Health Education Quarterly,* 1988, *14,* 411–448.

Blum, R. W., and others. "The Effects of Race/Ethnicity, Income, and Family Structure on Adolescent Risk Behaviors." *American Journal of Public Health,* 2000, *90,* 1879–1884.

Braithwaite, R. L., Bianchi, C., and Taylor, S. E. "Ethnographic Approach to Community Organization and Health Empowerment." *Health Education Quarterly,* 1994, *21,* 407–419.

Braithwaite, R. L., and others. "Community Organization and Development for Health Promotion Within an Urban Black Community: A Conceptual Model." *Health Education,* 1989, *2,* 56–60.

Bussey, K., and Bandura, A. "Social Cognitive Theory of Gender Development and Differentiation." *Psychological Reviews,* 1999, *106,* 676–713.

Campbell, M. K., and others. "Fruit and Vegetable Consumption and Prevention of Cancer: The Black Churches United for Better Health Project." *American Journal of Public Health,* 1999, *89,* 1390–1396.

Carter, J. S., Pugh, J. A., and Monterrosa, A. "Non-Insulin-Dependent Diabetes Mellitus in Minorities in the United States." *Annals of Internal Medicine,* 1996, *125,* 221–232.

Chatters, L. M., Levin, J. S., and Ellison, C. G. "Public Health and Health Education in Faith Communities." *Health Education and Behavior,* 1998, *25,* 689–699.

Clark, P. I., Scarisbrick-Hauser, A., Gautam, S. P., and Wirk, S. J. "Anti-Tobacco Socialization in Homes of African-American and White Parents, and Smoking and Nonsmoking Parents." *Journal of Adolescent Health,* 1999, *24,* 329–339.

Cochran, S., and Mays, V. "Applying Social Psychological Models to Predicting HIV-Related Sexual Risk Behaviors Among African Americans." *Journal of Black Psychology,* 1993, *19,* 142–154.

Dent, C. W., and others. "Is Current Drug Abuse Prevention Programming Generalizable Across Ethnic Groups?" *American Behavioral Scientist,* 1996, *39,* 911–918.

Dignam, J., and others. Outcomes Among African-Americans and Caucasians in Colon Cancer Adjuvant Therapy Trials: Findings from the National Surgical Adjuvant Breast and Bowel Project. *Journal of the National Cancer Institute,* 1999, *91,* 1933–1940.

Fitzpatrick, K., and Boldizar, J. "The Prevalence and Consequences of Exposure to Violence Among African-American Youth." *Journal of the American Academy of Child & Adolescent Psychiatry,* 1993, *32,* 424–430.

Freeman, H. P. "The Meaning of Race in Science: Considerations for Cancer Research." *Cancer,* 1998, *82,* 219–225.

Gilliland, S. S., and others. "Recommendations for Development and Adaptation of Culturally Competent Community Health Interventions in Minority Populations with Type 2 Diabetes Mellitus." *Diabetes Spectrum,* 1998, *11,* 166–174.

Glanz, K., Croyle, R. T., Chollette, V. Y., and Pinn, V. W. "Cancer-Related Health Disparities Among Women." *American Journal of Public Health,* forthcoming.

Glanz, K., Lew, R. A., Song, V., and Cook, V. A. "Factors Associated with Skin Cancer Prevention Practices in a Multiethnic Population." *Health Education and Behavior,* 1999, *26,* 344–359.

Glanz, K., and Rimer, B. K. *Theory at a Glance: A Guide for Health Promotion Practice.* NIH Publication No. 95–3896. Bethesda, Md.: National Institutes of Health, National Cancer Institute, 1995.

Gottfredson, D. C., and Koper, C. S. "Race and Sex Differences in the Prediction of Drug Use." *Journal of Consulting & Clinical Psychology,* 1996, *64,* 305–313.

Green, L. W., and Kreuter, M. W. *Health Promotion Planning: An Educational and Ecological Approach.* (3rd ed.) Mountain View, Calif.: Mayfield, 1999.

Gritz, E. R., and others. "Cigarette Smoking in a Multiethnic Population of Youth: Methods and Baseline Findings." *Preventive Medicine,* 1998, *27,* 365–384.

Haynes, M. A., Smedley, B. D., and Committee on Cancer Research Among Minorities and the Medically Underserved, Institute of Medicine. (eds.). *The Unequal Burden of Cancer: An Assessment of NIH Research and Programs for Ethnic Minorities and the Medically Underserved.* Washington, D.C.: National Academy Press, 1999.

Healton, C., and others. "Tobacco Use Among Middle and High School Students: United States, 1999. *Morbidity and Mortality Weekly Report,* 2000. *49,* 49–53.

Hecht, L., Collier, M., and Ribeau, S. *African American Communication—Ethnic Identity and Cultural Interpretation.* (Vol. 2) Thousand Oaks, Calif.: Sage, 1993.

Hodge, F. S., and Casken, J. "Characteristics of American Indian Women Cigarette Smokers: Prevalence and Cessation Status." *Health Care for Women International,* 1999, *20,* 455–469.

Hodge, F. S., and Glover, C. S. "The National Cancer Institute's Research Efforts in Native American Communities: Approaches Used and Lessons Learned." In C. S. Glover and F. S. Hodge (eds.), *Native Outreach: A Report to the American Indian, Alaska Native, and Native Hawaiian Communities.* NIH Publication 98–4341. Bethesda, Md: National Cancer Institute, 1999.

Hodgson, D. C., Fuchs, C. S., and Ayanian, J. Z. "Impact of Patient and Provider Characteristics on the Treatment and Outcomes of Colorectal Cancer." *Journal of the National Cancer Institute,* 2001, *93,* 501–515.

House, J. S., and Williams, D. R. "Understanding and Reducing Socioeconomic and Racial/Ethnic Disparities in Health." In B. D. Smedley and S. L. Syme (eds.), *Promoting Health: Intervention Strategies from Social and Behavioral Research.* Washington, D.C.: National Academy Press, 2000.

Howe, H. L., and others. "Annual Report to the Nation on the Status of Cancer, 1973 Through 1998, Featuring Cancers with Recent Increasing Trends." *Journal of the National Cancer Institute,* 2001, *93,* 824–842.

Indian Health Service. *Indian Health Service Fact Sheet. www.ihs.gov,* 2001.

Kochanek, K. D., Smith, B. L., and Anderson, R. N. "Deaths: Preliminary Data for 1999." *National Vital Statistics Reports,* 2001, *49*(3), 1–48.

Kolonel, L. N., and others. "A Multiethnic Cohort in Hawai'i and Los Angeles: Baseline Characteristics." *American Journal of Epidemiology,* 2000, *151,* 346–357.

Kreuter, M. W., and Skinner, C. S. "Tailoring: What's in a Name?" *Health Education Research,* 2000, *15,* 1–4.

Krueger, R. A. *Focus Groups: A Practical Guide for Applied Research.* Thousand Oaks, Calif.: Sage, 1988.

Landrine, H., Richardson, J., Klonoff, E., and Flay, B. "Cultural Diversity in the Predictors of Adolescent Cigarette Smoking: The Relative Influence of Peers." *Journal of Behavioral Medicine,* 1994, *17,* 331–346.

Lannin, D. R., and others. "Influence of Socioeconomic and Cultural Factors on Racial Differences in Late-Stage Presentation of Breast Cancer." *Journal of the American Medical Association,* 1999, *279,* 1801–1807.

Lavery, L. A., and others. "Mortality Following Lower Extremity Amputation in Minorities with Diabetes Mellitus." *Diabetes Research and Clinical Practice,* 1997, *37,* 41–47.

Legler, J., and others. "The Effectiveness of Interventions to Promote Mammography Among Women with Historically Lower Rates of Screening." *Cancer, Epidemiology, Biomarkers, and Prevention,* 2002, *11*(1), 59–71.

LeMaster, P. L., and Connell, C. M. "Health Education Interventions Among Native Americans: A Review and Analysis." *Health Education Quarterly,* 1994, *21,* 521–538.

Levin, J. S., Taylor, R. S., and Chatters, L. M. "Race and Gender Differences in Religiosity Among Older Adults: Findings from Four National Surveys." *Journal of Gerontology,* 1994, *49,* S137–S145.

Lichtenstein, E., and Lopez, K. "Enhancing Tobacco Control Policies in Northwest Indian Tribes." In C. S. Glover and F. S. Hodge (eds.), *Native Outreach: A Report to the American Indian, Alaska Native, and Native Hawaiian Communities.* NIH Publication 98–4341. Bethesda, Md.: National Cancer Institute, 1999.

Marin, G., and others. "A Research Agenda for Health Education Among Underserved Populations." *Health Education Quarterly,* 1995, *22,* 346–363.

Mau, M. K., and others. "The Insulin Resistance Syndrome in Native Hawaiians. Native Hawaiian Health Research (NHHR) Project. *Diabetes Care,* 1997, *20,* 1376–1380.

Mau, M. K., and others. "Mediators of Lifestyle Behavior Change in Native Hawaiians: Initial Findings from the Native Hawaiian Diabetes Intervention Program." *Diabetes Care,* 2001, *24,* 1770–1775.

McLaughlin, L. A., and Braun, K. L. "Asian and Pacific Islander Cultural Values: Considerations for Health Care Decision Making." *Health and Social Work,* 1998, *23,* 116–126.

Mokuau, N., and Brown, C. "Life Themes of Native

ian Female Elders: Resources for Cultural Preservation." *Social Work,* 1994, *39,* 43–49.

Miller, B. A., and others. (eds.). *Racial/Ethnic Patterns of Cancer in the United States 1988–1992.* NIH Publication No. 96–4104. Bethesda, Md.: National Cancer Institute, 1996.

National Cancer Institute. *Surveillance, Epidemiology, and End Results Data.* SEER 3.0, Public Use CD-ROM, August 1999 submission; 2000.

National Center for Health Statistics. *Health, United States, 2000. With Adolescent Chartbook.* Hyattsville, Md.: 2000.

Nobles, W. "African Philosophy Foundations for Black Psychology." In R. Jones (ed.), *Black Psychology.* (2nd ed.) New York: HarperCollins, 1972.

Oomen, J. S., Owen, L. J., and Suggs, L. S. "Culture Counts: Why Current Treatment Models Fail Hispanic Women with Type 2 Diabetes." *The Diabetes Educator,* 1999, *25,* 220–225.

Pamuk, E., Makuc, D., Heck, K., Reuben, C., and Lochner, K. (1998). *Health, United States 1998: Socioeconomic Status and Health Chartbook.* DHHS no. 98–1232. Hyattsville, Md.: National Center for Health Statistics.

Pasick, R., D'Onofrio, C., and Otero-Sabogal, R. "Similarities and Differences Across Cultures: Questions to Inform a Third Generation for Health Promotion Research." *Health Education Quarterly,* 1996, *23*(Supplement), S142–S161.

Resnicow, K., Braithwaite, R., Ahluwalia, J., and Baranowski, T. "Cultural Sensitivity in Public Health: Defined and Demystified." *Ethnicity and Disease,* 1999, *9,* 10–21.

Resnicow, K., and Ross, D. "Development of a Racial Identity Questionnaire for African American Adults." *Journal of Black Studies,* 1997, *23,* 239–254.

Robinson, L. A., Klesges, R. C., Zbikowski, S. M., and Glaser, R. "Predictors of Risk for Different Stages of Adolescent Smoking in a Biracial Sample." *Journal of Consulting & Clinical Psychology,* 1997, *65,* 653–662.

Sabogal, F., Otero-Sabogal, R., Pasick, R., Jenkins, C., and Perez-Stable, E. "Printed Health Education Materials for Diverse Communities: Suggestions Learned from the Field." *Health Education Quarterly,* 1996, *23*(Supplement), S123–S141.

Scherwitz, L., and others. "Hostility and Health Behaviors in Young Adults: The Coronary Artery Risk Development in Young Adults (CARDIA) Study. *American Journal of Epidemiology,* 1992, *136,* 136–145.

Suarez, L., and others. "Social Networks and Cancer Screening in Four U.S. Hispanic Groups." *American Journal of Preventive Medicine,* 2000, *19,* 47–52.

Sue, D. W., & Sue, D. *Counseling the Culturally Different: Theory and Practice.* (3rd ed.) New York: Wiley, 1999.

Thomas, M., Bethlehem, L., and Holmes, B. "Determinants of Satisfaction for Blacks and Whites." *Sociological Quarterly,* 1992, *33,* 459–472.

Trimble, J. "Ethnic Specification, Validation Prospects, and the Future of Drug Use Research." *The International Journal of the Addictions,* 1990–1991, *25*(2A), 149–170.

U.S. Census Bureau. *Top 25 American Indian Tribes for the United States: 1990 and 1980.* Release date: August 1995.

U.S. Census Bureau. *U.S. Census 2000: Overview of Race and Hispanic Origin, Census Brief.* March 2001.

U.S. Department of Health and Human Services. *Alcohol and Other Drug Use Among Hispanic Youth.* DHHS no. 90–1726. Rockville, Md.: Office of Substance Abuse Prevention, 1990.

U.S. Department of Health and Human Services. *Tobacco Use Among U.S. Racial/Ethnic Minority Groups: A Report of the Surgeon General.* Atlanta: U.S. Department of Health and Human Services, Centers for Disease Control and Prevention, Office on Smoking and Health, 1998.

U.S. Department of Health and Human Services. *Healthy People 2010: Understanding and Improving Health.* Washington, D.C.: U.S. Government Printing Office, 2000.

Weinstein, N. D. "The Precaution Adoption Process." *Health Psychology,* 1988, *7,* 355–386.

Winkleby, M. A., Robinson, T. N., Sundquist, J., and Kraemer, H. C. "Ethnic Variation in Cardiovascular Disease Risk Factors Among Children and Young Adults: Findings from the Third National Health and Nutrition Examination Survey, 1988–1994." *Journal of the American Medical Association,* 1999, *281,* 1006–1013.

22 커뮤니케이션 기술과 건강행동 변화

HEALTH
BEHAVIOR
and
HEALTH
EDUCATION

새로운 커뮤니케이션과 정보 기술(information technology)에 의해서 건강행동 변화 프로그램과 연구를 위해 사용할 수 있는 전략의 폭이 전례를 찾아 볼 수 없을 정도로 확대되었다. 컴퓨터 소프트웨어의 발달로 말미암아 다양한 인쇄물에 대한 접근성이 높아졌으며 맞춤형 홍보자료나 개별화된 홍보자료의 제작이 전 보다 훨씬 용이해졌다. 인터넷, 이메일, 핸드폰, 휴대용 컴퓨터는 표적 대상에 대한 접근을 더 쉽고 편리하게 만들었으며, 무선 시스템과 휴대용 컴퓨터를 이용한 쌍방 커뮤니케이션은 건강행동을 사정하고, 이끌고, 상기(remind)시키고 관리할 수 있는 새로운 기회를 제공해주고 있다.

커뮤니케이션 기술은 교육 개입과 행동 개입을 개발하는데 지침이 되는 건강행동이론과 건강행동모델의 적용을 가능케 하는 환경을 마련해주었다. 이미 사회인식이론(제8장)과 범이론모델(5장)을 적용한 많은 개입들이 개발되었으며, 이러한 이론들 이외에도 많은 이론들과 모델들을 다양한 차원에서 커뮤니케이션 기술에 적용할 수 있다. 예를 들면 온라인 지지 집단은, 특히 낙인을 유발할 수 있는 질환(예: 알코올 중독, AIDS, 유방암)을 앓고 있는 사람들에게는, 사회적 지지이론과 사회 네트워크이론을 적용한 좋은 예이다(Davison, Pennebaker & Dickerson, 2000; Reeves, 2000). 인터넷을 기반으로 한 대중 저널리즘 프로젝트를 지역사회조직에 활용할 수 있으며(Wallack, 2000), 기술 개입(technology intervention)을 위한 메시지 개발을 위해서 사회 마케팅, 소비자 정보 처리, 확산이론 등을 활용할 수 있다.

이 장에는 건강행동 변화에 관한 연구 및 실천과 관련이 있는 커뮤니케이션 기술의 최근 발전 동향과 특성에 대해서 살펴보기로 하겠다. 한 가지 중요한 과제는 면대면, 인쇄물 또는 방송 미디어 개입이라는 맥락 내에서 개발된 새로운 미디어 행동변화이론들을 어떻게 성공적으로 활용하는가 하는 것이다. 새로운 커뮤니케이션 기술은 우리에게 기회와 한계 모두를 제공해준다. 이러한 맥락에서 볼 때, 혁신적이고 효과적인 프로그램의 개발과 보급을 뒷받침해줄 수 있는 증거와 개념적 지침을 마련하기 위해서는 가장 관련성이 깊은 이론과 연구방법을 적용하는 것이 무엇보다 중요하다(Kreuter, Farrell, Olevitch & Brennan, 2000).

특히, 우리는 건강행동을 변화시키기 위해서 커뮤니케이션 기술을 새롭게 적용할 수 있는 방안에 대해서 살펴볼 것이다. 예를 들면 맞춤형 인쇄, 전화, 인터넷, 휴대용 컴퓨터 등을 생각해볼 수 있다. 이러한 혁신적인 기술에 대한 긍정적인 기대감과 균형을 맞추고자, 우리는 그러한 기술의 사용을 제한할 수 있는 비용, 접근의 형평성, 안전, 품질 관리 등과 같은 잠재적인 장애요인들도 함께 살펴보기로 하겠다.

커뮤니케이션 기술의 건강행동 변화 능력

최근 들어 건강 관련 행동 변화를 증진시키기 위한 전략들은 면접 상담이나 집단 교육 방법뿐만 아니라 인쇄물 형태의 교육 및 행동 기술 기반(behavioral-skills-based) 자료, 전화 상담 그리고 TV와 그 밖의 인쇄 또는 방송 미디어를 이용한 캠페인을 많이 사용하기 시작했다. 표 22-1은 건강행동과 건강교육에서의 커뮤니케이션 미디어 사용이 시기별로 어떻게 변화해왔는지를 보여준다. 새로운 커뮤니케이션 기술을 사용하는 프로그램들은 기존의 방법들에 기반을 두고 개발되었으며, 새로운 프로그램들은 근거가 되는 이론과 모델로부터 여러 가지 정보를 얻고 활용한다.

표 22-1에 제시되어 있는 면대면, 전통적인 인쇄물 및 방송 미디어 행동 변화 접근방법들은 지금까지도 효과적이고 유용한 접근방법으로 활용되고 있다. 비교적 최근에 소개된 커뮤니케이션 미디어나 새로 등장하고 있는 커뮤니케이션 미디어들이 건강교육과 건강행동 변화 프로그램을 전달해왔던 기존의 이미 정립된 다른 미디어들을 보완하거나 어떤 경우에는 대체하기 시작했다(Rakowski, 1999 참조). 그러나 새로운 미디어 기술들이 성공적으로 기존의 미디어들을 대대적으로 보완 또는 대체할 수 있을지 여부는 새로운 미디어 기술들이 효과적인지 그리고 새로운 미디어들이 실천 현장에서 받아들여질 수 있고 실제로 받아들여지는지 여부에 따라 달라질 것이다.

이미 적용된 바 있는 이론과 모델 그리고 인쇄물과 방송 미디어를 통해 전달된 프로그

표 22-1. 건강행동 변화 프로그램을 위한 커뮤니케이션 미디어의 발달과정

1970년대	개인 및 집단을 위한 행동 상담 자조에 관한 책과 소책자 전화 상담
1980년대	매스 미디어(특히 TV와 라디오) 방송 프로그램 컴퓨터를 이용한 우편발송 및 그와 연결된 전화 상담 녹화된 건강행동 상담 표적화된 인쇄물 커뮤니케이션
1990년대	멀티미디어 CD-ROM 프로그램 웹사이트를 통한 행동 관련 내용 전달 쌍방적 이메일을 통한 건강관련 조언 제공 자동화된 전화 상담 맞춤형 인쇄물 커뮤니케이션
2000년대	쌍방 웹사이트 향상된 기능을 가진 핸드폰 프로그램의 PDA 전달 무선 적용 프로토콜을 통한 장비의 휴대성 집약적이고 안전한 데이터베이스와의 연결 소비자의 기호에 따라 맞춤 제작된 웹 TV

램의 효과와 효능에 관한 증거들로부터 우리는 건강행동 변화를 위한 새로운 커뮤니케이션 미디어의 현재 및 앞으로의 활용에 도움이 되는 정보를 얻을 수 있다(Marcus, Owen, Forsyth, Cavill & Fridinger, 1998). 최근 들어 커뮤니케이션 기술은 매우 빠르게 발전해 왔다. 예를 들면 2001년 3월 현재, 미국 성인 중 약 1억 7천 만명 정도가 인터넷을 활발하게 사용하고 있으며(CyberAtlas, 2001a), 그들 중 절반 이상이 매달 인터넷에서 건강과 관련된 정보를 찾는 것으로 추산된다(Fox & Raine, 2000). 이러한 인터넷 사용의 증가는 특정 소비자 집단이나 위험집단이 가진 욕구와 관심에 정확하게 초점을 맞춘 대중-접근 정보와 권장 프로그램의 개발을 가능하게 했다(Noell & Glasgow, 1999). 이미 커뮤니케이션 기술의 사용이 자리잡힌 세팅에서는 개개인의 욕구와 필요에 맞게 프로그램을 개별화하는 것이 가능하며 프로그램을 다양한 사회 조직의 구성원들에게 전달하는 것이 가능하다(Fotheringham & Owen, 2000). 예를 들면 지역사회, 직장, 1차 진료기관 등이 그러한 세팅에 해당한다. 또한 새로운 미디어 기술은 매스 미디어의 범위와 깊이를 확대하기 위해 사용할 수 있다(Barbara K. Rimer, personal communication, 2001).

건강행동 및 건강교육 분야에서의 정보 기술 혁신의 미래에 대한 전망은 매우 고무적이다. 그러나 그러한 전망을 현실화하는 데는 적지 않은 어려움이 따른다(Patrick, 2000).

건강 증진을 위해 새로운 커뮤니케이션 기술을 사용하는 데는 극복해야 할 여러 가지 장애물들이 존재한다. 정보 기술에 대한 접근성을 가진 사람들과 가지지 못한 사람들 간의 '디지털 분절(digital divide)' 의 폭이 점차 좁혀지고는 있으나 사회적으로 불리한 위치에 있는 사람들에게 있어서 정보 기술에 대한 접근성은 여전히 넘기 힘든 장애물임에 틀림이 없다(U.S. Department of Commerce, 2000). 건강과 관련된 미디어 적용 방안을 개발하고 보급하고 접근하는데 드는 비용은 아직도 매우 높다. 문화적으로 적절한 프로그램 내용은 여전히 욕구에 미치지 못하고 있다(Childrens Partnership, 2000). 또 다른 문제는 '정보 과부하(information overload)' 의 문제이다(Rudd & Glanz, 1990). 새로운 커뮤니케이션 미디어, 특히 인터넷은 오늘날 우리에게 전례를 찾아볼 수 없을 정도로 많은 정보에 대한 접근을 가능하게 해주었으나, 정보의 엄청난 양과 가변적인 질 그 자체가 장애요인이 될 수도 있다.

새로운 커뮤니케이션 기술의 관련 특성

표 22-2에는 다른 미디어에 비해 더 큰 잠재적 장점을 가진 새로운 커뮤니케이션 기술들의 특성과 그러한 특성을 이해하고 활용하는 것과 관련이 있는 이론과 모델들이 제시되어 있다. 규모의 경제, 전문 지식의 보급, 시간적 및 공간적 제약으로부터의 자유로움은 전통적인 매스 미디어가 가진 장점이다. 새로운 커뮤니케이션 미디어는 이러한 장점뿐만 아니라 특정 집단이나 개인의 욕구와 이익에 맞게 정보를 맞추는 능력까지 겸비하고 있다. 예를 들면 TV나 라디오처럼 획일적인 정보를 한꺼번에 대량으로 전달하는 수준에 머무는 것이 아니라 프로그램 참여자들에게 그들이 필요로 하는 정보를 그들이 원하는 시간에 제공할 수 있다(Anderson, Bikson, Law & Mitchell, 1995). 프로그램들은 다양성을 갖게 됨에 따라 더 많은 관심을 얻을 수 있으며, 새로운 멀티미디어 기술의 역동적인 영상과 음향은 프로그램의 매력을 더욱 높여줄 수 있다.

위에 제시된 이론들은 몇 가지 예에 불과하다. 새로운 미디어의 능력과 장점은 다양한 이론들을 적용하는 것이라고 표현할 수 있다. 예를 들면 '맞춤제작' 은 모든 이론을 적용하는 방법일 수도 있고, 어떤 이론도 적용하지 않는 방법일 수도 있다.

여기서 반드시 이해해야 할 한 가지 근본적인 차이는 '사람들에 의해서 사용되기 위해 존재하는' 미디어와 계획된 개입으로서 전달되고, 통제된 실험을 통해서 검증되고, 통제

표 22-2. 건강행동 변화를 위한 새로운 커뮤니케이션 기술의 역량, 장점, 이론적 기초

새로운 역량	장점	이론적 기초
상호성		
맞춤제작	프로그램 이용자의 반응에 따라 개별화되고 맞춤 개발된 프로그램 전달	사회인식이론 범이론모델 예방채택과정모델 건강신념모델
즉각적인 피드백	웹사이트를 통해서 제공되는 즉각적인 피드백; 참여자의 반응에 맞게 제시된 자료	사회인식이론 합리적 행동이론 및 계획된 행동이론 확산이론
호소력		
편리성	자료 접근에 대한 시간 제약을 없앤다.	소비자 정보처리
채널 선호도	일부 표적 집단은 컴퓨터로 전달된 정보를 선호한다.	커뮤니케이션이론
유연성	어떤 자료를 언제, 얼마나 자주 받을지를 수혜자가 선택한다.	사회 마케팅
관여		
신뢰할 수 있는 시뮬레이션	참여자가 실제 역할수행 시 발생할 수 있는 위험으로부터 벗어난 상태에서 '가상' 환경을 탐구한다.	사회인식이론 커뮤니케이션이론
커뮤니케이션의 개방성	민감한 질문에 대해서 더 개방적인 반응을 보이고 민감한 쟁점을 더 적극적으로 탐구하고자 한다.	확산이론 독립이론
멀티미디어 인터페이스	비디오 영상과 녹음된 소리 파일을 사용함으로써 글을 읽고 쓸 줄 알아야 한다는 조건을 완화시킬 수 있다.	사회 마케팅

주: 위에 제시된 이론들은 몇 가지 예에 불과하다. 새로운 미디어의 능력과 장점은 다양한 이론들을 적용하는 것이라고 표현할 수 있다. 예를 들면 '맞춤제작'은 모든 이론을 적용하는 방법일 수도 있고 어떤 이론도 적용하지 않는 방법일 수도 있다.

된 환경에서 체계적으로 사용되기 위한 미디어 간의 차이이다. 이러한 차이는, 예를 들면 인터넷이나 직장 또는 건강관리 인트라넷 상에서 누구든 이용 가능한 웹사이트와 등록 회원만 이용 가능한 웹사이트의 차이와 같다고 할 수 있다. 다음 단원에서 논의하게 될 연구들은 이 가운데 후자 범주에 속한다.

새로운 미디어 기술을 사용하는 건강행동 개입은 사용자들로 하여금 프로그램의 내용을 각자의 욕구에 맞출 수 있게 해준다. 고도의 쌍방적 적용이 가능할 경우, 사용자는 언제든지 원하는 정보나 프로그램에 접근할 수 있고, 그들이 원하는 정도의 강도를 가진 프로그램을 만들 수 있다. 그러한 프로그램은 예를 들면, 바쁜 일정 때문에 프로그램에 정기적으로 참여하기 어려운 사람들에게 큰 도움이 될 것이다(Schneider, Schwartz & Fast,

1995). 영상 및 음향 인터페이스의 사용은 글을 모르거나 시각 장애를 가진 사용자들로 하여금 전통적인 인쇄 미디어를 통해서는 접할 수 없었던 자료를 접할 수 있게 해준다(Robinson, Patrick, Eng & Gustafson, 1998).

이러한 장점들 이외에도 새로운 미디어 기술은 상호성(interactivity), 즉 사용자로부터 자료를 수집하고 개별화된 피드백을 제공하는 능력을 가지고 있다(Durkin, 1994). 온라인 상에서 또는 전화를 이용하여 프로그램 참여자들로부터 의견을 얻은 다음, 그렇게 얻은 자료를 바탕으로 개별화된 조언을 만들 수 있다. 개입에 대한 접근과 활용이 어떻게 이루어지는지를 이해하기 위해서 자료를 재코딩할 수도 있다. 컴퓨터를 이용한 커뮤니케이션은 사용자들로 하여금 '가상' 환경과 사회적 상황을 구체적으로 그려보고 고찰할 수 있게 해준다. 온라인 상에서의 역할수행은 실제로 역할수행에 참여할 때는 할 수 없었던 것들을 해볼 수 있게 해줌과 동시에 실제 역할수행시 발생할 수 있는 위험을 피할 수 있게 해준다. 이러한 맥락에서 볼 때, 자발적 학습모델과 사회인식이론(8장)에서 말하는 사회 모델링, 구성, 강화 구성개념 등을 전통적인 커뮤니케이션과 행동 변화 미디어를 사용할 때에는 할 수 없었던 방식으로 조작화하는 것이 가능해진다. 물론 표 22-2에 제시된 새로운 미디어의 능력과 그러한 능력을 이용하는데 도움이 되는 이론들 간에 보다 체계적인 연계를 생각해볼 수 있는 다른 많은 영역들도 존재한다.

건강행동 변화를 위한 커뮤니케이션 기술 활용

건강행동 변화 프로그램에 있어서 새로운 커뮤니케이션 기술은 프로그램 전달, 특히 참여자들에게 피드백을 제공하는데 있어서 중요한 혁신을 지원할 수 있는 잠재력을 가지고 있다. 피드백에는 개인적 피드백, 규준적 피드백, 자기기준 피드백이 있다. 이 세 가지 유형의 피드백이 상호 배타적인 것은 아니며 반드시 정보 기술을 이용하여 전달하는 프로그램에서만 볼 수 있는 것도 아니다. 이들 피드백들은 면대면 세팅에서도 제공될 수 있으며, 전통적인 미디어를 통해서도 전달될 수 있다. 그러나 다음 단원에서 소개될 예를 통해 알 수 있듯이 피드백은 새로운 커뮤니케이션 기술을 사용함으로써 더 효율적이고, 빠르고, 복잡해질 수 있다.

개인적 피드백(personal feedback)이란, 응답자가 얻은 자신이 제공한 답변에 관한 정보를 말한다. 이 피드백은 예를 들면 응답자의 현재 행동 상태, 동기 수준, 신념 및 태도 등

에 관한 정보를 제공해줄 수 있다.

*규준적 피드백(normative feedback)*은 응답자가 자신의 반응을 비슷한 연령이나 동기 수준을 가진 다른 응답자의 반응과 비교하여 얻는 정보를 말한다. 사람들에게 그들의 지방 섭취량을 다른 사람들의 지방 섭취량과 비교하여 피드백을 주는 것은 규준적 피드백의 좋은 예이다(Brug, Glanz, van Assema, Kok & van Breukelen, 1998; Brug 외, 1999). 이 피드백은 사회비교이론과 관련이 있으며, 합리적 행동이론(제4장)의 핵심 구성개념을 이용하는 피드백이다.

*자기기준 피드백(ipsative feedback)*은 반복 피드백이라고도 하는데, 어떤 사람의 가장 최근 상태와 과거에 그 사람을 사정하여 얻었던 정보를 비교하는 것을 말한다(Brug, Glanz, cam Assema, Kok & van Breukelen, 1998). 자기기준 피드백은 응답자가 위험행동 수준, 동기 수준, 관련 인식 변화 등에 있어서 어떤 발전을 이루거나 이루지 못했는지 그리고 어떤 문제가 재발했는지 등을 검토할 수 있게 해준다. 이 피드백은 사회인식이론(제8장 참조)에 기초하여 자기효능감을 향상시키기 위한 한 가지 방법으로서의 점진적 목표 설정 과정에 특히 잘 맞는다.

인쇄 미디어 개입에 대한 컴퓨터 맞춤 접근

건강행동 변화 프로그램의 잠재적인 수혜자들은 매우 다양한 개인적 특성과 관심을 가지고 있으며 그들이 처해 있는 상황 또한 매우 다르다. 모든 관련 정보와 조언을 전통적인 인쇄 미디어(예: 소책자, 안내서 등)에 담을 경우 내용이 장황해지고 적절하지 않은 정보가 메시지에 포함될 가능성이 높다(Kreuter, Farrel, Olevitch & Brennan, 2000). 인쇄미디어를 기반으로 한 개입을 컴퓨터를 이용하여 맞춤 제작(tailoring)할 경우, 다수를 대상으로 하는 획일적이고 일반적인 개입이 아니라 다수의 개별화된 개입을 고안하고 실행하는 것이 가능해진다(De Vries & Brug, 1999). 개별적으로 맞춤 제작된 인쇄 커뮤니케이션이 가진 장점 가운데 하나는 그러한 방식으로 자료를 제작함으로써 사람들이 그러한 자료를 읽고, 보관하고, 생각해 볼 가능성을 높일 수 있다는 것이다(Brinberg & Axelson, 1990; Brug, Steenhuis, van Assema & De Vries, 1996; Rimer, 2000; Skinner, Stretcher & Hospers, 1994; Skinner 외, 1999).

맞춤 제작의 기준으로는 표적 대상의 연령, 성별, 교육수준 또는 기타 인구사회적 특성이 사용될 수 있다. 맞춤 제작 전략은 어떤 건강행동이론도 반영하지 않거나 잘 정립된 특정 이론 또는 다수의 이론들을 적극적으로 반영해도 된다. 컴퓨터 맞춤 제작에 관한 기존의 연구들은 개입의 구조와 내용을 만드는데 사회인식이론(8장 참조)과 범이론모델(제5장 참조)의 구성개념들을 주로 활용하였으며, 이와 더불어서 예방채택과정모델, 계획된 행동이론, 건강신념모델, 보호동기이론 등과 같은 여러 가지 다양한 이론 모델들도 사용하였다(Rakowski, 1999 참조).

브르그Brug, 스티누이스Steenhuis, 밴 아세마van Assema, 드브리스De Vries(1996)는 지방 섭취를 줄이고 과일과 야채 소비를 증가시키기 위한, 컴퓨터로 맞춤 제작된 영양 교육의 효과를 연구하였다. 맞춤 과정은 상호 관련성을 가진, 전산화된 세 가지 구성요소를 중심으로 진행되었다; (1) 식이 섭취 및 행동 변화와 관련된 요인을 사정하기 위한 사정 도구, (2) 맞춤 메시지로 조합할 수 있는 모든 가능한 메시지 문구들이 담겨져 있는 파일, (3) 사정 결과에 근거하여 적절한 메시지 문구를 선택하는 프로그램. 이 가운데 세 번째 구성요소는 종종 전문가 시스템(expert system)이라고 불리기도 하는데, 왜냐하면 이 구성요소의 역할이 맞춤 메시지에 어떤 내용의 메시지를 포함시킬 것인가에 관한, 사전에 프로그램된 결정을 내리는 준전문가의 역할이기 때문이다.

먼저, 초기 사정 도구를 통해 얻은 자료를 이용하여 참여자 개개인에 관한 신상 파일을 만든다. 개인별 신상 자료는 특정 참여자에게 어떤 메시지 내용이 가장 적절한지를 결정하기 위한 기초 자료로 사용된다. 총 121개 항목으로 구성된 자기응답식 설문지를 이용하여 참여자들의 지방, 과일, 야채 소비 정도를 사정하였으며 아울러 계획된 행동이론(제4장 참조)에 근거하여 식이 섭취와 관련된 심리사회적 요인 또한 사정하였다. 이렇게 얻은 자료를 바탕으로 식이 행동, 인식 수준, 태도를 기준으로 참여자들을 분류하였다. 파악된 개개인의 지방 섭취 수준과 관련 태도 및 인식 수준을 고려하여 지방 섭취 감소와 과일, 야채 소비 증가를 강조하는 메시지를 맞춤 제작하였다. 예를 들면 참여자를 '적정 양의 지방을 섭취하는 사람', '권장량 보다 많은 양의 지방을 섭취하는 사람', '권장량 보다 많을 뿐만 아니라 해당 성별의 평균 지방 섭취량 보다 많은 양의 지방을 섭취하는 사람' 이라는 세 가지 범주로 구분한 다음 각각의 범주에 맞는 메시지를 맞춤 제작하였다. 메시지를 맞춤 제작하기 위해서 'if' 와 'then' 으로 이루어진 일련의 논리 서술문을 알고리즘을 이용하여 어떤 메시지를 선택할 것인지를 결정하였다. 사정 결과를 컴퓨터로 읽어 들인 다음, 메시지 파일에서 적절한 메시지 내용들을 선택하여 논리적으로 배열함으로써 각 개인에게 맞는 개별화된 편지를 만들었다.

브르그[Brug], 스티누이스[Steenhuis], 밴 아세마[van Assema], 드브리스[De Vries](1996)는 이 프로그램을 대규모 회사의 직원들을 대상으로 한 연구에서 평가하였다. 사정 도구가 완성된 후 2주가 경과한 시점에서 참여자의 절반에게는 맞춤 제작된 편지를 통해 피드백이 제공되었고, 나머지 절반에게는 맞춤 제작된 편지와 형식은 동일하지만 일반적인 영양 정보를 내용으로 하는 편지가 제공되었다. 맞춤 제작된 편지는 4쪽에서 9쪽 분량이었고, 일반적인 편지는 5쪽 분량이었다. 편지를 받고 나서 3주가 지난 다음 참여자들은 두 번째 사정 설문지를 우편으로 받았다.

일반적인 자료를 받은 참여자들에 비해 맞춤 제작된 편지를 받은 참여자들은 식이 변화에 대해서 훨씬 더 긍정적인 태도를 보였으며, 식이 습관을 바꿀 의사를 지속적으로 가질 가능성이 높았으며, 지방 섭취 수준이 매우 낮았다. 이러한 연구결과를 액면 그대로 받아들인다면, 이러한 결과는 건강행동이론에 근거하여 제작한 맞춤 피드백의 유용성을 뒷받침해주는 결과였다. 그러나 브르그[Brug]와 동료들(1999)이 후속 연구에서 이론적으로 도출된 변수들에 근거한 피드백을 제공한 경우와 그렇지 않은 경우를 비교하여 피드백이 식이에 미치는 영향을 비교했을 때는 이론적으로 행동 변화와 관련이 있는 심리사회적 요인들에 근거한 피드백이 더 효과적이지는 않다는 결과를 얻었다.

이론적으로 도출된 변수들에 근거한 피드백의 효과는 식이 이외에도 여러 가지 다른 행동들, 예를 들면 신체활동(Marcus 외, 1998; Pinto 외, 2000), 영양(Brug, Campbell & van Assema, 1999; Campbell 외, 1999), 금연(Dijkstra, De Vries & Roijackers, 1998; Stretcher 외, 1994), 유방암 엑스선 검사(Rakowski 외, 1997)에 관한 연구를 통해서 평가되었다. 그러나 대부분의 연구들이 이론적으로 도출된 변수들에 근거한 프로그램과 그렇지 않은 프로그램을 비교하기에 적합한 연구 설계를 갖지 못했다. 브르그와 동료들(1999)의 연구결과를 고려해볼 때, 향후 연구들을 통해서 반드시 그러한 비교를 해 볼 필요가 있다. 맞춤 제작한 메시지 내용이 참여자들로 하여금 인쇄자료에 더 많은 관심을 갖게 할 수는 있으나, 이론적으로 도출된 메시지 내용이 일반적인 내용을 맞춤 제작한 자료보다 행동 변화를 이끌어 내는데 더 효과적인지 여부는 아직 분명하지 않다고 하겠다.

맞춤 인쇄물 개입을 개발하는데 있어서 더 힘든 과제는 접근해야 할 관련 영역을 파악하는 것과 파악된 영역에 가장 적합한 메시지 유형을 파악하는 것이다. 많은 연구자들이 행동변화이론의 구성개념들을 이용하여 맞춤 건강행동 커뮤니케이션을 개발하는 것이 개입의 효과를 높이는 결과를 가져올 것이라고 주장해 왔다(Kreuter, Farrel, Olevitch &

Brennan, 2000; Kreuter & Stretcher, 1996; Marcus 외, 1998; Rimer & Glassman, 1999; Velicer & Prochaska, 1999). 물론 그러한 주장이 타당한 주장일 수도 있으나, 이론적으로 도출된 맞춤 전략의 효과에 관해서 어떤 분명한 결론을 내리기에 앞서 보다 적절한 연구 설계를 갖춘 연구들을 통해서 그러한 주장을 뒷받침할 수 있을 만한 증거를 찾는 작업이 선행되어야 할 것이다.

전화를 이용한 컴퓨터 지원 개입

전화를 통해서 조언 및 지원을 제공하는 것은 행동 변화에 긍정적인 영향을 미치는 것으로 알려져 있다(McBride & Rimer, 1999; Soet & Basch, 1997). 특히 전화 접촉은 건강한 사람들과 질병을 앓고 있는 사람들 모두로 하여금 바람직한 신체적 활동을 하는 습관을 갖게 하고, 그러한 습관을 유지하게 하는데 효과적일 수 있다(King 외, 1995 참조). 전화를 이용한 프로그램은 정기적으로 대면 프로그램에 참여하기 어려운 성인들에게 특히 도움이 된다.

음성을 생성하는 컴퓨터 프로그램을 사용할 경우, 전화로 실시간 자료를 수집하고 피드백을 제공하는 것이 가능해진다. 사용자는 터치톤(Touch-Tone) 전화기 자판이나 음성 인식 장치를 이용하여 의사소통할 수 있다. 이러한 시스템을 이용할 경우, 거의 시간 차이 없이 각각의 참여자들과 상호작용할 수 있으며, 참여자들이 행동 변화와 관련해서 결정적인 도움을 필요로 하는 순간에 도움을 제공할 수 있다. 어떤 사람들은 개인적인 선호나 글을 읽는 능력 때문에 글로 표현하는 것보다는 말로 표현하는 것을 더 선호하기도 한다. 컴퓨터 전달 전화 기술이 가진 또 다른 장점은, 참여자들은 상담가가 전화를 해줄 때까지 기다릴 필요 없이 도움이 필요할 때는 언제든지 전화 시스템과 쌍방적 관계를 시작할 수 있다는 점이다.

전화를 이용한 맞춤 개입이 인쇄물을 이용한 맞춤 개입보다 더 효과적인지를 밝히기 위해 많은 연구자들이 연구를 진행해오고 있다. 이 가운데 단 한 개 연구만이 인쇄만 사용하는 것이 더 효과적이라는 결과를 보고하였다(Lipkus, Lyna & Rimer, 1999). 다른 연구들은 컴퓨터 생성 음성을 통해 전달되는 전화를 이용한 개입의 효과를 검증하고자 시도했다(Ramelson, Friedman & Ockene, 1999). 또 어떤 연구들은 유방 엑스선 검사에 대한 결정 같은 복잡한 주제의 경우, 맞춤 인쇄물과 맞춤 전화를 조합하는 것이 어느 한 방법만을 사용하는 것보다 더 효과적인지 여부를 연구하였다(McBride & Rimer, 1999).

립카우스Lipkus, 리머Rimer, 할라비Halabi, 스트리고Strigo(2000)는 건강관리조직(HMO)의 여성 회원들의 유방 엑스선검사 이용을 높이기 위해 고안된 맞춤 개입의 효과를 검증하였다. 이를 위해서 50세 이상의 여성들을 무작위로 일반적인 건강관리, 맞춤 인쇄 커뮤니케이션 및 맞춤 전화 상담에 배정한 후, 1년이 지난 시점에서 세 집단을 비교해본 결과, 전화 상담을 받은 여성들 중 유방 엑스선 검사를 제때에 받은 여성의 비율이 맞춤 인쇄나 일반적인 건강관리를 받은 여성들 중 유방 엑스선 검사를 제때에 받은 여성의 비율에 비해 개입 첫 해에만 높은 것으로 나타났다. 유방 엑스선 검사를 제때 받지 않은 여성들의 경우, 맞춤 인쇄보다 전화 상담이 더 적절한 개입이 될 수 있다.

최근에 완료된 한 임상연구(Delichatsios 외, 2001)에서는 대규모 매니지드 케어(managed care) 조직의 회원들을 쌍방 텔레커뮤니케이션 시스템으로 한 주에 한 번씩 전화를 걸어 신체적 활동 상담을 받는 집단과 식이 상담을 받는 집단으로 무작위 배정한 다음, 두 집단을 비교하였다. 프로그램 개시 후 3개월이 경과한 시점에서 신체적 활동 상담을 받는 참여자들이 식이 상담을 받은 비교집단 참여자들에 비해 신체적 활동 기준을 더 잘 충족시킨 것으로 나타났다. 그러나 6개월이 경과한 시점에서는 두 집단 간의 차이가 나타나지 않았다.

인터넷을 통한 건강행동 변화 프로그램 전달

앞서 소개한, 컴퓨터로 만든 개별화된 인쇄물을 이용한 개입은 향후 지속적인 발전이 예상되는 혁신적인 커뮤니케이션 기술이다. 브르그Brug와 동료들(1999)은 이러한 발전을 컴퓨터로 생성된 맞춤형 건강 정보 전달(인쇄물을 통한)로 대변되는 1세대와 새로 등장하는 2세대(특히 인터넷을 통해서 즉각적인 피드백을 제공하는, 스크린을 기반으로 한 쌍방적 적용)로 나누어 기술한 바 있다. 표 22-1에 제시된 바와 같이, 인쇄물에 기초한 건강 정보 전달은 표 22-2에 소개되어 있는 쌍방 커뮤니케이션 기술의 새로운 역량에 의해서 보강될 것이다.

인터넷 기술은(앞 단원에서 기술한 인쇄물 개입 미디어 프로그램과 마찬가지로) 종이 인쇄물을 쌍방적 매개체로 사용하지 않으면서, 맞춤형 건강행동 커뮤니케이션을 프로그램 참여자들에게 직접적으로 전달할 수 있게 해준다. 그러나 종이 인쇄물을 전혀 사용하지 않고 정보 전달을 전자 전송에만 의존하는 것은 프로그램의 효과를 떨어뜨리는 결과를 초래할 수도 있다. 참여자들로 하여금 정보를 오래 동안 가지고 있게 하기 위해서 맞춤형 정보를 '프린터' 버전으로 만드는 방안을 생각해볼 필요가 있다.

웹사이트를 통해 정보를 전달할 때 얻을 수 있는 즉각적이고 생생한 느낌은 관련 이론들의 구성개념에 기초하여 혁신적인 전략을 개발하는데 도움이 된다. 변화를 이끌어내는 주된 수단으로서 행동 이행과 직접적인 강화를 중요시하는 사회인식이론(8장 참조)은 다른 사람들의 행동을 관찰함으로써 배우는 사회 모델링의 역할을 중요시한다. 예를 들면 프로그램 참여자들로 하여금 어떤 새로운 행동을 하는, 자신들과 동일한 연령 또는 성별을 가진 '모델'의 시각적 또는 시청각적 프리젠테이션에 접할 수 있게 한 다음, 개별화된 개입 구성요소 각각에 대한 다양한 옵션들을 저장한다. 참여자의 반응이나 요청이 있을 때 적절한 맞춤 제작 알고리즘을 이용하여 저장된 옵션들을 활용할 수 있다.

리버만Lieberman(1997)은 웹사이트를 통해 전달될 수 있는 멀티미디어 교육 방법들이 아동과 청소년을 대상으로 한 건강증진 개입에서 어떻게 사용될 수 있는지를 고려하였다. 리버만은 그런 방법들이 건강증진 메시지에 대한 관심과 적극적인 처리(processing), 건강에 관한 학습 동기, 예방 및 자기관리에 관한 지식, 건강한 행동에 대한 자기효능감 인식 그리고 사회적 지지 제공자와의 건강에 관한 커뮤니케이션을 증진시킬 수 있다고 주장하였다.

웹사이트와 웹사이트 프로그래밍은 자료수집, 자기관리 및 개입을 통합하는데 도움이 된다. 웹을 이용하여 웹 기반 조사를 실시함으로써 자료를 수집하고 분석하는데 드는 비용을 줄일 수 있다(Sheehan & Hoy, 1999). 웹 디자인 및 장비 구입에 드는 높은 초기 비용을 제외한다면 실제로 조사를 하는데 드는 비용은 종이 구입비와 우편 비용이 들지 않기 때문에 상당이 줄어든다. 또한 웹 기반 조사를 실시할 경우, 자료를 조사도구에서 분석 프로그램으로 곧 바로 보낼 수 있기 때문에 자료 관리를 단순화시킬 수 있으며 자료 정리의 필요성 또한 매우 낮아진다(Owies, Leslie & Owen, 2000, 근간).

사회적 지원(정보적 지원, 정서적 지원, 수단적 지원 등의)은 건강행동 변화 프로그램의 주된 구성요소 중 하나이다(제9장 참조). 사회적 지원에 초점을 둔 인터넷 기반 프로그램은 당뇨와 같은 만성 질환을 가진 사람들에게(Gustafson 외, 1999) 그리고 체중 감량을 위해 노력하는 사람들에게 특히 도움이 된다(Tate, Wing & Winett, 2001).

휴대용 컴퓨터와 PDA

최근에 이루어진 정보 및 커뮤니케이션 기술에 있어서의 발전 중 하나는 한 손으로 쥘 수 있는 휴대용 컴퓨터(palmtop computer)의 빠른 확산이다. 보다 정교화 된 버전의 그러한 컴퓨터를 가리켜 PDA(personal digital assistants)라고 하는데, 그런 컴퓨터는 무게가 가볍고 크기가 작으며 소프트웨어를 이용하여 데스크탑 컴퓨터나 네트워크 메인프레임 컴퓨터와 연결할 수 있다. 어떤 PDA는 데스크탑 컴퓨터 시스템과 무선으로 연결되는 기능을 가지고 있거나, 전화(핸드폰 등)와도 무선으로 연결할 수 있는데 한마디로 말해서 휴대용 컴퓨터와 핸드폰 기술을 한데 결합한 도구라고 할 수 있다.

이제까지 건강행동 및 건강교육 프로그램에서 휴대용 컴퓨터와 PDA는 제한적인 수준에서만 사용되어져 왔다. 공황장애에 대한 인지행동 치료에 있어서의 휴대용 컴퓨터 사용에 관한 한 연구(Newman, Kenardy, Herman & Taylor, 1997)는 자기 모니터링과 인지행동 치료에 휴대용 컴퓨터를 통합적으로 사용하는 것에 대해서 이용자들이 수용적인 태도를 보였을 뿐만 아니라 매우 적극적으로 자기 모니터링을 했다는 연구결과를 보고하였다. 이와 유사한 결과는 비만 치료를 위한 휴대용 컴퓨터 사용에 관한 초기 연구에서도 보고된 바 있다(Agras 외, 1990).

월렌Whalen, 잼너Jamner, 헨커Henker, 델피노Delfino(2001)는 청소년들의 흡연과 기분을 연구하는데 PDA를 '전자 다이어리' 로 사용했는데, 이들은 부정적인 기분을 자주 경험하는 청소년들에게서 흡연 위험, 흡연 욕구 및 음주가 증가하는 것을 발견하였다. 월렌Whalen과 동료들은 그들이 연구한 전자 다이어리 방법이 영향-관리 훈련(affect-regulation training) 같은, 특정 표적에 대한 예방 개입의 발전에 도움이 될 것이라고 주장하였다.

현재, 건강교육 및 건강행동 변화에서의 PDA 사용에 관한 다양한 연구들이 진행되고 있다. 예를 들면 국립 건강 연구소(National Institute of Health)는 죽음, 장애, 폐경 여성의 삶의 질에 대한 위험요인들을 연구하기 위해서 1991년에 여성 건강 연구소(Women' s Health Initiative)를 설립하였으며, 미국 전역에서 약 160,000명의 상이한 인종과 민족적 배경을 가진 여성들이 참여하고 있다. 현재 많은 하위연구들이 진행되고 있는데, 예를 들면 전산화된 식이 사정과 실시간 식이 모니터링 및 사정을 위한, PDA 기술을 이용한 맞춤 피드백에 대한 평가 등의 다양한 하위연구들이 진행되고 있다. PDA 시스템은 인터넷이나 모뎀을 통해서 피드백 프로그램과 연결된다. 인터넷이나 모뎀을 통해 받은 자료는 지방 섭취량, 과일 및 야채, 곡물 섭취량 같은 식이 목표에 근거하여 분석된다. 온라인 피드백은 참여자들이 그들의 하루 식이 목표를 달성하는데 필요한 동기부여적 메시지와 지원을 제공한다(Karen Glanz, personal communication, 2002).

휴대용 컴퓨터를 사람들에게 제공할 경우, PDA 적용은 상대적으로 비용이 많이 들 것이다. 또한 노인 참여자들은 PDA를 사용하기가 어려울 수 있다(Wright 외, 2000). 건강행동 변화 프로그램 전달에 있어서의 PDA 사용은 PDA의 지속적인 발전과 더불어 확대될 것이다. PDA의 잠재적 활용 범위는 매우 크다고 할 수 있다. 실시간 자료수집 지원, 프로그램 참여자를 위한 즉각적인 피드백 및 지침 제공 같은, PDA의 잠재적 가능성에 대해서는 앞으로도 더 많은 개발과 검증이 이루어져야 할 것이다.

새로운 커뮤니케이션 기술의 한계

인터넷 기반 적용을 개발하고 전달하는데 드는 비용

다수의 대상을 겨냥한 스크린 기반 프로그램은 인쇄 기반 접근방법과 비용구조에 있어서 차이가 있다. 물론 생산 규모가 커지면 인쇄 자료의 단위당 생산비용이 낮아지는 규모의 경제가 존재하기는 하지만 그럼에도 불구하고 인쇄 기반 개입의 총 비용은 대상이 늘어날수록 증가한다. 이와 대조적으로 인터넷 기반 개입의 비용은 일단 개입이 개발되고 나면 더 이상 증가하지 않고 일정 수준을 유지한다. 실제로 인쇄 기반 개입의 대상이 많아지면 많아질수록(규모의 경제를 인정하기는 하지만) 전달 비용 또한 증가한다. 그러나 인터넷에 기초한 개입의 비용은 대상의 수가 늘어나더라도 증가하지 않는다. 인터넷 기반 적용을 위한 소프트웨어의 비용은 대부분 초기 단계에서 발생하며, 그 이후에는 시스템을 관리하는 비용이 발생한다. 장기적으로 보자면 자동화된 커뮤니케이션 시스템을 갖추는데 드는 비용이 직원을 재훈련시키거나 신규 직원을 고용하는 비용 보다 낮을 수 있다(Paperny, 1997). 자동화된 커뮤니케이션 시스템의 높은 효율성은 참여자들과의 상호작용을 위해 필요한 전문가의 시간을 참여자의 수가 아주 많은 상황에서 조차도 최소화할 수 있게 해준다(Schneider, Schwartz & Fast, 1995).

프로그램 실행의 비용구조는 새로운 기술을 사용함에 따라 변한다. 프로그램을 개발하고 설치하는 비용은 확실히 높아진다. 예를 들어서 맞춤형 개입에서 사용하기 위해 제작해야 하는 내용의 양은 일반적인 인쇄자료의 경우 보다 상당히 많아진다. 이와 더불어서 또 한 가지 고려해야 할 사항은 맞춤 제작을 위한 알고리즘을 개발하고 검증해야 한다는 것이다. 그러나 프로그램 전달과 관련된 단위 비용은 궁극적으로 감소하므로 비용 증가 없이 다수의 참여자들이 프로그램에 접근하거나 서비스를 받을 수 있다. 하드웨어와 소프트웨어 구입으로 인해 발생하는 초기 비용은 그 자체만 본다면 상당히 높지만 건강전문가들이 상담을 제공할 때마다 그리고 인쇄물, 전화 매체 또는 대면을 통해서 프로그램을 전달할 때마다 계속해서 발생하는 비용을 대신하는 비용이라는 점을 이해해야 한다. 도서관이나 간이 시설을 통해 무료로 인터넷을 이용할 수 있는 기회가 점점 더 많아지고 있기는 하지만 아직도 많은 사람들에게 있어서 인터넷에 대한 접근은 극복하기 어려운 장애로 남아있다. 한편, 최근에 실시된 조사들에 따르면 인터넷 이용이 일반인들 사이에서 점점 더 일반화되어 가고 있는 것으로 나타났다(Pew Research Center for the People & the Press, 1999). 그럼에도 불구하고 사회적으로 불리한 위치에 있는 사람들이나 건강보험을 갖지 못한 사람들의 경우, 그러한 기술에 대한 접근성이 상대적으로 낮을 수 있다(Eng 외, 1998; Science Panel on Interactive Communication & Health, 1999). 비도시 지역, 도심 한 복판 또는 열악한 사회경제적 특성을 가진 지역사회에 거주하는 사람들은 그렇지 않은 지역에 거주하는 사람들 보다 컴퓨터와 커뮤니케이션을 위한 기반시설에 대한 접근성이 떨어지는 경향이 있다(U.S. Department of Commerce, 1995).

개인용 컴퓨터를 기반으로 하는 프로그램은 프로그램 전달과 관련된 단위 비용이 높다. 그러나 그러한 기술이 일반화되고 핸드폰 기술과 연계됨에 따라 그러한 비용은 점차 낮아질 것으로 예상된다. 또한 일부 연구자들이 지적하듯이 노인 이용자들에게는 휴대용 장비를 사용하는 것이 어려운 일이기는 하지만(Wright 외, 2000), 그러한 장비들을 지속적으로 발전시킬 때 건강행동 변화 프로그램에서 그러한 장비들을 사용할 수 있는 가능성은 점점 더 높아질 것이다. 휴대용 컴퓨터와 핸드폰 기술의 빠른 확산은 앞으로도 계속해서 진행될 것이며 건강행동 변화를 주도할 수 있는 기회를 제공해줄 것이다.

인터넷 기반 프로그램에 대한 접근성 - '디지털 양극화'

인터넷 기반 서비스의 폭넓은 수용은 전체 인구 중 상당수에 달하는 사람들(예: 저소득, 도시 빈민, 비도시지역 거주자, 특정 인종 및 민족 집단, 장애인, 노인 등)이 관련 기술에 대한 접근성이 없는 상태에 있다면 현실적으로 매우 어려워진다(16장 참조). 왜냐하면 그러한 사람들은 문맹률, 언어 장벽 및 기타 여러 가지 요인들로 인해 인터넷 기반 프로그램을 이용할 수 있는 능력이 낮기 때문이다(Eng 외, 1998). 선진국에서는 인터넷에 대한 접근성을 가진 인구 비율이 점차 증가하고 있다. 미국의 경우 성별, 민족, 교육수준, 소득에 따른 접근성에 있어서의 차이가 줄어들고 있는 것으로 나타났다. 지난 2000년에 미국상무부(U.S. Department of Commerce)가 발간한 'Filing Through the Net' 시리즈의 네 번째 보고서에 따르면 미국 전체 인구 중 51%가 가정용 컴퓨터를 보유하고 있으며, 41.5%가 가정에서 인터넷을 이용하는 것으로 보고되었다. 이 수치는 1988년의 42.1%와 26.2%에서 크게 증가한 수치로서 가정에서의 인터넷 사용은 2년 동안 두 배 가까이 증가했다는 것을 알 수 있다(U.S. Department of Commerce, 2000). 또한 the Pew Internet Project의 보고서에 따르면 2000년 12월까지 미국 성인의 56%가 가정에서 인터넷을 사용하고 있는 것으로 나타났다(Rainie 외, 2001). 만일 이러한 추세가 앞으로도 계속된다면 가정에서의 인터넷 사용은 이전에 소개되었던 다른 어떤 기술보다 더 빠르게 확산될 것이다(U.S. Department of Commerce, 2000). 이러한 새로운 기술에 대한 접근성이 사회적으로 보다 평등해질 수 있을지 여부는 멀지 않아 분명해 질 것이다.

정보에 대한 접근성과 정보의 질

정보는 건강과 관련된 결정을 내리는데 있어서 매우 중요하다. 소비자들은 건강 관련 제품, 서비스, 치료적 식이요법에 관한 정보를 얻는데 적극적이다(Rudd & Glanz, 1990). 정확하고 관련성 있는 정보에 대한 접근성은 건강행동 변화에 있어서 필요조건이기는 하지만 충분조건이 아니다. 정보 기술의 빠른 성장과 발전은 소비자들이 정보를 얻는 방식을 바꿔놓고 있다.

소비자 정보 처리이론(Consumer Information Processing Theory)의 관점에서 볼 때, 소비자 선택 환경의 가장 중요한 특징은 가용 정보의 양과 질이다(Rudd & Glanz, 1990). 새로운 미디어 기술, 특히 인터넷을 통해서 얻을 수 있는 정보의 양은 무한하다고 할 수 있다(Shenk, 1998; Johnson, 1997). 정보 처리와 선택 전략은 개인의 의사 결정에서 점점 더 중추적인 역할을 하고 있다(Castells, 1993). 인터넷을 통해서 얻을 수 있는 정보의 과잉과 불확실한 정보의 질은 세계보건기구(World Health Organization)로부터 공인을 받은 양질의 건강 관련 내용에 대해서만 '건강' 이라는 말이 들어간 도메인 이름을 쓸 수 있게 하기 위해(성공을 거두지 못한) 로비를 펼쳐야 하는 지경에까지 이르렀다(Illman, 2000).

인터넷에서는 편집을 통해 정보를 통제하는 것이 불가능하다. 따라서 웹사이트를 관리하는 사람이면 누구나 자신을 건강 전문가라고 주장하는 것이 사실상 가능하다(Sonnenberg, 1997). 이는 곧 웹사이트의 질을 누구도 보장할 수 없다는 것을 의미한다. 대부분의 소비자들에 있어서 웹사이트의 질을 판단한다는 것은 매우 어렵거나 불가능하다. 최근의 한 연구(Cyber Atlas, 2001b)에 따르면, 건강 관련 정보를 찾기 위해서 인터넷을 이용한 사람들 중 65%가 야후나 구글과 같은 일반적인 검색엔진을 사용하여 정보를 찾고자 했으며, 24%만이 WebMD나 DrKoop와 같은 건강 포탈을 사용했고, 11%는

Oncology.com과 같이 특정 건강 주제에 관한 정보를 제공하기 위해 만들어진 웹사이트를 이용한 것으로 나타났다. 이러한 연구결과는 인터넷 건강 자원의 소비자들이 양질의 정보 및 조언을 찾기에 적합한 정보 검색 전략을 사용하고 있지 못하다는 것을 말해주고 있다.

인터넷은 많은 사람들로 붐비는 혼란스러운 매체이다. 사람들로 하여금 양질의 건강 정보에 주의를 기울이게 만드는 것은 쉽지 않은 과제이다. 건강행동 변화 프로그램과 관련해서 더 중요한 과제는 사람들로 하여금 프로그램 제공자들이 바라는, 사람들이 했으면 하는 행동에 주의를 기울이게 하는 것이다. 인터넷을 통한 건강행동 프로그램 전달은 만일 다수의 사람들로 하여금 프로그램에 주의를 기울이게 하고 관심을 보인 사람들로 하여금 실제로 권장 행동을 하게 만들려면, 여러 가지 보충적 전략들을 필요로 하게 된다. 예를 들면 사람들의 주의를 끌기 위해서 방송, 인쇄 미디어, 전화 구인 등과 같은 전통적인 전략들이 필요할 수도 있다. 직장에서는 사내 소식지나 표적 대상 이메일 같은 내부망 시스템과 커뮤니케이션 경로들의 사용이 필요할 수도 있다.

결론

건강행동 개입에 있어서 새로운 커뮤니케이션 기술의 활용은 발달단계 상 아직 초기 단계에 불과하다. 그러한 기술을 이용하여 전달되는 프로그램들이 폭넓게 수용될지 그리고 효과적일지 여부는 좀 더 두고 볼 일이다. 새로운 커뮤니케이션 기술을 적용한 개입들 중 어떤 것들은 효과적인 것으로 밝혀졌지만 그러한 개입의 효과에 대해서는 앞으로도 많은 연구가 이루어져야 할 것이다. 그럼에도 불구하고 새로운 정보 기술의 사용이 머지않아 많은 사람들로 하여금 건강 증진과 질병 예방을 위해서 보다 효과적인 행동 프로그램들을 이용하게 만들 것으로 기대된다. 그러한 프로그램들은 상당한 수준의 공중보건 효과를 이끌어낼 수 있는 잠재적 가능성을 가지고 있다(Ramelson, Friedman & Ockene, 1999).

새로운 커뮤니케이션 기술을 기반으로 한 혁신적인 프로그램들의 창조적이고 잘 관리된 발전의 핵심에는 이 책의 다른 장들에서 기술된 바 있는 건강행동이론과 모델들이 자리하고 있다. 표 22-2에 소개된 새로운 기술들의 역량은 행동 변화 프로그램들의 개발 및 발전을 향상시킬 수 있는 잠재력을 가지고 있다. 건강행동이론들은 우리에게 그러한 잠재력을 공식적으로 개념화하고 분석하는데 필요한 도구를 제공해준다. 이러한 맥락에서 볼 때, 통제된 실험연구들을 통해서 프로그램의 구성요소들 중 이론적으로 도출된 요소들과 일반적인 요소들을 비교해 볼 필요가 있다.

새로운 커뮤니케이션 기술은 의심할 여지없이 건강행동 변화를 위한 새로운 방법을 개발하고 전달하는 도움을 준다. 우리 앞에 놓인 중요한 과제는 접근성과 형평성에 관한 쟁점들에 주의를 기울이고, 관련된 건강행동이론과 모델들을 비판적으로 적용하고, 혁신적인 전략 및 프로그램의 결과를 주의 깊게 평가하는 것이다.

참고문헌

Agras, W. S., and others. "Developing Computer-Assisted Therapy for the Treatment of Obesity." *Behavior Therapy,* 1990, *21,* 99–109.

Anderson, R., Bikson, T., Law, S., and Mitchell, B. *Universal Access to E-mail: Feasibility and Societal Implications.* Santa Monica, Calif.: RAND, 1995.

Brinberg, D., and Axelson, M. L. "Increasing the Consumption of Dietary Fiber." *Health Education Research,* 1990, *5,* 409–420.

Brug, J., Campbell, M., and van Assema, P. "The Application and Impact of Computer-Generated Personalized Nutrition Education." *Patient Education and Counseling,* 1999, *36,* 145–156.

Brug, J., Glanz, K., van Assema, P., Kok, G., and van Breukelen, G. "The Impact of Computer-Tailored Feedback and Iterative Feedback on Fat, Fruit and Vegetable Intake." *Health Education and Behavior,* 1998, *25,* 517–531.

Brug, J., Steenhuis, I., van Assema, P., and De Vries, H. "The Impact of a Computer-Tailored Nutrition Intervention." *Preventive Medicine,* 1996, *25,* 236–242.

Brug, J., and others. "Computer-Tailored Nutrition Education: Differences Between Two Interventions." *Health Education Research,* 1999, *14,* 249–256.

Campbell, M. K., and others. "Varying the Message Source in Computer-Tailored Nutrition Education." *Patient Education & Counseling,* 1999, *36,* 157–169.

Castells, M. "The Informational Economy and the New International Division of Labor." In M. Carnoy, M. Castells, S. S. Cohen, and F. H. Cardoso (eds.), *The New Global Economy in the Information Age: Reflections on Our Changing World.* University Park, Pa.: Pennsylvania State University Press, 1993.

Children's Partnership. *Online Content for Low-Income and Underserved Americans.* Santa Monica, Calif.: The Children's Partnership, 2000. Available at *http://www.childrenspartnership.org/pub/low_income/.* Viewed September 1, 2001.

CyberAtlas. *March 2001 Internet Usage Statistics.* CyberAtlas, 2001a. Available at *http://cyberatlas.internet.com/big_picture/traffic_patterns/print/0,,5931_747041,00.html.* Viewed May 1, 2001.

CyberAtlas. *Online Health Consumers More Proactive About Healthcare.* CyberAtlas, 2001b. Available at *http://cyberatlas.internet.com/markets/healthcare/article/ 0,,10101_755471,00.html.* Viewed May 1, 2001.

Davison, K. P., Pennebaker, J. W., and Dickerson, S. S. "Who Talks? The Social Psychology of Illness Support Groups." *American Psychologist,* 2000, *55,* 205–217.

Delichatsios, H. K., and others. "Randomized Trial of a 'Talking Computer' to Improve Adults' Eating Habits." *American Journal of Health Promotion,* 2001, *15,* 215–224.

De Vries, H., and Brug, J. "Computer-Tailored Interventions Motivating People to Adopt Health-Promoting Behaviors." *Patient Education and Counseling,* 1999, *36,* 99–105.

Dijkstra, A., De Vries, H., and Roijackers, J. "Computerized Tailored Feedback to Change Cognitive Determinants of Smoking: A Dutch Field Experiment." *Health Education Research,* 1998, *13,* 197–206.

Dirkin, G. "Technological Supports for Sustaining Exercise." In R. Dishman (ed.), *Advances in Exercise Adherence.* Champaign, Ill.: Human Kinetics, 1994.

Eng, T. R., and others. "Access to Health Information and Support: A Public Highway or a Private Road?" *Journal of the American Medical Association,* 1998, *280*(15), 1371–1375.

Fotheringham, M. J. and Owen, N. "Section Editors' Introduction: Interactive Health Communication in Preventive Medicine." *American Journal of Preventive Medicine,* 2000, *19,* 111–112.

Fotheringham, M. J., Owies, D., Leslie, E., and Owen, N. "Interactive Health Communication in Preventive Medicine: Internet-Based Strategies in Teaching and Research." *American Journal of Preventive Medicine,* 2000, *19,* 113–120.

Fox, S., and Rainie, L. *The Online Healthcare Revolution.* Washington, D.C.: Pew Internet and American Life Project, 2000. Available at *http://www.pewinternet.org.* Viewed April 18, 2001.

Gustafson, D. H., and others. "Impact of a Patient-Centered, Computer-Based Health Information/Support System." *American Journal of Preventive Medicine,* 1999, *16,* 1–9.

Illman, J. "WHO's Plan to Police Health Websites Rejected." *British Medical Journal,* 2000, *321,* 1308.

Johnson, S. *Interface Culture: The Way We Create and Communicate.* New York: Basic Books, 1997.

King, A. C., and others. "Long-Term Effects of Varying Intensities and Formats of Physical Activity on Participation Rates, Fitness, and Lipoproteins in Men and Women Aged 50 to 65 Years." *Circulation,* 1995, *9,* 2596–2604.

Kreuter, M. W., Farrell, D., Olevitch, L., and Brennan, L. *Tailoring Health Messages.* Mahwah, N.J.: Erlbaum, 2000.

Kreuter, M. W., and Strecher, V. J. "Do Tailored Behavior Change Messages Enhance the Effectiveness of Health Risk Appraisal? Results from a Randomized Trial." *Health Promotion Research,* 1996, *11*(1), 97–105.

Lieberman, D. A. "Interactive Video Games for Health Promotion: Effects on Knowledge, Self-Efficacy, Social Support, and Health." In R. L. Street, W. R. Gold, and J. Manning (eds.), *Health Promotion and Interactive Technology: Theoretical Applications and Future Directions.* Mahwah, N.J.: Erlbaum, 1997.

Lipkus, I. M., Lyna, P. R., and Rimer, B. K. "Using Tailored Interventions to Enhance Smoking Cessation Among African-Americans at a Community Health Center." *Nicotine & Tobacco Research,* 1999, *1,* 77–85.

Lipkus, I. M., Rimer, B. K., Halabi, S., and Strigo, T. S. "Can Tailored Interventions Increase Mammography Use Among HMO Women?" *American Journal of Preventive Medicine,* 2000, *18,* 1–10.

Marcus, B. H., Owen, N., Forsyth, L. H., Cavill, N. A., and Fridinger, F. "Interventions to Promote Physical Activity Using Mass Media, Print Media and Information Technology." *American Journal of Preventive Medicine,* 1998, *15,* 362–378.

Marcus, B. H., and others. "Efficacy of an Individualized, Motivationally-Tailored Physical Activity Intervention." *Annals of Behavioral Medicine,* 1998, *20,* 174–180.

McBride, C. M., and Rimer, B. K. "Using the Telephone to Improve Health Behavior and Health Service Delivery." *Patient Education and Counseling,* 1999, *37,* 3–18.

Newman, M. G., Kenardy, J., Herman, S., and Taylor, C. B. "Comparison of Palmtop-Computer-Assisted Brief Cognitive-Behavioral Treatment to Cognitive-Behavioral Treatment for Panic Disorder." *Journal of Consulting and Clinical Psychology,* 1997, *65,* 178–183.

Noell, J., and Glasgow, R. E. "Interactive Technology Applications for Behavioral Counseling." *American Journal of Preventive Medicine,* 1999, *17,* 269–274.

Paperny, D.M.N. "Computerized Health Assessment and Education for Adolescent HIV and STD Prevention in Health Care Settings and Schools." *Health Education and Behavior,* 1997, *24,* 54–70.

Patrick, K. "Information Technology and the Future of Preventive Medicine: Potentials, Pitfalls and Policy." *American Journal of Preventive Medicine,* 2000, *19,* 132–135.

Pinto, B., and others. "Physical Activity Promotion Using a Computer-Based Telephone Counseling System." *Annals of Behavioral Medicine,* 2000, *22,* S212.

Pew Research Center for the People and the Press. *Online Newcomers More Middle-Brow, Less Work-Oriented: The Internet News Audience Goes Ordinary.* Washington, D.C.: The Pew Research Center for the People and the Press, 1999. Available at: http://www.people-press.org/tech98sum.htm. Viewed May 1, 2001.

Rainie, L., and others. *More Online, Doing More.* Pew Internet and American Life Project, 2001. Available at http://www.digitaldividenetwork.org. Viewed March 30, 2001.

Rakowski, W. "The Potential Variances of Tailoring in Health Behavior Interventions." *Annals of Behavioral Medicine,* 1999, *21,* 284–289.

Rakowski, W., and others. "A Stage-Matched Intervention for Screening Mammography." *Annals of Behavioral Medicine,* 1997, *19,* S63.

Ramelson, H. Z., Friedman, R. H., and Ockene, J. K. "An Automated Telephone-Based Smoking Cessation Education and Counseling System." *Patient Education and Counseling,* 1999, *36,* 131–144.

Reeves, P. M. "Coping in Cyberspace: The Impact of Internet Use on the Ability of HIV-Positive Individuals to Deal With Their Illness." *Journal of Health Communication,* 2000, *5*(Supplement), 47–59.

Rimer, B. K. "Foreword." In M. Kreuter, D. Farrell, L. Olevitch, and L. Brennan (eds.), *Tailoring Health Messages.* Mahwah, N.J.: Erlbaum, 2000.

Rimer, B. K., and Glassman, B. "Is There a Use for Tailored Print Communications in Cancer Risk Communication?" *Journal of the National Cancer Institute. Monographs,* 1999, *25,* 140–148.

Robinson, T. N., Patrick, K., Eng, T. R., and Gustafson, D. "An Evidence-Based Approach to Interactive Health Communication." *Journal of the American Medical Association,* 1998, *280,* 1264–1269.

Rudd, J., and Glanz, K. "How Individuals Use Information for Health Action: Consumer Information Processing." In K. Glanz, F. M. Lewis, and B. K. Rimer (eds.), *Health Behavior and Health Education: Theory, Research, and Practice.* San Francisco: Jossey-Bass, 1990.

Schneider, S. J., Schwartz, M. D., and Fast, J. "Computerized, Telephone-Based Health Promotion." *Computers in Human Behavior,* 1995, *11,* 135–148.

Science Panel on Interactive Communication and Health (SPICH). *Wired for Health and Well-Being: The Emergence of Interactive Health Communication.* Washington, D.C.: Office of Disease Prevention and Health Promotion, U.S. Department of Health and Human Services, 1999.

Sheehan, K. B., and Hoy, M. G. "Using E-Mail to Survey Internet Users in the United States." *Journal of Computer-Mediated Communication,* 1999, *4.* Available at http://www.ascusc.org/jcmc/vol4/issue3/sheehan.html. Viewed July 20, 1999.

Shenk, D. *Data Smog: Surviving the Information Glut.* San Francisco: HarperCollins, 1998.

Skinner, C. S., Strecher, V. J., and Hospers, H. "Physician's Recommendations for Mammography: Do Tailored Messages Make a Difference?" *American Journal of Public Health,* 1994, *84,* 43–49.

Skinner, C. S., and others. "How Effective Is Tailored Print Communication?" *Annals of Behavioral Medicine,* 1999, *21,* 290–298.

Soet, J. E., and Basch, C. E. "The Telephone as a Communication Medium for Health Education." *Health Education and Behavior,* 1997, *24,* 759–772.

Sonnenberg, F. A. "Health Information on the Internet." *Archives of Internal Medicine,* 1997, *157,* 151–152.

Strecher, V. J., and others. "The Effects of Computer-Tailored Smoking Cessation Messages in Family Practice Settings." *Journal of Family Practice,* 1994, *39,* 262–270.

Tate, D. F., Wing, R. R., and Winett, R. A. "Using Internet Technology to Deliver a Behavioral Weight Loss Program." *Journal of the American Medical Association,* 2001, *285,* 1172–1177.

U.S. Department of Commerce. *Falling Through the Net: A Survey of the "Have Nots" in Rural and Urban America.* Washington, D.C.: National Telecommunications and Information Administration, 1995.

U.S. Department of Commerce. *Falling Through the Net: Toward Digital Inclusion.* Washington, D.C.: National Telecommunications and Information Administration, 2000.

Velicer, W. F., and Prochaska, J. O. "An Expert System Intervention for Smoking Cessation." *Patient Education and Counseling,* 1999, *36,* 119–129.

Wallack, L. "The Role of Mass Media in Creating Social Capital: A New Direction for Public Health." In B. D. Smedley and S. L. Syme (eds.), *Promoting Health: Intervention Strategies from Social and Behavioral Research.* Washington, D.C.: National Academy Press, 2000.

Whalen, C. K., Jamner, L. D., Henker, B., and Delfino, R. J. "Smoking and Moods in Adolescents with Depressive and Aggressive Dispositions: Evidence from Surveys and Electronic Diaries." *Health Psychology,* 2001, *20,* 99–111.

Wright, P., and others. "Text Entry on Handheld Computers by Older Persons." *Ergonomics,* 2000, *43,* 702–716.

23 이론기반 개입 평가 RE-AIM모델

HEALTH
BEHAVIOR
and
HEALTH
EDUCATION

이 장에서는 이론기반(theory-based) 건강교육 및 건강행동 개입에 대한 평가와 접근에 초점이 맞춰질 것이다. 평가는 매우 일반적인 주제이며, 그렇기 때문에 매우 광범위한 주제이지만, 이 장에서는 논의의 범위를 영향(impact) 또는 결과(outcome)에 대한 평가로만 한정하고자 한다. 이 장의 범위를 벗어나지만 결과 평가를 종합하는데 있어서 매우 중요한, 과정과 형성에 대한 평가에 대해서는 다른 문헌들을 참고하기 바란다. 또한 이 장의 범위를 역시 벗어나는 주제인 임상사례 설계와 통계분석에 관해서도 많은 문헌들을 찾아 볼 수 있다.

이 장에서 우리는 먼저 건강증진 및 건강교육 개입 평가에 관한 일반적인 쟁점들을 살펴 본 다음, 이어서 연구결과를 실천으로 전환할 때 지침을 제공하는데 특히 중요한 몇 가지 평가 질문들을 살펴볼 것이다.

평가와 관련된 핵심 쟁점

내적 타당도와 구성개념 타당도

내적 타당도(internal validity)란 연구의 결과가 외생요인이나 복합요인이 아니라 실험요인(예: 개입)에 기인하는 정도를 말한다. 평가에서 개념구성체 타당도(construct validity)란 상황의 차이(보통 개입 상황과 통제 또는 비교 상황)를 '주된 구성요소' 또는 이론적으로 가장 중요하다고 생각되는 요인을 가지고 설명할 수 있는 정도를 말한다(이는 척도의 개념구성체 타당도와는 다른 것이다). 이러한 쟁점들은 상황의 차이를 우리가 무엇에 관해서 해석하고 싶어 하는 바로 그 무엇으로 그리고 치료적 변화의 가정된 중재 메커니즘에 대한 적절한 과정 측정(process measures)으로 국한시키는데 필요한 연구설계 및 방법론적 절차와 관련이 있다. 그러한 과정 측정들 중에서 이 장의 내용과 관련이 있는 측정은 개입의 전달 또는 이행에 대한 측정, 즉 개입이 의도했던 바대로 전달되고 있는 정도를 측정하는 것이다. 이러한 측정은 '제2종 오류' 가 발생하지 않게 하는데, 다시 말하면 개입이 의도한 바대로 전달되거나 이행되지 않는다면 개입은 효과적이지 않다고 결론 내릴 수 있기 위해서 매우 중요하다(Basch, Sliepcevich, Gold, 1985). 효능 및 효과에 관한 단원에서 논의하겠지만 개입의 긍정적인 결과뿐만 아니라 개입이 야기할 수 있는 부정적 효과나 개입으로 인해 발생할 수 있는 부작용에 대한 사정 또한 매우 중요하다.

외적 타당도

외적 타당도(external validity)란 주어진 연구에서 연구되는 특정한 상황, 외부의 다른 상황, 설정 환경, 상태 연구의 결과를 일반화하거나 적용할 수 있는 정도를 말한다. 또한 외적 타당도는 연구에서의 중재 설정 환경, 중재 에이전트, 참석자의 대표성과 관계가 있다.

내적 타당도와 외적 타당도 간의 균형

연구에 있어서 내적 타당도와 외적 타당도 간의 균형을 유지하는 것은 매우 중요하다. 내적 타당도를 높이기 위한 연구설계는 외적 타당도를 떨어뜨리게 된다. 왜냐하면 일반적으로 내적 타당도는 연구하고자 하는 상황을 단순화하거나 제한함으로써 높일 수 있는데 그렇게 하는 것은 정의에 의해서, 연구결과를 일반화할 수 있는 가능성을 떨어뜨리기 때문이다. 개입의 효능을 사정하기 위해서는 내적 타당도를 최대화해야 하는 반면, 관련성과 보급 가능성을 높이는 데는 외적 타당도를 높이는 것이 매우 중요하다. 내적 타당도와 외적 타당도 간의 상충적 관계에 대해서는 개입 연구의 단계라는 단원에서 보다 자세하게 논의하기로 하겠다. 다행히도 내적 타당도를 희생하지 않고 외적 타당도를 높일 수 있는 전략들이 있으며 바로 그러한 전략들이 이 장에서 이루어질 논의의 핵심이 될 것이다.

연구의 궁극적인 목적은 이미 30년 전에 고든 폴Gordon Paul이 던졌던 '어떤 치료를, 어떤 사람들에게, 어떤 상황에서, 어떤 결과를 이끌어내기 위해, 누구에 의해 전달하는 것이 가장 효과적이며, 어떻게 하면 그렇게 할 수 있는가?' (Paul, 1969)라는 핵심적인 질문에 대한 답을 찾기 위해서 개입에 관한 충분한 지식을 얻는 것이다.

개입 맥락과 중간 결과

개입의 영향을 사정하기 위해서는 개입이 어떤 맥락에서 작용하는지, 누구를 위한 것인지 그리고 개입이 만들어내는 중간 효과와 장기적 효과가 무엇인지를 이해해야 한다. 대부분의 건강행동과 교육연구, 특히 직장, 학교, 임상 클리닉, 지역사회 조직 같은 세팅 내에서 이루어지거나 개입 전문가에 의해서 전달되는 경우는 세팅 차원 및 개인 차원에서의 효과를 모두 이해하는 것이 중요하다. 이해를 촉진하고 연구결과의 적절한 맥락을 이해하기 위해서 프로그램에 참여할 수 있는 개인들과 세팅에 어떤 일들이 일어나고 있는지를 시각적으로 보여줄 수 있는 연구 개요도를 만드는 것이 종종 도움이 된다. 보통 개요도에는 참여자 모집을 포함할 것인지 제외할 것인지를 분명히 하는 것, 개입 세팅(들), 참여율과 참여율 감소의 원인, 개입 이행과 관련된 쟁점들, 과정 또는 개입 메커니즘, 참여자 유지 결과 등이 포함된다. 그림 23-1은 개입 연구 개요도의 예이다. 많은 학술지들이 이러한 개요도를 논문의 내용에 포함시킬 것을 일반적으로 요구하고 있다.

이론기반개입을 평가하는 경우에는 매개변수(mediating variables)를 파악하고 측정하고 분석하여 매개변수의 효과를 사정하는 것이 특히 중요하다. 매개변수는 개입이 효과로 이어지는 가상의 경로나 과정에 해당한다. 예를 들면 마약 같은 불법 약물 사용을 줄이기 위한 프로그램에서 동료집단의 압력을 견디어 낼 수 있는 개인의 자기효능감을 증가시킴으로써 약물 사용의 빈도를 감소시키는 것을 말한다. 매개변수를 평가하기 위한 분석 과정에 대한 심도있는 논의는 다른 문헌들을 참조하기 바란다(Baron & Kenny, 1986, MacKinnon & Dwyer, 1993). 가장 중요한 것은 건강행동 개입이 어떻게 작동하여 이론적 메커니즘에 대한 우리의 이해를 증진시키고 더 효율적이고 효과적인 개입을 만들어내는지를 이해하는 것이다.

연구의 단계

연구 집단들에 의해서 건강행동 개입과 평가의 발전에 도움을 줄 수 있는 일련의 '연구 단계' 들이 제시되었다. 그 가운데 일부, 특히 그린왈드Greenwald와 쿨런Cullen(1985), 플레이Flay(1986)가 제시한 연구단계는 국립 암연구소(National Cancer Institute), 국립 심장, 폐, 혈액 연구소(National Heart, Lung & Blood Institute) 및 건강증진 과학의 발전에 관심이 있는 그 밖의 여러 기관들과 단체들에 의해서 폭넓게 채택되고 사용되어져 왔다. 표 23-1에는 그린왈드와 쿨런의 5단계 모델이 각 단계에 해당하는 건강교육의 예와 함께 제시되

그림 23-1. 가상적인 직장 개입 참여 흐름도

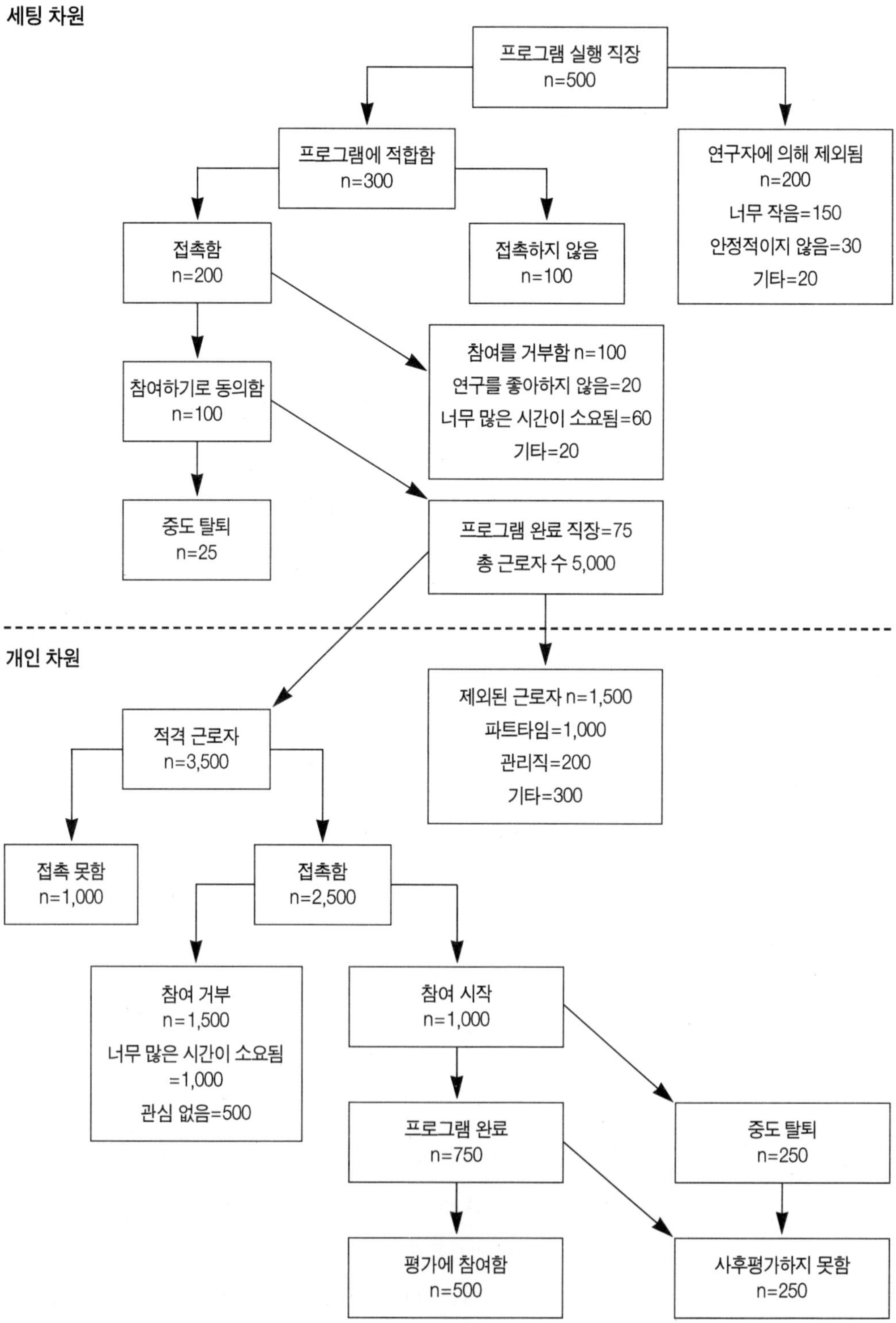

표 23-1. Greenwald와 Cullen(1985)의 5단계 연구모델

	단계	건강행동의 예
1단계	가설 설정	기존 문헌을 통해 청소년 비만과 오래 시간 앉아 생활하는 습관 간의 연관성 파악
2단계	방법 개발	청소년의 신체 활동을 증가시키기 위한 개입에 대한 사전 연구 및 척도의 타당성 검증
3단계	통제된 개입 시도(효능 연구)	청소년을 대상으로 소규모 신체 활동 개입 시도
4단계	특정 대상 연구(효과 연구)	모든 중학생 청소년들을 대상으로 한 대규모 신체 활동 개입 시도
5단계	시범 보이기(확산)	특정 주(state)의 모든 중학교에 적용된 신체활동 프로그램의 결과 평가

출처: Harris, Oldenbug, and Owen, 1999

어 있다. 모든 연구단계들에게서 찾아볼 수 있는 공통점은 모든 연구단계들이 초기 가설을 검증하기 위한 기본적인 실험실 연구와 문헌검토에서 시작하여 이상적인 상황 또는 최적의 상황 하에서 개입을 사정하도록 설계된 '효능' 연구로 이어지는, 선호되는 어떤 순차적인 과정을 가지고 있다는 점이다. 효능 연구는 연구의 내적 타당도를 극대화함으로써 뒤이어 진행될 '효과' 연구를 위한 개입의 과학적 기초를 정립하는데 주된 목적이 있다. 그런 다음 효과 연구는 효능 연구에서처럼 엄격한 선별과정을 거친, 동기부여 정도가 높고, 스스로의 선택에 의해 참여한 지원자들을 대상으로 하는 것이 아니라 보다 대표성 있고 현실적인 상황 또는 대표성을 가진 특정 인구집단을 대상으로 삼음으로써 개입이 어떤 영향을 미치는지를 밝히고자 한다.

맨 마지막 단계인 시범(demonstration) 또는 확산(dissemination) 연구 단계는 연구비 지원 기관과 연구자 모두가 충분한 관심을 기울이지 못하는 단계이다. 시범 또는 확산 연구는 이미 이전 단계에서의 연구를 통해 효능과 효과가 입증된 개입을 폭넓게 확산시키는 방법과 확산에 영향을 미치는 요인들을 밝히는데 주안점을 둔다. 많은 연구자들이 주로 내적 타당도와 관련이 있는 효능 연구의 목표, 가정 및 쟁점을 주로 외적 타당도나 공중보건 쟁점과 관련이 있는 효과 연구와 확산 연구의 목표, 가정 및 쟁점과 비교한 바 있다(Lichtenstein & Glasgow, 1992; Flay, 1986; McKinlay, 1996).

평가모델

건강증진 평가에 도움을 제공하고자 서로 다른 그러나 연관성을 가진 모델과 이론틀들이

제시되었다. 이 가운데 어떤 것들은 개입 개발 및 평가를 위한 것들(Green & Kreuter, 1999; Biglan, Ary, Wagennar, 2000)이고, 어떤 것들은 평가만을 위한 것들(Lomas, 1997)이다. 평가모델은 주요 쟁점에 관심을 집중시키는데 유용하며 연구자와 실천가 모두에게 도움이 된다. 실천가들에게 있어서 평가 모델은 건강행동 프로그램을 개발하거나 선택할 때 그리고 문헌을 고찰할 때 핵심적인 요인들을 파악하는데 도움이 된다. 연구자들에게 있어서 평가모델은 프로그램 평가에 포함되어야 할 중요한 영역들을 파악하는데 매우 유용하다. 이 장에서는 RE-AIM이론 개발에 상당한 영향을 미친 두 가지 이론틀인 PRECEDE-PROCEED모델(Green & Kreuter, 1999; 18장 참조)과 확산이론(Rogers, 1995; Nutbeam, 1996; 14장 참조)에 대해서 살펴볼 것이다.

어떤 부류의 연구들은 연구가 현실에 미치는 영향과 연구를 다양한 세팅에 적용할 수 있는 가능성에 영향을 미치는 요인들에 주안점을 두기도 한다. 예들 들면 올덴버그[Oldenburg]와 그의 동료들(Oldenburg, Sallis, French, Owen, 1999; Oldenburg, French, Sallis, 2000)의 확산, 보급, 체계화에 관한 연구들이 바로 그러한 연구들이다. 이들은 연구와 채택(또는 연구 세팅이 아닌 실제 세팅에서의 적용) 그리고 모든 건강증진 연구들이 집착하다시피 하는, 내적 타당도를 강조하는 효능 연구 간에 어떤 차이가 있는지를 잘 보여주었다. 또 다른 중요한 연구로는 굿맨 스테클러[Goodman Steckler]와 동료들의 연구가 있는데, 이들은 개입이 보급되고 '제도화' 되는 정도와 관련이 있는 요인들을 파악하고 측정하였다. 세 번째 부류의 예에 해당하는 연구들은 실용적이고 실행 가능한 개입을 개발하는데 초점을 맞춘 연구들인데 대표적인 연구로는 아브람스[Abrams] 외(1996)의 연구를 꼽을 수 있다. 이들은 개입의 영향을 개입의 효능(즉, 내적 타당도와 관련이 있는 변화의 효과와 크기)뿐만 아니라 개입의 범위, 즉 개입을 접할 수 있고 개입에 참여할 수 있는 자격을 가진 사람들의 비율로도 평가해야 한다고 주장하였다. 개입의 영향은 개입의 범위와 효능의 곱의 함수라는 이들의 주장(Abrams 외, 1996)은, 이 장에서 살펴보게 될 RE-AIM 평가 체계의 개발에 가장 직접적인 영향을 미쳤다.

RE-AIM 평가틀

RE-AIM은 범위(Reach), 효능(Efficacy) 또는 효과(Effectiveness), 채택(Adoption), 실행(Implementation), 유지(Maintenance)의 약자이다(Glasgow, Vogt, Boles, 1999; Glasgow,

McKay, Piette, Reynolds, 2001). 범위란 개입에 노출된 잠재적 참여자의 비율과 그들이 가진 대표성 정도를 말한다. 종종 범위, 효능, 효과(표 23-2 참조)(대상을 몇 개 집단으로 배정하는 실험연구에서처럼)는 개인이나 집단과 관련이 있는 것으로 여겨진다. 효능과 효과는 삶의 질 및 관련 요인들에 대한 개입의 긍정적 또는 의도된 영향과 부정적 또는 의도하지 않은 결과 모두와 관련이 있다.

RE-AIM 평가 체계에서 채택(adoption)과 실행(implementation)은 주로 세팅 또는 맥락의 차원에서 작용한다. 채택이란 개입이 이루어지는(예: 직장, 의료시설, 학교, 지역사회) 세팅과 개입을 전달하는(예: 교사, 의사, 건강교육자) 개입 전문가의 참여율과 대표성을 말한다. 채택은 범위만큼(개인 차원에서) 중요함에도 불구하고, 그다지 많은 관심의 대상이 되지 못해왔다. 실행은 실제 평가에서 개입의 여러 구성요소들이 의도한 바대로 전달된 정도를 말한다. 실행은 특히 연구 프로토콜 이행뿐만 아니라 다른 많은 책임을 맡고 있는 정식 직원에 의해서 적용 세팅에서 진행될 때 자주 어려워진다.

RE-AIM모델의 마지막 차원인 유지(maintenance)는 개인 차원과 세팅 차원 각각에 해당하는 지표를 가지고 있다. 개인 차원의 지표는 개입의 장기적 결과(마지막 개입 접촉 후 최소 6개월이 경과한 다음)에 해당하는 지표이다. 대부분의 행동에 있어서 효과를 장기간에 걸쳐 유지하는 것은 쉽지 않은 것으로 알려져 있으며, 유지에 영향을 미치는 요인과 초기 행동 변화에 영향을 미치는 요인은 다른 것으로 알려져 있다(Marlatt & Gordon, 1985; Orleans, 2000). 유지에 대한 평가에 있어서 중요한 것은 사후 관리에 참여하는 사람들뿐

표 23-2. 건강교육 및 건강행동 프로그램 평가와 관련된 RE-AIM의 차원 및 질문

RE-AIM 차원	질문
범위(개인 차원)	자격을 갖춘 잠재적 참여자들 중 몇 퍼센트가 참여할 것이고, 그들이 어느 정도의 대표성을 가지고 있는가?
효능 또는 효과(개인 차원)	프로그램을 시작한 모든 참여자, 과정 상의 중간 및 주된 결과, 삶의 질 그리고 긍정적인(의도한) 결과와 부정적인(의도하지 않은) 결과에 개입이 어떤 영향을 미치는가?
채택(세팅 차원)	세팅(직장, 학교, 교육자, 의료시설, 의사 등과 같은)과 개입 전문가 중 몇 퍼센트가 참여할 것이고, 그들이 어느 정도의 대표성을 가지고 있는가?
실행 (세팅 또는 개입 전문가 차원)	개입의 다양한 구성요소들이, 특히 적용 세팅에서 정규 직원(연구자가 아닌)에 의해서 어느 정도(연구 협약에 명시된 바대로)나 전달되었는가?
유지(개인 및 세팅 차원)	1. 개인 차원: 장기적인 효과(개입 후 최소한 6개월 내지 12개월 후)는 무엇인가? 2. 세팅 차원: 서로 다른 개입 구성요소들이 어느 정도 지속 또는 제도화되었는가?

만 아니라 프로그램 참여 초기부터 모든 참여자들에 대해서 결과를 추적하고 이해하는 것이다. 프로그램에 참여하다가 중도 탈퇴하는 사람의 비율은 대상집단과 상황에 따라 종종 큰 차이를 보일 수 있다.

세팅 차원에서의 유지는 프로그램의 제도화를 말한다(Goodman & Steckler, 1987). 프로그램의 제도화란 공식적인 연구 프로젝트와 지원이 끝난 후에 세팅에서 프로그램이 지속되는 정도(그리고 개입 구성요소들 가운데 어떤 요소들이 사용되는가)를 말한다. 세팅 차원에서의 유지는 특히 중요하다. 패터슨[Patterson], 크리스탈[Kristal], 바이너[Biener] 등(Patterson 외, 1998)은 직장 영양 개입에 대한 최근의 사후관리 연구에서 유지를 위해 필요한 자원이 배정되지 않는다면 아무리 잘 만들어지고 효과적인 개입이라고 할지라도 제도화되지 못할 수 있다는 것을 보여 주었다.

다양한 RE-AIM 차원들 간의 관계를 이해하는 것은 특정 차원의 결과를 이해하는 것 못지않게 중요하다. 아브람스[Abrams]와 동료들이 제시한 영향=범위 효능 공식(Abrams, Emmons, Linnan, 1996; Abrams 외, 1996)을 좀 더 확장시킨다면 어떤 개입이 공중보건에 미치는 전체적인 영향은 RE-AIM의 다섯 가지 차원 모두의 함수라고 정의할 수 있다. 따라서 RE-AIM의 다섯 가지 차원 각각을 모두 중요하게 생각하고 연구해야 할 필요가 있다. 이러한 사실이 의미하는 바는 어떤 개입이 전체 인구 차원에서 광범위하고 큰 영향을 미칠 수 있으려면, 그 개입은 RE-AIM의 다섯 차원 모두 또는 대부분에서 적절히 작동되어야 한다. 어떤 개입의 범위가 매우 제한적이거나, 세팅에 의해서 채택되지 않을 가능성이 높거나, 고도의 전문성을 가진 소수의 사람들에 의해서만 실행될 수 있다면 그 개입의 효능이 높다는 것은 그다지 큰 의미를 갖지 못한다. 이제까지 건강행동 프로그램들 가운데 행동 변화가 장기간에 걸쳐 지속된 경우는 거의 찾아보기 힘들지만 그럼에도 불구하고 최적의 개입은 성공적인 유지, 즉 장기적인 행동 변화 결과를 달성할 수 있어야 한다.

실제로 이제까지 알려진 건강행동 프로그램들 중에서 다섯 가지 RE-AIM 차원 모두에서 강점을 나타내는 건강행동 프로그램은 거의 없다. RE-AIM 이론틀은 의사결정자들이 그들에게 있어서 가장 중요한 결과가 무엇인지를 명확하게 하고 상이한 선택안들이 어떤 장점과 단점을 가지고 있는지를 고려하는데 도움을 줄 수 있다. 예를 들면, 효능은 높지만 실천가들이 채택할 가능성이 낮은 프로그램과 범위는 넓지만 효능이 낮은 프로그램 중 하나를 선택해야 하는 경우가 있을 수 있다.

건강교육 및 건강증진에 대한 RE-AIM 적용

이 단원에서 소개할 두 가지 예는 서로 다른 두 개의 건강행동 변화 프로그램에 RE-AIM 이론틀을 적용한 사례이다. 먼저, 두 프로그램 각각에 대해서 범위, 효과, 채택, 실행, 유지에 있어서의 효과를 소개한 다음, 이어서 RE-AIM의 다섯 가지 차원에 있어서의 결과를 고려한 상태에서 프로그램이 공중보건에 미친 전반적인 영향을 요약하기로 하겠다. 첫 번째 사례는 건강관리 세팅에서 이루어진 최근의 연구이며 터치스크린 컴퓨터를 이용한 당뇨 자가관리 교육에 관한 무작위 실험연구이다(Glasgow & Toobert, 2000; Glasgow, Toobert, Hampson, Strycker, 근간).

적절한 당뇨 자가관리 프로그램 선택

이 프로젝트의 목적은 기존의 무작위 실험연구에서 효과가 있는 것으로 밝혀진, 터치스크린 컴퓨터를 이용한 식이 목표 설정 및 사후 개입에 대한 상이한 여러 가지 구성요소 및 보완요소들의 효과를 평가하는 것이었다(Galsgow 외, 1997). 기존의 연구들은 두 곳의 내과 진료소에서 실시되었다. 프로그램에 대한 단기(3개월) 및 장기(13개월) 사정 모두에서 결과와 비용 효과성이 컴퓨터를 이용한 사정만 실시했을 때의 결과와 비교해 볼 때 매우 고무적인 수준으로 나타났다. 이러한 고무적인 결과에도 불구하고, 우리는 일반 진료시 직원들로 하여금 식이 변화의 문제를 다루게 할 수 있을 만큼 충분한 자원을 가진 의료 세팅이 거의 없다는 것을 알게 되었다. 바로 이러한 이유 때문에, 그리고 프로그램 채택 및 개입 효과의 일반화를 연구하기 위해서, 우리는 프로그램을 수정하여 병원 네트워크 제공자 시스템으로부터 자원을 제공받을 수 있게 하였다. 환자들에 대한 접촉은 그들의 1차 진료 제공자들을 통해 이루어졌지만 서비스 제공은 중심적인 기관인 Center for Healthy Living에서 이루어졌다.

우리는 14개 진료소 모두와 우리가 접촉했던 42개 1차 진료 제공자 중 40명으로부터 참여를 약속받았다(채택). 의사들은 그들이 진료하던 제2종 당뇨 환자들 모두에게 프로그램을 소개하고 참여를 요청하는 편지를 보냈다. 그런 다음 연구자들이 편지에 이어서 환자들에게 전화를 걸어 그들이 궁금하게 생각하는 사항에 대해서 정보를 제공하고 환자들의 적격성과 관심을 선별하였다. 프로그램 참여자 모집과 참여에 관한 보다 자세한 내용은 글라스고우Glasgow & 투버트Toobert(2000)를 참조하기 바란다. 참여를 제안 받은 적격한 환자들 중 76%가 프로그램에 참여하였다(범위). 참여하기로 결정한 환자들과 참여하지 않기로 결정한 환자들 간에는 인구학적 변수나 진료기록 변수에 있어서 차이가 없었다. 참여자들은 (1) 전화 사후관리 지원의 존재 유무와, (2) 지역사회 자원 사용 증진 조건이라는 두 가지 조건을 이용한 2×2 설계에 의해 정의된 4개 집단에 무작위 배정되었다. 모든 환자들에게는 1977년에 실시했던 성공적인 연구의 결과에 기초한, 기본적인 컴퓨터 기반 사정, 피드백, 식이 목표 설정 개입이 제공되었다.

실행 및 일반화 요인을 연구하기 위해서 4명의 개입 프로그램 직원들로 하여금 다양한 치료를 전달하게 하였으며 비슷한 수의 환자를, 그들이 어떤 집단에 속하건 상관없이, 진료하게 하였다. 프로그램 직원들 모두가 당뇨에 대해서는 잘 알고 있었지만 각자가 받은 교육, 전문지식 그리고 경험은 서로 달랐다: 한 사람은 간호사로서 당뇨 교육 자격증을 가지고 있었고, 또 한 사람은 행동심리학을 전공한 박사였으며, 세 번째 직원은 영양사였고, 마지막 사람은 학사 학위를 가진 교육자였다. 이들 중 두 명은 연구 경험이 있었고 다른 두 사람은 이 연구를 제외한 공식적인 연구에 참여해본 경험이 없었다. 이들 4명은 개입의 모든 구성요소들을 각자 실행해 나아갔으며, 이들 간에는 개입이나 결과에 있어서 차이가 없었다.

프로그램 종료 후 3개월이 경과한 시점에서 사후조사를 통해 식이행동 변화, 생물학적 지수, 삶의 질 및 과정 측정을 실시한 결과, 거의 모든 측정에서 상당한 발전이 이루어진 것을 발견하였다(효능 또는 효과). 향상의 정도는 집단 간에 거의 차이가 없었다. 12개월이 경과한 시점에서 실시한 사후조사에서는 전반적으로 유지가 잘 되고 있는 것으로 나타났다. 모든 측정에서 4집단 모두 기준선으로부터 상당히 향상된 것으로 나타났다. 전화를 이용한 사후관리가 몇 가지 측정에서 장기적인 결과를 향상시킨 것으로 나타났으나, 대부분의 결과에 있어서의 집단 간에는 거의 차이가 없는 것으로 나타났다(Glasgow, Toobert, Hampson, Strycker, 근간). 우리는 모든 집단에서 RE-AIM의 다섯 가지 차원 모두에서 좋은 결과가 나타났기 때문에 기본적인 개입이 공중보건에 전반적으로 큰 영향을 미쳤다는 결론을 내렸다. 그러나 기본적인 개입에 다른 구성요소를 추가할 때 나타내는 점증적인 효과는 그다지 크지 않은 것으로 나타났다.

가족계획 금연 연구

RE-AIM 평가틀을 적용한 두 번째 사례는 가족계획 진료소(planned parenthood office)를 찾는(일반적으로 피임, 1차 진료 또는 가족계획을 목적으로) 환자들을 대상으로 진료소 직원들이 실시한 간단한 금연 개입의 효과를 평가한 글래스고우Glasgow, 휘트록Whitlock, 이아킨Eakin, 리히텐스타인Lichtenstein(2000)의 연구이다.

이 연구는 대도시 지역에 위치한 4개의 가족계획 진료소를 대상으로 실시되었다. 연구를 위해 접촉한 4개 진료소 모두로부터 연구 참여 동의를 얻었다(채택). 이 무작위 실험연구에서 여러 진료의 정규 직원들에게 훈련을 제공한 다음, 그들로 하여금 환자들에게 간단한 개입을 실시하게 하고, 그 결과를 자발적인 자조 통제집단 및 금연 권장 소책자 집단과 비교하였다. 개입은 의사들이 자신의 진료 시간 중 1분 내지 2분 정도를 할애하여 이루어졌으며, 진료소에서 보조적인 역할을 담당하는 직원들에 의해서 12분 내지 15분 정도의 사후상담이 이루어졌다. 이 연구에서 개입은 특별히 젊은 저소득층 여성 흡연자를 표적으로 하여 개발된 9분짜리 비디오를 보는 것에서부터 시작해서 의사들이 환자들에게 금연할 것을 권고(이 구성요소는 두 집단 모두에게 있어서 동일했다)하고, 진료소 직원들이 동기 부여적 상담을 통해서 환자들의 구체적인 금연 계획 수립을 지원하고(Rollnick, Mason, Butler, 1999), 자조를 지원하기 위한 자료를 제공하고, 환자들의 발전 여부를 파악하기 위해서 사후관리 전화통화를 시도하는 것으로 이루어졌다.

가족계획 시스템은 대상자들의 흡연 여부를 사정하기에 매우 적합한 시스템이었으며, 대상자들 중 99% 이상의 흡연 여부를 파악할 수 있었다. 연구를 위해 접촉한 흡연자들 중 76%가 연구에 참여하였다. 연구 참여자 집단과 비참여자 집단 간에는 인구학적 변수와 흡연 기록 변수에 있어서 차이가 없었다(범위). 6주가 경과한 시점에서 실시한 사정에서 개입이 이루어진 흡연자들의 금연 비율이 월등히 높은 것으로 나타났다(10% 대 7%, $p<.05$). 6개월이 경과한 시점에서 실시한 사후 사정에서는 자가보고된 금연 비율(18% 대 15%)과 생화학적으로 검증된 결과(6.4% 대 3.8%) 모두가 개입의 효과를 뒷받침하는 쪽으로 나왔으나, 두 집단 간의 차이 자체는 통계적으로 유의한 수준은 아닌 것으로 나타났다(6주 경과 시점에서의 효과와 6개월 경과 시점에서의 개인 차원의 유지).

실행 결과는 단기적으로는 성공적인 결과가 나타난 반면, 장기적 결과는 다소 모호하게 나타나게 된 이유를 제시해주었다. 가족계획 진료소의 의사들과 직원들은 그들의 개입이 실제 개입 효과 연구라는 점을 고려하여 거의 모든 치료 구성요소들을 일관되게 전달하였다(비디오 시청, 금연 권고, 직원에 의한 상담 및 자조 지원 자료 제공 각각이 약 85%에서 96% 사이에서 이루어졌다). 그러나 연구에 참여했던 저소득 참여자들에 대한 사후

관리는 수월하게 이루어지지 않았다. 연구 참여자들 중 한 번의 사후 전화 접촉이 가능했던 사람들은 42%였고, 두 번까지 가능했던 사람들은 10%에 불과했다. 연구가 완료된 후에 연구 참여자들 중 어느 정도가 프로그램에 지속적으로 참여하는지는(세팅 차원에서의 유지) 밝혀지지 않았다. RE-AIM의 다섯 가지 차원 모두에서의 결과를 전반적으로 고려한 결과, 우리는 금연 개입 프로그램이 공중보건에 중간 정도의 도움이 된다는 결론을 내렸다. 좀 더 구체적으로 말하자면 범위와 채택에서는 정도가 강했고, 효과 차원에서는 중간 정도였으며, 실행 차원에서는 반반 정도였고, 개인 차원의 유지에서는 정도가 상대적으로 약했다.

주의해야 할 사항

앞서 소개한 두 가지 사례 모두는 연구의 3단계 또는 4단계를 평가하기 위해서 RE-AIM 시스템을 사용하였다. 따라서 수집된 RE-AIM 측정값들은 이러한 맥락을 반영하고 있으며, 어떤 경우에는 우리가 궁극적으로 사정하고자 하는 것에 대한 대리지표를 측정한 것이기도 하다. 예를 들면 범위에 해당하는 측정값에는 무작위 실험연구와 사정 과정에 참여하고자 하는 의지가 반영되어 있다. 우리가 궁극적으로 사정하고자 했던 것은 개입에 대한 참여 의지이며, 이는 연구 참여와는 독립적인 것이다. 이와 마찬가지로, 이 연구에서 보고된 채택 지수는 연구에 참여함과 동시에 개입을 전달하는 역할까지 수행하는 기관을 필요로 했다. 이 연구의 궁극적인 목적은 연구 참여와는 독립적으로 RE-AIM의 차원을 사정하는 것이었다.

적용 세팅에서의 이론기반 건강행동 연구 진행과 관련된 쟁점들

표 23-3에는 적용된 세팅에서 건강행동 개입을 전달 또는 평가할 때 직면할 수 있는 몇 가지 주된 문제들이 요약되어 있다. 이 표를 작성함에 있어서 우리는 일반적인 문제와 가능한 해결책 모두를 고려하기 위해서 RE-AIM모델을 이용하였다. 범위와 관련된 주된 문제는 교통 문제와 방법론적 문제 때문에 종종 접촉과 추적이 용이한 참여자들만이 평가에 포함된다는 것이다. 범위와 관련해서 주의해야 할 또 한 가지 위험은 결과를 평가함에 있어서 시각을 너무 좁게 설정함으로써 잠재적인 매개변수에 대한 측정을 빠뜨리거나 개입의 효과(또는 효과의 부재)가 어떻게 일어나는지를 이해하는데 도움을 줄 수 있는 과정 측

표 23-3. 건강행동 개입 평가에 있어서 발생할 수 있는 일반적인 문제들

문제	해결 방법
R: 관련성 높은 표본, 고위험 표본 또는 대표성이 높은 표본을 빠뜨림	모집단에 기초하여 대상을 모집하거나 고위험 하위집단을 더 많이 모집한다. 제외 기준을 너무 많이 포함시키지 않는다.
E: 결과 또는 결과가 어떻게 발생하는지를 정확하게 이해하지 못함: 매개요인에 대한 지식 부재 상반되거나 모호한 결과 대안적 가설을 배제하기 위한 부적절한 통제	발생 가능한 부정적인 결과를 포함한 폭넓은 결과들을 사정한다. 예상 가능한 매개요인을 측정한다. 하위집단 분석을 실시하거나 상이한 사정점을 포함시킨다. 질문에 적합한 통제 조건을 선택할 때 지나치게 많은 조건을 선택하지 않는다.
A: 채택 또는 승인된 적이 없는 프로그램-연구 세팅에서만 사용된 프로그램	프로그램을 계획하는 단계에서부터 잠재적인 채택자들을 참여시킨다. 아직 수정이 가능할 때 대표성 있는 또는 광범위한 세팅들에 접근하고자 시도한다.
I: 의도한 바대로 전달되지 않은 프로토콜(제3종 오류)	치료방법이 너무 복잡한지, 강도가 너무 높은지 또는 다른 업무와 병행하는 것이 불가능한지 여부를 사정한다. 프로그램을 계획할 때 잠재적(연구자가 아닌)인 개입 전문가를 참여시킨다.
M: 시간이 지나면 유지되지 않는 프로그램 또는 효과	프로토콜과 평가 계획 모두에 유지 단계를 포함시킨다. 프로그램 제도화를 위한 연구 및 계획 이후로 치료를 미룬다.

정을 빠뜨릴 수 있다는 것이다. 표 23-3은 자칫 좁아질 수 있는 평가의 시각을 넓히는 방법들을 제시해 주고 있다.

채택과 관련해서는 건강행동 연구 프로젝트가 대표성 있는 세팅이나 실제 세팅에서 이루어진 경우가 너무 없었다는 것을 문제로 꼽을 수 있다. 연구에서 참여자 개개인의 대표성이 중요한 것과 마찬가지로 세팅을 모집하는 것과 세팅의 대표성에 대해서도 관심을 기울여야 한다. 또 한 가지 자주 직면하게 되는 문제는 제3종 오류(Basch, Sliepcevich, Gold, 1995), 즉 사실상 프로그램이 의도한 바대로 전달되거나 실행되지 않았음에도 불구하고 개입이 효과적이지 않다는 부적절한 결론을 내리는 문제이다. 이 경우, 실행 측정값을 수집하는 것이 그러한 유형의 추론 오류를 예방하는데 도움이 된다. 가장 큰 문제는 건강행동 프로그램 유지에 관한 세팅 차원의 정보가 일반적으로 부재하다는 것이다. 일단 초기 프로그램 또는 연구가 완료된 후에 해당 세팅이 개입을 어느 정도나 지속 또는 수정하는지에 대해서 지금 보다 훨씬 많은 것들을 이해해야 할 필요가 있다.

표 23-3에 제시된 바와 같이, RE-AIM 이론틀을 이용하여 우리는 여러 가지 문제들을 예상해볼 수 있다. 표 23-3에 제시된 문제들을 성공적으로 극복할 수 있는 방법은 궁극적

으로는 프로그램을 실천(또는 정책)으로 해석해야 한다는 것을 염두에 둔 상태에서 프로그램을 개발하고 평가하는 것이다. 이러한 문제들은 특정 연구가 어느 단계의 연구인지에 상관없이, RE-AIM 또는 다른 이론틀들을 이용하여 반드시 해결해야만 한다. 개입을 계획하고 개발하기 시작하는 그 순간부터 가능할 때마다 범위, 효과, 채택, 실행, 유지를 측정하고 이들 각각에 대한 함의를 염두에 두는 것이 중요하다.

모든 건강행동 프로젝트에 있어서 최종적인 목표는 참여자들의 건강행동, 건강, 삶의 질에 영향을 미치기 위해 실제 세팅에 지속적으로 적용할 수 있는 실용적인 프로그램을 개발하는 것이다. 이에 못지않게 중요한 것은 얼마나 많은 사람들(특히 고위험 집단이나 질병에 걸릴 가능성이 다른 집단에 비해 월등히 높은 집단들을 포함하여)에게 다가갈 수 있었는지를 아는 것이다. 물론 이러한 중요한 문제들에 대한 답은 5단계 연구에서나 얻게 될 수 있다고 하더라도 이러한 문제들은 모든 단계의 연구에서 고려될 수 있고, 또 고려되어야만 한다. RE-AIM이나 그와 유사한 다른 평가틀들을 이용하여 연구의 각 단계에서 직면하게 될 문제들에 관심을 기울임으로써 우리는 우리가 개발한 프로그램이 다양한 세팅으로 적용되고 성공적으로 실행될 가능성을 높일 수 있을 것이다.

참고문헌

Abrams, D. B., Emmons, K. M., and Linnan, L. A. "Health Behavior and Health Education: The Past, Present, and Future." In K. Glanz, F. M. Lewis, and B. K. Rimer (eds.), *Health Behavior and Health Education: Theory, Research, and Practice.* (2nd ed.) San Francisco: Jossey-Bass, 1996.

Abrams, D. B., and others. "Integrating Individual and Public Health Perspectives for Treatment of Tobacco Dependence Under Managed Health Care: A Combined Stepped Care and Matching Model." *Annals of Internal Medicine,* 1996, *18,* 290–304.

Baron, R., and Kenny, D. "The Moderator-Mediator Variable Distinction in Social Psychological Research: Conceptual, Strategic, and Statistical Considerations." *Journal of Personality and Social Psychology,* 1986, *51,* 1173–1182.

Basch, C. E., Sliepcevich, E. M., and Gold, R. S. "Avoiding Type III Errors in Health Education Program Evaluations." *Health Education Quarterly,* 1985, *12,* 315–331.

Biglan, A., Ary, D., and Wagenaar, A. C. "The Value of Interrupted Time-Series Experiments for Community Intervention Research." *Prevention Science,* 2000, *1,* 31–49.

Flay, B. R. "Efficacy and Effectiveness Trials (and Other Phases of Research) in the Development of Health Promotion Programs." *Preventive Medicine,* 1986, *15,* 451–474.

Glasgow, R. E., McKay, H. G., Piette, J. D., and Reynolds, K. D. "The RE-AIM Framework for Evaluating Interventions: What Can It Tell Us About Approaches to Chronic Illness Management?" *Patient Education and Counseling,* 2001, *44,* 119–127.

Glasgow, R. E., and Toobert, D. J. "Brief, Computer-Assisted Diabetes Dietary Self-Management Counseling: Effects on Behavior, Physiologic Outcomes, and Quality of Life." *Medical Care,* 2000, *38,* 1062–1073.

Glasgow, R. E., Toobert, D. J., Hampson, S. E., and Strycker, L. A. "Implementation, Generalization, and Long-Term Results of the "Choosing Well" Diabetes Self-Management Intervention." Forthcoming.

Glasgow, R. E., Vogt, T. M., and Boles, S. M. "Evaluating the Public Health Impact of Health Promotion Interventions: The RE-AIM Framework." *American Journal of Public Health,* 1999, *89,* 1322–1327.

Glasgow, R. E., Whitlock, E. P., Eakin, E. G., and Lichtenstein, E. "A Brief Smoking Cessation Intervention for Women in Low-Income Planned Parenthood Clinics. *American Journal of Public Health,* 2000, *90,* 786–789.

Glasgow, R. E., and others. "Long-Term Effects and Costs of Brief Behavioral Dietary Intervention for Patients with Diabetes Delivered from the Medical Office." *Patient Education and Counseling,* 1997, *32,* 175–184.

Goodman, R. M., and Steckler, A. "A Model for the Institutionalization of Health Promotion Programs." *Family and Community Health,* 1987, *11,* 63–78.

Green, L. M., and Kreuter, M. W. *Health Promotion Planning: An Educational and Ecological Approach.* (3rd ed.) Mountain View, Calif.: Mayfield, 1999.

Greenwald, P., and Cullen, J. W. "The New Emphasis in Cancer Control." *Journal of the National Cancer Institute,* 1985, *74,* 543–551.

Lichtenstein, E., and Glasgow, R. E. "Smoking Cessation: What Have We Learned Over the Past Decade?" *Journal of Consulting and Clinical Psychology,* 1992, *60,* 518–527.

Lomas, J. *Improving Research Dissemination and Uptake in the Health Sector: Beyond the Sound of One Hand Clapping.* (Rep. No. C97–1) Montreal: McMaster University Centre for Health Economics and Policy Analysis/Policy Commentary, November 1997.

MacKinnon, D., and Dwyer, J. "Estimating Mediated Effects in Prevention Studies." *Evaluation Review,* 1993, *17,* 144–158.

Marlatt, G. A., and Gordon, J. R. *Relapse Prevention: Maintenance Strategies in the Treatment of Addictive Behaviors.* New York: Guilford Press, 1985.

McKinlay, J. B. "More Appropriate Evaluation Methods for Community-Level Health Interventions." *Evaluation Review,* 1996, *20,* 237–243.

Nutbeam, D. "Achieving 'Best Practice' in Health Promotion: Improving the Fit Between Research and Practice." *Health Education Research,* 1996, *11,* 317–326.

Oldenburg, B., French, B. F., and Sallis, J. F. "Health Behavior Research: The Quality of the Evidence Base." *American Journal of Health Promotion,* 2000, *14,* 253–257.

Oldenburg, B. F., Sallis, J. F., French, M. L., and Owen, N. "Health Promotion Research and the Diffusion and Institutionalization of Interventions." *Health Education Research,* 1999, *14,* 121–130.

Orleans, C. T. "Promoting the Maintenance of Health Behavior Change: Recommendations for the Next Generation of Research and Practice." *Health Psychology,* 2000, *19,* 76–83.

Patterson, R. E., and others. "Durability and Diffusion of the Nutrition Intervention in the Working Well Trial." *Preventive Medicine,* 1998, *27,* 668–673.

Paul, G. L. "Behavior Modification Research: Design and Tactics." In C. M. Franks (ed.), *Behavior Therapy: Appraisal and Status.* New York: McGraw-Hill, 1969.

Rogers, E. M. *Diffusion of Innovations.* (4th ed.) New York: Free Press, 1995.

Rollnick, S., Mason, P., and Butler, C. *Health Behavior Change: A Guide for Clinicians.* New York: Churchill Livingstone, 1999.

24 이론 사용에 대한 관점 - 과거, 현재 그리고 미래

HEALTH
BEHAVIOR
and
HEALTH
EDUCATION

최근 한 TV 프로그램에서 사고로 아들을 잃은 어머니와 그 아들의 심장, 신장, 폐를 기증받아 새로움 삶을 시작한 네 사람들 간의 감동어린 만남을 보여주었다. 이번 달 초 어느 날, 사이렌 소리와 함께 탄저균이 의심되는 우편물을 검사하기 위해서 출동한 Hazmat와 소방차들 때문에 출근이 늦어진 적이 있었다(허위 신고로 판명됨). 지난 달, 유전자 검사 결과를 받으러 유전자 전문가를 찾은 두 자매가 그들 중 한 명은 생애 중 유방암에 걸릴 확률이 90%이고, 다른 한 명은 위험률이 일반인들과 같다(8명 중 한 명)는 소식을 듣게 되었다. 두 자매 중 돌연변이 양성(mutation-positive)인 자매와 심장을 이식 받은 사람은 둘 다 집에서 온라인으로 그들과 같은 상황에 처한 사람들로 구성된 지지집단에 가입할 수 있다. 돌연변이 음성인 자매는 다양한 웹 기반 위험 사정 도구들 중 하나를 선택할 수 있다.

이 책 「Health Behavior and Health Education」의 첫 번째 판에서 로젠스톡Rosenstock은 '뛰어난 캘리포니아 점성가나 크레스킨Kreskin 같은 심령술사로부터 도움을 받는다면 모를까 그렇지 않고서는 그 누구도 건강교육(과 건강행동) 연구와 실천의 필요성이 앞으로 어떻게 될지를 예측하기 어려울 것이다' 라고 말한 바 있다(Rosenstock, 1990, p. 405). 한 가지 분명한 것은 시대가 변하였고, 과학의 발전과 새로운 기술이 우리의 생활을 급격하게 변화시켰다는 것이다. 그러한 변화는 우리가 직면하는 건강 위험, 우리가 얻을 수 있는 정보, 일상의 우선순위와 걱정거리, 관계, 커뮤니케이션 방식을 바꿔놓았다.

오늘날의 건강행동 및 건강교육은 그 역사가 고작해야 80년 정도 밖에 되지 않았으며, 본격적인 발전은 지난 30년 동안 매우 이루어져 왔다. 이 책에 제시된 바와 같이, 사회 이

저자는 이 장의 내용을 정리하는데 많은 도움을 준 Barabra K. Rimer에게 감사를 표한다.

론가들과 행동 이론가들의 초기 아이디어들 중 많은 것들이 오늘날까지도 우리가 하는 연구에 기초가 되어주고 있다. 이 책의 1판과 2판의 맨 마지막 장을 비교해보면 관심의 초점이 어떻게 변했는지를 알 수 있으며 동시에 지속적이고 중요한 어떤 문제들에 있어서는 놀랄만큼의 유사성이 존재한다는 것을 발견할 수 있다(Rosenstock, 1990; Glanz, Lewis, Rimer, 1990; Abrams, Emmons, Linnan, 1996). 우리는 발전해 나아가기 위해서 해당 분야의 개척자들의 어깨를 딛고 올라서야 하며, 탐구자가 되기 위해 필요한 것들을 갖추어야 하며, 새로운 도구를 이용하여 현재의 문제를 해결하고 미래의 문제를 예측해야 한다.

이론 활용에 관한 전제

먼저, 우리는 독자들로 하여금 건강행동이론에 관한 올바른 시각을 갖게 하기 위해서 몇 가지 중요한 전제들을 소개하고자 한다. 이러한 전제들은 제5부의 모든 장들에 해당하는 것들이다.

1. 이론을 활용 또는 적용하는 것과 이론을 검증 또는 개발한다는 것을 혼동하지 않는 것이 중요하다.
2. 이론기반 개입의 효능이나 효과를 검증하는 것 그 자체가 이론을 검증하는 것은 아니다.
3. 이론들을 결합할 때는 체계적인 접근이 이루어져야 하며, 간명성(parsimony)의 원칙을 지키거나 구성개념을 선별적으로 포함시키는 것이 필요하다.
4. 이론기반 개입에 대한 엄격한 검증, 예를 들면 매개요인과 조절요인에 대한 측정 및 분석을 포함한 검증이 건강교육 및 건강행동(HEHB)의 증거기반의 초석이 된다.
5. 이론, 연구 그리고 실천은 행동 결정요인들에 대한 이해에서 시작하여 변화 전략들에 대한 검증을 거쳐 성공적인 개입에 대한 보급에 이르는 일련의 연속체의 부분들이다(Rimer, Glanz, Rasband, 2001; Hiatt & Rimer, 1999; Sallis, Owen, Fotheringham, 2000;National Center for Chronic Disease Prevention and Health Promotion, 2000; Flay, 1986).
6. 성공뿐만 아니라 실패로부터도 많은 것을 배울 수 있다.
7. 대상 청중에 대한 이해 보다 더 중요한 것은 없다.

5부에 해당하는 6개 장 각각에서 저자들은 건강교육 및 건강행동에 이론을 적용하는 것과 관련된 도구, 전략, 모델 및 문제들을 기술하였다. 이 책의 이 부분에서는 건강행동과 건강증진의 복잡성을 다양한 차원에서 살펴볼 것이다. 그렇게 함에 있어서 가장 기본이 되는 주제(theme)는 만일 개입 전략들이 행동과 환경의 결정요인들에 대한, 연구를 통해 얻은 이해에 기초한다면 그리고 맞춤, 표적화, 실행 및 평가를 위해 체계적인 접근이 이루어진다면 프로그램은 효과적일 수 있다는 것이다. 18장(PRECEDE-PROCEED 계획모델)과 20장(생태학적 모델)은 동일한 저자들이 이 책의 이전 판에 썼던 내용을 새로 보완한 것이다. 19장(Social Marketing)과 21장(Applying Theory to Culturally Diverse & Unique Populations)은 이 책의 2판에서 소개했던 내용을 새로운 저자들이 전면적으로 수정한 것이다. 마지막으로, 커뮤니케이션 기술과 건강행동 변화에 관한 장(22장)과 이론기반 개입에 대한 평가틀인 RE-AIM모델에 관한 장(23장)은 이번 판에서 처음 소개되는 장들이다. 이번 장에서는 5부의 6개 장들 각각의 핵심 내용을 다시 한 번 고찰하고, 현재 나타나고 있는 발전과 문제점들에 대해서 논의할 것이며, HEHB이론, 연구 및 실천에서의 이론 이용에 관한 기교에 관해서 언급할 것이다. 이러한 논의의 초점은 어떤 단정적인 답이나 처방전을 제공하는데 있는 것이 아니라 더 많은 사고와 논쟁을 유발하고 독자들로 하여금 더 많은 자료를 읽게 만드는데 있다.

PRECEDE-PROCEED 계획모델

18장에서 안드레아 질렌Andrea Gielen과 아일린 맥도널드Eileen McDonald는 PRECEDE-PROCEED의 개요를 제시하고 단계들을 기술하였으며, PRECEDE-PROCEED모델을 아동 부상 예방 사례 연구에 적용하였다. 저자들은 행동변화이론들을 체계적인 계획 및 과정에 적용할 수 있는 방법들을 잘 보여주었다. 저자들은 또한 PRECEDE-PROCEED모델을 적용할 때 어떤 어려운 점들이 따를 수 있는지에 대해서도 언급하였는데 PRECEDE-PROCEED모델은 대대적으로 적용될 경우 실천가들과 지역사회 집단들이 많은 일을 해야 하는 고된 과정이 될 수 있다. 그러나 일단 익숙해지고 나면 PRECEDE-PROCEED모델은 매우 효과적이고 적절한 건강교육 프로그램을 개발할 수 있는 도구가 된다.

건강교육자들에게 있어서 건강행동이론들은 중요한 도구임에 틀림이 없지만 그렇다고 해서 계획이나 연구를 이론으로 대체할 수는 없다. 이론은 우리가 문제 상황을 이해하고 적절한 개입을 계획하는데 도움을 준다. 또한 이론은 프로그램을 평가하는데 있어서 중요한 역할을 한다. 이론은 개입 전략의 저변에 깔려 있는 가정들을 확인할 수 있게 해주기 때문에 평가 시 어떤 중간 단계들을 사정해야 하는지를 정확하게 알려준다. 그러한 '매개요인들(mediating factors)'은 과거, 현재 그리고 미래는 우리가 건강 또는 환경의 성공적 변화라는 프로그램 목표를 달성하거나 달성하지 못한 이유를 명확하게 하는데 도움을 준다. PRECEDE-PROCEED모델의 존재 이유는 한 마디로 말해서 이론과 선행연구를 지역사회의 욕구, 우선순위, 환경 및 자원을 사정하는데 적용하는 것이다(Green 외, 1994). 이와 관련해서 이 모델이 가진 가장 큰 장점은 이 모델이 논리적이며 동시에 직관적인 매력을 가지고 있다는 사실이다.

PRECEDE-PROCEED에서 말하는 계획 과정 중 이론이 가장 유용하게 활용되는 부분은 네 번째 단계인 교육 및 조직 진단 단계이다. 이 단계는 행동적 행동과 환경요인을 만드는 요인들을 고찰하는 단계이다. 이 단계에서 이론은 성향요인, 실현요인, 강화요인을 파악하는데 도움을 준다. 예를 들면 건강신념모델의 구성개념들은 여성들이 유방암 엑스선 검사를 받지 않는 이유를 이해하는데 도움을 준다(제3장 참조). 또한 PRECEDE-PROCEED모델은 범이론모델과 연계해서 각각의 단계에 가장 적합한 건강교육 메시지를 개발하는데 사용될 수 있다(5장과 22장 참조). 이러한 유형의 분석은 권장 행동에 가장 큰 영향을 미칠 수 있는 특정 지레점을 찾는데 사용된다. 지역사회와 표적집단으로부터 직접 수집한 정보는 분석의 모든 과정에 있어서 매우 중요하다(Alciati & Glanz, 1996). 연구자는 동기와 같은 성향요인, 보상과 같은 강화요인, 보험이나 의료 서비스에 대한 접근성과 같은 실현요인 또는 장애요인에서 지레점을 찾는다. 우선순위, 변화 능력, 지역사회의 선호 같은 개념들을 건강행동 결정요인에 대한 분석적, 실험적 연구결과와 함께 고려해야 한다. 이러한 아이디어들은 또한 지역사회 조직, 혁신 확산, 조직 변화에 관한 이전 장들에서 채택된 개념들과 일맥상통한다.

최근 바르톨로뮤Bartholomew, 파슬Parcel, 콕Kok, 코틸리엡Gottlieb(2001)는 이론 및 증거에 기초한 건강교육 프로그램 개발을 위한 이론틀로서 개입 지도(intervention mapping)를 소개하였다. 개입 지도는 PRECEDE-PROCEED모델의 계획 과정을 보완하는 다섯 가지 단계로 이루어져 있다. 개입 지도(intervention mapping)는 효과적인 건강교육 개입을 개발하는데 이론과 실증적 연구결과를 활용하는 방법을 구체화하는데 매우 유용하다.

사회 마케팅

사회 마케팅은 매력적인 혜택을 제공하고 건강한 선택에 장애가 되는 요인들을 제거함으로써 표적 시장 구성원들로 하여금 바람직한 자발적 행동을 하게 만드는 과정이다. 사회 마케팅은 사회적으로 바람직한 목표를 달성하기 위해서 상업 마케팅 기술을 활용한다. 따라서 사회 마케팅 프로그램의 주된 수혜자는 마케팅 프로그램을 만드는 사람 또는 집단이 아니라 마케팅 프로그램의 대상이 되는 사람들(표적 시장) 또는 사회 전체가 된다. 제19장에서 마이바흐Maibach, 로스차일드Rothschild, 노벨리Novelli는 사회 마케팅을 새로운 시각에서 조명하였다. 이들은 행동에 영향을 미치는 다양한 접근방법들로 이루어진 일련의 연속선 상에서 양극단에는 교육과 법이 위치하고 사회 마케팅은 중간쯤에 위치하는 것으로 보았다. 마케팅의 성공 가능성은 마케팅 주체가 표적 시장의 인식, 욕구 및 바람을 정확하게 파악하고 적절하고 경쟁력있고 가시적인 제안을 디자인하고 알리고 가격을 정함으로써 표적 시장을 만족시킬 때 높아진다. 이러한 과정은 소비자를 위주로 하는 것이지 전문가를 위주로 하는 것이 아니다. 이러한 지향성은 지역사회 조직의 원리와 일치하며 지역사회 조직의 원리와도 일치한다. 사회 마케팅의 산물 개발 접근방법은 확산이론(Diffusion Theory)의 혁신 개발 과정과 매우 유사하다. 또한 사회 마케팅은 개인의 행동을 경제 변수들과 연결 짓는 경제학의 분야 중 하나인 '행동 경제학(behavioral economics)' 과 동일한 경제적 시각을 가지고 있다(Bickel & Vuchinich, 2000). 행동 경제학의 여러 개념들(예: 모든 결정에서 고려해야 하는 상충 관계(tradeoff))에 대해서 사회 마케팅이나 그 밖의 다른 건강행동이론들에 대한 관심 못지않은 관심을 기울일 필요가 있다. PRECEDE-PROCEED 모델과 마찬가지로 사회 마케팅은 무엇이 행동을 유발하고 유지시키는지 그리고 어떤 요인들이 행동 변화를 유발하고 유지시키는지를 이해하는데 도움을 준다. 또한 사회 마케팅에서는 잠재적 매개요인, 보급과 커뮤니케이션의 통로, 실제 경쟁자와 잠재적 경쟁자를 파악해야 한다. 저자들이 지적한 바와 같이, 건강행동이론들은 사회 마케팅의 분석적 과정에 지침을 제공해주며, 개입 전략과 개입 자료를 만드는데 도움이 된다. 사회 마케팅에서는 소비자들(표적 시장)을 소비자들의 관점에서 이해하는 것을 중요하게 생각하기 때문에 사회 마케팅모델은 사회적으로 불리한 위치에 놓인 집단과 소수민족 같은 다양하고 독특한 인구집단에 대해서 특히 유용하게 사용할 수 있다. 실제로 마이바흐Maibach와 그의 동료들은 사회 마케팅 프로그램이 소비자를 지향하는 과정을 따르기 때문에 본질적으로 문화적 민감성을 가지고 있다는 것을 강조하였다.

저자들이 19장에서 소개하고 있는 새로운 아이디어는 사회 마케팅이 '측정 가능한' 과정이며 많은 자원을 필요로 하는 프로그램이나 적은 자원을 필요로 하는 프로그램 모두에서 사용될 수 있다는 것이다. 이러한 사실을 입증하는 실례로서 저자들은 대규모 사회 마케팅 프로그램인 전국 고혈압 교육 프로그램(National High Blood Pressure Education Program)과 대학생 음주 예방을 위한 소규모의 대학 내 프로그램을 사례로 제시하였다. 대학 내 음주 예방 프로그램을 개발하기 위해서 동기부여, 기회 그리고 능력이라는 요소들의 조합이 활용되었다. 이러한 조합은 음주 모임을 대체할 수 있는 사회적 행동을 제공하였으며 대상 집단이 즐겨 행하는 위험 행동을 줄이기 위한 노력에 있어서 특히 중요했다. 과정 평가에 따르면 음주 예방 프로그램은 잘 받아들여진 것으로 나타났으나 가장 중요한 목표가 달성되었는지(음주 모임의 감소) 여부를 판단할 수 있는 자료는 아직 부재한 상태이다. 그러한 평가, 특히 재현 가능한 소규모 프로그램에 대한 평가는 향후 건강교육 분야에서 이루어져야 할 연구들 중 하나가 되어야 할 것이다.

생태학적 모델

20장에서 살리스Sallis와 오웬Owen은 그들이 1996년에 썼던 장을 보완하여 건강교육과 건강행동 변화를 위한 생태학적 모델의 목표와 핵심 개념을 소개하였다. 제1장에서 언급한 바 있으며 최근 권위 있는 한 문헌(Smedley & Syme, 2000)을 통해서도 강조된 바와 같이, 생태학적 관점이 기본적으로 지향하는 바(행동과 환경을 결정하는 다양한 차원의 요인들 그리고 개인과 환경 간의 상호작용)는 현대 건강증진을 위한 유용하고 적합한 입장으로 인식되고 있다. 고위험 건강행동을 줄이기 위한 강도 높은 고비용의 면대면 개입으로부터 저비용이면서 폭넓은 적용이 가능한 프로그램으로의 변화가 일고 있기는 하지만 앞으로도 더 많은 연구가 이루어져야 할 것이다(Orleans, Gruman, Ulmer, Hollendonner, 1999).

살리스와 오웬은 인간 행동에 대한 생태학적 모델의 역사적 기반에 대해서 서술하였다. 다른 모델들과 마찬가지로 오랜 전통을 가진 생태학적 모델은 '생태학적 오류(ecological fallacy)' 에 대한 비판자들이, 동일 또는 유사한 변수에 있어서 개인 차원과 집단 차원 간에 불일치가 종종 발생함을 지적하는, 논쟁의 여지가 매우 많은 의생태학의 한 영역이다. 맥킨티레MacIntyre와 엘라웨이Ellaway(2000)는 생태학적 관점을 의생태학, 의료 지형학 및 사회학과 연계하여 다시 활성화해야 한다는 사려 깊은 주장을 펼쳤다. 다차원 모델링을 비롯한 새로운 통계분석기법들은 사람들과 주변 환경들과의 관계를 더 잘 이해할 수 있게 해주었을 뿐만 아니라 전 국민의 건강을 향상시킬 수 있는 지레점을 찾을 수 있게 해주었다(MacIntyre & Ellaway, 2000).

살리스와 오웬이 생태학적 모델을 영양과 신체활동에 적용했을 때 논의했던 쟁점들에 대해서 심층적으로 논의해보는 것은, 특히 국제적인 관점을 추구하는 사람들에게는 매우 흥미로운 일이 될 것이다. 맥카시McCarthy(1999)는 교통과 건강에 관한 생각이 안전을 강조하던 것에서 건강 혜택의 기회를 강조하는 쪽으로 변한 것에 대해서 언급하였으며, 만성질환 위험요인과 예상치 못한 부상을 줄일 수 있는 다양한 범주의 개입을 소개하였다. 로버트슨Robertson, 부르너Brunner, 샤이햄Sheiham(1999)은 식품을 정치적 문제로 분석하였으며, 식이와 관련된 질병을 감소시키기 위해서는 전 세계, 국가, 지역사회 및 개인의 행동이 필요하다는 것을 주장하였다.

특별한 관심을 기울여야 할 사항 중 하나는 다차원적 개입에 대한 많은 요구에도 불구하고 제안된 다차원적 개입들이 환경요인과 행동 간의 횡적인 관련성에 관한 자료에만 기초하고 있다는 점이다. 우리는 성공적인 개입을 설계하기 이전에 건강행동 문제들의 원인을 먼저 이해해야 할 필요가 있다. 예를 들면 아동 비만은 TV 시청 시간과 관련이 있는데(Gortmaker 외, 1996), 왜냐하면 TV 시청이 신체활동을 감소시키기 때문이다. TV 시청 시간을 줄여 비만을 예방하기 위해서 두 차례의 무작위 실험연구를 통해서 학교 기반 개입의 효과를 검증하였다. 두 연구 모두에서, 그 중 한 연구는 여아만으로 대상이 제한된 연구이기는 했지만, 실험집단의 비만율이 더 낮은 것으로 나타났다(Gortmaker 외, 1999). 두 연구 모두 다소 향상된 식이 행동을 발견하였다(Robinson, 1999; Gortmaker 외, 1999). 그러나 지역사회 예방 서비스 위원회(Task Force on Community Preventive Services)는 TV 시청 시간의 감소와 신체활동의 증가 간의 연관성을 입증할 수 있는 충분한 증거가 없었기 때문에 비만 예방 프로그램을 신체활동 촉진 프로그램으로 추천하지 못했다(Centers for Disease Control & Prevention, 2001). 아마도 향후 연구에서는 페이스Faith 외(2001)가 최근에 발표한, 우발적인 TV 시청에 관한 사전 연구에서 했던 것처럼 TV 시청과 신체활동 간의 연관성을 보다 엄격하게 통제하는 것이 필요할 것이다. 그러나 만일 그렇게 한다면 그러한 개입은 역설적이게도 환경이 아니라 개인에 더 초점을 둔 개입이 되어버릴 것이다.

생태학적 개입에 관한 보다 나은 연구를 수행해야 하는 문제는 건강교육과 건강행동 분야의 중요한 과제로 남아 있다. 그러한 연구를 하기 위해서는 많은 비용이 필요하며 많은 것들이 요구되기 때문에 다양한 분야의 전문가들의 협력이 필요하다. 아마도 양적 기술과 질적 기술을 모두 사용하면서 귀납적 접근방법과 연역적 접근방법을 조합하는 것이 생태학적 관점이 가진 폭넓은 내용들이 중요한 결과에 어떤 영향을 미치는지를 평가할 수 있는 가장 좋은 방법이 될 것이다.

문화적으로 다양하고 독특한 인구집단에 대한 이론 적용

21장에서 레즈니코브Resnicow, 브라이쓰와이텀Braithwaitem, 딜로리오Diloriom 그리고 글란쯔Glanz는 문화적으로 다양하고 독특한 인구사회적 특성을 가진 집단의 건강행동을 이해하고 그들의 건강행동에 영향을 미치기 위해 건강행동이론을 적용하는 것에 대해서 서술하였다. 특별히 새로운 저자들에 의해서 개정된 이번 판의 21장은 표적화되고 맞춤 제작된 행동 변화 프로그램의 필요성을 간략하게 소개한 다음, 문화적 민감성을 갖춘 개입을 개발하는데 있어서 고려해야 할 핵심 개념들을 제시하였다. 저자들은 문화적으로 독특한 집단들에 관한 사례들을 고정관념을 갖지 않기 위해 노력하면서 조심스럽게 제시하였다.

21장의 주된 관심의 초점은 사회경제적 지위(SES)와 인종 또는 민족적 소수집단 간의 관계에 맞춰졌다. SES와 건강행동, 조건, 질병 간의 관계에 대해서는 이미 많은 것들이 알려진 바 있다. 그러나 최근 자료에 의하면 저소득층 사이에서 만연해 있는 건강 위험 행동들(예: 흡연, 음주, 오래 앉아서 생활하는 생활습관, 비만)을 감소시키는 것이 이미 지나치게 높은 그들의 사망률을 낮추는 데는 그다지 도움이 되지 않을 것이라고 한다(Lantz 외, 1998). 저소득층의 높은 사망률을 설명하는 데는 개인 내 요인과 의료 접근성에 있어서의 불평등 간의 밀접한 연관성(Mustard & Frohlich, 1995)과 열악한 사회 환경이 중요한 역할을 할 가능성이 높다(Adler 외, 1994; Emmons, 2000). 아울러 이들의 높은 사망률과 관련해서는 아직 설명되지 않은 부분들이 많이 있다.

문화, 건강 및 질환에 관한 연구는 건강교육 및 건강행동 분야의 전문가들에게 많은 것들을 제공해줄 수 있는 문화인류학의 흥미로운 한 분야이다(Helman, 2000). 일반적으로 사람들은 특정 문화 또는 사회 속에서 성장하는 것의 일부로서 자신의 신체에 관한 개념들을 얻으며 신체 이미지, 신체의 기능, 질환, 자가관리, 장애, 낙인 같은 개념들은 건강교육 메시지에 대한 사람들의 수용 정도에 영향을 준다. 가족 구조, 성 역할, 주거, 위생 같은 사회 현상들 또한 문화적 집단에 따라 큰 차이를 보이며 건강과 관련된 많은 행동에 상당한 영향을 미친다(Helman, 2000). 문화, 건강 및 질환에 관한 문헌에 익숙하지 않은 독자들에게는 헬만Helman의 저서와 같은 기초적인 문헌들을 통해서 이러한 쟁점들에 대한 이해를 얻을 것을 권한다.

이 책의 2장에서는 다음과 같은 중요한 질문이 제기된 바 있다: 개인이 가진 인종적 배경, 경제적 상황 또는 발달 단계는 전혀 고려하지 않은 동일한 구성개념과 관계를 포함하는 일반적인 이론들을 사용 또는 적용한다는 것이 과연 가능한가? 이 질문에 대한 답을 찾기 위해서는 '이론' 에 대한 정의로 되돌아가서 이론을 사용하는 것과 이론을 개발 또는 검증하는 것 간의 차이를 되새겨볼 필요가 있다. 이론은 본질적으로 추상적인 것이므로 특정 상황, 행동 또는 집단에 적용될 때에만 구체적인 의미를 갖는다. 따라서 하나의 이론을 적용하기 위해서는(어떤 상황을 기술하거나 설명하기 위한 목적에서 이건 파악된 문제를 해결하기 위해서 개입을 개발하기 위해서이건 간에) 핵심 구성개념들을 조작함으로써 핵심 구성개념들을 측정하고 실증적으로 검증할 수 있어야 한다.

이론적 구성개념들을 조작화하는 과정이란, 개인 또는 집단의 특성(인종, SES, 성별, 연령 등)을 이해하고 구성개념들을 변수로 표현하는 것을 말한다. 우리가 발견하게 될 관계들은 집단에 따라 차이를 보일 수 있으며 실제로 그럴 것이다. 그러나 그러한 사실이 기존의 이론들이 도움이 되지 않는다거나 적용할 수 없다는 것을 의미하는 것은 아니다. 오늘날 널리 사용되고 있는 건강행동이론들 중에는 구성개념들과 변수들 간의 관계를 예측할 수 있을 만큼 구체화되고 계량화된 것들이, 설령 있다고 하더라도, 그리 많지 않다. 동시에 우리는 이 책에 소개된 주류 이론들이 소수계 인종 및 민족 집단에게 상대적으로 덜 효과적임을 보여줄 수 있는 자료는 없는 것으로 알고 있다. 일반적으로 어떤 이론을 독특한 집단에 대해서 적용할 때는 그 이론의 구성개념들을 구체화하는데 있어서 신중을 기해야 한다.

21장의 저자들은 문화적으로 다양하고 독특한 사람들을 대할 때 실천가와 연구자는 밖으로 드러나지 않은 것들까지 볼 수 있어야 한다는 것을 강조하였다. 우리는 이러한 주장을 항상 염두에 둘 필요가 있다. 건강교육과 건강행동 전문가는 좋은 건강교육 프로그램을 개발하기 위한 기본적인 원칙, 즉 사람들이 현재 처해 있는 상황에서 시작해서 개입 설계, 예비검증, 사전검증, 프로그램을 맥락에 맞게 하는 방향으로 나아가는 것을 배워야 하며 그러한 원칙을 고수해야 할 필요가 있다. 한 마디로 말해서 모든 경우에 적합한 프로그램이란 존재하지 않기 때문이다.

건강행동 변화에서의 맞춤 제작과 표적화

21장(문화적으로 다양하고 독특한 인구집단에 관한)과 22장(커뮤니케이션 기술)에서는 표적화되고 맞춤 제작된 건강교육 개입의 중요성이 강조되고 있다. 맞춤 제작과 표적화의 정의에 관해서는 적지 않은 논쟁과 토론이 있어 왔으며(Kreuter & Skinner, 2000; Rimer, 2000), 이 두 가지 전략을 구분해보는 것은 사실 매우 중요하다.

표적화는 어떤 질병에 대해서 높은 위험률을 보이는 특정 인구집단을 찾아 그들에게 적합한 메시지나 자료를 담은 프로그램과 개입을 설계하는 것이다(Kreuter, Farrell, Olevitch, Brennan, 2000). 예를 들어 역학조사 결과 비도시 지역에 살고 있는 일본인 이민자들의 위암 발생률이 높은 것을 알게 되었다고 할 때, 그들을 겨냥한 프로그램은 만들 때에는 지역 단체들, 일본어 통역, 표적 대상이 친숙하게 느끼는 인물이 나와 있는 인쇄물 등을 사용할 수 있을 것이다. 표적화에 대한 정의는 레즈니코브Resnicow가 내린 정의와 일치하며 문화적 민감성에 대한 '표면구조' 접근방법과 관련이 있다(21장 참조). 표적화 접근방법은 이미 오래 전부터 HEHB에서 활용되어 왔다.

표적화와 달리 맞춤 제작은 개인의 독특한 특성을 고려한, 개인들로부터 얻은 자료를 바탕으로 만든 개입을 말한다(Kreuter, Farrell, Olevitch, Brennan, 2000). 그러나 어떤 연구자들은 맞춤 제작을 '특정 표적 집단이 가진 관련 욕구와 특성에 가장 잘 맞게' 자료와 개입을 만드는 것이라고 보기도 한다(Pasick, 1996, p. 431). 레즈니코브Resnicow와 동료들 역시 '문화적 맞춤 제작'을 독특한 집단들 간의 건강행동 결정요인에 있어서의 차이를 다루는 프로그램 또는 소수계 인종 및 민족에 대한 '심층구조'적 이해를 위한 프로그램을 개발하는 것으로 정의하였다(21장 참조). 이들 두 용어 각각이 가진 의미와 함의에 대해서 연구자들 간에 어떤 합의점을 찾는다는 것은 결코 쉽지 않은 일이다. 따라서 독자들은 '표적화된' 개입을 집단 차원의 변수에 기초한 전략으로 생각하고 '맞춤형' 개입을 개인 차원의 변수에 기초하여 맞춤 제작된 전략 및 메시지라고 생각하는 것이 도움이 될 것이다(Kreuter & Skinner, 2000; Kreuter, Farrell, Olevitch, Brennan, 2000; Rimer, 2000).

22장에서 오웬Owen, 포더링햄Fotheringham, 마커스Marcus는 피드백 제공을 특징으로 하는 프로그램 전략에 초점을 맞추었다. 피드백 제공은 맞춤형 개입 및 메시지의 일반적인 특징이기도 하다. 피드백을 제공하는 프로그램을 종종 '쌍방' 프로그램이라고 하는데, 프로그램의 수혜자들이 실제로 쌍방적 상호작용을 경험하지 않더라도 그렇게 부르는 경우가 있다. 예를 들어서 우편으로 받은 편지가 조사를 통해 수혜자로부터 얻은 정보를 바탕으로 만들어진 개별적인 내용을 포함하고 있다고 하더라도 그 편지는 일반적인 편지나 안내서에 비해 '쌍방적' 이라고 볼 수 없다. 수혜자는 누가 자신을 사정했으며 누가 편지를 작성했는지 알지 못한다. 따라서 표적 대상들로 하여금 쌍방적 관계라는 인식을 분명하게 할 수 있게 하는 것이 중요하며, 그러한 인식은 메시지의 내용이나 기술이 아니라 주로 매체(우편, 전화, 쌍방적 웹사이트)에 의해서 좌우된다는 것을 이해하는 것이 중요하다.

맞춤형 인쇄물을 이용한 커뮤니케이션에 대해서는 충분한 실증적 검증이 이루어졌기 때문에 기대해볼만한 개입 전략이라는 결론을 내리는데 큰 무리가 없다(Skinner, Campbell, Rimer, Curry, Prochaska, 1999). 맞춤형 개입 전략은 개인에 관한 대량의 정보를 자동으로 처리할 수 있게 됨에 따라 개인별 맞춤 메시지를 제공할 수 있게 됨과 동시에 정보 제공자의 부담을 덜어줄 수 있게 되었다. 그러나 이와 관련해서는 앞으로도 많은 연구가 이루어져야 할 것이다. 맞춤형 커뮤니케이션은 어떤 구체적인 이론을 기반으로 하는 것이 아니기 때문에 영향을 미치고자 하는 행동과 대상 집단에 따라 적절한 이론을 선택하여 맞춤 제작의 기반으로 사용하는 것이 바람직하다. 맞춤형 커뮤니케이션의 질, 형식, 요구되는 능력(글을 읽고 쓰는) 및 내용은 얼마든지 변할 수 있다. '자료를 맞춤 제작함으로써 불필요한 정보를 제거할 수 있다' 는 크루터Kreuter와 스키너Skinner(2000)의 주장이 반드시 사실인 것만은 아니다. 무엇이 불필요한 것이고 어떤 메시지가 '주된 구성요소' 에 해당하는지를 우리가 실제로 알 수 있을 만큼 건강행동에 관한, 이론에 근거한 충분한 연구가 이루어진 적이 없었다. 또한 맞춤 제작된 내용이 적절할 수도 있고 그렇지 않을 수도 있다. 맞춤 제작은 기대되는 전략이기도 하지만 동시에 우리 앞에 놓인 커다란 도전이기도 하다.

커뮤니케이션 기술과 건강행동 변화

오웬Owen, 포더링햄Fotheringham, 마커스Marcus는 이번 판에 새로 추가된 22장 '커뮤니케이션 기술과 건강행동 변화' 에서 HEHB 분야에 있어서 커뮤니케이션 기술을 적용할 수 있는 많은 기회와 그와 관련된 실질적인 어려움들을 소개하였다. 이들은 또한 건강행동 변화를 위한 전화, 인터넷, 컴퓨터 기반 전략뿐만 아니라 맞춤형 건강 커뮤니케이션에 관한 최근 연구들을 고찰하였다(이전 단원 참조). 사용 가능한 새로운 커뮤니케이션 기술들이 소개됨에 따라 기회는 더욱 많아지고 또 다양해지고 있다.

쌍방 건강 커뮤니케이션의 빠른 발전은 미국 보건대인서비스부(Department of Health

& Human Services)가 최근에 발표한 중요한 보고서에서 핵심 내용으로 다루어진 바 있다 (Science Panel on Interactive Communication & Health, 1999). 그 보고서는 흥분과 걱정을 함께 불러 일으켰다. 이러한 커뮤니케이션 매체들은 새로운 형태의 매스 미디어일 수도 있고 의식적으로 조심스럽게 전달한 개입 전략의 일부일 수도 있다. 새로운 커뮤니케이션 매체는 그것이 새로운 형태의 매스 미디어든 개입 전략의 일부이든 간에 자가 관리, 공식적인 건강관리, 시간, 돈에 유익할 수도 있고 해로울 수도 있다.

독자들은 새로운 커뮤니케이션 기술의 장점, 비용 및 제한점 등을 신중히 고려하고 그러한 기술을 이용한 개입을 문제와 대상 집단에 맞춰야 한다는 것을 다시 한 번 기억해야 한다. 기술과 응용 이론의 결합은 공중보건에 크게 도움이 될 수 있는 가능성을 가지고 있으며 그렇기 때문에 더욱 발전시킬 필요가 있다.

이론기반 건강행동 개입 평가를 위한 RE-AIM모델

23장에서 글래스고우Glasgow는 이론기반 건강행동 개입의 영향 또는 결과를 평가하기 위한 지침으로서 RE-AIM모델을 소개하였다. RE-AIM은 범위(Reach), 효능(Efficacy), 채택(Adoption), 실행(Implementation), 유지(Maintenance)의 약자이다(Glasgow, Vogt, Boles, 1999). RE-AIM모델의 근저에 깔려 있는 핵심 개념과 첫 두 약자에 해당하는 구성요소('RE')에 담겨 있는 메시지는 개입이 공중보건에 미치는 영향은 효능과 범위의 함수라는 것이다. 이러한 생각은 이 책의 이전 판에서 아브람스Abrams, 에몬스Emmons 그리고 린난Linnan(1996)에 의해서도 소개된 바 있다. 한 마디로 말하자면 강도가 낮은 접근방법보다는 집중적이고 개별화 된 개입이 더 효과적이지만 비용이 더 많이 들고 영향을 미치는 범위 또한 더 제한적이다. 글래스고우Glasgow는 이러한 방정식만이 아니라 발생 가능한 부정적인 결과나 의도하지 않았던 결과가 삶의 질에 미치는 영향을 고려할 수 있는 전통적인 공중보건 관점을 가져볼 필요가 있음을 상기시켜 주었다.

RE-AIM모델에 관한 논의의 후반부에서 저자들은 채택, 실행, 유지를 강조하였다. 이러한 개념들은 혁신의 확산 및 조직 차원에서의 조직 변화 같은 이론들 그리고 개인 차원에서의 범이론모델(The Transtheoretical Model)로 이어진다. RE-AIM모델은 다양한 연구단계모델들과 적절한 조화를 이룬다(National Center of Chronic Disease Prevention & Health Promotion, 2000; Hiatt & Rimer, 1999; Flay, 1986; Sallis, Owen, Fotheringham,

2000).

글래스고우는 RE-AIM모델을 적용한 두 가지 사례를 제공하였는데, 그 중 하나는 당뇨 자가관리 프로그램이고 다른 하나는 가족계획 금연 연구이다. 이 두 가지 예 모두는 많은 연구비 지원을 받은 대규모 연구 프로그램의 예이기는 하지만 실천 분야나 소규모 프로그램에서 일하고 있는 독자들 또한 이 두 가지 사례와 RE-AIM모델을 결코 간과해서는 안 된다. RE-AIM모델은 HEHB 변화 프로그램의 잠재적 성공 가능성을 그리고 궁극적으로는 HEHB 변화 프로그램의 영향을 극대화시키는 방법에 관한 유용한 지침을 제공해준다. 제23장은 연구 설계, 측정 또는 통계분석에 대해서 논의하기 보다는 HEHB 연구자와 실천가들이 특정 위험 집단과 전체 사회의 건강을 향상시키기 위한 그들의 노력이라는 '큰 그림' 속에 반영되어야 할 중요한 쟁점들을 제시하는데 역점을 두었다.

향후 나아가야 할 방향

다양한 현대 건강행동이론들에 대해서 어느 정도의 이해를 갖게 되고 나면 우리는 포괄적인 계획 과정에서 우리가 알게 된 이론들을 활용하게 된다. PRECEDE-PROCEED 같은 계획 시스템과 사회 마케팅 같은 과정은 건강과 행동을 다양한 차원에서 고찰함으로써 성공의 확률을 높인다. 한 마디로 단순화시켜 말하자면, 생태학적 관점은 사람 변화시키는 것과 환경 변화시키는 것이라는 두 가지 접근방법을 강조한다. 가장 효과적인 접근방법은 이 두 가지를 병행하는 것이다(Smedley & Syme, 2000). 사람 변화와 가장 직접적으로 관련이 있는 활동들은 건강신념모델, 범이론모델, 스트레스와 대처의 상호작용모델 같은 개인 차원의 이론에서 강조하는 활동들이다. 이와 대조적으로 환경 변화를 목표로 하는 활동들은 주로 지역사회 차원의 이론에서 말하는 활동들이다. 이러한 두 종류의 이론 사이에 존재하는 이론들로는 사회인지이론(Social Cognitive Theory), 사회적 지지와 사회 네트워크, 개인 간 커뮤니케이션 모델 등이 있으며, 이들 각각은 사람들 간의 상호 관계나 사람과 환경 간의 상호 관계에 초점을 두고 있다.

이론적 틀들은 우리가 성공적인 노력을 추구하고, 유연성을 최대화하기 위해 노력하고, 이론에서 말하는 추상적인 개념들을 다양한 세팅과 상황에 가장 유용하게 적용하는데 도움을 준다. 이론이라는 지식과 포괄적인 계획 시스템으로부터 우리는 많은 것들을 얻을 수 있다. 효과적인 프로그램이 되기 위해 필요한 그 밖의 핵심적 요소들로는 프로그램과 대상 집단의 조화, 이용 가능한 실용적인 정보, 적극적인 학습과 관여, 기술 축적, 실천, 강화 등을 꼽을 수 있다. 이론은 우리로 하여금 올바른 질문을 할 수 있게 도와주며 효과적인 계획은 그러한 요소들을 특정 문제에 대해서 조준할 수 있게 해준다. 실천과 연구에서 이론을 효과적으로 사용하기 위해서는 많은 연습이 필요하지만 이론을 효과적으로 사용할 수 있을 때 개인과 사회의 건강을 증진시키기 위한 우리의 노력은 귀중한 결실을 맺을 수 있게 될 것이다.

참고문헌

Abrams, D. B., Emmons, K. M., and Linnan, L. A. "Health Behavior and Health Education: The Past, Present, and Future." In K. Glanz, F. M. Lewis, and B. K. Rimer (eds.), *Health Behavior and Health Education: Theory, Research, and Practice.* (2nd ed.) San Francisco: Jossey-Bass, 1996.

Adler, N., and others. "Socioeconomic Status and Health: The Challenge of the Gradient." *American Psychologist,* 1994, *49*(1), 15–24.

Alciati, M. H., and Glanz, K. "Using Data to Plan Public Health Programs: Experience from State Cancer Prevention and Control Programs." *Public Health Reports,* 1996, *111,* 165–172.

Bartholomew, L. K., Parcel, G. S., Kok, G., and Gottlieb, N. H. *Intervention Mapping: Designing Theory and Evidence Based Health Promotion Programs.* Mountain View, Calif.: Mayfield, 2001.

Bickel, W. K., and Vuchinich, R. E. (eds.). *Reframing Health Behavior Change with Behavioral Economics.* Mahwah, N.J.: Erlbaum, 2000.

Centers for Disease Control and Prevention. "Increasing Physical Activity: A Report on Recommendations of the Task Force on Community Preventive Services." *Morbidity and Mortality Weekly Report,* 2001, *50*(RR-18), 1–14.

Emmons, K. "Health Behaviors in Social Context." In L. F. Berkman and I. Kawachi (eds.), *Social Epidemiology.* New York: Oxford University Press, 2000.

Faith, M. S., and others. "Effects of Contingent Television on Physical Activity and Television Viewing in Obese Children." *Pediatrics,* 2001, *107,* 1043–1048.

Fishbein, M. "The Role of Theory in HIV Prevention." *AIDS Care,* 2000, *12,* 273–278.

Flay, B. "Efficacy and Effectiveness Trials (and Other Phases of Research) in the Development of Health Promotion Programs." *Preventive Medicine,* 1986, *15,* 451–474.

Glanz, K., Lewis, F. M., and Rimer, B. K. "Moving Forward: Research and Evaluation Methods for Health Behavior and Health Education." In K. Glanz, F. M. Lewis, and B. K. Rimer (eds.), *Health Behavior and Health Education: Theory, Research, and Practice.* San Francisco: Jossey-Bass, 1990.

Glasgow, R. E., Vogt, T. M., and Boles, S. M. "Evaluating the Public Health Impact of Health Promotion Interventions: The RE-AIM Framework." *American Journal of Public Health,* 1999, *89,* 1322–1327.

Gortmaker, S. L., and others. "Television Viewing as a Cause of Increasing Obesity Among Children in the United States." *Archives of Pediatric and Adolescent Medicine,* 1996, *150,* 356–362.

Gortmaker, S. L., and others. "Reducing Obesity Via a School-Based Interdisciplinary Intervention Among Youth: Planet Health." *Archives of Pediatric and Adolescent Medicine,* 1999, *153,* 409–418.

Green, L., Richard, L., and Potvin, L. "Ecological Foundations of Health Promotion." *American Journal of Health Promotion,* 1996, *10*(4), 270–281.

Green, L., and others. "Can We Build On, or Must We Replace, the Theories and Models in Health Education?" *Health Education Research,* 1994, *9,* 397–404.

Helman, C. G. *Culture, Health, and Illness.* (4th ed.) Oxford, U.K.: Butterworth-Heinemann, 2000.

Hiatt, R. A., and Rimer, B. K. "A New Strategy for Cancer Control Research." *Cancer, Epidemiology, Biomarkers and Prevention,* 1999, *8,* 957–964.

Kreuter, M., Farrell, D., Olevitch, L., and Brennan, L. *Tailoring Health Messages: Customizing Communication With Computer Technology.* Mahwah, N.J.: Erlbaum, 2000.

Kreuter, M., and Skinner, C. S. "Tailoring: What's in a Name?" *Health Education Research,* 2000, *15,* 1–4.

Lantz, P. M., and others. "Socioeconomic Factors, Health Behaviors, and Mortality: Results from a Nationally Representative Prospective Study of U.S. Adults." *Journal of the American Medical Association,* 1998, *279,* 1703–1708.

MacIntyre, S., and Ellaway, A. "Ecological Approaches: Rediscovering the Role of the Physical and Social Environment." In L. F. Berkman and I. Kawachi (eds.), *Social Epidemiology.* New York: Oxford University Press, 2000.

Marmot, M. "Multilevel Approaches to Understanding Social Determinants." In L. F. Berkman and I. Kawachi (eds.), *Social Epidemiology.* New York: Oxford University Press, 2000.

McCarthy, M. "Transport and Health." In M. Marmot and R. G. Wilkinson (eds.), *Social Determinants of Health.* New York: Oxford University Press, 1999.

Mustard, C., and Frohlich, N. "Socioeconomic Status and the Health of the Population." *Medical Care,* 1995, *33*(12), DS43-DS54.

National Center for Chronic Disease Prevention and Health Promotion. "Setting the Agenda, CDC Research in Chronic Disease Prevention and Health Promotion." Atlanta: Centers for Disease Control and Prevention, September 2000.

Orleans, C. T., Gruman, J., Ulmer, C., Emont, S. L., and Hollendonner, J. K. "Rating Our Progress in Population Health Promotion: Report Card on Six Behaviors." *American Journal of Health Promotion,* 1999, *14,* 75–82.

Pasick, R. J. "Socioeconomic and Cultural Factors in the Development and Use of Theory." In K. Glanz, F. M. Lewis, and B. K. Rimer (eds.), *Health Behavior and Health Education: Theory, Research, and Practice.* (2nd ed.) San Francisco: Jossey-Bass, 1996.

Rimer, B. K. "Response to Kreuter and Skinner." *Health Education Research,* 2000, *15,* 503.

Rimer, B. K., Glanz, K., and Rasband, G. "Searching for Evidence About Health Education and Health Behavior Interventions." *Health Education and Behavior,* 2001, *28,* 231–248.

Robertson, A., Brunner, B., and Sheiham, A. "Food as a Political Issue." In M. Marmot and R. G. Wilkinson (eds.), *Social Determinants of Health.* New York: Oxford University Press, 1999.

Robinson, T. N. "Reducing Children's Television Viewing to Prevent Obesity: A Randomized Controlled Trial." *Journal of the American Medical Association,* 1999, *282,* 1561–1567.

Rosenstock, I. M. "The Past, Present, and Future of Health Education." In K. Glanz, F. M. Lewis, and B. K. Rimer (eds.), *Health Behavior and Health Education: Theory, Research, and Practice.* San Francisco: Jossey-Bass, 1990.

Sallis, J. F., Owen, N., and Fotheringham, M. J. "Behavioral Epidemiology: A Systematic Framework to Classify Phases of Research on Health Promotion and Disease Prevention." *Annals of Behavioral Medicine,* 2000, *22,* 294–298.

Science Panel on Interactive Communication and Health. *Wired for Health and Well-Being: The Emergence of Interactive Health Communication.* Washington, D.C.: U.S. Department of Health and Human Services, U.S. Government Printing Office, April 1999.

Skinner, C. S., Campbell, M. K., Rimer, B. K., Curry, S., and Prochaska, J. O. "How Effective Is Tailored Print Communication?" *Annals of Behavioral Medicine,* 1999, *21,* 290–298.

Smedley, B. D., and Syme, S. L. (eds.). *Promoting Health: Intervention Strategies from Social and Behavioral Research.* Washington, D.C.: National Academy Press, 2000.

INDEX 찾아보기

HEALTH
BEHAVIOR
and
HEALTH
EDUCATION

ㅇ

ㅈ

ㅌ

ㅍ

ㅎ

A~Z